今日の
リハビリテーション指針

編集
伊藤利之　横浜市総合リハビリテーションセンター・顧問
江藤文夫　国立障害者リハビリテーションセンター・顧問
木村彰男　慶應義塾大学教授・リハビリテーション医学・医工連携

編集協力
上月正博　東北大学大学院教授・機能医科学講座内部障害学分野
仲泊　聡　国立障害者リハビリテーションセンター病院・第二診療部長
田内　光　臨床福祉専門学校臨床敬心クリニック・院長
清水康夫　横浜市総合リハビリテーションセンター・副センター長/
　　　　　横浜市北部地域療育センター・センター長

医学書院

ご注意

本書に記載されている治療法に関しては，出版時点における最新の情報に基づき，正確を期するよう，著者，編集者ならびに出版社は，それぞれ最善の努力を払っています．しかし，医学，医療の進歩から見て，記載された内容があらゆる点において正確かつ完全であると保証するものではありません．

したがって実際の治療，特に新薬をはじめ，熟知していない，あるいは汎用されていない医薬品の使用にあたっては，まず医薬品添付文書で確認のうえ，常に最新のデータに当たり，本書に記載された内容が正確であるか，読者御自身で細心の注意を払われることを要望いたします．

本書記載の治療法・医薬品がその後の医学研究ならびに医療の進歩により本書発行後に変更された場合，その治療法・医薬品による不測の事故に対して，著者，編集者ならびに出版社は，その責を負いかねます．

株式会社　医学書院

今日のリハビリテーション指針

発　行　2013年5月15日　第1版第1刷©

編　集　伊藤利之・江藤文夫・木村彰男

編集協力　上月正博・仲泊　聡・田内　光・清水康夫

発行者　株式会社　医学書院
　　　　代表取締役　金原　優
　　　　〒113-8719　東京都文京区本郷1-28-23
　　　　電話　03-3817-5600（社内案内）

印刷・製本　三美印刷

本書の複製権・翻訳権・上映権・譲渡権・公衆送信権（送信可能化権を含む）は（株）医学書院が保有します．

ISBN978-4-260-01690-2

本書を無断で複製する行為（複写，スキャン，デジタルデータ化など）は，「私的使用のための複製」など著作権法上の限られた例外を除き禁じられています．大学，病院，診療所，企業などにおいて，業務上使用する目的（診療，研究活動を含む）で上記の行為を行うことは，その使用範囲が内部的であっても，私的使用には該当せず，違法です．また私的使用に該当する場合であっても，代行業者等の第三者に依頼して上記の行為を行うことは違法となります．

JCOPY　〈(社)出版者著作権管理機構　委託出版物〉
本書の無断複写は著作権法上での例外を除き禁じられています．複写される場合は，そのつど事前に，(社)出版者著作権管理機構（電話 03-3513-6969, FAX 03-3513-6979, info@jcopy.or.jp）の許諾を得てください．

執筆者一覧 (五十音順)

赤居　正美	国立障害者リハビリテーションセンター病院・院長
赤星　和人	市川市リハビリテーション病院・リハビリテーション部長
朝貝　芳美	信濃医療福祉センター・所長
安保　雅博	東京慈恵会医科大学リハビリテーション医学講座教授・診療部長
生駒　一憲	北海道大学病院教授・リハビリテーション科
伊佐地　隆	帝京大学准教授・リハビリテーション科
石合　純夫	札幌医科大学教授・リハビリテーション医学講座
石田　健司	高知大学医学部附属病院 病院教授・リハビリテーション部
伊藤　修	東北大学大学院准教授・機能医科学講座内部障害学分野
今井　美保	横浜市西部地域療育センター・センター長
岩佐　光章	横浜市北部地域療育センター・診療課長
岩噌　弘志	関東労災病院・第2スポーツ整形部長
上野　竜一	東京医科大学病院リハビリテーションセンター・臨床講師
内山　英司	関東労災病院・スポーツ整形外科部長
浦上　裕子	国立障害者リハビリテーションセンター病院・第一診療部医長
江口　清	筑波大学附属病院・リハビリテーション部長
海老原　覚	東北大学大学院講師・機能医科学講座内部障害学分野
大串　幹	熊本大学医学部附属病院・リハビリテーション部
大田　哲生	旭川医科大学病院教授・リハビリテーション科
大仲　功一	志村大宮病院・茨城北西総合リハビリテーションセンター・センター長
岡島　康友	杏林大学教授・リハビリテーション医学
緒方　敦子	鹿児島大学大学院医歯学総合研究科リハビリテーション医学
岡田　恒夫	総合病院土浦協同病院・リハビリテーション科部長
小澤　武司	東戸塚こども発達クリニック・院長
越智　文雄	自衛隊中央病院・診療技術部長
小野　貴司	東京大学医学部附属病院・整形外科・脊椎外科
尾花　正義	荏原病院・リハビリテーション科医長
柿木　良介	京都大学准教授・リハビリテーション部
笠原　隆	東海大学大磯病院・リハビリテーション科
樫本　修	宮城県リハビリテーション支援センター・所長
加藤　聡	東京大学大学院准教授・眼科
川瀬　和秀	岐阜大学准教授・眼科
川手　信行	昭和大学保健医療学部准教授・リハビリテーション医学
菊地　尚久	横浜市立大学学術院医学群准教授・リハビリテーション科
北原　佶	鳥取県立総合療育センター・療育支援シニアディレクター
小池　純子	横浜市総合リハビリテーションセンター・センター長
上月　正博	東北大学大学院教授・機能医科学講座内部障害学分野
小崎　慶介	東京都立北療育医療センター・整形外科部長
小林　一成	東京慈恵会医科大学准教授・リハビリテーション医学講座
小林健太郎	東京慈恵会医科大学・リハビリテーション医学講座
小林潤一郎	明治学院大学心理学部教授
小林　龍生	防衛医科大学校病院准教授/リハビリテーション部長
小林　宏高	横浜市障害者更生相談所
小山　照幸	東京都健康長寿医療センター・リハビリテーション科医長
佐浦　隆一	大阪医科大学教授・総合医学講座リハビリテーション医学教室
佐伯　覚	産業医科大学若松病院診療教授・リハビリテーション科
佐々木信幸	東京都立墨東病院・リハビリテーション科医長
渋谷健一郎	獨協医科大学学内講師・リハビリテーション科
清水　透	公立藤岡総合病院附属外来センター・附属外来センター長
清水　康夫	横浜市総合リハビリテーションセンター・副センター長/横浜市北部地域療育センター・センター長
白倉　賢二	群馬大学大学院教授・社会環境医療学講座リハビリテーション医学分野
新藤恵一郎	慶應義塾大学・リハビリテーション医学教室
菅　俊光	関西医科大学附属滝井病院教授・リハビリテーション科
杉内　智子	関東労災病院・耳鼻咽喉科部長

執筆者一覧

鈴木　大雅	獨協医科大学病院・リハビリテーション科
瀬下　崇	心身障害児総合医療療育センター・リハビリテーション科医長
先崎　章	東京福祉大学社会福祉学部教授
染矢富士子	金沢大学教授・医薬保健研究域保健学系
田内　光	臨床福祉専門学校臨床敬心クリニック・院長
高岡　徹	横浜市総合リハビリテーションセンター・医療部長
高橋　秀寿	埼玉医科大学国際医療センター教授・運動・呼吸リハビリテーション科
田沼　明	静岡県立静岡がんセンター・リハビリテーション科部長
中馬　孝容	滋賀県立成人病センター・リハビリテーション科部長
陳　隆明	兵庫県立リハビリテーション中央病院ロボットリハビリテーションセンター・センター長
辻　哲也	慶應義塾大学准教授・リハビリテーション医学教室
德弘　昭博	吉備高原医療リハビリテーションセンター・院長
飛松　好子	国立障害者リハビリテーションセンター病院・副院長
富田　香	平和眼科・院長
豊倉　穰	東海大学大磯病院教授・リハビリテーション科
長坂　誠	東北大学大学院・機能医学講座内部障害学分野
中島　英樹	東京都保健医療公社豊島病院・リハビリテーション科医長
仲泊　聡	国立障害者リハビリテーションセンター病院・第二診療部長
永野　靖典	高知大学医学部附属病院・リハビリテーション部
中村　耕三	国立障害者リハビリテーションセンター・総長
中村　健	和歌山県立医科大学准教授・リハビリテーション医学
西田　朋美	国立障害者リハビリテーションセンター病院・第二診療部眼科医長
根本　明宜	横浜市立大学附属病院・医療情報部長
野中　猛	日本福祉大学・研究フェロー
芳賀　信彦	東京大学大学院教授・リハビリテーション医学
橋本　圭司	国立成育医療研究センター・リハビリテーション科医長
長谷　公隆	関西医科大学附属枚方病院診療教授・リハビリテーション科
羽田　康司	帝京大学准教授・帝京大学医学部附属溝口病院リハビリテーション科
花山　耕三	東海大学准教授・専門診療学系リハビリテーション科学
馬場　聡史	東京大学・整形外科・脊椎外科
林　孝彰	東京慈恵会医科大学講師・眼科
原　郁子	横浜市総合リハビリテーションセンター・発達支援部長
原　寛美	相澤病院脳卒中脳神経センター・リハビリテーション科統括医長
原田　卓	東北労災病院・リハビリテーション科部長
半澤　直美	よこはま港南地域療育センター・センター長
深津　玲子	国立障害者リハビリテーションセンター病院・臨床研究開発部長
藤田　京子	駿河台日本大学病院診療准教授・眼科
藤谷　順子	国立国際医療研究センター・リハビリテーション科医長
本田　秀夫	山梨県立こころの発達総合支援センター・所長
前島伸一郎	藤田保健衛生大学教授・リハビリテーション医学講座Ⅱ
前野　崇	国立精神・神経医療研究センター病院・身体リハビリテーション科
牧田　茂	埼玉医科大学国際医療センター教授・心臓リハビリテーション科
正門　由久	東海大学教授・専門診療学系リハビリテーション科学
丸石　正治	井野口病院・脳神経外科・リハビリテーション科
三浦　俊樹	JR東京総合病院・整形外科部長
水落　和也	横浜市立大学附属病院准教授/リハビリテーション科部長
水間　正澄	昭和大学教授・リハビリテーション医学講座
宮﨑　博子	京都桂病院リハビリテーションセンター・部長
室生　祥	東京厚生年金病院・リハビリテーション科部長
森若　文雄	北祐会神経内科病院・病院長
山鹿眞紀夫	熊本リハビリテーション病院・副院長
山口　淳	大阪市立総合医療センター・リハビリテーション科部長
横井　剛	横浜市立市民病院・リハビリテーション科長
横山絵里子	秋田県立リハビリテーション・精神医療センター・リハビリテーション科診療部次長

横山　修	神奈川リハビリテーション病院・リハビリテーション科統括部長	
吉村　理	広島大学・名誉教授	
和田　直樹	群馬大学医学部附属病院・リハビリテーション科副部長	
渡部　一郎	青森県立保健大学大学院・機能障害回復学	
渡邉　修	東京慈恵会医科大学教授・リハビリテーション医学講座	

序

　わが国にリハビリテーション医学が導入されて50余年が経ち，最近になってようやく，医学界においても市民権を得たと思える空気を感じるようになった．私たち編者は，1970年代に医学部を卒業して共にリハ医学の道を歩んできた．しかし世間一般とは異なり，医学界においては最近に至るまで，リハ医学は「大事な分野」といわれながらも実質的には評価されない空気が漂っていた．その背景には，医学モデルだけでは扱いきれない障害を対象とした分野であること，治療技術の科学的根拠を示すエビデンスが乏しいことなどがあるように思われるが，それだけではない価値観の相違があったことも否めない事実である．

　少子高齢化のなかで，脊髄損傷，切断，ポリオ，脳性麻痺などの対象が脳卒中にとって代わり，マイナーな世界から一躍メジャーに飛躍したことによる学術基盤の脆弱さは否定できない．しかし結果として，医学界におけるこの評価の低さが，地域ニーズに応えられる専門医数を準備できずに今日に至り，専門医不在のリハが横行する姿を創り出したともいえる．これを補うには，第一線で働く医師をはじめとする医療関係者にリハに対する認識を深めてもらい，それぞれの疾患・障害に対する評価，予後診断，リハ計画がどのように実践されるのか，実際のリハ医学をつぶさに学んでもらう以外に道はない．本書はその「座右の書」としての役割を担って刊行されるものである．近い将来，これによる量的拡大がやがては質的向上へとつながるエネルギーになることを期待したい．

　本書は，各科別の治療指針としては10番目の書として刊行されることとなった．親本の「今日の治療指針」の創刊からは50余年の歳月を要したが，本年は日本リハビリテーション医学会創立50周年の節目の年でもある．その記念すべき年に，わが国においてリハ医学が市民権を得た証しともいえる本書を刊行することは，われわれにとって大きな喜びである．

　今日，回復期リハ病棟や老人保健施設の開設が進み，それに専従する医師やセラピストが急増している．また，訪問系サービスにおいてもリハのニーズが高まり，リハの世界は一般医家にとって無関心ではいられない分野になった．一方，このような事態に対応して日本リハビリテーション医学会では，全国87施設の協力により治療効果に関わるデータベースを蓄積するとともに，脳卒中や脳性麻痺，義肢装具などの診療ガイドラインの編纂，一般医家向け研修会の開催などに力を注いでいる．まさに今，需要と供給，その両者の立ち会いの機が熟した絶好の時機にあって，わかりやすい最新の治療指針が求められている．そんな臨床現場の空気を読み取り，本書の刊行を企画した医学書院の編集担当者に敬意を表したい．

　最後になったが，本書刊行の趣旨に同意され，快くご執筆いただいた諸先生方に厚く御礼を申し上げるとともに，本書が読者の皆様方の日常診療に役立つことを願うものである．なお本書は初版であり，どうすれば読者の役に立ち，かつ読みやすくなるか，疾患だけではない，障害との棲み分けや分類方法にも迷いながらの編集作業だったことをお含みのうえ，忌憚のないご意見，ご批判をいただければ幸いである．

2013年4月

編集者一同

リハビリテーションの実際を平易に解説した教科書

標準リハビリテーション医学
第3版

監修　上田　敏
編集　伊藤利之・大橋正洋
　　　千田富義・永田雅章

リハビリテーション医学を体系的に示したわが国で最初のテキストとして評価の高い書の待望の全面改訂第3版。リハビリテーションの基本的な考え方から、診断と評価、障害へのアプローチ法、各疾患に対するリハビリテーションの実際を平易に解説。医学生、医療系学生必携の教科書。

- B5　頁544　2012年
- 定価 7,350 円（本体 7,000 円＋税 5%）
- [ISBN978-4-260-01394-9]

消費税率変更の場合、定価は税率の差額分変更になります。

Standard Textbook

■目次

第Ⅰ編　序説
　第1章　序説
第Ⅱ編　基礎学
　第2章　基礎学
　　運動生理学
　　運動学
　　人間発達学
　　障害学
第Ⅲ編　診断と評価
　第3章　診断と評価（総論）
　　診断・評価学概論
　　機能障害の評価
　　活動（ADLなど）の評価
　　QOLの評価
　　電気診断・画像診断
第Ⅳ編　各種アプローチ
　第4章　各種アプローチ
　　リハビリテーション・マネジメント
　　理学療法
　　作業療法
　　言語聴覚療法
　　リハビリテーション看護
　　心理療法
　　ソーシャルワーク
　　薬物療法
　　義肢・装具療法
　　リハビリテーション工学と福祉用具
　　活動向上プログラム
　　障害者スポーツ

第Ⅴ編　各種障害とそれに対するアプローチ
　第5章　各種障害とそれに対するアプローチ
　　廃用症候群の治療
　　摂食・嚥下障害
　　排尿・排便障害，性機能障害
　　高次脳機能障害
　　知的障害・発達障害
　　視覚機能障害
　　聴覚機能障害
第Ⅵ編　各種疾患の臨床
　第6章　脳血管障害
　第7章　脊髄損傷
　第8章　脳外傷
　第9章　二分脊椎
　第10章　脳性麻痺
　第11章　神経・筋疾患
　　Parkinson病
　　脊髄小脳変性症
　　多発性硬化症
　　多発性神経炎
　　筋萎縮性側索硬化症
　　ポリオ後症候群
　　筋ジストロフィー
　　小児筋萎縮性疾患－神経原性疾患
　第12章　末梢神経損傷

第13章　認知症
第14章　骨・関節疾患
　五十肩
　腰痛症
　変形性股関節症
　変形性膝関節症
　骨粗鬆症・脊柱圧迫骨折
　大腿骨頸部骨折・転子部骨折
　その他の四肢骨折
第15章　切断
　疾患の概要
　上肢切断
　下肢切断
　合併症
　小児の切断
第16章　関節リウマチ
第17章　呼吸器疾患
第18章　循環器疾患
第19章　慢性疼痛
第20章　熱傷
第21章　癌
付録
　付1　地域リハビリテーション
　付2　リハビリテーションに関連する社会制度
　付3　資料集

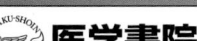
医学書院

〒113-8719　東京都文京区本郷1-28-23
[販売部] TEL：03-3817-5657　FAX：03-3815-7804
E-mail：sd@igaku-shoin.co.jp　http://www.igaku-shoin.co.jp　振替：00170-9-96693

携帯サイトはこちら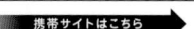

gsk GlaxoSmithKline
生きる喜びを、もっと
Do more, feel better, live longer
A型ボツリヌス毒素製剤
薬価基準収載
毒薬 生物由来製品 処方せん医薬品（注意－医師等の処方せんにより使用すること）
ボトックス®注用 50単位 100単位
BOTOX® for injection
「効能・効果」「用法・用量」「警告・禁忌を含む使用上の注意」「効能・効果に関連する使用上の注意」「用法・用量に関連する使用上の注意」等については、添付文書をご参照ください。
医療従事者のためのボトックス®サイトBotox.jpにて
WEB講習・実技セミナーを受講いただけます。
botox.jp
検索
グラクソ・スミスクライン株式会社
〒151-8566 東京都渋谷区千駄ヶ谷4-6-15
グラクソ・スミスクラインの製品に関するお問い合わせ・資料請求先
TEL：0120-561-703（9:00～18:00／土日祝日および当社休業日を除く）
FAX：0120-561-047（24時間受付）
2013年3月作成

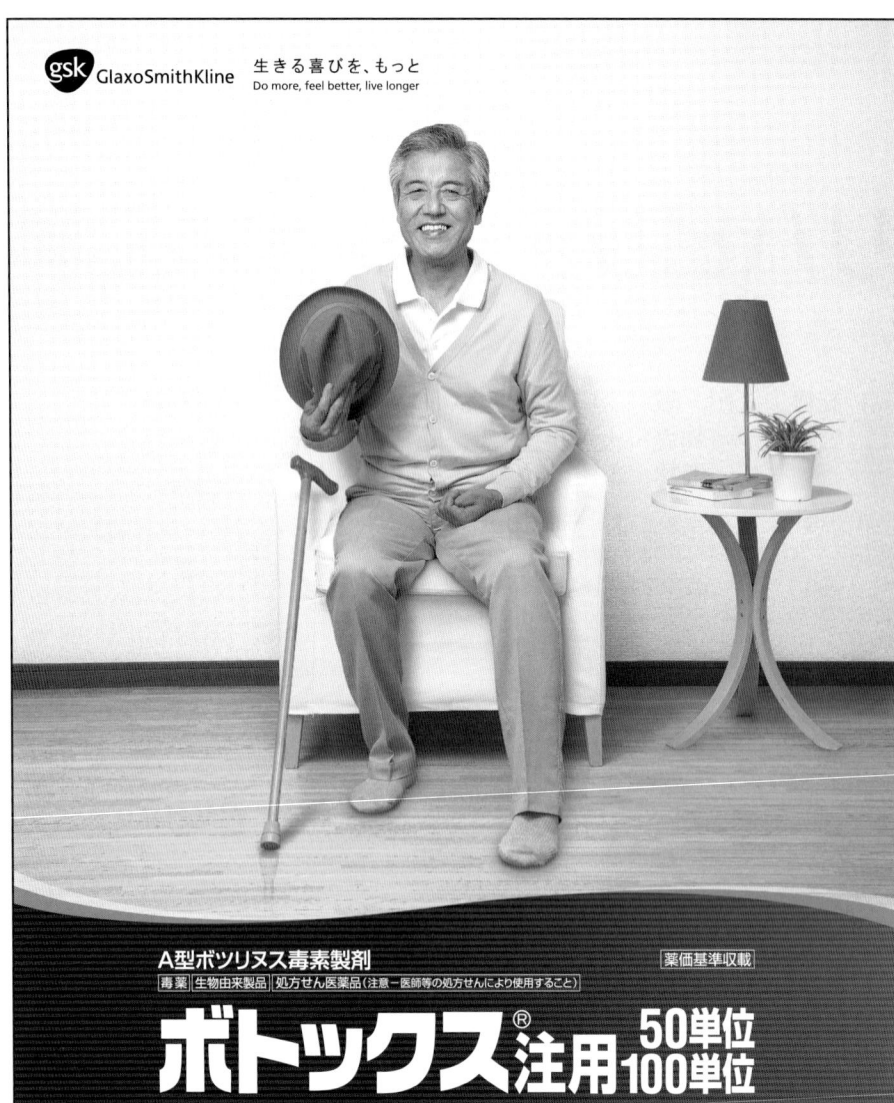

目次

I. 疾患・障害編

1 脳障害

脳卒中	江口　清	2
脳出血	鈴木　大雅	10
脳梗塞	大仲　功一	14
くも膜下出血	渡邉　修	20
脳腫瘍	渋谷健一郎	24
脱髄・変性疾患	和田　直樹	26
Parkinson 病	和田　直樹	28
脊髄小脳変性症	尾花　正義	32
多発性硬化症	前野　崇	35
脳性麻痺	半澤　直美	38
脳性麻痺―痙直型	小池　純子	43
脳性麻痺―アテトーゼ型	小池　純子	50
脳性麻痺―混合型	小池　純子	54
成人の脳性麻痺	瀬下　崇	55
水頭症	渋谷健一郎	59
頭部外傷	丸石　正治	62
高次脳機能障害	先崎　章	68
半側無視	前野　崇	75
失行症	緒方　敦子	77
前頭葉障害	豊倉　穣	79
認知症	前島伸一郎	82
Alzheimer 病	横山絵里子	86
血管性認知症	横山絵里子	90

2 脊髄障害

脊髄疾患	生駒　一憲	92
運動ニューロン疾患	森若　文雄	96
二分脊椎	芳賀　信彦	101
脊髄損傷	赤居　正美	107
頸髄損傷	横山　修	115
胸腰髄損傷	飛松　好子	122

3 末梢神経障害

末梢神経障害	笠原　隆／正門　由久	127
顔面神経麻痺	笠原　隆／正門　由久	131
Guillain-Barré 症候群	原田　卓	133
糖尿病性ニューロパチー	原田　卓	136
アルコール性ニューロパチー	原田　卓	138
Charcot-Marie-Tooth 病	佐伯　覚	139
ポリオ	佐伯　覚	141
絞扼性ニューロパチー	赤星　和人	144
手根管症候群	赤星　和人	145
肘部管症候群	赤星　和人	146
Guyon 管症候群	赤星　和人	146
足根管症候群	赤星　和人	147
meralgia paresthetica	赤星　和人	147
梨状筋症候群	赤星　和人	148
Morton 病	赤星　和人	148
末梢神経損傷	羽田　康司	148

腕神経叢麻痺	羽田 康司	150	
分娩麻痺	羽田 康司	152	

4 筋障害（ミオパチー）

筋疾患	花山 耕三	153	
Duchenne型筋ジストロフィー	花山 耕三	155	
Becker型筋ジストロフィー	花山 耕三	161	
顔面肩甲上腕型筋ジストロフィー・肢帯型筋ジストロフィー	花山 耕三	162	
筋強直性ジストロフィー	中馬 孝容	163	
多発性筋炎	中馬 孝容	165	
重症筋無力症	中馬 孝容	166	

5 骨・関節障害

全身性疾患	水落 和也	168	
関節リウマチ	水落 和也	169	
全身性エリテマトーデス	小林 一成	179	
血友病性関節症	小林 一成	181	
全身性硬化症	小林 一成	183	
痛風	小林 一成	184	
変形性疾患（脊椎・関節）	佐浦 隆一	186	
肩関節周囲炎	佐浦 隆一	188	
変形性股関節症	石田 健司	190	
大腿骨頭壊死	石田 健司	193	
Perthes病	永野 靖典	194	
変形性膝関節症	菅 俊光	196	
変形性脊椎症	菅 俊光	199	
腰部脊柱管狭窄症	菅 俊光	201	
腰椎椎間板ヘルニア	菅 俊光	202	

脱臼・骨折（上肢）	白倉 賢二	204	
肩関節脱臼	白倉 賢二	205	
上腕骨骨折	白倉 賢二	207	
肘関節の脱臼・骨折	白倉 賢二	209	
前腕の骨折	白倉 賢二	211	
手関節の骨折	清水 透	213	
手指の脱臼・骨折	清水 透	215	
脱臼・骨折（下肢）	上野 竜一	216	
股関節脱臼・骨折	上野 竜一	218	
大腿骨の骨折	上野 竜一	220	
膝関節の脱臼・骨折	山鹿 眞紀夫	222	
下腿骨の脱臼・骨折	山鹿 眞紀夫	224	
足関節周辺の脱臼・骨折	山鹿 眞紀夫	225	
脱臼・骨折（体幹）	吉村 理	226	
脊椎圧迫骨折	吉村 理	227	
骨盤骨折	吉村 理	228	
損傷・変形	中村 耕三	228	
肩関節腱板損傷	岩噌 弘志	230	
手の変形	三浦 俊樹	231	
膝前十字靱帯断裂	内山 英司	232	
半月損傷	内山 英司	233	
アキレス腱断裂	内山 英司	234	
足部の変形	小崎 慶介	236	
頚椎捻挫	馬場 聡史	237	
脊柱側弯症（後弯）	小野 貴司	238	
骨形成不全症	小崎 慶介	242	

切断

外傷性切断（上肢）	陳 隆明	243	

肩関節離断	陳　隆明	244
上腕切断	陳　隆明	245
肘関節離断	陳　隆明	246
前腕切断	陳　隆明	247
手関節離断	陳　隆明	248
手指切断	陳　隆明	249
外傷性切断（下肢）	徳弘　昭博	249
片側骨盤切断	徳弘　昭博	251
股関節離断	徳弘　昭博	252
大腿切断	徳弘　昭博	253
膝関節離断	徳弘　昭博	254
下腿切断	徳弘　昭博	255
サイム切断	徳弘　昭博	256
足部切断	徳弘　昭博	257
血管原性切断	徳弘　昭博	258
先天性切断	芳賀　信彦	259

7　内部障害

心疾患	上月　正博	260
虚血性心疾患	小山　照幸	263
心筋梗塞	伊藤　修	267
心臓術後	牧田　茂	271
呼吸器疾患	上月　正博	275
慢性閉塞性肺疾患	宮﨑　博子	278
間質性肺炎	海老原　覚	284
睡眠時無呼吸障害	海老原　覚	286
開胸手術	海老原　覚	287
肝疾患	伊藤　修	289
腎疾患	上月　正博	291

小腸疾患	長坂　誠	294

8　代謝障害

代謝・内分泌疾患	渡部　一郎	297
糖尿病	渡部　一郎	299
肥満症	渡部　一郎	302
骨粗鬆症	山口　淳	305

9　四肢循環障害

四肢循環障害	岡田　恒夫	309
下肢閉塞性動脈硬化症	岡田　恒夫	310
閉塞性血栓性血管炎（Buerger 病）	岡田　恒夫	313
リンパ浮腫	岡田　恒夫	314

10　摂食・嚥下障害

摂食・嚥下障害（器質性疾患）	藤谷　順子	318
摂食・嚥下障害（機能性疾患）	藤谷　順子	320

11　排尿・排便障害

神経因性疾患	大田　哲生	323
膀胱直腸障害	大田　哲生	324
器質性疾患	大田　哲生	327

　悪性腫瘍（がん）

悪性腫瘍（がん）	辻　哲也	328

悪性腫瘍（がん）周術期リハビリテーション	田沼　明	333
進行がん	田沼　明	335

13　多発外傷・熱傷

多発外傷	菊地　尚久	338
全身性熱傷	横井　剛	340
局所性熱傷	横井　剛	344

14　慢性疼痛

慢性疼痛疾患	岡島　康友	347
腰痛症	小林　龍生	349
三叉神経痛	岡島　康友	353
ヘルペス	岡島　康友	354

15　合併症

廃用症候群	中村　健	357
正常圧水頭症	新藤恵一郎	362
肩手症候群	新藤恵一郎	364
褥瘡	中村　健	366
異所性骨化	柿木　良介	369

16　視覚機能障害

視覚機能障害（中途障害）	仲泊　聡	371
糖尿病網膜症	加藤　聡	372
緑内障	川瀬　和秀	373
網膜色素変性	林　孝彰	374

Behçet病	西田　朋美	377
加齢黄斑変性	藤田　京子	378
視覚機能障害（先天障害）	富田　香	379
未熟児網膜症	富田　香	381
全色盲	林　孝彰	382

17　聴覚機能障害

聴覚機能障害（中途障害）	田内　光	384
外・中耳疾患	田内　光	386
内耳疾患	田内　光	387
後迷路疾患	田内　光	388
遺伝性疾患	杉内　智子	389
その他の疾患	杉内　智子	391

18　言語機能障害

言語機能障害（中途障害）	深津　玲子	392
失語症	深津　玲子	393
構音障害	深津　玲子	395
言語機能障害（先天疾患）	深津　玲子	396

19　知的障害（精神遅滞）

知的障害	小澤　武司	398
Down症候群	小澤　武司	403
Rett症候群	小澤　武司	404

20 発達障害

発達障害	岩佐 光章	406
自閉症	今井 美保	410
Asperger症候群	本田 秀夫	413
注意欠如多動性障害	原 郁子	414
学習障害	小林潤一郎	416

21 精神障害

精神障害	野中 猛	417
統合失調症	野中 猛	420
うつ病	野中 猛	422

22 重度・重複障害

重症心身障害児	朝貝 芳美	425

Ⅱ．評価法編

23 意識障害

意識障害	前野 崇	432

24 高次脳機能障害

知能	石合 純夫	435
注意障害	石合 純夫	438
記憶障害	豊倉 穣	441
半側空間無視	石合 純夫	443
前頭葉障害	豊倉 穣	445

25 中枢神経系運動障害

運動麻痺	原 寛美	448
筋緊張異常（痙縮・固縮）	原 寛美	450

26 中枢神経系感覚障害

中枢神経系感覚障害	原 寛美	452

27 末梢神経障害

末梢神経障害	長谷 公隆	455

28 筋障害

筋障害	長谷 公隆	458

29 骨障害

骨障害	小林 龍生	460

30 関節障害

関節障害	小林 龍生	462

31 視覚障害

視覚障害	仲泊 聡	464

32 聴覚・平衡機能障害

聴覚機能	田内 光	465

平衡機能		田内 光	467	不安	浦上 裕子	493
				うつ	浦上 裕子	496
				パーソナリティー	浦上 裕子	498

33 音声・言語機能障害

音声・言語機能障害	佐々木信幸 安保 雅博	469

39 日常生活活動

日常生活活動	根本 明宜	500

34 咀嚼・嚥下機能障害

咀嚼・嚥下機能障害	藤谷 順子	476

40 日常生活関連動作

日常生活関連動作	根本 明宜	503

35 心臓機能障害

心臓機能障害	小山 照幸	479

41 体力

体力	伊佐地 隆	505

36 呼吸機能障害

呼吸機能障害	染矢富士子	483

42 QOL

QOL	小林 宏高	508

37 排尿・排便障害

排尿・排便障害	大田 哲生	487

43 発達障害

運動系発達障害	北原 佶	512
精神系発達障害	清水 康夫	516

38 精神・心理障害

精神的健康度	浦上 裕子	491

Ⅲ. 技法編

44 運動療法

筋力増強訓練	川手 信行 水間 正澄	522
持久力訓練	川手 信行 水間 正澄	524
関節可動域(ROM)訓練	川手 信行 水間 正澄	526
巧緻性訓練	中島 英樹	528
リラクセーション訓練	中島 英樹	530
治療体操	菊地 尚久	532
脊椎マニピュレーション	菊地 尚久	534

45 物理療法

電気療法	大串 幹	536
牽引療法	大串 幹	539
水治療法	室生 祥	542
温熱療法	室生 祥	545

寒冷療法　　　　　　　　　　　　　室生　祥　547

46 作業療法

身体障害　　　　　　　　　　　　高橋　秀寿　549
知的障害（認知症）　　　　　　　　高橋　秀寿　551
精神障害　　　　　　　　　　　　高橋　秀寿　553

47 言語療法

言語療法　　　　　　　　　　　小林健太郎／安保　雅博　555

48 心理的アプローチ

認知リハビリテーション　　　　　　橋本　圭司　559
認知行動療法　　　　　　　　　　　橋本　圭司　562

49 ADL 訓練

起居・移乗　　　　　　　　　　　　越智　文雄　564
歩行訓練　　　　　　　　　　　　　越智　文雄　566

50 補装具

補装具　　　　　　　　　　　　　　樫本　修　568
義肢　　　　　　　　　　　　　　　樫本　修　569
装具　　　　　　　　　　　　　　　樫本　修　574
歩行補助杖　　　　　　　　　　　　樫本　修　578
車椅子　　　　　　　　　　　　　　高岡　徹　579
電動車椅子　　　　　　　　　　　　高岡　徹　580
座位保持装置　　　　　　　　　　　高岡　徹　581
重度障害者用意思伝達装置　　　　　高岡　徹　582

和文索引 ……………………………………… 585
欧文索引 ……………………………………… 594

I 疾患・障害編

脳障害

脳卒中

江口　清　筑波大学附属病院・リハビリテーション部長

疾患の特性

　脳卒中は，病変が脳内にあるとともに血管の疾患でもある．その原因は，まれに膠原病や血液疾患，血管自体の異常のこともあるが，高血圧や脂質異常，糖尿病などが基礎疾患であることが多く，これらは全身の血管を侵す．動脈硬化に血栓を伴う病態は，心臓を始めとした諸臓器や四肢の血管でも起き得る．基礎疾患ないしは併存疾患として扱われるこれらの疾患の存在は，リスク管理上配慮を必要とするとともに，生活習慣病としての管理を含めた二次予防の課題を示している．

　血管障害には，無症候性と呼ばれるものがあり，慢性硬膜下血腫のように発症時期を捉えにくいものもある．以下では，非外傷性かつ機能障害を生じる血管障害を取り上げて概説する．その病型は，大きく頭蓋内の出血と脳の虚血に分けられる．血腫や組織の腫脹が，頭蓋内という限られた空間で組織を圧迫し損傷するか，圧迫による二次的な血流障害を含めて虚血により組織が傷害されることが，機能障害を生じる主な病理学的変化である．

　中枢神経系は，自然経過では極めて再生が起きにくいと考えられているが，機能障害には経過とともに回復が認められる．わずかながら再生し得る可能性も指摘されている他，可逆的な変化にとどまった領域が回復する可能性，機能乖離の復旧，可塑性による機能の再獲得などが，発症後の回復の主な機序と考えられている．

❶ 頭蓋内出血

　頭蓋内出血の出血源の多くは，動脈硬化が進んだ状態やその結果生じるとされる微小動脈瘤，血管奇形や嚢状動脈瘤などである．これらが，血圧の上昇などにより破綻すると，症状が急性に発症する．血小板の減少や凝固因子の異常による出血傾向が誘因となることもある．他に非高血圧性の脳出血を起こしやすい病態としては，脳アミロイド血管障害などがある．

❷ 脳の虚血

　虚血の主な原因は，血管の閉塞による血流の途絶であり，正常でない血管壁に血栓が生じて閉塞に至る場合と他の部位から血栓などが浮遊して塞栓となる場合がある．動脈硬化に伴う動脈壁のプラークが壊れると閉塞に至る変化が一気に進むことがある．くも膜下出血後，血腫に反応して起きる血管攣縮は，新たに虚血性の病変を加えてしまうことがある．生活習慣病のような危険因子が乏しい場合，膠原病などに伴う血栓を生じやすい凝固系の異常や血管炎の存在も鑑別しなければならない．その他，血行動態の変化により，必要な血流が行き渡らなくなった領域に梗塞が生じることがある．

　各主幹動脈が血流を担う支配領域の境界部分は，複数の主幹動脈から血流を受けているが，血圧低下時などには，いわゆる分水嶺となり虚血状態に陥る可能性がある．

　血流が途絶した組織では，時間とともに血管壁も損傷されるため，一定時間後に血流が回復すると浮腫の増強や出血性梗塞と呼ばれる新たな出血に至る病状の悪化が起きることがある．出血性梗塞は，治療による再開通で起きる可能性がある他，塞栓となっている血栓が自然に移動して起きることもある．

　特殊な基礎疾患によらない脳梗塞を分類す

る際には，1990年に米国の国立神経疾患・脳卒中研究所（NINDS）が発表した分類を用いることが多い．この分類では，発症機序として，血栓性，塞栓性，血行力学性，臨床病型として，アテローム血栓性脳梗塞，心原性脳塞栓，ラクナ梗塞，その他を挙げ，その組み合わせを診断に当てはめることを提唱している．近年，穿通枝起始部のアテロームによる狭窄・閉塞に起因すると考えられる病型は，症状が治療に抵抗して進行することが多いため，BAD（Branch atheromatous disease）と呼び区別して扱うようになってきた．

❸ 脳卒中の治療

組織プラスミノーゲン活性化因子（t-PA）の経静脈投与による治療が認可されたことは，画期的であった．さらに血管内治療の進歩は，血栓を直接溶解させたり，機械的に除去することを可能にしており，神経内視鏡による侵襲の少ない精密な止血操作や血腫除去も行われるようになった．脳卒中の新しい治療法の多くは，治療を開始するまでの時間が予後を左右する．医療機関により治療内容に差があるのが現状ではあるが，まず，発症したら即座に医療機関を受診できる体制の整備から，地域差をなくす必要がある．このためには，地域住民が，脳血管障害の発症を直ちに察知できるように，啓発活動を行うことも重要である．また，急性期治療を担う医療機関が，治療を必要時直ちに開始できるような病棟の体制を維持するためには，処置後の患者を，できるだけ早期に次の段階の治療が行われるところへ移さなければならない．これらの過程を円滑に進めるためには，リハが重要な鍵を握っているとともに，患者が安心して満足度の高い治療を受けられる診療体制の構築が求められている．

❹ 脳卒中の危険因子

脳卒中の危険因子は，生活習慣病と重なり，日常の身体活動は，そのコントロールに大きく関わる．リハの目的には，地域の保健・医療・福祉・介護の体制を通じた生活機能障害の拡大予防と改善とともに，脳卒中そのものの再発を予防するため，危険因子となる疾患の管理と健康増進の支援が含まれている．

▍障害の特性▍

脳卒中による機能障害は，中枢神経に由来しながら身体の多くの部位に発現する．機能障害は，急性期には意識水準の変化に修飾されることがあるが，感覚・運動障害，構音障害，嚥下障害，膀胱・直腸障害，失語症や遂行機能障害を含む高次脳機能障害など，その多くは神経学的所見として捉えられる．Parkinson症候群や運動失調を呈することもある．また，発症から数カ月間は，経過とともに出現する障害が大きく変化する．回復を認める一方で，廃用を含む二次的な障害が加わる可能性にも注意しなければならない．

❶ 運動障害（麻痺）

機能障害として一見して問題となるのは運動障害であり，その中核といえる麻痺について，重症度と回復の程度を知ることは，リハを進めるうえで重要である．この麻痺は，神経症状ではあるが，一般的な臨床神経学では，筋収縮の性状としての痙性と筋力低下には言及していても状態の正確な評価手技が示されていない．筋力低下として，単関節運動の徒手筋力検査を評価に流用することがあるが，規定の肢位での単関節運動自体がまれならず困難となるため，徒手筋力検査本来の基準を当てはめようとすると無理が生じる．したがって，中枢神経障害による麻痺という現象を機能障害として定量的に評価するためには，より適切な方法を用いる必要がある．

運動障害に関連する二次的障害が生じやすい部位に肩関節がある．上肢の麻痺が重度である場合，関節窩の浅い肩甲上腕関節では，座位姿勢で亜脱臼を生じやすい．また，本来の運動に肩甲上腕リズムと呼ばれる肩甲骨の動きを伴う特徴があり，麻痺により本来と同等の運動が不可能になった場合，更衣などのADL場面を含めて愛護的に対応する配慮が

必要である．亜脱臼のみでは，必ずしも疼痛を生じないが，本来の動きと乖離した動きは組織を損傷し，このような組織損傷は，疼痛の原因となるとともに複合性局所疼痛症候群（complex regional pain syndrome；CRPS）Ⅰ型に含まれる肩手症候群の誘因になる可能性がある．

❷ 痙縮と感覚障害

急性期を過ぎてから問題となることが多い障害には，運動障害に関連した痙縮の増強と感覚障害としての疼痛や異常感覚がある．

痙縮は伸張反射の亢進を病態とする筋緊張の亢進であり，支持性を補う意味がある一方，過剰な場合，可動性を低下させ疼痛の原因ともなる．

感覚系においては，深部感覚障害が肢位や運動の制御の障害に深く関係する他，さまざまな程度の鈍麻状態が，経過とともに異常感覚や疼痛を伴い苦痛となることがある．これらの症状は，もともとの感覚障害が重度である場合が多い．

疼痛を伴う障害には，他に前述の肩手症候群がある．これは二次的合併症との境界があいまいであるが，自律神経の関与が考えられている．これらは，疼痛と二次的な可動域制限の悪循環に陥る危険性のある症状群である．

❸ 高次脳機能障害

高次脳機能には，機能乖離による障害が起きやすいとも考えられるが，急性期から多彩な失認・失行症状など単なる感覚や運動の障害では説明できないさまざまな動作や行動上の問題を認めることがある．なかでも空間認知については，左右いずれの大脳半球に病巣があっても，急性期には，病巣側の対側に注意が向き難い状態に気づかれることがある．しかし，明らかな障害として持続するのは圧倒的に左側空間に関わる問題が多く，病識の乏しさや身体部位の認知にも問題を認めることが少なくない．病変の広がりにもよるが，経過とともに多くの症状が軽減しても，左方向への注意の障害は中核症状として残ることが多い．視野障害を伴うことがあるが，認識しない限り左側の視野が狭窄していても視線を左に向けて代償することは難しい．座位や立位で麻痺側に倒れ込みやすい状態を伴うこともある．

失語症は，音声言語の表出と理解，書字，読解のいずれにも問題が生じた状態である．たとえば運動性失語の患者は，聴覚的理解も正常ではない．また，感覚性失語の患者は病識が乏しいことが多い．

❹ 機能障害と活動制限の改善

これらの機能障害と病前の環境や心身の状態を含めた個人の因子によって，日常生活活動の制限や復帰する生活状況，社会参加に制約が生じる．その一方で，各個体には予備力があり，機能障害の改善が思わしくない場合でも，装具や補助具を利用した歩行は自立できる可能性がある．身辺処理についても片側上肢のみを使用してその多くを遂行することは不可能ではない．リハにより再獲得される能力は，代償手段をも活用して得られる能力の総体である．

リハが適切に行われると，機能障害と活動制限の両者が改善し，後者の改善は前者の改善より長期間続くことがある．構音，嚥下，体幹機能など，もともと両側の脳が関与する機能の障害は，一側の脳に関係領域がより局在している機能に比べて回復しやすい傾向があるが，両側に病巣が生じた場合には，より重度化し遷延する可能性がある．また，活動制限の軽減に伴う身体活動の増加が機能障害の改善を促す可能性もある．

自然経過にリハとしての介入がどの程度の効果をもたらしているかは厳密には定かではないが，リハの過程では，その変化をきめ細かく把握することができる．この介入には，制度の利用を含めて環境の調整が含まれる．リハ自体が一定以上の水準で行われることが前提となるが，改善を目指す生活機能の目標を設定するためには，改善する可能性のある

範囲を予後として予測する必要がある．

この時，生活機能障害の枠組みでは，機能障害の予後については，機能障害そのものの重症度により相関関係に基づいた予測が比較的行いやすい．それに対して，機能障害をもとに活動制限の予後を予測することは必ずしも容易ではない．心身の予備力の要素は，年齢を考慮することである程度反映させることができる．しかし，多くの要因が関与する活動制限の予後については，日常診療のなかでは，活動制限の次元内にあるいくつかの障害の状態に基づく予測が現実的である．

二木は，起居移動のレベルを屋外歩行，屋内歩行，ベッド上自立，全介助とし，食事，尿意のコントロール，寝返りを基礎的ADLとして，病棟生活での起居移動レベルと基礎的ADLが自立している項目数との組み合わせにより，移動能力の予後を有意といえる範囲で予測できることを報告している．リハに関係する医療制度に現在と異なる点が多い年代の報告ではあるが，早期から積極的にリハを行った患者群のデータに基づいており，現在でも十分参考になると考えられる．

評価・技法

医療としてリハを進める際に，問題点と介入効果を明らかにするためには，信頼性，妥当性が確認された評価法を用いる必要がある．また，治療にあたっては，有効性に根拠のある手技を用いるべきである．

1）評価法

❶ 神経学的所見

神経学的所見の推移の追跡は重要であり，急性期から所見を見落としなく総合的に把握する診察手順は，診療水準を一定に保つために有用である．主要な所見を決められた診察手技により総合的に確認し追跡するためには，米国国立衛生研究所のNIHストロークスケールが広く用いられている．日本脳卒中学会でも独自に急性期用の総合評価に始まる一連の脳卒中スケール（JSS）が考案されている．JSSは，各所見の得点に統計学的に算出された重みづけがなされており，スクリーニングとともに総点の変化で経過を捉えやすいが，まだ検証した論文が少ない．

❷ 運動機能（麻痺）

リハの対象となる患者の多くは，麻痺とそれを要因にした活動制限を主訴としている．運動障害については，麻痺の状態を経時的に確認すべきであるが，評価法として徒手筋力検査が適当でないことは前述した．徒手筋力検査は，抗重力運動を基準としている点では，国際的に共通した評価法である．しかしながら，中枢神経障害による運動麻痺の程度とその回復する経過を正しく捉えられないことが，臨床の場では指摘されてきた．臨床的な観察から，麻痺に対して考案されてきた評価法は，徒手筋力検査のようには汎用されていない．急性期用JSSでは，この点がある程度は考慮されている．総合評価を引き継ぐ場合には，SIAS（stroke impairment assessment set）を重ねて用いると運動機能も詳細な変化を捉えることができる．わが国では，SIASやJSSのように脳卒中患者を対象とした評価法がつくられる以前，麻痺の重症度とその回復程度の評価として，まずBrunnstromが臨床経験から考案した運動パターンの変化に基づく評価法と治療法から，評価法が採り入れられ，リハ医療の領域で用いられてきた．これは運動機能が，完全麻痺から，麻痺肢に共同運動と呼ばれる画一的な運動を認める段階を経て，個々の関節運動を完全に分離して行える状態に回復すると考え，上肢，手指，下肢において，麻痺の回復段階として6段階の基準を設けた評価法である．

総合評価として海外で比較的よく使用されているFugl-MeyerやChedoke-McMaster stroke assessmentのなかでも運動機能の評価基準に用いられており，これらの評価法の信頼性，妥当性の高さは，間接的にBrunnstromの回復段階評価の検証となっていると考えられる．この評価法は変化を鋭敏に捉え難いことが難点であり，Brunnstromの手技

を引き継ぐグループでは，正常な状態を最終段階として回復段階を7段階としているが，この点は改善されていない．

わが国では，6段階評価より詳細な変化を捉える変法として考案された12グレード法も用いられている．この評価法では基準に当てはまらない様態を示す症例はあるが，多くの患者で変化を鋭敏に捉えることができる．12グレード法は比較的多数の脳卒中患者を対象に統計学的に難易度を解析し開発された方法で，発表された当時において支持され得る信頼性，妥当性が示されていた．薬剤の効果判定にも利用されており，利益相反を考慮する必要があるものの，臨床的な意義が示されていたともいえる．

これらには筋緊張の評価としてmodified Ashworth scaleを併用することが多い．いずれにしても治療の場が変わる時には，どのような評価法で評価してきたかを正しく伝える必要がある．

❸ 構音・嚥下機能

構音と嚥下機能は，関連しているが，重症度は必ずしも相関しない．構音障害については，明瞭度，性状を評価し，会話に支障のある状態が遷延するようであれば，構音の練習を導入する．

嚥下機能は，生命に直接関わる栄養や水分を摂取する機能であり，その程度によっては生活の質に大きく関わる．評価は，経口摂取を進める手順に組み込んで行う．急性期や状態の安定しない場合には，臨床的な観察，胸部X線所見や血液検査上の炎症反応などからの判断も重要なことがある．意思の疎通が得られれば，ベッドサイドで実施可能な評価として反復唾液嚥下試験(repetitive saliva swallowing test；RSST)や水飲みテスト(または改訂水飲みテスト)により嚥下反射が惹起される様子とムセについて確認し，実施体制があれば嚥下内視鏡検査を行う．透視室に移動可能となれば，嚥下の過程全体を評価でき，代償手段の有効性なども確認できる嚥下造影検査を行うことが，確実な評価となる．誤嚥のリスクが高いと判断された患者では，嚥下造影検査で確認しながら訓練の段階を進めるのが安全である．

❹ 高次脳機能

高次脳機能全般については，急性期用の総合評価に加えるスクリーニングとして，改訂長谷川式簡易知能評価スケールやミニメンタルステート試験，前頭葉機能検査(FAB)，言語を用いずに評価可能なKohs立方体組み合わせテストやRaven色彩マトリックス検査などを用いて確認する．JSS-H(脳卒中高次脳機能スケール)も高次脳機能のスクリーニング検査である．これらの検査で失語症を含む特定の高次脳機能障害の存在が疑われた場合には，対応する検査法を用いて障害の存在と程度を把握し，練習プログラムに反映させる．多彩な障害それぞれに対応した評価法があり，詳細は訓練手技とともに各論に譲る．

❺ 日常生活における活動

多職種の理解が必要とされる重要な評価事項は，日常生活における活動(activity)である．移動，食事，整容，更衣，排泄，尿意・便意のコントロールを評価するBarthel indexは，各項目に開発者の経験に基づく重みづけがなされ，100点満点に点数化された結果は，専門家以外にも理解されやすい．コミュニケーションを含む認知項目を加え，各項目を7段階で評価する機能的自立度評価法(functional independence measure；FIM)は，正しく用いるためにトレーニングが必要であるが，変化を鋭敏に捉えることができる．リハのアウトカムとなるADLの概要を伝える時や，多数例の調査を行う際にはmodified Rankin scaleなどの簡便な方法も使用される．回復期の看護では，ADLに関連して看護必要度評価が行われている．

❻ その他

これらの障害ならびに参加制約の背景にある個人的な因子と環境的な因子を把握するこ

とも重要である．個人の反応であるが，問題解決に影響する気分の状態や心理的問題はQOLに大きく影響する．意欲や気分の評価を問題のスクリーニング目的に使用してもよい．JSS-D，JSS-E，その他のうつや不安のスクリーニング検査なども適宜使用するが，病的状態の診断と治療には，当該領域の専門家へのコンサルテーションを行う．

2) 技法

運動機能の回復を目的とした技法としては，近年では，ADLを改善する目的にもかなう課題を反復することが多い．たとえば下肢に対しては，装具や補助具を活用した積極的な起立・歩行練習が推奨されている．上肢を使用する身辺処理活動には，工夫と練習により片手でも行える動作が多いが，補助手としての使用が可能であれば，患肢の動員を促すことも考慮する．

麻痺からの回復を促すことを目的に掲げた技法としては，適応条件を満たせば，上肢に関しては，随意運動に電気刺激を重ねる方法や非麻痺肢を拘束した麻痺肢の強制使用も効果を認めることが報告されている．また，神経筋促通手技の考え方が見直されており，新たに考案された促通反復療法の効果が報告されている．病巣によっては，Parkinson症候群や運動失調を呈することがあり，障害像が共通する他の疾患群で用いられる評価，訓練の技法を流用することがある．

リハビリテーションの考え方

リハの一般的な目的は，生活機能の再建であり，目標を決める前提となるのは，生活機能の予後あるいは帰結の予測と患者の意思である．患者自身の意識水準や判断能力に問題がある場合には，介護を担当する家族の意思がそこに加わる．また，生活機能の環境因子としても介護者の状況とその意思は重要であり，帰結を予測するためには多角的な情報収集が必要となる．

❶ クリニカルパスの活用

多様な問題に対処しながら，提供する医療の内容が不均一となることを防ぐ必要があり，そのためのツールの1つにクリニカルパス（以下パス）がある．パスについての詳細は省略するが，ここでは主にオーバービュー式パスを想定する．パスは，チェックリストを兼ねるとともに，本来の趣旨に沿ってアウトカムを見据えながら運用することにより，目標の設定とその達成を支援するツールとして高い有用性が期待できる．最初に作成するパスでは，従来の治療手順を整理し，診療実績や文献などの知見を根拠にして生活機能のアウトカムを設定する．このパスを運用しながら，アウトカムについては，設定した状態よりよい方向，よくない方向のいずれに外れる場合をもバリアンスとして捉えていく．アウトカムが予測を外れる要因が解析できれば，それに基づくチェックリストと層別化のアルゴリズムを追加することができる．日めくり式に診療記録を兼ねたパスをつくることも電子カルテの普及とともに導入しやすくなっている．目標の根拠が明確になるとともに，レベルの高いアウトカムを達成するための方策が明らかになることもあり，診療の質の向上につながり得る．ただし，そのためには，パスが形骸化しないように，定期的な見直しによるPDCA（plan-do-check-act）サイクルが必要であり，生活機能とその障害について適切に評価されることが大前提である．

最終的に終日何らかの介護を要する可能性が高いと判断された場合，家族がどこまで対応可能であり，介護保険の利用を中心に地域でどの程度のサポートが得られるかという介護環境が，在宅生活が可能か否かを決めることになる．到達できる状態がある程度予測されれば，対応は速やかに始めるようにする．

目標の決定に際しては，予測される状態を患者や家族によく説明しなければならない．しかし，客観的事実をもとに医療者側が考えた生活機能の予後予測に基づく目標と患者側の希望を一致させることは難しい場合がある．その背景には，患者自身の病識の問題，

患者や家族の受容の問題が存在することがある．受容には，周囲の関係者の受容も必要であり，介護を担当する家族がその負担感とともに受容の難しさを抱えていることも少なくない．心理的問題を専門とするスタッフを配置し難いわが国の現状があるが，心理面の問題がリハ上の重要な課題となり得ることは認識しておかなければならない．パスは，当事者がリハのどの段階にいるかを知り，医療者と患者や家族との間での相互理解を深めるためにも有効である．

❷ リハ実施の時期と場所

リハを実施する時期と場所については，制度上の基準がある．しかし，基本的には，集中治療室で行われるような管理を要さない状態となれば，リハについては回復期といえる．実際は，医療上の必要性として，合併症の治療を含め，薬剤の調整や検査を繰り返す必要がある時期は，急性期病棟の入院適応となっていることが多い．そのうえで，集中的なリハを要する患者の多くが，回復期病棟へ移ることになる．急性期から訪問サービスを含めた退院支援を整えて，早期に在宅生活への移行を図る早期退院支援（early supported discharge；ESD）の考え方があるが，わが国の状況では，回復期病棟からの退院を支援するために同様のサービスを整備することも有用と思われる．

主目標の達成後は，その状態を維持または，可能であればさらに健康増進を図る時期という意味で，維持期と考えられる．ただし，失語症を含む高次脳機能障害は，通常の標準的なリハ期間を越えて改善することが少なくない他，麻痺肢の機能についても慢性期の集中的な介入で改善を認めることがある．適応を判断する必要があるが，必要かつ実現可能な目標を目指し，入院外来を問わず改善を目的としてリハを継続している期間は，維持期とはいい難く，これらの概念は絶対的なものでないともいえる．制度が先行しているように見受けられるが，パスについても，患者が医療機関を移動しながら，その時期に応じた適切なリハを受けられるように，地域連携のツールとして活用することが望ましい．

なお，疾患の治療とリハは，一体として考える必要がある．急性期のユニットやESDについても単なる設備や人員の配置ではなく，良好な帰結を得るためには，適切な能力をもった職種のチームが綿密な連携のもとにリハを包含する体制がつくられていなければならない．

❸ 早期のリハ開始

リハを目的とした介入を開始する時期は，二次的合併症を予防する観点からは，できるだけ早期であるほうがよい．関節可動域を維持するための他動運動は，疼痛や異常な筋緊張を誘発しない限り，身体への負担とならないため，禁忌となることはまれである．他動運動は，短時間行うのみでは深部静脈血栓の予防には不十分であるが，すでに血栓が存在するなどのリスクがなければ，随意運動が可能な部位の自動運動に加えて，入院当日から実施することが望ましい．

神経症状が進行しているか否かを確認するための診察は繰り返す必要があり，特に随意運動の確認は機能障害の予後を判断するために重要である．脳血流の調節機構が障害されている可能性や出血性病変の再出血予防の観点から，特に急性期には，血圧の変動に注意する．座位に向けた抗重力姿勢の開始は血圧に影響する可能性が高いことから，病型により開始条件の目安が提唱されている．

❹ 再発のリスク

脳卒中再発のリスクは，その程度は軽減されても，リハの期間を通じてなくなるわけではない．しかし，安静を続けていれば，安静による合併症のリスクが高まり，将来の活動レベルは低い状態にとどまる可能性が高くなる．注意深くリハを進めても状態が悪化する場合は，安静を続けていても同様の事態が起きる可能性がある．これらの可能性は，リハに伴う転倒や誤嚥などのリスクとともにあら

かじめ患者側に説明し，理解を得ておく必要がある．また，症候性てんかんを併発し，再発との鑑別を要する場合のあることも留意しておく．

❺ 各機能障害への対応（活動制限の軽減）
▶運動障害：運動障害により ADL に介助を要する状態であっても，まず離床を進め，日常の活動量を増やすことで心肺機能や非障害領域の機能の維持に努めることはリハの基本である．そこで介助下でも座位が許される状態となったら，できるだけ早期に起立練習を開始することが推奨される．麻痺肢の支持性に問題があれば，この時点から下肢装具を使用する．個人用に即座に装具を作製できない施設でもサイズの異なる短下肢装具やモジュラー式装具などは備品として備えておくことが望ましい．装具は，経過とともに必要に応じて適宜修正する．

　歩行を含めて ADL の自立度向上は，「介助を待つ」事態を減らし，日常の活動量を増やすことにつながる．心身機能と日常の活動を効率よく改善させるプログラムが求められ，治療手技については，基準を決めて症例ごとに適切な内容が実施されるべきである．麻痺肢の機能が改善し，活動への患肢の動員を促せる場合もあるが，特に上肢については，患肢の障害が重度で回復が乏しい症例では，片手動作となり，患側が利き手であれば利き手交換プログラムを要する場合がある．

▶痙縮・疼痛：筋痙縮や疼痛など，回復期や維持期に浮上してくることが多い問題に対しては，理学的療法とともに薬剤を含めて治療の選択肢が増えている．痙縮に対しては，ボツリヌス毒素の注射も広く行われるようになった．

▶嚥下障害：嚥下については，関連する脳神経症状は発症直後から追跡し，唾液の嚥下も観察するが，より焦点を定めた評価は抗重力姿勢が可能となった時点で開始する．経口訓練の反復と代償手段を駆使しても改善に期間を要している場合，脱水の予防はもとより栄養状態の維持にも注意する．末梢静脈からの点滴では十分な栄養を摂取できず，腸管を介した摂取のほうが生理的ではある．しかし，経鼻チューブの留置は，嚥下の妨げとなることがあり，付着物は誤嚥性肺炎のリスクを高める．経過によっては，一時的な中心静脈栄養や胃瘻などの経路についても検討が必要となる．誤嚥性肺炎を予防するためには，体動を増やすことと口腔ケアが重要である．

▶失語症・構音障害：失語症や構音障害によるコミュニケーションの障害も，患者によっては大きなストレスとなり，早期から問題となる．音声言語での意思疎通が困難な場合，代償的な身ぶりによってでもまず yes-no の表出ができることを目指す．

　失語症患者に文字盤を代償手段として使用することは，多くの場合無意味である．失語症や発語失行など高次脳機能障害による言語障害は，訓練効果のエビデンスに議論があるが，長期間回復が続くことが多い．その状態は，身体を使用する動作に現れず，外からわかりにくいため，言語聴覚療法は，その変化を細かく捉える意義も大きい．会話をしなければわからないため，患者自身も会話を控えていることがある．状態を把握しているセラピストは，他職種や家族にも適切なコミュニケーション方法の助言をしながら，患者の能力を生かす状況をつくり出していく工夫が求められる．

　全失語では，患者は状況判断によって周囲の意図を推測し理解することが多いため，応対する際には，状況ごとに各人が所作を統一することが患者のストレスを軽減する．このこともコミュニケーション手段に通じるため，セラピストが中心となって調整を図る．

▶その他の高次脳機能障害：その他の高次脳機能障害では，頻度としては，空間認知の障害が問題となることが多い．セラピストや看護・介護スタッフ，家族がこの障害についての情報を共有し，介助に際しても安全な動作の反復練習となるような工夫をすることが望

ましい．まず代償が習慣化することを目指すが，ADLが改善した場合，機能障害としてどこまで改善したか判断することは難しい．疲労を含めて負荷が増えると軽減していた症状が再び明らかになることがある．明らかな障害として遷延する場合，ADLにも見守りを含めて周囲からの支援を要する状態が続くため，介護者への指導，助言が重要となる．

高次脳機能障害全般にいえることであるが，反復して練習する課題については，遂行可能となるが，他の日常の活動に汎化され難いことがある．そのような場合には，問題解決や日常必要な課題を選んでの練習とともに周囲の理解を得る対応が必要となる．

❻ 地域リハ

リハの目標には，健康管理能力として，加齢の影響を考慮しながらも単に再発の予防にとどまらない心身の機能を維持する能力の獲得，あるいは心身の機能を維持する環境の整備が含まれることが望ましい．再発予防としての疾患管理に重要な役割を担う地域のかかりつけ医には，生活機能を視野に入れた診療が望まれる．地域において心身の機能維持・増進をサポートする場は，制度としてサポートする役割のある介護保険制度とともに，必ずしも十分な対応ができていないのが現状と思われる．退院後のADLの低下は，加齢よりも廃用によることがあり，該当する患者は，廃用症候群患者として介入の対象となる．維持期の患者の介護については，生活機能の障害を単に補塡する生活介護のみでなく，「個人が健康状態を維持する活動」の支援・介護を維持期リハとして充実させる体制づくりが望まれる．

脳出血

鈴木大雅　獨協医科大学病院・リハビリテーション科

疾患の特性

脳出血（脳実質内出血）の原因として最も多いのは高血圧性脳出血であり，約60％を占める．好発部位は被殻（55％），視床（15％），大脳皮質下（10％），橋（10％），小脳（10％）である．その他の原因としては，脳動静脈奇形，硬膜動静脈瘻，海綿状血管腫，静脈性血管腫，脳静脈閉塞症，脳腫瘍，脳アミロイド血管障害，Willis動脈輪閉塞症（もやもや病），外傷などがある．

脳出血に対する外科的治療は，それにより得られる利点が内科的治療単独のそれを上回る場合にのみ考慮され，一般に血腫量10 mL以下の小出血または神経学的所見が軽度な症例では，部位に関係なく外科的治療の適応とならない．

障害の特性

発症部位によりさまざまな臨床症状を呈する．運動麻痺が生じた場合，その回復は一般的には弛緩性完全麻痺→連合反応の出現→共同運動の出現→共同運動の完成→分離運動の出現→巧緻性の向上→スピードの正常化という過程をたどるが，出血量の少ない脳出血の場合数日の脳浮腫ならびに血腫の吸収に伴い弛緩性完全麻痺から共同運動を経ないで分離運動が可能なレベルまで改善する場合もよくある．また脳出血では麻痺だけでなく感覚障害や失語，失行などの高次脳機能障害などが合併することも少なくない．以下に代表的な発症部位とその症状について述べる．

❶ 被殻出血

対側の運動・感覚障害．血腫が大きい場合，意識障害や出血側への共同偏視，同名半盲などが加わる．優位側では失語，非優位側では失行，失認などが加わることもある．

❷ 視床出血

対側の感覚障害と不全麻痺の他，特徴的なものとしては内下方への共同偏視や垂直方向の注視麻痺などがある．また視床痛と呼ばれる麻痺側半身の中枢性疼痛がみられることがあり，発症後数カ月して出現することが多い．優位側では流暢性失語を生じたり，自発性低下が起こることもある．

❸ 大脳皮質下出血
　出血部位により異なった症状をきたす．頭頂葉に最も多い．小出血の場合はてんかん発作で発症することもある．

❹ 橋出血
　古典的には意識障害，四肢麻痺，呼吸障害，高体温，針穴瞳孔（pin-point pupil）などがあり数時間から数日で死亡することが多いが，出血量と部位により死亡率が異なる．中心部橋出血と部分的橋血腫に分けられ，前者は非常に予後不良であるが後者では非対称性の四肢麻痺，感覚障害，構音障害，脳神経障害，失調などが出血部位と出血量によりさまざまな程度で起こり，出血量が大きくなければ予後は一般に良好である．

❺ 小脳出血
　突発性に発症する頭痛，嘔気嘔吐，めまい，起立歩行困難，病側への共同偏視などをきたす．片麻痺は通常みられないが末梢性顔面麻痺がみられることがある．血腫の大きいものは増大や浮腫により意識障害，水頭症，脳ヘルニアなどを起こしやすい．

　脳の神経細胞は再生しないことが知られているが，急性期における脳浮腫や脳血流の改善に伴う機能回復以外にも脳の神経細胞やニューラルネットワークには可塑性があるため，一度生じた麻痺や高次脳機能障害も適切な訓練を反復することによりかなり回復する．その機序として① unmasking（今まで使われていなかった神経回路の利用），② sprouting（新しい神経線維の発芽），③同側性支配の促進（左右非交差性線維の存在）などが考えられる．

▌評価・技法
　リハの適応を検討し，機能予後予測をし，リハ処方をするため，脳卒中の病態，機能障害，能力低下〔活動制限，日常生活活動（ADL）障害〕，社会的不利（参加制約）を評価する必要がある．また既往歴をとるとともにさまざまな検査結果を参考にする．
　汎用され，信頼性・妥当性が検証されている評価尺度として以下の方法を用いることが勧められている．
▶総合評価：Fugl-Meyer assessment，脳卒中重症度スケール（JSS），stroke impairment assessment set（SIAS），NIH ストロークスケール
▶機能障害：Brunnstrom stage, modified Ashworth scale（MAS）
▶日常生活活動：Barthel index, functional independence measure（FIM）
　上記評価尺度については下記の各評価項目において必要に応じ説明する．

❶ リスクファクター評価
　頭部 CT や MRI で病巣の部位，大きさ，脳浮腫の程度を評価する．主幹動脈の閉塞・狭窄の評価のため頸動脈エコーや MR angiography も必要である．不整脈や虚血性心疾患などリハビリを行ううえでのリスク評価のため心電図や心エコー検査（経胸壁および経食道）をチェックする．胸部 X 線では誤嚥性肺炎や心不全の有無などをチェックする．また，高齢者や関節リウマチでは骨，関節の変形などを必要に応じ画像でチェックする．
　糖尿病や腎機能障害，深部静脈血栓症や肺梗塞などの合併症があれば血糖値，クレアチニン，HbA1c，D-ダイマーなど必要な生化学検査データをチェックしておく．慢性呼吸器疾患などあれば血液ガス検査の結果などもチェックしておく．

❷ バイタルサインの測定
　リハを行ううえでバイタルサインの測定は不可欠である．特に発症直後は高血圧を呈することが多く，また肺炎を合併していることもあるので，体温，血圧，脈拍，必要に応じ動脈血酸素飽和度を測定する．

❸ 神経学的評価
▶意識・高次脳機能：意識障害の評価には Japan coma scale（JCS）と Glasgow coma scale（GCS）が用いられる．高齢者では病前からの認知症や難聴，義歯などによりコミュニケーション障害をもっていることも多く，

意識障害や失語症と混同されやすいため注意が必要．

失語症，失行，失認など高次脳機能障害をベッドサイドで評価することは簡単ではないが失語症については物品呼称や従命，復唱などで大まかなタイプ分けをし，ある程度指示に従えるようであれば合わせて舌打ちや，口笛を吹く動作などを指示し口腔顔面失行の有無についてみておく．またADLの阻害因子となる半側空間無視を姿勢や顔・視線の運動範囲とごく簡単な二等分テストで評価する（メジャーなどを使用）．

▶脳神経麻痺：嚥下障害や構音障害の原因となる顔面神経，舌下神経について顔面麻痺や舌運動を評価．迷走神経，副神経，三叉神経は軟口蓋の運動に関与している．また複視，視野障害，眼振などがないか評価する．脳神経麻痺ではないが高齢者では白内障で視力低下が著しいこともあるので注意が必要．

構音障害については声（声質，声の高さ，声の強さ），共鳴（開鼻声，閉鼻声），構音（母音の誤り，子音の誤り），プロソディー（韻律：発話速度，抑揚，リズム），発話明瞭度（5段階評価）についてチェックする．

嚥下障害については反復唾液嚥下試験（RSST：3回/30秒以上が正常）がよく行われる．意識清明で指示理解ができれば簡易飲水テストを実施してもよい．

▶感覚障害：表在覚（触覚，痛覚，温度覚），深部覚（位置覚，関節覚，振動覚）を評価する．

▶運動障害：中枢神経系の障害により筋緊張の異常と随意運動障害が認められる．

筋緊張の異常については意識障害があれば臥床時の姿勢を観察し，深部腱反射を評価し，大まかに他動運動により弛緩性，緊張亢進，固縮などをみる．痙性の評価方法にはmodified Ashworth scale（MAS）がある．

運動回復評価にはBrunnstrom stageがよく用いられる．小脳失調が疑われる場合は指-鼻試験，踵-膝試験，座位バランス試験，Mann's testなどで評価する．また深部感覚障害により下肢運動失調などが疑われる場合はRomberg試験を行い評価する．

関節可動域（range of motion；ROM）や非麻痺側の筋力についても必要に応じ評価する．筋力については徒手筋力テスト（manual muscle test；MMT）を用いる．

▶日常生活活動評価：ADLの評価法としてはBarthel indexやFIMが汎用されている．評価の初めにも述べたが，ADLは障害を扱うリハにおいて非常に重要な評価項目である．

リハビリテーション処方

脳出血に対するリハは大きく3つの時期に分けられる．すなわち①発症から病態が落ち着き，厳密なリスク管理を脱するまでの急性期リハ，②病態が安定した時期の回復期リハ，③維持期（慢性期）リハである．

❶ 急性期

急性期病院では主治医からの依頼で発症数日のうちにベッドサイドでリハ開始となることが多いが，病棟ですでに離床し車椅子に30分以上乗車可能で，血圧のコントロールが不良でなければ訓練室での実施も可能．

急性期リハの目的は廃用症候群や合併症の予防のため早期離床と基本的ADLの自立である．リハ医は医学的管理をしつつ，疾病によりもたらされた障害を3つの側面，すなわち機能障害，能力障害，社会的不利および心理的課題から評価し到達目標を設定し，障害に応じて理学療法，作業療法，言語聴覚療法を計画する．

〔ベッドサイドでのリハ〕

意識状態，バイタルサイン（特に血圧）により廃用症候群予防目的に関節可動域訓練，体位変換，良肢位保持（ポジショニング）などから寝返りや起き上がりなどの床上動作，座位（ベッド上端座位）訓練までを計画．肺炎の合併があり排痰補助が必要ならスクイージングなど肺理学療法も検討する．

座位訓練開始の条件としては①バイタルサ

インの安定，②麻痺の進行がないこと，③意識障害がJCSで1桁とする．

　ベッド上端座位が可能でバイタルサインが安定していれば，さらに起立，立位保持から車椅子への移乗訓練へと進める．意識障害や麻痺のため端座位保持が不能なケースでもバイタルサインが安定していれば普通型車椅子もしくはリクライニング式ストレッチャーや車椅子での座位耐久訓練を計画する．

〔リハ訓練室での訓練〕

　車椅子乗車が30分以上可能となれば，訓練室での訓練を計画する．必要に応じ病室から酸素ボンベを持参．

▶**理学療法**：麻痺の状態に合わせ神経筋促通手技や関節可動域訓練など機能回復訓練を実施するとともに寝返りから起き上がり，座位，起立，移乗，歩行へと基本動作の評価，訓練を進める．平行棒内でも立位訓練が実施不可能な場合は傾斜台を使用する．中等度以上の麻痺(Brunnstrom stage Ⅲ以下)の場合の歩行訓練ではプラスチック製短下肢装具などを使用した訓練が初期から勧められているが，半側無視や重度感覚障害の合併がある場合などは金属支柱付き長下肢装具が必要になることもある．高額な装具であるので経済的状態やコンプライアンスを見極めてから作製するべきで，可能なら訓練室の備品を使用する．

▶**作業療法**：上肢の麻痺に合わせた機能訓練を実施する．各種評価テストが実施可能な状態となれば高次脳機能障害の評価・訓練を計画．また初期の短期目標である基本的日常生活活動(食事，整容，排泄，更衣など)の訓練を実施．麻痺肢が利き手の場合は1カ月経過した時点でBrunnstrom stage Ⅵに達していなければ利き手交換を開始する．

▶**言語聴覚療法**：嚥下障害や言語障害の評価・訓練を実施．嚥下障害については必要に応じ耳鼻科などへ喉頭鏡検査やビデオフルオログラフィーなどの嚥下機能評価を依頼する．

❷ 回復期

　回復期とは発症後おおむね2～3週から3～6カ月ごろまでをいい，離床が進み車椅子乗車が30分以上可能となり訓練室でのリハが実施可能な時期以降をいう．回復期のリハは急性期病院からリハ専門病院や回復期リハ病院(病棟)へ転院(転棟)して行われるのが一般的である．

　発症後おおむね3カ月から半年が経過すると麻痺やADLの著明な回復は難しくなるため，この時期のリハが非常に重要となる．

　回復期においてもリハ医の役割は急性期と基本的に同じで，医学的管理と障害評価に基づきゴール設定すること，またカンファレンスを実施し，問題点や情報を多職種間で共有しながら到達目標に向けてリハを継続することである．

▶**理学療法**：麻痺肢の機能回復，関節可動域の維持・改善，基本動作能力(床上動作～応用歩行)の改善を目的にプログラムを実施．

　感覚障害や半側無視など高次脳機能障害へのアプローチも当然含まれてくる．

　早期に起立・歩行訓練を開始するために，必要に応じ下肢装具を作製する．下肢の支持性が低く，立脚期に膝折れを起こすような場合は長下肢装具(knee-ankle-foot orthosis；KAFO)を処方し，膝折れを起こすことはないが足関節のコントロールが不十分で遊脚期につま先が接地してしまうようなら短下肢装具(ankle-foot orthosis；AFO)を処方する．痙性が高く，プラスチック製では矯正が困難な場合は金属支柱付き靴型装具を検討する．

▶**作業療法**：上肢機能，高次脳機能障害の改善，および基本的日常生活活動～手段的日常生活活動・復職を目標にプログラムを実施．

　日本脳卒中ガイドライン(2009)によると麻痺側上肢に対する神経筋促通手技として行われてきたBobath法は推奨しない〔Lancet (2011)〕とされ，proprioceptive neuromuscular facilitation(PNF)法やBrunnstrom法は行ってもよいが，伝統的なリハより有効で

あるという科学的な根拠はないとされている．一方最近の知見では非麻痺側拘束療法，ロボット療法(Robotic therapy)，促通反復療法(川平法)や経頭蓋磁気刺激法(transcranial magnetic stimulation；TMS)，経皮的電気刺激(transcutaneous electrical nerve stimulation；TENS)，振動刺激などの物理療法との組み合わせで良好な結果を得たとの報告がある．

失行や失認など高次脳機能障害に対する個々のプログラムについては書面の都合上割愛する．一般にはあまり高次脳機能障害は認識されていない障害のため，家族や介護者もしくは病棟看護師に病状，病態について説明が必要な場合が出てくる．

▶言語聴覚療法：構音障害，失語症などを含めた高次脳機能障害の評価および訓練，摂食・嚥下機能の評価訓練を計画．座位姿勢の保持や矯正や食器類など環境設定のために理学療法や作業療法と共同での実施が必要な場合もある．

❸ 維持期(慢性期)

厚生労働省の方針が急性期・回復期は医療保険で，維持期は介護保険でという流れのなかで改善が期待される場合のみ180日を超えて脳血管リハビリテーション料が算定可能となっている．

運動機能と比較して回復が長期間にわたる失語症などが主な対象になると思われる．しかし失語症の改善を具体的に何で示せばよいのか明確な答えはないのが現状である．

合併症

表に脳出血による合併症を示した．脳出血による直接的な機能障害と考えられる嚥下障害，排泄障害などは除外した．

内服加療や物理療法などが行われるが，正常圧水頭症はシャント手術が必要な場合もある．

禁忌・留意点

Anderson-土肥の基準の一部を示す．
積極的な訓練を行わないほうがよい場合

表　脳出血による合併症

1. 疼痛・浮腫
    ①麻痺側肩関節亜脱臼
    ②肩手症候群(複合性局所疼痛症候群1型 CRPS-type1)
    ③深部静脈血栓症〜肺梗塞
    ④異所性骨化
2. 正常圧水頭症
3. 症候性てんかん
4. 廃用症候群
5. 抑うつ，意欲・自発性の低下
6. 不穏・夜間せん妄

①安静時の脈拍数が120回/分以上の場合
②安静時の収縮期血圧が200 mmHg 以上の場合
③安静時の拡張期血圧が120 mmHg 以上の場合
④現在，労作性狭心症の患者
⑤心筋梗塞発症直後(1カ月以内)の患者
⑥心房細動以外の著しい不整脈がある場合
⑦訓練実施前にすでに動悸，息切れ，胸痛のある場合

上記以外にも深部静脈血栓症・肺梗塞，褥瘡，肩手症候群，異所性骨化などの合併時にはそれぞれ留意が必要．

脳梗塞

大仲功一　志村大宮病院・茨城北西総合リハビリテーションセンター・センター長

疾患の特性

脳動脈が何らかの原因で閉塞または狭窄し，その結果脳組織が虚血に陥り不可逆的な変性(壊死)をきたしたものが脳梗塞である．その成立機序から脳血栓と脳塞栓に大別され，前者はさらにアテローム血栓性脳梗塞とラクナ梗塞に分けられる．

脳血栓は緩徐な発症，段階的進行といった経過で特徴づけられ，一過性脳虚血発作(transient ischemic attack；TIA)が先行する

こともある．高血圧，糖尿病，脂質異常症，喫煙などとの関連性が高い．

　脳塞栓の大多数は心房細動や心筋梗塞に伴う心原性脳塞栓症である．突発的に発症し，広範囲の梗塞になることが多い．意識障害や重度の片麻痺を呈し，出血性脳梗塞をきたすこともあるため，生命予後や機能的予後は一般的に不良である．

障害の特性

　代表的な症状・障害は片麻痺であるが，脳梗塞の症状は梗塞の部位や大きさによって多彩・多様である．失語症や構音障害などの言語障害，嚥下障害，高次脳機能障害，膀胱直腸障害，視野障害，その他多くの症状・障害がリハの対象になる．それら一つひとつの改善を図りながら総合的な視野をもってADL向上や社会参加に向けてのプログラムを構築する．

評価・技法

　全般的な重症度・障害度の大まかな指標としてmRS（modified Rankin scale）が急性期で多用される．NIHストロークスケールは脳卒中の総合的な評価尺度であり，急性期を中心に用いられる．意識障害はGlasgow coma scale（GCS）またはJapan coma scale（JCS）を用いる．片麻痺の評価にはBrunnstrom stageやSIASを使用する．海外ではFugl-Meyer評価法もよく用いられている．関節可動域も定期的に評価する．痙縮の評価にはMAS（modified Ashworth scale）を用いる．ADLはFIMまたはBarthel indexを使用する．日常生活機能評価を含む看護必要度も有用な指標であるがADLの代用としてはふさわしくない．また，職業，家族状況，住環境，経済状況といった社会的な情報も早期から評価しておく（評価法の詳細や個々の障害の評価法については「評価法編」参照）．

リハビリテーション処方

　片麻痺，言語障害，高次脳機能障害といった脳梗塞によって生じたそれぞれの障害に対するリハは，原因疾患が異なっても（脳出血，くも膜下出血，外傷性脳損傷ほか）その内容に大きな違いはない．

1）急性期のリハ処方

　近年は急性期リハの必要性が浸透し，脳梗塞急性期のクリティカルパスにもリハが組み込まれることが当然のようになった．特にstroke unit（SU）やstroke care unit（SCU）と呼ばれる脳卒中専門の病棟では多職種による洗練されたチームアプローチが展開され，リハも入院時から遅滞なく進められる．主治医からのリハ依頼（処方）が出されてからリハ部門が動き始めるという従来の体制が敷かれている病院では，リハの開始が遅れないようにするための職員の意識づけや運用上の工夫が求められる．

　脳梗塞の急性期リハ処方は，病型よりもむしろ意識障害などの全身状態の重症度による違いのほうが大きい．また，この時期には症状が日々刻々と変化することが多いため処方内容を頻繁に見直す必要があるが，リハ処方の更新作業が追い付かずタイムリーな指示を出せない可能性もあるので，標準的なプログラムをパスのような形であらかじめ提示しておき，ケースによる細かな違いについて随時追加・変更する方式のほうが効率的である．

❶ ベッドサイドでのリハ

　重度の意識障害だったり，人工呼吸器が装着されたり，あるいは循環動態が不安定な状態であっても，ベッドサイドでの最低限のポジショニングや関節可動域訓練（受動的なリハ）はできる限り入院当日から開始するようにする．療法士だけでなく看護師とも協力して行うことが重要である．

　なお，心原性脳塞栓症の場合は可動性血栓による脳塞栓再発の可能性を念頭に置き，より慎重に離床を進める．

〔処方例〕
・良肢位保持（PT，OT）
・関節可動域訓練（他動的）（PT，OT）
・座位耐性訓練（ギャッチアップ）（PT，OT）
・嚥下機能評価（ST）

❷ 訓練室（または病棟内）でのリハ

 離床を計画的に進めて訓練室でのリハにできる限り早く移行する．場所は訓練室にこだわる必要はなく，病室内や病棟内でもよい．移行の判断は，一定以上の意識（JCS 1桁以上）があって呼吸循環動態がある程度安定していることが目安になる．体位変換による意識や血圧の変動には細心の注意を払う．座位保持の耐久性（車椅子など）は30分以上あることが望ましいが，必ずしもこだわらなくてよい．ラクナ梗塞などの軽症例ではこれらの条件を満たしていれば入院当日（発病日）から離床してリハを行ってもよい．

〔処方例〕
- 座位保持訓練（PT，OT）
- 基本動作訓練（PT，OT）
- 移乗動作訓練（PT，OT）
- 車椅子操作訓練（PT，OT）
- 立位訓練（PT，OT）
- 歩行訓練（PT）
- 運動促通訓練（PT，OT）
- ADL訓練（PT，OT）
- 下肢装具・歩行補助具の検討（PT）
- 嚥下機能の評価と治療（ST）
- 構音障害・失語症の評価と治療（ST）
- その他高次脳機能のスクリーニング（ST）

❸ tPA静注療法を実施した場合

 組織プラスミノーゲン活性化因子（t-PA）は強力な血栓溶解作用をもっており，病型にかかわらず脳梗塞発症後3時間以内のみに適応がある．その投与により血流の再開通が得られれば，脳梗塞の機能的転帰の大幅な改善が期待できる．一方，出血のリスクを伴うため，投与直後（特に24時間以内）は慎重なモニタリングが必要である．投与直後のリハは禁忌ではないが，実施する場合は神経学的所見や血圧の変動に注意しながら軽めの負荷にとどめる．この点以外は，通常の急性期リハと同様に考えてよい．

2）回復期のリハ処方

 脳梗塞回復期のリハは回復期リハ病棟で行われることが多いが，回復期リハ病棟の病床数が十分ではない地域では回復期リハ病棟以外の病床や介護老人保健施設などで行われることも珍しくない．急性期病院から直接在宅に移行し外来や訪問で回復期リハを継続する場合もある．

 回復期のリハでは，機能的な回復ならびにADLの獲得についてより詳細な予測を行い，さらに患者の社会的状況を十分に考慮したうえでゴールを設定し，それに向けての総合的戦略（リハプログラム）を立案して実施していく．そのために，チームアプローチを効率的かつ円滑に実践できるような体制を構築する．

 処方例は病型別に述べる．

❶ 前大脳動脈皮質枝の血栓症

 前大脳動脈は前頭葉から頭頂葉にかけての大脳半球の内側面を主に栄養している．前大脳動脈皮質枝の梗塞は頻度的には少ない．

▶**下肢優位の片麻痺**：前大脳動脈の灌流域は運動野のうち主に下肢を支配している領域であり，下肢優位の麻痺を生じやすい．

〔処方例〕
- 下肢関節可動域訓練（PT）
- 荷重訓練，起立訓練（PT）
- 歩行訓練（PT）

▶**把握現象，道具の強迫的使用，他人の手徴候（alien hand sign）**：把握現象は前頭葉内側面の病変により対側の手に現れ，いったん握った物を握りしめたまま離せなくなる症状である．

 道具の強迫的使用とは左前頭葉内側面の病変により右手のみに認められる症状で，自分の意思に反して目前の物品を使用してしまう現象のことである．

 他人の手徴候とは自分の意思とは無関係に，一側の手があたかも他人の手のように勝手に動く現象であり，右前頭葉内側面の病変で左手に現れる．

 前大脳動脈皮質枝の梗塞によってこれらの症状が現れることがあるが，一般に時間経過

や動作の習熟とともに軽減することが多い．

〔処方例〕
・麻痺側上肢動作訓練(OT)
・両手動作訓練(OT)
・物品使用訓練(OT)
・ADL訓練(OT)

❷ 中大脳動脈の皮質枝血栓症

　中大脳動脈は大脳半球の外側の広い部分を栄養しており，皮質枝梗塞のなかでも頻度が高い．その皮質枝血栓症は前頭枝，頭頂枝，側頭枝，角回動脈に大別される．

▶前頭枝の梗塞：運動野が含まれると運動麻痺(反対側の片麻痺)が生じる．補足運動野や前頭前野が含まれると肢節運動失行などの動作の拙劣さ，運動開始困難，運動持続困難などの運動の質的な異常が現れることがある．

〔処方例〕
・関節可動域訓練(PT, OT)
・荷重訓練, 起立訓練(PT)
・歩行訓練(PT)
・麻痺側上肢動作訓練(OT)
・両手動作訓練(OT)
・物品使用訓練(OT)
・利き手交換(OT)
・ADL訓練(OT)

　前頭前野の脳梗塞では注意障害，遂行機能障害，発動性低下，感情の障害などの高次脳機能障害が出現しやすい．

〔処方例〕
・注意プロセス訓練(APT)(OT, ST)
・パズル, 迷路(OT, ST)
・パソコン・ワープロ(OT, ST)
・問題解決訓練(OT, ST)
・ゴールマネジメント訓練(OT, ST)
・環境調整(PT, OT)

　Broca領域も前頭枝の灌流領域に含まれる．典型例ではいわゆるBroca失語を呈する．

〔処方例〕
・言語訓練(マッチング, ポインティング, 呼称, 復唱, 書字, 会話など)(ST)

▶頭頂枝の梗塞：頭頂枝の灌流域には一次体性感覚中枢や頭頂連合野が含まれる．
　左半球(優位半球)の梗塞では観念運動失行，観念失行，右半球(劣位半球)の梗塞では左半側無視，病態失認，着衣失行などが出現しやすい．

〔処方例〕(観念失行に対して)
・物品の使用訓練(OT)
・系列的行為の訓練(PT, OT)

〔処方例〕(半側空間無視に対して)
・視覚探索課題(PT, OT, ST)
・プリズム眼鏡による順応訓練(OT)
・環境調整(PT, OT)

〔処方例〕(着衣失行に対して)
・更衣訓練(OT)

▶側頭枝の梗塞：側頭枝の灌流域(優位半球)にはWernicke領域が含まれ，この枝の梗塞ではWernicke失語を呈することが多い．

〔処方例〕
・言語訓練(マッチング, ポインティング, 呼称, 復唱, 書字, 会話など)(ST)

▶角回動脈の梗塞：角回動脈は角回や縁上回が含まれる．優位半球の梗塞ではGerstmann症候群(手指失認, 左右失認, 失算, 失書)やその不全型が現れやすい．

〔処方例〕
・書字訓練, 計算課題, 文章課題(ST)
・生活訓練, 構成課題(OT)

❸ 後大脳動脈の皮質枝血栓症

　後大脳動脈が灌流する後頭葉には視覚野が存在しているため，この領域の脳梗塞では視野障害が現れることが多い．また，皮質盲，純粋失読，視覚失認，街並失認などの視覚認知に関係する症状が現れることもある．

〔処方例〕(同名半盲に対して)
・半盲側への意識づけを強化し，その方向に視線を向けることが習慣になるように反復練習する(PT, OT, ST)．

〔処方例〕(視覚認知の障害に対して)
・視覚失認などに対する有効なリハは確立されていないが，視覚入力を他の感覚入力や

運動機能と連携・統合させることを意識した訓練を行う（PT, OT, ST）.

❹ ラクナ梗塞
ラクナ梗塞は穿通枝領域の小梗塞であり，大脳基底核（レンズ核線条体動脈や視床穿通動脈），内包，視床，橋（脳底動脈傍正中枝）などに好発する.

無症候性のものも多く，一般的に症状は軽い．急性期では積極的に離床して早期からリハを行い，回復期においても積極的にリハを進める.

❺ 脳塞栓症
生命の危機や再発・悪化のリスクの高い急性期を脱した回復期では，より積極的にリハを進めていくことになるが，意識障害の遷延，高次脳機能障害，不十分な座位の耐久性などのため，プログラムが軌道に乗るまでに一定の期間を要する場合も少なくない．前述のように脳塞栓の機能的予後は一般的に不良であるが，機能的な回復やADL獲得には他の病型に比べて長い期間を要することも念頭に置いてリハプログラムを立案する.

典型的な中大脳動脈近位部の脳塞栓では重度の片麻痺と感覚障害を呈する．左半球（優位半球）の梗塞では重度の失語症，右半球の梗塞では重度の半側空間無視がみられる．回復期におけるそれぞれの症状に対するリハについては，各部位の血栓症を参照のこと.

❻ 脳幹梗塞
脳幹は中脳，橋，延髄に分けられ，多くの脳神経核，遠心性・求心性神経路，網様体などが集まり多岐にわたる重要な機能を担っている．梗塞の部位によって症状は大きく変わり，さまざまな症候群を呈する．限られた紙面でそれらを網羅することは困難なので，ここではいくつかの代表的な症候について述べる.

▶ **眼球運動障害**：動眼神経，外転神経，滑車神経，内側縦束などの障害によりさまざまな眼球運動障害や輻輳障害が生じ，その症状として複視がみられる．

眼球運動障害に対してのリハアプローチはほとんど確立されていないが，斜視角の小さい麻痺性斜視ではプリズム眼鏡を検討してもよい.

▶ **運動失調**：脳幹には小脳と連絡するいくつかの神経伝導路があり，これらが障害されると小脳性の運動失調が生じる．小脳性運動失調のリハについては小脳梗塞の項を参照のこと.

▶ **嚥下障害**：延髄に位置する舌咽神経，迷走神経，舌下神経の神経核が障害されると球麻痺による嚥下障害が生じる（例：延髄外側梗塞によるWallenberg症候群）．上位ニューロンの両側性障害（仮性球麻痺）による嚥下障害も脳幹梗塞でも生じ得る.

リハの具体的内容については「摂食・嚥下障害」の項を参照されたい.

❼ 小脳梗塞
小脳を栄養する動脈は，上小脳動脈，前下小脳動脈，後下小脳動脈であり，前2者は脳底動脈，後者は椎骨動脈から分枝する．これらのうち，後下小脳動脈の血流障害による脳梗塞の頻度が高い.

小脳梗塞による典型的な症状は運動失調（小脳性運動失調）であるが，注意障害などの高次脳機能障害が出現することもある.

〔処方例〕（運動失調に対して）
- 重錘を装着しての運動療法，ADL訓練（PT, OT）
- 弾性帯を装着しての運動療法（PT, OT）
- 補装具を用いた歩行訓練（膝装具，短下肢装具，歩行器）（PT）

〔処方例〕（失調性構音障害に対して）
- 構音訓練（発声，プロソディー）（ST）

3）維持期（生活期）のリハ処方
医療費増加の抑制や，急性期・回復期リハが充実してきたことなどを背景に，脳梗塞の在院日数は短縮の傾向にある．そのため，機能的回復の途上で，あるいは長期的なゴール設定（または人生設計）が不十分なまま退院となるケースが少なくない．したがって，維

持期(生活期)と称されるこの時期のリハの役割がますます重要になってきている．

このような背景を踏まえ，脳梗塞の維持期(生活期)におけるリハ処方を行ううえでのポイントを整理すると，下記のようになる．
・機能的予後の見極め(回復の余地があるかどうか，あるとすればどの程度の改善がどの程度の期間内に見込まれるか，痙縮やしびれなどの質的な変化はどうか)
・医療としてのリハから介護・福祉のリハへの移行(いつからどのように)
・入院生活から在宅(または施設)生活への円滑な移行(ソフトランディング)
・回復が期待できない場合，廃用性の機能低下を防ぐためにはどのようなリハをどの程度行う必要があるか

❶ 外来リハ
〔処方例〕
・歩行訓練(PT)
・歩行距離・歩行速度の向上
・応用歩行能力の向上(階段，傾斜地，不整地など)
・補装具の見直し(下肢装具の調整・作り替え，杖の変更など)
・関節可動域訓練(ホームプログラムの指導を兼ねる)(PT，OT)
・筋力増強訓練(ホームプログラムの指導を兼ねる)(PT，OT)
・患側上肢機能訓練(補助手以上または機能的な回復が期待できるケース)(PT，OT)
・家事訓練(その実践を目標とする場合)(OT)
・パソコン，趣味活動などの支援(OT)

❷ 訪問リハ
訪問リハは医療保険で行うもの，介護保険で行うもの，訪問看護として行うものなど形態が多様であり，リハ処方として一律に論じることは難しい面がある．しかし様式などの違いはあるにせよ，いずれも医師の指示や判断が必要となる．

〔処方(指示)例〕〔外出困難例(重度障害者)〕
・関節可動域訓練(拘縮予防)
・離床，座位保持・車椅子乗車
〔処方(指示)例〕〔在宅での実践的な練習が必要な場合〕
・在宅内での移動の動線と方法についての確認と指導
・在宅生活でのセルフケア動作の確認と指導
・在宅での家事動作の確認と指導
・介護者の介護方法の確認と指導
・自宅近隣への外出訓練

❸ 通所リハ(デイケア)
通所リハは，かかりつけ医または主治医によるリハの必要性の判断ならびに情報提供に基づき，通所リハ事業所の配置医師の指示によって実施する．
〔処方(指示)例〕
・歩行訓練
・関節可動域訓練
・筋力維持・増強訓練
・上肢機能訓練
・体操指導
・言語訓練

| 禁忌・留意点 |

脳梗塞の場合，医療保険でのリハは「標準的算定日数」(発症後180日)までに制限されているが，失語症や高次脳機能障害など除外対象患者に該当したり，リハを継続することにより状態の改善が期待できると医学的に判断される場合は，それを超えても医療保険でのリハを行うことができる(2012年4月現在)．

また，近年中枢性麻痺に対するさまざまな治療法が開発・紹介され，慢性期になっても麻痺の改善がみられるケースが珍しくないこと，失語症や高次脳機能障害は運動麻痺に比べて長期間にわたって回復がみられることなども十分に考慮する必要がある．

一方，機能的な回復やADLの向上が期待できない段階になっても，廃用性の機能低下を防ぐ意味でリハの継続が必要な脳梗塞患者

は多い(広義の介護予防).これらの患者がどのようなリハをどの程度行えばよいのかを判断することも,医師の重要な役割である.

くも膜下出血

渡邉　修　東京慈恵会医科大学教授・リハビリテーション医学講座

疾患の特性

❶ 発症から脳動脈瘤処置までの経過

くも膜下出血の原因の85%は,脳動脈瘤の破裂である.発症時,患者は,意識があれば「突然の激しい頭痛」を自覚することが多い.病院に搬送された時点では,破裂部位は血栓化して止血されている.頭部CTを撮影すると,発症24時間以内であれば,92%で脳の基底槽や脳幹の周囲のくも膜下腔に出血を確認することができる.頭部CTで出血が確認できず,しかし臨床所見からくも膜下出血が示唆される時は,腰椎穿刺を行い,血性髄液を確認する.

脳動脈瘤に対する処置が終わるまでは,再出血の危険が絶えずあるので,血圧の管理が重要となる.再出血は発症の24時間以内に多い.さらに脳動脈瘤を同定するために脳血管撮影を行う.頻度の高い脳動脈瘤とその特性を表1にまとめた.脳動脈瘤は,存在部位より,いわゆるanterior circulation(内頚動脈系による循環)に属する内頚動脈-後交通動脈分岐部動脈瘤,前大脳動脈-前交通動脈分岐部,中大脳動脈分岐部動脈瘤などと,posterior circulation(椎骨脳底動脈系による循環)に属する脳底動脈,後下小脳動脈などに発生する動脈瘤に分けられる.一方,脳動脈瘤は,その形状から囊状動脈瘤と解離性動脈瘤に分類される.前者は破裂し,くも膜下出血として症状が発現しやすいが,後者では破裂し,くも膜下出血を呈する場合と血管閉塞し脳虚血症状を呈する場合がある.

いずれにしても,anterior circulation系の脳動脈瘤とposterior circulation系の脳動脈瘤はその部位の相違から,後述するように障害の特性がおのずと異なってくる.くも膜下出血の原因となる脳動脈瘤が特定されたら,開頭による外科的治療あるいは開頭を要さない血管内治療を行う.

外科的治療とは脳動脈瘤の頚部クリッピング術や動脈瘤の形状からクリッピングできない場合は,脳動脈瘤を包み込むように補強するラッピング術を指し,血管内治療とは脳動脈瘤内塞栓術(困難な場合には親動脈近位部閉塞術など)を指す.いずれも発症後早期に行うことが望ましい.

❷ 合併症

▶脳血管攣縮:くも膜下腔を走行する脳血管は,くも膜下出血による血腫に触れると狭小化(攣縮)しやすい性質がある.これが脳血管攣縮で,くも膜下出血後,第4〜14病日に発生しやすく,脳虚血により一過性あるいは永続的な神経症状(脳梗塞)を呈する.くも膜下腔への出血量が多いほど脳血管攣縮は出現しやすい.

治療には,脳局所循環の改善を目的に,全身的な薬物療法に加え,循環血液量増加・血液希釈・人為的高血圧を組み合わせた治療法の有用性が報告されている.また,血管内治療として,血管拡張薬の選択的動注療法や経皮的血管形成術などが行われている.

▶水頭症:くも膜下腔への出血により髄液循環が断たれたことで脳室系の拡大が起きる病態をいう.くも膜下出血発症時にみられる場合(急性水頭症)と発症後1,2カ月が経過した慢性期に発症する場合,正常圧水頭症(normal pressure hydrocephalus ; NPH)がある.

急性期であれば,脳室ドレナージで一時的に対処し,最終的には脳室腹腔シャント手術(ventricle-peritoneal shunt ; VP shunt)で髄液を腹腔に逃がす方法がとられる.急激に発症する場合は,意識障害が進行する.

慢性期に発症する例では,①歩行障害,②

表1 頻度の高い脳動脈瘤とその特徴

内頸動脈―後交通動脈分岐部動脈瘤
動脈瘤は基底槽中央よりやや片側に位置し,その破裂により脳底部は血腫で充満される.動脈瘤が外側下方に向かうと動眼神経を圧迫し複視,眼瞼下垂などがみられる.クリッピング術は動脈瘤がある側のシルビウス裂より前頭葉・側頭葉を圧排しながら進入して行われる.くも膜下出血後の脳血管攣縮の部位によって残る障害が異なる.

前大脳動脈―前交通動脈分岐部動脈瘤
動脈瘤は前頭葉底面および両側大脳半球裂近傍に位置するため,その破裂により,前頭葉症状・精神症状・記憶障害を呈しやすい.

中大脳動脈分岐部動脈瘤
動脈瘤はシルビウス裂に位置するので,出血とその後の血管攣縮によって,半側大脳半球症状を呈しやすい.動脈瘤が大脳半球内に埋もれていると,脳実質内に出血が及ぶ.

椎骨脳底動脈系動脈瘤
脳底動脈の先端部や脳底動脈の後下小脳動脈分岐部や上小脳動脈分岐部,前下小脳動脈分岐部に動脈瘤がみられる.脳底動脈先端部動脈瘤は大脳脚間槽に位置する.脳底動脈上小脳動脈分岐部動脈瘤は動眼神経に接していたり圧迫していることが少なくない.脳底動脈後下小脳動脈分岐部動脈瘤では,延髄の前外方にあって,下位脳神経に接していることもある.いずれも,後頭蓋窩であり出血が多いと意識障害は重篤となる.なお,脳底動脈後下小脳動脈分岐部動脈瘤は解離性動脈瘤のタイプが多く,この場合は,出血よりも後下小脳動脈が閉塞するなどの虚血症状(Wallenberg症候群など)として発現しやすい.

尿失禁,③認知障害などがみられる.

障害の特性

くも膜下出血は基本的に脳実質の外で起きる出来事である.したがって,出血量が軽微であれば,障害を残すことは少ない.しかし,出血量が多い場合には,その障害は,①動脈瘤破裂による脳実質内への出血による脳損傷,および②二次的に起きる皮質枝および穿通枝の脳血管攣縮による脳虚血と③水頭症の程度で決まる.

❶ Anterior circulation に属する動脈瘤によるくも膜下出血

▶高次脳機能障害:動脈瘤は,前頭葉底面,側頭葉内側に位置する脳底部くも膜下腔にあることから,いわゆる前頭葉症状(自発性の低下,易怒性,注意集中力の低下,遂行機能障害など)や記憶障害が顕著にみられやすい.表2に前頭葉の部位別機能とくも膜下出血で表れることのある症状を簡略に示した.

▶身体障害:前頭葉損傷に起因する失調(前頭葉性失調)を呈する例がある.運動麻痺は他の脳卒中に比しみられにくいが,特に中大脳動脈分岐部の動脈瘤では,片麻痺を呈することがある.

表2 前頭葉の3領域の役割と障害

領域	役割	障害
外側面	注意集中力	じっと仕事に集中できない,飽きる
	遂行機能	計画的な行動がとれない
	ワーキングメモリー	会話や思考で,一時的に保存する記憶→考えがまとまらない
	関心	積極性の減少,緩慢,無感情
内側面	覚醒	意識障害,無気力
	行動の準備	動きが始まらない
	他人への配慮	自己中心的
底面	理性	非道徳的,暴言,暴力

❷ Posterior circulation に属する動脈瘤によるくも膜下出血

▶高次脳機能障害:椎骨脳底動脈領域の脳動脈瘤の破裂では,近傍に位置する視床が損傷されることが多い.視床を栄養する血管の一部は後大脳動脈近位部および後交通動脈から

表3 Hunt and Kosnik の重症度分類（1974）

重症度	基準徴候
Grade 0	未破裂動脈瘤
Grade 1	無症状か，最小限の頭痛および軽度の項部硬直をみる
Grade 1a	急性の髄膜または脳症状をみないが，固定した神経学的失調のあるもの
Grade 2	中等度から重篤な頭痛，項部硬直をみるが脳神経麻痺以外の神経学的失調をみない
Grade 3	傾眠状態，錯乱状態，または軽度の巣症状を示すもの
Grade 4	昏迷状態で，中等度から重篤な片麻痺があり，早期除脳硬直および自律神経障害を伴うこともある
Grade 5	深昏睡状態で除脳硬直を示し，瀕死の様相を示すもの

重篤な全身性疾患，たとえば高血圧，糖尿病，著明な動脈硬化，または慢性肺疾患，または脳血管撮影でみられる頭蓋内血管攣縮が著明な場合には，重症度を1段階悪いほうに移す．

表4 WFNS 分類

Grade	GCS score	主要な局所神経症状（失語あるいは片麻痺）
I	15	なし
II	14〜13	なし
III	14〜13	あり
IV	12〜7	有無は不問
V	6〜3	有無は不問

表5 Fisher による CT でのくも膜下出血程度分類

Group 1	血液の認められないもの
Group 2	びまん性に存在するか，全ての垂直層（IHF，島回槽および迂回槽）に1mm以下の薄い層を形成しているもの
Group 3	局所的に血塊があり，垂直層の髄液層に1mmまたはそれ以上の血液層を形成しているもの
Group 4	びまん性くも膜下出血，またはくも膜下出血はなくても脳内または脳室内に血塊をみるもの

分岐している．その結果，記憶障害および自発性の低下が表れやすい．また，脳幹損傷による遠隔効果（diaschisis）として，あるいは急性水頭症の影響（脳室ドレナージが施行されても）として，自発性の低下などの前頭葉症状を呈する例がある．

▶**身体障害**：後頭蓋窩でのくも膜下出血のため，脳神経および脳幹，小脳が損傷されることがある．下位脳神経の損傷により，嚥下障害，構語障害が，脳幹，小脳の損傷で不全四肢麻痺，失調がみられる．後下小脳動脈領域にみられやすい解離性動脈瘤では，Wallenberg 症候群（延髄外側症候群）が発生しやすい．

評価・技法

❶ くも膜下出血の重症度

くも膜下出血の予後に最も関連するのは，発症時の意識障害の程度である．この重傷度分類には，Hunt and Kosnik 分類（**表3**）やWFNS 分類（**表4**）が国際的に汎用されており，生命予後，機能予後と相関する．Hunt and Kosnik 分類では，Grade 1 および 2 では手術予後も良好だが，Grade 4 および 5 では意識障害は重篤でその予後は不良であることが多い．

❷ 脳血管攣縮の予測

脳血管攣縮の重症度とくも膜下腔の血管周囲の血腫量との間には相関がある．世界的に支持されてきたくも膜下出血の程度分類にFisher の分類（**表5**）がある．頭部 CT により，基底槽や脳幹の周囲に血腫が多く認められる例（1mm またはそれ以上：Group 3）では，術後，脳血管攣縮が発生し，臨床症状が悪化する可能性も想定しなければならない．

リハビリテーション処方

表6にくも膜下出血患者に対するリハの概略を時間の経過とともに示した．いずれのリハも，患者の状態と詳細な評価が前提となりアプローチ方法が選択される．

表6 リハビリテーションの手順

経過	リハ処方	
急性期	関節可動域訓練，筋力増強訓練	ベッドサイド
	基本動作訓練 寝返り，起き上がり，座位耐性，立ち上がり，移乗，車椅子駆動，歩行	
回復期	ADL訓練 食事，更衣，整容，排泄，移動，入浴	
維持期	IADL訓練 料理，洗濯，買い物，掃除，電話，趣味，屋外移動，金銭管理	
	就学・就労支援（職業リハ）	
	機能維持・社会統合（地域リハ）	

❶ 急性期

脳動脈瘤の再出血の危険がなくなるまでは，原則としてリハは行わない．再破裂した例ほど予後は不良となる．外科的処置または血管内治療が終了し再破裂の危険が消失したところで，表6のように，離床，基本動作訓練，ADL訓練へ進む．しかし，術後も急性期は，前述の脳血管攣縮，水頭症に加えて，不整脈，電解質異常を生じる場合があることから，全身状態，神経症候の増悪に注意を払う．

❷ 回復期

ADLが自立した例ではinstrumental ADL（IADL）訓練に移行する．併せて，高次脳機能障害の詳細な評価を行う．神経心理学的問題および情緒行動障害などの心理社会的問題は，最終的に社会復帰を阻害する大きな要因となることから，認知リハを施行する．

認知リハには，注意障害，遂行機能障害，記憶障害などに対する机上の要素的訓練のみならず，日常生活への適応を図る補償的訓練を含む．たとえば，注意障害に対するtime pressure management（作業に十分な時間を確保することでミスを減らす）や記憶障害に対しメモを利用できるようにする訓練である．

さらに，患者のニーズに沿った生産的作業訓練へと進む．可能ならば受傷前の生活状況・就学／就労状況に近づくような訓練へと移行させていく．また，Wallenberg症候群などから，嚥下障害をきたしている例では，嚥下能力評価（嚥下造影，内視鏡検査含む）の後，摂食指導（摂食方法，摂食時の姿勢，食物形態の指導など）を進める．この時期は，脳血管攣縮の危険はないが，水頭症の発生する可能性があるので，前述の症状には注意を払う．

一方，重度患者のなかには，意識障害が遷延し，全介助を余儀なくされている例もある．このような例には，介護者の負担を軽減する目的で，医学的問題の整理，栄養管理など生命維持方法の検討，四肢体幹の拘縮除去，介護技術指導，介護機器の選択，環境調整，地域支援体制整備などを行う．

❸ 維持期

病院でのリハは終了し，在宅生活を支援する地域リハや就労を支援する職業リハの時期である．前者においては，各地域の社会資源を活用し，外来リハ，通所リハ，在宅訪問リハなどを患者のニーズに沿って調整する．身体障害に対する身体障害者手帳，高次脳機能障害に対する精神障害者保健福祉手帳も適応があれば申請する．くも膜下出血後にみられる，自発性低下，興奮性，易怒性などの情緒・行動障害は，社会参加を阻害する大きな要因であり，行動療法（問題となる行動に対し，①先行する要因を調整する，②表出した行動に対しフィードバックを与え，適切な行動には正の強化を，不適切な行動には負の強化を与えて行動の変容を図る）も効果的である．患者を支援する地域のスタッフとのケア会議は，包括的リハとして重要な意味をもつ．復職を希望する場合，就労能力の評価を行い，地域の就労支援機関との連携を図る．

禁忌・留意点

❶ 破裂脳動脈瘤が未処置の場合の対応

前述のように，破裂脳動脈瘤に対し，処置がされていない時期には，原則としてリハは

行わない．また，脳血管造影を行った時に，複数の脳動脈瘤が発見される例があり，外科的処置あるいは血管内治療において，全ての脳動脈瘤を，一度に処置し得ない場合もある．このように未処置の脳動脈瘤が存在する場合のリハは，担当医（主に脳神経外科医）との話し合いのうえ，脳動脈瘤の破裂の危険を患者，家族の了承を得てから行う．

❷ over-shunting

水頭症に対し，脳室腹腔シャント術を施行する例が多い．この場合，手術により脳室の拡大は消失しているが，逆にシャントが効き過ぎて脳室が過度に縮小している（slit ventricle という）場合がまれにある．この状況では，脳は髄液の物理的な緩衝作用を失い，軽度な転倒などでも脳挫傷などの不慮の事故に結びつくことがある．over-shunting の時は，シャント圧の調節を担当医に依頼する．

| その他 |

くも膜下出血患者 2,000 例余りを対象としたわが国の脳卒中データバンク 2009 によると，転帰が Glasgow outcome scale で good recovery と moderate deficits の範疇に入ったのは，Hunt and Kosnik の分類で，Grade 1：90.1％，Grade 2：86.6％，Grade 3：70.5％，Grade 4：41.2％，Grade 5：11.5％であった．Grade 5 は良好な予後はほぼ期待できない．くも膜下出血の予後に最も影響するのは，このように発症時の意識障害の程度であるので，ケアプランを作成するうえで参考になる．また，くも膜下出血は，脳梗塞，脳出血に比し，若年者に多いことから，リハの目的が就労となる例も少なくない．筆者は，くも膜下出血は他の脳卒中に比べ，高次脳機能障害がさらに時間をかけて回復すると考えており，維持期に至っても積極的なリハ支援体制が必要と感じている．

脳腫瘍

渋谷健一郎　獨協医科大学学内講師・リハビリテーション科

| 疾患の特性 |

脳腫瘍は，原発性（悪性・良性），転移性（悪性）に分けられる．転移性脳腫瘍の原発巣としては肺がん，乳がん，大腸がん，胃がんが多い．

原発性脳腫瘍の症状発現は，腫瘍および周辺浮腫がある程度以上に大きくなることによって生じる．一般的に早いものでは 2～3 カ月．遅いものでは数年間を有する．

原発性の悪性腫瘍では手術後（時に手術前より）に放射線療法や化学療法を併用するため，そのことを考慮して手術前より治療と並行して実施するリハ計画を立てることが必要である．注意点としては，抗がん剤療法や放射線療法と並行してリハを行うため原疾患への治療の副作用への対応も必要となる．

転移性腫瘍が大きく生命に危険のある場合や，減圧のために手術を行う場合もあるが，放射線療法が主体となる．脳転移が小さく単発または数個の場合には局所照射になるが，大きい場合や多発している場合には全脳照射も行われる．

原発巣による障害が合併している場合には転移性脳腫瘍による機能障害に対すると同時に原発巣による機能障害に対してもリハを並行して行う．

体力・持久力・呼吸機能の向上を図ることは全ての脳腫瘍に当てはまることであるが，転移性脳腫瘍に対するリハの例としては，乳がん上肢のリンパ浮腫へのアプローチを同時に行うことが挙げられる．

| 障害の特性 |

障害は頭蓋内圧の亢進による全般的症状と腫瘍の存在部位による局所症状の 2 種類に大別される．症状は緩徐進行性に出現し初発症状は腫瘍の種類に関わらず「頭痛（特に起床

時)」で引き継いで「嘔気」「嘔吐」が出現する場合が多い．次いで意識障害が出現する．また腫瘍の増殖によっては脳腫瘍存在部位に応じた局所症状が出現する．

症状出現様式としては，以下のようなものが考えられる．

❶ 突然に発症する症例
腫瘍内出血により，急激に頭蓋内圧が亢進し片麻痺などの巣症状が出現する場合や意識障害が出現する場合がある．

❷ 間欠的に出現する症例
「てんかん」発作で，治療抵抗性であったり，出現間隔が短くなったりする．
また発作後に Todd 麻痺の合併が多い．

❸ 急速に進行する症例
2～3 カ月かけて運動麻痺が出現したり，高次脳機能障害が進行性に出現する．

❹ 緩徐進行性の症例
年単位で症状が進行する場合で，抗てんかん薬が効かない場合や数年にわたって聴力障害が存在し徐々に他の神経障害が加わってくる場合，成人では小脳橋角部の髄膜腫（良性）が考えられる．

評価・技法
意識障害，高次脳機能障害，言語障害，嚥下障害，運動障害，などの評価を実施するが手技・方法は脳血管障害と同様である．脳腫瘍患者の ADL 障害の評価方法として脳神経外科では Karnofsky 評価（表）がよく用いられる．

リハビリテーション処方
悪性脳腫瘍は原則進行性であるので，生命的・機能的予後を考慮したゴール設定が必要である．

❶ 術前
呼吸リハを主体に行う．頭蓋内圧亢進により軽度の意識障害を認める場合を含めて，胸郭コンプライアンスの拡大，腹式呼吸の練習および喀痰排出方法の指導程度にとどめておく．余裕のある場合には術後の化学療法や放射線療法の実施と並行してリハを継続するこ

表 Karnofsky performance status

100	正常 臨床症状なし 疾患を示唆する所見なし
90	正常活動は可能 軽度の臨床症状
80	努力して正常活動可能 ある程度の臨床症状
70	自分自身の世話はできるが正常の活動・労働は不可能
60	ときどき介助が必要 自分に必要なことはほとんどできる
50	かなりの介助と医療行為がしばしば必要
40	動けず特別な医療行為と介助が必要
30	全く動けず入院が必要だが死は差し迫っていない
20	非常に重症 入院が必要で精力的な治療が必要
10	致死的 死期が切迫している
0	死亡

とを考慮して筋力・持久力向上目的の練習も実施するが，軽負荷でのエルゴメータによる有酸素運動程度にとどめておく．

❷ 術後急性期
早期離床を目的として実施する．術前より意識障害・精神活動性の低下を認める場合にはベッドサイドで好みの音楽を聴かせたり各種体性刺激を加える．運動障害に対しては各大関節の可動域訓練，患肢の関節可動域訓練・神経学的促通手技による刺激を加える．健側筋力増強訓練は重点的に実施する．

❸ 術後回復期
頭部に挿入されたドレナージチューブなどが抜去されたら座位練習を始めるが，この際もたれ座位ではなく「背面解放座位」で実施することが重要である．ある程度座位が安定したら，リハ室での実施へと移行する．回復期に認める各種機能障害，高次脳機能障害・失語症・嚥下障害・運動麻痺に必要なリハ手技は脳血管障害に対するリハ手技と同様である．

❹ 緩和期
身体的機能回復のみにとらわれず，社会資源を活用し安全な ADL や，快適な環境を提供し介護者の負担軽減が重要となる．

留意点

抗がん剤療法では早期に骨髄抑制が頻繁に生じることと，嘔気・嘔吐・食欲不振などにより身体状況が変化しやすいことである．長期には肺線維症などによる呼吸機能の低下への対応である．感染症に対する環境配慮を十分に行い，毎日全身状態を確認し課題の内容を調整すること．呼吸リハを必ず実施することで対応する．放射線照射後の倦怠感への対応としては，リハ訓練時間を放射線照射の前に行うことで対応することが可能である．

脳腫瘍（悪性・転移性）は進行性であるので，リハ・計画で装具を必要とする場合もあるが，生命予後・機能予後を十分に検討して処方を行わない場合もある．このように実際に予測される能力より低いレベルにゴールを設定する場合もある．さらに緩和ケアへと移行する時期を見極める問題がある．緩和ケアレベルでは関節拘縮と誤嚥予防，褥瘡予防がリハの中心となる．

禁忌

頭蓋内圧の亢進を避けるため特に術前は「怒責」をすることは禁忌である．

脱髄・変性疾患

和田直樹　群馬大学医学部附属病院・リハビリテーション科副部長

障害の特性

多発性硬化症（multiple sclerosis；MS）に代表される中枢神経の脱髄疾患は，脳，脊髄など中枢神経，視神経などのあらゆる場所に病巣が出現する可能性があり，その障害パターンも多彩である．また症状が再燃，寛解を繰り返すことも特徴である．

初発時には脳血管障害と誤診されることもあり，初期症状の発現から診断，治療開始までに時間を要することもある．

発症様式により，再発と寛解を繰り返す再発寛解型，最初から進行性の経過をとる一次性進行型，最初は再発寛解型であったのが，後に進行性の経過をとる二次性進行型に分かれる．発症，再発の誘因として，感染，疲労，出産後などが挙げられる．

主症状は病変部位により異なり，視力障害，複視，片麻痺，対麻痺，小脳失調，感覚障害，膀胱直腸障害など多彩であり，病変部位によっては高次脳機能障害を合併することもある．

視神経脊髄炎（neuromyelitis optica；NMO）は，MSの一亜系と考えられていたが，抗アクアポリン4抗体が発症に関与していると考えられており，脳病変に乏しいことやインターフェロンβ療法が有効でないことなどより，最近はMSとは分けて議論されることが多い．

MSの平均発症年齢は30代であり，仕事や家庭などでの役割も大きく，発症による周囲への影響も大きい．身体障害以外に視力障害をきたした場合，視覚訓練も必要となることがある．また，温熱刺激がMSの神経症状を悪化させる要因であると考えられているため，体温上昇をきたすようなプログラムは避けるべきである．免疫調整薬（ステロイドやインターフェロン，免疫抑制剤）を使用していることがあり，易感染状態に注意が必要である．

Parkinson病，脊髄小脳変性症に代表される変性疾患の障害は基本的には慢性進行性である．Parkinson病においては，治療薬の進歩や手術療法の登場により以前よりも症状の進行を遅らせることが可能となっているが，Parkinson病以外の神経変性疾患は，いまだ有効な治療法はなく，リハの機能維持，生活維持に果たす役割は大きい．

Parkinson病では，固縮，振戦，動作緩慢，姿勢反射障害に代表される運動障害の他に，自律神経障害，幻覚，認知機能障害，睡眠障害などの非運動障害もみられる．症状に日内変動があるのも特徴である．

脊髄小脳変性症は孤発性と遺伝性に大別さ

れ，孤発性はさらに変性が小脳に限局する皮質性小脳萎縮症(cortical cerebellar atrophy；CCA)と小脳だけでなく，大脳基底核や自律神経にも及ぶ多系統萎縮症(multiple system atrophy；MSA)に分けられる．一般に遺伝性では発症が早く，一部のタイプでは世代を経るごとに発症年齢が早くなるという表現促進現象(anticipation)がみられる．

CCAでは症状は運動失調，小脳性の構音障害などの小脳症状が主体だが，MSAでは錐体外路症状などのParkinson症状，自律神経症状が加わる．嚥下障害も徐々に進行し，声帯外転麻痺による窒息で突然死することもまれではなく，胃瘻や気管切開を導入する時期，適応について本人，家族と相談していく必要がある．

リハビリテーションの考え方

MSなどの脱髄疾患においては，脳卒中と同様に急性期，回復期，維持期と病期に応じたリハアプローチが必要となる．各病期に応じた適切なリハを行うためには，治療内容，画像所見を理解し，適切な神経学的な評価に基づく障害の把握が不可欠となる．

急性期においては，病勢の進行期には，残存機能の維持，廃用症候群の予防に努め，症状の進行がみられなくなった時点で，治療と並行して機能回復，早期離床を目指す．

回復期においては，過用症候群に注意しながら運動障害に対するリハを進めるが，易疲労，痙縮などに注意する必要がある．疲労はMSの患者の7割に認められるといわれており，易疲労に考慮したプログラムを作成する．痙縮については，年齢も若く，もともとの筋力も保たれているため，回復過程において高頻度にみられる．装具療法なども用いられるが，高度の場合はボツリヌス治療も適応となる．

MSによる運動障害は，片麻痺，対麻痺，運動失調など症例によってさまざまである．移動能力も寝たきりの状態から，軽度の痙性歩行程度まで重症度によって異なるため，個々の患者の状態に応じた目標設定が必要である．

視力障害が合併することも，MSの障害の特徴である．視力障害も視野障害から失明に至るものまであり，運動障害と重複することもあり，リハの阻害因子となる．

年齢が若いため，就業を視野に入れたアプローチが必要な場合は，仕事内容，職場の環境などを十分把握することが不可欠である．

再発例の場合，将来への不安などを抱えている患者への心理的なサポートも重要である．

Parkinson病，脊髄小脳変性症などの神経変性疾患におけるリハの役割は，進行性疾患に対して，日常生活能力をできる限り長期に維持していくということが基本的な考え方である．脳卒中や骨折などよりも，リハが長期に関わることが多く，長期的な視点に基づいたリハプランが必要である．疾患により，進行の速さ，予後はさまざまであるため，神経内科などの主治医と連携をとりながら，病態や治療内容の把握に努める．遺伝性痙性対麻痺などの一部の疾患には，バクロフェン持続髄腔内投与療法(intrathecal baclofen therapy；ITB)も痙縮に対して有効であり，時期をみて適応を検討してもよい．

病初期の軽症例でも原疾患による障害以外に，廃用性の要素を認めることがあり，転倒に注意しながら，外出，社会参加への活動の機会，仕事を続けている場合は就業能力を可能な限り維持していく．

進行して，歩行や日常生活に一部介助が必要な状態となると，転倒のリスクが高まり活動が制限されるため，さらに廃用が進行しがちとなる．歩行リハを行いながら，適切な歩行補助具の使用や住宅改修に積極的に関わり，転倒を防ぎながら，活動性を維持することを目標とする．神経変性疾患の入院の原因の大部分が転倒，骨折によるものであり，入院を契機に車椅子生活や寝たきりとなる場合が多く，いかに転倒を防ぐかということは，

生命予後にも直結する問題である．

重症例では，歩行は困難となり，車椅子の移動や寝たきりとなることが多いが，在宅生活を継続している場合は，介護量の軽減を目標としたアプローチを行う．自律神経症状による起立性低血圧が強い例では，失神などを防ぐため，弾性ストッキングやリクライニング車椅子の使用を検討する．この時期には嚥下障害も進行しているため，誤嚥性肺炎や窒息を予防するため，口腔ケア，食形態の調整も重要である．介護者の負担を軽減させるために，適切な介護サービスの利用についての情報提供を行う．

Parkinson 病

和田直樹　群馬大学医学部附属病院・リハビリテーション科副部長

疾患の特性

Parkinson 病は黒質ドパミン作動性神経細胞の変性が原因と考えられ，固縮，無動，振戦，姿勢反射障害を主症状とする進行性疾患である．わが国における有病率は人口10万人対150人程度と推定されている．L-dopa を中心とする薬物療法の進歩により，機能予後，生命予後ともに向上している．好発年齢は60歳代であるが，遺伝歴のある若年発症例もみられる．

治療の主体は薬物療法であり，L-dopa 製剤（ドパ脱炭酸酵素阻害薬との合剤）やドパミンアゴニストによるドパミン補充療法が治療の中核である．一般には症状が ADL や就業に支障が出始めてから治療が開始されることが多いが，「パーキンソン病治療ガイドライン2011」では，治療開始を遅らせることの利点は明らかではないとされ，運動障害が悪化する以前に治療を開始することが推奨されている．非高齢者で精神症状・認知機能障害を呈していない場合はドパミンアゴニストで開始し，効果が不十分な場合は L-dopa を併用する．高齢者，精神症状・認知機能障害のある場合など安全性に特に注意が必要な場合，あるいは運動症状改善の必要性が高い場合は，L-dopa で治療を開始する．

長期治療例では薬の副作用による運動合併症（wearing off, on-off, dyskinesia, dystonia）が問題となる．L-dopa の頻回投与，ドパミンアゴニストの変更，COMT 阻害薬の併用などで対応するが，効果不十分な場合は手術療法（脳深部刺激療法）の適応を考慮する．

障害の特性

Parkinson 病には固縮，無動，振戦，姿勢反射障害に代表される運動障害と，嚥下障害，発声・構音障害，認知機能障害，幻覚，うつ・睡眠障害，自律神経障害などの非運動障害がある．以下にその障害の特徴を述べる．

❶ 固縮

Parkinson 病でみられる固縮は歯車様（cogwheel）あるいは鉛管様（lead pipe）として特徴づけられ，運動の全範囲での抵抗が増加する．手首にみられやすいが，肘，下肢，頸部にもみられる．反対側の四肢を動かして注意を向けさせると固縮が顕在化し，捉えやすくなる．定位脳手術によって視床や淡蒼球を破壊すると固縮が消失することから，大脳基底核からの出力系の活動が固縮の発現に関与していると考えられている．

❷ 無動

随意運動の開始の遅延や欠如を含む akinesia と運動減少，運動緩慢を含む bradykinesia を別個に捉える考え方もあるが，両者を含めて広義の無動とすることも多い．視床から大脳皮質にフィードバックする系の活動が抑制されて運動発動が不活発となり，無動が生じると考えられている．

❸ 振戦

Parkinson 病でみられる振戦は安静時振戦（resting tremor）が特徴だが，姿勢時振戦（postural tremor）もみられることがある．

典型的には4〜6Hzで上肢に多くみられるが，下肢や頚部，下顎，口唇にも出現する．大脳基底核におけるリズムの形成異常と小脳-視床-大脳運動皮質系の活動の両者によって生じると考えられているが，詳細は不明である．

❹ 姿勢反射障害

立位時に頚部，体幹が前屈し，立ち直り反射が障害され，結果として転倒しやすくなる．原因についてははっきりわかってはいないが，動物実験では淡蒼球を破壊することで姿勢反射障害が出現することが確認されている．振戦や固縮などの症状と比べ，薬物による症状改善効果は乏しい．

運動障害による動作の特徴としては，歩行に関する症状として，歩行開始時のすくみ足，前傾姿勢，歩行速度，歩幅の低下，方向変換の障害，腕の振りの減少，突進現象などがみられる．

歩行以外にみられる運動障害の動作の特徴としては，筋運動の大きさ(amplitude)の低下による小字症，仮面様顔貌，姿勢反射障害による易転倒性などがある．

これらによる一次的な機能障害が，活動量の低下をきたし，二次的な廃用症候群をきたす．すくみ足や姿勢反射障害による転倒の危険から外出の頻度が減り，自宅に引きこもりの生活となりやすい傾向がある．Parkinson病患者の40%は，3カ月に1回以上の転倒の経験があるという報告もある．転倒による骨折などを契機に車椅子生活や，寝たきりとなることもまれではない．腰痛もParkinson病では高頻度にみられる症状であり，歩行，ADLの障害となる．

❺ 嚥下障害

嚥下障害が原因による誤嚥性肺炎はParkinson病の死因として最も多いものである．Parkinson病の嚥下障害は，無動や振戦などの上肢の機能障害による準備期の障害，舌の運動低下や不随意運動による食塊形成不全，口唇閉鎖不全による流涎などからくる口腔期の障害，嚥下反射の惹起遅延，喉頭挙上不良，喉頭蓋谷，梨状窩への食物残留などの咽頭期の障害，食道の蠕動運動の低下，胃食道逆流などの食道期の障害など多相にわたる．

❻ 発声・構音障害

錐体外路症状による筋緊張の低下，声帯の内転障害，拘束性の呼吸機能障害などが加わる運動低下性の発声・構音障害であり，特徴的な小声となる．

❼ 認知機能障害

Parkinson病の認知機能障害は，初期には遂行機能障害，作業記憶の障害，視空間認知の障害などの前頭葉機能障害が主体だが，進行すると認知症，衝動制御の障害が目立つようになる．

❽ 幻覚

初期の幻覚は，症状を客観視することができて問題とならないこともあるが，生活に悪影響を及ぼすようになると治療が必要となる．薬剤の変更やコリンエステラーゼ阻害薬の併用などで改善がみられることもある．

❾ うつ・睡眠障害

軽症も含めるとParkinson病患者の50%がうつを合併しているとの報告もある．睡眠障害も罹病期間の長期化とともに増えてくる．いずれも生活に影響を及ぼす状態であれば薬物治療を検討する．

❿ 自律神経障害

起立性低血圧，排尿・排便障害は失神や転倒の原因となり，QOLに大きな影響を与えるため，十分な治療が必要である．起立性低血圧に対しては薬物療法以外に弾性ストッキングの効果も報告がある．

評価・技法

1) 評価

❶ 重症度

重症度の評価にはHoehn-Yahr重症度分類がよく用いられる．Stage 1では身体の一側のみの症状，Stage 2では両側性となり，Stage 3では姿勢反射障害がみられる．Stage 4ではADLに介助が必要であるが，

歩行は可能，Stage 5 では ADL は全介助で立位，歩行は不可能となる．外来などでも簡易的に評価できるため，Parkinson 病の評価として広く用いられているが，細かな変化を反映しないため，修正版として 1.5（一側性の症状＋体幹障害），2.5（両側性の症状＋後方突進があるが，自分で立ち直れる）を加えることもある．

その他に，unified Parkinson's disease rating scale（UPDRS）も頻用される．UPDRS は Part 1（精神機能，行動および気分），Part 2（日常生活動作），Part 3（運動能力），Part 4（治療の合併症）の 4 つの領域の合計 42 項目について評価を行う．UPDRS は信頼性，妥当性も証明されており，国際的にも広く使用されているが，評価に時間がかかるのが難点である．

❷ ADL

ADL の評価では，functional independence measure（FIM）や Schwab and England activities of daily living scale も用いる．

❸ 認知症状

初期の認知機能障害は前頭葉症状が主体であり，MMSE（mini-mental-state examination）などの点数が正常でも，前頭葉機能検査（Wisconsin card sorting test や frontal assessment battery など）で低値を示すことがある．

2) 技法

実際のリハの技法については，最近のエビデンスレベルの高い文献を用いたメタアナリシスによる報告では，主に以下の運動療法が推奨されている．

障害された大脳基底核を用いずに小脳-運動前野の経路を代償的に用いて随意運動を行うために，矛盾性運動（kinesie paradoxale）や外因性 cue を用いた運動学習方法を用いた手法で，主に用いられるのは聴覚 cue（メトロノームや音楽），視覚 cue（床に引いた水平の線に合わせての歩行）などであるが，自発的な cue（歩行開始時に 1, 2, 1, 2 と自分でかけ声をかけるなど）を用いることもある．

もう 1 つは，筋骨格，心肺機能を対象としたアプローチで，筋力強化，関節可動域拡大，有酸素運動などが含まれる．

リハビリテーション処方

Parkinson 病の症状でリハの対象となるのは，主に運動障害，発声・構音障害，嚥下障害，認知機能障害である．

重症度に応じたリハ処方について述べる．

❶ Hoehn-Yahr 重症度 1～2

この時期は歩行，ADL は自立しており，実際にリハ処方を行う場面は少ないが，頚部や肩，体幹，足関節などにすでに可動域制限がみられることもあり，外来にてストレッチなどの自主トレを指導することが有用である．特に頚部〜体幹の回旋運動の減少は典型的な所見である．

転倒のリスクが比較的少なく，積極的な全身運動が可能な時期であり，筋力増強，心肺機能向上を目的に外出，可能な範囲で軽スポーツなどへの参加も勧める．

振戦が利き手側に強く出現し，食事や書字動作の妨げになっている場合は，早期より作業療法の介入により，利き手交換や自助具などの導入を検討してもよい．

❷ Hoehn-Yahr 重症度 3

姿勢反射障害が出現し，転倒のリスクが増える時期である．理学療法では歩行訓練やバランス訓練が中心となる．外出や運動の機会が減ることにより廃用の要素も加わっている場合は，筋力強化や自転車エルゴメータなどでの有酸素運動も積極的に採り入れる．腰痛を訴える患者には，圧迫骨折や変形性脊椎症など器質的な異常を除外したうえで，腰痛体操などを適宜指導する．

作業療法では日常生活動作の訓練が中心となる．遂行機能障害を呈している場合は，動作を簡略化し繰り返し練習する，実際に行う前にリハーサルを行うなどの手法も行われる．住宅改修や福祉機器の導入など，環境面での調整も必要となってくる．疾患の特性の

説明や転倒予防目的の家族指導も重要である．

❸ Hoehn-Yahr 重症度4

姿勢反射障害は強くなり，wearing off や on-off 症状もみられる．診察時やリハの時が on の状態なのか，off の状態なのかを患者，家族より聴取し，リハは原則として on の時間に行い，on の状態の ADL 拡大を目標とする．すくみ足が強い場合は，前述した cue を採り入れた訓練も有効である．dyskinesia や dystonia などの不随意運動も ADL の阻害因子となることがあるが，薬剤が効いている時の不随意運動（peak-dose dyskinesia）の場合には，不随意運動が強い時期のほうが，むしろ動きやすいということがあり，患者によって不随意運動の出現時間や ADL などを把握する必要がある．

この時期には声量の低下や嚥下機能の低下も顕在化することが多く，誤嚥性肺炎防止のための呼吸訓練，嚥下訓練も必要となる．Parkinson 病の呼吸障害の特徴は円背や胸郭可動域の低下による拘束性換気障害が特徴であり，頸部・体幹，肩の可動域の拡大，姿勢の改善，全身運動などのアプローチが有効である．嚥下障害については，問診が大切だが，自覚症状に乏しい場合もあり，スクリーニングテスト（反復唾液嚥下試験，水飲みテスト）を行い，必要であれば嚥下造影検査を施行し，適宜食形態の調整を行う．

認知機能の低下，幻覚などの非運動症状もみられ，副作用軽減のための薬剤の減量に伴う運動機能の低下には注意が必要である．

❹ Hoehn-Yahr 重症度5

この時期は ADL 全般に介護が必要となるため，リハは介護量の軽減が目標となる．介護保険でのリハが主体となり，施設内でのリハや訪問リハとして行われることが多くなる．関節拘縮予防，褥瘡予防，呼吸リハや食事摂取時の適切なシーティングによる誤嚥性肺炎の予防が大切である．

禁忌・留意点

リハ実施にあたり，特に禁忌はないが，自律神経障害による起立性低血圧，ドパミンアゴニストの副作用による突発的睡眠には注意が必要である．歩行訓練時の転倒，嚥下訓練時の誤嚥に注意することは，他の疾患と同様である．

その他

❶ 特定疾患医療臨床調査個人票

Parkinson 病では Hoehn-Yahr の重症度3以上で，かつ生活機能障害度2度（日常生活，通院に部分的介助を要する）以上の場合，特定疾患治療研究事業の対象となり，公費負担医療を受けることができる．治療薬が高価なものも多いため，対象の状態となった時点で速やかに申請を勧める．

❷ 身体障害者手帳診断書

Parkinson 病では，上下肢の筋力は比較的保たれているため，「体幹機能障害」で申請することが多い．座っていることができない場合は1級となり，臥位または座位より起立することが困難で，他人，柱，杖その他の器物の介護により初めて可能な場合は2級となる．100 m 以上の歩行不能または片脚立位が困難な場合は3級相当で，2 km 以上の歩行ができなければ5級相当となる．Wearing off などで症状に日内変動がある場合は，原則として服薬によってコントロールされている状態をもって判定するが，1日の大半においてコントロール不能の状態が永続する場合は認定の対象として検討する必要がある．嚥下障害が進行し，経管栄養や胃瘻が導入になった場合は，別に「咀嚼機能障害」の申請を検討する（3級相当）．

❸ 介護保険の主治医意見書

Parkinson 病は第2号被保険者に関わる特定疾病の1つであり，40歳から介護保険の申請が可能である．傷病の経過および治療内容の欄には，発症からの経過や，現在の投薬内容などを簡潔に記入する．転倒歴がある場合も具体的に記入する．その他，特記すべき

事項の欄には他の欄の記載で不十分な部分で，介護認定に重要と考えられる事項を記載する．具体的には，症状の日内変動や薬の副作用(不随意運動や幻覚など)，転倒や誤嚥のリスクなどについて記載する．Hoehn-Yahrの重症度分類は，ADLの評価を含んでいるため，記載すると参考になる．現在の状態で必要と考えられる介護サービス(入浴のサービス，福祉機器など)について言及しても構わない．

❹ その他

罹病期間が長期化し，家族の協力も不可欠な疾患であるため，患者や家族の不安の軽減や社会から孤立しないための配慮(カウンセリングや患者会などの情報提供)も重要である．

脊髄小脳変性症

尾花正義 荘原病院・リハビリテーション科医長

疾患の特性

脊髄小脳変性症(spinocerebellar degeneration；SCD)は，運動失調などを主症状とする神経の変性疾患の総称である．つまり，単一の疾患ではなく，臨床症状や病理所見あるいは遺伝的に異なるいくつかの病型からなる．わが国における代表的な病型分類を**表1**に示す．なお，わが国ではSCDといわれるが，海外ではspinocerebellar ataxia(SCA)やdegenerative ataxia(DA)などと記載されている．

SCDの特徴は，①運動失調を主症状とすること，②徐々に発病し経過は緩徐進行性であること，③病型によっては遺伝性(わが国では3割)で，優性遺伝が多い(9割以上)が劣性遺伝(1割未満)のこともあること，④錐体路症状，錐体外路症状，自律神経症状，末梢神経症状などを示すことがあること，⑤頭部MRIなどで，小脳・脳幹の萎縮を認めることが多いことなどで，神経系難病の1つに指定されている．

表1 脊髄小脳変性症の分類(1995：運動失調症班幹事会による改変案)

A. 成人発病の脊髄小脳変性症
　Ⅰ. 孤発性脊髄小脳変性症
　　1) オリーブ橋小脳萎縮症(孤発性OPCA)
　　2) 小脳皮質萎縮症(孤発性CCA)
　　　　：従来の晩発性小脳皮質萎縮症(LCCA)のこと
　　3) その他
　Ⅱ. 遺伝性脊髄小脳変性症
　　1) Machado-Joseph病(SCA3)
　　2) 遺伝性オリーブ橋小脳萎縮症(主に従来のMenzel型)
　　　　：遺伝子診断ができた場合のSCA1, SCA2を含む
　　3) 遺伝性皮質小脳萎縮症(従来のHolmes型)
　　　　：遺伝子診断ができた場合のSCA6を含む
　　4) 歯状核赤核淡蒼球ルイ体萎縮症(DRPLA)
　　5) 遺伝性痙性対麻痺
　　6) その他(遺伝子診断ができた場合のSCA7も含む)
B. 若年発病の脊髄小脳変性症
　Ⅰ. 孤発性脊髄小脳変性症
　Ⅱ. 遺伝性脊髄小脳変性症
　　1) Friedreich失調症
　　2) その他(Louis-Bar症候群，Marinesco-Sjögren症候群など)

表2 体幹・下肢運動機能ステージ(立野らによる，1988)

ステージⅠ	交互に片足跳び(スキップ)ができる(3m以上)
ステージⅡ	両足同時にその場でジャンプできる(着地後バランスを保てる)
ステージⅢ	歩行と立ち止まりができる(5, 6歩歩いて)
ステージⅣ	這い這いなどどんな方法でも一人で移動ができる(1分間に1.8m以上)
ステージⅤ	全く介助なしにお座りができる(1分間以上)
ステージⅥ	寝たきり状態

障害の特性

SCDの障害は，神経系のどの部位に変性を生じるかで異なり，**表1**に示した各病型で違ってくる．機能障害の代表的なものは，小

脊髄小脳変性症 | 33

表3 脊髄小脳変性症の重症度分類(厚生労働省「運動失調症調査研究班」による, 1992)

重症度	下肢機能	上肢機能	言語機能
Ⅰ度(微度)	「独立歩行」 独り歩きは可能 補助具や他人の介助は必要としない	発病前(健常時)と比べれば異常ではあるが、ごく軽い障害	発病前(健常時)と比べれば異常ではあるが、軽い障害
Ⅱ度(軽度)	「随時補助・介助歩行」 独り歩きはできるが、立ち上がり、方向変換、階段昇降などの要所要所で、壁や手すりなどの支持補助具または他人の介助を必要とする	細かい動作は下手であるが、食事にスプーンなどの補助具は必要としない 書字も可能であるが、明らかに下手である	軽く障害されるが、十分に聞き取れる
Ⅲ度(中等度)	「常時補助・介助歩行：伝い歩行」 歩行できるが、ほとんど常に歩行器などの補助具または他人の介助を必要とし、それらがない時は、伝い歩きが主体をなす	手先の動作は全般に拙劣で、スプーンなどの補助具を必要とする 書字はできるが読みにくい	障害は軽いが、少し聞き取りにくい
Ⅳ度(重度)	「歩行不能：車椅子移動」 起立していられるが、他人に介助されてもほとんど歩行できない 移動は車椅子によるか、四つ這いまたはいざりで行う	手先の動作は拙劣で、他人の介助を必要とする 書字は不能である	かなり障害され、聞き取りにくい
Ⅴ度(極度)	「臥床状態」 支えられても起立不能で、臥床したままの状態であり、日常生活は全て他人に依存する	手先のみならず上肢全体の動作が拙劣で、他人の介助を必要とする	高度に障害され、ほとんど聞き取れない

脳・脳幹の傷害による四肢や体幹の運動失調であるが、それ以外に、構音障害・嚥下障害をきたし、病型によっては、錐体路の傷害による運動麻痺や痙縮、錐体外路の傷害によるParkinson症状や不随意運動、自律神経の傷害による排尿障害・起立性低血圧、末梢神経の傷害による筋力低下・筋萎縮なども生じる。運動失調などの機能障害の悪化から、起立・歩行を中心とした起居・移動動作の低下をきたし、発病からの経過とともに、日常生活活動(ADL)が全般的に低下してくる。

このADL低下によって、就学や就労などの面にも問題をきたし、社会的不利を生じてくる。

評価・技法

SCDの主障害である運動失調の評価法としては、Romberg徴候の有無や片足立ちの可否、歩行の状態などが行われてきたが、国際的には、international cooperative ataxia rating scale(ICARS)やscale for the assessment and rating of ataxia(SARA)が用いられる。特に、SARAは、評価項目が8つと少なく、4分程度で評価できることから、厚生労働省運動失調に関する調査研究班で日本語版も作成され、その信頼性・有用性が確認されている。

また、リハの観点からは、治療方針を決定し、具体的なリハ処方を行ううえで、SCDの障害変化やその重症度を評価することが大切であり、立野らによる体幹・下肢運動機能ステージ(表2)や厚生労働省運動失調症調査研究班による重症度分類(表3)などが用いられる。

SCDの主障害である運動失調に対するリハの技法としては、重錘負荷やFrenkel体操などがある。

重錘負荷は、四肢の末梢部(手首や足首など)に、上肢では200～400g、下肢では300～600gの重りをつけることで、固有感覚入力を強化して運動制御を改善させる技法で、Frenkel体操は、単純な運動から複雑な運動へと、注意を集中して正確に四肢を反復

表4 SCDに対するリハビリテーション処方内容

重症度分類	機能障害の部位	実際のリハ処方内容(理学療法・作業療法・言語聴覚療法など)
I	下肢	階段昇降など応用動作訓練,杖の紹介・導入,自転車エルゴメータなどによる体力訓練,バランス訓練,筋力増強訓練
	上肢	書字訓練,箸を使っての食事訓練,ADLやAPDLへの助言・指導,上肢の巧緻性向上訓練
	コミュニケーション	歌や音読などによる発声・構音の言語訓練
	嚥下	食事形態や食事方法(1回量やペースなど)への助言・指導
II	下肢	歩行中心に起居・移動動作訓練,杖・下肢装具の紹介・導入,自転車エルゴメータなどによる体力訓練,バランス訓練,筋力増強訓練
	上肢	書字訓練,箸を使っての食事訓練,ADLやAPDLへの助言・指導,上肢の巧緻性向上訓練
	コミュニケーション	歌や音読などによる発声・構音の言語訓練
	嚥下	食事形態や食事方法(1回量やペースなど)への助言・指導
III	下肢	伝い歩きなど起居・移動動作訓練,車椅子の紹介・導入,バランス訓練
	上肢	スプーンなどの工夫や自助具・上肢装具の紹介・導入,ADL訓練
	コミュニケーション	障害状況に合わせた言語訓練
	嚥下	摂食・嚥下訓練
IV	下肢	起立訓練や四つ這いなどの屋内での移動方法の訓練,電動車椅子の紹介・導入,バランス訓練,家族への介助方法指導
	上肢	さらに必要となる自助具の紹介・導入,可能なADL訓練,家族への介助方法指導
	コミュニケーション	障害状況に合わせた言語訓練,コミュニケーションエイドの紹介・導入
	嚥下	可能な摂食・嚥下訓練
V	下肢	車椅子への乗車機会を作る,座位訓練,下肢・体幹のROM訓練,家族への介助方法指導
	上肢	上肢のROM訓練,家族への介助方法指導
	コミュニケーション	家族へのコミュニケーション方法の指導,コミュニケーションエイドへの工夫
	嚥下	唾液などの誤嚥への対処方法の指導

なお,重症度Iから,重錘負荷やFrenkel体操は開始する.
また,呼吸機能障害を生じる以前(重症度IIくらい)から,呼吸訓練は開始する.

して動かすことで,視覚や固有感覚などの感覚入力を強化して運動制御を改善させる技法である.このFrenkel体操を重錘負荷して行うこともできる.

最近では,機器(トレーニングマシン)を使用した4週間の運動訓練が,SCDの患者の歩行速度やICARSの得点などを改善したとの報告もある.

リハビリテーション処方

さまざまな病型を含むSCDでは,個々の患者に合わせたリハ処方が必要となるが,SCDが進行性の疾患であることから,症状・障害の変化としての表3に示した重症度分類を考慮したリハ処方が重要になる.

具体的なリハ処方内容を理学療法,作業療法,言語聴覚療法などに分けて表4に示す.

なお,リハの技法である重錘負荷やFrenkel体操は,重症度:I度(微度)のころから,理学療法や作業療法のなかで行うことになる.

また，SCDに嚥下障害や呼吸機能障害を生じてきた場合には，生命予後に影響を及ぼすため，上肢や下肢の機能障害が軽症でも，摂食・嚥下訓練や呼吸訓練をリハ処方しておく必要がある．

禁忌・留意点

SCDに行うリハの内容で，禁忌となることはない．ただし，SCDでは，主障害である運動失調などのために，発症早期から転倒のリスクが大きいので，リハ実施時の転倒に十分留意する必要がある．

わが国に多いSCDの孤発性の病型の1つである多系統萎縮症(multiple system atrophy；MSA)に含まれるShy-Drager症候群(Shy-Drager syndrome；SDS)では，自律神経障害として著しい起立性低血圧を示す場合があり，臥位から座位をとっただけで失神することから，リハ実施中の体位変換時の血圧変化をチェックする必要がある．

その他

SCDが進行性の神経系難病であることから，リハを行うには，患者・家族に対して，主治医から病名の告知やその予後についての説明が行われていることが前提となる．そのうえで，リハ処方を行う場合には，SCDの障害内容や重症度を考慮しながら，早め早めにリハの内容を変更していく必要がある．

多発性硬化症

前野　崇　国立精神・神経医療研究センター病院・身体リハビリテーション科

疾患の特性

多発性硬化症(multiple sclerosis；MS)は中枢神経系(大脳から脊髄まで広範囲)に多数の脱髄巣が出現し，臨床的に2カ所以上の中枢神経系局所症状が現れ，寛解と増悪を繰り返す慢性進行性疾患である．厚生労働省が定める公費負担制度特定疾患に含まれている．欧米に多くアジアには少ない．また緯度の高い地域に多いことは欧米・日本ともに共通である．15〜50歳代に大多数が発症する．女性の患者が多く男女比は1：3程度．自己免疫が病態に強く関わっており，感染症，体質，環境，ストレスなどが病気の活動性に影響している．さらに日本に多い類縁疾患は視神経脊髄炎(neuromyelitis optica；NMO)と呼ばれ，3椎体以上にわたる脊髄灰白質を中心とした長大病変と抗アクアポリン4抗体の陽性が特徴である．これは中枢神経のアストロサイトに対する自己免疫疾患と考えられている．女性がほとんどであること，視力障害と横断性脊髄炎の症状があること，NMOとMSは進行の様相と治療方針について違いがあることが重要である．たとえばMSは副腎皮質ステロイド内服投与およびステロイドパルスで急性期を治療した後にインターフェロンβを用いて増悪を予防する治療法があるが，NMOにインターフェロンβは有効ではなく，ステロイドの長期投与が再発予防に有効である．

障害の特性

多発性硬化症は病変の部位によって神経症状が片麻痺・対麻痺・四肢麻痺，失調，感覚障害，精神障害など多彩である．症状は再発・寛解・進行などの時間的経過によって大きく変化し，個別性が高い．そのためそれぞれの状態に即した包括的リハアプローチが必要である．関連する多くの専門職は，疾患について正しい知識と経験をもち，病状の変化をよく理解し，また，社会的，精神的，職業的，経済的困難にも配慮しながら実現可能な目標を立てなければならない．

評価・技法

問題点の抽出と目標設定・効果判定のためには，適切な評価を選択する必要がある．多発的に障害されるMS患者の身体機能を評価するにはKurtzkeらのEDSS(expanded disability status scale)がよく用いられる．日常生活動作能力の評価にはFIMが用いられるが，MSに特化した評価法としては同じ

Kurtzke らの論文に ISS (incapacity status scale), 環境因子の評価として ESS (environmental status scale) が紹介されている.

QOL の評価については, MS に特化した指標として MSQOL54, FAMS, MSQLI などが開発されている.

画像診断には脳および脊髄の造影 MRI が必須である. 電気生理学的には視覚誘発電位 (visual evoked potential; VEP), 聴覚誘発電位 (auditory evoked potential; AEP), 体性感覚誘発電位 (somatosensory evoked potential; SEP) で障害の程度を確かめることができる. 脳脊髄液検査も病勢の確認に用いられる.

リハビリテーション処方

MS は, 初期から進行後まで全ての時期でリハが必要である. 発症初期では活動の減少を防ぐこと, 二次的障害を防ぐことが重要である. 増悪の治療後は改善の見通しに合わせて移動能力, 日常生活能力, 認知能力などの目標を立てる. 進行期では機能維持や, 喪失した機能の代償を行っていく. リハ目標は以下のとおり多岐にわたる.

・前提として, 内科的治療で原病がコントロールできているかの確認
・機能改善と維持
・患者教育
・安全に生活の自立を促す
・社会資源や地域サービスの紹介
・家族, 介護者教育

原病の増悪, ADL 低下, 他の疾患や外傷の合併など集中的な対応が必要とされた場合には, 療法士による訓練と外来・入院治療, 新たな家族指導を病状に合わせて行う.

長期的な理学療法については脳卒中と異なり定期的・集中的に行う必要があまりない. 毎週施療など回数を決めて一定期間行うのは増悪期にとどめ, 通常の時期は患者の必要に応じた受診を間欠的に行い, 長期フォローする. 疾患がコントロールされていて在宅・地域での運動が十分行えていれば, フォローアップの受診は 1〜数カ月に 1 度が適切であり, 患者に日程を任せることもある. 外来リハ診察では, 身体・精神の問題に加えて家族状況, 経済的状態, 交通手段, 天候, 健康保険・障害者自立支援法・特定疾患など社会福祉サービスの必要を確認する.

作業療法では, セルフケア活動, 家事・職業動作, 趣味活動など各活動を評価し, 障害を取り除いて参加を進めることが必要になる. 外来や入院の現場だけでなく在宅生活, 職場での活動, 各種ケア施設, 学校, さらに個人的な活動の場面にも関与する.

❶ 痙性麻痺・筋力低下

多発性硬化症患者は四肢体幹の痙性麻痺を起こし, 動作にさまざまな代償を伴う. 痙性をコントロールするためには抗痙縮薬内服, 経髄腔内バクロフェンポンプやボツリヌス毒素投与 (保険適用外) などの治療法に加えて, 運動療法が有用である. 痙性麻痺を評価するには関節可動域, ADL の評価とともに有害刺激の有無 (褥瘡, 巻き爪, 膀胱直腸障害など) にも注意する必要がある. 運動療法では可動域訓練とともに, 麻痺の程度に応じて共同運動を利用して動きを引き出し, あるいは分離運動を促す. ヨガ, 太極拳, 水中体操がリラクセーションに有効である.

また運動療法では, 二次性・廃用性に低下した筋力も回復することができる. 廃用性の筋力低下はしばしば体幹筋, 腹筋, 殿筋にみられ, また肩甲骨や頚部のコントロール低下が発生しやすい. これらの筋力低下は訓練中に良姿勢で立位をとるだけでも防止できる.

MS では特に過用・誤用・体温上昇によりストレスをかけることで症状が悪化する危険に注意が必要だが, 運動療法の利益は考慮すべきである.

❷ その他の神経機能障害

筋緊張亢進, クローヌス, 振戦 (安静時, 運動時など), 失調, 表在および深部感覚障害が起こりやすい. 感覚障害のうち深部感覚障害では後索障害型運動失調を示す. 小脳障

害による失調，脳幹障害による眼振・めまい・複視，視力障害が合併する場合生活と訓練を大きく阻害するため，介助者の確保や環境整備を行ってできる限り運動を継続する．失明に対しては白杖・点字など特別な訓練指導，職業指導が必要な場合もあり視能訓練士の参加が期待される．

❸ 関節可動域の低下

屋内〜床上生活の患者では痙性麻痺や日常生活動作の制限のため，以下の筋短縮が起こりやすい．

- 股関節屈筋，股関節内転筋，ハムストリング，アキレス腱の短縮による下肢屈曲
- 小胸筋・大胸筋・広背筋の短縮による肩関節屈曲制限
- 僧帽筋や後頚筋の短縮による頚部の可動域制限

四肢体幹の機能的関節可動域を定期的に評価し，自動的あるいは他動的なストレッチ訓練を行うことが必要である．

❹ 痛み

痛みはMSの全経過において75%の患者が体験するが，主観的症状であり原因メカニズムが複数あるため治療しづらい．痛みの表現で多いのは下肢の焼けるような異常感覚，頭痛，腰背部痛，有痛性痙攣であり，持続的なことも間欠的なこともある．

多発性硬化症の痛みに対する治療は，投薬や手術の他に認知行動療法，理学療法・物理療法的なアプローチがある．体重のコントロール・ダイエットが重要である．

❺ 歩行・移動能力の低下

独歩可能な患者の歩行改善に際しては失調からの転倒を防ぐことが重要であり，筋力低下以外に視力，深部感覚，前庭系，小脳の障害が問題となる．歩行パターンをなるべく正常に近づけるため，杖や各種補装具を選択する．

患者は疲労によって症状が重くなりやすく，季節や気温によっても体調が変化する．その時の能力によってT字杖，ロフストランド杖，歩行器を使い分けることもある．

下肢麻痺による下垂足には短下肢装具を用いる．歩行可能な患者でも長距離移動で疲労が予想される場合はスクーターや電動車椅子を考慮することがある．

対麻痺や失調で体幹バランス低下がある場合，体幹筋力の不均等がある場合などに，座位保持が問題となる．上肢筋力が保たれているならば，移乗動作を訓練する必要がある．ベッドから車椅子，椅子，トイレ，乗用車，床への移乗について自立可能か，介助が必要かを判断し最大限の自立度を保てるようにすべきである．

❻ 認知機能障害

患者によって障害は多様だが，MS患者で多く報告されている認知機能障害は次のようなものがある．

- 情報処理の遅延
- 注意・集中力の減退，特に注意の転導（ある物から別の物へ注意を移す）
- 注意の分配（複数の物に注意を配る）が障害される
- 近時記憶の低下，特に明示記憶，エピソード記憶の障害
- 遂行機能の低下，すなわち概念の形成，説明，問題解決，計画，順序立ての障害

認知機能の悪化は身体機能障害の程度や再発の回数などで予測しづらく，たとえば身体機能障害が軽度でも認知機能が大きく悪化する患者が存在する．研究では脳萎縮の程度，病変の体積，脳梁の萎縮の程度などが認知機能の悪化に相関すると報告されている．

多発性硬化症患者の認知症スクリーニングはMMSE(mini-mental-state examination)では不十分であり，かといって検査バッテリーを全て行うのは非現実的である．臨床の場ごとに会話・質問を行うことで患者の記憶，言語機能，注意力を確かめ，異常を確認できた患者に対して必要時間1〜2時間の検査バッテリーを行うとよい．

必要なのは早期発見であり，発見し次第，

社会的また職業的な援助を行う．認知機能の再訓練ならびに，各患者に合わせて正常な機能の活用，障害された機能の代償手段を検討する．社会的・職業的な変化に対応するためには家族のサポートが重要である．

❼ 出産・育児の問題

MS は 30 歳代をピークに若年世代の女性に多いため，出産，育児の問題を抱える場合がある．平均すれば妊娠出産によって疾患の再発率が増加するとはいえないが，出産後に再発，増悪がみられるという報告があり，そのため出産について家族や周囲の者から反対されることがある．また，出産後の疲労によって育児ができないのではないかという不安がある．妊娠出産の影響について患者に十分な情報を与えると同時に，医療従事者や周囲の者の理解が必要である．

❽ 在宅リハ

在宅での訓練メニューは，楽しく，変化があり，ゴールがはっきりしたものが好まれる．各患者の耐久性，家族の援助，本人のやる気，理解度，時間制限がどの程度かを考慮する．目標としては，廃用性筋力低下を改善し痙性をコントロールすることを目指す．ステロイドによる肥満への対策として，仕事・家事など生活全体の運動量を考慮できるとよい．ただし疲労や発熱などのリスクを回避するため，過剰な運動は避ける．

❾ 疲労

生活の場面では患者の能力を最大限に生かし活動性を高める必要があるが，MS 患者は疲労しやすく，疲労は疾患の増悪につながり得る．疲労をコントロールするためには体力を貴重な資源と考え体力維持の対策を立てるべきである．

・疲れ始めたと自覚したら休息する
・環境やスケジュールを整頓し，目的の活動のみに体力を使えるようにする
・関節可動域の維持・ストレッチは疲労予防にも効果的である
・メモ，カレンダーなどを使い日々のスケジュールを効率的にする
・職場，家庭での自助具・生活用具の使用

禁忌・留意点

MS 患者は副腎皮質ステロイドの長期使用により，中心性肥満，骨粗鬆症，大腿骨頭壊死，浮腫，糖尿病を合併しやすい．骨粗鬆症は特に訓練中の骨折の原因となるので注意が必要である．皮膚は弱く免疫機能が低下しているため，麻痺がある患者の場合床上や車椅子上の体圧分散に注意しなければ褥瘡を起こし難治性となり得る．

また MS に合併しやすい気分障害，認知障害にステロイド，インターフェロン β の影響が加わるため，療養中の自殺企図につながるといわれている（危険度は健常者よりも高い，変わらないとのいずれの報告もある）．精神科のリエゾン受診を勧めるなど患者の精神状態への関与も必要である．

脳性麻痺

半澤直美　よこはま港南地域療育センター・センター長

疾患の特性

1968 年に厚生省脳性麻痺研究班会議で定められた定義では，「脳性麻痺とは，受胎から新生児期（生後 4 週以内）までの間に生じた脳の非進行性病変に基づく，永続的なしかし変化し得る運動および姿勢の異常」だとされている．胎児期から周産期にかけて脳の傷害により神経細胞がある程度以上死滅すると，出生後に運動および姿勢の異常として現れるが，その後のニューロンネットワークの形成に伴って運動および姿勢の異常の現れ方は変化し，適切な環境に置かれれば，それが改善・成長として観察されることもある．しかしその運動発達の経過で，筋緊張の異常や異常運動パターンが引き続きみられる場合は「脳性麻痺」と診断されることになる．2004 年の Bethesda のワークショップでの定義で

は，「運動および姿勢には影響を及ぼさない神経発達学的障害しかもたない患者は，脳性麻痺とはみなされない」「活動の制限を伴わない運動と姿勢の異常は，脳性麻痺の集団の一部とみなされない」とされており，神経学的異常が非常に軽微な場合に脳性麻痺と診断するかどうかは判断が分かれるかもしれない．

脳性麻痺という現症の原因となる疾患は多様であるが，共通するのは胎児期から新生児期の間に生じた脳の非進行性病変ということである．これらは，脳の先天的な形成異常，胎児期〜新生児期の感染症や脳血管障害，心疾患や呼吸障害に伴う低酸素性虚血性脳症，異常黄疸など多岐にわたり，その臨床経過もさまざまである．つまり，脳性麻痺とは，これらの原因疾患とそれに伴って発達期に現れてくる運動および姿勢の異常を包含する概念といえる．近年の画像診断技術の発展に伴い，脳性麻痺の原因となる脳の機能的または器質的な異常は以前よりはるかに正確に特定されるようになっているが，画像上想定される障害と実際の障害像が必ずしも一致しないことはよく経験されることである．

脳性麻痺は定義上「小児期の脳障害」と全く同じではない．脳腫瘍や水頭症の場合は，発症時期が胎生期〜新生児期であっても「非進行性病変」とはいえない．2〜3歳以降に発症した脳症，中枢神経系感染症，頭部外傷，溺水後遺症などでは，脳性麻痺と同様に発達期の中枢神経系にダメージを与え運動・姿勢の発達の異常をもたらすが，少なくとも2歳ごろまでは正常の運動発達（適切で効率的なニューロンネットワークの形成）がなされていると考えられ，これらは一般に脳性麻痺とは区別されている．しかしこの区別にどの程度意義があるのか，つまり傷害の時期の違いが，どのように異なる形で運動機能の発達に影響を与えるのかということは，まだ十分詳細には解明されていない．さらに，難治性のてんかんと診断された子どもに多く伴う四肢麻痺の状態をどう位置づけるかも整理されるべき問題である．

障害の特性

脳性麻痺の障害の中核をなすものは，運動と姿勢の発達の異常である．これは病歴，神経学的所見，姿勢・運動の発達のスピードと質の評価を繰り返し注意深く行うことによって診断される．軽度の麻痺の場合は，生後4カ月以前にその徴候を確実に把握するのは難しいことも多いが，脳性麻痺の定義から考えると，その原因となる障害はすでに周産期以前に生じていると考えるのが一般的である．

未熟性によるものではない運動と姿勢の異常は，発育するに従い麻痺として明確に現れてくることが多い．しかしその経過は多様で，麻痺の質的なタイプ（痙直型，アテトーゼ型，失調型，低緊張型，混合型など）や麻痺の分布（四肢麻痺，両麻痺，片麻痺など）によりさまざまに異なってくる．

発達の経過は体幹・四肢の関節拘縮，変形や脱臼などの二次的障害の進展の影響を受け，また呼吸障害や摂食障害など生きていくために必要な機能がどの程度障害されているかということにも大きな影響を受ける．さらにてんかんなどの付随する合併症のコントロールや，視覚・聴覚障害への対応なども重要であり，脳性麻痺という複合的な障害像をさらに複雑なものにしている．

すでに述べたように，脳性麻痺の基本的な障害は運動および姿勢の発達の異常とされているが，活動の制限を伴うほどの運動・姿勢の異常をもたらす脳の障害が，それ以外の認知能力やコミュニケーション能力，感覚面などに全く影響を及ぼさないということは考えにくい．Bethesdaのワークショップにおける定義では，脳性麻痺の障害として，運動障害に付け加えて感覚，認知，コミュニケーション，認識，行動，発作性疾患を挙げている．これらは，運動障害の原因と同じものから生じていることもあれば，同時に傷害された別の原因から生じていることもあり，さらには活動の制約の結果として二次的に引き起

こされた可能性も含んでいる．

周産期医療の発展に伴って，重篤な合併症をもつ児や超低出生体重児の多くが成長して在宅生活を送れるようになってきている．しかし，これらの子どもたちのなかには，脳性麻痺だけでなく日常生活が著しく制限されるような合併症をもち高度の医療的ケアを必要とする子どもも少なくない．地元の幼稚園や保育園はもとより，療育機関に通所することさえ困難な子どももおり，これらの子どもたちの就学については解決すべき問題も多い．

いずれにしても，子どもの発達全般を考えたときには，運動・姿勢の発達の異常だけでなく精神発達上の問題や合併症，養育環境なども社会的活動に大きな影響を与えるものであり，これらの問題全般を適切に評価し，包括的なアプローチを行う必要性が高まってきている．

評価・技法

診断に関わる診察・評価では，一般的には病歴(特に胎生期～周産期のリスク因子)や神経学的所見(筋緊張の異常，錐体路徴候，不随意運動，原始反射の残存，姿勢反応の発達の異常など)をとると同時に，粗大運動の発達のマイルストーンの確認を行う．さらに，四肢の運動の協調性や巧緻性，姿勢や運動の対称性，異常運動パターン，分離運動の可否など運動の発達の質の評価が非常に重要である．また，運動発達に大きな影響を与える精神発達面の評価も同時に行う．医療設備の整った医療機関であれば，必要に応じて中枢神経系の画像検査や骨関節のX線検査も行われる．

脳性麻痺と診断された後も，上記のとおり発達のマイルストーン，神経学的所見，運動発達の質の評価は継続して行い，さらに体幹・四肢の関節拘縮や変形・脱臼などの二次的障害の進展や，呼吸機能・摂食機能の評価，てんかんなどの付随する合併症のコントロールなどの経過をフォローする必要がある．

視覚障害については乳幼児期の正確な評価は難しいことが多いが，障害が疑われる場合は小児専門病院の眼科など専門機関に診療を依頼する．早期産児の場合は，未熟児網膜症フォローのために新生児科のある病院で眼科もフォローされていることが多いのでその情報も確認する．聴覚障害については，障害が疑われる場合は幼児聴力検査や聴性脳幹反応などの検査を依頼する．

発達に障害をもつ子どもの養育は困難なことが多く，養育者の身体的・精神的負担も大きい．この点から不適切養育または虐待のリスクについて配慮した評価・指導が行われなければならない．養育者とは日頃から信頼関係の構築に努め，同時に子どもの身体の発育状況や外表面の異常の観察などを細やかに行うべきである．

❶ 広く用いられる評価尺度・検査

広く知られている粗大運動能力分類システム(gross motor function classification system；GMFCS)は，障害の重症度を分類する判別的な尺度であり，脳性麻痺児の粗大運動能力を5段階に分けて年齢帯ごとに判定している．年齢が推移してもレベル間の移行は起こらないという前提で，たとえば2歳未満の機能レベルをもとに6～12歳の粗大運動能力が推定できるなど，長期的な予後予測に基づくリハ計画を立てやすくなるメリットがある．このため，将来の移動能力を早めに見定めて適切な時期に補装具の処方計画を立てたり，家庭や周囲の環境改善に取り組むことも可能となる．

障害の経時的な変化を評価するものとしては，粗大運動能力を評価するGMFM(gross motor function measure)，生活機能を評価するWeeFIM (functional independence measure for children)，PEDI (pediatric evaluation of disability inventory)などがよく知られている．これらは，成長に伴う変化や治療効果などを評価するのに有効である．

幼児期には知的能力，コミュニケーショ

ン，情緒や社会性の発達など，日常生活の自立や社会参加につながる能力の評価も必要である．知的能力については，発達の程度に応じて，発達検査や知能検査で評価を行う．発達検査は，低年齢の子どもや未発語の子どもの発達状況を運動発達も含めて全体的に捉えるのに適しており，津守式乳幼児精神発達診断検査，遠城寺式乳幼児分析的発達検査，新版 K 式発達検査 2001 などが広く用いられている．知能検査は，ある程度言語によるやり取りが可能になった子どもの知的能力の評価を行うのに適しており，代表的なものとして田中-Binet 式知能検査Ⅴや Wechsler 式知能検査 (WISC-Ⅳ, WPPSI など) がある．Wechsler intelligence scale for children (WISC-Ⅳ)は，5 歳 0 カ月～16 歳 11 カ月の子どもを対象にしたもので，指標間や下位検査間の差をより客観的に確認することができ，就学前後の比較の知能の高い子どもに実施してそのプロフィールの解釈によって子どもの認知機能や情報処理の特性を知ることができる．

その他には，語彙の理解力を短時間で評価する PVT-R 絵画語彙発達検査，言語学習能力の個人内差を評価できる ITPA 言語学習能力診断検査，視知覚の障害を評価するフロスティッグ視知覚発達検査，継次処理尺度・同時処理尺度・習得度尺度から構成される K-ABC 心理・教育アセスメントバッテリーなどがある．

❷ 評価の意義と配慮点

いずれの検査・評価でも，「発達」という視点から定期的に経過を追って変化を把握することは，子どもの障害の特性を理解するうえで非常に有意義である．特に知能検査の場合は，保護者に単に 1 回の検査の結果だけを伝えるのではなく，課題ができなかった場合の理由や領域ごとのばらつき，通過項目の不均衡，前回からの変化などを十分に理解できるように説明し，今後の養育に前向きに取り組めるよう，課題解決の方向性を提示するための道具として活用すべきである．また，運動発達上の障害をもつ子どもでは既存の検査では不利になることも多く，その点を十分に加味した評価が行えるスタッフの技術も求められる．さらに就学前の時期は，学習障害などを想定して上記の各種検査を組み合わせて行い，全体的な遅れだけでなく領域間のギャップなども含めた総合的な評価を行い，必要に応じて就学先への引き継ぎができるとよい．

これらの評価を，成長に合わせて適宜継続することは，長期的な発達予後を予測するために必要であるだけでなく，脳性麻痺という複合的な障害をもつ子どもへの包括的なリハアプローチが適切に行われているかどうかの指標になる．

リハビリテーションの考え方

脳性麻痺においては，すでに傷害を受け死滅した神経細胞自体を治療で回復させることはできないが，前述のように脳のシナプス形成が盛んに行われている時期に，よい環境（適切な刺激入力や良好な運動パターンの経験など）に置かれることによって，よりよい発達が期待できる．これが脳性麻痺児の早期発見・早期訓練の意義とされている．

❶ さまざまな治療アプローチ

理学療法や作業療法はいずれも，刺激の入力や筋緊張をコントロールし，より効率的で合目的的な随意運動を引き出して経験を積ませることを目的としている．整形外科手術によって筋骨格系のアライメントや筋緊張が改善されると，訓練の効果はより高いものになる．また，近年脳性麻痺の痙縮の治療としてボツリヌス毒素療法が広く行われるようになり，バクロフェン髄腔内投与療法，選択的後根切断術なども特定の施設で実施されるようになっているが，これらによって痙縮がコントロールされ筋緊張の状態が改善された後は，そのうえに良好な随意運動を発達させていくための理学療法・作業療法の継続が必須である．障害が重度の場合は，小児科による合併症の管理や経口抗痙縮薬による治療が必

要となることもある．

　補装具の活用は，運動機能向上や二次的障害予防の補助的手段というだけでなく，電動車椅子に象徴されるように子ども自身の活動や参加のレベルを著しく向上させて，心理的・社会的能力の発達を促進させる可能性をもっている．また，日常生活用具と合わせて養育者の介護負担軽減に寄与することも多く，さらなる開発・発展が期待される．

　これらと並行して重視すべき問題は，合併症の管理や二次的障害の進行の予防を通して，発達のために必要な身体的条件を整えていくことである．てんかんや呼吸障害，摂食機能障害，感染症，便秘などは，機能面だけでなく生命予後にも影響を与え得るので，それぞれの専門家との連携が重要である．また，四肢体幹の関節拘縮や変形の進行も子どもの健康状態や活動に大きな影響を与えるので，理学療法や整形外科的または脳外科的治療によって痙縮をコントロールし，常に適切に管理されるべきである．

　このように脳性麻痺児への治療は多くの専門家が関わることになるが，いずれにしても各専門部署が目標を共有して機能的にチームアプローチを行うためのキーパーソン（療育主治医）をそれぞれの組織の状況に合わせて設定することが望まれる．

❷ 全人的・長期的視点に基づくアプローチ

　この時期に最大限の努力をして治療や訓練に取り組んでも，多くの場合は姿勢・運動の発達の異常を完全に防ぐことはできず，逆に子ども自身が自らの意思で生活上必要な活動をしようとするなかで，異常運動パターンが固定してしまうこともある．異常運動パターンは，基本的には非協調的・非効率的でバリエーションに乏しく，二次的障害のリスクも高く子どもの身体に負荷をかけるものであるが，その一方で，子ども自身の目標達成のためには必要不可欠な手段となっていることもある．子どもの全人的発達を考えたとき，「自ら判断し自らの意思で身体を動かす」「1人で取り組み達成感を得る」ということは尊重されるべきであり，訓練の大きな方向性を決めるうえでは，この点についてのバランスを考える必要がある．この訓練の考え方の違いが最もよく表れるのが，子どもが移動をし始めるときや立位をとり始める時期であるが，この時期どのような方針で臨むかは，リハスタッフと保護者が子どもの機能的予後について正しく理解し，将来に向けた道筋を適切に共有できるかどうかが重要になってくる．

　脳性麻痺児の長期的なリハ計画（療育プラン）は，乳児期の早い段階では個々の子どもの特性に合った明確な目標を定めることは難しい．多くの場合は，その子どもの成長を観察・評価しながら方向性を定めていくものであり，年齢が高まるに従ってその最終的予後の予測は正確で具体的なものになっていく．個々の子どもの能力に見合った年齢ごとのあるべき姿を具体的にイメージし，身体的機能から日常生活レベルでの活動へ，さらに社会的活動へと目標のレベルを上げていかなければならない．つまり，運動機能そのものの発達・改善を主目的に訓練を行っていく時期から，身辺処理や家庭内でのお手伝い，遊びや友達との関わり，学習や集団活動，レクリエーションなど生活全般の活動性を高めていく時期への穏やかな移行を，保護者へ十分に説明し，その理解を得ながら行っていかなければならない．

　自らの移動手段をもち地域の学校に通学している子どもの場合などは，学校生活が忙しくなると訓練のための通院の優先度が下がり，また，学校生活のなかで同じ姿勢を何時間もとり続けたり，活動に過剰な努力を強いられたりすることによって二次的障害が進みやすい状態となる．このような場合は，子ども自身が自分の身体の状態に関心をもち，障害の特性や機能低下についての正しい知識をもつことによって，二次的障害の進行予防に自ら取り組むことが期待される．一定の理解

力をもつ子どもに対しては，小学校・中学年以降，子ども本人への教育を通して障害についての知識や取り組みへの意欲を高め，適切な自己イメージの形成を支援していかなければならない．

　脳性麻痺の子どもたちが青年期・成人期を迎え，それぞれの進学や就職について悩み始めるときに，乳幼児期から関わってきたリハ・療育スタッフが果たすべき役割は本来大きいはずである．しかし，ほとんどのスタッフは日常業務のなかで，学校生活や社会生活に関わる地域資源と連携したり，その現状を理解する機会はそれほど多くない．今後は，乳幼児期から学童期，青年期，成人に至る長いライフステージを見通したリハプランを立てる力を養っていく必要がある．

脳性麻痺—痙直型

小池純子　横浜市総合リハビリテーションセンター・センター長

疾患・障害の特性

　早期産児のMRI所見として脳室周囲白質軟化症(periventricular leukomalacia；PVL)はよく知られており両麻痺(四肢麻痺)を呈する．片麻痺では胎内発症の(一側性)脳出血，脳虚血によるもの，四肢麻痺では，脳形成不全，胎内感染など出生前因子によるもの，満期産児では周産期仮死-低酸素性虚血性脳症が知られている．

　筋緊張(痙縮)の状態はさまざまである．乳児期早期より緊張が高い場合は，その後の運動発達障害が重篤な四肢麻痺である〔粗大運動能力分類システム*(gross motor function classification system；GMFCS)Ⅳ，Ⅴ〕．知的障害を伴う．上下肢の障害程度，左右の身体機能に差があると姿勢や運動のコントロールが難しく，側弯，股関節脱臼，四肢の関節拘縮など二次障害の発生リスクも高い．二次障害の低減を図り，電動車椅子や各種福祉用具の導入で介助下の社会参加を目指す．学齢期に入ると介護量軽減の対策も重要である．てんかんの治療や医療的ケアが欠かせない場合も多い(重症心身障害児参照)．

　片麻痺は運動発達の遅れも軽微で，四肢の左右差に気づいた保護者からの訴えで診断につながることもある．歩行能力は高く，脳卒中片麻痺と似たパターンを示す(GMFCSⅠ，Ⅱ)．

　両麻痺は一般に下肢装具，歩行補助具を用いて歩行可能，特徴的な姿勢，鋏肢位と屈曲姿勢(crouching posture)を呈する(GMFCSⅡ，Ⅲ)．体幹の低緊張が姿勢・運動のコントロールをより困難にする．抗重力位での伸展位の保持が難しく，下肢の緊張が高まり，股関節の屈曲・内転・内旋，膝関節の屈曲，尖足を強めてしまう．上肢動作では前腕の回外制限や稚拙さを認める．知的な障害はさまざまである．視知覚を中心とした認知障害を伴い，学習障害に発展していく可能性がある．

評価・技法

1) 評価

❶ 早期診断，確定診断

　生後6カ月までには脳性麻痺であるかないかの診断をつけ，早期介入するかどうかを判断する．麻痺の部位の確定診断には1歳半〜2歳までかかることもある．

　障害部位などを予測するためにも頭部MRIは重要で，新生児期を治療した医療機関から情報を得るようにする．また，保健所の乳幼児健診で脳性麻痺を疑われ療育施設に紹介される症例については，鑑別を含めた診断のため専門病院に精査を依頼することも必要である．

❷ 評価法

　運動障害の重症度，予後予測，経時的な変化・効果測定の評価，その他に摂食機能評

---

*Ⅰ．制限なく歩く，Ⅱ．限られた環境内で補助具なく歩く，Ⅲ．補助具を使って歩くことが可能，Ⅳ．自力移動が制限，Ⅴ．電動車椅子使用や環境整備しても自力移動が非常に困難，の5段階．

価，上肢機能評価，言語・コミュニケーション発達評価，知能テスト，発達障害評価，視知覚認知の評価など基本的には脳性麻痺一般の評価法に準じる．痙縮の評価は modified Ashworth scale(MAS)が使われることが多い．

2) 技法(サービスプログラム)

リハ処方では，理学療法，作業療法，言語聴覚療法などの処方が重要な位置を占める．認知・行動障害，発達障害の支援に臨床心理士の協力も得られるとよい．処方に際しては，装具療法や福祉用具の活用，薬物療法や手術療法など，複数のアプローチを念頭に置き，早め早めに適応の検討を開始し，適切な時期にサービスが導入できるようにすべきである．プログラムの更新あるいは装具などの導入のタイミングは，目的とすることが「促しで獲得できそうなレベル」に達した時としている．

療育に関連する特別なサービスとして摂食クリニックや補装具クリニックの開設，親子入院の設備をもつ施設もある．

摂食クリニックは，医師，療法士(ST，OT，PT)，栄養士，看護師などのチームが，食べることに関する発達支援，摂食機能障害に対するアプローチを行う．誤嚥が疑われる場合は，クリニックに先立って医療機関に嚥下造影検査(videofluoroscopic examination of swallowing；VF)を依頼するなど連携を取る必要がある．

補装具・福祉用具では，①育児支援・介護目的，②症例の治療訓練(装具療法)・発達支援目的，③ADL 用として以下のものがよく利用される．

補装具として，上肢装具(手背屈装具など)，下肢装具(股装具，長下肢装具，短下肢装具，足底装具)，靴型装具，体幹装具，座位保持装置，座位保持椅子(カーシート含む)，車椅子，電動車椅子，歩行器，起立保持具，歩行補助杖．日常生活用具では，頭部保護帽，ベッド，入浴補助用具，排泄関連用具，ネブライザー，痰吸引器，携帯用会話補助装置など．食器，筆記用具他学校教育関係用具などの自助具，環境整備に用いるリフト，段差解消機，階段昇降機などである．

補装具，福祉用具は実際にそれらを活用する現場，家庭・通園施設・学校の理解と合意を得て処方，導入する．フォローアップを行い，成長・発達および生活状況に合わせた適合調整を行うことは，利用率を高めるうえで不可欠である．また，ソーシャルワーカーに依頼し，購入補助の制度(医療保険，福祉制度/身体障害者手帳の取得，自治体固有の補助制度)を適切に利用できるようにする．

親子入院は保護者と 24 時間生活のサイクルを共有することで，子どもの睡眠リズムや食事の状況を評価し，生活全体の組み立て，ADL 場面に即したハンドリングの方法，ホームエクササイズの採り入れ方を実践的に支援できる場である．

近年，筋痙縮に対する治療は選択肢が増えている．経口筋弛緩剤としては，ダントロレンナトリウム，ジアゼパム，エペリゾン，バクロフェン，チザニジンなどがよく用いられる．実施できる施設は限られているものの，①末梢神経ブロック(フェノール)，②ボツリヌス毒素局注(ボトックス®)，③整形外科手術(選択的筋解離術)，④機能的脳外科手術(末梢神経縮小術，選択的後根切除術，バクロフェン髄腔内投与療法)は，適応に合致すれば有効な治療法である．

筋・骨格系の二次障害に対する整形外科療法(手術)は脳性麻痺に対し広く行われる．代表的なものとして，①股関節脱臼(幼児期には脱臼の進行・防止のための股関節周囲筋の軟部解離術．高年齢では臼蓋形成術，大腿骨骨切り術など)，②脊柱変形，頸椎の問題，③歩行機能改善(尖足，内・外反足，股関節屈曲・内転・内旋，膝関節屈曲に対する手術)，④ADL(介助)を阻害する変形・拘縮に対する手術などが行われる．

医療型児童発達支援センター(従来の肢体

不自由児通園施設）は脳性麻痺の療育の中核的役割を担っている．診療所での上述したサービスに加え，通園施設は子どもたちの経験の幅を広げ社会性を育む集団療育の場である．姿勢保持，移動，上肢操作，コミュニケーション，ADLなど療法士の個別の関わりで「できる」ようになったことを，「している」レベルに力を付ける場ともいえる．

療育施設では，子どもに対する医療面の問題（てんかん，痙縮などの薬物コントロール，脳外科・整形外科的治療，呼吸循環器・消化器系の併発症の治療）などは，小児専門病院に依頼することになり，緊密な連携が求められる．障害告知においても医療機関との信頼関係を保ちつつ，保護者に障害について説明するという工夫をしなければならない．

療育施設はサービスの一環として関係機関に対する支援を行っていることが多く，子どもが通う保育所・学校と連携し，必要に応じてPTやOTなど専門職を派遣している．

就学に向けては，保護者がスムーズに就学相談に臨めるよう，地域の教育資源の情報提供などを行い，また，保護者が子どもの障害の詳細と教育ニーズを伝えられるよう支援することも必要である．

ソーシャルワーカーを通し，地域資源（レスパイトケア，ホームヘルプ，訪問看護など）の活用を図り，保護者の身体的・精神的介護負担の軽減を図るとともに，家族が孤立せず地域社会とのつながりを形成できるよう支援する．

リハビリテーション処方

1) 片麻痺

❶ 乳児期

子どもは独歩可能になると独自の歩行パターンを強めてしまう．歩行獲得までがアプローチの一つの山場であり，保護者に対しては育てにくさや生活上の困難さがあれば具体的に支援しつつ，今後の大まかな見通しと療育プランを伝えPTやOTを中心とした個別の関わりを進める．

▶**理学療法**：身体の正中線を体感することが重要な時期であることを踏まえ，対称的な姿勢，上肢・下肢の支持性（臥位，座位，立位），体重の左右，前後への移動（立位）の獲得を目指す．

▶**作業療法**：麻痺側を補助しながら両手でおもちゃを持たせる，自分の身体を自分で触って認識させる（手足の過敏に対し脱感作する）．保護者には，子育てのなかでのハンドリングや遊びの際の補助の仕方を伝える．

❷ 幼児期

両側活動の活性化が最も重要な時期である．また，幼児期の前半は介入の難しさ，集団活動が開始される頃には多動の問題で相談されることも多い．合併する認知障害，発達障害などを明らかにし，家庭，保育所・幼稚園への支援につなげる．

▶**理学療法**：麻痺側に荷重経験が少ないことによる成長障害など二次障害の始まりに留意する．装具は短下肢装具を検討する．多くは，プラスチック製（硬性）で足継手付きの型式である．脚長差は補高する．緊張の強い症例の夜間装具としての処方も考えられる．歩行能力の向上に伴い，装具をどの場面で装着するのか具体的に示す．早期に整形外科フォローを開始し，下腿三頭筋の痙性，尖足変形など二次障害への治療を計画していく．痙縮治療としてボトックス®を用い，学童期の手術（腓腹筋腱膜延長術，アキレス腱延長術）に備える．

▶**作業療法**：一般的に上肢は下肢に比して機能が低い．立体覚など感覚障害を合併しているため意識しないと使えない．作業療法では，何でも片手で済まさないよう遊びをマネジメント（アクティビティーの工夫が重要）する．麻痺側を使うのを嫌がり拒否につながることもあるので配慮する．

▶**その他**：注意の問題，認知障害に対し，臨床心理士と協力しプログラムを組む．

就学相談に向けては，下肢装具の使用，片手操作のため学校生活・学習上の配慮，認

知・行動上の課題などを相談できるよう保護者と準備を行う．

❸ 学童期

二次障害への対応と学習上の課題への対応が中心となる．

▶理学療法：尖足の悪化，運動量の負荷による下肢の疼痛，短下肢装具の破損，脚長差の増大，麻痺側上肢の廃用，側弯のリスクなど二次障害に対し，理学療法では，ストレッチやリラクセーションなどのホームエクササイズの定着と運動量などの自己管理を指導する．装具は，補高や強度の点から金属支柱，靴付きの型式に変更する場合もある．手術療法について検討，学校生活との兼ね合いも考慮し時期を決定する．術後は歩容の再構築のため，集中的に理学療法を行う．

▶作業療法：学習面では，参加の難しい課題が明らかとなり，作業療法では，リコーダーの改造(片手笛)に代表される教材の工夫を検討する．集中力のなさ，落ち着きのなさについては，椅子にモールドタイプの座面を置いて座らせることにより，体幹が正面を向きやすくなると，上肢を机上に置いて補助的に使用することが増え，授業中の落ち着きに変化がみられる場合もある．患手の管理については，ホームエクササイズとして定着を図る．

2) 両麻痺

❶ 乳児期

障害についての説明と理解を療育施設や地域におけるさまざまなバックアップ体制の紹介とともにすすめ，幼児期前半くらいまでの大まかな療育目標とプランを示す．てんかんの臨床発作が初発する時期でもある．

▶理学療法：腹臥位で肘支持から手支持の獲得が重要である．背臥位で正中志向を目指す．骨盤～下肢の屈曲位保持を促しまず腹部の働きを強化する．

▶保護者支援：親子遊び，保護者同士の交流などのプログラムも有効である．診療場面とプログラム参加時の症例の評価から作業療法や摂食クリニック(離乳期の支援)，心理評価

導入の時期を検討する．

❷ 幼児期

補装具の活用により移動能力を獲得し，ADLが自立に向かう．医療機関と連携し，痙縮や二次障害(股関節脱臼や下肢筋腱群の短縮)，てんかん，視・聴覚障害に対応するとともに，知的障害，視知覚認知障害について評価する．

▶理学療法：非対称に注意し，ずり這い～手-膝這いの獲得を目指す．この時点で非対称が強いと股関節の脱臼リスクが大きい．股装具使用も検討する．上肢支持の強化と体幹の抗重力伸展活動の強化を図る．座位に向けた姿勢変換(sitting up)，つかまり立ち・伝い歩きに向けた足底接地での荷重経験と両下肢の支持と分離運動の獲得，つかまり立ちから片脚立ち機能の獲得を目指す．股関節脱臼進行に配慮する．独歩獲得に向け，低緊張による沈み込みタイプの場合は抗重力伸展活動の強化，腹部は低緊張だが痙性を使って歩くタイプは短下肢装具を用いる．歩行獲得までは歩行補助具(歩行器)，車椅子・バギーが必要である．安全に配慮できれば車椅子は普通型とし自走をすすめる．車椅子には子どもの座位機能に合わせ姿勢保持具を加える．

▶作業療法：遊びをとおして，よい感覚運動経験ができ，成功につながるよう姿勢や筋緊張に注意しながらハンドリングし，次の課題へのモチベーションを育てる．日常生活でも同様の効果を期待し，家庭環境の調整や自助具の作製を行う．机上課題では，座位保持装置を使用したほうが，姿勢保持，上肢・視覚機能を発揮するのによい．

座位の獲得に合わせ，姿勢変換を伴った着替え動作やトイレなどへの移乗の練習も開始する．食事動作は座位保持装置で姿勢の安定を図り，口腔機能に合った食形態，上肢機能に合った食器類を用意し，適切なハンドリングのもと行う．書字活動は，幼児期後半に課題となる．ST，臨床心理士との連携が必要となる．

▶**整形外科**：股関節の状態の定期的チェックを行い，股関節の内転・屈曲拘縮に対しては，閉鎖神経ブロック，股関節外転装具の装着，手術療法（股関節周囲筋群解離術）の時期を検討する．立位・歩行時のかかと挙上は尖足変形（下腿三頭筋の痙性，アキレス腱の短縮）か，膝・股の屈曲によるものか見極めが必要である．まず，短下肢装具装着，ボトックス®で対応し，手術の時期を見極める．全体の筋緊張が亢進している場合は抗痙縮薬投与や選択的後根切除術も検討する．アキレス腱の単独延長は幼児期には避ける．いずれも，術後は集中的な理学療法を行う．

　低緊張の子どもには，靴型装具を処方することもある．歩行補助具として歩行器（PCW）がよく用いられる．訓練場面，家庭，保育所・幼稚園でどのように装具を装着し，歩行器や車椅子を併用するか具体的に示す．

▶**言語聴覚療法**：視知覚認知障害を反映して言語性IQに比し動作性IQが低い場合が多い．コミュニケーションの視点からは，保護者や保育者への依存性が高く受け身という傾向がみられる．マイペースな発信は多いが，相手のあるやり取りは苦手という場合もある．言語聴覚療法では言語・コミュニケーション発達の評価を行い，家庭や集団場面での適切な言語環境について助言する．また，就学に向けては学習障害の視点から言語機能を見直し，OT，臨床心理士と協力し対応する．

▶**その他**：乳児期から適切な育児支援を受けている症例であれば，1歳代で知的能力の評価，幼児期後半に向けて，認知や対人・社会面の心理評価を加えていく．心理評価の結果はPT・OTなどの個別療育や集団療育に生かされ，保護者に対し育児支援の形で助言される．

　就学に向けては，学校での装具装着，移動手段，姿勢保持の検討が必要になる．車椅子への依存度の高い場合は施設改修について，また，教室での椅子と机への配慮など保護者が課題を整理して就学相談に臨めるよう支援する．また，学習障害のリスクについても引き継ぎが行えるよう準備する．

❸ **学童期**

　学校生活で身体面，精神面とも二次障害を起こさず，適切な教育サービスが受けられるよう，医療やリハの立場から側面援助していく．

▶**理学療法**：所属集団の状況による不活動，または高活動は，体重増加，筋持久力の低下，痙性の増悪，股・膝関節屈曲拘縮や尖足を悪化させ，歩行能力の低下，頸肩痛，腰痛，膝関節痛，外反母趾痛の発症につながる．理学療法では，機能維持を目標とした運動量・活動量の調整を指導，緊張の緩和にアプローチする．機能低下には早めの対応が望まれ入院による集中的理学療法は効果的である．

▶**整形外科**：学齢期に必要な補装具は，車椅子と下肢装具であり，学校の生活に合わせた実用性の高い補装具の処方が望まれる．整形外科治療と下肢装具処方の代表例を示す．

・下腿三頭筋の痙性，尖足変形：ブロック，腓腹筋腱膜延長術，アキレス腱延長術．短下肢装具（底屈制限，半長靴）

・外反尖足，外反扁平変形：股膝関節の矯正（クラウチング姿勢），距踵関節外固定術，三関節固定．靴型装具〔アーチサポート，トーマスヒール（Thomas heel），長い月形〕，短下肢装具（外反扁平対応，内側Tストラップ）

・内反足：下腿三頭筋，後脛骨筋の痙性対応．靴型装具（半長靴，外側ウェッジ，逆トーマスヒール，長い月形，外側Tストラップ），短下肢装具（内反対応）

・膝屈曲拘縮：ブロック，ハムストリング延長や腱移行

▶**作業療法**：学習における姿勢保持と上肢操作にアプローチする．長時間の座位では，椅子に姿勢保持の工夫がされていることが望ましい．一方，板書に追いつくため書字を過度に頑張り，頸肩部の緊張や痛みを起こしてい

る場合もある．学校におけるADLでも，クラスのスピードについていくための過度な頑張りや我慢が見受けられる．子どもの障害状況に応じた対応がなされるよう，環境の設定や工夫，保護者をとおしての調整，支援が必要である．

▶その他：視知覚認知の問題による学習のつまずき，自己肯定感の弱さなど学齢期の問題は多岐にわたる．臨床心理士の介入，地域資源を活用した仲間づくり，社会性の向上など，青年期に向けた取り組みが求められる．

3）四肢麻痺

❶ 乳児期

保護者は，反るので抱きづらい，おむつ替えのとき脚が硬く開きにくいなど，さまざまな悩みを抱えて療育施設を訪れる．聴覚，触覚などの感覚過敏の合併も多く，まず，育てやすくすることが最優先の支援である．

▶理学療法：抱き方や市販ベビーラックの工夫，ロールタオルなどを用い，緊張が落ち着き，安定した姿勢の獲得を目指す．療育施設への通所が安全に行われるよう，市販カーシート，ベビーバギーにウレタンのクッションなどを追加する工夫を行う．

▶その他：親子遊びで関わりを楽しむ体験，保護者同士の交流などプログラムとして提供する．口腔機能の評価に加え保護者の離乳不安などがあれば摂食クリニックを活用する．

❷ 幼児期

障害がありながら発達する症例を支援するため多職種が関わる時期である．てんかんについては，過度の管理，制限は避け，発作と共存しつつ生活の活動性を失わないようにすることが基本である．

▶理学療法：まず，さまざまな姿勢，環境，姿勢変換，介助に慣れることを目指す．集団への参加，摂食機能へのアプローチ，上肢操作などの開始に伴い座位保持装置が必要となる．

身体が大きくなると移動介助には車椅子が必要となる．自走の可能性，また，保護者の介護負担などを考慮し，普通型車椅子，手押し型車椅子，バギータイプから選択する．なお，車椅子には姿勢保持具を付加することが不可欠である．車椅子を自走用とするかどうかは，座位機能，上肢機能を踏まえ総合的に判断する（特に幼児期後半）．自力移動が困難な場合にも歩行器，その他の移動具を用いて自ら動く体験を重視する．

立位訓練には短下肢装具が体重支持，緊張コントロールや変形予防の目的で必要である．

緊張の強い場合，左右差の著しいケースは日常生活上の管理指導と痙縮治療のタイミングに関する評価を行う．股関節脱臼，側弯に対し股関節外転装具や体幹装具が必要となる場合もあるが，装具療法の目的を保護者と共有し，生活のなかでいつどのように装着するのか具体化する．

▶痙縮治療：全身に対し経口筋弛緩剤の投与，標的筋にボトックス®局注，股内転，尖足には閉鎖神経フェノールブロックが選択されることが多い．股関節の状況を定期的にチェックし，急激な変化があれば手術療法（内転筋切腱術，股関節周囲筋解離術など）を行う．

▶作業療法：運動感覚遊びをとおして，（コントロールされた）刺激を取り込み活動性を高める．視覚認知について評価し，姿勢の安定と上肢操作，目と手の協応に着目してアプローチする．ADLについて適切な介助法の指導と本人が介助でありながら自ら取り組み協力する姿勢をつくる．ADLへの参加がすすむとADL上の姿勢の安定と介助量軽減も含め，シャワーチェア，排泄用の姿勢保持具などを導入する．

▶言語聴覚療法：プレスピーチアプローチとして，まず，食事に関わっていく（摂食クリニック）．

介助され，自ら表現する機会の少ない子どもには，適切なコミュニケーション環境を用意する．音声言語によるコミュニケーション

困難や発達の遅れに対して，拡大代替コミュニケーション（augmentative and alternative communication；AAC）を採り入れる．AACには視線，発声，ジェスチャー・サインに加え，実物，写真，絵，シンボル，文字を介在させた表現や機器を使用した方法があるが，子どもの知的発達レベル，上肢機能，コミュニケーション環境により適切な方法を選択する．

▶**その他**：合併する精神発達障害の程度はさまざまである．知的障害の程度，視知覚認知，領域ごとの発達特徴などを明らかにするが，言語や上肢操作の制限が大きいことから評価は難しい．定期的に評価，面接を行い，子どもの特徴や変化を捉え，家庭や通園施設，保育所などで取り組むべき課題を示していく．

就学相談の進捗に合わせ，通学方法，学校ADL，学習時の環境設定などについて保護者と相談し，車椅子・座位保持装置の修正・作製など準備を進める．特別支援学校へ就学することが多いが，運動面，精神面の課題を整理し，二次障害を含めた機能的ゴール，医療機関との連携の必要性，補装具の使用状況などを含めて学校へ引き継ぐ．

❸ **学童期**

教育プログラムを立てる主体は学校であり，療育施設の役割は専門的技術支援である．

痙縮治療，整形外科治療，入院による集中リハなどを実施し，二次障害を低減し機能を維持する．福祉用具を活用し，活動性を高め社会生活力をつける．家庭では，ヘルパーの導入や住環境整備など介護負担の軽減を具体化する．

▶**理学療法**：二次障害の出現や介護負担の増大に留意し定期フォローを行い，必要時に集中的にアプローチする．装具療法として体幹装具，座位時の足底接地目的で短下肢装具を利用する．多様な姿勢保持のための取り組みや介助立位能力，移乗時に使える機能の向上

を図る．活動の範囲を広げる電動車椅子の導入も操作や視知覚認知の問題に留意しながら検討する．

▶**作業療法・言語聴覚療法**：作業療法では机上課題での工夫を支援，言語聴覚療法ではコミュニケーション課題への支援，携帯用会話補助装置（voice output communication aid；VOCA）などの導入，コミュニケーション環境の設定に助言する．一方，子どもの発達段階のわかりにくさから，実際の能力とは乖離した音声言語のみによる教示や文字学習が採り入れられている場合がある．心理治療では子どもの最近接領域について助言できるとよい．

▶**整形外科**：股関節脱臼への対応の他，おむつ交換時など介護時の阻害（股関節内転拘縮），介助立位や座位時の阻害（ハムストリング短縮，膝関節屈曲拘縮）に対しても手術適応を検討する．

｜禁忌・留意点｜

①信頼関係の確立とインフォームドコンセント
・療育サービスを提供する側とサービスを受ける側の良好な関係の構築は何よりも優先される．支持的な障害告知や予後説明，タイムリーで必要十分な情報提供や相談支援など．

②子どものライフステージに沿った継続的な支援
・早期療育もライフステージに沿った総合的なリハの一環として位置づける．さまざまな治療法やサービスの選択・提供に際しても，「障害」がありながら成長・発達する子どもの社会的自立を支援する視点が重要．

③診断と評価の限界
・発達の異常をきたす疾患は，運動発達の遅れで気づかれることが多い．常に鑑別診断を念頭に置く．
・運動発達異常の診断，発達評価は，1回，短時間の診察では困難である．子どもの体調，機嫌，環境条件などによる影響を考慮

し，複数回，または，定期的な発達チェックにて行う．
④療育環境・訓練室の整備，危機管理
・子どもに多様な刺激を与え，反応や動作を引き出すための介入を行うには，適切な環境や訓練用具，玩具が必要である．
・用具類は常に点検・整備し，転倒，転落など事故につながる要因をなくす．
・子ども同士の接触，用具類を通しての感染に対する対策を講じる．
・介入によるリスクへの対応．疼痛，骨折，誤嚥，アレルギーなど．
・主治医医療機関との情報交換により，医学的配慮を要する事項を把握し，適切に対応．
⑤年齢別の特徴
・乳幼児期は，健康状態が不安定であり，介入に際しては，全身状態を把握し，状態に合わせ無理はしない．
・幼児期から学童期には，麻痺性側弯，股関節脱臼などが発症．緊張の高い場合ほど進行が速い傾向にある．訓練法にこだわり，装具療法や薬物，整形外科的治療法など治療の時期を逸しないよう．
・生活スタイルや生活上の嗜好が定まってくる学童期は，特定の姿勢や活動による慢性疼痛，腰痛，頚部痛などが問題となる．生活スタイルとの折り合いをどのようにつけるかが課題．成人期の頚椎症性脊髄症や関節症の発症にも関連．
⑥子どもの精神保健
・脳損傷のある子どもは不適応を起こしやすいといわれているが，家庭・学校など環境要因との関係でも不適応は生じる．
・療育の目的を達成するためには，子ども自身が取り組む意欲は重要な要因である．子どもが意欲的になるのは，意欲を育む環境設定と行っている課題の達成感，成功感である．
・不成功体験の繰り返しは，活動の拒否などにつながり，運動障害の悪化，二次障害の発生にも関与する．
⑦保護者の精神保健に留意し，きょうだいも含めた家族支援
・親，きょうだいなど家族の状況を把握し，包括的に支援していく必要がある．
・医療的ケアやホームプログラムの立案は，家族全体の生活状況を把握したうえで，継続可能なプログラムを作成，指導する．
・障害児の虐待について，障害児は一般の子どもの10倍虐待を受けやすいといわれていることに留意する．

脳性麻痺―アテトーゼ型

小池純子　横浜市総合リハビリテーションセンター・センター長

疾患・障害の特性

かつてアテトーゼ型の原因であった核黄疸は経験することがなくなり，全ての在胎週数で低酸素性虚血性脳症が重要な要因といわれている．

筋緊張の変動による運動の制御の困難性がアテトーゼ型の特徴であるが，乳児期には低緊張を呈することが多く，不随意運動は明らかではない．姿勢を保持すること，発声・口腔器官・呼吸を含めた四肢体幹の運動を調整することなど，制御の難しさの影響は全身に及ぶ．

障害の程度はさまざまであるが(GMFCS Ⅱ～Ⅴ)，上肢機能，姿勢保持，移動機能とも障害されているタイプ，歩行(移動)可能だが上肢・構音に障害の目立つタイプなどが比較的多い．情動や心理面の変動が身体の状況に直結しやすいことも特徴の1つである．固定した拘縮を認めることは少ない．成人期に生じる頚椎症性脊髄症は二次障害としてよく知られている．

また，身体の状況と知的能力のギャップに対する葛藤は，支援時の大きな課題である．

評価・技法

1）評価

❶ 早期診断，確定診断

麻痺のタイプの確定診断には1歳半〜2歳までかかることもある．

障害部位などを予測するためにも頭部MRIは重要で，新生児期を治療した医療機関から情報を得るようにする．

❷ 評価法

運動障害の重症度，予後予測，経時的な変化・効果測定の評価，その他に摂食機能評価，上肢機能評価，言語・コミュニケーション発達評価，知能テスト，発達障害評価，視知覚認知の評価など基本的には脳性麻痺一般の評価法に準じる．視・聴覚障害の見逃しに注意する．

2）技法（サービスプログラム）

リハ処方では，理学療法，作業療法，言語聴覚療法などの処方が重要な位置を占める．認知・行動障害，発達障害の支援に臨床心理士の協力も得られるとよい．処方に際しては，装具療法や福祉用具の活用，薬物療法や手術療法など，複数のアプローチを念頭に置き，早め早めに適応の検討を開始し，タイムリーにサービス導入できるようにする．

療育に関連する特殊クリニックとして摂食クリニックや補装具クリニックを設けることもある．摂食クリニックは，医師，療法士（ST，OT，PT），栄養士，看護師などのチームが，食べることに関する発達支援，摂食機能障害に対するアプローチを行う．誤嚥が疑われる場合は，クリニック利用に先立って医療機関に嚥下造影検査（videofluorographic examination of swallowing；VF）を依頼するなど連携を取る必要がある．

補装具・福祉用具では，以下のものがよく処方，利用される．

補装具として，下肢装具（股装具，短下肢装具，足底装具），靴型装具，体幹装具，座位保持装置，座位保持椅子（カーシート含む），車椅子，電動車椅子，歩行器，起立保持具．日常生活用具では，頭部保護帽，ベッド，入浴補助用具，排泄関連用具，ネブライザー，痰吸引器，携帯用会話補助装置など．食器，筆記用具他学校教育関係用具などの自助具，環境整備に用いるリフト，段差解消機，階段昇降機など．

補装具，福祉用具は実際にそれらを活用する現場，家庭・通園施設・学校の理解と合意を得て処方，導入する．また，フォローアップを行い，成長・発達および生活状況に合わせた適合調整を行うことは，利用率を高めるうえで不可欠である．また，ソーシャルワーカーに依頼し，購入補助の制度を適切に利用できるようにする．

親子入院は保護者と24時間生活のサイクルを共有することで，子どもの睡眠リズムや食事の状況を評価し，生活全体の組み立て，ADL場面に即したハンドリングの方法，ホームエクササイズの採り入れ方を実践的に支援できる場である．

緊張の強い場合には，経口筋弛緩剤，ボツリヌス毒素（ボトックス®）局注，機能的脳外科手術（バクロフェン髄腔内投与療法）などを検討することもある．

筋・骨格系の二次障害に対する整形外科療法では，成人期の頚椎症性脊髄症に対する手術が知られている．小児期には股関節脱臼の進行・防止のための股関節周囲筋の軟部解離術，ADL（介助）を阻害する変形・拘縮に対する手術などが行われる．

医療型児童発達支援センター（従来の肢体不自由児通園施設）は脳性麻痺の療育の中核的役割を担っている．診療所でのサービスに加え，通園施設は子どもたちの経験の幅を広げ社会性を育む集団療育の場となっている．

療育施設では，症例に対する医療面の問題（てんかん，緊張に対する薬物コントロール，脳外科・整形外科的治療，呼吸循環器・消化器系の併発症の治療）などは，小児専門病院に依頼することになり，緊密な連携が求められる．障害告知においても医療機関との信頼

関係を保ちつつ，保護者に障害について説明するという工夫をしなければならない．

療育施設はサービスの一環として関係機関に対する支援を行っていることが多い．ケースが通う保育所・学校と連携し，必要に応じてPT，OTなど専門職を派遣し技術支援を行う．

就学に向けては，保護者がスムーズに就学相談に臨めるよう，地域の教育資源の情報提供などを行い，また，保護者が教育サイドへ子どもの障害の詳細と教育ニーズを伝えられるよう支援することも必要である．

ソーシャルワーカーをとおし，地域資源の活用を図り，保護者の身体的・精神的介護負担の軽減を図るとともに，家族が孤立せず地域社会とのつながりを形成できるよう支援する．

リハビリテーション処方
❶ 乳児期

乳児期は，低緊張症状が目立ち，哺乳に時間がかかり，泣き声が弱々しく，四肢をあまり動かさない．逆に，四肢を突っ張りケアしにくい場合もあり，泣き，不眠，感覚過敏などで育児負担感が大きい．まず，ケースの育てにくさの解決に向けた具体的取り組みを行い，併せて幼児期の大まかな療育プランを立てる．

▶**理学療法**：市販のベビーラックなどにクッションなどを加え工夫し，姿勢を安定させる．励まし過ぎない，頑張らせない関わり方にも留意し，対称的な姿勢の獲得と姿勢の安定を目指すことから始める．

▶**その他**：保護者支援の一環として子育て支援を目的としたプログラムの利用も有効である．離乳の進み方を確認し摂食クリニック導入の必要性を判断する．

❷ 幼児期

大まかな予後予測を目安にアプローチを進める．姿勢保持については，緊張を強めた代償的固定や中間関節(肘，膝)のコントロール不良が目立つ．

▶**理学療法**：末梢(手や足)を支持に使って中枢部を安定させるアプローチがポイントである．坐骨支持と対称性を意識した抱き方の指導，抱っこ以外で過ごせる姿勢保持の工夫，食事の時も使える座位保持椅子，座位保持装置を工夫する．

対称的な動きで立ち上がり，全体的な伸展でつかまり立ち保持，さらに座る動きなど伸展の中に屈曲の要素を入れた動きをつくっていく．下肢装具利用が有効な場合もある．

▶**作業療法**：じっくり見て捉える経験の不足や触覚や揺れなどに対する過敏，そのための成功感や達成感の得にくさを踏まえ，対称的な姿勢の保持と目と手の協調を目指したアプローチ，遊びをとおした感覚運動経験，課題の成功を補助するハンドリングを行い，次の課題へのモチベーションを育てる．ADLへの導入，遊びの工夫，集団プログラムへの参加しやすさを検討する．

筋緊張が高い場合や，睡眠障害の顕著な場合は医療機関と連携し，薬物コントロールも視野に入れながら，ベースとなる生活の安定を図る．また，緊張や姿勢の非対称性の強い子どもは側弯や股関節脱臼を念頭に整形外科的フォローを開始する．

摂食機能には，頭部コントロール不良による不安定，舌や下顎，口唇の分離と協調の困難，口腔周囲の感覚過敏が影響を及ぼす．摂食クリニックでは，姿勢や口腔機能の課題を整理し，介助方法(抱き方・座位保持装置の使用，食器の選択，食べさせ方)や食形態・種類・量についてアプローチする．

診察時の評価に理学療法，作業療法時の情報を加え，臨床心理士による発達評価やSTの介入時期を判断するとともに，幼児期後半，学童期に向けてどのような集団活動(肢体不自由児通園施設，保育所・幼稚園)を選択することが適当か保護者とともに検討する．選択の条件の一つは，子どもが安心，安定して通所できることである．精神面の安定は不随意運動を軽減し，本人のペースでの保

育者との相互交渉や，外界，物への関わりが保証されると，次第に成功感や達成感を得て，意欲の向上につながる．

▶言語聴覚療法：頭部体幹の不安定さによる口腔運動の困難さ，爆発的な呼気など呼吸運動の調整に影響される発声，舌・下顎・口唇自体の不随意運動の出現，認知・概念の発達，コミュニケーションの経験などに留意して評価し，構音器官の機能発達，言語能力の発達，コミュニケーションの発達を支援する．音声言語でのコミュニケーションが困難または獲得が遅れる場合，コミュニケーションの発達を促すために音声に代わるコミュニケーション方法（AAC）を併用する．集団療育，家庭でのコミュニケーション環境を設定し，携帯用会話補助装置（voice output communication aid；VOCA）などを使用する場合，OT との連携が必要となる．

乳幼児期に適切な育児支援がなされている場合，臨床心理士によるフォーマルな発達評価は1歳6カ月前後に行っている．まず，知的レベルについての目安，次いで2歳，3歳と年齢が上がるにつれ，認知特性についての評価，コミュニケーション・社会性などについて評価を進め，就学前には学習という視点で課題を整理する．音声言語の表出制限や上肢操作の困難性から，一般の発達検査のみでの評価は難しく，保護者からの聞き取りや療育場面での行動観察をとおして総合的に判断する．療育場面や家庭での発達を支援する環境設定や接し方について助言し，また，「したいこと」と「できること」とのギャップや常に介助される立場の困難性から心理的サポートも必要となる．

▶補装具・福祉用具：①育児支援，介護目的，②治療・訓練，発達支援目的，③ADL用として利用されるが，それぞれの処方目的は明確に区別されるわけではない．

初めに，家庭での安定した姿勢保持，療育施設への通所が安全に行われるよう，市販ベビーラック，カーシート，ベビーバギーにウレタンのクッションなどを追加する工夫を行う．集団への参加，摂食機能へのアプローチ，上肢操作などの開始に伴い，頭部体幹の安定のため座位保持装置，座位保持椅子が必要となる．なお，座位を安定させる用具は，歩行が可能な場合においても，上肢操作の際には有効なことが多いので，注意深く評価し，利用をすすめる．

身体が大きくなると移動介助には車椅子が必要となる．ケースの状態により姿勢保持具を加え，自走の可能性，また，保護者の介護負担などを考慮し，普通型車椅子，手押し型車椅子，バギータイプから選択する．

自力移動が困難な場合，または獲得が遅れる場合には発達年齢，上肢機能を考慮し，普通型車椅子，歩行器，その他の移動具を積極的に併用する．

立位訓練などが開始されると，靴型装具，短下肢装具が体重支持，不随意運動のコントロールの目的で必要な場合がある．整形外科合併症（股関節脱臼，側弯）により，股関節外転装具や体幹装具を装着する場合もあるが，装具療法の目的を保護者と共有し，生活のなかでいつどのように装着するのか具体化することが大切である．

ADL への参加が進むと ADL 上の姿勢の安定と介助量軽減も含め，バスチェア，便座など導入する．

▶その他：就学相談の進捗に合わせ，通学方法，学校 ADL への対応，学習の環境設定などについて保護者と相談し，車椅子・座位保持装置の修正・作製などの準備を進める．特に，地域の小学校へ就学する場合，ADL（校内移動方法，排泄，食事/給食，更衣など）については，環境整備，車椅子や補助具の使用，介助面など一つひとつ条件を詰めておかなければならない．学習においては，安定した座位姿勢の保持と上肢操作（書字など）のため椅子と机の設定を確実にすることは重要である．また，学校への引き継ぎの際，不随意運動の特性について十分理解が得られるよう

❸ 学童期

主たるサービス提供の場は学校となる．筆者らは医療・保健・福祉の立場から教育と連携し，技術支援を行い，青年期に向けた一貫したサービスの提供に努めている．

運動機能的には一定のゴールに達しているが，体力や社会性が高まることで活動や参加の力がつく時期であり，また，そのためにも適切な支援が求められる．興奮などの精神的な要素により筋緊張が変動することについて本人自身が認識し，普段から急激な変動を調整できるようになると，さまざまな活動の精度が増し，自立度が上がる．周囲はその特性を十分理解し，配慮して関わらなければならない．

一方，身体の成長や学校生活，本人の生活嗜好などが確立していくことから，長時間の同一姿勢や同一部位への負担，運動量の過不足をきたしやすく，疼痛や変形など二次障害発生のリスクが高まる．姿勢変換や運動量の調整など身体の自己管理に目を向けるよう支援することも重要である．また，成長と変動する筋緊張により介護負担は著増する．ヘルパーの導入や住環境の整備など社会資源の利用，姿勢保持と活動，介護負担軽減の視点から補装具・福祉用具の見直しも必要である．補装具・福祉用具については，処方目的が治療・訓練，発達を支援するものから，生活上の必要性へと変化していく．学年が上がると活動性が高まり，生活範囲も広がることで移動のスピードや耐久性などが求められるようになる．車椅子や電動車椅子機能など移動の代償手段を積極的に採り入れるようにする．

▶理学療法：機能維持が目標であるがそのためには頑張り過ぎないことを伝え，運動量・活動量の調整を指導，緊張の緩和，介助協力動作などにアプローチする．

▶作業療法：移動とコミュニケーションを含めたADL，学習における姿勢保持と上肢操作のため，さまざまな用具類の選択と工夫を行う．電動車椅子やコミュニケーションエイドの操作などはその主なものである．

▶言語聴覚療法：コミュニケーション障害への支援はSTを中心に息の長い取り組みとなる．子どもの発達段階に合った「手段」の選択とその「手段」を生活場面で実践的に用いるという家庭や学校の協力体制が不可欠である．

表出手段の制限，介助者に依存せざるを得ない生活下における経験の制限から，本人の障害受容，親子関係など多様な心理的問題を生じるため，臨床心理士による支援が望まれる．

緊張や非対肢位が強く二次障害リスクの高い場合は，常に各種の治療法などを念頭に置いて，対応が後手後手に回ることのないようフォローする．

禁忌・留意点

脳性麻痺—痙直型(43頁)参照．

脳性麻痺—混合型

小池純子　横浜市総合リハビリテーションセンター・センター長

疾患・障害の特性

早期産児では脳室周囲白質軟化症(periventricular leukomalacia；PVL)，満期産児では重症仮死(低酸素性虚血性脳症)が原因といわれている．

痙直型の要素とアテトーゼ型の要素を併せもつ．上肢にアテトーゼの要素，下肢に痙直型の要素が優位な例を多く経験する．

リハ処方上は痙直型の要素とアテトーゼ型の要素のどちらが多く出現してくるかによって，痙直型としてアプローチするか，アテトーゼ型としてアプローチするか，対応を変える．痙直型の要素が落ち着いて(緊張が緩んで)くると，不随意運動が見えてくるというのが多い経過である．また，痙直型とは言い切れないような自発運動が出る，動作時に開口や流涎がみられる，連合反応，代償的な

固定が出現するなど，アテトーゼの典型的な現象が見えていることも多い．

身体の機能障害に左右差があると，非対称姿勢が顕著で，頭部のコントロールが難しく，言語や目の協調性にも困難をきたす．二次障害の程度も重い．

それぞれの要素の程度により機能障害への影響は異なるため，機能的予後の予測が難しい．

リハビリテーション処方

上述したとおり，痙直型の要素が中心の場合または痙直の要素への対応は，「脳性麻痺―痙直型」のアプローチを，アテトーゼ型の要素が中心の場合またはアテトーゼの要素への対応は，「脳性麻痺―アテトーゼ型」のアプローチを参考とされたい．

痙縮の程度，不随意運動の程度が同等であっても，2つの要素が合わさっている場合は，介入も難しく，それぞれの型の程度から予想される機能的予後より，獲得される機能は低いことが多い．ゴール設定の際に留意する必要がある．

禁忌・留意点

脳性麻痺―痙直型（43頁）参照．

成人の脳性麻痺

瀬下　崇　心身障害児総合医療療育センター・リハビリテーション科医長

疾患の特性

成人期の脳性麻痺者のリハを行っていくうえで，配慮すべき事柄は，運動能力の低下だけでなく，嚥下機能や呼吸機能，自尊心など心理面のサポート，さらには生活の質，社会資源の問題など多岐にわたる．これは脳性麻痺者の多くが身体障害のみならず，知的障害を合併し，重複障害の状態にあり，限られた社会的資源のなかで長い経過を経て現在の生活状況があるためである．したがって何か問題が生じているとしても，全てを一度に変化させることは困難である．以上から成人脳性麻痺者のリハは，常に全体像を把握し問題点を優先づけしながら，そのなかで現実的なゴール設定と効果的な介入を検討していかなくてはならない．

❶ 脳性麻痺者の生命予後

イギリスの統計では，知的障害がIQ 20未満の例では20歳生存率は45％程度，IQ 20～34の例では80％，IQ 35以上では90％以上と述べられている．20歳以下の症例の死因は呼吸器系58％，てんかん発作8.6％が大半を占める．20歳まで生存した症例の85％は50歳以上まで生存する．死因は40歳までは呼吸器系が多く，40歳以上の症例では，がんなど三大生活習慣病が増えてくる．脳性麻痺であることの死亡リスクは，50歳ごろ最小となるが，それでも健常者と比較して5倍以上の死亡リスクとなっている．これは，健康診断を受ける機会が少ないことによるがんの早期発見の遅れが関与しており，配慮を必要とする．

❷ 側弯症

脳性麻痺者の40％に，側弯症が合併する．10歳ごろから側弯が発生し，成長期に急激に悪化し，成長終了後も30歳ごろまで年1～2°側弯が進行，平均でCobb角70°程度となる．

❸ 股関節痛

股関節脱臼のある重度例の55％に，脱臼のない例の33％に股関節痛が存在する．痛みの訴えは，14～15歳ごろと，30歳ごろに多くなる時期がある．股関節痛への治療としては，A型ボツリヌス毒素が成人例でも有効性が高く，自験例では有効率75％程度，疼痛の改善度は50％程度である．運動時の一過性の痛みは残存することが多いが，夜間眠れなかった例が眠れるようになる，投薬が必要なくなるなどの結果が得られることが多い．A型ボツリヌス毒素はコストは高いが検討に値する．股関節脱臼がある例では，骨頭や臼蓋など股関節周囲の骨が変形している

ことが多く，A型ボツリヌス毒素無効例では，手術的に筋解離術での股関節周囲の減圧あるいは股関節固定術や骨頭切除術などが実施される．骨性手術は侵襲も大きく，胃瘻のある例では術後1年以内の死亡率が3～5%程度認められることから，その適応は慎重を要する．

❹ 頚肩部痛，下肢痛

疼痛は成人脳性麻痺者全体では30%に存在し，痛みの存在する部位は，股関節よりは頚肩背部が圧倒的に多い．特にアテトーゼ型では，頚部から肩，上肢にかけての痛みの合併が多い．

頚部痛に対しては，ジアゼパムなどの精神的緊張を緩和する薬剤やチザニジンやダントロレンナトリウム水和物などの筋弛緩剤が30%程度の割合で有効である．無効例でA型ボツリヌス毒素の施注を必要とする例がみられる．喉頭周囲への両側の施注は嚥下機能を低下させる可能性があること，嚥下機能低下を代償するために頚部の回旋を使用している例があり，そのような場合は，実施後に嚥下困難を生じることがあるので，注意が必要である．

また，歩行可能例で膝関節周囲(鷲足炎やハムストリングの腱鞘炎，膝蓋骨高位による膝蓋骨周囲の変形性関節症)の痛みが生じている例があり，NSAIDsと筋弛緩剤で改善しない場合にA型ボツリヌス毒素の施注を必要とすることがある．

❺ 頚髄症

アテトーゼ型脳性麻痺者で，頚部に絶えず不随意運動を生じている例では高頻度に頚椎の変形から頚髄症を発症する．発症時期としては30歳代後半から50歳ごろの発症が多い．初発症状は，「歩行できなくなってきた」「それまで自分で食べていたのに急にできなくなった」「電動車椅子を自分で操作できなくなってきた」「最近緊張が和らいできた」などが多い．頚髄症はその受傷レベルによっては呼吸障害を引き起こし突然死することもあり得る．本人だけでなく介護者からの訴えで受診する例も少なからずあることから，家族や施設職員などにあらかじめ説明しておくことが早期発見に有効である．治療はたとえ一時的に回復してきても必ず再び悪化するので，手術を必要とする．椎弓後方拡大術を基本とするが，頚椎後弯が強い例では，前方除圧固定術の併用を必要とする意見が多い．術前後に頚部安静保持のためにA型ボツリヌス毒素の施注を必要とする例が見られる．

障害の特性

❶ 運動障害

運動障害は，筋緊張の亢進(痙縮)やジストニアやアテトーゼなどの不随意運動という陽性徴候と，筋力低下の陰性徴候と2つの要素を併せもつ特徴がある．脳性麻痺者の歩行は，痙縮によって歩行時に下肢が内転内旋する鋏歩行や，膝の屈曲拘縮によるかがみ肢位などの歩容異常が特徴的である．

❷ 側弯と嚥下障害，呼吸障害

Cobb角が60°を超えると呼吸機能が障害されてくる．側弯が進行することで，胸椎レベルの側弯は胸郭を変形させ，肺容積の減少をきたす．また，腰椎レベルの側弯は，肝臓や腎臓，脾臓といった内臓の配列を変化させ，消化器の走行を大きく蛇行させることとなり，食物の通過障害や上腸間膜動脈症候群によるイレウス，胃食道逆流(gastroesophageal reflux disease；GER)を生じる．不顕性であっても誤嚥性肺炎が慢性的に持続することで肺実質に不可逆的な変化を生じるので，重度例では，症状がなくても早期に発見して，食物形態を含めた評価検討が必要となる．特に，摂食に必要な時間が30歳以降徐々に長くなっていくことが知られており，この頃から嚥下機能の老化が顕在化してくる．

評価・技法

❶ 嚥下機能評価

嚥下機能評価は嚥下造影検査が行われることが多い．陽性率は40%程度であり，陰性

であった場合でも症状から不顕性誤嚥が疑われる例では，シンチグラムなど他の検査を追加実施する，あるいは食事形態や食事姿勢を再検討するなどの対策を行う必要がある．

❷ 呼吸機能障害の評価・技法

呼吸機能を評価するのは指示が入りにくいため，スパイロメトリなどの客観的な評価は困難である．誤嚥性肺炎の頻度や，夜間に酸素飽和度が低下する頻度をサチュレーションモニターなどにより評価し，これらの結果を参考にすることが多い．

❸ 運動障害の評価・技法

生理的コスト指数（physiological cost index；PCI）で歩行に必要な運動エネルギーを検討したところ，歩行可能な脳性麻痺者ではPCIが1.2（心拍数/m）と健常者の0.5と比較して大幅な増加となっている．これは健常者が階段を上るのに必要なエネルギーを脳性麻痺者は歩行に必要とすることを意味する．成人例の歩行機能は，歩行可能例と歩行不能例の二極に分かれることが特徴的であり，小児期の粗大運動能力分類システム（GMFCS）レベルⅢ（杖など介助歩行実用レベル）のような中間段階例の割合は減少する．この運動機能低下は麻痺型によって左右される．両側性麻痺の場合30歳代から急激に歩行困難を生じてくる例が増大し，50歳まで歩行に支障がないのは全体の10%である．一方で，片麻痺では65歳まで歩行に支障がないのは50%と，大きく明暗が分かれる．エコーによる下肢の筋構造の評価では，痙縮の強い大腿直筋は筋疲労から筋構造が変性し，随意収縮の少ない外側広筋では廃用性に筋が萎縮し，ともに健常者と比較して体積が減少しているという報告がある．もともと筋力低下から運動負荷に対する耐久性が低下している状態に加えて，筋疲労による残存筋力の消耗が一定以上に進行すると歩行困難が強まる．車椅子移動など座位をとる時間が増えることで，関節拘縮の悪化や，廃用性の筋力低下が急激に悪化し，歩行を維持できなくなっていく．今でき

ていることを前提に生活を設計すると長期的には生活を維持できなくなる可能性が高い．

❹ 股関節痛の評価・技法

コミュニケーション障害を合併している例では，「抱っこや体位交換時に泣いたり，顔をしかめる」などの介護者からの訴えで疑われることが多い．痛みの評価は，唾液腺アミラーゼ値によるストレスの程度の評価や，pediatric pain profile やFLACCなどの他覚的な評価法が参考になる．

❺ 環境の評価

筋力トレーニングなど本人に直接アプローチする方法は，問題となる動作が限定されているときには改善できる可能性があるが，多くの場合は限界があり他の方法による代償を検討していかなくてはならない．装具にしても支持性の強い装具は重量が重い傾向があり，座位保持力の強い車椅子は大きく重くなる傾向があるので，使用する状況が変化すると以前作製されたものが使用しにくくなっていることがある．同様に，住環境の整備や通所施設までの移動手段の見直しも時に必要となる．

リハビリテーション処方

❶ 運動障害のリハ処方

成人期脳性麻痺者のリハでは，疲労した筋組織を温存しながら，廃用性に低下した筋力を回復する必要がある．しかし，Bobath法（ボバース法）やVojta法（ボイタ法）など国内で普及している方法は，年齢を問わず全ての人に実施できるほどには従事するスタッフの数が足りない状況であり，その手法の習得も一定以上の知識と研修が必要とされ，現状では早期の人員確保は難しい．そのため，代替となる方法が求められる．部分荷重によるトレッドミル歩行など，転倒の危険に配慮して体重負荷を軽減する環境を整えた歩行練習は有効性が期待できる．また，SRC歩行器のサドル部分を改造した座位保持装置付きエアロバイクや自転車，ロボットスーツを使用したロボティクスなどにも有効性があり，一部

で検討が始められている．同様に重力負荷を軽減した状況である水泳も有効性があると思われる．

❷ 呼吸リハ

肺理学療法やカフアシスト，体位ドレナージといった姿勢管理による排痰補助のほか，BiPAP（bilevel positive airway pressure）などの呼吸の補助を検討する．

コルセットは長期的には側弯進行を緩和する作用と，短期的には姿勢を改善し安定化することで呼吸機能を改善する作用がある．特に低緊張で側弯が矯正されやすい例で有効性が高い．コルセットを使用することでかえって息苦しくなるのでは，と心配する意見も多いが，実際には使用を中断する理由の多くは「暑がりだから」である．脳性麻痺者では，筋緊張の亢進や深呼吸する場面の少なさから胸郭コンプライアンスが低下しており，呼吸は横隔膜の動きに強く依存する．したがって，コルセット装着による胸郭コンプライアンスの低下による悪影響よりも，側弯の矯正から腹腔内容積の減少が改善され，横隔膜が十分に動ける状態となる改善効果が上回り，呼吸機能が改善する．同様に座位保持装置で姿勢が改善されると呼吸機能も改善する．

❸ 環境調整

障害により本人の活動性が制限されていることと，周囲の環境との相互作用のなかで初めて問題点が明らかになってくる．したがって本人の問題ばかりでなく，環境をいかに整備するかも重要な課題となる．

社会参加に関しては，学校や社会に参加するうえでの困難として，移動経路がバリアフリーでないことはもちろん，コミュニティーの構成員の姿勢が影響を与えている．これは，脳性麻痺者の心理特性として，周囲に気を使い，困難に際して諦めやすい内向的な傾向が指摘されていることとも関連が強い．痛みや移動能力の低下のなかで，もともと職場のなかで頑張らざるを得ない状況から，疲労のためうつ症状を発症し就労できなくなっていくことも少なからずみられる．この場合，本人には，職場や周辺のコミュニティーの構成員に自ら働きかけることはすでに困難になっていると思われるので，ジョブコーチなどの就職後の支援の継続により，退職を防ぐことも必要である．

本人の問題ではないが，主たる介護者の1日の介護時間が6時間を超えると，介護者のうつのリスクが高まることが知られている．特に側弯の強い重度例では，夜間に喀痰吸引や姿勢変換を必要とすることも多く，母親の睡眠時間は平均5.2時間，75％は体調不良を抱えていた．成人に達した脳性麻痺者の両親はすでに老齢であることが少なからずあり，本人を取り巻く環境が時間とともに変化し，身体的な介護はより社会資源を必要とするようになるであろう．訪問看護や訪問リハ，通所施設の利用やショートステイなどの社会的な支援がないと，生活が破壊されることになる．

▍禁忌・留意点 ▍

歩行機能の変化は，就労先や居住環境の整備を検討するうえで，事前に配慮しなくてはならない重要な項目である．肢体不自由児系の特別支援学校に通学している例では，担任や自立活動の担当者から指導される機会に恵まれているが，普通学校から大学へ進学し就職したような例では，指導される機会が少なく先輩や同年代の脳性麻痺者とのつながりを欠いていることも多いので，むしろ軽度の脳性麻痺例にこそ指導が必要となる．しかし，軽度の例は療育施設との関係が早くに途切れる傾向があるので，適切な時期に本人家族に説明する機会を設けることは実際には難しい．

スウェーデンでは，1994年に障害者が運動する機会が憲法によって保障されたことで，成人脳性麻痺者の健康を向上することができたと報告している．しかし，国内の調査では，「訓練はやっていない」50％，「スポーツしない」90％という結果であった．成人脳

性麻痺者の歩行機能を維持することは，社会保障費を削減するうえでも有意義なことと思われ，積極的な検討が待望される．

現在，歩行機能に支障が生じている場合は，廃用性に機能低下した部分を改善することになるが，漸増筋力トレーニング法は成人脳性麻痺者に対して筋力も歩行速度も十分に改善できないことが示されており，ひとたび機能が低下すると回復することは決して容易でないこともまた事実である．身体機能の全体的な改善は難しくとも，たとえば車椅子の移乗動作など，限定された状況であればその動作を実施するうえで必要となる筋力の強化や，動作そのもののやり方やその動作を行う場面のレイアウトを変更することで動作が実施しやすくなる可能性が出てくる．問題によっては，浴室やトイレの手すりの位置調整，玄関や廊下のバリアフリー化など，居宅改装などを含めた環境調整や通勤経路の見直し，職場の配置転換などを行うことで生活状況が改善できないかも同時に検討していかなくてはならないだろう．

その他

デンマークの調査で，脳性麻痺者に対する社会保障関連で費やされた諸支出のうち，医療関係に費やされる支出は全体の14%と少なく，所得保障や介護に関する生活保障関連の支出が86%であった．これは，就労せず独居で子どももいない例が55%あることとも関連している．国内の調査では，わが国における脳性麻痺者の就業率は福祉的就労を除いて全体の16%，就職したくても適当な仕事がない例が12%と報告されている．両側性麻痺症例やアテトーゼの場合，知的能力には問題なくても上肢機能障害や構音障害から就労が制限される例があり，彼らに対する就労支援が求められている．具体的には，知的障害と構音障害がなく上肢機能障害のみがある例は，現状ではパソコン入力が遅いことから事務職も困難なことが多く，就労先の選択肢が非常に限られているが，将来，技術の進歩によって音声入力機構が発達すれば，就労率が向上できるかもしれない．また，成人脳性麻痺者の30%に痛みの訴えがあり，健康上の理由で働けないと回答した例が39%に及んでいた．二次障害には，予防や改善可能なものと，老化など不能なものがあるが，痛みは改善可能なものなので，非常に残念な結果である．

就労を機に，それまで受診していた医療機関を受診しなくなる場合が少なからずあり，医療的な問題が出現してきた時には，ドロップアウト後に10年近く経過している状況で，受診できる医療機関がなくなっていることがある．本人や家族を含め，今後起こり得る医療的問題とその時期について，あらかじめ適切な情報提供と，対処法を説明しておくことが大切と思われる．

脳性麻痺者の多くが老齢まで生き延びることが明らかになった現在，療育以降の問題として，成人した彼らが老化し機能低下しながらも，社会で生きていくうえで予防できるものに関しては予防し，可能な限り機能を維持し，必要があれば適切に介入し支えることが以前に増して重要となっている．

水頭症

渋谷健一郎　獨協医科大学学内講師・リハビリテーション科

疾患の特性

水頭症は，脳室またはその他の頭蓋内腔に異常に大量の髄液が貯留し，これらの腔が拡大した状態である．

正常な状態での髄液の産生・吸収は以下のとおりである．

- 全髄液量は120〜150 mLである．
- 脳室内脈絡叢で0.35〜0.4 mL/分産生される．
- 1日の生産量は約400〜500 mLである．

表1　年代別の代表的な水頭症の原因疾患

年代	原因疾患
胎児期	母体感染による水頭症（トキソプラズマ，風疹など）/先天奇形に伴う水頭症（脊髄髄膜瘤，Dandy-Walker症候群，Chiari奇形など）
新生児期	脳室内出血/髄膜炎，脳炎
乳・幼児期	髄膜炎，脳炎/脳腫瘍/中脳水道閉塞
学童期	髄膜炎，脳炎/脳腫瘍/頭部外傷
成人期	脳出血，くも膜下出血/脳腫瘍/頭部外傷/髄膜炎，脳炎/突発性

以上に挙げた例は通過障害に起因する水頭症である．

表2　各年代に代表的な症状

年代	原因疾患
未熟児期	大泉門膨隆（泉門膨隆）/徐脈/不規則な呼吸（呼吸が時々停止する）/頭皮静脈の怒張/急速な頭囲の拡大
乳児期	不穏/意識障害/嘔気/頭囲拡大/定頚の遅れ・不良/落陽現象
幼児・学童期	頭痛/不穏/嘔気/嘔吐/食欲不振/体重減少/意識障害（無気力，過度の眠気，全身倦怠）/乳頭浮腫（視力低下）/複視/下肢の痙性亢進/体幹バランス障害/勉強の成績低下
成人期	頭痛（特に起床時に強い）/嘔気，嘔吐（嘔吐後に頭痛も改善する）/意識障害（混乱，無気力，過度の眠気）/運動障害/原疾患の症状

- 大部分が上矢状洞付近のくも膜顆粒で吸収される．
- 吸収能力は正常産生率よりも3～4倍ある．

正常な状態での髄液の循環動態を示す．

左右の側脳室内にある「脈絡叢」で髄液は産生され「Monro孔」を介して第三脳室に流れ込み中脳水道という極めて細い通路を介して第四脳室に流れる．第四脳室に流れ込んだ髄液は尾側端正中にある「Magendie孔」と左右にある「Luschka孔」から脳表，脊髄表面に流れ出る．

脳表・脊髄表面を循環した髄液は頭頂部の硬膜にある「くも膜顆粒」という組織により吸収され「静脈洞」に入る．頭蓋骨の正中直下を走行する静脈洞は脳内では一番太いもので「上矢状静脈洞」と呼ばれている．

前記経路のいずれかで循環が障害された際に水頭症が発症する．

発生原因として最大のものは，髄液の通過障害で，脳室系に「閉塞」または「狭窄」をきたして発生するものは「非交通性水頭症」といい，髄液の通過障害があるか，吸収障害によって発生するものは「交通性水頭症」という．

水頭症の原因には先天性と後天性が存在し，先天性水頭症の原因としては，母体内感染症が最も多く，後天性のものはさまざまな原因が挙げられるが，先天性非交通性水頭症の病変部位は中脳水道狭窄，閉塞が最も多く，次いで第四脳室付近での病変が多い．Monro孔部での通過障害はまれである．

各年代における水頭症の原因となる代表的な原因疾患を表1に示す．

他に髄液の分泌過剰による水頭症（脈絡叢乳頭腫）も存在するが極めてまれである．

障害の特性

主たる障害は頭蓋内圧の亢進によって生じる．

そのため，骨縫合が離開し得る乳児期には頭蓋内圧の亢進による症状は初期には出現せず，頭囲の拡大として認められる．乳児までの時期であれば，上述のとおり頭の拡大が目立つことが一番の特徴である．この時期以降過剰な脳脊髄液による内圧の上昇は，頭蓋骨に守られた脳を直接圧迫する力となり各種の神経症状を呈するようになる．

表2に年代ごとに代表的な症状を挙げるが，後天性の感染症の場合には全年代において高次脳機能障害を呈する場合もある．

治療は通過障害の解消で，原因が出血の場合には血腫が吸収されるに従って自然に解消される場合もあるが，多くの場合は外科的手技が実施される．

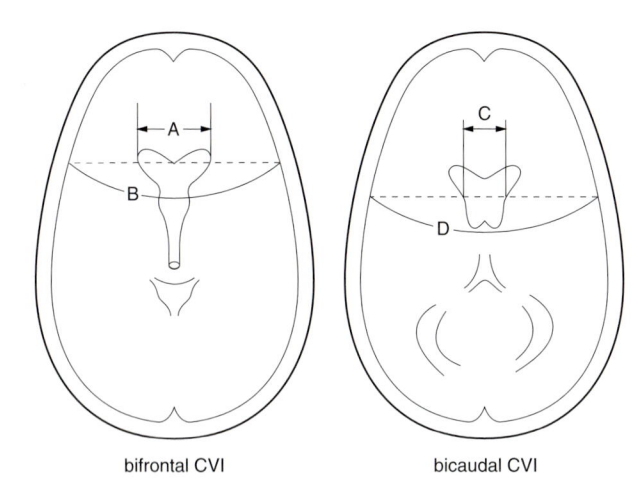

図　側脳室の大きさ計測法
A：両側脳室前角最大幅．B：A部位での脳実質幅．C：両側尾状核部の幅．D：C部位での脳実質最大幅．
脳室の成人正常値：bifrontal CVI＝31±4%，bicaudal CVI＝15±3%．

　最も多く行われるのは，脳室-腹腔短絡術（V-Pシャント術）であるが，頭蓋内圧を正常範囲にコントロールするために中核となるのはシリコン製のバルブで，圧管理型/圧可変型/流量調整型などさまざまなバルブが開発されている．脳室端カテーテルと腹腔端カテーテルをバルブで連結して手術を終了する．シャント手術における合併症としては，シャント感染症/シャント閉塞/髄液の過剰排出による低髄液圧症/シャントチューブ脱落などが代表的なものである．他に乳幼児期にシャント手術を指向した場合には成長に応じてシャント・デバイスの入れ替えが必要となる．
　近年シャント手術の欠点を補う手技として内視鏡的第三脳室開窓術が開発されたが対象となる疾患はまだまだ多くはない．

▍評価・技法
　頭部画像診断が有効で，CTスキャンおよびMRI検査にて，脳室拡大の有無とその原因と考えられる病変の有無に関して評価・診断可能である．
　水頭症の診断としては，両側脳室前角の最大幅がその部分における脳実質幅の何%あるかでみる方法（bifrontal cerebroventricular index；bifrontal CVI）と両側尾状核部の幅がその部分における脳実質幅の何%あるかでみる方法（bicaudal CVI）とがあり，後者の信頼性が高いとされている（図）．脳槽造影や放射性同位元素を用いてのシンチ・スキャンは脳脊髄液の流れを診断可能で病状の把握に有効である．

▍リハビリテーション処方
　術前は，関節可動域維持訓練程度にとどめる．術後は新生児期，乳幼児期・小児期と成人期とでは異なる．特に感染症が原因となった水頭症や先天奇形では精神運動発達遅滞を伴っているケースが多いので注意を要する．

❶ 新生児期
　関節拘縮を防ぎ，痙性を抑制し良肢位の維持に努める．また各種体性刺激を加えることで陽性反応を引き出す．

❷ 乳幼児期

関節拘縮を防ぐ目的での四肢の他動運動,痙性抑制目的のリラクセーションは継続する.暦年齢と障害の程度に合わせて個々の症例に合わせたプログラムを作成する.視覚-運動統合練習に代表される各種体性刺激と運動統合練習は重要である.必要に応じて短下肢装具などを使用し歩行練習を行う.

言語練習は,暦年齢で3歳ごろを目標にして開始する.

❸ 学童期

この時期はフォローアップが中心となる.普通学級へ就学可能な児童の場合は,学校との連携を密にし,シャント・トラブルの早期発見に努める.特別支援クラス・特別支援学校への進学の場合は,車椅子・歩行器などの補助具の要否判定を行う.

❹ 成人期

シャント後は,体幹と両下肢帯の筋力を強化し歩行を安定させる.加えて水頭症を引き起こした原疾患に対するリハプログラムを行う.

全年代を通じて,高次脳機能障害に対して評価・アプローチが必要になるケースもある.

|禁忌・留意点|

シャント・ルートに沿った(特に鎖骨上)皮膚の管理に留意する.

成人特に高齢者では起立位をとった時に,サイフォン効果が強く現れ,髄液が過剰に排出され急激な頭痛や意識障害が出現する場合があるので注意する.この状態では脳室は急激に狭く小さくなり「細隙脳室(slit ventricle)」と呼び脳室端のチューブが詰まりやすい状態になる.一般にシャント術を実施した脳では脳の拍動がシャント・チューブを介して腹腔へ逃げているため,脳の柔軟性が失われている場合が多い.

このような症例を「細隙脳室症候群(slit ventricular syndrome)」といい,年長児では,急激に重篤な意識障害を発生する症例がある.そのような時には緊急にシャント・デバイス交換手術が必要となる.

|その他|

頭囲の拡大は骨縫合が完成するまでは脳の成長によって4〜8歳までは大きくなるが,それ以降は頭蓋の成長に伴って脳が成長する.

頭部外傷

丸石正治　井野口病院・脳神経外科・リハビリテーション科

|疾患の特性|
❶ 頭部外傷の分類

頭部外傷とは,一般に頭蓋骨骨折や頭皮の損傷も含めた頭部一般の外傷を意味するが,リハビリテーションにおいて問題となる脳損傷に着目した分類として,局所性脳損傷とびまん性脳損傷の2つに分類するのが一般的である.びまん性脳損傷は,意識消失の長さによって,さらに軽症型,中等症型,重症型,びまん性軸索損傷(diffuse axonal injury;DAI)に分類される(表1).

❷ 分類別の特性(図)

局所性脳損傷は,外力が頭蓋骨を通じて直接的・間接的に脳実質に伝搬するために生じる.このため,外力エネルギーが集中しやすい前頭葉・側頭葉の底部に損傷が生じることが大半である.びまん性脳損傷の最重症型であるびまん性軸索損傷は,脳に回転加速度が加わったために生じる神経線維の断裂で,脳梁や皮質髄質移行部に損傷が生じやすい.

|障害の特性|
❶ 予後予測

長期予後は,意識障害の程度持続時間,多発外傷の有無,および年齢に影響される.なかでも Glasgow coma scale(GCS)8点以下の長期予後は不良である.また,高齢者では若年者の数倍予後不良とされる.

表1 外傷性脳損傷の分類(アメリカ脳神経外科コングレス提唱)

分類		症状
局所性脳損傷	脳挫傷	局所性の脳損傷
びまん性脳損傷	①脳震盪(軽症型)	一時的な神経症状があるも，意識消失なし
	②脳震盪(中等症型)	意識消失があるも5分以内に完全に回復
	③脳震盪(重症型)	5分以上持続する意識消失
	④びまん性軸索損傷	6時間以上昏睡が持続し，びまん性脳損傷の最重症型

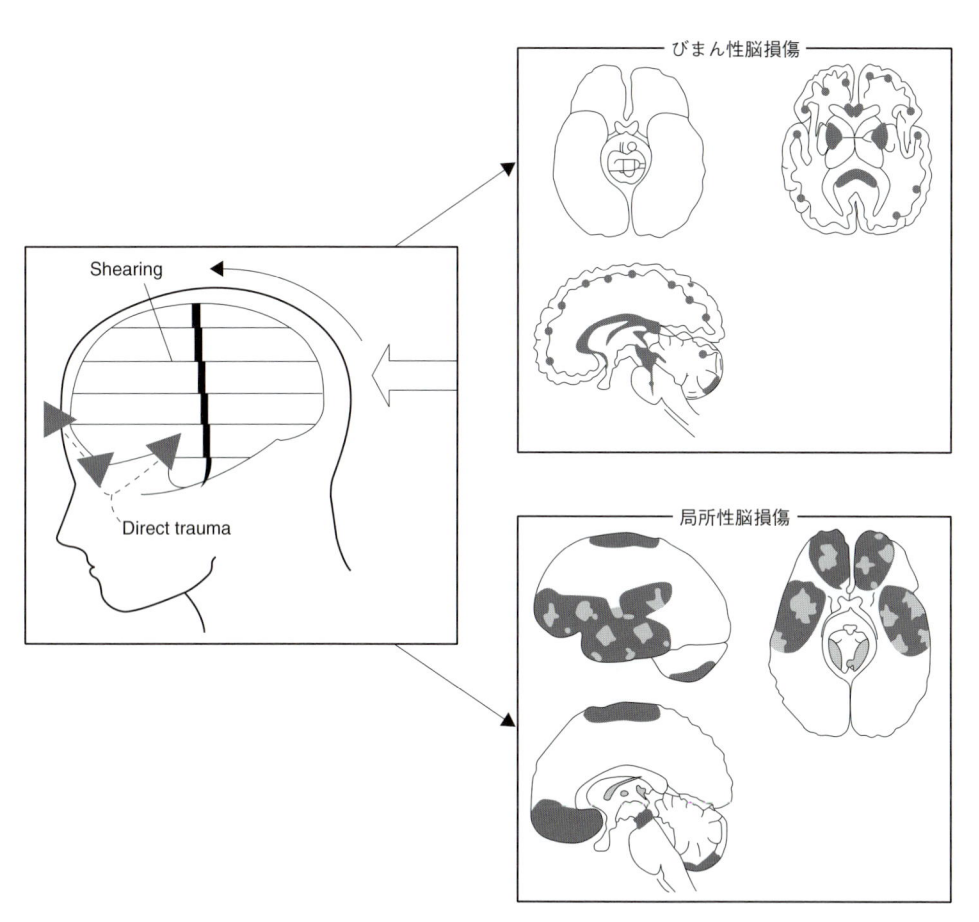

図 外傷性脳損傷のメカニズムと損傷部位

❷ 一過性精神症状(通過症候群)

意識障害からの回復過程で，感情不安定，健忘などを前景とした一過性精神症状(通過症候群)が出現することがある．

❸ 認知機能障害(高次脳機能障害)

前頭葉・側頭葉底部や脳梁・皮質髄質移行

部が損傷するため，麻痺や失語症の他に認知機能障害（高次脳機能障害）が残存しやすい．

厚生労働省の診断基準によれば，高次脳機能障害は，注意障害，記憶障害，遂行機能障害，社会的行動障害に分類される．

❹ 合併症

合併症として，外傷後てんかん，視覚・平衡感覚異常，下垂体機能障害，他臓器損傷が問題となる．

▶**外傷後てんかん**：脳外傷後1週間以内に発作を起こす早期てんかんと1週間以後の晩期てんかんに分類される．前者は外傷後5～10%，後者は20～40%合併し，早期てんかんを発症した患者の半数以上が晩期てんかんに移行する．晩期てんかん患者の80%以上が2年以内に発症する．側頭葉や前頭葉を焦点とするてんかん発作では，全身けいれんを伴わず行動異常のみを呈することがあり，側頭葉てんかんでは，感情発作や既視感（déjà-vu），自動症（automatism）を呈し，前頭葉てんかんでは，運動亢進性（hypermotor）と呼ばれる奇妙な異常行動や自律神経発作，欠神発作など複雑な症状を呈する．側頭葉てんかん，前頭葉てんかんともに高次脳機能障害との鑑別が難しい．

▶**脳神経損傷**：脳神経損傷を約20%に合併し，外傷性顔面神経麻痺の他に，視覚障害，眼球運動障害，聴覚障害を呈する．平衡感覚の異常は頭部外傷患者の約半数が訴え，外力による内耳機能障害，中枢性眩暈，頸椎捻挫など多くの要因が関与する．

▶**下垂体機能低下症**：頭部外傷により下垂体機能低下症をきたすことがある．下垂体後葉が障害されると尿崩症となる．下垂体前葉では成長ホルモンの分泌障害が多く認められ，次いでゴナドトロピン，甲状腺刺激ホルモン，プロラクチン，副腎皮質刺激ホルモンなどに低下が認められるが合併頻度には一定の見解がない．受傷早期ほど低下が著しい．全身倦怠感など低下したホルモンに関連した症状を呈する．

▶**多発外傷**：重症頭部外傷の3～4割が多発外傷を合併しており，そのため低酸素や低血圧などの二次的脳損傷が加わることにより予後不良となる．

❺ 小児の頭部外傷

小児は成人例より生命予後がよいが，知能発達の遅れが問題となることが多く，12時間以上の意識消失例の10%に知能発達の遅れが認められる．また，外傷による恐怖やショックが精神症状に出やすい（頭部外傷後神経症）．小児虐待例では，退院後の再虐待に注意する．

評価・技法

❶ 画像診断

MRI，CTにより，脳の局所出血や脳浮腫，全般性萎縮を観察する．微細損傷や頭蓋底部の病変検出にはMRIが有用である．低酸素や低血圧などによる二次的脳損傷には，PETやSPECTを用いた脳血流代謝の評価が参考になる．

❷ 脳波検査

脳波により異常波を確認する．側頭葉てんかんや前頭葉てんかんでは睡眠時脳波に異常をきたしやすい．必要に応じてビデオ脳波同時記録を行う．

❸ 下垂体機能検査

各種下垂体ホルモン値を計測する．受傷早期に低下していた場合は数カ月後に再検査を行う．

❹ 理学所見，視機能検査，平衡機能検査

理学所見をベッドサイドで評価し，必要に応じて各種脳神経機能検査を追加する．視覚異常には，角膜～網膜，視神経萎縮の有無，視野検査，眼球運動検査などの眼科的検査を実施する．平衡機能検査では，重心動揺検査などの静的バランス検査の他に，ファンクショナルリーチなどの動的バランス検査も行う．

❺ 神経心理学的検査

以下に述べる検査は，医学的リハ開始前の評価および開始後の効果判定として定期的に

表2 神経心理学的検査法

測定する能力	検査名	所要時間(分)	特徴
注意機能	標準注意検査法(CAT)	100	日本高次脳機能障害学会が開発した注意機能全般(容量，持続，選択，変換，配分など)の検査バッテリー 7つの下位検査から構成 年齢別に標準化されている
	仮名ひろいテスト	5	視覚選択的注意と処理速度を測定 年齢別に標準化されている 認知症スクリーニングで用いられることが多い
	trail making test	10	視覚探索と注意の転換を測定 Part AとBがあり，Part Aは主として選択的注意，Part Bは分配的注意を評価
	paced auditory serial addition task (PASAT)	10	聴覚的注意配分を測定 1秒間隔(part 1)または2秒間隔(part 2)に1桁の数字を加算 検出力に優れるが計算能力の影響を受ける
記憶機能	Wechsler記憶検査(WMS-R)	40	記憶機能の検査バッテリー 13の下記検査から構成され，一般的記憶(言語性記憶と視覚性記憶，遅延再生)と注意/集中力が評価可能
	三宅式記銘力検査	15	無関連対語と有関連対語について聴覚的記銘力を測定 短時間で施行可能だが標準化されていない 頭部外傷では無関連対語の記銘力が低下
	Benton視覚記銘検査	15	簡単図形の視覚的認知ならびに記銘力を測定 即時再生と15秒後再生をテスト
	Rivermead行動記憶検査(RBMT)	30	日常生活レベルの行動記憶を測定 数種類の検査が用意されており繰り返し検査による学習効果を排除できる 社会生活復帰の予測にも利用可能で，8点以下は生活自立困難とされる
遂行機能	遂行機能症候群行動評価(BADS)	30	遂行機能の検査バッテリー 6種類の下位検査で構成 日常生活レベルにおけるさまざまな問題解決能力を測定
	ウィスコンシン・カード・ソーティングテスト(WCST)	30	1組のカードを色・形・数の3つの基準で並び替えるテストで，概念形成と転換を測定 達成カテゴリー数と保続を数値化 前頭葉背外側部の機能を評価
その他	patient competency rating scale (PCRS)	10	患者の残存能力に関して30項目を5段階評価 患者の自己評価と家族・医療者による評価を比較し，自己認識のずれを測定

検査する．

▶**簡易知能検査**：MMSE(mini-mental-state examination)と改訂長谷川式簡易知能評価スケール(HDS-R)が代表的である．いずれも見当識，注意，計算，記憶などの質問項目から構成されている．合計で30点満点であり，合計点はWechsler成人知能検査(WAIS)の得点とよく相関する．頭部外傷の評価に用いる際には，合計点で全体的な知能低下を評価するとともに，失点項目を分析することが重要である．

▶**WAIS-III**：より詳細な検査バッテリーとし

てWAIS-Ⅲが推奨される．14項目の下位検査で構成されており，全検査知能（FIQ），言語性知能（VIQ），動作性知能（PIQ）の他に，言語理解（VC），知覚統合（PO），作動記憶（WM），処理速度（PS）も標準化して示される．頭部外傷の評価に用いる際には，IQを評価するとともに，各分析要素の有意差を分析することが重要である．びまん性脳損傷の場合は，WMやPSが低下する．

▶小児の検査：小児ではWAISの代わりにWISC-Ⅲを用いる．ただし，療育手帳の申請には田中-Binet式知能検査での評価を求められる場合がある．

以上の検査から認知機能の概要を把握した後に，焦点を絞って詳細な検査（表2）を実施する．

これらの検査は認知機能評価に用いるものであるので，意識障害から回復した後に実施すべきである．

リハビリテーション処方

1) 身体機能・視機能・平衡機能リハプログラム

特に視機能・平衡機能の障害は，認知リハや社会復帰プログラムに悪影響を与えるので，リハ早期に対応すべき課題である．

- 眼科的治療終了後も，一般に1年程度は視機能の自然回復が期待できるが，他のリハ遂行に影響を与える際には，代償手段（メガネ，プリズムなど）を検討する．
- 平衡機能へのリハは他プログラムと併用して実施すべきである．内耳の機能障害によるバランス障害に対し，良性発作性頭位眩暈の運動療法（Brandt-Daroff運動）やバランス再獲得訓練（Cawthorne-Cooksey運動）が推奨される．

2) 高次脳機能障害リハプログラム

高次脳機能障害のリハは，発症からの経過に応じて，医学的リハプログラム，生活訓練プログラム，職業訓練プログラムに分けられる．さらに，医学的リハでは，受傷早期と回復期に分けて考えることが必要である．

❶ 受傷早期医学的リハプログラム

- 受傷早期の患者は意識障害から完全に脱していないことが多い．この時期の医学的リハプログラムの主眼は，患者の覚醒レベルを高め，周囲環境への適応性を促進することである．
- 神経心理学的評価は，意識障害の評価（JCS，GCS）に加えてMMSE，HDS-Rなどの簡易検査にとどめ，リハには，画一的手法よりも個々の患者の状態に合わせた刺激方法を柔軟に採り入れる．
- さまざまな知覚モダリティーを用いて覚醒レベルに刺激を与えるアプローチを，他職種ならびに家族の協力も得て実施する．
- 系統発生的に古い感覚モダリティー（運動覚，触覚など）から刺激を開始し，徐々に視聴覚刺激へ移行，さらに音声や文字などの大脳皮質への刺激へ移行する．
- 同一刺激の繰り返しによる慣れを防止するため，過剰な刺激を控えて短時間刺激とし，刺激の種類を徐々に増やす．

❷ 回復期医学的リハプログラム

- 回復期の医学的リハは認知障害自体の改善を主目的とし，最大6カ月間実施する．また，1〜3カ月ごとに再評価を行い，プログラムの修正・追加を検討する．
- まず，認知リハのターゲットとなる障害を評価する．高次脳機能障害のうち，知的機能，注意機能，記憶機能，遂行機能の評価について，神経心理学的検査を参考にする．社会的行動障害については行動観察により異常の有無を判断する．
- 障害に対する本人の自覚の評価は重要である．頭部外傷による高次脳機能障害の半数以上が自己の残存能力を把握できていない．障害の自覚に伴う情動反応にも対応が必要となる．
- チームアプローチの基本の一つは，行動療法の原則にのっとる．すなわち，患者対応にスタッフ間で一貫性があり，好ましい行動には正の強化，好ましくない行動には負

表3 主な認知訓練手法

障害の種類	訓練方法		特徴
注意障害	機能改善訓練	注意プロセス訓練 attention process training(APT, APT Ⅱ)	注意の持続性,選択性,変換,分配の各プロセスに対して,13項目,難度の異なる106個の訓練課題を用意 正答率50%の難易度を選び,繰り返し集中的に実施(1週間に4〜5セッションを4〜10週)し,正答率が85%以上あるいは施行時間が35%以下になれば高い難易度へ移行する APT Ⅱでは汎化にも配慮
記憶障害	内的記憶戦略法	視覚イメージ法	記憶対象の視覚イメージを利用して記憶する方法 顔-名前連想法,ペグ法など 左半球損傷例に有効だが右半球損傷例では効果が乏しい
		言語戦略法	PQRST法では,予習(preview),質問(question),精読(read),記述(state),テスト(test)の順に沿って記憶する 他に物語作成,語呂合わせなど
		手がかり漸減法	試行を重ね,手がかりを徐々に減らす方法 標準的反復訓練よりも学習速度が速い 健忘者では学習速度が遅く労力を要する
		誤りなし学習法	必要な記憶を試行錯誤を経ずに教示する方法 訓練場面での不用意な試行錯誤による記憶障害者の混乱を防ぐ
		領域特異的学習法	日常生活の重要情報のみ(トイレの場所,スタッフの顔など)を特異的に学習する方法 重度記憶障害者でも可能 獲得される知識は少量にとどまる
	外的代償法	外部貯蔵法	メモリーノート(手帳)や携帯電話の利用 外部機器の使用には,それを使用するタイミングでキューを出す方法が必要で,外部手がかり法(アラーム)を併用する
		外部手がかり法	タイマーやアラームの利用
遂行機能障害	機能改善訓練	目標管理訓練	障害の自覚や状況確認に重点を置き,目標設定と行動の開始(initiation)を援助する方法 外的補助が必要となる
		問題解決療法(problem-solving therapy)	当事者同士のグループ訓練を行い,課題の分析,解決,評価の各段階について当事者同士あるいはセラピストから段階的に教示する方法
		自己教示法	問題抽出や課題遂行中の行動を逐一言語化することで行動を統制する技法 徐々に小声にしていく 日常生活への汎化訓練も可能
	代償訓練	外部貯蔵法	スケジュールノートやマニュアルの作成と利用
社会的行動障害	行動変容法	トークンエコノミー法	正の強化技法の1つで,標的行動があらかじめ決められた基準に達するとトークンが与えられ,報酬と交換できる
		タイムアウト法	負の強化技法の1つで,不適切な行動がみられたら関わりを中断する
		対立行動分化強化	望ましくない行動と対立する行動(たとえば徘徊と机上課題)を強化することにより,間接的に不適切行動を減少させる技法
		モデリング	他者の行動を模倣してもらうことにより,適切な行動を学習する方法
	コミュニケーション訓練	集団訓練	小集団による活動経験を通じて行動修正を促進する方法

の強化となるような配慮を行うことである．
- 各障害に対する主な訓練方法を**表3**に示す．遂行機能障害のリハに関してはいまだ歴史が浅く，エビデンスの集積が望まれる．詳細については各論を参照されたい．
- 情動障害や行動障害が激しい症例では薬物療法を併用する．

❸ **生活訓練プログラム**
- 生活技能や社会活動能力の向上を目指しており，認知障害が残存していても，日常生活や職業で必要とされる技能の再獲得が重要な場合には，生活訓練や職業訓練を併用して実施する．
- 病院内でのリハ以外に，社会福祉施設などの種々のサービスを導入する．
- 医学的リハと合わせて合計1年間の訓練が望ましい．

❹ **職能訓練プログラム**
- 復職あるいは新規就労に必要な準備訓練と職業訓練を実施する．
- 障害者職業訓練施設などの専門機関と連携する．

3）**補償ならびに福祉制度の利用**
　頭部外傷の原因の大半が交通事故あるいは転落事故であり，事故原因として交通事故や労働災害が大半を占める．患者・家族は被害者であり，手厚いケアが必要である．補償の請求や福祉制度利用には診断書が必ず必要なので，担当医には記載する責任がある．

❶ **障害手帳の発行ならびに医療費免除**
　厚労省通達により，精神障害に関する診断書（精神障害者保健福祉手帳，自立支援医療診断書，精神障害年金診断書）は，精神科医でなくても主治医が記載できるようになった．

❷ **自賠責補償，労災補償**
　高次脳機能障害に応じた障害等級が定められており，医師の診断書により判定される．

❸ **家族支援**
　患者以上に家族が精神的に追い詰められることが多い．病状理解と対応方法の学習，社会保障制度の紹介，家族会によるピアカウンセリングなど，積極的支援が必要である．

| **禁忌・留意点** |
　障害の無自覚については，神経病理学的な理由の他に，受容などの心理的反応や，単に経験不足といった理由も考えられるので，安易に判断してはならない．
　学習効果による得点への影響を考慮して，神経心理学的検査の頻回な繰り返しを避ける（WAISなら6カ月以上間隔を空ける）．

| **その他** |
- 国立障害者リハビリテーションセンター内の高次脳機能障害情報・支援センターで，高次脳機能障害に関する情報入手が可能である．
- 各都道府県に高次脳機能障害支援拠点機関が設置されており，当事者や医療福祉機関からの相談対応を実施している．
- 当事者・家族の会として日本脳外傷友の会が設立されており，ほとんどの都道府県に支部を有する．

高次脳機能障害

先崎　章　東京福祉大学社会福祉学部教授

| **疾患の特性** |
　高次脳機能障害が指す症状の範囲は広い．まずは脳血管障害などの脳局所損傷に由来する失語，失認，失行がある（大脳巣症状）．これらに右半球損傷による方向性の注意障害，すなわち左半側空間無視を加えたものが，従来の「狭義の」高次脳機能障害である．
　一方，主に脳外傷や低酸素脳症など脳全体，あるいは前頭葉広汎なダメージを原因とする，全般性の注意障害，記憶障害，遂行機能障害に代表される「広義の」高次脳機能障害の一群がある．これらは，脳損傷後に生じる神経心理学的障害として対応すべきことを社会的に要請されるなかで，2001〜2003年度

に実施された高次脳機能障害支援モデル事業を経て「行政上の」高次脳機能障害と定義された．同様に，前頭葉損傷や辺縁系の損傷を原因とする社会的行動障害（依存・退行，欲求コントロールの低下，対人的技能の稚拙，固執性，意欲・発動性の低下など）も「行政上の」高次脳機能障害に含められた．

本項では，これら広い立場での高次脳機能障害についての総論を，各論の内容と重複しない視点から述べる．

障害の特性

高次脳機能障害は「目に見えない」障害といわれる．なかでも前頭葉損傷を基盤としている場合には，しばしば以下の①〜⑤の特徴がみられ，リハの目標や行うべきことが不明瞭になる．そのため，リハの目標や方略，具体的に行うことをできるだけ簡潔，明快に記載し，当事者とスタッフの共通理解としておくことが必要である．これは一般の（前頭葉損傷を伴わない）高次脳機能障害者の場合にも，有効である．

前頭葉障害者，あるいは「広義の」高次脳機能障害者によくみられリハを阻害する特徴は，①障害についての自覚（気づき）が乏しく，自己の認知機能の状態や行動についてのチェック機構が障害されている，②順序立てて理論的に考えることが難しい，③自己の誤りを抽象化したり，分類，整理したりすることができない，④何が重要で何が重要でないかの重みづけの判断ができない，⑤注意やワーキングメモリー，長期記憶などの障害のため，いったん理解し認識した問題点や目標が抜け落ちてしまうことである．

評価・技法

注意，記憶，半側空間無視，前頭葉障害についてそれぞれ評価法編を参考いただきたい．

このうち前頭葉障害では，定型的な神経心理学的検査では数値として定量化できない症状が活動や参加を妨げていることが多い．具体的には，前頭葉障害でしばしばみられる「収束的思考力」の低下（主要な考えに要約する能力，目的やゴールという形にまとめる能力の欠如）や「拡散的思考力」の低下（視点を柔軟に変える能力，状況に合った方法を選択する能力の欠如），「神経疲労」（器質的な欠損を補うために，認知面で過剰な労力を払うことにより引き起こされる疲労），「抑制困難症」（自己調整力に問題があり，自己を抑制できない）である．

このような既存の検査は把握しにくい症状について，発病前後の違いがあるのか，症状が明らかになる状況，あるいはリハの過程での出現状況や頻度の変化を観察し，記録しておく必要がある．

リハビリテーションの考え方

1）リハの目標と目標設定

高次脳機能障害者（「狭義」「広義」両方を含む，以下同様）のリハの最終的な目標は，当然ながら机上の検査値の向上（機能障害の改善）ではなく，よりよい生活を送れるようになること（活動と参加の向上）である．そのためリハは，①神経心理学的障害自体の回復，のみを目指すのではなく，②残存能力を活用することの習慣化，さらには，③自身の障害について理解し自己管理していく技術を習得すること，④日常生活上の困難さを軽減し社会参加を図ること，までを目標に置きたい．

そして目標設定にあたっては，当事者（家族も含む）やスタッフのリハに対する意欲が保たれるよう，①患者主体であること，②実現可能で明確であること，③達成までの期間が設定されること，④効果の予測が可能であること，が望ましい．

2）リハによる脳の回復

❶ 神経生物学的な復元（再建）

一度破壊された神経細胞自体の復元は困難であるが，神経細胞自体が障害を受けていなければ軸索については回復がみられる．また，記憶は神経細胞の一群のネットワークに蓄えられるというHebbの「記憶の座」のモデルに基づく仮説によれば，ネットワークの一

部が損傷されても，外部刺激（リハ）により再び回路全体が活性化され，刺激の全体が再現される余地がある．比較的早期の改善がこれに当たる．

❷ 脳の可塑性による復元（再建）
脳の神経細胞やネットワークは，状況に応じて役割を変える性質がある．たとえば，運動野が破壊された場合に，一次運動野よりさらに前方の運動前野や補足運動野が運動野の機能を代償し得る．同様な可塑性が，高次脳機能に対応する脳領域やネットワークでみられると推測される．また，神経解剖学的に連結がありながら沈黙していた回路・ネットワークが，新たに活性化されることにより機能の復元が得られるとの仮説がある．

❸ 抑制作用の解除
局所的な損傷が起きると，物理的には隣接していないが神経連絡を有している他の部位の脳血流や代謝が低下する（diaschisis）．自然経過やリハにて，このdiaschisis（遠隔機能障害）が回復すると機能が改善する．

❹ 再組織化（代償）
障害された機能を担う別のネットワークがリハにより代償的に活動し，機能の改善が得られるという考え方がある．幼少時の損傷からの回復や，長期的な年単位での改善は，この再組織化によっている可能性がある．

3）高次脳機能障害（広義）への対応の原則
高次脳機能障害のリハの原則として，精神科リハにおける原則を応用することができる．すなわち，①本人の自己決定を尊重する（患者主体であることと通じる），②多職種による総合的なアプローチを行う，③本人の参加を保障する，④成功体験により心理的障害の軽減を図る，⑤本人の個別性に配慮する，⑥二次的障害の発症予防の視点をもつ，⑦変化やリカバリーへの希望をもつ，である．

高次脳機能障害は生活の障害として現れる．そのため，患者の生活に一番接する家族の，障害に取り組む力を高めることが必要である．スタッフがニヒリズムに陥ることなく，未来志向の視点で希望をもって，家族の支援をすること，すなわち⑦が特に重要である．ここには，各地に組織化されている当事者（本人，家族）の活動に，専門家として協力することも含まれる．

4）高次脳機能障害へのリハのポイント
高次脳機能障害者への対応で困る点と対応のポイントは以下のとおりである．

❶ 記銘力障害
経験が積み重なっていかない．説明や教示が忘却されるので，対応が徒労に終わる．
対応：経験を外に見えるように（外在化）し，本人が確認できる形で残してもらう（メモや録音，動画に残す）．

❷ 注意障害
疲れやすく，取り組みにモチベーションを上げる工夫をしても課題が続かない．あるいは同時に2つのことに注意が向けられない．
対応：神経疲労がひどくなり回復不能になる前に，適度な休息をとらせる．あるいは，1つの課題を順に行うことでよしとする環境をつくる．

❸ 実行機能障害・遂行機能障害
「できる」はずと期待されるADLと実際に「している」ADLとが大きく異なる．自分で行動できない．注意力や記憶力，意欲は保たれているのに，なぜかできない．
対応：欲張らせないで1つずつやらせる（遂行機能障害の項目を参照）．

❹ 情動回路の損傷
易怒性・突然の攻撃性がみられる．診察室のみの様子ではわからない．周囲との関係において齟齬が生じる．
対応：対処行動（コーピング）を学習させる．適切な向精神薬を投与する．正しいか否かで行動するのではなくて，得か損かで行動するよう提案する．

❺ 環境への不適応
事故前・病前は社会適応がよかったがゆえに自尊心があり，今の機能障害のレベルに合った環境を受け入れられない．家族も同様

である．

対応：できていることに注目と関心がいくよう，対話と励ましを続ける．

❻ **言外の物事に対する気づきの低下，自己モニタリングの低下**

いわゆる空気が読めないという特徴がみられる．上記❶〜❹の自覚がない．

対応：プラスのフィードバックを根気よく続け，本人にノートに記録させる．

❼ **機能障害の様相が一律でない**

機能障害の様相には個別性がある．個別の援助が必要である．マンツーマンの対応が必要である．

対応：集団の場を利用する訓練も，当初は個別訓練と並行して行う．

5) リハ介入の実際

認知リハビリテーションと呼ばれ，直接的訓練，代償技術の導入，自己教示，外言語化，環境調節に分けられる．以下，順に述べる．エビデンスレベル（Ⅰa：ランダム化比較試験のメタ分析，Ⅰb：少なくとも1つのランダム化比較試験）と推奨度（grade A：行うよう強く勧められる，grade B：行うよう勧められる）は「脳卒中治療ガイドライン2009」を参考にしている．

❶ **直接的訓練**

▶**全般性注意障害に対して**

〔直接訓練〕

・エビデンスと推薦度（Ⅰb, grade B）

全般性注意に関する注意機能そのものを刺激し，回復を目指す．単純な反復課題（ボタン押し課題で単に反応時間の短縮を狙うなど）や覚醒度を上げる課題を繰り返す．ただし，時間設定のない単調な課題を，効果を顧みることなく延々と本人の意思に反して強制させることは，苦痛以外の何物でもない．注意の各種調節を必要とする複合的な課題（同時処理課題など）であることが，実生活で求められる課題に近く，望ましい．

通常，家族がまず望む介入が直接的訓練である．直接的訓練がある程度有効であるのが

注意障害である．注意に関する脳構造への直接刺激によって，注意力が改善するという前提のもとに反復刺激，練習の繰り返しが行われる．低下した機能が，あたかも「こころの筋肉」のように練習しただけ向上するという暗黙の仮説が前提となる．

この場合，訓練した課題以外にも汎化することが期待される．評価は，「訓練課題そのものの成績」「訓練課題に関連した他の検査の値（狭い範囲ではあるが汎化があるか）」「日常生活上の機能レベル（広い範囲での汎化があるか）」の3つの段階で行われる．注意に関しては，「直接訓練そのものの成績」の向上について多くの報告がある．一方，訓練課題を超えて，日常生活一般においても汎化がみられるか否かは見解が分かれている．

〔タイムプレッシャーマネジメント〕

・エビデンスと推薦度（Ⅰa, grade A）

情報処理速度が低下している場合に，課題の失敗による不適応を予防するために，作業遂行に十分な時間をとることをいう．自身の処理時間の遅延を自覚し，周囲の者に「時間が余計に必要である」という情報を告げ，制限時間に追われることなく十分な時間を確保して事を行う．このことによって，注意障害があっても日常生活上のミスが少なくなる．

▶**記憶障害に対して**

〔領域特異的な知識・行動の習得〕

記憶力そのものを全般的に向上させようとすることは現実的でない．日常生活上まずは身に着けて欲しい特定の事柄に絞って，刺激の提示と質問，正答の提示，確認を繰り返し，知識の習得を図る．具体的には，病棟にあってはスタッフの氏名やトイレや訓練室の位置など，自宅にあってはデイサービスのスタッフの顔写真や名前など，さしあたって必要なことに課題を絞る．質問に対して，試行錯誤で誤答する前に，正答を提示し音読で確認させる．失語や構音障害が重篤な場合には写真やイラストを活用する．

〔無誤学習〕
・エビデンスと推薦度（Ⅰb, grade B）

　試行錯誤させて一度誤った学習がなされると，正しい内容に置き換えることが難しい．これは健常者の場合には，試行錯誤したほうが，間違えたことを自己修正して行ったという体験も記憶できるので，記憶として残るのと大きな違いである．したがって，誤りのない学習（errorless learning）が原則である．具体的には手がかりを与えて誤りのない課題とし，徐々に手がかりを減らしていく（手がかり漸減法）．

　たとえば，入院中，自室から訓練室へ行く道順を学習させるとき，直接の誘導を徐々に減らし，見守り，声かけのみとしていく．その際，曲がり角を間違えそうになったら，完全に通り過ぎてしまう前に声をかけ制止し，正しい方向に誘導する．試行錯誤をさせないようにする．

❷ 補助具（代償技術）の導入，活用

　脳の中に記憶として蓄積していかない場合（記憶障害），あるいは行動の目的の把握や遂行が困難な場合（遂行機能障害）には補助具の導入が必要である（外在化）．身体障害者にとっての車椅子や装具と同じものであるとの，本人・家族の理解を得たい．服薬のチェック表，スケジュール表，メモリーノートの記入と確認，カレンダーや時計，アラームの確認とそれに続く（展望的記憶による）行動も該当する．当初は，記入や確認の動作自体の習得が必要であり，直接的訓練の側面があるため，記憶障害や意欲低下が重篤な場合にはスキルが身に着かない．しかしどんなレベルであっても写真や絵文字を利用して簡便な形にて試みることはできる．

▶記憶障害に対して
〔外的補助手段（メモリーノートや行動予定表）を活用する訓練〕
・エビデンスと推薦度（Ⅰa, grade A）

　記憶障害が比較的軽度の場合には外的補助手段に予定や約束事を記載し，その記載事項を確認しながら行動する訓練が効果がある．外的補助手段の利用については①メモリーノートや電子機器に，自身が記憶する内容を貯蔵させておく方法と，②アラームやタイマーなどを，手がかり（cue），合図として利用する方法とがある．

❸ 自己教示，外言語化，細分化

　注意機能は自身に話しかけるという「内言」によって喚起，制御されるという仮説に基づく．たとえば左半側空間無視の患者にて物事を行うときに「左に注意，左に注意」あるいは「左！　左！　左！」と言葉でつぶやくことを習慣化する．あるいは，行動を起こす際の思考を言葉にすることによって，行動の開始，自己調節を狙う．

　注意は全ての機能の基盤にあるので，他の障害にも有効である．たとえば遂行機能障害の患者では，「（作業が）わからなかったらマニュアルを見る．それでわからなかったら周りの人に聞く．携帯電話で問い合わせる」との言語化があると，そのとおりに行動することができる．さらには，言語化し反復することによって学習され自己暗示，自己の制御につながる．たとえば行動制御ができず離棟してしまう患者に「ここから1人で出ると迷って損！　出たいときは看護師に声をかけて！」と掲示し，適宜一緒に言葉を反復する．

▶遂行機能障害に対して
〔自己教示法（Cicerone & Wood 1987）〕

　実行していくルールや決まり，方略をあらかじめ言葉で自己確認する．そして，実際に実行しているときにも，その手順や方略を逐一言葉にしていく．言語化することにより，ルールや決まりや方略がより意識化され，遵守される．当初の声だし（外言語化段階）が次第に小声で済むようになり，最終的には頭の中でつぶやく（内言語化段階）ことで課題の遂行がなされるようになる．

〔目標管理訓練（goal management training；GMT）〕

　記憶や注意の問題がないのに，目的に向

かって行動を遂行させていくことができない一群がいる（遂行機能障害）．この場合に5つの段階に分けて順に行う．①ゴールに目を向ける，②ゴールを設定する，③ゴールに至るためにより実行可能なサブ・ゴールを定める，④（サブ・）ゴールを記述し，⑤実行した結果を照合してみる（モニタリング）．設定した（サブ・）ゴールと実行した結果とが違っている場合には①から再度繰り返す．これを繰り返し指導する．

〔問題解決訓練（von Cramon ら 1990）〕

できない課題の内容を分析し，一連の過程をいくつかの短い工程に分け，工程ごとの結果を評価し，誤りを見つけて訂正する練習を反復して行う．当初は支援者による見守りや指示によって行うが，できている工程から介入をやめ，最終的には自身で一連の行動がとれることを目指す．

❹ 環境調整

できないことで困惑しいらいらし，周囲から叱責されることでストレスが増長され，二次的にさらに不安やうつ，被害感が増す．このような二次的な症状，不適応を予防するために，能力に合わせた適切な環境，配慮が重要である．環境調節としては，①物理的環境調節（張り紙，掲示板，カレンダー，ホワイトボードを視野内にそろえ，思い出そうという心的負担を取り除く），②人的環境調節（関係者が本人の障害特性を理解し，適切な促しや声かけや支援を，同じレベルで行うことにより，失敗を未然に防ぐ），③生活全般の調整（規則正しい無理のない日課表をつくり，極力変化を排除し単純化し，習慣化を図る）に分けられる．自身の部屋やトイレの入り口に目印をつけ，引き出しに内容のラベルや写真を貼って，手がかりとしてもらうこともここに含まれる．

6) リハ効果測定に際して

実際にリハ（病棟や自宅で行う宿題課題も含む）を計画どおり行えたか否か，方略（ストラテジー）を実行することでどのように得をすることがあったのか，後で振り返ることができるよう記録しておく，あるいは記録させることが必要である．高次脳機能障害のリハの効果について吟味する際に必発する問題は，①症例ごとに素質（個人因子）や環境の違いがあり，機能障害や能力障害の改善に，あるいは活動や参加の向上の程度について個別性があること，②障害の改善が視覚化・定量化にしにくいこと，③どこからがリハや支援の効果で，どこまでが自然回復の結果なのか，が判別しにくいこと，である．①は，責任病巣やネットワークの損傷の程度（個体の違い），適切なリハや居場所を享受できるか否か（環境の違い）に左右される．③は，診療報酬支払い側からみれば「リハ」を行っているのではなくて，たまたま自然回復の時期に「おつき合い」をしていたに過ぎないのではないか，との指摘になる．リハが回復に関与しているのか，もしリハや介入を行わなかったらどうなっていたのか，ということを実証することは比較対照がなく難しい．現実的に②について，各種机上の神経心理学的検査値の推移，能力障害や社会参加尺度の推移で，リハの効果を説明することになる．

7) 機能回復と社会適応度の改善

リハによって障害がどのくらいの期間まで改善するのか，という疑問が常に投げかけられる．たとえば記憶障害であれば Rivermead 行動記憶検査の値でみると，生活上の記憶障害の回復は，個体差はあるものの，脳外傷，特にびまん性軸索損傷の場合には，受傷半年くらいまでは改善の途上にあり，その後回復のスピードは低下するものの，受傷1年半くらいまでは徐々に改善をみる．

一方，脳血管障害の場合には，発症半年を過ぎると検査上の改善はあまりみられない場合が多い．しかし，検査の値としては頭打ちになってしまっても，本人の能力に合う環境を整え，地域の社会資源につなげていくことによって社会適応度は向上していく．この一般的な事実を家族に伝え，（検査上の数値が）

これ以上の改善は見込めない(症状固定)という説明からもたらされる絶望感を緩和しなければならない．

逆に，社会参加を持続させることによって心身機能の向上も図れるという例もある．低酸素脳症など発動性が低下している場合には，自宅での無為な生活によってむしろ経過のなかで検査上も低下がみられる．しかし適切な社会参加ができる場におくことによって活動が向上し，ひいては検査にて心身機能の向上がみられる例もある．日中の活動や参加の場の確保が非常に重要である．

8) 身につけたスキルのメンテナンス

高次脳機能障害への適切な対応は，精神症状や社会的行動障害の二次的な出現を予防する．具体的には身につけたスキルを失わないよう，たとえば週1回，月1回の外来対応でも問いを投げかけ，以下のように返答があることを目指す．

すなわち，メモリーノート，日記を開いてもらい，前回来院時からの期間で，いつもにはない事柄(マイニュース)を(1つ)報告してもらう．そしてさらに，「今どんなことに気をつけているか」を聞く．以下の①〜④のような「適応的な行動」を行っている(あるいは行うことが目標である)との返答を導く．

①「大事なことはメモを取るようにしている」←記憶障害が目立つ例
②「複雑なことは一つひとつ順番にやるようにしている」←遂行機能障害が目立つ例
③「疲れたら休憩をとるようにしている」←全般性注意障害と神経疲労が目立つ例
④「わからなくなったら周りの人に聞くようにしている」←場の文脈が読めない例

①〜④のいずれかを行うことによって，うまくいったこと，成功したことを聞いて，ねぎらう(正のフィードバック，言われた事柄は忘れてもそのときの感情は残る)．さらに，たとえば①では「大事なことはメモを取るようにしているので，(作業所で)注文を間違えずに伝えることができた」と，直後に話し合いを1行程度で本人に手帳にメモさせて，残して(後で本人が確認できるようにして)おく．この繰り返しが，本人の活動と参加を持続させる．

9) 社会的行動障害の対応

「行政上の」高次脳機能障害のなかで最も頭を悩ませるのは，社会的行動障害の対応(リハ)である．ポイントを以下の①〜⑥に示す．

①依存性・退行，欲求コントロールの低下：立ち去り(不必要な反応をして不適切な行動を強化しない)
②対人技能の拙劣さ：SSTやグループ活動のなかでスキル習得の練習をさせる．
③固執性，焦燥：無理ない目標を目指せる環境づくり．年金による経済的基盤の確保や，障害者手帳によって利用する社会資源の拡大を図り，自立のプレッシャー・焦りを適度に緩和する．
④意欲・発動性の低下：病前からの興味ある活動につなげる．
⑤抑うつ，感情失禁：本人・家族に仲間をつくる機会(早期より家族会や自助団体についての情報を提供)を与え孤立させない．
⑥気づきがない：自分の行動をよくするために周囲にフィードバックを求める習慣を(グループ活動のなかで)身につけさせ，指摘されたことをメモに記載させる．

10) 小グループ活動の利用

意図的に組織した小グループ(複数のスタッフも入れて数名〜十数名，メンバーを固定し月単位の持続が必要)の場を利用したリハの方法がある．グループ内での各人のプレゼンテーションやフィードバックを通して，自身の機能障害の性質や他人への影響を理解することができる．あるいは仲間が採り入れているスキル(メモリーノートや，「これからよくなるためのわたしの行うこと」のポスターの活用など)を見習う．

機能的な視点でみれば，ある者が口頭でプレゼンテーション(マイニュース，世の中のニュース，前回の宿題がどの程度できたかな

ど)をすることは，自己認知，洞察への足がかりとなる．聴衆側にとってみれば，注意をして相手の話を聞き取り，理解しメモを取る練習となる．同じような障害をもつ仲間の振る舞いに，自分では気がつかなかった自身の問題を見つけることになる．治療者が一方的に教示するよりもはるかに効果的である．ただしこのような小グループ活動によって認知力やスキルの向上が狙えるのは，ある程度知能と記憶力，そして協調性が保たれている場合である．

11) 気づきのない者や怒りの抑制が利かない者への対応

障害を指摘し説明しても，気づきが乏しい者では，本人の不信感を助長し関係性を悪化させる．まずは失敗による困難，不快さについて言葉で共感を示す．そのうえで，できていると思っていて失敗している部分や，気づきのない部分が，生活のスムーズさや快適さをいかに奪っているかを話し合う．すなわち(気づきのない患者であっても，損を感じていて話題にできるので)「生活のスムーズさや快適さが損なわれていて，いかに損をしているか」を話題の中心にする．「記憶障害があるからメモをつけなさい」という誘導ではなく，「メモをつけないことでいかに損をしているか」という視点から話題を進め，解決法を一緒に探し，後で確認できるように記録させていく．

怒りの抑制が利かない者へは(気づきを得ることが狙えるレベル＝場面が記憶に残っていて回想できる場合)正しいか否かで問題となる行動を話題にすると(本人は「正しい」ことをしているつもりなので)話し合いにまで至らない．行動がいかに損になるのか，得をするためにはどう振る舞えばよいのか，を話題にする．

怒りの抑制が利かず，気づきを得るのが難しいレベル，すなわち場面が記憶に残らず回想ができない場合には，その場その時での指摘と本人の納得，それらのノートやメモへの

記録(後で本人が振り返れるように)が必要である．しかし実際は難しく，適切な薬物療法(抗てんかん薬，抗精神病薬を投与する際に，ゆったりと落ち着いて物事に取り組めるように助ける薬と説明する)，立ち去りの対応(怒ったときには立ち去り，情動が安定しているときには対応する)，あるいは無理のない環境にて生活させることに主眼をおく．

言葉での関与が難しい場合には，集団での体育活動，作業活動，レクリエーションのなかで規律を守る，場の雰囲気を乱さないで参加する，といった練習を行う．適切な情動の発露を促す．

半側無視

前野 崇　国立精神・神経医療研究センター病院・身体リハビリテーション科

疾患の特性

半側空間無視は脳卒中など大脳半球障害に合併して起こり，患者は障害部位と反対側に提示された刺激に反応したり注意を向けたりするのに失敗する．半盲や体性感覚障害など感覚障害自体と合併することが多いため判別に注意が必要だが，感覚障害の程度以上に半側空間からの刺激を認知できないのが特徴である．

純粋な感覚障害との違いとして，感覚障害では刺激が認知できないことに患者自身が容易に気づくが，半側空間無視では認知できないこと自体に無関心なのが特徴である．たとえば半盲では見えない側の視野を暗く認識しているが，半側空間無視では見えていないこと自体を理解できない．

半側を無視する症状は視覚に限らず，聴覚や触覚など他の感覚モダリティー，さらには運動すること(＝運動無視)にも観察される．また半側空間の無視は患者自身の外界だけでなく身体内部への注意が低下することもある．自己の半身を無視する身体失認，片麻痺

を無視する病態失認は自己への注意が低下した状態であり，半側空間無視と合併することも多くリハの妨げとなる．

通常は右半球障害による左半側空間無視が多いとされているが，優位半球が右側の場合に左半球障害でも起こり得る．また臨床の場では左半球の脳卒中急性期において右半側空間無視症状が意外に多くみられる（そして早期に回復する）ことに気づかれる．

障害の特性

脳卒中に合併する半側空間無視は片麻痺や感覚障害に合併することが多く，患者が極端に右側を向いている，左側の危険に気づきにくい，食事を左側だけ食べ残すなど日常生活の場面で気づかれやすい．通常の片麻痺や感覚障害と違い患者は障害を意識せず，見えている右側の世界だけが認識できる空間であるため，探索では左側を注意せず，むしろさらに右側を探そうとする（健側への過大な注意）．

患者の注意が届く空間は左右を 90°に分割する形ではなく患者を中心にして扇形に区切られるのが通常である．また広い空間の左側で注意が低下するだけでなく，テーブルの上，皿の中など区切られた小空間内における左側でも注意が低下する．

評価・技法

障害急性期では話しかけや視覚刺激に対する反応の有無，麻痺手の無視などから半側空間無視の可能性を知ることができる．机上検査ができるようになれば評価ツールによって定量的に半側空間無視を評価する．検査には線分二等分試験・線分抹消試験・模写試験などがある．

評価のポイントとしては，見落としの量，反応パターン（どのような手順で取り組んでいくか），誤りに気づくか・修正力はあるかをみる．また他の失認・失行・認知症・全般的な注意障害・情緒行動障害を合併していないかを評価する必要がある．

リハビリテーション処方

頻度の高い高次機能障害であるため，脳卒中急性期のベッドサイドのリハにおいては網羅的な評価の場面で常に半側空間無視の存在を疑う．発症直後の患者にとっては，無視側の刺激は認知することができず不要なコミュニケーション障害や危険につながる．評価として無視側から話しかけることも重要だが，たとえばナースコールの位置や訪問者の立ち位置，指示を出すのは認知できる側で行いベッドの配置も工夫する．無視側の上下肢に外傷がないようベッド柵・車椅子への巻き込みがないか注意し，枕などで良肢位とするポジショニングを行う．

座位をとり落ち着いてリハに取り組める全身状態になれば各種評価，障害程度の観察を行う．コミュニケーション，食事，整容など日常動作での障害を把握し，スタッフ全員に患者の認知能力がどの程度かを周知する．

ベッドサイドでは，通常の脳卒中での起居，起立，歩行訓練に合わせて左側空間の見落としに注意する．病識を促すために訓練中あるいは終了後に左側の見落としを指摘する．症状が強いときは左側を完全に見落とすためスタッフは患者の右側からアプローチする．症状が軽い場合は注意を促すことが訓練になるので，あえて左側から話しかけることも行う．左側には障害物や危険物（とがったもの，液体）を置かないようにする．

また右側にある刺激が注意を引き無視を悪化させることがあるため，ベッドに対するテレビの位置などを工夫する．

歩行時には左側を無視するだけでなく，通路や横断歩道の平行線が傾いて見えるなどの錯視や変形視様の症状がまれにみられ，妨げとなることがある．

作業療法では評価に用いた探索課題を訓練にも用いることができる．たとえば文字抹消試験で見落とした文字を具体的に指摘して障害に気づかせることができる．コンピュータのモニター画面を用いた探索課題や線分二等

分試験もいくつか考案されていて，定量的に訓練を行うことができる．

文章を読むことは改行を見落としやすいため難易度が高い．横書きなら行の左端に目印をつける，注意の妨げになる右部分を白紙で隠しながら読むなどの工夫があると読みやすい．半側空間無視の幾何学的特性（注意範囲が扇形であること，小空間内での見落とし）にも配慮して訓練を行う必要がある．

一方，半側空間無視は複数の感覚モダリティーにまたがる障害であるため，実際の生活場面で訓練するのも効果が高い．身の回り動作時に無視側の上肢に触覚刺激を加えたり，指さし確認で見落としている物を確認させたりする．移乗・移動時には忘れやすい左側の車椅子ブレーキ・フットレストや部屋の扉に目印をつける．食事では好きな食べ物を無視側に置くなど，成功体験に楽しみを感じられるものがよい．見落としたことを過度に指摘することはストレスとなるため，「○○はどこにあるでしょう」と具体的に確認を促してみる．

疲労は全般的な注意力を低下させ症状を悪化させるため訓練は短時間に行う．注意をそらすような，特に右側空間からの騒音や視覚的外乱は起こらないように気をつける．

プリズム眼鏡は1998年に考案された方法で，視界を右側にずらして見せるプリズムを眼鏡のようにかけた後に，手の動きを視界に順応させる訓練を行う．視覚と運動との順応後に眼鏡を外すと実際の対象物よりも左に運動が向くようになるため，半側空間無視の右側への偏りを改善する効果がある．プリズム眼鏡の使用効果は報告されているが，日常生活動作への般化があるとはいわれていない．他に左耳への冷水刺激，無視空間への眼振の誘発を行う視運動性刺激，無視側への体幹の回旋，左後頸部の筋への振動刺激なども効果が報告されているが，これらも治療の永続的効果，日常生活動作への般化については根拠がない．

禁忌・留意点

半側空間無視は認知の障害であり，患者が認知できないということを自覚できないことにリハの困難さがある．訓練では障害に気づかせることが必要だが，患者は言葉のうえではわかっても日常生活として理解できないことが多い．日常的に見えていないことを自覚し気をつけることは難しいが，認知できないことを強く指摘したり叱ったりすることは患者にストレスと拒否感を与える．患者は通常障害側の刺激に無頓着で，車椅子のブレーキを忘れる，フットレストから左足を下ろし忘れたまま立とうとするなど危険行為を行い，しかも危険の自覚がない．逆に歩行時に人とぶつかるなどの失敗を繰り返すことで恐怖を感じることがあり，外出を避けるなど活動性の低下につながることもある．患者の危険やストレスを避けるため，移動時に介助者が患側に立ち障害物に気をつける，患者が間違えても修正できるよう手助けするなど心がけることも役に立つ．

社会復帰・復職の際には，簡単な日常生活動作で無視が目立たなくなっても自動車の運転など危険を伴う行為には注意が必要である．

失行症

緒方敦子　鹿児島大学大学院医歯学総合研究科リハビリテーション医学

疾患の特性

失行とは麻痺，失調，不随意運動などの運動の異常がなく，感覚入力も良好で，空間的な無視もなく，行為の対象や目的が理解できており，意欲も問題ないのに目的に沿って運動を遂行できない状態である．Liepmannは失行を観念失行，観念運動失行，肢節運動失行の3つに分類した．

病巣部位は左頭頂葉から運動前野に至ることが多く，脳血管障害例では右片麻痺，失語

症と合併することが多い．認知症でも失行は認められ，大脳皮質基底核変性症では肢節運動失行がよく認められる．その他の失行として着衣失行，構成失行などもあるが，着衣障害，構成障害と呼んだほうがよい場合も多い．

障害の特性

❶ 肢節運動失行
麻痺や失調，感覚障害はないのに熟練しているはずの運動や行為が拙劣化している状態である．

❷ 観念運動失行
社会的習慣性の高い「バイバイ」「おいでおいで」などの客体を使わない動作が，言語命令に従って，あるいは模倣できないものである．言語命令では「バイバイ」できなくても，人と別れる場面では「バイバイ」と手を正しく振ることができるというような，検査場面と日常場面で乖離のある「意図と自動性の乖離」が特徴的である．

❸ 観念失行
使用すべき対象物の認知は十分に保たれており，運動能力にも異常がないのに正しく操作することができない状態である．一般的に単一物品，複数物品の使用障害ともにこれに含む．観念失行があると日常生活で物品や道具をうまく使えないので十分なリハが必要である．トイレで排便後にトイレットペーパーを自分で取ることができない患者にペーパーを渡すと，尻を拭かずに顔や大腿を拭くことがある．歯ブラシを櫛のように使ってしまい，歯ブラシに髪の毛がついていることもある．

評価・技法

評価は以下のように行うが，いつも同じ間違いをするわけではなく，ある時ある行為はできても他の時にその行為ができないこともあるので，複数の検査を行う必要がある．

❶ 肢節運動失行
母指対立の運動を示指から小指へ連続して行う，握り拳を机に置く→手を開いて横にして手刀で机に置く→手を開いたまま手掌を下にして机に置く運動を繰り返すなどで運動の切り替えの滑らかさを評価する．

❷ 観念運動失行
「バイバイ」「おいでおいで」などを口頭命令で行う，口腔顔面失行では模倣で行うことで評価する．

❸ 観念失行
単一物品として櫛や箸などを実際に使ってもらう，複数物品として湯の入ったポット，急須，湯飲み，茶筒に入ったお茶を用意してお茶を入れることで評価する．誤りの内容を，拙劣，困惑，省略，位置エラー，誤使用，系列エラー，保続などに分類することもある．

❹ 着衣失行（障害）
服をうまく着ることができるかどうかで判断する．半側無視など失認が関与したものは着衣障害とする．

❺ 構成失行（障害）
立方体などの図形を模写する，積み木を手本どおりに並べることができるかどうかで評価する．

その他，日本高次脳機能障害学会が出版している標準高次動作性検査（SPTA）を使用すると体系的に評価できる．

リハビリテーション処方

ADLに関連する観念失行と着衣障害に対するリハ，肢節運動失行について述べる．

観念失行のリハは，大きく分けて失行そのものをよくしようというものと代償的な訓練でADL能力を向上させようとするものがある．ジェスチャー訓練，ストラテジー訓練などと呼ばれることもある．ADLがうまくできないことが問題であるので，ADLで物品を使う，服を着るといった行為の操作プログラムが正しくセットされるように，物品とその正しいプログラムのセットを繰り返すことがリハとして必要である．プログラムがセットされやすくなるように，環境を日頃その物品使用時に近い状況に整えて，誤りなし学習

を繰り返すことが神経回路の強化となる．動作は誤らないように介助者が手を添えて修正したり，正しい方法を見せたりして行う．なお，一般的には更衣動作を練習しても整容動作には汎化されない．画一されたリハはないので，症例ごとに問題点を明らかにしてリハプログラムを組む必要がある．以下，脳血管障害での具体的なリハを述べる．

❶ 急性期

　嚥下の問題がなく食事が可能となっても，観念失行があると食事動作がうまくできないことが多い．まずは食事動作の練習が必要となる．右片麻痺のある場合には，左手でスプーンを持ち，すくう動作，口に運ぶ動作などを練習する．リハ室での練習だけでなく実際の食事場面でも使えるように看護師，介護士も同様に働きかける．台の上の皿に口を近づけたり，皿をコップのように口に近づけたり，手づかみで食べようとしたりすることもあるので，そのような行為を修正し誤りなし学習を行う．他の行為についても日常生活のなかで，誤りなし学習を心がける．

❷ 回復期

　食事，更衣，整容など日常生活でできることを増やしていく時期である．基本的にはそれぞれの動作を繰り返して練習する．洗面所，トイレなど実際の日常場面で練習することが能力獲得につながりやすい．一連の動作を分割して簡単なことから練習していくが，歯磨きをするときは，歯ブラシで歯を磨く動作から練習し，ある程度できるようになったら自分でコップに水道水を入れて口をすすぐ，歯ブラシに歯磨き粉をつけるなどの一連の動作を獲得できるように練習する．更衣は毎日行うことであり，病棟での更衣時も皆が同じ方法で指導できるようにスタッフ間の連携も必要である．着方として「①麻痺側の手を袖に通す→②肩まで着て長袖は肘まで袖口をあげておく→③よいほうの手を後ろに回して袖に通す」など文章または写真で示すと統一した方法となる．着衣失行（障害）には，上記の着衣動作の手がかりとなる目印を衣類につけて動作と衣類の対応を容易にする．動作のチェック表（○自主的にできた，△指示が必要だった，×介助が必要だった）を用いて，さらに問題点を明らかにして練習を強化する方法もある．

❸ 維持期

　自宅などでは限られた環境のなかで動作を繰り返すことで，さらにできることが増える．家族の理解と協力を得て，問題点を明らかにして正しい動作を繰り返す．

　肢節運動失行のなかでも「指折り数え」は，1本1本の指の屈伸を繰り返すことで上手にできるようになる．意図した動作を繰り返し行うとその神経回路が強化されるからであり，症例にとって必要な動作を繰り返すという点では観念失行に対するリハと同様である．

▎禁忌・留意点 ▎

　患者は何をしてもうまくできず，また，左脳損傷により失語症を合併して言語的な理解，表出も障害されていることが多い．家族は認知症と勘違いすることも多いので，病態について「知能低下によるものではないこと」「道具使用についての脳の回路がうまく働かないこと」「回路の強化のために間違わないで繰り返すこと」を十分に説明して，理解と協力を得ることが必要である．

前頭葉障害

豊倉　穣　東海大学大磯病院教授・リハビリテーション科

▎疾患の特性 ▎

　前頭葉は要素的な運動や行為，言語機能にも関連するが，ここでは遂行機能，注意，作動記憶や行動異常など，より高次の脳機能障害について述べる．原因疾患としては前大脳動脈梗塞，くも膜下出血（前交通動脈の動脈瘤破裂）などの脳卒中，脳外傷が多い．脳外

傷では受傷の力学的メカニズムや頭蓋骨の形状から，前頭葉損傷の頻度が高いとされる．前頭前野は連合野の連合野ともいわれ，多彩な認知情報に意識，情動，性格などを統合する機能を有する．そのため，他の皮質，基底核群，視床，辺縁系など多くの領域と線維連絡し，前頭葉以外の病変によっても前述の症状がみられる．

障害の特性

損傷される部位によって障害の内容が異なる．前頭前野背外側部の損傷では遂行機能が障害される．遂行機能とは問題解決を含む目標達成プロセスの実践能力のことで，目標設定，計画の立案，実行さらに成果をモニターしながら行動を制御，修正する諸機能が含まれる．遂行機能は社会生活の種々の問題に対処するための総合的認知機能として日常的に作動している．遂行機能障害以外にも保続（反応抑制の障害），概念の転換障害，流暢性の障害，作動記憶や展望記憶の障害，注意障害，無関心，意欲の低下などを呈する．計画の修正や目標の変更が不要な習慣的行動や固定化，自動化されている社会的行為は通常，問題なく行える．

眼窩部損傷では人格変化（気まぐれ，下品，易興奮性など）を中心とした精神症状がみられる．社会的道徳観念に基づいた情動や行為の制御ができず対人関係を損ないやすい．具体的には反社会的行動，浪費癖，性的異常，薬物依存，ギャンブル依存など多くの行動異常がみられる．内側面，特に前部帯状回の損傷は自発性低下をきたす．

前頭葉症状としての具体的内容は漠然として捉えどころがない場合も多い．問題行動の原因が解釈できず，前頭葉症状として気づかれないこともあるので注意が必要である．

本項では出現頻度が高く，症状としてもわかりやすい遂行機能障害に対する評価，リハ対応の例を示す．

評価・技法

❶ 社会生活上の問題把握

入院中はルーチン化した生活パターンのため，軽症例の場合は特段の問題を呈さない．しかし退院後，社会生活の種々の場面（食事の献立と調理，旅行プラン，効率よい仕事の処理など）で計画立案，問題解決がしばしば困難となる．

まず具体的な問題の内容を把握することが重要である．本人はこれらに対して病識を欠くことが多く，患者の身近にいる家人や職場の方から情報を得る．「BADS 遂行機能障害症候群の行動評価 日本版 Behavioural Assessment of the Dysexecutive Syndrome」（以下 BADS）に付属している遂行機能障害質問表（dysexecutive questionnaire；DEX）がスクリーニングチェックリストとして利用できる．DEX には「考えずに行動し，頭に浮かんだ最初のことをやる」「先のことを考えたり，将来の計画を立てたりすることができない」など 20 の質問項目が含まれる．本人用と家族・介助者用があり両者の得点の乖離は患者の病識の程度を知る指標となる．

❷ 各種検査

多くの机上検査があるが，日常生活場面に即した遂行機能評価として標準化されている BADS が使いやすい．目標の設定から，計画の立案，実行，修正に関する多彩な問題解決能力を包括的に分析できる．

BADS 以外にも前頭葉機能検査（frontal assessment battery；FAB），ウィスコンシンカード分類検査，トレイルメイキングテスト，ストゥループテスト，仮名ひろいテスト，ロンドン塔，ハノイの塔などが用いられる．

❸ 問題点の明確化と目標設定

遂行機能障害自体の評価に加え，注意障害，記憶障害，自発性低下など遂行機能に影響する他の要因も吟味する．高次脳機能の状態に社会的ニーズや生活状況なども踏まえて患者の QOL 向上に貢献する参加レベルのリ

ハゴールを設定する．

リハビリテーション処方

〔症例〕

1年前にくも膜下出血を発症した50歳女性（主婦）．すでに自宅復帰し夫と2人暮らし．コミュニケーション障害，粗大麻痺はなく，歩行，ADLは自立していたが，計画的に効率よく主婦業ができないなどの問題がみられた．1人での外出や突然の訪問者への対応は困難で，家庭生活全般に夫の監視，援助を要した．WAIS-ⅢではVIQ 105，PIQ 94，FIQ 100と一般知的機能は保たれていたが，BADSは「障害あり」を呈した．

❶ 遂行機能障害に対するリハ

遂行機能障害のリハアプローチには，問題解決場面を設定し，解決目標を立てプランを実行するという問題解決訓練，計画実行手順や実際の行動などを言語化する自己教示法，目標と現在の状況を対比したうえで正しいアクションを選択させ，最終的に目的が達成できるように教育するゴールマネジメント訓練，ある特定の社会生活活動を標的にその適応化を目指す機能適応法など種々の技法が知られている．

ここでは機能適応法を根幹とした外来通院場面でのリハアプローチ（家庭でのホームプログラム）を示す．機能適応法は機能障害レベルの治療ではなく，機能障害の残存を前提に繰り返し実践することで目的行動を自己実現させる手法である．目標として行動を1つひとつ定着させることで社会生活上の適応範囲を広げることができる．家庭で行え，専門の療法士や特殊な設備がなくとも実施可能なため，医師1人で簡便に導入できる．

❷ リハ処方のポイントと具体的指導

ホームプログラムを実践してもらうための協力者（以下，協力者）に病状を説明し，リハアプローチの具体的内容を教示する．その手順やポイントを調理場面を例にとって以下に示す．

1) 容易に達成可能な行為をゴールとして設定する：（例）味噌汁を1人で作れるようにする．
2) 注意集中しやすく，整理された作業環境（台所）を準備する．
3) 目標達成までのプロセスを計画する：材料の準備，調理手順などを確認する（書面で記録に残すとよい）．
4) 調理を実施する（必要なら最初は協力者が実践してみせる）．
5) 時に手がかりを与えて援助する．
6) 誤りは修正（非難してはいけない）し，誤ったままで終わらせない．
7) 最終的に正しく作業を完了させる．
8) 作業の確認，実施に際して，内容を言語化（声を出しながら実践）するとよい．
9) 作業がうまくできたら協力者からの称賛を与える．
10) 作業の過程（援助の内容，回数，調理終了までの時間など）を記録し患者にフィードバックする．
11) 目標の行為が達成できなければ，その過程を小ステップに分けてゴールを再設定する：（例）具材の下ごしらえのみ行えるようにする．
12) 以上を繰り返し，徐々に手がかり，援助を外す．
13) 最終的に1人で作業できるようにする（ゴール達成）．
14) 次のゴール設定を行い，同様の作業を繰り返す．
15) 順次，より複雑なメニューや複数物品の調理なども試みる．

外来受診時に上記の実施状況をチェックし，問題があればその都度アドバイスする．医師による協力者の励まし，努力への称賛も重要なポイントである．

❸ リハアプローチの効果

本法を実施しても机上検査の著しい改善はみられないことが多い．しかし，リハアプローチの効果は日常生活上の変化として実感することができる．社会的役割が拡大し，参

加が向上する．ゴールの達成が本人への正の強化因子となり，適応行動のレパートリーを増やすことができる．

禁忌・留意点

本法は，家庭生活活動など比較的単純で定型的行為の再確立にはよい適応となるが，職場業務など臨機応変の対処が求められる行為には限界がある．また本人にある程度病識があり，訓練への前向きな姿勢が必要となる．協力者には病状やリハ訓練への理解，治療への熱意が求められるが，必ずしも同居家族である必要はない．目標行動が定着するまでには時間がかかり，実践していない他の行為や異なる条件下での行動に対する汎化はあまり期待できない．しかし，漫然と日々の生活を送っていても目に見えるQOL向上は限られている．同じ日常生活でありながら，それが治療介入を意図した構造化されたものであれば社会参加の改善が実現できる．

認知症

前島伸一郎　藤田保健衛生大学教授・リハビリテーション医学講座Ⅱ

疾患の特性

高齢社会に突入し，認知症が大きな社会問題となっている．わが国では65歳以上の高齢者における認知症の有病率は3.8～11.0％とされており，近年増加傾向にある．2005年には205万人であった認知症高齢者の数は，2035年には445万人に達すると推計されている．

認知症は，特定の疾患を指すのではなく，種々の疾患により生じる臨床状態である．①脳に器質的な異常があり，②一度獲得された記憶や言語などの複数の認知機能が，③後天的に障害された状態で，④それが慢性的に持続し，その結果，⑤社会生活活動の水準の低下をきたした状態をいう．単なる「もの忘れ」ではなく，さまざまな行動障害を伴うため，日常生活が困難となる．そのため，早期診断と評価，治療，家族指導を含めたリハが必要となる．

認知症の原因には神経変性疾患や脳血管障害，頭部外傷，感染症，その他の全身性疾患など多くのものがある．それぞれ臨床上の特徴があり，これらをきちんと捉えることが正確な診断に結びつく．

❶ 中枢神経変性疾患

Alzheimer病，前頭側頭型認知症，Lewy小体型認知症，Pick病，大脳皮質基底核変性症，進行性核上性麻痺，Parkinson病，Huntington舞踏病などがあり，基本的には不可逆性の認知機能障害を呈する．後3者は皮質下性認知症と呼ばれ，錐体外路症状を呈することが特徴である．Alzheimer病では，言語能力は比較的保たれるものの，動作性の知能が低下し，前向性健忘で発症するのに対し，前頭側頭型認知症では意欲低下や性格変化をきたしやすい．

❷ 脳血管障害

脳出血，脳梗塞，くも膜下出血などの後には血管性認知症をきたす可能性がある．比較的広範囲なものが多いが，視床や前頭葉など病巣部位の限局したものや，微細な多発性脳梗塞などで認知症をきたすことがある．一般に，軽度の運動麻痺や感覚障害，パーキンソニズム，反射の亢進などの神経学的所見や画像所見を伴う．脳卒中発作のエピソードを欠いた多発性ラクナ梗塞後の認知症も数多く報告されている．血管性認知症は突然の発症，階段状の悪化，症状の変動が特徴的であり，発症様式や症状の進行具合が診断の参考になるが，脳血管障害の全てで認知症を発症するわけではない．

❸ 頭部外傷

びまん性軸索損傷や広範な挫傷を原因として，記憶障害をはじめとする高次脳機能障害を呈し，加えて慢性的な意欲・発動性の低下を伴うため社会復帰ができない場合など，頭部外傷を契機とした認知症と判断せざるを得

ない症例がある．脳挫傷後にてんかん，痙攣発作を繰り返し，徐々に認知障害が増悪する例もある．軽微な頭部外傷により高齢者に生じやすい慢性硬膜下血腫は，正常圧水頭症とともに可逆性の認知症をきたす代表的な疾患であり，手術によって認知機能が発症前の状態に回復することが多い．

❹ 神経感染症

ウイルス性脳炎，髄膜炎，AIDS脳症，Creutzfeldt-Jakob病（CJD）などで認知症を生じることがある．脳炎や髄膜炎は記銘力障害を主体にすることが多いが，AIDS脳症やCJDは長い潜伏期間を経て，発症後半年〜1年ほどで認知症が進行する．

その他，認知症の原因には，脳腫瘍，正常圧水頭症，低酸素脳症，ビタミン欠乏症，甲状腺機能低下症，副甲状腺疾患，血糖異常，肝性脳症，尿毒症，電解質異常，その他の全身性疾患など多くのものがある．また，高齢者ではうつ病との鑑別を行う必要がある．薬剤でも認知機能の低下をきたすものがあるため注意が必要である．特に向精神薬，睡眠薬，抗痙攣薬などは，眠気に伴い意欲・活動性の低下や集中力の低下をきたし，認知症のような症状を呈することがあるので，内服薬の処方には十分な注意が必要である．

障害の特性

記憶や言語，視空間認知などの高次脳機能の障害を「中核症状」と呼び，興奮や攻撃性，易怒性，抑うつなどの感情障害や，睡眠覚醒障害，徘徊などの行動異常を「周辺症状」あるいは「認知症の行動心理学的症候（behavioral and psychological symptoms of dementia；BPSD）」と呼ぶ．

認知症は，一般的には緩やかに発症し，徐々に進行するため，病期によって問題となる症状が変わってくるが，それらの症状の多くは日常生活を遂行するうえで支障をきたす．初期には，記憶障害や遂行機能障害によって，仕事が続けられなくなる．中期には場所や時間がわからなくなるため，徘徊や行動異常が始まり，日常生活が困難になる．そして，晩期には，家族の名前や顔がわからず，会話も成り立たず，コミュニケーションが困難となってしまうことが多い．

認知症タイプによっても問題点は異なる．すなわち，早期よりパーキンソニズムを伴うLewy小体型認知症や進行性核上性麻痺，運動麻痺や感覚障害を伴う血管性認知症などでは転倒しやすく，移動・移乗が困難になることも少なくない．前頭側頭型変性症では類型により若干異なるが，記憶障害よりもむしろ自発性低下や性格変化のため，社会生活の遂行が困難となり，進行するとさまざまなBPSDが問題となる．

❶ 中核症状

認知症の中核症状である近時記憶障害のために，数分〜数十分前の内容や行動は覚えていないことも少なくない．しかし，即時記憶は比較的保たれており，その瞬間の会話は成立する．また，遠隔記憶も残存していることが多く，言ったことは覚えていないため，昔の話など同じことを何度も繰り返して話す．見当識障害は，しばしば日常生活を困難にする．今がいつなのか，現在どこにいるのかがわからなくなる．周囲の環境と自己との関係がわからなくなってしまうため，病院にいるのに自宅だと言ったり，真夏でもセーターを着てしまう．遂行機能も障害され，計画し，順序立てて，実行する一連の動作が困難となる．ものの名前が出てこないなどの喚語困難や語彙の減少を訴えるが，重度になると言語の意味がわからなくなり，言語を活用できなくなる．視空間認知能力の低下がみられると，三次元図形の描画や積み木などの組み立てが困難になるばかりか，衣服の着脱が困難になったり，道で迷ったりする．

❷ 周辺症状

認知症という病識はないが，もの忘れがひどくなってきているという不安や焦燥などのために不安症状がみられることは少なくない．しまい忘れや置き忘れた財布，通帳など

を「嫁が隠した」「夫に取られた」など身近な人を対象とした被害妄想や，食事をした後に，「おなかがすいた」「何も食べさせてくれん」という訴えは，対人関係，特に家族関係に悪化を招く．また，焦燥感を抱き，短時間でも1人になると落ち着かなくなり，常に家族について回るといった行動が現れることがある．「(死んだはずの)人がいた」などという幻視がみられたり，よく知っているはずの土地や，自宅の周りでも道に迷ってしまうことがある．さらに，行動を注意したり，制止すると，不満が爆発して攻撃的行動をきたす．

評価・技法

認知症は，記憶障害を必須条件とし，失語・失行・失認のうち少なくとも1つを伴い，かつ社会的または職業的機能が著しく障害される．年齢や生活の場によって求められる知的機能が異なるため，その診断は注意深く行わなければならない．認知症の診断基準としては，世界保健機関(WHO)による精神および行動の障害—臨床記述と診断ガイドライン第10版(ICD-10)や米国精神医学会による精神疾患の診断・統計マニュアル改訂第3版(DSM-Ⅲ-R)および第4版テキスト改訂版(DSM-Ⅳ-TR)がよく知られている．

認知症の診断には詳細な問診と丁寧な診察が必要である．もの忘れの有無とその頻度，活動性，家事や仕事の様子，身だしなみ，性格変化，社会性欠如など日常生活における変化を問診で尋ねる．認知症では，患者自身が病状に無頓着で，正確な情報がとれないことも少なくないため，同居家族からの情報が早期診断につながることも少なくない．あらかじめ，病前の生活歴や教育歴を聴取しておくことも大切である．

診察に際しては，一般身体所見に加え，麻痺，感覚障害の有無，脳神経系，姿勢，反射，歩行などをみる．これらの神経学的検査は認知症の原因疾患の鑑別に有用である．言語機能に問題がなければ，種々の認知機能評価を行う．改訂版長谷川式簡易知能評価スケール(HDS-R)やMMSE(mini-mental-state examination)だけでは，認知機能の低下を見落としてしまう場合があるので注意が必要である．認知症ではタイプのいかんを問わず，記憶や概念形成のみならず言語機能，視覚認知，行為など広範囲にわたる認知機能に障害が認められる．したがって，その評価にはさまざまな神経心理検査が必要である．記憶障害の評価にはWechsler記憶検査改訂版(WMS-R)や日本版Rivermead行動記憶検査(RBMT)などが用いられる．

認知機能検査で，ある程度の客観的評価が可能であるが，さらに介護者の情報から，BPSDがどの程度みられるか，認知機能の低下が日常生活上，どれほど問題となっているかを評価する．

BPSDの評価には，NPI(neuropsychiatric inventory)やBehave-AD(behavioral pathology in Alzheimer's disease)が，全般的重症度の評価にはCDR(clinical dementia rating)，GDS(global deterioration scale)，FAST(functional assessment staging)などが用いられる．

❶ 画像診断

MRIやCTにて脳萎縮の程度や脳病変，水頭症，慢性硬膜下血腫などの有無を評価する．MRAでは主幹動脈の狭窄性病変や血管異常の除外を行う．SPECTを行うと，変性疾患の診断に有力な情報が得られる．Alzheimer病では海馬を含む側頭葉内側部や側頭後頭領域の脳萎縮が特徴的で，SPECTでは同部位の局所脳血流の低下を認める．前頭側頭型認知症では，前頭葉・側頭葉を含む領域の脳萎縮と血流低下を認める．Lewy小体型認知症では，両側後頭葉の血流低下が診断の一助となる．なお最近，MRIではVSRAD(Voxel-based specific regional analysis system for Alzheimer's disease)，SPECTでは，三次元関心領域定位テンプレート(three-dimensional stereotaxic ROI template；3DSRT)やeZIS(easy Z-score imaging system)などの統計解析画像，さらにSVA（specific volume of interest analysis）などのソフトが開発されており，Alzheimer病の補助診断に有益である．

❷ 血液検査

認知機能障害をきたす全身性疾患を鑑別するため，血液一般，赤沈，一般生化学（肝機能，腎機能，電解質など），血糖，アンモニア，甲状腺ホルモン，ビタミンB_1，B_{12}，梅毒血清反応などの検査項目を行う必要がある．

リハビリテーションの考え方

❶ 認知症の治療

▶**外科的療法**：慢性硬膜下血腫や正常圧水頭症，内頚動脈狭窄症などによる血行力学的な認知症では，外科的治療で著明な改善を認めることがあり，改善の機会を見落とさないように診断すべきである．

▶**薬物療法**：認知症の薬物療法を開始する前に，適切なケアやリハの介入を考慮する．高齢の認知症に対する薬物療法は原則として，①少量から開始し，緩やかに増量する，②可能な限り多剤併用は避ける，③服薬方法を可能な限り簡便にし，家族や介助者にも理解させる，④定期的に服薬コンプライアンスを確認する，⑤副作用の出現に最大限の注意を払う，などが重要である．

軽度および中等度のAlzheimer病に対しては，進行予防の目的でドネペジル塩酸塩（アリセプト®）やガランタミン（レミニール®），メマンチン（メマリー®）などを使用する．BPSDに対しては，抗精神病薬や三環系抗うつ薬などの抗うつ薬，ベンゾジアゼピン系の睡眠薬，抗痙攣薬などを対症療法として用いる．

▶**非薬物療法**：非薬物療法は患者自身のみならず介護者も対象となる．認知症では，患者本人の生活だけでなく，介護者である家族の生活が脅かされることも少なくない．認知症が進行するにつれ，身体的・精神的な介護負担が増加するため，患者本人に対する治療だけでなく，介護者をも含めた生活全般に対する支援を行うことが大切である．すなわち，障害を有する患者を，最適な身体的・社会的・職業的・経済的な能力が発揮できる状態にして，可能な限り高いQOLを実現するよう，機能回復にのみ固執するのではなく全人的医療を行う．言い換えれば，いかに患者のQOLを向上させるか，人間らしく尊厳をもって生きることを保たせるかというのが，認知症に対するリハの目的となる．治療的介入の開始前には，介入の内容，介入期間，評価方法，予想される結果などを明確にした治療プログラムを作成する．認知，刺激，行動，感情の4つを標的として治療的介入を行う．

❷ 認知リハビリテーション

狭義の認知リハには記憶訓練，見当識訓練，注意訓練などがある．記憶訓練には，①顕在記憶を促進，②潜在記憶を利用，③外的記憶補助具を用いる，の3つの潜在的水準があり，これらを有効に組み合わせて訓練を行う．見当識訓練（reality orientation therapy；ROT）は見当識障害や現実認識障害をもつ患者に対して行われることが多く，カレンダーや名札，時計，黒板などを用いて自分が置かれている状況をわかりやすく提示し，認識する訓練を行う．これは誤った外界認識に基づいて生じる行動障害や情緒障害の改善に効果的である．

易怒性を含む感情障害に対しては回想法（reminiscence therapy；RT）や環境調整，リラクセーション法が提唱されている．回想法とは記憶のなかでも比較的保持されやすい記憶（長期-遠隔）を活用し，患者に情緒や感情を伴った記憶を表現する機会を与え，写真や音楽，ビデオなどを利用して他患や介護者と共通の話題について語り合うことによって，自発性低下や発動性減少を防いで残存能力を高めるとされている．その他，音楽療法，memory aid，動物介在療法，光線療法などが行われることがある．

記憶の訓練やリハを行う際には，認知症の程度や随伴症状を考慮して，行う訓練を選ぶ．重症例では訓練効果が期待できないだけでなく，治療的介入が過剰な精神的負担となり，情緒的混乱などを生じる危険性がある．したがって，介入前には，①認知機能，②行動障害・精神症状・感情障害，③日常生活活動といった評価項目からなる認知障害の重症度とBPSDを十分に考慮することに加え，④家族の負担，⑤介護資源の利用までも考慮した包括的なプログラムを提供する必要がある．

社会的資源の利用は，認知症患者の療養管理や日常生活上の援助および活動性の向上を目的とするとともに，介護者を身体的・精神的・物質的に支援することによって，その負担を軽減することを目的として行われる．最終的には施設入所などが必要となることも少なくないが，早期に認知症を発見できた場合には，ショートステイやデイケア，ヘルパー支援制度などを活用することで，在宅生活の継続が可能になることも多い．このため，患者要因のみならず，介護者要因も含めた包括的な評価に基づく適切な在宅介護支援の提供が必要である．

Alzheimer病

横山絵里子　秋田県立リハビリテーション・精神医療センター・リハビリテーション科診療部次長

疾患の特性

記憶障害を主徴とする，進行性の認知障害をきたす変性疾患である．中核症状である記憶障害，失見当識，失語，失行，失認，遂行機能障害に，妄想，興奮，抑うつ，不安などの行動心理症状を伴う．

障害の特性

症状は緩徐進行性で，脳卒中と共通の危険因子を有し，脳卒中の合併もある．Alzheimer病の失語，失行，失認は記憶障害や行動心理症状で修飾され，典型的な巣症状と異なることが多い．末期にはパーキンソニズムなどの運動障害も出現してADL全般に支障をきたす．

評価・技法

認知機能を含む神経学的・神経心理学的評価の他，画像，運動機能，ADL，併存疾患，生活環境も評価する（詳細は別項参照）．病期分類にはFAST（functional assessment staging）がよく使われる．

リハビリテーション処方

1）治療目標

基本的な生活を維持し，在宅で平穏に生活できる時期を延長する．早期診断と早期からの認知・身体機能訓練，廃用症候群の予防，環境調整，薬物治療を進める．

2）対応のポイント

訓練室での訓練だけではなく，生活全体がリハであり，疾患特異的な訓練技術はない．Alzheimer病では初期からエピソード記憶の障害が強く，比較的保たれることが多い意味記憶，手続き記憶や遠隔記憶などの残存機能を活用する．言語機能の低下で自覚症状を適切に訴えられないことや，相手の口調や表情などの非言語的情報に敏感なことが多く，ゆっくりと優しい穏やかな声や態度で接する．本人へ説明する場合は，障害に向き合うことを強いず，「今後も健康で物忘れが進まないように薬を飲んで訓練をしましょう」などと前向きに伝える．

3）リハの実際

〔非薬物療法〕

❶ 身体疾患の管理

脳卒中と共通する危険因子である，高血圧，脂質異常症，糖尿病などの内科疾患の他，認知・運動機能に影響する骨関節，眼科，耳鼻科疾患も管理する．

❷ 栄養管理

認知機能を低下させる低栄養に対する栄養管理は重要である．拒食や食物の認知困難などの食行動異常や摂食嚥下障害への栄養介入

も行う．認知症治療薬のコリンエステラーゼ阻害薬では食欲不振に注意する．

❸ 運動療法

定期的な運動は認知障害の進行を抑制する．運動機能を維持し，活動低下に伴うサルコペニア（筋肉減少症），筋力低下，拘縮などの廃用を予防する．ゲームも採り入れて筋力強化や歩行・動作訓練を行い，在宅では家事，散歩，買い物などの身体運動を進める．

❹ 環境調整

社会参加，余暇活動は認知機能低下の予防効果があり，仕事，趣味や地域の行事への参加をできるだけ継続する．日中は十分な光を浴びて睡眠覚醒リズムを保つ．転倒の危険に対する行動制止は，状態を悪化させる場合があり，可能な限り環境調整で対応する．療養環境については，介護保険の利用を早期から指導し，多職種による地域支援を得る．判断能力低下の場合は成年後見制度も活用する．

❺ 認知リハビリテーション

疾患の性質上，いったん障害された認知機能の再獲得は困難で，残存機能の利用と維持，代償手段の導入が中心となる．訓練効果は未確立だが行動，感情，認知，刺激への介入を試みる．

▶**行動への介入（行動療法）**：残存能力を生かした行動学習法を用いる．学習内容を絞り，適切な量とタイミングで手がかりを与え，誤りを学習させない．ADL訓練や計算，迷路，パズルなども課題に用いる．

- 無誤学習（errorless learning）：初めに手がかりや介助を十分に与え，行動が安定したら手がかりや介助を減らす学習方法．試行錯誤で逆に誤りが強化される危険や，失敗体験による挫折感を回避する．達成感が得られるため訓練意欲の向上につながる．
- 手がかり消去法：最初は手がかりを十分与えて動作や課題を確実に習得させ，手がかり刺激を徐々に減らす．
- 間隔伸張法：記憶した情報を想起させる際に，徐々に時間間隔を空けて想起させる．
- 時間遅延法：介助を与えるまで待つ時間を徐々に延長して自発的行動を促す．

▶**感情への介入**：

- 確認療法（validation）：対象者の徘徊や妄想なども意味がある事実と受け止め，人間性を尊重する実践的なコミュニケーション方法で，ストレスや不安の軽減や意欲向上を図る．受容や共感のための具体的な技術には，本人の言う言葉を繰り返す，真心をこめたアイコンタクトを保つ，はっきりと低い優しい声で話す，などがある．
- 回想法：過去の体験を語ることで精神的安定を図る．主な回想法には，レミニッセンス（自発的な一般的回想）とライフ・レビュー（1対1の対話で人生などを系統的に振り返る）がある．言語機能が維持される軽度から中等度認知症に用いる．

▶**認知への介入**：

- 現実見当識療法（reality orientation）：見当識を強化して，誤った認識から生じる問題行動や感情障害を軽減する．日時，場所，スタッフの氏名，日常生活情報などを反復して教示する．対象者に時間や場所を問わずさまざまな場面で反復して教示する方法と，決まった場所，時刻に集団訓練の形式で教示する方法がある．
- モンテッソーリ法：さまざまな教材を用いた課題やゲームなど，能力に合わせたプログラムを系統的に行い認知能力の維持を図る．成功体験による自信づけや不安，興奮などの改善効果がある．

▶**刺激への介入**：

- 音楽療法：情動安定，回想の手段，脳機能刺激などの目的で音楽を活用する．音楽を聴かせる受動的方法と，本人がカラオケや伴奏に合わせて歌う，楽器を演奏するなどの能動的方法がある．統合的気分・記憶訓練法では，生活史に関連する音楽を聴いて記憶（エピソード記憶，手続き記憶，意味記憶）を想起し，それに連合する気分を誘発して情動を安定させる．

・動物介在療法(アニマルセラピー)：ペットとのふれあいにより，焦燥，不安の軽減や，社会性の改善を図る．ペットの飼育経験がある場合などで適応を選ぶ．
・活動療法：作品製作や生産的活動で精神安定や身体機能の維持，回復を図る．職業，趣味，運動機能などを考慮して手芸，木工，陶芸，パズル，農作業，園芸などを行う．
・光線療法：高照度の光を一定時間照射して睡眠覚醒リズムや夜間の行動異常を軽減させる．光刺激装置を用いて約1mの距離で3,000ルクスの照度光を得られるように，毎朝2時間照射する．

❻ 認知症の重症度別の訓練

介護・訓練方法は統一して，スタッフと本人，介護者間で情報を共有する．PTは身体機能訓練と移動補助具や住環境の調整を，OTは認知・身体機能やADL訓練や環境調整を，STは言語症状や摂食嚥下障害の評価訓練を，臨床心理士は認知リハ，対応技術の指導，介護者への心理教育やカウンセリングを，管理栄養士は低栄養や摂食嚥下障害の栄養管理や栄養指導を行う．看護師は他部門と連携して身体管理，ADL指導，家族指導を進める．

▶軽度(ADL自立)：認知機能への効果は証明されていないが，音楽療法，行動療法，光線療法，回想法などの認知リハ，身体機能訓練，介護者指導，環境調整を進める．課題の難易度は，常に成功する～少し頑張ればできる程度にして成功体験を増やし，精神的安定を得る．理学療法では積極的に筋力強化，ストレッチや歩行，動作訓練を行う．作業療法では生活背景を参考に興味のある課題を選択し，達成感が得られる作品製作や家事訓練も行う．言語聴覚療法や作業療法では記憶障害への代償的補助として，日記などへの記録，メモリーノート，携帯電話やパソコンのアラーム機能の利用なども指導する．

▶中等度(ADL一部介助)：難易度を調整して，ADL障害を意識した訓練を行う．作業療法では，生活への適応のためにADL訓練を行い，着衣障害に対しては代償的に着やすい衣服なども指導する．言語聴覚療法では，絵カードの利用なども検討する．STやOTでは安心して意思表示ができる場を増やし，集団でのレクリエーション的課題も進める．

▶重度(ADL常時介助)：摂食嚥下障害，睡眠障害，失禁，歩行障害などの身体症状や低栄養，内科的合併症が多くなり，全身管理が中心となる．多職種の介入で自宅や施設で医療と介護を受けられるよう援助する．理学療法では，拘縮には関節可動域訓練を，起居・歩行障害には，座位動作訓練や起居動作の安全な介助法指導を行う．作業療法や言語聴覚療法では離床を促し，動作介助での体操，集団訓練，レクリエーションなどで楽しい体験ができる場を提供する．

〔薬物療法〕

薬物治療の目的は，症状の進行を遅らせる，行動障害の軽減，介護量の軽減，ADL維持期間の延長などだが，あくまで適切な介護や環境調整を前提とする．開始時は本人や家族へ効果や有害事象について十分説明し，原則として家族や介護者に薬剤管理を依頼する．高齢者では過剰反応や有害事象を生じやすく，少量から開始して定期的に服薬状況，効果や有害事象を確認する．

❶ 抗認知症薬

2012年3月現在，抗コリンエステラーゼ阻害薬のドネペジル，ガランタミン，リバスチグミンやNMDA受容体阻害薬のメマンチンを使用できる(表)．まだ各治療薬の使い分けに関する指針はない．効果は一時的で長期的には進行する．

❷ 行動心理症状

まず適切な介護やリハの介入を行い，不十分な場合に薬物療法を考慮する．不穏，興奮，攻撃性に対して抑肝散やメマンチンを試みる．リスペリドン，クエチアピン，オランザピン，アリピプラゾール，抗てんかん薬の

表 抗認知症薬の種類

一般名	ドネペジル	ガランタミン	リバスチグミン	メマンチン
商品名	アリセプト®	レミニール®	リバスタッチ® イクセロン®パッチ	メマリー®
作用機序	アセチルコリンエステラーゼ阻害			NMDA受容体阻害
薬理学的・臨床的特徴	半減期が長い．自発性低下，抑うつの改善．ADL維持効果	ニコチン性アセチルコリン受容体の感受性を亢進．ADL維持効果	ブチリルコリンエステラーゼ阻害作用．ADL維持効果	半減期が長い．コリンエステラーゼ阻害薬と併用可能．興奮，攻撃性に対する抑制効果
半減期（時間）	5 mg投与時 89.3±36.0	8 mg投与時 9.4±7.0	本剤18 mg除去後 3.3	5 mg投与時 55.3±6.4
代謝	肝臓	肝臓	腎臓	腎臓
Alzheimer病の適応	軽度〜高度	軽度〜中等度	軽度〜中等度	中等度〜高度
用法	1日1回経口	1日2回経口	1日1回貼付	1日1回経口
用量	初期量3 mg/日．1〜2週間後から5 mg/日．症状に応じて調整．高度Alzheimer病患者には5 mgで4週間以上経過後上限10 mg/日に増量．	初期量8 mg/日（分2）．4週間後に16 mg/日（分2）に増量．症状に応じて上限24 mg/日で調整（増量時は変更前の用量で4週間以上投与後増量）．	初期量4.5 mg/日．4週間後から4週間ごとに漸増し，症状に応じて上限18 mg/日で調整．	初期量5 mg/日．1週間ごとに5 mgずつ漸増し，症状に応じて上限20 mg/日で調整．
副作用（添付文書から）	軽度〜中等度症例使用成績調査3,240例中346例（10.7%），高度症例臨床試験386例中171例（44.3%）に副作用．精神症状2.67%，食欲減退2.45%，悪心2.35%，下痢1.18%，嘔吐1.12%，徐脈など．	安全性評価対象例744例中431例（57.9%）に副作用．悪心14.9%，嘔吐12.4%，食欲不振8.3%，頭痛4.6%，浮動性眩暈4.4%など．	臨床試験858例中720例（83.9%）に副作用．貼付部の紅斑43.1%，貼付部瘙痒感40.2%，接触性皮膚炎29%，貼付部浮腫13.9%，嘔吐9%など．消化器症状の副作用が少ない．	臨床試験1,115例中408例（36.6%）に副作用．めまい4.7%，便秘3.1%，体重減少2.2%．頭痛2.1%．痙攣0.3%など．

バルプロ酸，カルバマゼピンが有効な場合もある（保険適用外）．幻覚，妄想にはリスペリドン，オランザピン，アリピプラゾール，クエチアピンが用いられるが（保険適用外），記憶の勘違いによる妄想には無効である．睡眠障害には鎮静，筋弛緩作用が少ない短時間作用型のゾルピデムやリルマザホンなどを用い，高齢者ではベンゾジアゼピン系薬物は避ける．うつ症状にはセロトニン・ノルエピネフリン再取り込み阻害薬，選択的セロトニン阻害薬を考慮する．

■ **禁忌・留意点**

行動心理症状が，疾患自体の症状か，薬剤の影響か，鑑別に注意する．糖尿病ではオランザピンやクエチアピンは禁忌である．

血管性認知症

横山絵里子　秋田県立リハビリテーション・精神医療センター・リハビリテーション科診療部次長

疾患の特性

血管障害に基づく認知症で，病因，病変部位や病巣範囲によって臨床症状や経過は多様である．多発ラクナ梗塞，脳出血や認知症の発症に重要な意味をもつ領域に生じる単一病変の梗塞などの病型がある．Alzheimer病と共通する高血圧や糖尿病などの危険因子があり，両者が合併することもある．

障害の特性

急性期から失語，失行，失認，運動麻痺，構音障害，嚥下障害などを伴うことが多く，ADLへの支障が大きい．記憶障害は損傷部位で異なり，海馬を含む側頭葉内側や視床，前脳基底部損傷では近時記憶や遠隔記憶障害が強く，即時記憶は保たれることがある．前頭葉損傷では展望記憶やワーキングメモリーの障害が多い．単回の脳卒中では認知・運動機能はある程度まで改善するが，再発により段階的に進行する．

評価・技法

認知機能を含む神経学的評価の他，併存疾患，画像所見，運動機能，ADL，生活環境も評価する．巣症状である失語症，道順障害や街並失認などの視覚失認，失行による行為障害の他，注意障害，意欲障害，遂行機能障害や急性期に多い意識障害，せん妄，通過症候群と認知症との鑑別や重複に注意する．

リハビリテーション処方

1) 治療目標

認知・身体機能全般の改善，興奮，抑うつなどの行動心理症状の軽減，社会生活への適応を目的とする．生活全体をリハの対象として，認知・身体障害の重症度や回復段階に応じて現実的な目標を設定する．

2) 対応のポイント

血管性認知症の認知障害は多彩で，記憶障害よりも意欲障害，遂行機能障害や失語，失行，失認などの巣症状が目立つ場合があることに留意する．病識が保たれている時は，症状や対応方法を本人や介護者にわかりやすく説明し，精神的な支持によりストレスを軽減する．また身体症状や認知障害のため言動に時間がかかるが，時間をかけて待つ必要性を家族や介護者に理解してもらう．

3) リハの実際

〔非薬物療法〕

❶ 身体疾患管理と再発予防

血管性認知症はAlzheimer病よりも予後不良で，死因は脱水，るいそう，肺炎，心血管障害などである．脳卒中の再発予防，高血圧，脂質異常症，糖尿病，心房細動などのリスク管理の他，視力障害や難聴などの感覚器疾患，咀嚼障害をきたす歯科疾患へも対応する．再発予防には，アテローム血栓性脳梗塞やラクナ梗塞ではクロピドグレル，アスピリン，シロスタゾール，チクロピジンによる抗血小板療法を，心原性脳塞栓症ではワルファリンやダビガトランによる抗凝固療法を行う．

❷ 栄養管理

低栄養は認知・運動機能低下の原因となる．低体重，低アルブミン，低血糖，電解質異常，ビタミンB_1，B_6，B_{12}，ナイアシン，葉酸欠乏などに注意して栄養管理を行う．咀嚼嚥下障害はリハ介入で改善する場合があり，STによる評価と訓練を行う．管理栄養士は低栄養をスクリーニングして栄養管理を進め，摂食嚥下障害に対しては食物形態や提供方法を工夫し，介護者への栄養指導も行う．重度認知症では経管栄養による栄養改善や肺炎予防の科学的根拠はないとされるが，経口困難な場合，腸管機能が保たれていれば経鼻胃管や胃瘻による経腸栄養を行い，腸管が使用できない場合には中心静脈栄養を選択する．

❸ 運動療法

定期的な運動は認知機能の低下を抑制す

る．片麻痺，失調などの運動機能改善と，筋力低下，サルコペニア（筋肉減少症），拘縮などの廃用予防に，筋力強化，バランス訓練，歩行訓練，移動補助具の調整などを行う．学習能力の低下や注意障害のため，訓練効果に乏しいが，ゲーム的内容も入れて訓練を反復する．転倒には運動機能低下のほか注意障害，病識低下も関与し，手すり，段差解消などの環境整備が必要である．

❹ 環境調整

行動心理症状は環境の影響を受けるため，生活環境の整備が重要である．転倒リスクに対する身体拘束には，精神症状や拘縮の悪化，深部静脈血栓症のリスクもあるため，できるだけセンサーマットなどの環境整備で対処する．また早期から訪問介護，訪問看護，デイサービス，ショートステイなどの介護保険や障害者自立支援の利用を指導し，ケアマネジャー，地域包括支援センター，介護事業所などの多職種の連携による地域支援を進める．

❺ 認知リハビリテーション

認知リハの科学的根拠は確立されていないが，障害された認知機能の向上，全般的な認知機能の向上，代償手段の利用を図る．失語，失行，失認，注意障害，遂行機能障害などが重複する場合はそれぞれの症状に応じた評価訓練をすすめる（別項参照）．訓練時間や内容はあまり変えず，本人の興味のある課題を反復して学習させる．

❻ 認知症の重症度別の訓練（Alzheimer病の項も参照）

患者の情報をPT，OT，ST，臨床心理士，看護師のスタッフと家族，介護者間で共有し，介護・訓練方法を統一する．

▶**軽度（ADL自立）**：比較的保たれやすい意味記憶，手続き記憶や遠隔記憶を活用する．記憶自体の改善よりも，服薬管理法や日時，場所，日課など実際の生活に役立つ情報を学習させるほうが効果的である．記憶障害の学習法では間隔伸張法，手がかり消去法，無誤学習を用いる．回想法，validation，音楽療法，活動療法，アニマルセラピー，行動療法や介護者の教育も行う．理学療法では可動域訓練，筋力強化，起居，移乗動作，歩行訓練を行う．作業療法では達成感が得られる作品製作など，関心を引く課題やADL訓練を行う．記憶障害の補助として代償的に視覚的手がかりとなる名札や目印，伝言板などを用い，置き忘れには置き場所をボードに表示するなどの工夫をする．言語聴覚療法，作業療法では，言語能力に応じてメモ，日記などの記録，メモリーノート，携帯電話や時計のアラーム機能，電子手帳などの活用も指導する．臨床心理士は症状を評価して治療的介入を行い，適切な環境や対応方法などの情報をスタッフや家族，介護者に提供する．また患者や家族へのカウンセリングも行う．

▶**中等度（ADL一部介助）**：難易度を調整して軽度認知症に準じた認知リハを行う．この他OTでは身体機能訓練のほか食事，整容，更衣，入浴などのADL訓練を行い，食事，整容，入浴の自助具の利用や簡単な更衣手順，更衣しやすい服なども指導する．言語聴覚療法ではメモや絵カードの利用も進める．言語能力維持のために，集団訓練などで会話ができる場を増やし，レクリエーション的な訓練も行う．不眠やうつ，睡眠覚醒障害などでは光線療法も試みる．

▶**重度（ADL常時介助）**：重度認知症では摂食嚥下障害，歩行障害などの身体症状や栄養障害，廃用，感染症，内科的合併症が多く，栄養管理を中心とした全身管理，合併症予防が中心となる．理学療法，作業療法では廃用の悪化予防を進める．安心して意思表示や感情表出ができる環境を整備し，可能な限り離床を図る．在宅や認知症対応が可能な施設で医療と介護が継続的に受けられるように支援する．

〔薬物療法〕

環境調整や介護・リハの介入を優先し，不十分な場合に薬物療法を考慮する．簡便な服

薬方法で少量から漸増投与を行う．特に高齢者では有害事象や過剰反応に注意して服薬状況を定期的に確認する．嚥下障害では薬剤による誤嚥，運動麻痺では脱力や意識障害による転倒に注意する．家族には効果の限界や有害事象についてもよく説明する．

❶ 認知機能障害
脳梗塞後遺症による意欲・自発性低下にはアマンタジンやニセルゴリンを用いる．コリンエステラーゼ阻害薬のドネペジル，ガランタミンやNMDA受容体阻害薬のメマンチン処方を考慮してもよいが保険適用外である．

❷ 行動心理症状
興奮，不穏には抑肝散，またはクエチアピン，リスペリドン，オランザピンなどが用いられる．攻撃性に抗てんかん薬のカルバマゼピン，焦燥性興奮の抑制にバルプロ酸も有効だが保険適用はない．全ての抗不安薬や睡眠導入薬で転倒，傾眠，誤嚥，呼吸抑制に注意する（特にベンゾジアゼピン系）．

❸ その他
うつ症状にはセロトニン・ノルエピネフリン再取り込み阻害薬，選択的セロトニン再取り込み阻害薬などの抗うつ薬，ドネペジルの処方を考慮する．症候性てんかんによる痙攣発作は認知機能に影響するため管理は重要である．最近の抗てんかん薬は旧来の抗てんかん薬より認知機能への影響が少なく，ラモトリギン，ガバペンチン，レベチラセタムが有効である．トピラマートは傾眠に注意する．嚥下障害では口腔嚥下機能訓練に加えて，アンジオテンシン変換酵素阻害薬やアマンタジンの処方も行われる．

| 禁忌・留意点 |
オランザピンやクエチアピンは糖尿病では使用禁忌である．

脊髄障害

脊髄疾患

生駒一憲　北海道大学病院教授・リハビリテーション科

| 疾患の特性 |
脊髄疾患は後述のように原因は多種多様であるが，リハでは病巣の部位による差異を理解することが重要である．このため，ここでは病巣別にその症状を述べる．また，馬尾は末梢神経に分類されるが，脊髄障害との関連性が高いため，これを含めて述べる．

❶ 馬尾（L3以下の神経根）
脊髄下部の第3〜5仙髄は脊髄円錐と呼ばれ，成人では第1〜2腰椎の高さにある．新生児ではそれより下部にあり，およそ第3腰椎の高さである．脊髄円錐より下部の脊柱管内は前根と後根からなる馬尾があり，成人では第3腰神経以下の神経根で構成される．馬尾障害の原因として，腫瘍，二分脊椎，椎間板ヘルニア，脊柱管狭窄症，外傷，悪性リンパ腫の浸潤などがある．いずれも障害部位に一致した末梢神経症状（運動障害，感覚障害）が出現する．症状に左右差がみられることが多い．運動障害では，大腿四頭筋（L3）以下で障害神経根に応じた下肢筋の筋力低下と筋萎縮が起こる．感覚障害については，L3以下で障害神経根に対応する部位の感覚障害が起こる．

S3〜S5神経根や脊髄円錐の障害では，肛門周囲・会陰部に限局した感覚障害が起こり，その分布が自転車のサドルに接する皮膚の部分に相当するので，サドル状感覚消失（saddle anesthesia）と呼ぶ．この部分も含めて馬尾には交感神経および副交感神経が含まれるため，自律神経症状（排尿・排便障害，

性機能障害)も出現する．なお，S3～S5には下肢筋を支配する運動神経は含まれないため，下肢運動障害はみられない．

❷ 脊髄円錐(S3～S5 の仙髄)

脊髄円錐の前角には外尿道括約筋と外肛門括約筋(ともに随意的な収縮が可能)を支配するオヌフ核がある．さらに，脊髄円錐には副交感神経の節前ニューロンが存在(ただしS2～S4)するため，この部位の障害では，排尿・排便障害(排尿困難，便失禁)と性機能障害(勃起障害)が出現する．

❸ 腰仙髄(L1～S2)(円錐上部を含む)

腰仙髄のうち，腰髄下部から仙髄上部のL4～S2は円錐上部と便宜的に呼ばれることもある．

障害された髄節支配の下肢筋麻痺が起こる．すなわち，腸腰筋(L2)，大腿四頭筋(L3)，前脛骨筋(L4)，長母趾伸筋(L5)，腓腹筋・ヒラメ筋(S1)，大腿二頭筋(S1)などの麻痺である．麻痺の性状は障害されたレベルにより，弛緩性または痙性となり，これらが混在する．たとえば，L3レベルの障害(L4以下が残存)では，大腿四頭筋は弛緩性麻痺であるが，前脛骨筋や腓腹筋・ヒラメ筋は痙性麻痺となる．膝蓋腱反射の中枢はL2～L4，アキレス腱反射の中枢はS1～S2であるので，この場合，膝蓋腱反射は低下あるいは消失し，アキレス腱反射は亢進する．S1レベルの障害では，腓腹筋・ヒラメ筋，大腿二頭筋などの弛緩性麻痺が起こり，アキレス腱反射は低下ないし消失する．感覚障害は，障害レベルに応じて，それ以下の下肢支配域に生じるが，複雑なパターンになることも少なくない．S1以上の障害では，上位中枢からの仙髄排尿中枢への抑制的な調節ができないため，蓄尿困難となり，頻尿，尿失禁が起こる．

❹ 胸髄(T1～T12)

胸髄は下行路，上行路が整然と並んでおり，脊髄障害に典型的な徴候を呈しやすい．下行路の主なものは皮質脊髄路(錐体路)で，反対側運動野からの線維が主である．皮質脊髄路の障害は障害部位以下の同側の痙性麻痺を起こす．ただし，急性の障害では，当初は弛緩性麻痺になる．上行路には前脊髄視床路，外側脊髄視床路，薄束，楔状束などがある．前脊髄視床路は同側の大まかな触覚や圧覚を，外側脊髄視床路は反対側の痛覚，温痛覚を，薄束と楔状束は同側の位置覚や繊細な皮膚覚(触覚，振動覚，微細圧覚，二点識別覚)を伝える．なお，薄束は後索内の内側部にあり下肢からの感覚を，楔状束は後索内の外側部に位置し上肢からの感覚を，それぞれ伝える．運動障害や感覚障害が認められた場合は，その支配髄節かそれより上部髄節に病巣があることを意味する．病巣の性状にもよるが，症状が出現する境界部位の髄節に必ずしも病巣があるとは限らないことに注意が必要である．たとえば，神経学的異常所見が胸髄下部の支配領域以下に認められたとしても，病巣は胸髄上部や頚髄に存在することがある．胸髄も含めて脊髄全般にいえることであるが，その径が細いため脊髄の障害は両側に起こることが珍しくなく，このときは対麻痺や四肢麻痺となる．また，胸髄の両側性障害では排尿障害(頻尿，尿失禁など)がみられることが多い．

❺ 頚髄

頚髄の障害は一般的に胸髄に準じて考えてよいが，上肢の運動・感覚障害が加わる点に注意する．また，上部頚髄(C4)は横隔神経が起こるため，この部位の障害は呼吸障害が起こる．

頚髄に特異的な病態として，中心性脊髄損傷(中心性脊髄症候群)がある．脊椎の過伸展や骨折，脱臼などで頚髄が一時的に圧迫された結果，脊髄中心部に出血や浮腫が起こる病態である．錐体路障害による弛緩性対麻痺，前角障害も加わった両上肢弛緩性麻痺，温痛覚障害，排尿・排便障害が急激に起こる．錐体路および脊髄視床路では中心部ほど上部髄節と連絡する神経線維が通っているため，下

肢より上肢に症状が強く出るのが特徴である．

❻ 脊髄疾患の特徴的な神経症候

▶Brown-Séquard 症候群：脊髄半側の障害によるもので，障害髄節と同側の支配域の全表在覚脱失とその直上同側皮節の感覚過敏，障害髄節の同側支配筋の筋萎縮，筋力低下，障害髄節より下部の同側髄節支配筋の麻痺，障害髄節より下部の同側の振動覚，位置覚，識別覚の障害，障害髄節より下部の反対側の温痛覚障害が出現する．温痛覚障害が反対側に出現するのは，温痛覚を伝える線維が後根を入ってすぐに反対側へ交差するからである．麻痺は急性に生じた場合は弛緩性麻痺，緩徐に生じた場合や急性期を脱して慢性期になった場合は痙性麻痺になることが多い．麻痺側では病的反射は陽性となる．外傷，腫瘍などが原因となる．

▶前脊髄動脈症候群：前脊髄動脈の循環障害で起こる症候群である．脊髄を灌流する動脈のうち，垂直系は1本の前脊髄動脈と左右2本の後脊髄動脈からなり，上部では一般的に椎骨動脈に由来する．水平系の動脈は前根動脈，後根動脈があり，これらは脊髄の高さに応じて椎骨動脈や肋間動脈などに由来する．前根動脈は前脊髄動脈に，後根動脈は後脊髄動脈に流入する．これらのうち，大前根動脈（Adamkiewicz 動脈）は他に比べて太く，胸腰髄に多くの血流を送る．Adamkiewicz 動脈の障害では，胸腰髄で前脊髄動脈症候群が起こり得る．その他，前脊髄動脈への血液の流入は複雑で血流方向が一方向ではないため，虚血が生じやすい．原因は外傷，大動脈解離，動脈硬化などである．前脊髄動脈の灌流域，すなわち前索，側索，前角が障害される．急激に対麻痺，障害部位以下の温痛覚障害，排尿・排便障害が起こる．後索は保たれるため，位置覚などは障害されない．

❼ 脊髄疾患の原因疾患

脊髄疾患の原因は多種多様である．血管障害としては，梗塞，前脊髄動脈症候群，出血，動静脈奇形・海綿状血管腫などがある．腫瘍としては，神経鞘腫，髄膜腫，神経膠腫，血管芽腫，脂肪腫，悪性リンパ腫，血管内皮腫，脊索腫，転移性腫瘍などがある．骨性病変では，椎間板ヘルニア，変形性頚椎症，後縦靱帯骨化症，黄靱帯骨化症などがある．外傷では，椎体骨折による圧迫，過伸展・過屈曲による損傷などがある．先天性疾患では，二分脊椎，Arnold-Chiari 奇形，頭蓋底陥入症などがある．炎症性疾患では，梅毒，結核，硬膜外膿瘍，ポリオ（ポリオ後症候群を含む）などのウイルス性脊髄炎，サルコイドーシス，膠原病，急性散在性脳脊髄炎などがある．脱髄性疾患では，多発性硬化症，Devic 病がある．代謝性疾患では，亜急性脊髄連合変性症，アルコール性ミエロパチー，SMON（subacute myelo-optico-neuropathy）などがある．変性疾患では，脊髄小脳変性症，筋萎縮性側索硬化症，脊髄性進行性筋萎縮症，Kugelberg-Welander 病，Werdnig-Hoffmann 病などがある．

障害の特性

❶ 機能障害

脊髄疾患では，運動障害，感覚障害，自律神経障害が種々の組み合わせで出現する．髄節レベルの面から見ると，障害が限局的な場合もあるが，脊髄全体に及ぶ場合もある．また，横断面から見ると，錐体路，前角，感覚路が種々の組み合わせで障害される．これらは疾患により異なる．

運動障害を髄節レベルの面から見ると，障害髄節のレベルに従い，痙性または弛緩性の麻痺となる．一般に頚髄障害では，上肢では障害髄節支配筋は弛緩性，それより下位の髄節支配筋は痙性となる四肢麻痺を呈する．胸髄障害では痙性対麻痺，腰髄障害では障害髄節支配筋は弛緩性，それより下位の髄節支配筋は痙性となる対麻痺を呈する．変性疾患などで進行性の病態の場合は，機能障害の変化に注意が必要である．脊髄の障害のみならず，嚥下機能などの脳神経症状や呼吸筋麻痺

にも注意が必要なことがある．また，感覚障害により運動症状が出現することもまれではない．たとえば，後索障害で位置覚が障害されると脊髄性運動失調を呈する．脊髄性運動失調は視覚での代償があれば目立たないことがあるが，暗所や閉眼時では著明に失調症状が出現する．

❷ 能力障害（活動制限）

四肢の麻痺や感覚障害により，日常生活動作に種々の困難が生じる．たとえば，書字，箸の使用，移動，トイレ動作，入浴などの困難である．自律神経障害があれば，排尿・排便コントロールが不良となる．

❸ 社会的不利（参加制約）

社会生活や日常生活に種々の制約が生じることが多いのが現状である．たとえば，車椅子で移動手段を確保したとしても，段差がある，エレベーターがない，などの理由で参加に困難が生じることが多い．また，排尿・排便コントロールが困難であれば，このために外出が妨げられることも多い．

評価・技法

脊髄疾患においても他の疾患と同様，筋力，関節可動域，日常生活動作などの基本的な評価は不可欠である．ここでは脊髄疾患に特有な事項について述べる．

脊髄疾患では，運動障害，感覚障害，自律神経障害について神経所見を詳細にとることが病態を明らかにするうえで重要である．各疾患の特性を理解したうえで，個々の症例の病態を明らかにする．

運動障害では，錐体路の障害か，前角の障害かを見分ける必要がある．もちろん両者が併存することもある．深部反射の亢進や病的反射の出現は錐体路障害を意味し，深部反射の消失や筋萎縮は前角障害を意味する．また，線維束性収縮を認める場合は前角障害が考えられる．錐体路障害があっても前角障害が併存していると，深部反射は低下することがある．末梢神経障害があっても低下する．疾患によるが，障害髄節が明確にできる場合は，その髄節レベルを明らかにしなければならない．多発性の病巣を有する場合があり，障害髄節は1つとは限らない．また，連続しているとも限らない．このため，脊髄疾患では詳細な神経診察が重要となる．

感覚障害については，触覚，温痛覚，位置覚など，感覚の種類を分けて障害状況を明らかにする．

自律神経障害については，膀胱機能検査などを行う．

電気生理学的検査の結果を参考にすると病態がより明確になることが多い．針筋電図は前角障害の有無を判定するのに有用である．H波は深部反射を視覚化できる．体性感覚誘発電位（somatosensory evoked potential；SEP）は感覚伝導路の評価に役立つ．また，経頭蓋磁気刺激（transcranial magnetic stimulation；TMS）は錐体路の評価に有用である．脊髄の状態を電気生理学的に評価する前に，神経伝導検査で末梢神経の状態を評価しておくことが不可欠である．

リハビリテーションの考え方

まず，脊髄障害の原因疾患および機能障害を明らかにする．疾患特性によるが，機能障害（たとえば運動麻痺）の改善が見込めるときは，それに対してリハアプローチを行う．そのうえで，あるいは，同時並行で，機能障害に応じて可能な動作を見極め，現状の能力が最大限発揮できるように日常生活訓練や指導を行う．

前角障害がある場合（筋萎縮性側索硬化症，ポリオ後症候群など）は，過用により筋力低下が惹起されることがあるため，運動量や強度の設定に注意する．また，呼吸筋麻痺がある場合も同様の注意が必要である．脱髄疾患では入浴などによる体温上昇により障害が増悪することがあるので，生活指導が必要である．

脊髄疾患では筋痙縮へのアプローチが必要になることがある．運動療法以外に薬物療法では，局所作用の神経ブロック（フェノール，

ボツリヌス毒素），痙性対麻痺に強力な効果を発揮するバクロフェン髄腔内投与療法がある．筋弛緩剤の内服は簡便であるが，眠気や全身の脱力などの副作用に注意が必要である．痙縮があるために下肢の支持性が保たれている場合があるので，一概に痙縮を軽減することがよいとは限らない．適応の可否をよく検討する必要がある．

　機能を代償するためには補装具がよく使われる．位置覚の障害があっても表在覚が保たれている場合は，位置覚を代償するために細かい凹凸のあるインソールなどで表在覚刺激を試みることもある．対麻痺では車椅子がよく使われるが，四肢麻痺で操作レバーなど軽いものを動かすことが上肢で可能な場合は，電動車椅子が適応になる．四肢麻痺など全身性障害で単独での移動が困難な場合は，ガイドヘルパーにより外出などを介助するサービス（障害者自立支援法の移動支援事業）がある．

運動ニューロン疾患

森若文雄　北祐会神経内科病院・病院長

疾患の特性

　運動ニューロン疾患（motor neuron disease；MND）は，上位運動ニューロン徴候，下位運動ニューロン徴候を呈し，進行性に運動ニューロンが変性・脱落する神経変性疾患である．MNDと筋萎縮性側索硬化症（amyotrophic lateral sclerosis；ALS）という用語が同義的に用いられる場合と，MNDがALSを含めた運動ニューロンを障害する種々の疾患全てを表す用語として用いられる時がある．今回，ALSを中心に述べる．

　ALSは米国グアム島，わが国の紀伊半島の多発地帯を除くと有病率は世界的にほぼ均一で人口10万人当たり2〜7人，発病率は人口10万人当たり1人前後である．50〜60歳代に発症することが多く，男女比は約2:1と男性に多い．

　一側上肢あるいは下肢の筋萎縮，筋力低下から発症し，進行性に運動障害を呈し，発症数年〜5年以内に球麻痺症状，四肢麻痺の他，呼吸筋麻痺による呼吸不全症状が出現し，その長期療養・延命には経管栄養，呼吸補助などの医療行為が必要となる．

障害の特性

　延髄運動神経核の障害により舌萎縮，線維束性収縮，舌・軟口蓋運動不全を生じ，構音障害，摂食・嚥下障害を呈する．運動野から脊髄前角運動神経細胞までの運動ニューロンの障害により四肢筋の筋萎縮，筋力低下，運動麻痺，呼吸筋麻痺を呈し，手指の巧緻運動障害から起立・歩行障害がみられる．

　臨床病型として，一側上肢から発症し，他側上肢，さらに下肢症状/球麻痺症状を呈する「古典型」（上肢型），下肢から発症し，上肢症状/球麻痺症状を呈する「偽多発神経炎型」（下肢型），球麻痺症状から上肢，下肢症状に進展する「球麻痺型」と呼吸筋麻痺症状で初発し，球麻痺/上下肢症状を呈する「呼吸筋麻痺型」に大別される．ALS発症後，臨床診断の確定には数カ月〜1年前後を要し，「上肢型」でも病名告知時には一側上肢のみならず他側にも病状が拡大し，翌年には下肢症状/球麻痺症状が出現することが少なくないが，ALSの病像進行や経過は臨床病型により異なるのみならず，同じ病型でも患者により進行の速さや経過は異なる．

　ALSに対する根治的な治療法は確立されておらず，ALSに対するリハは，残存機能の維持，廃用による二次的合併症の予防，可能な限り日常生活を支援し，QOLを高めることが目標となる．

評価・技法

　運動神経機能評価には神経学的診察，徒手筋力試験などの理学的評価，MUNE（motor unit number estimation）を含めた筋電図などの電気生理学的検査，MRIやMRSなどの画像検査が行われる．

表1 ALSの障害部位・神経症状とその評価・検査法，リハ処方，代替療法

障害部位	神経症状	評価・検査法	リハ処方	代替療法	
球麻痺 偽性球麻痺	構音障害 コミュニケーション障害	音響解析 呼吸機能検査	顔面筋，咬筋，舌運動訓練 呼吸訓練 （ブローイング訓練など） アイスマッサージ法	筆談 身ぶり・手ぶり 文字盤 読唇 パソコン 各種コールセンサー	
	摂食・嚥下障害	水飲み試験 反復唾液嚥下試験 頸部聴音 嚥下造影検査 嚥下内視鏡検査 上肢運動機能評価	頭部挙上練習 舌突出嚥下練習 メンデルゾーン手技 舌骨下・下筋群のストレッチング	食事メニュー工夫 トロミ食 きざみ食 ミキサー食 補助食	中心静脈栄養 経鼻経管栄養 胃瘻
上位運動ニューロン障害 下位運動ニューロン障害	運動障害 上肢 遠位筋	上肢機能検査	巧緻動作訓練	上肢装具	
	近位筋	徒手筋力試験 関節可動域テスト 四肢周径検査 歩行・移動機能検査 日常生活活動評価	ROM訓練 筋力増強・維持訓練 装具紹介 日常生活活動訓練		
	下肢 遠位筋			短下肢装具 杖 歩行器 車椅子 入浴用リフト	
	近位筋				
	頸筋			頸椎カラー	
	体幹筋			体幹装具	
呼吸筋麻痺	呼吸障害	呼吸機能検査 血液ガス検査 パルスオキシメトリー	胸郭可動性改善 呼吸法指導： 腹式呼吸法 腹部への徒手抵抗運動 胸郭運動 排痰法	非侵襲性補助呼吸 気管切開 人工呼吸器	

ALSに特化した機能評価には，厚生省特定疾患研究班重症度分類，Norris Scale改訂日本語版やALS機能評価（ALS functional rating scale-revised；ALSFRS-R）が用いられる．ALSFRRS-RはALS患者の日常生活を把握するために米国で作成された評価尺度で，言語，嚥下，身の回りの動作，歩行などの項目から構成されている．

ALSで見られる神経障害を，①コミュニケーション障害，②摂食・嚥下障害，③上下肢および頸筋・体幹の運動障害，④呼吸筋障害に大別し，それらの評価法，リハ処方を表1に示した．

リハビリテーション処方

ALSに対するリハは，障害部位と神経症候から半年～数年間の病像進行を予想し，リハ全体計画を立案するとともに，臨床病型別に上肢型，下肢型，球麻痺型と呼吸筋麻痺型に分け，病期（重症度）に対応した発症早期（ADL自立期），中期（ADL介助期）および進

表2 病期(重症度)別リハ処方例

病期(重症度)	臨床病型	リハ処方	
早期(ADL自立期)	上肢型 下肢型 球麻痺型 呼吸筋麻痺型	上肢のROM訓練,筋力増強・維持訓練,装具の紹介 下肢のROM訓練,筋力増強・維持訓練,装具の紹介 発声・発語訓練 呼吸訓練(主に腹式呼吸)	臨床病型に関わらず歩行を中心に起居・移動訓練を行う
中期(ADL介助期)	上肢型 下肢型 球麻痺型 呼吸筋麻痺型	上肢のADL筋力維持訓練,自助具の紹介 起立・移動訓練,歩行器などの歩行補助具・車椅子の紹介 発声・摂食・嚥下訓練,コミュニケーション手段の確立 呼吸訓練(継続)	胃瘻造設の検討
進行期(ADL全介助期)	上肢型 下肢型 球麻痺型 呼吸筋麻痺型	ROM訓練,残存筋力維持訓練 ROM訓練,残存筋力維持訓練 コミュニケーション手段の確保,センサー開発 呼吸訓練(継続)と補助呼吸の検討・選択	家族への介助・介護法,医療機器使用法の指導 支援体制の構築

行期(ADL全介助期)別にリハ計画を立て,リハ処方を行う(表2).

ALS患者の障害部位・症候別にリハ処方を記載する(表1,2).

❶ 上肢のROM訓練,筋力増強・維持訓練と上肢装具の紹介

▶遠位部筋力低下:手指の筋力低下,巧緻動作障害がみられ,病早期には筋萎縮に比して著明な筋力低下がみられることが少なくない.ALSでみられる運動障害は主に筋萎縮・筋力低下,痙縮,関節拘縮と廃用によるため,リハ処方としては健常筋を含めた筋群の筋力増強・維持,巧緻動作障害の改善を目指すが,主に廃用筋に対するリハとなるため,運動量は翌日に疲労が残らない程度が目安となる.可能であれば,毎日,一定の負荷で持続性のある筋活動訓練を行う.また,病状進行に伴い関節拘縮予防のため関節可動域(ROM)訓練を実施する.ROM訓練は関節や筋肉の疼痛を軽減させる効果があり,種々の日常生活動作の改善に寄与する.また,握力・ピンチ力の低下に対して,食事時には太柄スプーンやバネ付き箸の使用,更衣ではボタンエイドなどの自助具や面ファスナー,ボタンの工夫を行うことにより日常生活でQOLの向上,維持に役立つ.

▶近位筋筋力低下:三角筋などの上肢近位筋の筋力低下がみられる時には,それらの筋力増強訓練を行う.病中期から進行期には肩関節拘縮や肩関節亜脱臼予防リハも実施し,アームスリングや三角巾を用いる.近位筋の筋力低下のため,上肢挙上が障害されると遠位筋の筋力が保持されていても食事動作,洗顔動作に支障をきたす.この上肢挙上動作の補助具としてBFO(balanced forearm orthosis)やポータブルスプリングバランサー®(PSB)が開発されている.PSBは内蔵スプリングの張力調整により腕を支える補助力を得て,残存しているわずかな筋力で上肢挙上を可能にする補助具である.上肢近位筋筋力が,可能であればMMTで2〜3レベルがあり,病早期から使用訓練を開始することで導入が容易となり,筋疲労による筋力低下を予防することができ,遠位筋筋力が3レベル以上の筋力で使用できる.1週間前後の指導で実用的に使用できるようになるが,在宅療養で使用を考慮すると,介護者にもスプリング調整を指導することが重要であり,症例ごとに症状の進行に合わせた,きめ細かな調整,対応がポイントとなる(図1).

❷ 下肢ROM訓練,筋力維持訓練と装具の紹介

▶遠位筋および近位筋筋力低下:起立・歩行障害を呈し,上肢と同様に関節可動域,筋力

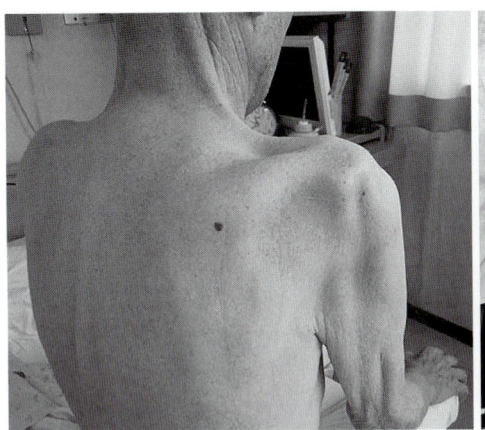

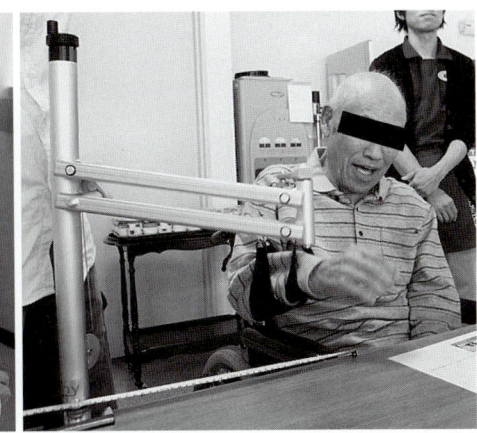

図1 ポータブルスプリングバランサー®(PSB)装着例（桑原拓己先生のご好意による）
右上腕近位筋に著明な筋萎縮・筋力低下を認め、上肢挙上動作が困難である ALS 症例に PSB を使用し、上肢挙上が可能となり、自力で食事摂取を楽しめるようになった．

を評価するとともに歩行・移動機能を評価する．病状進行により下肢装具や杖などの補助具での歩行距離、安定性、疲労度などを判定し、筋力維持を目指す．

下肢の筋力低下に応じて、杖、歩行器、車椅子を処方する．臨床病型によっては歩行困難な症例で上肢機能が保持されていることもあり、歩行器、車椅子の紹介では残存機能と病像進行の予想が重要である．補装具の作製・完成には、数週間〜数カ月を要し、また、福祉制度利用の場合には申請から許可までの手続きにも時間を要するため、補装具が完成して手元に届いた時には病状が進行し、使用できなくなっていることもあるので注意を要する．

車椅子は座位の安定性のために座位保持装置や頭頚部固定装置の必要性、筋力や上肢の可動範囲に見合った車椅子操作方法を評価する．自力での車椅子駆動が困難と予想される場合には、介助用のリクライニング式車椅子、人工呼吸器搭載台、ヘッドサポートとティルト機構の装備を検討する．

進行期には可能な限り、離床し、リハ室での訓練を継続、座位保持、傾斜台での立位保持などの訓練を行い、合併症の予防や療養意欲の維持に努めることが大切であり、在宅療養を目指した住宅改造時にはトイレ便座からの起立困難には「補高便座」「電動昇降式便座」、入浴には「入浴リフト」を検討する．

❸ 頚部・体幹機能障害

頚部から上部体幹筋の筋力低下により頭頚部保持、座位保持、回旋運動や臥位での体位変換が困難となる．

胸鎖乳突筋を始めとする頚部周囲筋の筋力低下、筋萎縮に伴い、頭頚部保持が困難となり、移乗や歩行動作、食事動作などの日常生活に支障をきたす時には頚椎カラーなどの頚部支持装具を用いる．

フレーム型頚椎カラーである「ヘッドマスターカラー®」は、従来の頚椎カラーに比べて、頭部を後頭部と下顎部で保持し、重さをワイヤーを用いて鎖骨や胸骨周囲で支持し、軽く、通気性がよく、気管切開患者にも装着が可能である．欧米人に合わせたサイズ展開のため、サイズ合わせ、高さや角度調整が必要である．なお、調整は義肢装具士や PT が行うのが望ましい（図2）．

体幹機能は座位保持や体位の変換のみなら

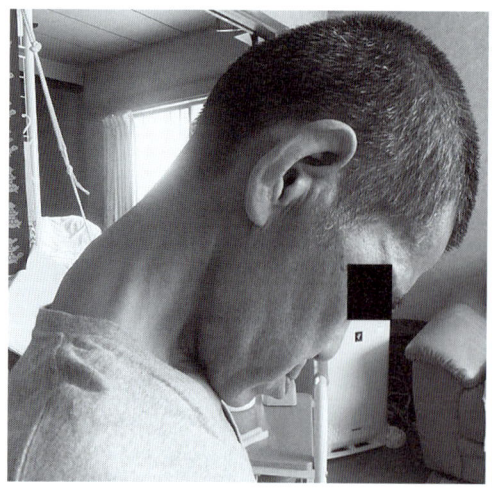

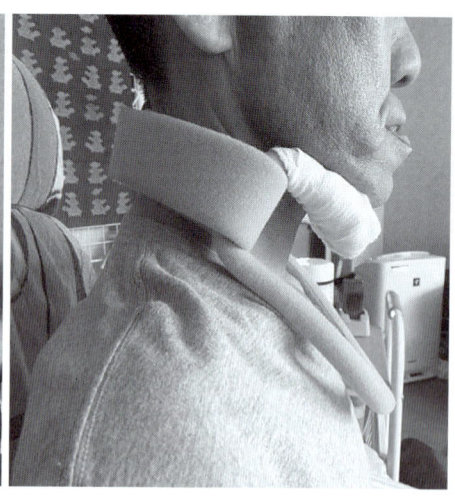

図2 ヘッドマスターカラー装着例(徳永典子先生,坂野康介先生のご好意による)
胸鎖乳突筋の筋萎縮・筋力低下を認め,首下がりを呈するALS症例にヘッドマスターカラーを使用.従来の頚椎カラーに比して,頚部への圧迫感が少なく,頭頚部の位置を安定して保持できている.

ず呼吸機能にも影響を与え,体幹支持装具が用いられることがある.

❹ 球麻痺

▶構音障害:球麻痺または偽性球麻痺により麻痺性構音障害をきたし,鼻声で不明瞭言語となる.発声・発語機能には顔面筋,軟口蓋,舌運動機能のみならず,呼吸機能も関与するので,総合的に評価し,リハ指導を行う.発声・発語が困難な中期〜進行期にはコミュニケーション障害に対する代替機器や支援を行う.

▶コミュニケーション支援方法:構音障害が強まり,対面で行うコミュニケーション支援方法には,上肢機能が残存している時には「筆談・指で文字を書く」「身ぶり・手ぶり」で図れる.発声,上肢機能が障害されると,「文字盤」,介助者が「あ・か・さ・た・な……」と声で読み上げ,患者の合図で行と行の文字を読み取る方法,読唇法やコミュニケーション機器を用いる.コミュニケーション機器には「トーキングエイド」から「パソコン(意思伝達装置)」があり,パソコンを使い慣れていない高齢者の患者では機器操作の習得に時間を要し,また習得が困難なこともみられる.患者の病状に合わせたセンサー,入力方法の改良,開発が必要であり,ST,OT,PT,社会福祉士,看護師,医師のみならず,種々の関連職種,医療機器メーカーやボランティアによるチーム医療で行うことが望まれる.

▶嚥下障害:球麻痺症状として咬筋,顔面筋,軟口蓋や舌の運動不全がみられ,むせやすく,誤嚥による嚥下性肺炎を併発しやすくなる.咬筋,顔面筋などの筋力維持のため,頭部挙上訓練(shaker exercise),舌突出嚥下練習,メンデルゾーン手技などが行われる.食事メニューは,嚥下機能の評価を行いながら,きざみ食,トロミ食,さらにはミキサー食などの食物形態や調理法を工夫するとともに,嚥下しやすい姿勢の指導,工夫が重要である.誤嚥が多くなり,経口摂取が困難な病期には経管栄養法が検討され,経鼻経管栄養と胃瘻造設が行われる.進行期には呼吸機能の低下のため胃瘻造設ができなくなるので,

病早期から定期的に嚥下機能，呼吸機能を評価し，適切な時期に実施する．胃瘻造設により水分・栄養補充が可能となるが，唾液などの誤嚥には注意が必要である．

嚥下障害時には唾液を飲み込むことができず，口腔内にたまり，口角からあふれ出る，誤嚥の予防のために看護師や介護者による吸引が行われるが，介護者負担軽減のために「持続的唾液吸引機（低量持続吸引機「アモレSU1 徳永装器研究所製」）が開発されている．

❺ 呼吸筋リハビリテーション

ALS 初期の呼吸不全は呼吸筋力の低下による拘束性換気障害をきたし，肺胞低換気となるため，胸郭の可動性とモビリティーの確保，呼吸筋群の強化・維持，呼吸パターンの学習が指導される．ALS 進行期には肺炎併発などの医療的問題も加わり，各種専門家による包括的なチーム医療が必要となる．

病初期から背臥位での体幹回旋運動，側臥位での体幹回旋運動，肋間筋や大胸筋のストレッチなどの脊柱・胸郭可動域訓練は，呼吸機能低下を遅延させるとともに発声・発語機能維持にも役立つ．腹式呼吸法は1回換気量を増大させ，ALS の呼吸不全に有効であり，病初期から指導を加えるとともに，腹部への徒手抵抗運動などを行う．一方，胸郭呼吸法は横隔膜，胸肋筋などの呼吸筋のみならず胸鎖乳突筋，大胸筋，広背筋などの筋力増強・維持に役立ち，上部・下部胸郭介助手技による呼吸介助法，姿勢の矯正，補助呼吸筋の強化を行う．病状の進行に伴い，腹筋力の低下により痰の喀出が困難となるが，体位排痰法，軽打法，振動法などの排痰訓練は患者のみならず，介護者へ誤嚥性肺炎の予防と吸引法の指導を行う．

▶**補助呼吸**：運動時および安静時の呼吸困難，起坐呼吸，頭痛，頭重感などの呼吸不全症状が出現する中期には補助呼吸を検討する．補助呼吸には鼻マスクによる非侵襲的陽圧換気法（non-invasive positive pressure ventilation；NIPPV）と気管内挿管か気管切開により人工呼吸器を用いる侵襲的補助呼吸が行われる．わが国では，一度，人工呼吸器を装着すると，呼吸器からの離脱が困難となるため，十分なインフォームド・コンセントが必要である．

▍禁忌・留意点▕

筋力低下に対して「高負荷，低回数訓練」よりも「低負荷，高回数訓練」「少量頻回訓練」が望ましいとされ，翌日まで筋痛，筋のこわばり，疲労の残らない負荷量が望ましい．

二分脊椎

芳賀信彦　東京大学大学院教授・リハビリテーション医学

▍疾患の特性▕

二分脊椎とは，先天的に脊椎の後方要素が欠損している状態であり，神経管閉鎖不全に含まれる．脊髄や馬尾神経が背側に脱出し瘤を形成する囊胞性二分脊椎では皮膚欠損を伴うことが多く，囊胞内に神経組織を含む脊髄髄膜瘤が多い．一方，髄膜や神経組織に脱出を伴わないものを潜在性二分脊椎と呼び，神経症状を伴わない場合と，脊髄脂肪腫のように神経症状を伴う場合がある．リハの対象になるのは，脊髄髄膜瘤や脊髄脂肪腫が多い．二分脊椎は神経系の発生異常であり，囊胞性二分脊椎では水頭症，Chiari 奇形，脊髄空洞症などの異常を伴うことがある．

▍障害の特性▕

二分脊椎の障害は，下肢・体幹の運動・感覚障害，排泄に関わる障害，中枢神経の変化に伴う障害に分けることができる．下肢・体幹の運動・感覚障害は，下肢の筋力低下と変形・拘縮，側弯・後弯などの体幹変形を通じて座位や移動の障害につながる．また，感覚障害による褥瘡形成もこれに加わる．これらの障害の程度は，神経麻痺のレベルにより異なる．排泄に関わる障害は仙髄レベルの神経障害によるもので，排尿障害とこれに伴う腎

表 Menelausの方法に基づく髄節レベルと筋力との関係

麻痺レベル	筋力
T12	下肢の筋活動はない．攣縮を認めることもあるが，随意運動はない．
L1	弱い（[2]以上）股関節屈曲
L2	強い股関節屈曲と内転（いずれも[3]以上）
L3	股関節屈曲・内転は正常．大腿四頭筋は[3]以上．内側ハムストリングもある程度効いている．
L4	大腿四頭筋も正常．内側ハムストリングと前脛骨筋は[3]以上．殿筋と後脛骨筋もある程度効いている．
L5	外側ハムストリングも効き（[3]以上），強い膝屈曲．中殿筋[2]以上，第三腓骨筋[4]以上，後脛骨筋[3]以上のいずれか．長母趾伸筋，長趾伸筋は正常．
S1	下腿三頭筋[2]以上，中殿筋[3]以上，大殿筋[2]以上，のうち2つを満たす．大腿二頭筋，長趾屈筋も強い．長母趾屈筋，短母趾屈筋も効いている．
S2	下腿三頭筋[3]以上かつ，中殿筋・大殿筋は[4]以上．内在筋のみ低下し，鉤爪趾を生じる．

〔Broughton NS, Menelaus MB(eds): Menelaus' Orthopaedic Management of Spina Bifida Cystica. 3rd ed. W. B. Saunders, London, 1998 より改変〕

機能障害，排便障害が含まれる．中枢神経の障害は水頭症やChiari奇形によるもので，てんかんや知的障害，呼吸障害の他，内分泌異常による思春期早発症や成長ホルモンの分泌異常が知られている．また近年，二分脊椎症患者における高次脳機能の障害が注目されている．その他の障害として，性機能障害や肥満を挙げることができる．

 評価・技法

下肢・体幹の変形や拘縮の程度を評価する．特に股関節では脱臼の有無と程度を評価することも重要である．

障害の程度や運動機能の予後を推定するには，神経麻痺のレベルを評価することが重要である．なかでも運動麻痺のレベルは最も大きく移動能力に関係するため適切に評価する必要がある．下肢筋の神経支配図に基づいて判断するが，特に乳幼児では徒手筋力テストで細かい評価をすることは困難であり，また，二分脊椎は外傷性脊髄損傷と異なり完全な横断性麻痺を呈することが少ない．自発運動などを参考に代表的な下肢筋を大まかに評価し，麻痺レベルを推定するとよい（表）．運動麻痺の状態により，関節の拘縮や脱臼，足部変形などを示すため，これも麻痺レベル推定の参考になる．感覚障害の評価は難しいが，褥瘡形成や低温熱傷との関係もあるため，温痛覚障害の部位は大まかに評価しておくべきである．

二分脊椎患者の移動能力の評価にはHoffer分類が広く用いられている．装具の有無に関わらず屋内外を歩行できるcommunity ambulator，屋外は車椅子を利用し屋内では歩行するhousehold ambulator，日常の移動には車椅子を用いるが歩行訓練を行っているnon-functional ambulator，歩行不能で移動は車椅子のnon-ambulatorの4群に分類する．

排泄の障害は，小児外科医や小児泌尿器科医により専門的に評価される．特に排尿障害は，腎機能の保持，尿路感染症の防止，尿禁制の獲得の面から重要であり，日本排尿機能学会と日本泌尿器科学会が承認したガイドラインが公表されている．

中枢神経の障害には，CT，MRIなどの画像検査が用いられる．また精神発達の遅れが疑われる場合には，各種の発達検査も必要となる．二分脊椎そのものに中枢神経の影響が加わり著しい脊柱変形を示すことがあり，単純X線で変形の程度やバランスを評価する

二分脊椎 | 103

麻痺レベル 歩行能力	胸髄	腰髄 第1	第2	第3	第4	第5	仙髄
community ambulator（杖不要）					←――→		
community ambulator（杖歩行）				←――→			
household ambulator			←――→				
non-functional ambulator		←―――→					
non-ambulator	←―――――→						

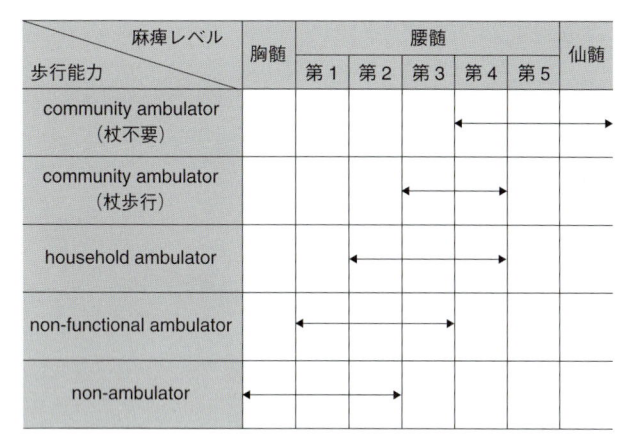

図1　運動麻痺レベルとHoffer分類の関係

必要がある．

リハビリテーション処方

❶ 移動機能の目標

　二分脊椎患者の移動能力には下肢・体幹の筋力，変形や拘縮，平衡機能，褥瘡，全身耐久性，知的能力など数多くの因子が関与する．これらのなかで運動麻痺レベルによって規定される下肢筋力が最も大きく移動能力に関係する．第4腰髄レベルより下位の麻痺では通常実用歩行を獲得できる．筆者らは，両側の膝屈筋筋力が徒手筋力テストで[4]以上，あるいは両側の股関節伸展筋力が[2]以上の小児患者は，装具の有無は別にして杖なし歩行可能であることが多いことを経験している．図1に運動麻痺レベルとHoffer分類の関係を示すが，これは思春期以降に生じることがある移動能力の低下を含めている．したがって，乳幼児期のリハでは各麻痺レベルで最も高い歩行能力を目指す．

❷ 新生児期から乳児期

　新生児期にはまず運動麻痺に伴う関節拘縮や変形に対する徒手矯正を行う．これは理学療法士に処方することもあるが，矯正位をギプスで保持する場合などでは医師自らが行う．関節拘縮に対する可動域訓練に際しては，触診と画像検査により関節軸を正しく捉えること，過剰な力を加えることによる骨折を引き起こさないことに十分留意する．十分な矯正が得られない場合には，無理をせずに乳児期における手術による矯正の必要性を検討する（図2）．

　幼児期にかけてこれと並行して，定頸と座位の獲得を目標として，ポジショニングやハンドリングをPTに処方する．日常看護に採り入れるように看護師にも指導するとともに，退院後の継続を考えて，入院中にこれらを親に対しても指導する．ポジショニングでは，筋活動を促すことと，関節可動域を維持することを意識し，仰臥位，側臥位，腹臥位，肩での支持などさまざまな肢位をとらせる．ハンドリングでは頭部・体幹のコントロールを目指し，触覚・視覚・聴覚刺激も用いて自発運動を誘発する．定頸が得られ，寝返りができるようになったら，引き続いて座位・立位を促す理学療法を行う．介助座位をとることにより，頭部〜体幹の立ち直り反応・平衡反応を促す．またこれは，視野を広げること，視覚と手の感覚の統合を経験させることができる．また立位を経験させることにより，体幹のコントロールやバランスの向上，下肢の伸展位での保持，固有受容器の感覚入力を得ることができる．これら座位・立

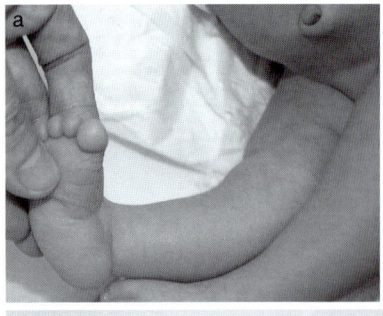

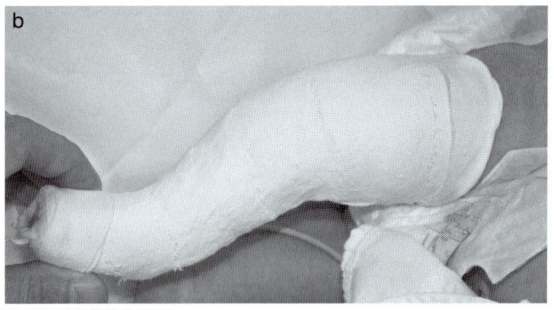

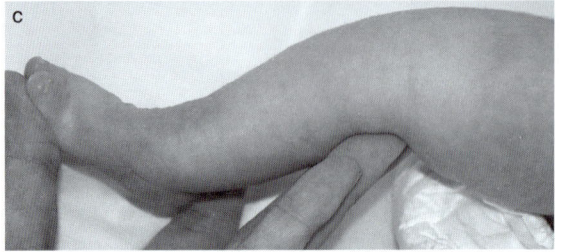

図2 新生児の下肢変形
a：膝過伸展と内反足が合併し関節軸を捉えにくい.
b：関節軸を正しく捉えて徒手矯正・ギプス固定.
c：残存した尖足変形に対しては手術を予定.

位の練習に際しては，左右差のない動きを身につけることに配慮する．

❸ **実用歩行が見込める子どもの幼児期以降**

実用歩行を見込める子どもでは，立位・歩行訓練に入る前に，立位の阻害因子となる関節拘縮や変形を保存的治療または手術により可及的に取り除いておくのが望ましい（図3）．股関節脱臼がある場合の対応には異論があるが，片側脱臼では歩行開始後の幼児期に手術を行うことが多い．

座位が安定したら，立位・歩行に向けたリハを開始するが，立位のアライメントと下肢の筋力を評価し，適切な装具を選択する．膝関節の伸展・屈曲筋力が十分で，立位で膝関節が安定していれば短下肢装具を，そうでなければ長下肢装具を処方する（図4）．足関節の底背屈筋力が十分で足部変形もなければ装具は不要である．足関節の底背屈筋力がいずれも弱い，あるいは背屈筋力に比べて底屈筋力が弱い場合には，立位で下腿が前傾し，膝関節，股関節が屈曲するいわゆる crouch posture を呈する．股関節・膝関節の筋力も弱い場合さらに姿勢が悪くなるので，短下肢装具で下腿の前傾を矯正し，crouch posture を防ぐ必要がある．この際の足継手には背屈・底屈の制限が必要であり，角度設定は慎重に行う（図5）．

❹ **実用歩行を見込めない児の幼児期以降**

実用歩行を見込めない，胸髄から上位腰髄の麻痺の児に対して，立位・歩行練習が必要か，という点には多くの議論がある．しかしこのような子どもでも手術，理学療法，装具治療を組み合わせて積極的に介入したほうが，そうでないのに比べて将来的には車椅子の移乗が自立する割合が多く，また，骨折や褥瘡も少ないと報告されており，立位・歩行練習の意義は大きいと考えている．

この場合も，実用歩行が見込める子どもと

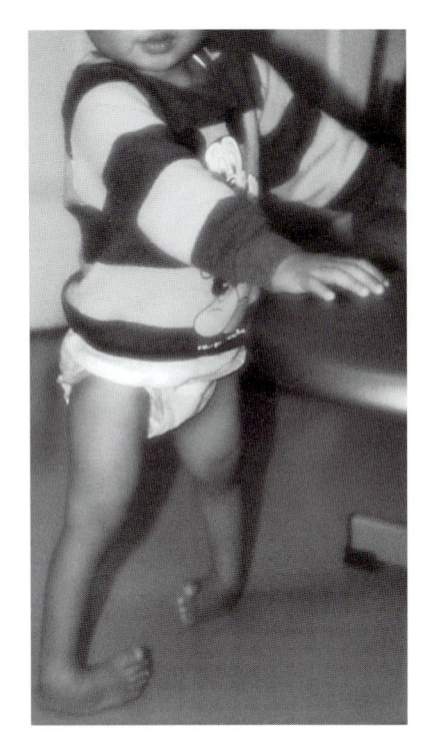

図3 両内反足変形
この状態のままではリハが進まないので手術による変形矯正が必要である．

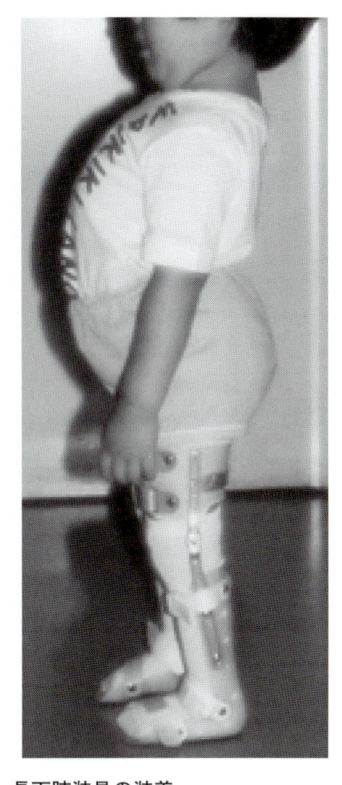

図4 長下肢装具の装着
膝関節以下の筋力が弱く，膝関節軽度屈曲位，足関節軽度背屈位としている．

同様に立位・歩行訓練に入る前に，立位の阻害因子となる関節拘縮や変形を取り除いておくのが望ましいが，20〜30°以下の股関節・膝関節屈曲拘縮，軽度の足部変形は許容し，装具で対応することが多い．また股関節脱臼も，著しく座位バランスに影響するのでなければ治療しないことが多い．

実際には，1歳以降に定頸が得られたらスタビライザーまたはプロンボードを用いて立位訓練を行う．これらは下肢装具を板に固定したもので，必要に応じ机を据えつけることにより上肢動作が可能となるため，長時間装着することができる（図6）．わが国では少ないが，海外では立位保持のまま移動が可能になる parapodium あるいは swivel walker を用いることもある．歩行訓練には骨盤帯付き長下肢装具を用いるが，第1腰髄レベルの麻痺など股関節屈曲筋が効いている場合でも対側の股関節伸展がないと歩行の効率が悪い．そこで交互歩行を目指して開発されたのが RGO（reciprocal gait orthosis）であり，骨盤帯付き長下肢装具よりも高い移動能力を得ることができる．近年は，RGO のように股関節外側に継手をもつ骨盤帯付き長下肢装具ではなく，骨盤帯がなく股関節内側に股継手のある長下肢装具が用いられることがあり，RGO と同等の効果が得られるとされている．

❺ 思春期以降

思春期になると，特に女児では体重増加により移動能力が低下することが多い．適切な運動量の維持や体重コントロールを指導する

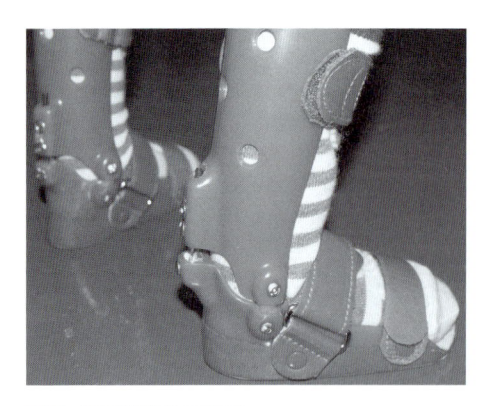

図5　短下肢装具の装着
Crouch posture を呈する児で，足関節の背屈・底屈角度を細かく調整する必要がある．

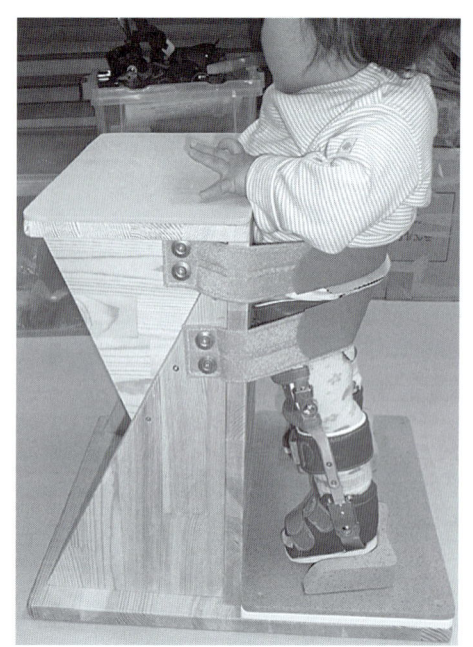

図6　スタビライザーを用いた高位麻痺児の立位練習

とともに，成人後の実用的な移動手段について本人と考えていく必要がある．また，身長の増加に伴い側弯を始めとした体幹変形が進行することも多い（図7）．体幹変形は立位バランスに影響を与えるだけでなく，歩行不能の患者では，座位バランスへの悪影響から殿部などの難治性褥瘡形成につながることもあるので注意を要する．

　思春期前後に下肢の麻痺や変形に変化を生じたり，膀胱直腸障害が悪化した場合には，成長に伴う脊髄係留症候群や，脊髄空洞症の悪化などが考えられる．適切な画像評価を行い，手術的治療の必要性を検討する．脊髄空洞症が頸髄に生じると上肢の麻痺が出現したり，脊柱変形が急速に進行することもある．

　思春期以降は，社会での自立を目指す時期であり，医療の立場だけでなく多面的に患者に接していく必要性が増してくる．患者会の情報などを参考にしながら，適切に対応する．

禁忌・留意点

　二分脊椎患者にはラテックスアレルギーの合併率が高いことが知られており，アナフィラキシーショックの発生も報告されている．繰り返す手術におけるラテックスへの曝露が主たる原因と考えられており，リハスタッフはラテックスフリーの手袋を用いることはもちろん，車椅子のシートやタイヤ，装具表面のゴムなどの材質に気を配り，ラテックスへの接触を避けるようにする．

　足部の感覚障害と変形に伴う褥瘡は，歩行を継続する限り治りにくく，また，歩行を中止すると筋力低下や関節拘縮につながる，という意味で十分に注意が必要である．適切な靴や装具を処方するだけでなく，毎日足部を観察し，異常があれば早期に対応するように患者を指導するべきである．

　二分脊椎児では，触知覚や視覚による認知，概念の形成，問題の解決能力などに困難があることが多いとされているが，運動機能障害や排泄障害と比べて見過ごされがちで，思春期以降に学校や職場などでの社会生活への適合に問題を生じることがある．小児期か

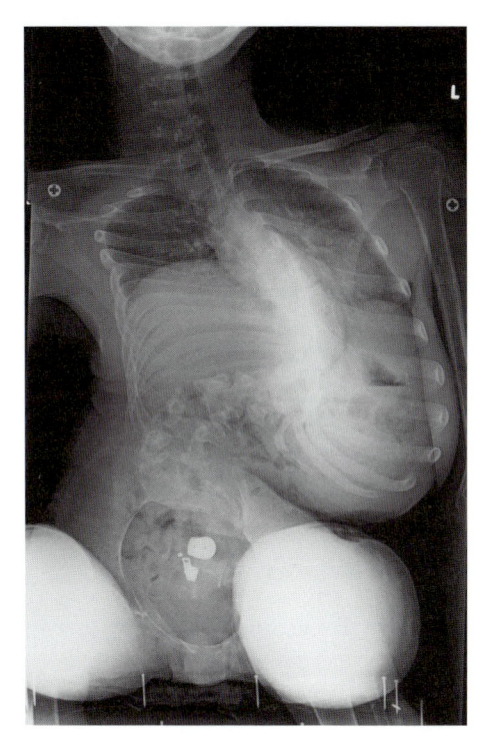

図7 歩行不能の思春期男児に生じた著しい側弯変形

ある．非外傷性損傷(障害)とは外力による機序ではなく，がんの転移など腫瘍浸潤や炎症による局所の圧迫・破壊，血流の変化によって脊髄に損傷を生じたものである．ただし，後縦靱帯骨化症など先行病変もあって多く不全損傷となる症例では，これらの分類が微妙となる．

❷ 疫学

非外傷性損傷の実態は把握しにくく，全体の年間発生数の推定も難しい．他方，外傷性損傷では日本脊髄障害医学会による年間4,000〜5,000例の発生が報告され，近年減少傾向がある．交通事故，スポーツ事故，転落，転倒などが原因となり，男性患者が多数を占める．従来，若年者と高齢者の二峰性を

ら必要な検査を行い，OTや臨床心理士が介入することが望ましい．

脊髄損傷

赤居正美　国立障害者リハビリテーションセンター病院・院長

疾患の特性

❶ 概念

脊髄損傷には，脊髄周囲を保護している脊柱構造に外力の作用が先行する外傷性とその作用がない非外傷性の2つがある．すなわち外傷性損傷とは脊柱に屈曲・伸展，回旋など過度の外力が加わって脱臼や骨折を生じ，脊柱管に保護された脊髄に損傷が及んだもので

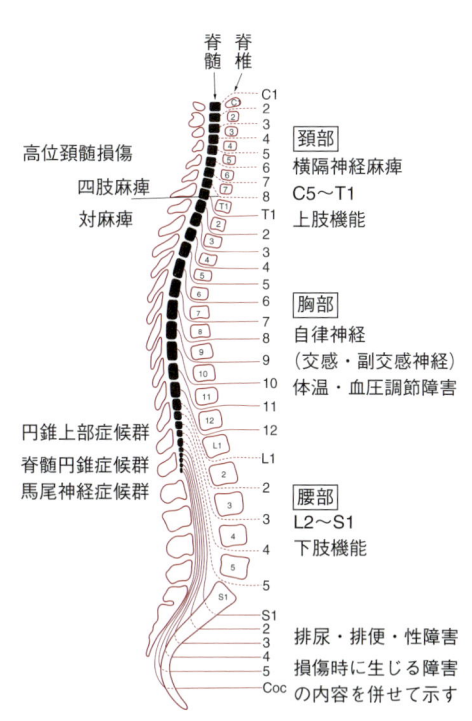

図1 脊髄・脊椎の位置関係と麻痺症状
〔赤居正美：脊髄損傷．上田敏(監)，伊藤利之，大橋正洋，千田富義，他(編)：標準リハビリテーション医学，第3版．p.325，医学書院，2012 より〕

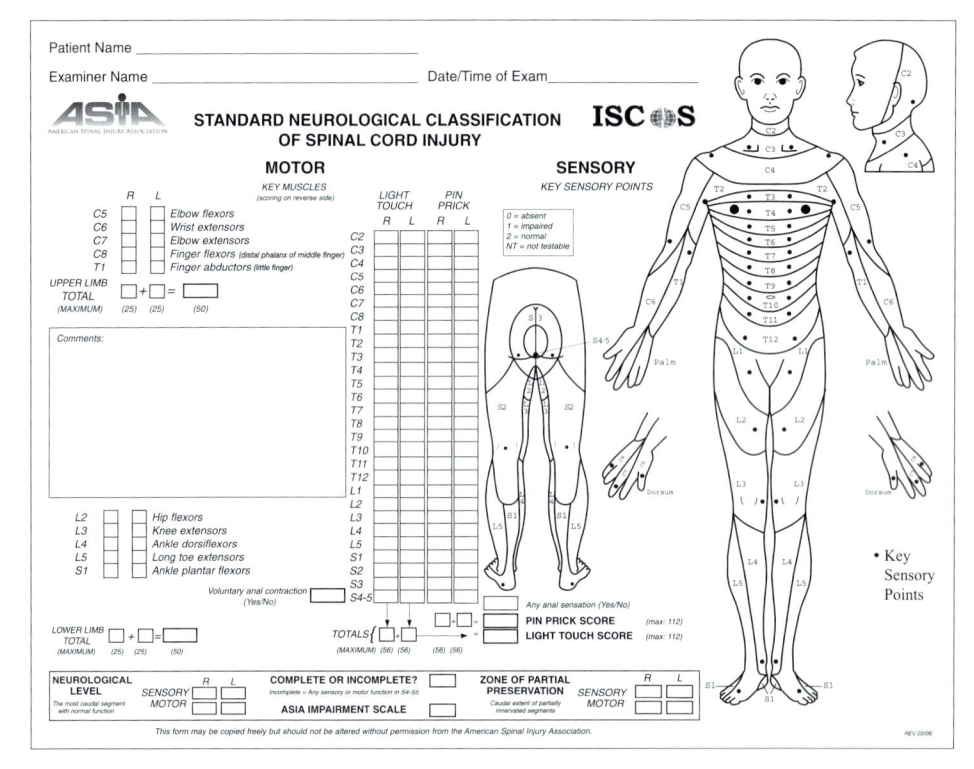

図2　ASIA/ISCoS 分類表
(http://www.iscos.org.uk/ より)

示していたが，近年は高齢者での好発が目立つ．青少年では交通事故とスポーツ外傷，中高年では交通事故と転落，高齢者では転落と転倒が主原因である．厚生労働省の推定では18歳以上の脊髄損傷患者は約10万人とされる．以下は外傷性損傷を中心に述べる．

❸ 分類

脊髄損傷は可撓性に富む頚椎と胸腰椎移行部に好発し，頚部を負傷した頚髄損傷は上下肢に及ぶ四肢体幹麻痺，それ以下の胸髄・腰髄損傷は体幹・下肢の対麻痺を生じる（図1）．わが国における四肢麻痺と対麻痺の頻度は約3：1である．

国際脊髄学会（International Spinal Cord Society；ISCoS）は損傷高位の表現法，完全損傷・不全損傷の区分，特定の病型，などに関する定義を定めており，これが広く用いられている（図2）．

┃障害の特性┃

外傷による椎体の圧潰や脱臼は中枢神経系である脊髄組織に破壊をもたらし，一度損傷を受けた部位での神経機能は現時点では回復しない．再生医学の領域でいろいろな実験的試みが行われているが，臨床例での実績には乏しい．ただし近年，中枢神経系の可塑性に注目した運動介入により，不全損傷の一部に歩行機能回復が認められる例もある．

❶ 病理

一次的に外力により引き起こされた神経細胞や神経線維の損傷は出血・微細血管の収

縮，血栓の形成，神経組織への酸素欠乏，壊死を経て代謝障害も生じる．その結果，細胞に有害な物質による浮腫と壊死の二次的拡大という悪循環を起こし，さらなる細胞死，グリア瘢痕形成に至る．

現在，急性期治療として行われるメチルプレドニゾロンの大量療法は炎症物質，細胞傷害物質の作用抑制，二次障害予防を意図する．

❷ 病像

損傷支配領域以下の四肢と体幹に多彩な症状を引き起こす．

▶**運動麻痺**：運動神経の麻痺により，四肢の随意運動，体幹の姿勢保持に障害が起きる．麻痺の性状には時間変化がみられ，受傷直後の「脊髄ショック」期の弛緩性麻痺から筋緊張の高まる痙性麻痺に変化していく．基本的には，中枢神経系の罹患なので痙性麻痺の形をとるが，虚血性機序などで柱状に障害を受けた例や円錐上部の腰髄損傷例などでは，痙性がみられない場合もある．

▶**感覚障害**：感覚神経の麻痺により，感覚脱失・鈍麻が起こるが，不愉快な異常感覚もみられる．感覚障害のため防御機転が働かず，褥瘡が生じやすい．慢性期の愁訴の中心に異常感覚を伴う頑固な神経障害性疼痛がある．多くは正常域から麻痺域にかけての移行ゾーンを中心として「締めつけ感」や「重圧感」を交えて訴えられる．

▶**排尿障害**：運動・感覚神経とともに交感・副交感神経系も障害を受けるので，神経因性膀胱となる．

脊髄ショック期には尿閉となるので，膀胱カテーテル留置による導尿を必要とする．ショック期から離脱すると，排尿筋の収縮は多少あっても排尿反射はやはり出現しない場合（核型・核下型損傷）と，意思とは無関係に反射性に収縮して排尿してしまう場合（核上型損傷）に変わる．

▶**排便障害**：脊髄ショック期には，腸管運動も低下し，便秘傾向になる．しかし腸管運動が緩慢であっても麻痺性イレウスになる例は少ないので，水分と軽い食事を取ることも可能である．その後は坐薬，浣腸などを使いつつ便の性状を管理する．

▶**自律神経障害**：脊髄での自律神経機能障害は，延髄-脊髄血管運動路が遮断され，脊髄血管運動中枢が機能しないことで生じる．自律神経系の調整がうまくいかず，体温や血圧調節が不能となる．姿勢の変化で起立性低血圧を起こし，逆に身体負荷で血圧の急上昇など突然の変調を生じる．

▶**呼吸障害**：横隔神経と肋間神経の麻痺で呼吸障害を生じる．C1/2障害では生存すると終生の呼吸器使用が必要になる．C3では日中を中心に数時間の呼吸器離脱は可能になる場合もある．C4では横隔膜呼吸は維持されているが，肋間筋は麻痺して胸郭運動はないので，拘束性呼吸障害を示す．

▶**性障害**：男性側では造精機能の低下に加え，射精不能が起こるが，女性側での受胎・分娩は可能である．

▶**心理的障害**：障害の受容を含む心理的側面も重要な問題となる．回復不能な障害を背負うこととなり，多くの症例で抑うつ的傾向がみられる．

│評価・技法│
❶ 診断上での約束事

広く用いられている米国脊髄損傷学会（American spinal injury association；ASIA）とISCoSのISCSCI（international standard for neurological and functional classification of spinal cord injury）によると，脊髄損傷の高位レベルは左右，運動，感覚で正常となる最下位髄節で表現する約束となっている．どのレベルまで機能しているかとの定義であり，そのレベル以下はいろいろな症状の組み合わせが生じ得る．さらに完全麻痺か不全麻痺かについては高位レベルとは別に表す．すなわち最下位仙髄節（S4～5レベル）の機能残存に注目し，完全麻痺では最下位仙髄節の運動と感覚が喪失，不全麻痺では機能が温存さ

C5：肘関節屈筋（上腕二頭筋）

C6：手関節背屈筋

C7：肘関節伸筋（上腕三頭筋）

C8：中指深指屈筋

T1：小指外転筋

L2：股関節屈筋（腸腰筋）

L3：膝関節伸筋（大腿四頭筋）

L4：足関節背屈筋（前脛骨筋）

L5：長母趾伸筋

S1：足関節底屈筋

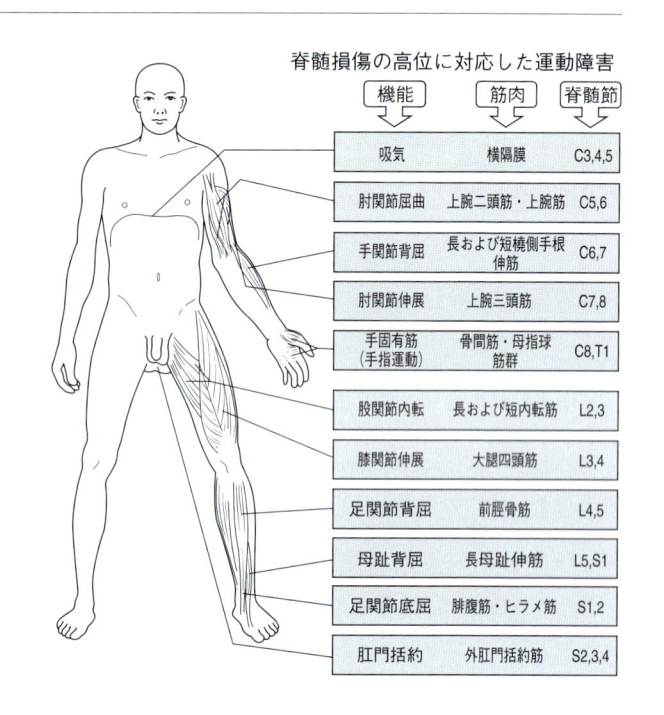

脊髄損傷の高位に対応した運動障害

機能	筋肉	脊髄節
吸気	横隔膜	C3,4,5
肘関節屈曲	上腕二頭筋・上腕筋	C5,6
手関節背屈	長および短橈側手根伸筋	C6,7
肘関節伸展	上腕三頭筋	C7,8
手固有筋（手指運動）	骨間筋・母指球筋群	C8,T1
股関節内転	長および短内転筋	L2,3
膝関節伸展	大腿四頭筋	L3,4
足関節背屈	前脛骨筋	L4,5
母趾背屈	長母趾伸筋	L5,S1
足関節底屈	腓腹筋・ヒラメ筋	S1,2
肛門括約	外肛門括約筋	S2,3,4

図3　Key muscles
〔赤居正美：脊髄損傷．上田敏（監），伊藤利之，大橋正洋，千田富義，他（編）：標準リハビリテーション医学，第3版．p.331，医学書院，2012より〕

れる．

　同様にFrankel分類が臨床で用いられることも多い．

　脊髄の横断面については，中枢と末梢をつなぐ伝導路の構造が症状に反映される．多くの外傷性損傷は横断的に外力が加わるが，必ずしも左右対称性の病像を示すわけではない．以下のような病型がある．
・中心性脊髄損傷
・脊髄半側症候群
・前脊髄動脈症候群
・脊髄円錐症候群
・馬尾神経症候群

❷ 高位診断の実際

　Key musclesに注目し，該当する髄節を代表する筋力をチェックすることで高位診断に役立てる（図3）．

　さらに筋力以外に感覚をチェックするが，実際の症例では髄節による筋支配の変異に加えて，悪循環によって引き起こされた二次的影響は回復に従って多少改善する（図4）．完全麻痺でも損傷高位が1〜2髄節ずれることはあるが，不全麻痺での予後予測はなかなか難しい．

　脊髄損傷の画像診断はまず単純X線像にて骨折・脱臼などの骨傷の有無を確認する．骨折が疑われた場合にはCTにて椎体や椎弓での骨折の有無を調べる．あわせて脊柱不安定性をチェックする．MRIでは骨傷や軟部損傷とともに，脊髄組織内部の輝度変化が重要な所見となる．近年は拡散テンソル法による白質の描出から脊髄伝導路の障害を可視化することも試みられている．

❸ 機能評価

　ASIAスコアをもって運動，感覚の評価，完全麻痺か不全麻痺か，移行ゾーンの範囲，

脊髄損傷 | 111

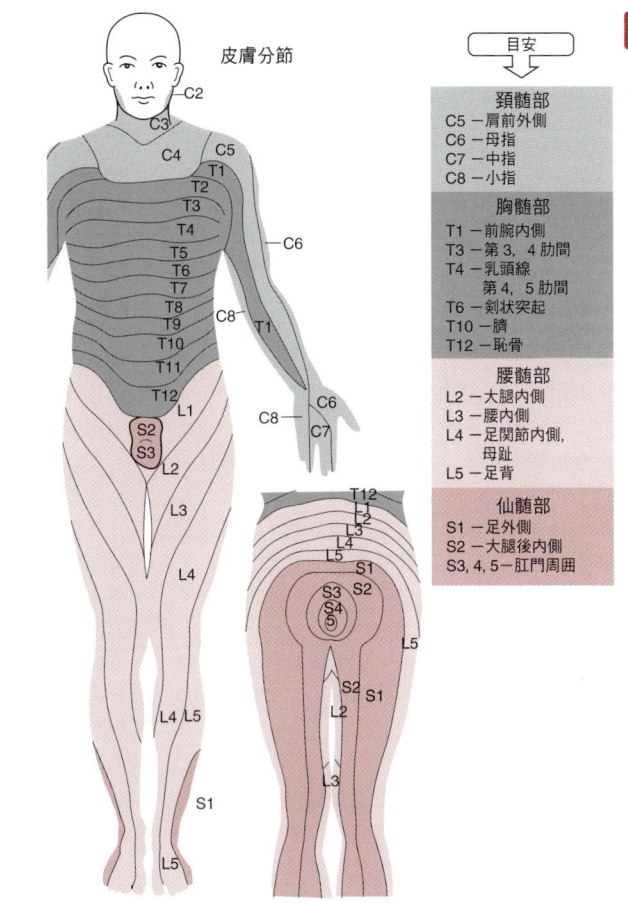

脊髄損傷の高位に対応した感覚障害

皮膚分節

C2: 大後頭隆起
C3: 鎖骨上窩
C4: 肩鎖関節先端
C5: 前肘窩外側
C6: 母指
C7: 中指
C8: 小指
T1: 前肘窩内側
T2: 腋窩
T3: 第3肋間部
T4: 第4肋間部(乳頭線)
T5: 第5肋間部
T6: 第6肋間部
T7: 第7肋間部
T8: 第8肋間部
T9: 第9肋間部
T10: 第10肋間部
T11: 第11肋間部
T12: 鼠径靱帯中央
L1: T12とL2の中間
L2: 大腿中央前面
L3: 大腿骨内顆
L4: 内果
L5: 第3中足趾節関節背側
S1: 踵部外側
S2: 膝窩部中央
S3: 坐骨結節
S4-S5: 会陰部

目安

頚髄部
C5 — 肩前外側
C6 — 母指
C7 — 中指
C8 — 小指

胸髄部
T1 — 前腕内側
T3 — 第3, 4肋間
T4 — 乳頭線
　　第4, 5肋間
T6 — 剣状突起
T10 — 臍
T12 — 恥骨

腰髄部
L2 — 大腿内側
L3 — 腰内側
L4 — 足関節内側, 母趾
L5 — 足背

仙髄部
S1 — 足外側
S2 — 大腿後内側
S3, 4, 5 — 肛門周囲

図4　Key sensory points
〔赤居正美：脊髄損傷. 上田敏(監), 伊藤利之, 大橋正洋, 千田富義, 他(編)：標準リハビリテーション医学, 第3版. p.331, 医学書院, 2012より〕

などが決められ，おおよその機能的予後の推測に用いられる(**表1**)．しかし厳密にいえば自律神経系を評価しておらず，関連する機能状態を反映しているわけでもないとの批判もある．データマネジメント用にInternational Spinal Cord Injury Data Set & Core Data setも提案されている．

▶ **頚髄損傷**：髄節1つの差異，高位レベル以下の残存筋力の内容によって大きく上肢機能が左右される．診断に肘，手関節，手指の機能を髄節別に分類したZancolli分類が用いられることもある．残存筋力によってC5〜C8をA, Bに分け，さらにC6の2-Bを3つに細分する．プッシュアップが可能かどうか，前鋸筋，三角筋，大胸筋，二頭筋など肩周囲筋が効いているか，によって実用的な車椅子駆動の可能性が決まってくる．C6下位型以下の頚髄・胸腰髄損傷ではADLは自立で

表1 筋力検査と感覚検査

① 左右での運動レベルを決める．ただし調べられる髄節がない高さでは感覚レベルと同一とする．
② 左右での感覚レベルを決める．
③ 単一の神経高位を決める．左右において運動も感覚も正常な下限である．
④ 完全損傷か不全損傷かを決める．肛門括約筋の収縮がなく，最下位仙髄節の感覚スコアが0で肛門感覚がなければ完全麻痺である．
⑤ ASIA Impairment Scale を決める．完全麻痺であれば，部分的機能残存域（ZPP）の最下限を決める．

表2 脊髄損傷の合併症

呼吸系	換気障害，感染症
循環系	起立性低血圧，徐脈，深部静脈血栓症
皮膚	褥瘡
尿路系	尿路感染，尿路結石，尿管逆流，水腎症，腎不全，排尿管理，排便管理，および性機能
骨関節系	関節拘縮，骨萎縮，病的骨折，異所性骨化
神経系	自律神経過反射，体温調節，痙縮，脊髄空洞症
疼痛対策	異常感覚，神経障害性疼痛

▶**胸髄損傷**：機能上，上肢は保たれているが，上位胸髄レベルでは多く肋間筋に障害があり，胸式呼吸に制限がある．体幹姿勢保持にも問題があり，座位姿勢保持が困難となる．自律神経過反射にも遭遇しやすい．下位胸髄レベルでは両下肢麻痺が問題となる．

▶**腰仙髄損傷**：腰仙髄はごく狭い範囲にいくつもの髄節が圧縮された構造になっており，異常感覚とともに運動・感覚障害，膀胱直腸障害，性機能不全などの種々の臨床症状がみられる．

❹ 治療

リハと聞くとどうしても機能回復・訓練という連想になるが，現時点では中枢神経系の回復は厳しく，合併症の管理，残存する愁訴への対応が中心となる．医師はそのなかで治療の方向性を示さなければならない．

1) 急性期治療

急性期治療の多くは集中治療室で行われ，全身状態の安定化に努める．呼吸や膀胱直腸障害の管理を行いつつ，合併する四肢骨折や胸腹部臓器，頭部外傷の処置を行う．あわせて脊椎損傷部に対する治療として，脊柱不安定性の有無をチェックし，必要ならば牽引による脱臼整復，ギプスや装具による固定，あるいは内固定のための脊柱手術を行う．しかし，手術はあくまで安定性のある脊柱を再建することが目的で，損傷高位の上昇がないことが不可欠である．また，胸腰移行部での骨傷に対する instrumentation は固定範囲を最小限にとどめないと同部の可動性を損なってしまい，車椅子操作や身辺動作に大きな支障をきたすことになる．

骨傷のない不全麻痺で脊柱管狭窄が存在する際には，脊柱管拡大術が適応されることもあるが，予後を改善するには至らない．

2) 合併症への対応

合併症としては急性・亜急性期には肺炎などの呼吸器疾患，褥瘡，膀胱炎，異所性骨化などが生じやすい．また慢性期には結石などの泌尿器科疾患，痙縮，脊髄空洞症などのリスクがある（表2）．

▶**起立性低血圧**：姿勢変化に速やかに対応できないので，急に起き上がったり，長時間座ったりしていると，動悸・冷汗，時には意識消失を生じる．頚髄損傷では一般に急性期から亜急性期にかけて最高血圧が90，最低血圧が60くらいの低血圧になる例が多い．

▶**体温調節障害（発汗障害）**：頚髄損傷や高位の胸髄損傷の場合は発汗障害があり，汗の蒸散による体温冷却作用が起こらず，体温が体内に蓄積される．このうつ熱状態は夏季に気温の高い場所に長くいると起こり，車椅子駆動操作が悪化要因となることもある．

▶**自律神経過反射**：頚髄損傷や胸髄損傷（多くは Th6 以上）において，異常な発汗や頭痛，血圧の上昇，徐脈，顔面紅潮などが現れる．これは膀胱の過伸展や尿路感染症などの

刺激の結果，自律神経が過敏に反応したもので，交感神経を抑制して血管拡張させる通常の反応が生じないために血圧は上昇を続ける．その結果紅潮・発汗・徐脈などとなり，放置すれば，脳卒中を起こすこともある．治療は刺激となって原因を除去することと血圧を緊急に下げることとなる．

▶**肺炎**：損傷高位が上昇するに従い，1回換気量の減少，残気量の増加などがあり呼吸効率が悪化しやすい．臥床が長ければ沈下性肺炎も起こしやすく，排痰訓練や体位交換などの呼吸障害予防が求められる．

▶**褥瘡**：褥瘡も未解決の問題であり，社会復帰後であってもちょっとしたきっかけで創を作ってしまう．血管運動神経麻痺に加え，持続圧迫の機序があると局所の阻血が生じ，短時間で皮膚壊死となる．好発部位は臥位では仙骨部，踵部，大転子部など，座位では坐骨結節部である．再発例も多いので，筋皮弁などの手術をしていると解剖学的な位置関係が変わっており，画像での診断も困難となる場合がある．

本人のプッシュアップ，除圧動作の励行に加え，クッションなどを活用する．現在の創管理の基本は湿性状態を保つことであり，創洗浄，良性肉芽形成を促す．近年の栄養サポートチーム（nutrition support team；NST）の介入により，低蛋白や貧血の改善にあたる．症例によっては回転皮弁術，筋皮弁術などの手術治療の適応もある．

▶**深部静脈血栓症・肺塞栓**：血栓形成の好発部位は下肢であり，そこに腫脹や熱感を認めた際には，まずこの疾患を鑑別しなければならない．うかつに他動運動を加えると肺塞栓に発展し，急に呼吸困難を訴えショック状態に陥る例もある．リスクの予知を行い，Dダイマーの測定，抗凝固療法を実施する．

▶**異所性骨化**：発生機序はいまだ不明な点が残るが，股関節や膝関節周辺などに生じやすい．股関節周辺で不良肢位を生じた異所性骨化では，褥瘡の発生とも相まって難治化しやすい．骨シンチでの骨新生の活動性をチェックし，いわゆる化骨の成熟を待って切除術を行う．しかし，手術で持続性の大量出血に見舞われることもある．

▶**尿路障害**：泌尿器関係の合併症は一生にわたる管理を必要とする．多くでカテーテル排尿が行われるものの，腎結石，膀胱結石が生じやすい．膀胱尿管逆流も尿路感染症を反復することにつながる．定期的な超音波検査によるチェックが必要で，怠ると水腎症や顕性感染となる．尿路感染は良好な排尿，自己導尿には少なく，尿道カテーテル留置や膀胱瘻では必発である．しかし，脊髄損傷患者の尿路感染症は症候性の場合にのみ治療適応となる．無症候性の細菌尿の存在は上部尿路に悪影響を及ぼさないので，対象にならない．

▶**痙縮**：筋トーヌスの亢進状態であり，わずかな刺激で筋肉に異常な緊張が入ってしまい動きにくいだけでなく，疼痛や不眠の原因にもなる．内服治療，局所注射，外科的治療などで反射経路をどこかで抑制できれば治療効果が得られる．

神経経路を破壊して痙縮を落とす手法が，神経破壊剤であるフェノールやアルコールによる末梢神経ブロック，ボツリヌス菌A型毒素（ボトックス®）による神経筋接合部ブロックである．カテーテルを髄腔に留置し，体内に埋め込んだ持続注入ポンプからバクロフェンを投与する方法（ITB療法）もある．それぞれの治療に一長一短があり，病気の経過や治療過程で組み合わせて用いられる．

▶**脊髄空洞症**：頸髄に発生することが多く，外傷後の新たな症状として，上肢の痛みや感覚の異常で始まる．MRIを使って経過をみるが，空洞が拡大すると麻痺や筋萎縮の上行がみられる．温痛覚は障害されるが，触覚と振動覚・位置覚などの深部感覚は保たれる解離性感覚障害が特徴となる．病変が延髄に及ぶと，構音や嚥下障害も生じる．

▶**易感染性**：尿路感染と並んで，下肢の蜂窩織炎の反復，足趾の真菌症などがみられる．

生体防御機転も低下がみられ，これらの感染がいきなり高熱で発症することにもしばしば遭遇する．

健康面での自己管理の習慣づけが求められる．

❺ 予後

実際には，髄節による筋支配の変異に加え，悪循環によって引き起こされた二次的影響は回復にしたがって多少改善するが，3～6カ月以降のさらなる回復の可能性はほとんどない．すなわち不全損傷の一部を除いて，受傷後3カ月までにおおよその機能的予後は決まってしまい，6カ月，1年後に改善を見る余地は数％とされる．現状では，いまだ中枢神経系の再生能の関係から，神経機能の回復を図ることは困難である．完全麻痺の筋力に訓練効果はない．

しかし，神経学的回復が必ずしも機能的回復に反映されるわけではないので，どのような評価尺度が脊髄損傷患者の機能を表すかの検討も続いており，spinal cord independence measure を勧める報告もある．

維持期に入ってからの泌尿器科的管理以外に注意すべき課題は，二次的障害の発生予防である．骨格筋の減少と脂肪組織の相対的増加，インスリン抵抗性と高インスリン血症，内因性同化ホルモンの増加などの糖質・脂質・骨代謝異常があり，脂質異常や高血圧，骨粗鬆症を引き起こす．

リハビリテーションの考え方

脊髄損傷患者においてどのように社会復帰を図るかはリハ医療の試金石であり，脊髄損傷治療の中心をなすものである．

❶ リハ処方

リハ計画の出発点としては，運動や感覚の残存状態から損傷レベルを確定し，可能な最大限の機能回復の範囲と内容を予想する．予想される機能は Key muscles, Key sensory point から求めた損傷高位レベルに反比例することが多いが，合併症の存在によって大きく変わる．

日常生活活動の大部分を他者に依存せざるを得ない「高位頚髄損傷」ではいかに介助量を減らせるかにとどまる．どの高位以上をこう呼ぶかに決まりがあるわけではなく，C5であっても肩関節の拘縮が目立つとこのグループに入れることもある．基本的に，完全損傷では本人に介入して反応を引き出す余地がないので，リハ目標は環境制御装置の導入と顎や特殊な入力装置による電動車椅子での移動確保になる．電動車椅子への移乗はリフトなどを用いる．

❷ 訓練の内容

1) 急性期の訓練

関節可動域の維持を図るとともに，残存筋力の維持・強化を行う．血管運動神経調節の再調整を行いながら姿勢保持の回復に努める．

不全麻痺の一部を除くと下肢の機能回復は多くは望めないので，上肢の筋力増強を図りつつ寝返り動作，座位保持と身辺動作を獲得する．

膀胱直腸障害に対しては，腹壁を用手的に圧迫したり，反射誘発手技を用いたりして膀胱訓練を行い，間欠的導尿を自身で行うように努める．尿失禁には集尿器を用いることもある．残尿量を可及的に少なくし，排尿効率を高めるために薬物治療を行う．規則正しい食事や便通習慣をつける必要がある．便秘の場合，飲水量を増やし，繊維性食品を摂取し，緩下剤や消化管運動促進剤を服用する．

2) 離床期の訓練

四肢麻痺例では，機能レベルに応じるが，摂食，整容動作を中心に自立訓練を行い，身辺動作を徐々に拡大していく．上肢機能は損傷高位に応じて決まってくる．

対麻痺では，座位バランスの確立を図り，除圧のために殿部を持ち上げるプッシュアップ訓練を行う．移乗動作訓練，車椅子駆動訓練，排尿排便の対応を行って日常生活の自立を図る．入浴とトイレ動作が最後まで介助を要する例が多い．自動洗浄トイレや特定の

シャワー設備など各種の機器開発により，患者自身の機能回復に代わる対応が進みつつある．

症例に応じて平行棒内訓練，松葉杖歩行訓練も行われるが，下肢装具を用いた対麻痺者の歩行は運動コストの点で車椅子のほうが実用的なことが多い．

あわせて自助具，リハ補助装置，住宅整備などの機器による代償手段の導入によって家事活動，仕事，余暇活動への参加を促す．患者・家族は退院後にどのような生活設計を行うかを決定しなければならない（**表3**）．必ずしも自宅退院が可能になるわけではないので，状況に応じて介護施設・長期療養施設という選択も出てくる．

対麻痺者の場合，上肢は正常なので，作業条件さえ整えれば就業は可能であり，上肢用に改造した自動車の運転もできる．現在机上作業というのは大部分コンピュータを使うことであり，その操作訓練が行われる．

新たな脊髄機能への介入を目指したニューロリハの一つとして1990年代から，トレッドミル上で部分免荷を図りつつ受動歩行を行わせるトレーニング方法が出現した．脊髄の可塑性に注目した手法であり，歩行様ステッピングの反復によりパターン化された感覚入力を通じて脊髄の再組織化や脊髄歩行中枢の賦活化が生じると考えられる．

3）維持期の訓練

障害者は，慢性的な運動不足状態にあり，高頻度でみられる生活習慣病などが新たな問題となって，健康寿命の短縮を加速させていると考えられる．健康寿命を延長させるには，病院や施設などごく限られた治療期間での集中的な運動への取り組みよりも，退院後の日常生活に着目した運動の習慣化が必要であろう．一般の生活習慣病の場合と同じく，本人に主体性をもたせ，運動を採り入れた生活習慣の確立に尽きる．

脊髄損傷者では状況はやや異なり，基本的に運動量が少ない反面，車椅子操作に伴う肩

表3　脊髄損傷のリハビリテーション内容

基本動作訓練	寝返り　起き上がり　座位バランス 平地車椅子駆動　トランスファー 床から車椅子へのトランスファー キャスター上げ
応用動作訓練	段差，悪路での車椅子駆動 車へのトランスファー・車椅子積み込み
体力増強訓練	車椅子長距離駆動・短距離疾走 車椅子でのゲーム， レクリエーション
残存基本機能の維持と強化	筋力強化・ROM維持訓練
生活動作訓練	食事，整容，更衣，トイレ使用 風呂使用（洗い場への移動，洗体，浴槽への出入り）
排泄訓練	排尿，排便
健康管理教育	褥瘡予防，尿路系合併症予防
性教育	
環境調整	社会資源の活用指導（訪問看護師，ヘルパー，その他の福祉サービス制度） 家屋改造，自助具の作製

腱板損傷など過用症候群もみられる．また，褥瘡など従来いわれている障害についても新たな取り組みを必要としている．

患者の社会参加に関しては，脊髄損傷の病態生理を十分に把握して，合併症の発生を予防しつつ，早期の社会復帰を図る．社会復帰後も泌尿器科を中心に生涯にわたる身体的管理が必要であり，車椅子の生活面などでも社会の側からの整備や理解も不可欠である．

頚髄損傷

横山　修　神奈川リハビリテーション病院・リハビリテーション科統括部長

疾患の特性

頚髄損傷は単に四肢麻痺だけでなく，呼吸器系，循環器系，泌尿器系，自律神経系などの障害を併せもつ全身疾患であり，急性期では合併症の影響を最小限に食い止め，回復期

以降では，膀胱直腸障害，褥瘡予防などの自己管理を習得するとともに動作やADLの獲得が重要である．

障害の特性

障害では完全，不全の早期鑑別が重要である．完全では残存脊髄節高位が1レベル異なることでADLが大きく異なる．不全四肢麻痺では下肢より上肢の麻痺が重度であり，移乗移動能力とADLの乖離が生じることがある．

評価・技法

脊髄損傷の障害度分類ではASIA(American spinal cord injury association)による神経学的評価，Frankel分類，Zancolliの上肢機能分類がある．ADLではBarthel index, FIM (functional independence measure), SCIM (spinal cord independence measure)がある．歩行能力はWISCI(walking index for spinal cord injury)，QOLの評価としてCHART (Craig handicap assessment and reporting technique)などがある．

リハビリテーション処方

1）急性期

急性期の頸髄損傷の合併症は，致死的に至るものから今後のリハに影響を及ぼすものまでさまざまである．そのため，まずは合併症予防に全力を注ぐ．また，急性期では麻痺が変化し得るため，日々の変化にも着目し，さらに，損傷高位から将来獲得可能な動作をイメージして身体機能の向上を図ることが重要である．

❶ 関節可動域（ROM）訓練

急性期のROM訓練では過剰な力が加わると，筋や腱，軟部組織の損傷や肩関節痛，異所性骨化の原因となるため，他動運動をゆっくり愛護的に行い，抵抗を感じたらそれ以上無理に行ってはいけない．

損傷高位に応じたkey muscleなど残存筋は過負荷にならないよう自動介助運動や軽い抵抗運動から開始し，残存筋の筋力維持改善を図る．頸髄損傷では特に肩甲帯の動きがADL動作に重要であり，前鋸筋の筋力向上を目指す．

頸髄損傷では麻痺域と非麻痺域との筋のアンバランス，痙縮，疼痛などにより，容易に拘縮が生じやすく，損傷高位によって生じやすい拘縮がある．C4では肩甲帯挙上，C5では肩外転，肘屈曲，C6では肘屈曲，前腕回外，手関節背屈，手指屈曲，C7では手指伸展位の拘縮を生じやすい．これらを念頭に置いてROM訓練を行うことが重要である．また，上肢では変形予防のため，良肢位保持装具を積極的に使用していく．

❷ 肺理学療法

頸髄損傷の呼吸機能障害ではC1〜3の損傷高位の完全麻痺では横隔膜の機能が障害され，人工呼吸器依存となる．C4以下の障害では％肺活量低下，予備呼気量の減少，残気量の増加による拘束性換気障害が起こる．肺理学療法では，①呼吸方法指導，②排痰法および咳嗽介助，③肺拡張と胸郭可動性の維持の3つが重要である．

▶呼吸方法指導：浅く早い呼吸から深くゆっくりとした横隔膜呼吸へと誘導する．呼息時にわずかに圧迫を加え，やや長めに呼息させる．

▶咳嗽介助：痰を喀出する際に患者の咳に合わせて胸郭をしぼるような動作とともに手掌で上腹部を背頭部に圧迫する．このとき叩打法や振動法，さらには，体位ドレナージを病棟の体位変換時間と組み合わせて行うとより効果的である．

▶胸郭可動域維持：肋間筋麻痺により胸郭の可動性が損なわれる．また，浅く早い呼吸のため，肩甲帯は挙上位となり，胸鎖乳突筋など呼吸補助筋が短縮する．そのため，肩甲帯や胸鎖乳突筋などの呼吸補助筋のリラクセーションが重要となる．胸郭では胸郭モビライゼーションなどにより胸郭の柔軟性や可動域を維持していく．

❸ 体位変換

体位変換は褥瘡予防，呼吸機能維持，排

痰，拘縮変形予防，末梢循環機能維持などを目的とする．頸椎を保護しながら1〜2時間ごとに背臥位，左右側臥位をとり，適切なブロックマットを当て，骨突出部の圧迫を避け良肢位を保持する．側臥位のときには仙骨部や背部など褥瘡の好発部位の発赤の有無を確認し，清拭などの保清を行う．左右交互に傾斜するローリングベッドが人手を軽減することができる．ローリングベッドがない場合はベッドマットの下に体位変換枕を挿入し，マットごと体位を側臥位にとる体位変換を行うことで容易に体位変換ができる．

❹ ポジショニング

ポジショニングでは，上肢では自重により，肩内転，内旋，肘屈曲，前腕回内位をとりやすい．そのため，自重の影響の反対の位置に上肢を置く．仰臥位では肩を外転・外旋，肘屈曲，両手を頭の下に敷く姿勢や，肩外転，肘伸展，前腕を回外させ，両上肢を体幹の真横に突出する姿勢をとる．ただし痛みを我慢してまで実施してはならない．手関節は40°背屈位とし，手指はハンドロールを用いて機能的肢位にする．下肢では踵部はベッドから離し，足関節は背屈位にする．側臥位では下肢では下方の下肢はやや伸展位にし，上方の下肢は30〜40°屈曲位で股関節が内転しないように膝下にブロックを入れる．

❺ 排尿管理

急性期の脊髄損傷患者は脊髄ショックの状態で尿閉となり，いくらでも尿がたまる．また，この時期は尿道や膀胱の感染防御力が著しく低下し，尿路感染を起こしやすく，その後の回復期以降でも尿路感染を繰り返す場合がある．排尿管理では①膀胱の過伸展を防ぐ，②感染防止，③カテーテルフリーにして自然の尿路の利用の3つの原則を踏まえて排尿管理を行う．

急性期の排尿方法は，①無菌的間欠導尿法，②清潔間欠導尿法，③無菌的カテーテル留置法，④経皮的膀胱瘻造設，⑤尿道カテーテル留置の5つがある．

▶**無菌的間欠導尿法**：理想的には無菌的間欠導尿法が最も合併症が少なく，回復期の排尿の確立もスムーズに行うことができる．前処置として，下腹部から外陰部，大腿内側にかけて剃毛する．外陰部を中心に下腹部から大腿部まで広範囲に消毒して滅菌の穴あき四角布をかけ，無菌的な操作で間欠導尿を行う．1回の尿量は500〜600 mLを限度とし，1日の尿量を1.5〜2 Lになるように飲水コントロールし，1日3〜4回の導尿を行う．しかし，無菌的間欠導尿法は輸液や飲水の制限が必要で，尿量が多いと実施困難であり，また当直医や看護師の協力が必要不可欠であるため対応可能な施設が限られる．

▶**清潔間欠導尿法**：この時期に尿路感染症の合併が多く，1日8回以上と導尿回数を多くする必要がある．実際は多発外傷や全身管理などのため尿道カテーテル留置となることが多い．

▶**無菌的カテーテル留置法**：無菌的操作でカテーテルを留置し，外尿道口にイソジンゲル®を塗布する．膨らませるバルーンも5 mL以下にする．

▶**経皮的膀胱瘻造設**：尿道損傷のため導尿操作ができない，高位頸髄損傷者で今後も自己導尿を獲得することが期待できない場合，他臓器合併症や意識障害などで全身状態が悪いものなどに適応がある．

▶**尿道カテーテル留置**：手技や管理に特別な配慮を必要としないが，尿路感染症は必発で尿道や副生殖器に後遺症を残すことがある．また，長期間の留置で膀胱結石が合併しやすくなる．

❻ 排便管理

受傷直後の脊髄ショック期は腸管蠕動運動が麻痺しており，麻痺性イレウスになりやすい．この時期は直腸の排便反射もみられず，摘便や浣腸などによる刺激は直腸内圧を亢進させ，粘膜を損傷することや，圧を上昇させてしまうため，腹部X線写真で腸管ガスや便の貯留状況を確認する．直腸が便塊で詰

まっている場合は，腸壁を傷つけたり，過伸展しないよう注意深く摘便する必要がある．摘便のみでは多量の排便ができないときは浣腸を試みる．脊髄ショック期を過ぎると徐々に腸管蠕動運動は改善し，排ガスもみられるようになるため，食事は水分から開始し，流動食，粥食へと段階的に開始していく．このとき，頸椎の固定，呼吸機能の低下もあり，食事には慎重に始めていく必要がある．排便コントロールは腸管蠕動運動が正常化され，自然排便がみられたときより開始する．排便時間は胃結腸反射がみられる朝食後30〜60分に排便時間とし，その前に失禁がある場合でも実施する．また，その日の排便時間に排便がない場合でも次の日の排便時間は変更せず実施し，決まった時間を守り，急性期から排便のコントロールを身につけることが重要である．

2) 回復期
❶ 起立性低血圧への対応
急性期の合併症管理を経て，まずは離床に向けて起立性低血圧の耐性をつけることが必要である．ベッドでのギャッチアップでは2〜3段階に分けてギャッチアップする．ギャッチアップ時に尾骨に剪断力が生じ褥瘡の原因になるため，ギャッチアップ後は一度体幹を前傾させ，剪断力を取り除く．車椅子ではリクライニング車椅子から使用する．訓練室ではティルトテーブルを使用した漸増的立位訓練を行う．必要に応じて下肢に弾性包帯や腹帯を使用する．起立性低血圧の耐性が十分ついたらリクライニング車椅子から標準型車椅子に移行する．車椅子上で起立性低血圧の症状がみられた場合は，キャスターを上げ，頭部を低くする，下肢を挙上する，腹部を圧迫するなどの方法で対応する．

❷ ROM訓練，筋力増強訓練
この時期はROM増大訓練，筋力増強訓練を積極的に行う．動作を阻害するような関節拘縮があれば積極的にROM訓練を行う．完全麻痺では残存機能が能力を決定するため肘関節伸展や手関節背屈や残存筋の筋力強化は積極的に行う．筋力増強訓練では座位訓練や車椅子に負荷をかけての駆動など，動作訓練の反復による筋力強化が有効である．

❸ 動作訓練
座位バランスや寝返り，起き上がりなどマット動作では体幹や下肢の柔軟性が重要である．そのため，体幹の伸展，股関節の膝伸展位での屈曲を強化していく．座位訓練では膝を伸展した長座位での座位訓練から開始する．このとき上肢は手関節背屈位，前腕回外位，肩甲帯の前方外転を強調して，両上肢で支持させる．C6頸髄節機能残存以上では上腕三頭筋が機能していないため，肘関節を伸展位にロックさせて身体を支持する．重心移動では閉鎖運動連鎖を利用して肩の屈曲運動を行うことで肘が伸展する．寝返り訓練では上肢と頭頸部の回転から始まり，順次尾側方向に伝わりながら最後に下肢が回転する．そのため上肢の反動を利用したり，ベッド柵やシーツを利用して上半身を強く回転できるようにする．また，上手に寝返りを行うための頸部屈筋群，大胸筋や三角筋前部などの肩水平内転筋を筋力強化するとともに，麻痺域の柔軟性を維持することなどが重要である．さらに起き上がり動作やプッシュアップ動作，移乗動作（直角移乗，横移乗）を行う．また，車椅子駆動や車椅子上の姿勢変換も採り入れる．

不全四肢麻痺の場合，ASIA B, Cでは完全麻痺と同様のADLが想定される．ASIA Dでは歩行の獲得が期待できる．また，端座位バランスが良好な場合が多く，立ち上がりや立位訓練では高さ調節式ベッドやテーブルを利用することで段階的な立ち上がり，立位訓練を行うことができる．立ち上がり動作は筋力増強訓練や神経筋再教育運動として効果が期待できる．歩行訓練では介助負担量が大きい場合でも体重免荷式トレッドミルや懸垂装置付き歩行器を使用して歩行訓練を行うことができる．

❹ 車椅子

車椅子の処方について損傷高位別に示す．

▶C1〜C4：チンコントロールやヘッドコントロールによる電動車椅子で起立性低血圧を合併することが多く，ティルトリクライニング機構を選択する．人工呼吸器を使用している場合は人工呼吸器や吸引器を搭載できるようにする．

▶C5：屋内平地で手動車椅子，屋外はジョイスティックレバー操作による電動車椅子になるが，手動兼用型電動車椅子では乗り換えなど移乗を考えなくてもよい．

▶C6〜8：手動車椅子で実用性が高まる．直角移乗を行う場合は足台を外方折りたたみ(swing out)かつ着脱式にする．横移乗ではアームレストを着脱にする．必要に応じてトランスファーボードを作製する．

❺ ADL

〔完全麻痺〕

損傷高位によって獲得できるADLが決定する．

▶C1〜C3：呼吸筋が麻痺しているため人工呼吸が必要であり，全面介助が必要である．

▶C4：横隔膜，僧帽筋上部，頚部屈筋，伸筋が残存し，人工呼吸器は不要となる．マウススティックなどを利用した環境制御装置やチンコントロールなどで電動車椅子を操作する．

▶C5：上腕二頭筋が機能するが手関節背屈が機能しない．そのため手関節を固定した自助具で食事摂取可能となる．また，車椅子も標準型でハンドリムは滑り止めコーティングやノブ付きハンドリムとし，滑り止めグローブを着用して駆動することができる．

▶C6：C5の機能に加え手関節背屈が機能するため，食事では手関節まで固定しないユニバーサルニューカフを使用して食事を摂取することができる．ADLは更衣，移乗などおおむね自立することが可能なレベルではある．

▶C7：さらに肘伸展が機能し，プッシュアップが可能となる．移乗動作は横移乗で自立し，車椅子上でのADLは自立する．屋外の車椅子操作が可能になる．

▶C8：指屈筋群，手内筋の機能があり，巧緻運動も可能で車椅子でのADL動作は自立する．

〔不完全麻痺〕

機能に応じてADLはさまざまである．完全四肢麻痺の場合は更衣など手関節を背屈させてADL動作に結びつけるが，不全四肢麻痺の場合，手関節背屈だけでなく，第1指と第2指の側方ピンチを利用して更衣や自己導尿などADLに結びつける．

❻ 体位変換

体位変換は2時間ごとから褥瘡好発部位を観察しながら徐々に4時間ごとに延長していく．ブロックマットを極力使用しない体位変換に以降する．体位変換を行う際，座位の自力保持が必要で，病棟でも自力座位訓練を採り入れていく．座位を取るときの注意事項として，ギャッチアップ時，尾骨に剪断力が生じるため，必ず膝を押さえてギャッチアップし，ギャッチアップ後も一度体幹を前屈させ，除圧し，背部の服のしわを取り除く．起立性低血圧が強い場合は2段階に分けて徐々にギャッチアップしていく．肩の痛みが強く，長時間側臥位を取れない場合もある．その場合，肩をできるだけ仰臥位に近づけ，腰部を捻転させ，仙骨部の除圧を中心に行うと肩関節の負担が少なく体位を保持できる．4時間の同一体位がもたない場合でも効果的である．しかし，その都度体位変換を行っていては介護者の負担も大きいので，患者とよく話し合い，本人や介護者の負担が少ない方法を見いだしていく必要がある．

4時間ごとの体位変換で問題がなければ6時間ごとへと延長していく．このとき排尿時間も6時間ごとに延長できることが必要であり，皮膚や精神面でも耐えられることが必要である．

❼ 排尿管理

　回復期では，膀胱の収縮と尿道括約筋の弛緩が同期しない排尿筋尿道括約筋協調不全を合併し，排出障害を起こす．また，尿閉，残尿が多い場合や，排尿時の膀胱内の異常な高圧状態（高圧排尿），蓄尿時の膀胱の異常な収縮による高圧蓄尿などを合併する．この時期は急性期同様，①膀胱の過伸展を防ぐ，②感染防止，③カテーテルを抜去する，の3つを原則として管理するとともに，排尿方法を決定していく．

　排尿方法を選択するにあたり，頸髄損傷患者では上肢機能から自己導尿ができるレベルかを評価する．C6の機能を有すれば，手関節背屈時のテノデーシスを利用して第1指と第2指の側方ピンチによるつまみ動作でカテーテルをつまむことや，両手でカテーテルを挟み，尿道口に挿入することでカテーテルを挿入することは可能である．セルフカテーテルで挿入困難な場合はチーマンカテーテルを使用する場合がある．女性の場合はあぐらを組むように開き，陰部が見えるように殿部を前に突き出し，鏡で尿道口を確認しながらカテーテルを挿入する．この時，陰唇を広げる動作も必要とされ，さらに上肢機能が重要である．排尿方法の選択は本人の機能だけでなく，介護環境面も考慮して選択していく必要がある．間欠的自己導尿，膀胱瘻，尿道留置バルーンなどから選択する．

　実際，バルーンを抜去するにあたり，1日の飲水量を1,500 mLほどにし，1日の尿量を1,200～1,500 mLになるようにコントロールする．バルーン抜去後は4時間ごとの間欠的導尿から実施し，1回の尿量を500 mL以下となるようにコントロールしていく．さらに飲水量や尿量，失禁の有無などを表にして，尿量を暗記するようにする．また，尿の性状を伝え，尿量が多い場合は飲み過ぎていないか，尿混濁を認めた場合は飲水量が少ないかなどフィードバックし，排尿に関心をもたせ，主体的に排尿に関わっていけるようにする．4時間ごとの排尿では夜間の睡眠時間に影響を及ぼす．そのため，夜間は6時間ごとの排尿に移行する．その場合，6時間ごとの体位変換で皮膚が問題ないこと，夜間の1回の排尿で500 mLを超えないことが必要である．夜間の尿量が多いことや夜間の導尿の負担が多い場合は間欠バルーンも選択肢の1つとして検討する．

　自己導尿がスムーズにできるようになれば体位の調整，後片づけ，車椅子上の導尿，トイレでの導尿と進めていく．

　退院時期が近づくとともに，退院時の生活パターンに合わせて起床時や就寝時に排尿するなど排尿時間を設定する．この場合，夜間の排尿や体位変換時間が空くことになるが，皮膚や1回尿量がそれで問題ないか評価し，可能となるよう寝具や飲水を調整し，退院後の生活がスムーズに移行できるようにする．

　経過中，尿混濁が著明で，泥砂状の尿を認めた場合は膀胱結石を合併している場合があり，KUBを撮影し膀胱結石の有無を確認する．また，定期的に尿一般検査，細菌培養，KUBを撮影することも重要である．膀胱の無抑制収縮などによる尿失禁をきたすようであれば，抗コリン薬を投与する．腹圧時に失禁を起こすようであれば括約筋の緊張を高めるためにイミプラミン塩酸塩を投与すると有効なこともある．

　膀胱瘻や尿道バルーンの場合，膀胱結石を合併しやすい．そのため，飲水量を2,000～2,500 mLと間欠的導尿の場合より多めに取り，毎日膀胱洗浄を行う．

　不全麻痺の場合，残尿が50 mL以下であれば，自排尿のみで対応する．自排尿ができている場合でも残尿が多い場合や高圧蓄尿・高圧排尿となっている場合もあり，間欠的導尿や抗コリン薬の内服が必要であり，泌尿器科医との相談が必要である．

❽ 排便管理

　急性期から積極的に排便コントロールを行ってくると，経口摂取が安定して摂取可能

になる時期には排便の習慣が確立し始めてくる．グリセリン浣腸でコントロールしてきた場合も徐々に坐薬に変更して調整していく．急性期病院から転院した場合も，入院時は毎日排便から開始する．便の性状や量を確認し，腹部X線写真で腹部の便量を確認するとともに十分な排便量が得られているか判断し，毎日1回の排便から2～3日ごとの排便に移行していく．このとき，排便時間は変更せずに一定の時間で排便時間を設定する．便失禁は患者の羞恥心や介護者の負担が大きい．そのため，排便コントロールをつけていく必要があり，食事面の注意事項として，間食を控え規則正しい食事を取り，リズムをつくる．また，食物繊維や水分を多めに取る（ただし，排尿とのバランスを考える必要がある）などが必要である．薬物では緩下剤と坐薬や浣腸を組み合わせて使用し，摘便を行う場合が多い．緩下剤では酸化マグネシウムを使用している場合，便が軟らかすぎて便失禁をしたり，摘便で便を掻き出すことが困難となる場合があるため，坐薬や摘便が必要な場合は他の緩下剤でコントロールし，ある程度便塊を形成するようにする．頚髄損傷者の排便時間は長く，座位耐久性の低い場合や起立性低血圧の症状が強い場合などはベッド上で側臥位での排便を行っていく．当院ではベッド上側臥位の排便時はビニールを使用している．この方法は，ビニール袋の口を殿部の周囲に貼り，便がビニール内に排出するようにする．そのため，本人や介護者の負担が少なく，臭いが外に漏れにくい，処分が簡単，経費が安い，便の性状や量が観察できるなどの利点がある．

トイレでの排便は座位排便となり，重力を利用した生理的な便の流れとなる．しかし，頚髄損傷者は排便時間が長く，長時間の座位に十分耐え得ること，排便による血圧下降が少ないこと，座位による起立性低血圧の症状が少ないことなどが必要である．これらを満たし，ベッド車椅子間の移乗ができるようになればトイレでの排便を進めていく．トイレ排便は座位での排便で生理的な便の流れであり，有効である．車椅子－トイレ間の移乗を評価し，最初はベッド上でズボン，パンツを脱いでトイレに行く．スムーズにトイレに行けるようになってからトイレで車椅子または便座上でズボン，パンツを脱ぐ練習をする．長時間座位がとれるように体幹を前屈させて体幹を受けるテーブルを前方に設置する場合もある．

排便コントロールは本人のQOLに及ぼす影響が大きい．そのため，この時期に食事や排便のコントロールをしっかり身につけ，失禁時は何が原因だったかを分析し，自己管理を身につけていく必要がある．

排便の介助の家族への指導は臭いの問題もあり，生理的に受けつけられない場合もある．早い時期から排便の介助指導を採り入れ，介護者に慣れてもらうとともに，在宅では訪問看護を導入して排便するのか，家族の介助で行っていくのか決めてもらう．訪問看護を利用する場合，月，木曜日など曜日を決めて排便を行うことで訪問看護が利用しやすくなる．訪問看護による排便の場合でも，排便日以外に便失禁する場合もあり，介護者には失禁時の対応を含めて排便方法を身につけてもらう必要がある．

❾ 退院調整

介護者には，患者とともに身体の管理や介護方法を知識面とともに習得してもらい，1日の過ごし方の流れとともにどのように生活していくか検討していく．家屋，学校，職場，地域などの生活環境を早期から把握し，検討していく．家屋改造では屋内の出入り，車椅子（歩行）の動線確保，トイレ，浴槽，ベッド，マット，リフター，段差昇降機など検討し，介護者の休息する部屋なども必要に応じて確保する．また，ケアマネジャーや訪問看護師らと連携し，ヘルパー，デイサービスなど社会資源の活用を図る．

3) 慢性期

慢性期では身体機能の維持・向上および合併症・随伴症管理が重要になる．頚髄損傷では不全の場合，長期的にわたり筋力や移動能力が改善する場合がある．また，完全，不全を問わず，退院後にも ADL を獲得していく場合がある．そのため，目的をもって外来機能訓練を行い，長期的にフォローしていくことが重要である．

合併症や随伴症の予防・管理では，社会生活のなかでも行っていくことが重要である．また，突然の痙縮の増大や今までにない疼痛の出現は内科的合併症が原因の場合があり，血液検査などを行い異常所見がないか注意が必要である．近年頚髄損傷者は高齢者が多いため，四肢麻痺による運動不足でメタボリックシンドロームを合併しやすい．そのため，頚髄損傷の合併症予防だけでなく，高齢者としての内科的合併症も予防管理していく必要がある．

禁忌・留意点

頚髄損傷者は褥瘡，異所性骨化，自律神経過反射，起立性低血圧，痙縮，イレウス，尿路感染症，深部静脈血栓症などさまざまな合併症・随伴症状を伴うことがある．これらは運動障害，感覚障害，自律神経障害のため，健常者にみられるような典型的な症状で合併症が発生するとは限らず，実際，突然の痙縮の増悪で発症した胆石症や心筋梗塞，突然の頭痛，血圧が上昇する自律神経過反射では，排尿，排便に問題ない場合でも異所性骨化による痛みや陥入爪，骨折などが原因となる場合もあり，診断に難渋することがある．そのため，身体の所見，血液検査，尿検査，画像的所見などと照らし合わせ，脊髄損傷特有の合併症，随伴症状や病態を理解するとともに，整形外科，泌尿器科，内科などさまざまな科と連携して総合的に診断，治療にあたる必要がある．

胸腰髄損傷

飛松好子　国立障害者リハビリテーションセンター病院・副院長

疾患の特性

脊髄が外傷や血管障害により急速に麻痺をきたしたものを脊髄損傷という．脊髄の髄節のうち，胸髄のレベルで傷害されたものを胸髄損傷，腰髄のレベルで傷害されたものを腰髄損傷という．

脊髄は脳と末梢とを結ぶ経路であり，四肢体幹は髄節支配を受けているので，ある髄節レベルが損傷されると，その部位以下と中枢との連絡が絶たれ，障害髄節以下に脊髄性の麻痺を生じる．

麻痺の様態は，損傷の原因，損傷強度による．外傷の場合には，脊椎の骨折により完全に麻痺する完全損傷と不全損傷に分類される．

脊髄遠位端は脊髄円錐と呼ばれ，横断面においては，脊髄円錐と馬尾の横断面が存在する．脊椎と脊髄は遠位に行くほどずれ，脊髄は脊椎よりも近位に近づく．脊髄円錐は成人ではおよそ L1, 2 レベルにある．その部位での損傷は脊髄円錐症候群となり，脊髄の損傷と馬尾神経損傷とが混在する．脊髄円錐より遠位での脊椎損傷では馬尾神経のみが損傷され馬尾神経損傷となる．馬尾神経は末梢神経であり，脊髄は損傷されていないが，脊髄損傷を論じるときにはその特殊型として説明される．また，特殊な外傷として，脊髄が部分的に損傷されることがある．わが国には皆無に近いが銃撃によるものや，刺創によるものである．脊髄の左右半分が損傷された場合には脊髄半切症候群(Brown-Séquard 症候群)となる．

血管障害の場合には，多くは前脊髄動脈領域の梗塞が考えられ，前脊髄動脈症候群となる．

脊髄性麻痺がどの程度回復するかは，損傷

の程度にもよるが，完全麻痺の場合には多くは非回復性である．損傷直後は弛緩性麻痺となる脊髄ショックの状態になるが，そのときに仙髄レベルに反射が存在したり，そのほか仙髄領域が不全麻痺の状態にある（sacral sparing）と回復の可能性があるといわれている．

障害の特性

脊髄には伝導路，髄節レベルの神経細胞が存在するために，損傷されたときには，運動障害，感覚障害，神経因性膀胱直腸障害，自律神経障害が生じる．運動麻痺は損傷レベルにおいては弛緩性麻痺となり，それより遠位では痙性麻痺となる．

❶ 運動障害

損傷髄節以下の痙性運動麻痺をきたす．完全麻痺であれば筋力喪失，不全麻痺であれば筋力低下をきたす．体幹筋麻痺は，車椅子の仕様，車椅子座位の安定性に関わっている．T8～12の間の麻痺であれば，腹筋群が機能するがそれ以上では機能しない．腹筋は体幹の回旋に働く．体幹の前後屈（身を前に乗り出す，後ろに反る），側屈（横に身を乗り出す）などの動作は，骨盤を車椅子の座に固定する必要があり，股関節周囲筋が機能していることが必要である．これらの不足を車椅子の仕様で補うこととなる．

❷ 感覚障害

損傷髄節以下の感覚障害をきたす．不全の場合には，触覚が温存されることが多い．

❸ 神経因性膀胱直腸障害

排尿の反射中枢は，仙髄節にあるので，完全脊髄損傷の場合には，ほとんどが障害される．核上性麻痺となる．尿意，便意は失われる．

❹ 自律神経障害

交感神経系は脊髄を通るので，脊髄損傷では自律神経系も傷害される．

❺ 脊髄の部分損傷

▶**脊髄円錐症候群**：脊髄円錐付近の障害で起こる．一部は馬尾神経の損傷により弛緩性麻痺となり，それ以下に痙性麻痺の部分が続く．

▶**馬尾神経損傷**：脊髄円錐よりも尾側で脊椎が脱臼骨折して損傷されたような場合，脊柱管内にある馬尾だけが損傷され，弛緩性麻痺となる．

▶**Brown-Séquard症候群**：脊髄の反側が障害されると運動は錐体交差後なので同側が，温痛覚は対側が障害され感覚乖離が生じる．

▶**前脊髄動脈症候群**：前脊髄動脈の梗塞で起こる．脊髄後部にある深部感覚の伝導路は損傷を免れるので，深部感覚は温存される．

評価・技法

❶ 麻痺の高位診断

ASIA（American spinal injury association）の評価表を使うのが便利である．感覚障害のレベルはランドマークを指標にし，髄節支配図をもとに診断する．運動障害は徒手筋力検査（MMT）を行うことによって行う．MMTで［3］であればその髄節は機能するとASIAの評価表ではなっている．ASIAの評価表は，スコアを出すようになっているが，急性期と異なり，麻痺の回復はあったとしても緩やかなので，レベル診断に使う．腱反射も痙性麻痺であることの確認とレベル診断の役に立つ．

脊髄円錐症候群では，馬尾レベルで麻痺をきたしている部分は弛緩性麻痺となり，脊髄円錐の損傷部より遠位にある部分は痙性麻痺となる．膝蓋腱反射は減弱しているが，アキレス腱反射は亢進しているということがあり得る．

❷ 完全か不全か，部分損傷かの診断

ASIA分類が使われる（表1）．前脊髄動脈症候群では，触覚が残存する．ASIA分類A，B，Cでは，車椅子によるADL自立を目指す．筋力の程度で歩行可能かどうかが判断される．まれではあるが，Brown-Séquard症候群であれば，感覚解離が存在する．

❸ 膀胱直腸障害の評価

尿意便意の有無，肛門反射の有無を観察

表1 ASIA 分類

- □A＝完全：S4〜S5 仙髄節の運動・感覚機能の欠如
- □B＝不全：運動の欠如．感覚は神経学的レベルから S4〜S5 仙髄節にかけ残存している
- □C＝不全：運動機能は神経学的レベル以下で残存．標的筋群の大多数は3以下である
- □D＝不全：運動機能は神経学的レベル以下で機能残存．標的筋群の大多数は3かそれ以上である
- □E＝正常：運動・感覚機能障害は完全に回復，反射の異常はあってもよい

臨床症候群	□脊髄中心 □ Brown-Séquard □前脊髄 □脊髄円錐 □馬尾

(American Spinal Injury Association, 1992 より)

する．

　排尿の反射中枢は仙髄節にあり，脊髄損傷は痙性麻痺であるので，膀胱内圧の亢進に伴って自動的に排尿が起こると思われるが，実際には膀胱と膀胱括約筋との協調不全（dyssynergia）のために排尿困難であることが多い．また，自動膀胱のときには残尿のあることが多い．

　排便は胃直腸反射により，胃に食塊が入ると排便が行われるが，便の硬さや食事の量にもより，どのようなパターンかは人によって異なり，観察が必要となる．

❹ 自律神経機能の評価

　T6 以上の胸髄損傷では，心臓を支配する交感神経系が中枢からの支配を失い，麻痺域の刺激（膀胱内圧上昇，皮膚刺激など）による交感神経系の異常興奮をきたすことがある．過反射と呼ぶ．発汗，立毛，血圧上昇，徐脈などが起こる．

❺ 合併症，その他の評価

▶関節可動域検査：初期の臥床や管理の仕方によっては拘縮を生じていることがある．四肢関節のみならず，脊柱および脊柱と骨盤との可動性が重要である．しかし，時期によっては脊柱の安静固定が必要なこともあり，リハ初期に十分評価できないこともある．

▶残存筋の徒手筋力検査：筋力については廃用と麻痺とを区別して考えねばならない．

▶筋痙縮の評価：痙縮が強いとちょっとした刺激で持続するクローヌスをきたしたり，意図しない麻痺域である下肢の伸展位や屈曲位をもたらし，動作を阻害する．必要に応じて薬物療法を行う．

▶皮膚状態の評価：褥瘡は仙骨部，踵，外果，大転子，腓骨頭などには臥床時にできやすく，座位をとるようになると，尾部，坐骨部などにできる．殿部は人によっては毛嚢炎ができやすく，圧がかかることによって悪化する．

▶異所性化骨の有無：関節周囲が腫脹し，熱感をもち，可動域が制限されることがある．筋肉の炎症により化骨をきたしたもので，化骨が成熟するまでは，局所に激しい力を加えないように，化骨の増大を防ぎ，成熟するのを待つ．薬物療法を行う．外科的切除は関節可動域を阻害するような場合に行うが，化骨が十分成熟してから行う．その間のリハは化骨を刺激しないようなものとし，そのための遅れはやむを得ない．

▶尿路の評価：感染，結石の有無，腎機能の評価，膀胱尿管逆流現象の有無や，膀胱機能の評価を行う．

▶心理状態の評価：突然の障害で多くの人は茫然自失となり，現実から目をそらし，周囲に攻撃的になったり，悲嘆に暮れたりしながら，徐々に現実を見られるようになり，前向きに生きていく気持ちに至る．患者がどのような心境にあるかを評価し，自立の援助に役立てる．反応性のうつ状態が強ければ薬物療法も必要となる．

▶ADL 評価：評価時の ADL を評価する．評価バッテリーとして Barthel index や FIM が使われる．

▶疼痛の評価：脊髄損傷者の多くは麻痺境界領域や麻痺域に疼痛を訴える．その強さは，心理状態も反映し，診断が困難ではあるが，

表2 脊髄損傷のリハメニュー

①基本動作訓練	寝返り,起き上がり,座位バランス 平地車椅子駆動 ベッド車椅子間のトランスファー 床から車椅子へのトランスファー キャスター上げ
②応用動作訓練	段差,悪路での車椅子駆動 車へのトランスファー 車への車椅子積み込み
③体力増強訓練	車椅子長距離駆動 車椅子短距離駆動 車椅子でのゲーム,レクリエーション
④残存基本機能の維持と強化	筋力強化 ROM維持訓練
⑤生活動作訓練	食事,整容,着脱,トイレ使用 風呂使用(洗い場への移動,身体を洗う,浴槽の出入り)
⑥排泄訓練	排尿,排便
⑦健康管理教育	褥瘡予防,尿路系合併症予防
⑧性教育	
⑨環境調整	社会資源(訪問看護師,ヘルパー,その他の福祉サービス制度)の活用指導 家屋改造,自助具の作製

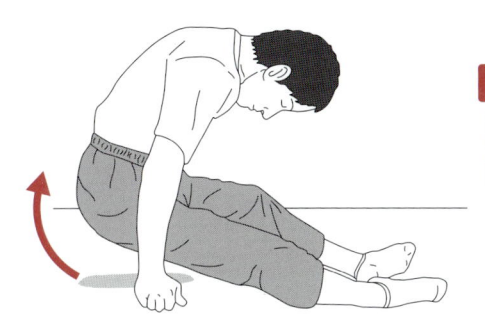

図1 プッシュアップ
肩甲骨を頂点として体幹を前傾し,殿部を持ち上げる.このようにして身体を床上でずらしたり,トランスファーを行う.

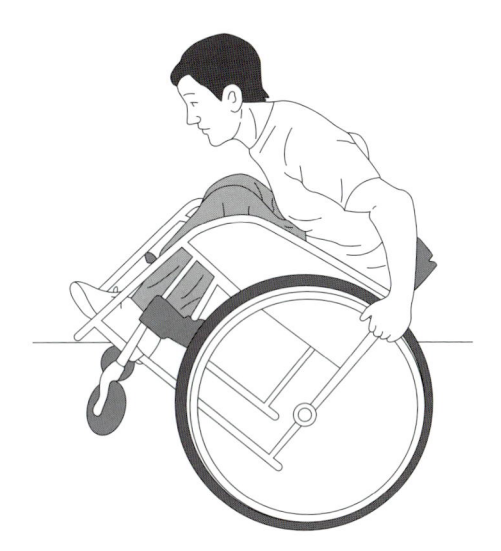

図2 キャスター上げ
車椅子の車軸上に重心を移動させ,後輪のみで車椅子を操作する.キャスターが上がるので,段差や地面の凹凸をクリアできる.

必要に応じて薬物療法を行う.

リハビリテーション処方

基本メニューを表2に示す.基本的には車椅子ADLの自立を目指すが,不全麻痺の場合には歩行自立の可能性もあり,その場合には歩行訓練を行う.馬尾神経損傷の場合には,下肢機能はよいが,歩行自立のためには,大殿筋の機能が必要となり,大殿筋が機能する損傷高位は仙髄節なので,日常生活は車椅子を必要とする場合が多い.

メニューは多岐にわたり,コンディショニングとして,筋力強化や関節可動域エクササイズが行われる.基本動作訓練として,寝返り,起き上がり,座位保持,床上移動が行われる.脊髄損傷者は上肢を使って移動を行うが,その基礎となる動作がプッシュアップであり,十分に行う必要がある(図1).

車椅子乗車が生活の基本となることから,車椅子への移動とその逆の移動(トランスファー),車椅子の駆動訓練が必要になる.トランスファーにはプッシュアップが必要となり,特に乗り移るためにはベッドサイドで身を乗り出したプッシュアップをする必要がある.最初は恐怖感が伴うので,十分な訓

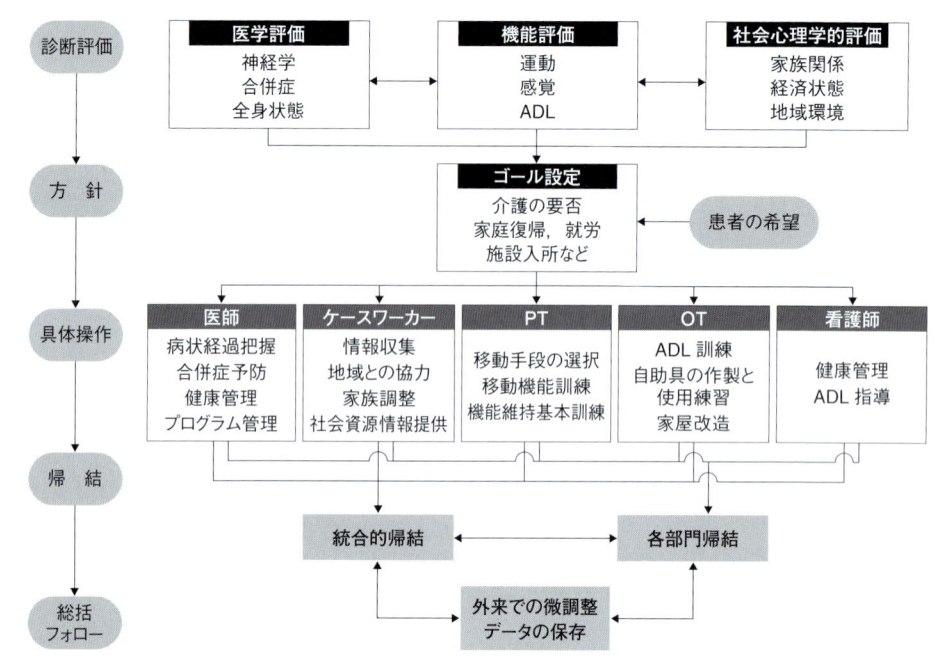

図3 脊髄損傷リハビリテーションにおけるチームアプローチ

表3 ADL獲得の順序

週	食事 自立	食事 介助	車椅子歩行 自立	車椅子歩行 介助	整容 自立	整容 介助	着脱 自立	着脱 介助	トランスファ 自立	トランスファ 介助	トイレット 自立	トイレット 介助	入浴 自立	入浴 介助	便禁制 自立	便禁制 介助	尿禁制 自立	尿禁制 介助
2	54	2	37	19	48	8	25	31	16	40	8	48	12	44	8	48	11	45
6	54	2	46	7	53	3	38	18	30	26	22	34	23	33	18	38	26	30
10	56	0	52	4	54	2	45	11	39	17	32	24	36	20	28	28	33	23
14	56	0	51	5	54	2	50	6	44	12	38	18	40	16	33	23	37	19

〔飛松好子:脊髄性麻痺.岩谷力,佐直信彦,飛松好子(編):運動障害のリハビリテーション.南江堂,2002より〕

を行う.また,車椅子の安全教育も重要である.停止したときには必ずブレーキをかけることを徹底する.

応用動作として悪路での駆動や段差の乗り越えなどの訓練を行うが,その際にはキャスター上げ動作が必要となる(図2).前輪を上げ,後輪(駆動輪)だけで走行する,あるいはその姿勢を一瞬であってもできるようにする.これができないと,段差や凸凹道で前輪が段差をクリアできずに前進できなくなってしまう.キャスター上げは,後輪の車軸上に重心を乗せてバランスを保つものである.後方転倒の危険性があり,これも十分な訓練を必要とする.

ADL訓練は車椅子を使用することを前提に行う.獲得には順序があり(表2),基本動作訓練と並行して行われる.排泄についても神経因性膀胱を前提に行われ,社会的に自立

できるような習慣づけを行う．以上に加え，体力の向上，脊髄損傷教育(健康管理，性についてなど)，環境調整，学業への復帰や，就労に対する援助や情報提供などが行われる．多職種によるチームアプローチが必要なゆえんである(図3)．

禁忌・留意点
❶ 異所性化骨の存在
成熟していない異所性化骨がある場合には無理な関節可動域エクササイズはしない．さらに増大を促進する可能性がある．
❷ 褥瘡
褥瘡がある場合にはその治療を最優先する．車椅子乗車時間の制限や，リハメニューを制限し，褥瘡治癒に努める．
❸ 歩行練習
多くの脊髄損傷者は歩行に固執する．車椅子ADL自立のめどが立ったような時期に歩行訓練を行う．早期に過ぎると体力を消耗させ，リハへの意欲を失わせる．歩行を日常生活にどう採り入れるかは，本人の考えにより，本人の選択による．機能的でない歩行を主たる移動法として選択する者はいないが，本人が自ら選択するというところに意義がある．

末梢神経障害

末梢神経障害

笠原　隆　東海大学大磯病院・リハビリテーション科
正門由久　東海大学教授・専門診療学系リハビリテーション科学

疾患の特性

末梢神経系とは，運動や体性感覚などに関係する体性神経系と自律神経系を指す．体性神経系には脳神経と脊髄神経が含まれ，自律神経系には交感神経と副交感神経が含まれる．末梢神経障害の臨床像は極めて多彩であり，適切な治療・リハを行うために，疾患の原因，損傷部位，損傷の広がり，病態，病勢，経過を把握する必要がある．

❶ 原因の多様性
末梢神経障害の原因はさまざまである．主な原因と疾患例を表1に挙げる．原因を絞り込むうえで，家族歴や嗜好歴，職業歴を含む病歴の詳細な聴取が重要である．さらに病歴では発症の形式(急性，亜急性，慢性)や先行感染の有無(下痢や感冒など)の把握が重要である．これらの情報より疾患を絞り込み，臨床所見や検査データと合わせて疾患を特定する．

たとえばCharcot-Marie-Tooth病，すなわち遺伝性運動感覚性ニューロパチーⅠ型〔hereditary motor sensory neuropathy (HMSN) Type Ⅰ〕のように遺伝的に髄鞘形成に障害をきたすものであれば，幼少時より走るのが遅かった，肉親が尖足凹足であるなどのエピソードが疾患を絞り込むのに役立つ情報となる．嗜好が原因となり得る糖尿病性ニューロパチーやアルコール性ニューロパチーであれば，肥満やアルコール多飲のエピソードが有用な情報となる．中毒性ニューロパチーでは，仕事などで使用している有機溶剤や抗がん剤の副作用による障害が知られている．同じ絞扼性ニューロパチーでも，土曜の夜麻痺は突然下垂手として発症し，手根管症候群は慢性的に手首を酷使する仕事や趣味が原因となることがあり徐々に母指から環指橈側のしびれや痛みが生じるようになる．その他の原因により発症するニューロパチーには，Guillain-Barré症候群のように自己抗体が原因のものや，ウイルス感染後のRamsay-Hunt症候群のように感染が原因となるもの

表1 末梢神経障害の主な原因と疾患例

原因	疾患例
遺伝性	Charcot-Marie-Tooth病
全身性，代謝性	糖尿病性ニューロパチー アルコール性ニューロパチー アミロイドニューロパチー
中毒性	有機溶剤 薬物
外傷性，絞扼性	橈骨神経麻痺 手根管症候群 肘部管症候群
免疫性	Guillain-Barré症候群 Fisher症候群
感染性	帯状疱疹 HIV
血管炎性	Churg-Strauss症候群 その他膠原病

表2 末梢神経障害の障害部位や広がり

損傷部位	前角細胞，神経根，感覚神経，運動神経，神経筋接合部
広がり	全身性，局所性
病態	脱髄，軸索変性
病勢	急性期，慢性期
経過	進行性，再発性

がある．Churg-Strauss症候群や関節リウマチのような膠原病に引き続き発症するものもある．

❷ 損傷部位・病態などの多様性

　末梢神経障害の障害部位や広がりは，病態によりさまざまである（表2）．病変部位では，脊髄前角細胞，神経根，運動神経，感覚神経が単独であるいは複合的に障害される可能性がある．損傷の広がりでは，単一の神経障害であるmononeuropathy，単一の神経障害が散在するmononeuritis multiplex，左右対称的な神経障害であるpolyneuropathyなど，広がりが局所性なのか全身性なのかを検討する．mononeuropathyであれば比較的限局した狭い部分の感覚障害を認める．mononeuritis multiplexではmono-neuropathyが左右非対称に複数の神経に生じる．polyneuropathyとの相違点は感覚障害の境界が比較的鮮明であることである．polyneuropathyでは，感覚障害が四肢遠位優位に左右対称的に存在する（手袋靴下型）．表在感覚ばかりでなく振動覚，位置覚といった深部感覚障害を伴うことが多い．

　病態では，比較的良好な予後が期待できる脱髄なのか，または時に重度な後遺症が残る軸索変性なのかを電気生理学的検査を用い鑑別する．

　末梢神経に起こる脱髄疾患の主なものには，軽度な物理的圧迫，Guillain-Barré症候群，慢性炎症性脱髄性ポリニューロパチー（chronic inflammatory demyelinating polyneuropathy；CIDP），Charcot-Marie-Tooth病などがある．

　軸索変性は，重度の物理的圧迫，ニューロパチー，中毒などに伴い起きる．軸索変性はさらに外傷，血管炎などの局所的軸索切断によるWaller変性と神経細胞の代謝障害による後退性ニューロパチー（dying back neuropathy）に分けられる．後退性ニューロパチーは悪性腫瘍や尿毒症によるニューロパチーに特徴的であり，初期には神経末端部で最も顕著な軸索変性が起きる．

　特に，外傷や圧迫に起因する神経損傷は予後診断の観点からSeddonの神経病理学的分類が用いられる（図）．神経髄鞘麻痺（neurapraxia）は一時的な圧迫などによる髄鞘の機能不全で軸索には形態学的な異常はない．麻痺が一時的に生じるが徐々に改善していく．軸索断裂（axonotmesis）は高度な圧挫などで病巣より遠位に軸索変性を起こす．しかし内膜が保たれているため時間はかかるが徐々に伝導性は回復する．神経断裂（neurotmesis）は軸索の完全断裂状態であり，内膜の連続性もなく麻痺の回復は期待できない．

　病勢では，末梢神経障害が進行しつつある急性期なのか，それともある程度障害が完成

① 正常

② neurapraxia（神経髄鞘麻痺）

③ axonotmesis（軸索断裂）

④ neurotmesis（神経断裂）

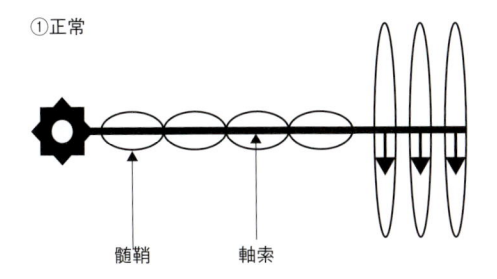

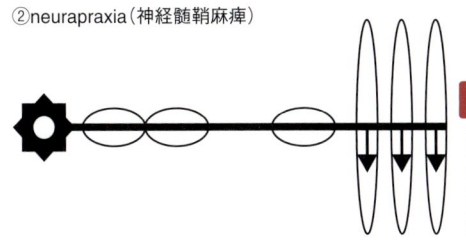

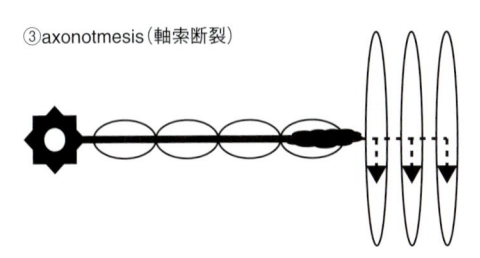

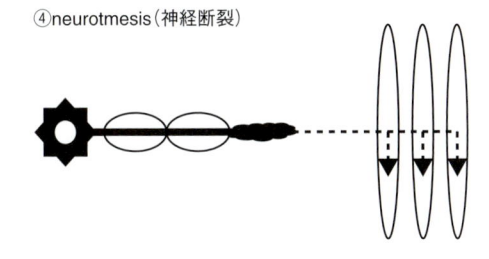

髄鞘　軸索

図　Seddonの神経病理学的分類
　神経髄鞘麻痺：髄鞘は障害されるが軸索は連続性が保たれる．障害部位より中枢からの刺激では反応が消失または低下するが，末梢からの刺激では正常に反応する．
　軸索断裂：髄鞘は保たれるが，軸索の断裂が生じたもの．
　神経断裂：軸索，髄鞘ともに形態学的な連続性がなくなったもの．

した慢性期なのかも評価する．経過では，症状が増悪しつつある進行性なのか，増悪と寛解を繰り返す再発性なのかを検討する．

障害の特性

　身体所見上の観点から末梢神経障害にみられる障害の特性は筋力低下，筋萎縮，感覚障害にまとめることができる．糖尿病性ニューロパチーやアミロイドニューロパチーなど疾患によっては自律神経障害も出現する．
　筋力低下に筋萎縮が合併していれば脊髄前角細胞か末梢運動神経細胞の障害を示唆する．末梢神経障害では四肢遠位の筋萎縮，筋力低下を認めることが多い．手内筋の萎縮，凹足，下垂手，下垂足は四肢遠位筋障害の所見である．一般に呼吸筋は障害されにくいが，Guillain-Barré症候群など一部の疾患では呼吸障害をきたす可能性がある．呼吸筋力低下のみならず不動によって無気肺など呼吸器の障害が起こることがある．
　感覚障害が，末梢神経の感覚支配領域に一致しているか，それとも脊髄神経の髄節レベルに一致しているのかを鑑別することは疾患を絞り込むうえで重要である．表在感覚（痛覚，温度覚，触覚），深部感覚（振動覚，位置覚）を評価し，特に前者は，感覚障害部位をデルマトーム上に記載していくことが重要である．感覚消失，感覚鈍麻ばかりでなく，感覚過敏や異常感覚も記載する．
　長期罹患による二次的障害として関節の変形，拘縮，変形性関節症などがある．これには筋力低下に加え感覚障害が加わっている．
　自律神経が障害されると，発汗低下，起立性低血圧，排尿障害，インポテンツなどを生じる．なかでも起立性低血圧は臨床場面で遭遇する機会が多く，リハ阻害因子として対応に苦慮することもある．二次的合併症として

長期臥床に伴う廃用症候群が加わると，筋力低下，循環血漿流量の低下，浮腫が起立性低血圧の病態をいっそう増強してしまう．

評価・技法

視診では，手内筋の萎縮がないか，足が凹足変形を起こしていないかを観察する．末梢神経障害の神経学的評価には，徒手筋力検査や表在覚・深部覚検査は必須である．関節可動域や深部腱反射，協調性の評価も重要となる．また Romberg 試験や実際の歩行を分析することも障害がどこに存在しているのかを見つけ出す手がかりを与えてくれる．遊脚期の足関節背屈，立脚期の膝関節安定性，立脚期の足の蹴り出しを観察する．上肢の巧緻性をみるには，書字やひも結びがうまくできるか，食事場面で箸を上手に使用できているかを観察するとよい．日常生活動作は Barthel index や FIM を用いて評価する．

末梢神経障害を評価する代表的な電気生理学的検査は神経伝導検査と針筋電図検査である．病態の診断範囲は，脊髄前角細胞から神経筋接合部，筋までを含む．検査により明らかにすべき事項としては，病変部位が局所性か全身性か，病変の主体は脱髄か軸索変性か，重症度はどうか，という点であり，明らかになるのは病名ではなく病態である．検査施行前に病歴や画像所見を含む検査所見，身体所見を十分に検討したうえで，検査の結果と照らし合わせて病態を把握すべきである．

リハビリテーションの考え方

❶ 急性疾患の場合

▶**急性期**：運動麻痺などの症状が増悪しつつある急性期には，二次的合併症の予防に努める．すなわちポジショニング，関節可動域訓練が中心となる．ポジショニングでは患者の表情やバイタルサインに注意しできるだけ緊張を和らげる安楽な姿勢を確保する．意識障害がある場合は圧迫による二次的な末梢神経障害や褥瘡をきたさないように四肢のポジショニングに気を配る．浮腫や深部静脈血栓症予防目的に弾性包帯や弾性ストッキングなども併用する．肺炎や無気肺の合併が起きた場合は速やかに呼吸理学療法（排痰ドレナージや呼気介助手技，胸郭可動域訓練など）を追加する．疾患によっては呼吸筋麻痺による呼吸不全を考え人工呼吸器管理など適切な処置をとる．

▶**回復期**：麻痺に加え廃用性筋力低下が併存することが多いため健常筋を含めた廃用の防止と脱神経の回復を念頭に置いて筋力増強訓練を行う．随意性が回復したら筋電や視覚によるフィードバック訓練を行う．MMT 3 レベルまで回復したら自動運動を，MMT 4 レベル以上まで回復したら抵抗運動を処方する．

随意性の回復が長期間みられず関節拘縮をきたしそうな場合は，ホットパックなどの温熱療法と関節可動域訓練を併用する．この際感覚障害から温熱療法による熱傷をきたさないように皮膚の状態に十分注意する．尖足位傾向が認められる場合は尖足予防装具なども検討する．徐々に症状の改善が認められた場合は，基本動作訓練，ADL 訓練，巧緻動作訓練，歩行訓練を行う．主婦など家事を行う必要がある患者の場合は日常生活関連動作（activities parallel to daily living；APDL）訓練も処方する．下垂足で鶏歩があればプラスチック短下肢装具を処方する．感覚低下や感覚脱失があると気づかないうちに装具による皮膚損傷をきたすことがあるため手鏡などで足底をチェックするように指導する．

❷ 進行性疾患の場合

慢性的にゆっくりとした経過で進行する末梢神経障害の場合，患者本人すら疾患の存在に気づかないうちに四肢遠位の筋力低下と感覚障害が進行する．上肢では以前よりも字が下手になり，ひも結びや財布から小銭を出すなどの巧緻動作が困難になる．下肢では，下垂足を発症し低い段差でも足先を引っかけ転倒する場合がある．感覚障害が重度になってくると歩行時に「ふわふわする」と訴え，暗く足元が見えない状況では歩きにくくなる．足

の縦アーチが高くなり(凹足変形)，内反変形が強まると小趾側に胼胝を形成することがある．過用や誤用が続けば，反張膝や側弯症になることがある．放置しておくと，Charcot関節の進行や靱帯損傷，腰痛症などの二次的な骨関節損傷をきたしかねない．適切な装具と自主訓練を含むリハ処方を行い，症状の悪化を抑え ADL を維持するように心がける．また，手足を冷やさない，夜間でも照明を消さないなどの指導を行う．

禁忌・留意点

末梢神経障害には過負荷に注意する必要がある．低負荷，短時間の訓練を高頻度に行うほうが安全であるが，訓練翌日に痛みを訴える場合は過負荷である可能性が高く負荷量を抑える．

顔面神経麻痺

笠原　隆　東海大学大磯病院・リハビリテーション科
正門由久　東海大学教授・専門診療学系リハビリテーション科学

疾患の特性

末梢性顔面神経麻痺(以下顔面神経麻痺)は多くの原因で発症するが，大部分が Bell 麻痺(以下ベル麻痺)と耳介に水疱を伴う Ramsay-Hunt 症候群である．どちらも骨性顔面神経管を通る顔面神経の膝神経節におけるウイルス性神経炎が主体である．腫脹した神経は骨性顔面神経管内で絞扼され脱髄から重症化すると軸索変性に陥る．初期治療として，抗ウイルス薬と大量の副腎皮質ステロイド投与が必要とされる．

顔面神経管には神経束構造がなく，脱髄変性があると神経線維同士で接触伝導が起き，神経断裂の再生時には迷入再生による過誤支配が起きる．神経の損傷が重症な場合に，発症から4カ月以降に病的共同運動(synkinesis)が起きるのはこのためである．

障害の特性

顔面神経麻痺では通常一側の表情筋の随意性が低下する．患側の表情はなくなり，重力に抗せないため顔貌はゆがむ．眼輪筋の収縮がないため閉眼できず，眼球は乾燥し充血，流涙を生じる．口輪筋の収縮がないため，息が漏れ構音障害を生じる．また摂取した食物が患側口腔内に停留する．

顔面神経の分枝である大錐体神経，鼓索神経が障害されれば涙分泌や味覚の障害が起きる．またアブミ骨筋神経の障害があればアブミ骨筋反射が障害されるため異常音の聴取を訴える．

評価・技法

顔面神経麻痺の評価は大きく観察的評価と電気生理学的評価の2つに分けられる．

観察的評価法の主なものに，柳原40点法がある．柳原40点法は1976年に柳原尚明氏が発表し，その後日本顔面神経研究会の麻痺評価法として採用された(図1)．40点満点で8点以下が完全麻痺で，これらの症例には電気生理学検査の追加と高度麻痺に対する適切な治療が必要である．完全麻痺では2～3カ月は改善を認めず，治癒したとしても回復に4カ月以上が必要である．10～18点の患者の多くは，発症後1カ月以内に改善を認め，3～4カ月で治癒する．20点以上の症例は1～2カ月で治癒に至り，無治療でも経過良好な場合が多い．

電気生理学的評価のなかでも幅広く行われているものは，乳様突起前方で顔面神経本幹を最大上電気刺激し，患側の表情筋から得られた複合筋活動電位(compound muscle action potential；CMAP)の振幅を健側と比較する検査(electroneurography；ENoG)である．発症後10日から2週間目のCMAP対健側比が40％以上の症例の多くは発症から1カ月前後で回復し病的共同運動の発現はみられないとされる．10％以下の症例は4カ月後から改善が始まり，その後病的共同運動が出現する可能性が高い．

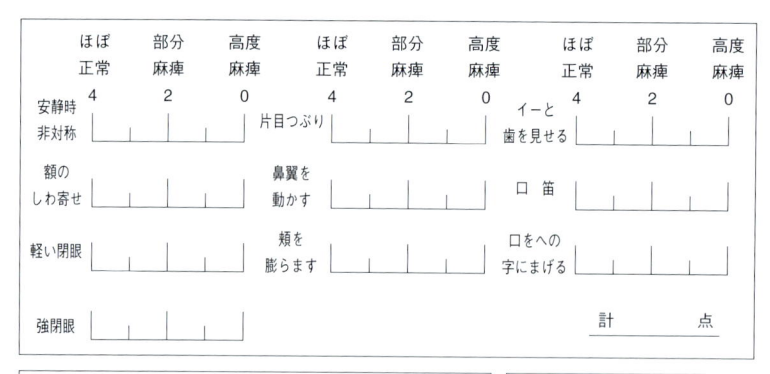

図1 柳原40点法

リハビリテーション処方
❶ 急性期
①強力,粗大,対称的な随意運動を回避する,②徹底的な筋伸張マッサージを実施する,③眼瞼挙筋を用いた開瞼訓練,にのっとり訓練を行う.

▶**温熱療法**:自主訓練前に蒸しタオルによる温熱療法を指導する.

▶**マッサージ**:イラストでは表情筋ごとにマッサージ法を解説している(**図2a**).最低でも1日3回,1回につき5分間は行うように指導する.

▶**眼瞼挙上運動**:鏡を見ながら,額にしわが寄らないように眼を見開くように指導する.1回5秒間を10回,1日3回行うよう指導する.食事中もできるだけ眼を見開くように指導する.

以上は急性期の弛緩性麻痺の時点から開始する.随意性が出現したら下記フィードバック訓練を追加する.

▶**ミラーフィードバック**:鏡を見ながら眼輪筋に力を入れないようにしながら「イー」「エー」「ウー」の形に口唇を動かす訓練を行う.各運動につき1回5秒を10回,これを1日3回行う.

▶**触知フィードバック**:指で口角に触れさせ,麻痺側の口に力が入らない程度に眼を閉じる訓練である(**図2b**).閉眼により麻痺側の指に口角の動きを触知する場合は,力の入れ過ぎである.強力な随意運動にならないように,閉眼はあくまでも軽く行うように指導する.各運動につき1回5秒を10回,これを1日3回行う.

❷ 慢性期
急性期に重症の軸索変性をきたしても十分な初期治療・リハをしなかった場合,慢性期に入ると病的共同運動や筋の短縮が生じる.鼻唇溝は深くなり頬部は健側ほど膨らまない状態となる.

この場合も,急性期同様のマッサージや温熱療法は必要である.病的共同運動に対しミラーフィードバックや触知フィードバックも行う.

禁忌・留意点
Ramsay-Hunt症候群の急性期で熱感や水疱がある場合は,温熱療法は禁忌である.低周波治療は,患側全体の粗大で強力な筋収縮を誘発することで,神経断裂線維の迷入再生

目の下

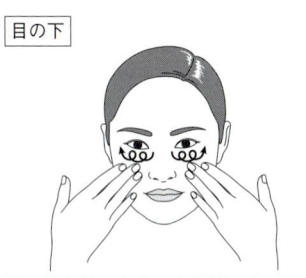

目の下を顔の中心から外側に向かってゆっくりと円を描くようにマッサージをする
※このとき，眼球を圧迫しないように気をつける．

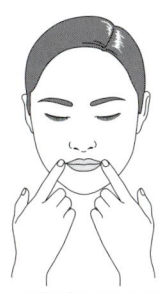

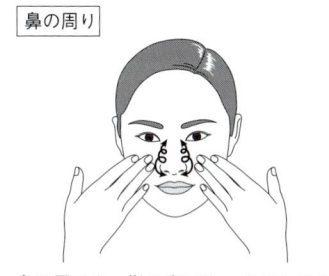

鼻の周り

鼻の周りを，指の腹でゆっくりと円を描くようにマッサージする
※鼻の横は特に筋肉が硬くなりやすい部分なので，念入りに行う．

運動開始時の姿勢

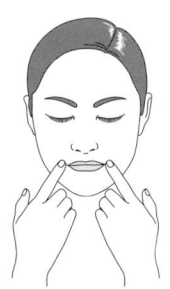

眼を閉じたとき

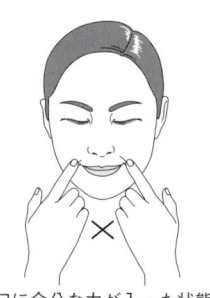

口に余分な力が入った状態

a. 顔面表情筋マッサージ　　b. 触知フィードバック

図2　顔面表情筋マッサージ（一部抜粋）と触知フィードバック

から病的共同運動を引き起こす．顔面神経核の興奮性も高めるため筋短縮による顔面拘縮も助長する．また鏡を利用しての百面相（強力で粗大な表情筋の対称運動）も生理的共同運動が増強され病的共同運動を引き起こすため回避する．

Guillain-Barré 症候群

原田　卓　東北労災病院・リハビリテーション科部長

疾患の特性

Guillain-Barré 症候群（GBS）は，ウイルスや細菌感染が契機となって引き起こされる自

表1 GBSの症状とその頻度

症状	頻度
下肢の筋力低下	95%
上肢の筋力低下	90%
反射消失	90%
感覚異常	85%
感覚脱失	75%
咽頭機能低下	50%
疼痛	30%
呼吸不全	30%
眼筋麻痺	15%
失調	15%
括約筋障害	5%

(Khan F : Rehabilitation in Guillian Barre syndrome. Aust Fam Physician 33 : 1013-1017, 2004 より改変)

表2 GBSの予後不良因子

- 高齢であること
- 人工呼吸器管理を要すること
- 異常な末梢神経機能障害
- 血漿交換が施行されないこと
- 発症初期に軸索変性を伴うGBSの亜型
- 急激な進行例
- 四肢麻痺への進行例
- 人工呼吸器からの離脱困難
- 重篤な合併症の存在
- *Campylobacter jejuni* 感染
- 発症後3週間を過ぎても症状が進行すること

(Khan F : Rehabilitation in Guillian Barre syndrome. Aust Fam Physician 33 : 1013-1017, 2004 より改変)

己免疫性疾患と考えられている．しばしば劇的に進行する脱髄性炎症性神経障害である．約6～7割は先行する上気道感染や消化管症状が伴うといわれるが，約3割は特段の症状はないとされる．先行感染の主な病原体はサイトメガロウイルスや *Campylobacter jejuni* などである．疫学的には，人口10万人当たり1～2人前後で，わが国では1998年の厚生省免疫性神経疾患調査研究班の全国調査では，人口10万人当たり1.15人であった．

障害の特性

症状としては，表1にあるように，上肢・下肢の筋力低下がほぼ必発で，深部反射の消失，異常知覚・感覚低下が次いで多く発現し，約5割に口腔咽頭の障害が発現する．約3割の症例では呼吸不全を呈し，重症例では人工呼吸器管理を必要とする場合もある．疾患の経過は，重症度により様相を異にする．急激に進行する例では，発症後2～3日間で麻痺が極期に至るが，約2週間後までにおよそ半分の症例が最も重症となり，3週間後までに全体の8割がピークを迎える．その後回復期に至り，神経線維も髄鞘再生が始まる．多くの場合，12週間以内に良好な経過をた

どる．GBSの予後不良因子としては，表2にあるように，高齢者，血漿交換が施行されなかった場合などがある．

評価・技法

診断基準としては，表3に挙げられる．

リハビリテーション処方

❶ 急性期

▶呼吸不全が著しい場合：重症例では，人工呼吸器を導入せざるを得ない場合もあり，そうなった場合は酸素飽和度や血圧などをモニターしながら，排痰ドレナージなどを含む呼吸訓練を施行することとなる．併せて，床上での拘縮予防や四肢筋力訓練なども必要になってくる．人工呼吸器を離脱したら，四肢運動機能回復のメニューが中心となるが，同時に嚥下機能障害の有無を確認し，嚥下障害が後遺している場合には嚥下のリハも行う．一時的には経鼻経管での栄養管理を行う場合もある．

❷ 亜急性期～慢性期

急性期を脱し，訓練室に出られるまでに回復したら，主治医(の神経内科医)と相談しゴールを設定したうえで，今までの経過と現状，今後の訓練内容，期間などを説明するのがよい．特に重篤な場合であるほど，患者の不安を取り除き，リハ訓練への意欲を高めるためにより有効と判断されるからである．こ

表3 GBSの診断基準

I. 診断に必要な特徴
A. 2肢以上の進行性の筋力低下．その程度は軽微な両下肢の筋力低下（軽度の失調を伴うこともある）から，四肢，体幹，球麻痺，顔面神経麻痺，外転神経麻痺までを含む完全麻痺までさまざまである．
B. 深部反射消失．全ての深部反射消失が原則である．しかし，他の所見が矛盾しなければ，上腕二頭筋反射と膝蓋腱反射の明らかな低下と四肢遠位部の腱反射の消失でもよい．

II. 診断を強く支持する特徴
A. 臨床的な特徴（重要順）
1. 進行：筋力低下は急速に出現するが，4週までには進行は停止する．約50％の症例では2週までに，80％は3週までに，90％以上の症例では4週までに症候はピークに達する．
2. 比較的対称性：完全な左右対称性はまれである．しかし，通常1肢が障害された場合，対側も障害される．
3. 軽度の感覚障害を認める．
4. 脳神経障害：顔面神経麻痺は約50％にみられ，両側性であることが多い．その他，球麻痺，外眼筋麻痺がみられる．また外眼筋麻痺やその他の脳神経障害で発症することがある（5％未満）．
5. 回復：通常症状の進行が停止した後，2～4週で回復し始めるが，数ヵ月も回復が遅れることがある．ほとんどの症例は機能的に回復する．
6. 自律神経障害：頻脈，その他の不整脈・起立性低血圧・高血圧・血管運動症状などの出現は診断を支持する．これらの所見は変動しやすく，肺梗塞などの他の原因によるものを除外する必要がある．
7. 神経症状の発症時に発熱を認めない．
・非定形例（順不同）：
1. 神経症状の発症時に発熱を認める．
2. 痛みを伴う高度の感覚障害
3. 4週を超えて進行．時に4週以上数週にわたって進行したり，軽度の再燃がみられる．
4. 症状の進行が停止しても回復を伴わない．または，永続的な重度の後遺症を残す．
5. 括約筋機能：通常括約筋機能は障害されない．しかし，症状の進展中に一時的に膀胱麻痺が生じることがある．
6. 中枢神経障害：GBSは通常末梢神経の障害と考えられている．中枢神経障害の存在は議論のあるところである．小脳性と考えられる強い運動失調，構音障害，病的反射，境界不明瞭な髄節性感覚障害などの症状が時にみられるが，その他の所見が典型的であれば診断を除外する必要はない．

B. 診断を強く支持する髄液所見
1. 髄液蛋白：発症から1週以降で髄液蛋白が増加しているか，経時的な腰椎穿刺で髄液蛋白の増加がみられる．
2. 髄液細胞：単核球で，10/mm^{3}以下
・亜型
1. 症状の発症後1～10週の間に髄液蛋白の増加がみられない（まれ）．
2. 髄液細胞が11～50/mm^{3}の単核球
C. 診断を強く支持する電気生理学的所見
　　経過中ある時点で症例の80％に神経伝導速度の遅延あるいは伝導ブロックを認め，伝導速度は通常正常の60％以下となる．しかし，症状は散在性であり，全ての神経が障害されるのではない．遠位潜時は正常の3倍にまで延長していることがある．伝導速度検査は発送数週間まで異常を示さないことがある．F波は神経幹や神経根近位での伝導速度の低下をよく反映する．20％の症例では伝導速度検査で正常を示す．伝導速度検査は数週後まで異常を示さないことがある．

III. 診断に疑いをもたせる特徴
1. 高度で持続性の非対称性の筋力低下
2. 持続性の膀胱直腸障害
3. 発症時の膀胱直腸障害
4. 髄液中の単核球が，50/mm^{3}以上
5. 髄液中の多核球の存在
6. 明瞭な感覚障害レベル

IV. 診断を除外する特徴
1. ヘキサカーボン乱用の現病歴（揮発性溶剤：n-ヘキサン，メチルn-ブチルケトンなど）．
2. 急性間欠性ポルフィリン症を示唆するポルフィリン代謝異常．尿中へのポルフォビリノーゲンやδ-アミノレブリン酸の排泄増加がみられる．
3. 最近の咽頭または創傷へのジフテリア感染の既往または所見．心筋炎はあってもなくてもよい．
4. 鉛ニューロパチーに合致する臨床所見（明らかな下垂手を伴った上肢の筋力低下，非対称性のことがある）および鉛中毒の証拠．
5. 純粋な感覚神経障害のみの臨床像
6. ポリオ，ボツリヌス中毒，ヒステリー性麻痺，中毒性ニューロパチー

〔日本神経治療学会/日本神経免疫学会合同治療ガイドライン，ギラン・バレー症候群（GBS）/慢性炎症性脱髄性多発ニューロパチー（CIDP）治療ガイドラインより〕

糖尿病性ニューロパチー

原田　卓　東北労災病院・リハビリテーション科部長

れには，後述の糖尿病性ニューロパチーやアルコール性ニューロパチーよりも回復が早く，予後良好な場合が多いという背景もある．

運動機能回復に関しては，以下のような処方を行う．

▶理学療法：
①ベッド上での寝返り・起き上がり
②安全な移乗動作→車椅子駆動での移動
③端座位バランスの安定
④(長→短)下肢装具など補装具を使用しての平行棒内歩行訓練など
⑤両足に重錘バンドをつけての歩行訓練などが挙げられる．この場合，筋力回復に応じ，徐々に重さを増やしていくのもよい．

▶作業療法：
①更衣や排泄動作などの基本動作に加え，復職が期待される(を希望する)場合には職業上必要な動作訓練など
②手指機能障害を認める場合には，自助具の作成や，巧緻動作訓練，書字/ワープロ訓練など

これらを症状の回復に合わせながら，組み合わせて施行することとなる．期間としては，3～4カ月，場合によっては半年以上に及ぶ場合もある．

留意点

合併症としての疼痛，うつ症状なども珍しくなく，これらが訓練遂行の障壁となることがある．これらに対しては，一般的なNSAIDsに加え，抗うつ薬(SSRI, SNRI，三環系抗うつ薬)やプレガバリンなどの投与を検討する．

その他

好発年齢が中高年で復職が要されるケースも多く，予後は最終的にはよいとしても，そこに至るまで主治医(神経内科医)とリハスタッフが密に連携を取りながら，機能的予後・QOLの回復を達することが肝要であろう．

疾患の特性

言わずと知れた糖尿病性3大合併症のなかの1つであるが，腎症や網膜症ほど注目はされていないようである．確かに人工透析や失明といった著しいQOLの低下の割合は少ないかもしれない．しかし，自覚的な苦痛も多く，3大合併症のなかでその割合は，実は最も多いという報告もある(図1)．神経障害の治療に関しては，特効的な薬物はないのでビタミンB_{12}製剤，AR(aldose reductase)阻害薬，プロスタグランジンE_1製剤，抗血小板薬，鎮痛薬，抗うつ薬，抗てんかん薬，抗不整脈薬などを個々にあるいは組み合わせて使用する．時に劇的な症状の改善をみることがある．起立性低血圧には下肢弾力包帯，昇圧薬，エルゴタミン，ミドドリンなどを，また糖尿病性下痢には止痢薬以外にミノサイクリンも有効である．神経因性膀胱にはコリンエステラーゼ阻害薬やα遮断薬などを使用するが，薬物に全く反応しない症例には間欠的自己導尿を指導する．

障害の特性

糖尿病性神経障害には，多発神経障害(広汎性左右対称性神経障害)と局所性神経障害がある(表1)．

多発神経障害が最も多い．多発神経障害の自覚症状は特に足のしびれ，ほてり，足底に何か張りついた感じ，痛み，腓腹筋の有痛性痙攣(こむら返り)などを特に夜間に認める傾向がある．これらの症状は糖尿病発症後比較的早期に出現する．一方，自律神経障害は病状がかなり進行してから自覚され，便秘，下痢(diabetic diarrhea)，神経因性膀胱(neurogenic bladder)，起立性低血圧(orthostatic hypotension)，インポテンツ，発汗異常，頻脈などをきたす．また自律神経障害による下肢静脈シャントは末梢の酸素不足を招く．さ

糖尿病性ニューロパチー | 137

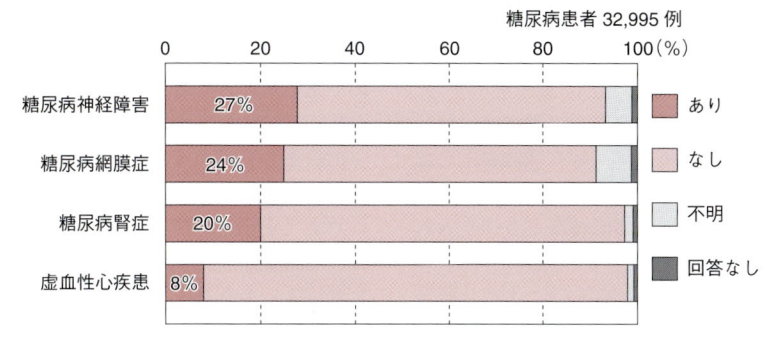

末梢神経障害

糖尿病患者 32,995 例

	あり	なし	不明	回答なし
糖尿病神経障害	27%			
糖尿病網膜症	24%			
糖尿病腎症	20%			
虚血性心疾患	8%			

図1 各種糖尿病合併症の発現頻度
〔豊田隆謙(監),八木橋操六(編):診療に役立つ糖尿病神経障害の新知識.東京医学社,2008 より〕

表1 糖尿病神経障害の分類

1. 局所性神経障害(Focal neuropathy)
   1) 単神経障害:眼筋麻痺,近位筋萎縮など
   2) 多巣性神経障害(多発単神経性):四肢筋萎縮
2. 多発神経障害(Polyneuropathy)
   (びまん性神経障害 Diffuse neuropathy)
   1) 遠位対称性神経障害(Distal symmetric polyneuropathy)
      (感覚・運動神経障害 Sensori-motor neuropathy)
   2) 自律神経障害 Autonomic neuropathy

〔Thomas PK : Classification, differential diagnosis, and staging of diabetic peripheral neuropathy. Diabetes 46 (Suppl 2) : S54-S57, 1997 より改変〕

らに多発神経障害によって足の小さな傷は無痛性となり見逃されやすいことから,感染症を伴った下肢潰瘍・壊疽の誘因となることがある.

局所性神経障害には,単一運動神経が侵される単神経障害および単一神経が複数同時に侵される多発性神経障害がある.単神経麻痺には眼瞼下垂で気づく動眼神経麻痺や複視で気づく外転神経麻痺や滑車神経麻痺,顔面の変形や兎眼で発見される顔面神経麻痺,また筋萎縮を伴う近位運動神経障害もみられる.

評価・技法

多発神経障害の診断には以下の検査が必要である.

- 知覚異常の有無(問診)
- アキレス腱,膝蓋腱反射の有無
- C128,256 音叉あるいは TM-31 を用いた振動覚検査
- 運動神経,知覚神経伝導速度の測定(MCV,SCV)

一方,自律神経障害の診断には以下の検査が必要である.

- 深呼吸時心拍変動:1分間6回の深呼吸負荷時の RR 間隔最大変動幅(R-R interval variation)が小さい場合,副交感神経障害を疑う.
- ^{123}I-metaiodobenzylguanidine(MIBG)を使用した心筋シンチグラム(SPECT)で心臓交感神経機能を画像的に把握する方法もある.すなわち MIBG は交感神経末端の主としてノルエピネフリン貯蔵顆粒に取り込まれること,^{201}Tl(塩化タリウム)は心筋局所血流に依存して筋活動の活発な心筋に取り込まれること,を応用した画像検査である.
- 臥位と立位の血圧を比較する(15秒以内).

リハビリテーション処方

まずは血糖コントロールが安定していることが条件である.場合によっては,網膜症や腎症,またはその両者なども合併している場合もあり,積極的な運動負荷を最初から開始

できない場合もある．そういった場合は，関節可動域（ROM）訓練やベッド上での起居動作などから徐々に負荷やメニューを増やし，低血糖の有無も確認しながら，訓練室に移行するとよい．訓練室では，起立性低血圧を認める場合はティルトテーブルの併用や，作業療法では手指の巧緻動作訓練なども採り入れながら，徐々に施行すべきである．2～3週間ではなく，場合によっては2～3カ月間要する場合もある．

留意点

留意すべきは，運動が誘発する可能性のある①無症候性心筋虚血，②心拍変動の低下，③運動誘発性低血圧，④循環器系や呼吸器系の不安定化などである．以上から，糖尿病性神経障害を有する可能性が高い症例に運動を指導する場合には，あらかじめ神経障害の程度を自覚症状・アキレス腱反射・モノフィラメントによる圧覚・振動覚・血圧の起立による変動・ホルター心電図などによる心拍変動や不整脈の有無などを確認することが望ましい．さらに，必要ならばトレッドミルなどで精査し，運動可能か，またはその負荷の強さを設定すべきである．

その他

息の長い支援が必要である．40歳以上であれば，糖尿病性神経障害で介護保険が通るので，訪問看護や訪問栄養指導，通所リハ・訪問リハなど必要に応じて，これらの社会資源を利用するのがよい．

アルコール性ニューロパチー

原田 卓　東北労災病院・リハビリテーション科部長

疾患の特性

慢性の飲酒により生じるものである．疫学的には，米国の慢性アルコール常習者と診断された患者のなかで，25～66％は神経障害を罹患しているとの報告もある．性別的には，女性により多いと報告されている．病態としてみれば，軸索障害を伴うものであり，感覚神経・運動神経性の両者の障害を示すものである．しかしながら，そのはっきりとした病因はいまだ不明である．

治療としては，まず第一に，さらなる神経損傷の阻止目的に禁酒であり，機能回復目的にビタミンB_1などのビタミンB群の投与が施行されることが多い．しかしながら，飲酒を続けている状況ではこれらの治療とて不十分であり，したがって確実な治療法はないのが現状である．

障害の特性

進行としては，月・年単位と緩徐に進行することが多い．症状としては，左右対称性の四肢遠位部における持続する焼けつくような痛み，痛覚過敏・異痛症で始まり，最も特徴的である．さらに進行すると，四肢特に遠位部の筋力低下から歩行障害をきたす．

評価・技法

この疾患に特異的な臨床的あるいは血液生化学的指標・生理学的検査はない．また，アルコール性肝障害の進行に伴い糖代謝障害を合併することもまれではなく，その場合糖尿病性のものかアルコール性のものか，あるいは混合性か判別に苦慮する場合も生じてくる．

リハビリテーション処方

❶ 急性期（感覚障害が主）

まずは疼痛管理である．初期であれば，ビタミンB群の投与で軽快することもある．ある程度進行した場合は，アスピリンやアセトアミノフェンといった非ステロイド性抗炎症薬（NSAIDs）の他にアミトリプチリン，最近はプレガバリンなどが使用されるようになってきた．しかしながら単剤でのコントロールは困難であり，種々組み合わせて用いられることが多い．ある程度の疼痛管理がなされたら，特に手指の巧緻動作の訓練などが求められよう．

❷ 慢性期（歩行障害出現）

慢性期になると，先述のように，四肢遠位

部の筋力低下をきたし，歩行障害を呈するようになる．したがって，障害の状況に即した筋力訓練や起居移動動作訓練を施行するとよい．鶏歩などの下垂足(drop foot)を呈する状況に至った場合は，短下肢装具の作製を検討する．

アルコール性肝障害から，肝硬変に至った場合は肝での代謝障害などから，筋力低下は四肢遠位でなく全身に及び，食思不振などからるいそうや，さらには精神障害を生じる場合がある．こうなった場合は，まず当該科での入院加療管理となり，ベッドサイドからのリハとなる．廃用が進まないよう，早期からの介入が重要である．意思疎通が困難な場合も想定され，関節可動域(ROM)訓練や起き上がり，端座位保持訓練などから徐々にADLの拡大を図ることとなる．より継続的なアプローチが必要となる．

留意点

感覚障害，特に異常知覚については，患者自身にしかわからないが，ある程度推測し，訴えを聞きながら，徐々にADLの維持・拡大を進めるよう心掛けるべきであろう．視覚による補正は重要である．

補装具の適応については，やはり日常生活特に居宅内での転倒防止の観点から検討すべきである．アルコール性ニューロパチーは糖尿病性のそれと異なり，65歳未満では介護保険の利用はできないので，居宅内の環境調整目的の補助の利用は困難である．

その他

やはり禁酒の継続が最も重要である．そして，栄養管理を含めた規則正しい生活である．そのために，家族の協力を含めた精神的，身体的支援の継続が必要である．

Charcot-Marie-Tooth病

佐伯　覚　産業医科大学若松病院診療教授・リハビリテーション科

疾患の特性

Charcot-Marie-Tooth病(CMT)は遺伝性の末梢神経疾患であり，四肢の末梢から徐々に筋力低下が進み，両下肢麻痺あるいは四肢麻痺，筋力低下，関節拘縮，感覚障害を生じ，日常生活や社会生活に支障をきたす．有効な治療法が確立されていないため，発症早期から適切なリハを行うことが重要である．

障害の特性

CMTでは四肢遠位より筋の萎縮と筋力低下が始まり，大腿四頭筋の下1/3，前脛骨筋，下腿三頭筋，足部筋の筋力低下と筋萎縮が左右対称性に生じる．下肢より遅れて手内筋にも症状が進み，手指巧緻動作障害を生じる．初期には歩行障害が問題となり，進行すれば上肢の動作障害，ADL制限が加わる．

典型例では，下肢はその筋萎縮の状態から"逆シャンペンボトル"様に，足部は筋萎縮と筋力の不均衡から変形し"凹足"となる．歩行時には前脛骨筋の筋力低下のために"下垂足"となり，足を高く上げて歩く"鶏歩"が特徴的である．また，閉じこもりがちの生活のために廃用症候群を合併しやすい．下肢の筋力低下がさらに進行すると，周囲筋のアンバランスから下腿三頭筋の短縮による尖足をきたす．筋力低下が殿筋や大腿四頭筋に及べば，立ち上がり動作が困難となり，立脚後期の下肢の蹴り出しが弱く歩幅も狭くなり膝折れを生じる．

評価・技法

CMTの主な障害は，四肢の麻痺・筋力低下，関節可動域(ROM)制限，歩行障害であり，これらの評価のポイントについて述べる．

四肢の麻痺・筋力低下に関して，筋萎縮の分布とその程度を観察し，該当部位を中心に

徒手筋力検査(MMT)を実施する(特に下腿三頭筋,前脛骨筋,足指伸筋・屈筋,大腿四頭筋).末梢神経障害であり四肢遠位の感覚障害の程度も評価する.足部や手指の変形は,歩行やADLへ直接影響するため必ずチェックする.ROM評価はMMT同様,変形を伴っている部位を中心に実施する(特に下垂足や尖足を呈する足関節が重要).

歩行障害評価に際しては,下垂足による鶏歩,さらに,膝伸展筋力低下による立脚期の膝の過伸展,歩行時の急な膝折れに注意する.転倒が頻繁に生じているようであれば装具の適応が高い.

障害が上肢に及ぶ場合,まず手指の巧緻動作障害が出現し,書字や仕事上の細かい作業が困難となる.日常生活,就業状況および社会生活に関する問題点を本人より聴取し,具体的な動作を観察する.手指の巧緻動作障害があっても長年にわたり代償動作を身につけていることが多く,時間を要してもADLは自立していることが多い.

補助検査として筋電図(伝導速度)は重症度評価,CK(creatine kinase)値は訓練で生じる可能性のある過用性筋力低下(overwork weakness)を判別するのに有用である.

リハビリテーション処方
❶ 筋力増強訓練(低負荷高頻度訓練)
軽度〜中等度負荷の筋力増強訓練が有効かつ安全であり,数週間の訓練を行うことで下肢の筋力と歩行は改善する.過用性筋力低下防止のため,運動翌日に普段とは異なる筋力低下,筋肉痛,疲労感などを認める場合は運動量を調整する.

❷ 関節可動域訓練
発症早期より,自重を利用した起立台などによる下腿三頭筋の持続伸張訓練を実施する.患者には踵の高い靴を履かないように指導する.ストレッチは,足関節の背屈方向,膝関節・股関節の伸展方向,手指MP関節の屈曲方向,母指の対立位方向に行う.

❸ 歩行訓練
下垂足による鶏歩,膝折れなど,転倒のリスクが高いため,能力に応じて安全に歩行できるよう,平行棒,杖や装具を利用する,あるいは介助下で実施する.

❹ 装具療法
歩行障害に対しては,能力に応じて適切な装具を選択することが重要であり,軟性装具,プラスチック製短下肢装具,長下肢装具が主に用いられ,重度の歩行障害に対しては電動/電動補助車椅子の適応がある.以下,装具作製のポイントを述べる.

軟性装具は足部の麻痺が軽い場合に用いられる.足サポーターは下垂足を軽減し,膝サポーターは膝関節を安定させるが,固定性は不十分である.

中等度以上の下垂足にはプラスチック製短下肢装具が汎用されている.軽くて弾力もあり,足部を制動することで膝折れもある程度軽減できる.プラスチックの種類やデザイン,足関節部のトリミングにより可撓性を調節する.

CMTでは母指の対立運動が困難になるため,短対立装具が処方される.手関節背屈困難があれば,コックアップ装具を作製する.上肢装具で固定性を重視すると動作を制限することになり,かえってADLを損なうことがある.作製前に関節のテーピング固定や試着装具を使用し,実際の動作を確認しておくことが重要である.

❺ 全身調整訓練
筋力低下や心肺機能低下を改善する目的で,最大酸素摂取量の50%強度での有酸素運動を実施する.自転車エルゴメータやトレッドミル歩行が勧められるが,CMT患者は運動により下肢の疲労を生じやすいため,翌日に疲労が残らない程度の負荷強度に落として,10〜30分間,個人の能力に合わせた時間を設定する.

禁忌・留意点
CK値は過用性筋力低下による筋破壊の目

安となる．CK値が急に高値となった場合，運動や生活強度が過剰であると判断し運動量を減らす指導を行う．

CMTは軽い症状にとどまる例が多いが，典型例は10代から20代の若い年代で発症し，結婚や出産などに対して大きな悩みをもつことが多い．CMT患者のQOLは著しく低下しており，心理・社会的側面への対応も必要である．

その他

介護保険の利用に関して，CMTは40歳から介護保険サービスを利用できる特定疾病に含まれず，サービス利用は一般の者と同様65歳以降である．CMTは厚生労働省の特定疾患治療研究事業，いわゆる難病指定による医療費補助の対象には該当しない．

ポリオ

佐伯　覚　産業医科大学若松病院診療教授・リハビリテーション科

疾患の特性

ポリオ（急性灰白髄炎）は，脊髄前角細胞や脳幹がポリオウイルスによって侵される疾患である．ポリオウイルスは腸管ウイルスであり，感染者の糞便などから手指や飲食物を通じて経口感染をきたす．ポリオウイルスは咽頭や腸管内で増殖後，各リンパ節組織内でさらに増殖し血中に侵入し，親和性が強い神経組織-脊髄前角細胞や脳幹部などの運動神経を侵し，弛緩性運動麻痺や球麻痺をもたらす．しかし，90～95％は何も症状がなく不顕性感染のみで終わる．四肢の麻痺は部分的に障害を受けた前角細胞が機能回復する．前角細胞からの軸索が分岐して脱神経筋を再支配する，残存筋線維が肥大する，などの機序により発症後3～4カ月ごろから回復を認め，筋力強化訓練に反応して少なくとも筋力は増加し，ほとんど正常に近い状態まで回復することもある．

表1　PPSの診断基準

1) 不顕性感染，麻痺性，非麻痺性に関わらず，ポリオの既往があり，身体的所見や検査所見から確認できる．
2) ポリオ発症から神経学的に回復した後，15年以上の神経学的・機能的に安定した期間がある．
3) 新たに全身倦怠感，筋力低下，筋疲労（持久力低下），筋萎縮が生じる他の疾患（ニューロパチー，ミオパチー，脊柱管狭窄症など）を除外できる．

ポリオワクチンの導入により，わが国では昭和30年代より新規のポリオ発症をほとんど見なくなった．しかし，ポリオ罹患後10～50年の症状安定期を経て，新たな筋力低下，筋・関節痛，易疲労性，嚥下障害，呼吸機能障害などさまざまな症状が出現する病態が確認され，これをポストポリオ症候群〔ポリオ後症候群（post-polio syndrome；PPS）〕と呼んでいる．これまでPPSは麻痺性ポリオから発症すると考えられていたが，非麻痺性ポリオからも発症したことが報告され，診断基準が見直された（表1）．PPSの発症は，ポリオ罹患者の28～64％と報告されている．現時点で，ポリオ罹患者におけるPPSの発症原因は不明であり，有効な治療法は確立されていない．しかし，発症の誘因となる要因として，加齢，過重労働，廃用，過用，体重増加などが報告されており，少なくともこれらの誘因に対する対策がPPS発症予防につながると考えられている．

障害の特性

PPSに関連する障害は，主要症候である新たな，あるいは，進行する筋力低下に特徴づけられる．PPSはポリオ罹患者に生じる遅発性二次障害であり，進行する筋萎縮がみられる場合は"ポリオ後進行性筋萎縮症"と呼ばれることがある．PPS患者における筋力低下は，その誘因が廃用か過用かを判別することが，その後の障害管理に重要である．過用性筋力低下進展のメカニズムにおいて，廃用による筋力低下があれば，わずかな運動でも過負荷となり過用を生じることがあり，

正反対の状態である廃用と過用が併存するという特徴がある．そのため，リハ実施において運動負荷量の設定が難しい．また，一般的にポリオ罹患者は"頑張り気質(タイプA性格)"が多いといわれ，勤勉家が多く仕事熱心であり，手を抜くことができずに無理を強いる傾向にある．これがよりいっそう過用を進行させることになる．

その他，疲労および疼痛(筋痛，関節痛)の頻度が高く，関節変形，側弯，耐久性低下，冷感など多彩な症状を有しており，これらの症状がPPSの障害を形作る．疲労に関しては，PPS患者には中枢性と末梢性の2つのタイプが報告されており，中枢性疲労では，何もできないほどの極度の全身性の疲労を訴え，集中力や記憶力の低下もみられることがある．

他の注意すべき合併症として，呼吸器合併症，睡眠時無呼吸症候群，嚥下障害などがある．呼吸機能障害があっても，幼少時より四肢や体幹の麻痺のために運動量が少なくなり，呼吸器障害がマスクされていることが多い．しかし，中高年齢になって筋力が低下した折，あるいは，感冒など軽微な呼吸器感染症を契機に，もともとあった呼吸機能障害が顕在化することが多い．PPS患者の嚥下機能は比較的良好であるものの，一部に高度嚥下障害の合併もあり，訴えがある場合には嚥下造影検査(VF)が必要となる．

評価・技法

ポリオ罹患者の主要な訴え(疲労感，息切れ，筋肉痛・関節痛，下肢冷感など)に応じて診察・評価を行うが，必ず確認すべきは「最も障害が高度であった頃の麻痺の分布」と「補装具の使用状況」である．たとえば，現在は右下肢麻痺が主要症候であっても，幼児期に両下肢の麻痺があれば，健側にみえる左下肢にもPPSを生じる可能性がある．また，装具の使用経験がないか以前不適切な装具を処方されて苦い経験のある者は，装具の受け入れが不良で装具療法に難渋するからである．

理学的診察・評価の手順は，筋萎縮，側弯，脚長差の有無を観察し，上下肢主筋の徒手筋力検査(MMT)，さらに主関節の関節可動域(ROM)を測定し，立位・歩行を観察する．大・中殿筋は起立・歩行に重要であり必ずチェックする．大殿筋筋力低下があれば立脚後期の股関節伸展が不十分となり，中殿筋の筋力低下があれば立脚期に体幹が健側へ倒れやすい．杖を使用している場合には，杖使用による上肢の圧迫性ニューロパチーを合併していることがあり，上腕三頭筋や手内筋の萎縮や筋力低下，感覚障害に注意を払う．立位歩行に関しては，立位姿勢と歩行の安定性を確認する．静止立位時に健側に骨盤を傾け，健側下肢で体重の大部分を支えているか，患側膝過伸展位・足関節底屈位にあるかを観察する．歩行時は立脚期の膝折れ，手で膝の上方を押さえる動作(膝折れを代償する動作)，膝外反・過伸展，踵離れと股関節伸展の不足，上体の側方動揺，遊脚期の下垂足などの有無を判定する．

基本的ADLは自立している者が多いものの，応用的日常生活動作や社会参加の制限を受けている場合が多く，これらに関する評価をFrenchay activities indexやcommunity integration questionnaireなどで行う．

一般的臨床検査のなかではCRP(C-reactive protein)，CK(creatine kinase)が重要である．横紋筋融解を生じていればCK値が増加し，筋炎であれば炎症反応が陽性となり，他疾患鑑別のため抗核抗体や抗Jo-1抗体の検査を追加する．骨関節の変形性変化を判定する目的で四肢体幹のX線単純撮影，球麻痺や体幹の麻痺の影響を判定する目的で肺機能検査，下位運動ニューロンの機能判定目的で筋電図を実施する．筋電図では，伝導検査，F波および針筋電図を実施する．前角細胞機能の一指標であるF派の出現率は低下，麻痺肢の針筋電図では収縮時多層性電位を認め，脱神経が持続していれば安静時電位の異

常を認める．一見正常に見える部位にも，筋電図で異常を発見することがある．側弯症に関しては，全脊椎X線単純撮影を実施し，Cobb角を測定しておくと，経年的な変化をみるうえで役立つ．

リハビリテーション処方
❶ 筋力増強訓練（低負荷高頻度訓練）
PPS患者の筋力増強訓練は，過用性筋力低下を避けるために"低負荷高頻度"が基本である．筋肉痛や筋疲労を生じない程度の軽い負荷で，多数回反復して実施するのがよい．

❷ 関節可動域訓練
弛緩性麻痺であり関節拘縮を生じにくいが，長年の歩行時の不良姿勢で下肢関節のROM制限をきたしていることがあり，当該関節に対して軽い力でゆっくりとした他動的ROM訓練を実施する．弛緩性麻痺であり，過度なストレッチは関節を痛めやすいので注意が必要である．

❸ 補装具の作製・調整
PPS患者は，残存能力や膝関節のロッキング機能を上手に利用して歩行しており，個々の能力に比して歩行能力が高いことが多い．装具に関しては，不足する機能を補助するのみでなく，残存する動きを妨げないことが重要である．また，使用者の希望を優先し，時には使用者のニーズに合わせて改良を重ねていくことが長年使用する装具につながっていく．

▶**下肢装具**：歩行障害の原因として，筋力低下のために歩行時に膝折れを生じている症例が多く，足部をやや底屈位にしたプラスチック製短下肢装具，オフセット膝継ぎ手付き長下肢装具，リングロック膝継ぎ手付き長下肢装具が適応となる．その他の注意点として，軽量で耐久性に優れた素材を用いる（カーボンファイバー製下肢装具），脚長差の補正は当初1/2程度から開始し，1〜2年をかけて少しずつ行う，初回作製時は仮合わせに際し患者が装具に十分慣れる期間（1〜4週間）をとることが重要である．

▶**杖**：下肢の筋力低下を認め歩容が不安定となった際，最も使用される補装具は杖であり，支持基底面が増すため立位バランスや歩容は安定する．しかし，杖を長期に使用している者に，杖の誤用に伴う末梢神経障害を生じることがある．握り部を過度な手関節背屈位で把持することにより，正中神経が手関節部で伸展され手根管症候群を生じる．松葉杖では，杖先の接地が下肢接地面より外側にあることで，腋窩当てによる腋窩部への圧迫が過度となり，crutch palsy（松葉杖麻痺）として腕神経叢障害（腋窩神経麻痺，橈骨神経麻痺）を生じることがあり，適切な杖の長さの調整や使用方法の指導が重要である．

▶**車椅子**：杖と装具での短距離歩行は可能であっても長距離移動が困難である場合，実用移動手段として車椅子を検討する．特に長下肢装具を使用している場合，歩行耐久性がそれほど高くなく，長距離の実用移動は車椅子を使用することが多い．残存した上肢機能に合わせて手動車椅子あるいは電動車椅子を選択し，屋内で平坦であれば車椅子を使用し，屋外など段差が多い場所であれば歩行するなど，使用環境に応じて使い分ける．ただし，車椅子を毎日長時間，長期間にわたって使用することで側弯症が増強することがある．車椅子を使用していても，適宜杖と装具で自力歩行を実施，あるいは歩行訓練を行うポリオ罹患者では，側弯症の進行が抑えられることを経験しており，下記の歩行訓練を指導する．

❹ 歩行訓練
遠心性筋収縮はPPS患者の筋障害を生じやすいため，過度な階段昇降訓練やトレッドミルでの走行訓練は避ける．患者が好む快適速度での平地歩行訓練を，適宜休憩を入れながら実施する．歩行による有酸素運動は心肺機能維持にも有効である．温水プール内での歩行訓練は，患肢への荷重負荷を軽減し温熱の効果もあり非常によい．

❺ 生活指導（ホームエクササイズ指導）

上述したように筋力低下の原因が廃用か過用かによって対応が異なる．前者であれば，できるだけ ADL は自分で行い，散歩などの自主訓練を勧めるとともに社会参加を促して身体活動量を増加させる．後者であれば，現在のライフスタイルを見直し，過度な運動を避けるとともに十分な睡眠や休養を取るよう指導し，補装具の導入も検討する．

▍禁忌・留意点 ▍

リハ処方の際の注意点としては，過用の徴候である筋肉痛，筋こわばり感，疲労を避けることが重要であり，運動後 30～60 分以上続く疲労感や筋肉痛は過用によるものと考え，その運動は減量または中止する．自覚症状が強くなくても過用が進行する場合があり，定期的（1～2 週ごと）に CK のチェックを行う．運動強度の強い訓練ではなく，負担の少ない動作を数多く反復することが望ましく（低負荷高頻度訓練の原則），また，温暖で快適な環境下での運動や温水プール内での訓練は疼痛や疲労にもよい効果をもたらす．

▍その他 ▍

現在，わが国では野生株ポリオウイルスによる発症は認められないが，経口生ワクチンによる発症例が散見され，2012 年，不活化ワクチンが導入された．

ポリオ罹患者による患者会が全国各地につくられ，会員相互の交流，情報交換や障害に対するピアカウンセリングなどの支援活動を行っている．また，各地の大学病院診療科が患者会と共同で，PPS 症予防や障害管理を目的とした検診を実施している．

絞扼性ニューロパチー

赤星和人　市川市リハビリテーション病院・リハビリテーション部長

▍障害の特性 ▍

絞扼性ニューロパチー（entrapment neuropathy）とは，末梢神経が骨や筋，腱，靱帯などで絞扼され，疼痛，しびれ，麻痺などの症状を呈するもので，多くは関節近傍で骨線維性の管を通過する部分で慢性的に加わる圧迫，摩擦，牽引などの物理的刺激により神経が損傷されることで発症する．またその症状出現には骨棘，骨関節の変形，ガングリオン，腫瘍，隣接する腱や腱鞘の肥厚などによる管腔の狭小化，浮腫，炎症などによる管内圧の上昇，代謝異常，神経疾患などによる末梢神経の易損性の亢進などが関与している．

したがって，絞扼性ニューロパチーが発生する部位は比較的限定されたものとなり，症状や経過も類似したものとなることが多い．また症状を誘発する肢位や動作にも共通点が多い．このため絞扼性ニューロパチーの診断に関しては，これらの疾患が常に念頭にありさえすればさほど困難ではないが，その診断に必要な神経学的所見の診察方法や病歴の聴取方法などを身につけておくことが不可欠である．確定診断にあたっては神経伝導検査や針筋電図検査，超音波検査などが有用であり，重症度の判定，機能予後の予測にも広く用いられている．また，運動ニューロン疾患，多発神経炎，頚椎症などの疾患では，末梢神経の易損性が高く，絞扼による神経障害を合併しやすいことを知っておくことは極めて重要であり，その臨床症状がこれらの原疾患によるものか，神経の絞扼によるものかを見極めたうえで，その治療方法を検討していく必要がある．

臨床上頻度が高い絞扼性ニューロパチーとしては，上肢では手根管症候群および肘部管症候群がその代表格であろう．また尺骨管症候群（Guyon 管症候群）も脊髄損傷患者など日常生活において上肢を酷使する必要に迫られている障害者と触れる機会の多いリハ科医にとっては重要な疾患である．橈骨神経の絞扼性ニューロパチーとしては Frohse のアーケードと呼ばれる橈骨神経の回外筋入口部での後骨間神経障害が知られているが，臨床的

手根管症候群

赤星和人　市川市リハビリテーション病院・リハビリテーション部長

には橈骨神経溝での不良肢位による圧迫性神経障害のほうが発生頻度が高い．前骨間神経麻痺は前骨間神経が円回内筋と浅指屈筋腱により絞扼されて生じる円回内筋症候群が有名ではあるが，神経炎の部分症状として出現することが多い．

下肢の絞扼性ニューロパチーとしては足底のしびれや疼痛を症状とする足根管症候群，大腿外側皮神経の絞扼性ニューロパチーであるメラルギア・パレステチカ（meralgia paresthetica）が比較的頻度の高い疾患である．梨状筋症候群は坐骨神経が梨状筋下孔から骨盤腔を出る際に梨状筋と仙棘靱帯などにより絞扼され，坐骨神経刺激症状が出現するものである．Morton病は総足底趾神経の圧迫により中足骨頭に強い疼痛が出現する疾患である．下肢の神経麻痺のなかで最も頻度の高い総腓骨神経麻痺は不良肢位などの際に腓骨頭での総腓骨神経の圧迫性神経障害である場合が多い．

リハビリテーションの考え方

扼性ニューロパチーは，慢性的に物理的刺激が加え続けられることによって発症，進行していく疾患である．したがって，その物理的刺激を回避していくことが治療やリハの第一歩となる．そのためには，単に"病名"の診断をつけるのみではなく，その症状の出現に関して，器質的な管腔の狭窄が主なのか，繰り返す刺激動作による炎症や浮腫の影響が大きいのかを考える必要がある．刺激動作の繰り返しや浮腫などが主な原因となっている場合は，その原因となる動作や肢位を避けるような生活指導を行い，固定装具や保護装具を使用することで物理的刺激を軽減することにより症状を緩和することが可能である．一方，器質的な狭窄が強い場合は手術が必要となる場合が多いが，その場合でも運動機能障害に対する機能装具などの代償手段の検討や，手術後の麻痺筋や感覚障害に対する再教育訓練などのリハが必要となる．

疾患・障害の特性

手根管症候群（carpal tunnel syndrome）は絞扼性ニューロパチーのなかで最も頻度が高い疾患で，手関節以遠の正中神経領域のしびれや疼痛，特に夜間痛が主訴となる場合が多い．進行すると母指球筋が萎縮し，母指対立機能が障害される．

症状の発生には手根骨の骨折・脱臼，変形性関節症などによる管腔の狭小化，繰り返す小外傷により生じる炎症や浮腫，腱鞘炎などによる手根管内の圧力の上昇などに加え，全身性の浮腫の影響も大きい．そのためホルモンの影響により浮腫を生じやすい妊娠時や更年期の女性の発症率は高い．

評価・技法

診断方法としては手関節掌屈テスト，手根管入口部でのTinel徴候，手関節以遠の正中神経領域の知覚検査などが用いられ，また同部のステロイド薬注入は診断的治療ともなる．確定診断には神経伝導検査や超音波検査が有効である．

リハビリテーション処方

手根管症候群の治療およびリハにあたっては，その発症の誘因を考え，それを除去もしくは減少させる方法を検討することが必要である．多くの場合，まずは生活指導と装具療法が適応となる．手関節装具は生活上の利便性を損なわないことが重要で，運動制限は手関節のみとして，MP関節以遠はフリーとしておくことが必要である．また，母指球筋の萎縮の強い症例では，この装具により母指を対立位とすることで，対立つまみ動作を代償することが可能となる．

手根管症候群は健側上肢の過使用を余儀なくされる片麻痺，対麻痺者などにも好発し，この場合も装具療法は有用であるが，片麻痺

者では口などを用いて自己で装具の着脱ができるように工夫する必要がある．また，動作面では歩行の際の杖に使用方法，椅子から立ち上がるときの手のつきかたなどの検討が必要である．対麻痺者ではプッシュアップ方法などの工夫や指導が必要となる．保存療法で改善を認められない場合や器質的な狭窄が認められる場合は手術が必要となる．術後は母指球筋などの筋再教育訓練や知覚の再教育訓練が必要である．

禁忌・留意点

手根管症候群は，装具療法や生活指導などが関与する余地の大きい疾患である．日常生活における患者の手や上肢の使用状況を観察または推測し，症例に適した指導を検討することが重要である．

肘部管症候群

赤星和人　市川市リハビリテーション病院・リハビリテーション部長

疾患・障害の特性

肘部管症候群(cubital tunnel syndrome)は尺骨神経がOsborne靱帯や滑車上肘靱帯などで絞扼され，初期には小指，および薬指尺側のしびれを，進行すると手内筋の萎縮や手指の巧緻性の低下をきたす疾患である．

評価・技法

診断は尺骨神経領域の知覚障害，骨間筋，小指球筋の萎縮，肘部管部におけるTinel徴候などにより可能であるが，画像診断，電気生理学的検査も重要である．

リハビリテーション処方

肘部管症候群の多くは小児期の上腕骨外顆骨折後の遅発性尺骨神経麻痺か変形性肘関節症に伴う管腔の狭窄であり，保存療法としては刺激動作に対して生活指導や自助具の使用，サポーターなどによる関節保護などが行われるが，基本的には手術が必要となる．

術後は肘関節の可動域訓練，手内筋などの筋再教育，手指の巧緻動作訓練，知覚再教育訓練などを行う．

禁忌・留意点

肘部管症候群の症例では病態やリハに対する誤認識から，「腕立て伏せ」「筋トレ」などのトレーニングに励んでいる場合もあり正しい生活指導が必要である．また，頚椎症との鑑別も常に念頭に置く必要がある．

Guyon管症候群

赤星和人　市川市リハビリテーション病院・リハビリテーション部長

疾患・障害の特性

Guyon管症候群は豆状骨，有鈎骨鈎と尺側手根屈筋腱，掌側手根靱帯などにより構成されるGuyon管内で尺骨神経が絞扼されることにより発症する．症状は掌側の尺骨神経領域のしびれが主であるが，骨間筋，母指内転筋の萎縮を生じる場合もある．原因の多くはガングリオンによる圧迫や慢性小外傷によるもので，大工道具やバットなどの過使用，長時間の自転車乗車などによる圧迫によって生じる場合が多い．

評価・技法

診断としては病歴聴取，神経学的所見とともに画像診断，電気生理学的検査が有用である．

リハビリテーション処方

まずは発症の原因となる作業や動作を確認し，Guyon管部に強い衝撃や圧迫が加わらないよう工夫することが重要である．脊髄損傷患者では車椅子駆動時やプッシュアップの動作を確認する必要がある．保存的療法により症状が改善しない場合や管腔の器質的な狭窄が認められる場合は手術の適応となる．手指巧緻性の低下が認められる場合は機能訓練が必要となる．

禁忌・留意点

Guyon管症候群の症例は，職業上，手の

足根管症候群

赤星和人　市川市リハビリテーション病院・リハビリテーション部長

疾患・障害の特性

足根管症候群（tarsal tunnel syndrome）は足関節内果後方で脛骨神経が足根骨と屈筋支帯，母趾外転筋腱などにより絞扼され，足底や足趾にかけての放散痛やしびれを生じる疾患である．

原因としては外傷およびその後の出血，繰り返す刺激による骨棘の形成や骨性隆起，ガングリオンなどによる管腔の狭小化によるものが多いが，妊婦に好発することから浮腫などの影響も大きいと考えられる．また，長時間の立位や歩行などによっても症状は増悪する．

評価・技法

脛骨神経は足根管内で内および外側足底神経と踵骨枝に分かれるので，疾患および絞扼部位の診断には，まずは知覚障害領域の確認が必要である．電気生理学的検査や画像診断も必須であり，また，局部のステロイド薬の局所注射も診断的治療として有効である．

鑑別疾患としては腰椎疾患が重要である．

リハビリテーション処方

触診や画像診断で明らかな器質的病変を認める場合は手術治療の適応となる．歩行により症状が悪化する場合は，適当な安静も必要ではあるが，足底板や靴踵部のクッション性の高い靴の装着，歩行時の愛護的な踵接地などにより局部に加わる衝撃を和らげるように工夫することを指導していくことも重要である．

禁忌・留意点

足根管症候群では，まずは腰椎疾患との鑑別が重要である．足根管症候群では，暖房や入浴などで急激に足部が温められると症状が出現することが多く，鑑別診断や生活指導に有用である．

meralgia paresthetica

赤星和人　市川市リハビリテーション病院・リハビリテーション部長

疾患・障害の特性

meralgia paresthetica は大腿外側皮神経が骨盤腔から鼠径孔を通過して大腿前面に出現する際に腸骨，鼠径靱帯，腸骨筋筋膜などにより絞扼され，大腿外側前面のしびれや灼熱感を訴える疾患である．

同部への繰り返す刺激や圧迫が原因となり，肥満が誘因となることも多い．また，立位，歩行時に股関節を伸展する際に神経が伸展され症状が悪化する．きついズボンやベルト，コルセット，骨盤牽引のベルトなどが原因となる場合もある．

評価・技法

診断としては，「股関節伸展による症状の増悪，屈曲による軽快」という臨床症状が重要で，同部の叩打による症状の再現，増悪も重要な所見である．

リハビリテーション処方

治療にあたっては圧迫の原因となる因子を検討し，取り除くことが第一である．局部へのステロイド薬の局所注射も有効である．また，医原性発症の予防も重要であり，牽引やコルセット装着の際には留意しておく必要がある．

禁忌・留意点

骨盤牽引，コルセットなど医原性要因により生じる場合もあり注意が必要である．

梨状筋症候群

赤星和人　市川市リハビリテーション病院・リハビリテーション部長

疾患・障害の特性

梨状筋症候群(piriformis syndrome)は骨盤出口症候群とも呼ばれ，坐骨神経が梨状筋下孔を通過して骨盤外へ出る際に，同筋や仙棘靱帯，仙結節靱帯などにより絞扼され，殿部から下肢へと放散する疼痛を生じるものである．

評価・技法

診断にあたってはまずは腰仙部由来の根性疼痛との鑑別が重要で，梨状筋部の圧痛，股関節内旋による症状の悪化，同部への外傷歴，ステロイド局所注射の効果などから総合的に判断することになる．

リハビリテーション処方

保存的加療にあたっては，股関節外旋位歩行の指導などにより内旋位を極力回避すること，座位時にクッションを使用するなどして同部の圧迫を避けるなどの生活指導を行っていく．

禁忌・留意点

梨状筋症候群はあくまで症候群であり，病態は多岐にわたる．発症機転や症状，検査所見などを総合的に考慮して可能な限り原因を特定していくことが重要である．

Morton 病

赤星和人　市川市リハビリテーション病院・リハビリテーション部長

疾患・障害の特性

Morton 病は中足骨頭間と深横中足靱帯で総足底趾神経が絞扼され，同部に強い疼痛を生じる疾患である．中高年女性に好発し，多くは第3～4趾間，次いで第2～3趾間に発症する．不適切な靴の使用が原因となり，歩行時に疼痛が増強する場合が多い．

評価・技法

診断は同部の圧痛や，前足部を左右から強く圧迫することで誘発される症状と同様の疼痛により可能である．

リハビリテーション処方

不適切な靴の使用を避けることがまず重要である．同部に軟性素材を使用した足底板や趾間のスペーサーの使用も有効である．

禁忌・留意点

神経腫が原因となり強い疼痛を生じている場合は外科的治療が必要となるので，それを念頭に置いた触診は重要である．

末梢神経損傷

羽田康司　帝京大学准教授・帝京大学医学部附属溝口病院リハビリテーション科

疾患の特性

末梢神経線維は脊髄から四肢末梢までの長い距離を，手足の骨や靱帯，血管などに沿って伸びている．場所によっては皮膚表面から容易に触知でき，圧迫や牽引，外傷による切断・断裂などの障害を受けやすい条件下にある．

末梢神経線維損傷の分類には，Seddon の分類(3型，後述)，Sunderland の分類(Ⅰ～Ⅴ度)などがある．

Seddon の分類は，一過性不動化(neurapraxia)，軸索断裂(axonotmesis)，神経断裂(neurotmesis)の3型に分類される．この分類はシンプルで障害をイメージしやすく，また後述する筋電図所見との相関関係も理解しやすいため，リハ医学領域でよく用いられている．

❶ neurapraxia

一過性の局所性伝導障害．麻痺は生じているものの軸索の連続性は保たれる．物理的もしくは機能的な髄鞘の局所的な障害や，軸索機能の一時的な停止が原因と考えられる．小

径線維より大径線維のほうがこの障害を受けやすい．可逆的な障害であり，数日〜数週での自然治癒が期待される．回復は必ずしも中枢側から生じるとは限らない．

❷ axonotmesis

軸索断裂を生じるが神経線維を取り囲む膜（神経内膜）の連続性は保たれている．損傷部位以遠に Waller 変性を生じる．1 日に 1 mm 程度の神経再生が期待できる．回復は中枢部から始まり末梢へと進んでいく．再生速度は若年者のほうが早い．

❸ neurotmesis

神経線維の連続性が完全に絶たれ，損傷部位以遠に Waller 変性を生じる．そのままでは神経再生は期待できず，神経縫合術や神経移植術が必要である．過誤（交叉）神経支配は必発である．

実際の臨床場面では，軽度の障害により生じる neurapraxia と最重度の neurotmesis 以外では，上記の病態が混在し得る．axonotmesis と neurotmesis の弁別は重要であるが急性期には困難なことが多い．

障害の特性

末梢神経は連続性が保たれていれば再生が期待できる．それゆえ末梢神経障害の診断にあたっては，障害部位の特定と，障害部位で神経線維の連続性が保たれているか否かの判断が重要である．障害部位より中枢側を電気刺激することができれば，神経線維の連続性の有無とその程度が判断できる．

断裂した軸索には Waller 変性が生じ，受傷後 2〜3 週間で完成すると考えられている．軸索の連続性が完全に絶たれても，神経障害部位より遠位部の電気的な反応は，受傷後数日間（3〜4 日）は正常で，受傷後 5〜10 日の間に減弱〜消失する．このため受傷直後から 2 週までに実施した誘発筋電図検査結果の判断に際しては注意が必要である．

評価・技法

❶ 病歴

受傷原因・状況に関する情報は診断上参考になることが多い．症状発現が急性か，亜急性か，慢性かという情報も必要である．交通外傷などで脳損傷による意識障害が重度の場合には，併発している脊髄損傷や末梢神経障害が見落とされることがある．近年増加している糖尿病を有する患者の末梢神経はよりダメージを受けやすく，治癒も遷延する傾向にある．

❷ 理学所見

痙性を伴わない弛緩性麻痺を目の前にしたときに末梢神経障害を疑う．著しい筋萎縮や障害筋の線維束攣縮も末梢神経障害を強く示唆する所見である．運動障害（筋力低下，麻痺），感覚障害（固有知覚領域に限局した障害の有無など）ならびに自律神経障害（発汗障害や浮腫など）の分布から末梢神経障害の原因が神経根か，末梢神経叢（腕神経叢，腰仙骨神経叢）か，さらにより遠位の末梢神経（正中神経，尺骨神経など）かの推察が可能である．神経障害の徴候だけでなく，関節可動域（ROM）制限や四肢変形治癒，血行障害の合併に関しても併せて評価する．神経障害部を軽く叩打したときに末梢知覚支配域にしびれや違和感を感じる Tinel 徴候は，障害された末梢神経が順調に再生していけば徐々に末梢に移動していく．

❸ 電気生理学的診断

神経伝導検査により末梢神経障害の定量が可能である．髄鞘の障害により遠位潜時の延長や伝導速度の低下が生じる．軸索障害の程度に応じて振幅は低下し，重度の軸索障害では伝導ブロック（conduction block）を生じる．誘発筋電図検査実施に際して重要なポイントを以下に記載する．

▶電気刺激の大きさ：与える電気刺激は十分に大きいことが重要である．最大刺激（それ以上刺激強度を増しても誘発電位の振幅が大きくならない刺激強度）の 20〜30% 増し（最大刺激の 120〜130%）の最大上刺激によりその神経に含まれる全ての軸索を興奮させる必要がある．

▶**刺激場所の探索**：刺激する場所が最適でなく，また最大刺激をはるかに超える不必要に強い電気刺激は他の神経へ波及し，刺激の拡散(current spread)を生じ得るので注意が必要となる．最適な刺激場所を探ることが大切である．

▶**四肢の保温**：四肢の温度を適切に保つことが重要である．特に末梢神経障害患者では麻痺肢の血流低下により温度が低下していることが多く，伝導速度の遅延や反応が十分に得られない原因となる．最低でも32℃を保つよう保温する．

針筋電図検査では，視診で判断できない徒手筋力検査(MMT)[0]と[1]の鑑別，脱神経電位や再生電位の検出が可能であるが，受傷後2～3週経過しないと脱神経電位は出現しないので，検査時期に応じた検査結果の判断が必要となる．

リハビリテーションの考え方

「機能障害の改善」と「合併症の予防」の2つを念頭にリハを進める．①拘縮予防のためのROM訓練，②良肢位保持，機能補助および神経筋保護のための装具療法，③浮腫軽減のための求心性マッサージや物理療法，④麻痺肢の筋力に応じた筋力増強訓練，⑤受傷後の代償運動や軸索再生過程に生じる過誤神経支配に対する神経筋・知覚再教育，⑥知覚過敏症状に対する脱過敏療法，⑦しびれや疼痛に対する薬物療法などの組み合わせが保存的治療の主体となる．

再生神経の支配が始まったばかりの筋の出力は弱いため相対的に過負荷となりやすく，過用性筋力低下を生じ得るので，訓練後の疲労や筋肉痛をしっかりモニターし負荷量を調整する．

外傷を伴った末梢神経障害患者では複合性局所疼痛症候群(complex regional pain syndrome；CRPS)を生じることがあり(CRPS type Ⅱ)，著しい疼痛と腫脹や熱感などの炎症様症状のためリハに難渋する．外傷を伴わない末梢神経障害患者でも，ROM訓練による痛みなどをきっかけにCRPSを生じる場合があり(CRPS type Ⅰ)，神経障害患者が自覚する疼痛を過小評価してはならない．

外科的治療は，神経断裂に対する神経縫合，瘢痕組織を除去し神経再生を助ける神経剝離術，回復不良例では関節固定術や神経移行術などを症状と時期に応じて検討する．

腕神経叢麻痺

羽田康司　帝京大学准教授・帝京大学医学部附属溝口病院リハビリテーション科

疾患の特性

腕神経叢(brachial plexus)は第5～第8頸神経(C5～C8)と第1胸神経(Th1)で構成される．それぞれの神経根レベルでは，脊髄前角から運動枝である前根が，後角からは感覚枝である後根が脊柱管内で合流し，脊柱管外で自律神経節と連絡した後，四肢および胸腹壁を支配する前枝と，背部を支配する後枝に分かれる．腕神経叢はその前枝からなる．5つの神経根から伸びた前枝は頸椎下部に沿って下降し，鎖骨上窩で上幹(C5＋C6)・中幹(C7)・下幹(C8＋Th1)を形成し，次いで鎖骨背下部・第一肋骨上で外側束(上幹＋中幹)・後束(上幹＋中幹＋下幹)・内側束(下幹)を形成する．最終的に外側束から筋皮神経，外側束と内側束から正中神経，後束から橈骨神経と腋窩神経，内側束から尺骨神経が形成される．肩甲背神経はC5神経根から，長胸神経はC5～C7神経根から直接分岐している．

頸椎から肩甲・上肢帯にかけての部位は身体のなかで特に自由度が高いので，外力により腕神経叢は過剰な伸長や圧迫を受けやすく，その結果，神経の挫滅や断裂，神経根の引き抜き障害を生じやすい．損傷した神経の連続性が幸い保たれた場合でも，支配筋までの距離が長いため再生に長期間を要するので，再生までに支配筋の不可逆的な筋萎縮や

拘縮を生じてしまうと，十分な機能回復が得られない．

障害の特性

腕神経叢損傷の障害像は多彩だが，オートバイ事故など高速移動中の事故で生じる全型引き抜き損傷，一側もしくは両側肩甲帯の強制下垂（リュックサック麻痺や後述する分娩麻痺）により生じる上位型（C5～C7，時にC5～C6，上幹の障害），肺尖部腫瘍（Pancoast 腫瘍）浸潤による下幹障害，鎖骨中央部への強い外力による後束障害（橈骨・腋窩神経障害）など，原因疾患・受傷状況により特徴的な組み合わせが存在する．古典的に上位型を Erb 麻痺，C8・Th1 障害を呈する下位型を Klumpke 麻痺という．非外傷性腕神経叢障害の代表的な疾患である神経痛性筋萎縮症（neuralgic amyotrophy）は，肩周囲の疼痛とともに上位型麻痺を呈する．

Horner 徴候を生じた場合は Th1 神経根損傷が考えられる．

評価・技法

運動・感覚・自律神経障害を総合的に判断して受傷部位と重症度の評価・診断を行う．外傷が原因の場合は，まず近傍（頸椎，鎖骨，第一肋骨，肩甲骨，肩関節，上腕骨）の骨折や脱臼，血管損傷の有無を確認する．視診による筋萎縮の評価に際しては広く衣服を取り除いて頸椎周囲，肩甲帯から手指まで全体の評価を行う．上位型では肩甲帯から上腕，下位型では前腕から手内在筋（母指球筋や骨間筋）の筋萎縮が著明となる．

感覚障害は左右を比較しながら触覚，温痛覚，振動覚について評価する．感覚障害が神経根レベルで説明できるのか，末梢神経支配領域の組み合わせで説明できるか考えながら評価をすすめる．

筋力低下や麻痺などの運動障害は，徒手筋力検査（MMT）で評価する．筋力[0]と[1]の鑑別は理学所見のみでは困難なことが多く，針筋電図で正常なモーターユニットが観察できれば[1]と判断でき，神経連続性が保たれている判断材料となる．麻痺筋の脱神経電位は受傷後 2～3 週以降に出現し得る．

節前損傷と節後損傷の鑑別も時に困難だが，画像診断の他，感覚神経活動電位（sensory nerve action potential；SNAP）も参考になる．節前損傷では，感覚神経の細胞体が存在する後根神経節と末梢部の連絡は絶たれていないので，感覚脱失があるにもかかわらずSNAP は正常に誘発できる．また後枝に支配される傍脊柱筋や，長胸神経など神経根から直接分枝する神経支配筋の筋電図異常は節前損傷を強く示唆する所見である．

全型引き抜き損傷では正中神経手関節部刺激による体性感覚誘発電位（somatosensory evoked potential；SEP）で誘発できるのはエルブ電位および N9（near-field potential）とP9（far-field potential）のみとなる．術中の選択的神経根刺激による SEP で各神経根の引き抜き損傷の評価が可能である．

リハビリテーション処方

外傷に伴う腕神経叢障害では，複数の複雑な神経断裂・挫滅や引き抜き損傷のため，神経縫合術は困難なことが多く，回復不良・不能例では機能再建術（肩関節固定術＋肋間神経－筋皮神経移行術など）が検討される．回復良好と予想される症例はもとより，急性期の予後予測が困難な症例では保存的な治療を行いながら理学所見や筋電図検査などによる評価を繰り返し行い，経過観察していく必要がある．

❶ 麻痺肢の関節可動域訓練

全ての症例で，拘縮予防が第一の目標となる．受傷直後から数週は損傷神経の伸長や圧迫を生じ得る動作や訓練は避ける．特に麻痺のため肩関節亜脱臼を生じている症例では誤用症候群による腱板損傷に注意する．軟部組織の瘢痕化は神経再生を妨げるので，十分な柔軟性・伸展性の維持も重要である．

❷ 筋力強化（維持）訓練

MMT[2]以上であれば自動運動，[1]であれば筋電計を用いたバイオフィードバック療

法，[0]であれば低周波電気刺激を選択する．障害を受けた神経-筋への過度の運動負荷は過用性筋力低下(overwork weakness)を生じ得る．

❸ 神経-筋再教育
再生した神経-筋には再教育が必要であるが，神経再生に伴って過誤神経支配が生じ得る．回復状態を確認しながら必要な分離運動訓練を実施する．神経移行術後にもバイオフィードバックを利用した神経-筋再教育が必要となる．

❹ 感覚再教育・過敏性軽減
大脳皮質の機能再構築を期待し感覚再教育を実施する．また感覚過敏部位への各種刺激入力により神経過敏性の軽減が期待される．

❺ 装具療法
神経や関節の保護目的の他，機能改善目的の MP 伸展補助装具，cock-up splint，下位型に対するエンゲン型把持装具などを症状・病期に応じて検討する．

❻ 物理療法
浮腫や循環障害に対し検討する．訓練前のホットパックや渦流浴などの温熱療法がよく用いられる．麻痺肢は感覚障害を合併しているので熱傷には十分注意する．

❼ 患肢の保護
感覚障害や発汗障害，乾燥により障害肢の皮膚は傷を受けやすい．長袖や手袋の着用，保湿クリーム使用など，患肢の保護についての指導とチェックを行う．

❽ 復学・復職への援助
心理的支持，ADL 拡大はもとより，学生・社会人では復学・復職に関する相談・援助を併せて実施する．

禁忌・留意点
・拘縮をきたさないこと．左右どちらか一側の障害であれば自己関節可動域(ROM)訓練の指導も併せて実施する．
・過用性筋萎縮をきたさないよう麻痺や筋力回復の程度に応じた負荷量の調整が必要である．
・神経障害がより広範で重度であるほど過誤神経支配は増加する．訓練にあたっては可能な限り粗大共同運動を抑制し分離運動の促通を行う．
・外科的治療のタイミングを逸することのないよう，末梢神経障害専門医の併診が必要である．

分娩麻痺

羽田康司　帝京大学准教授・帝京大学医学部附属溝口病院リハビリテーション科

疾患の特性
分娩時に加えられる頭部および肩甲上肢帯のマニュピレーションにより腕神経叢障害が生じ得る．特に，出生体重が 4,000 g を超える巨大児(エコー検査では誤差が生じ得るので，予想体重が 3,500 g を超えると要注意)の頭位分娩や，体重に関わらず骨盤位分娩に合併しやすい．巨大児の頭位分娩では頭囲より肩幅が大きくなり産道狭窄部から肩を引き出すため頚部を過剰に側屈することで障害が生じる．骨盤位分娩では，産道狭窄部に引っかかった頭部を引き出すため両肩を引き下げる操作により障害(時に両側障害)が生じる．

障害の特性
分娩麻痺は上位型から全型まで，完全回復する軽症例から回復不能の重症例までさまざまであるが，頚部と肩が強制的に引き離されることが障害発生の共通したメカニズムであるため，より上位の神経障害が重度であるという傾向がある．

小児の腕神経叢障害では過誤神経支配がより生じやすい．

評価・技法
鎖骨骨折や肩関節脱臼をまず除外する．診察指示に従えないので，自発的な上肢運動の観察，特徴的な上肢肢位などから診断を行う．C5・C6 神経根や上幹損傷などの Erb 麻痺では肩甲上神経・筋皮神経・腋窩神経など

が障害され，肩関節は内転，上腕は内旋，肘関節は伸展，前腕は回内，手関節は掌屈する（waiter's tip position）．

リハビリテーション処方
❶ 装具療法
乳児は指示に従えず安静が保てないので，受傷直後1〜2週間は腕神経叢保護のため肩外転位保持を行う．
❷ 麻痺肢の関節可動域訓練
親への訓練指導も併せて実施する．肩関節の誤用症候群に注意する．

禁忌・留意点
何より拘縮をきたさないこと．肩関節の亜脱臼・脱臼や肩関節の誤用症候群に注意する．

保存的治療で回復困難な症例では，筋力回復と過誤神経支配の程度に応じ，機能再建術の適応を検討する．

筋障害（ミオパチー）

筋疾患
花山耕三　東海大学准教授・専門診療学系リハビリテーション科学

障害の特性
筋疾患（ミオパチー）には，遺伝性，炎症性，感染性，内分泌性，代謝性など原因によりさまざまな疾患があり，なかには原因が明らかでないものもある．それぞれの原因により，発症様式，進行性か否かが異なるが，共通する機能障害は筋力低下である．筋力低下の分布は，多くは近位筋優位であり，体幹や股関節周囲筋の筋力低下が動作に影響することが多い．また疾患によっては特有の筋の短縮をきたす場合があり，関節拘縮や変形につながる．筋障害は，四肢体幹の運動障害のみならず呼吸不全，心不全，摂食嚥下障害を引き起こし得る．筋力低下やそれに伴う不動は，二次的に関節拘縮，脊柱変形などさまざまな機能障害を引き起こす．以上より，ADLの低下，コミュニケーションの問題が起こり得る．また，小児の場合は就学，教育の問題が重要である．

リハビリテーションの考え方
筋疾患の発症様式，経過，予後によりそのアプローチを考慮する必要がある．

急性発症で非進行性の場合は，炎症の強い時期に関しては安静をとらせ，長期化する場合には拘縮予防に努める．疾患によっては呼吸不全をきたす場合があるが，肺胞低換気による場合は，適応であれば人工呼吸器管理を考慮する．咳が不十分な場合には下部胸郭，腹部圧迫による咳の補助や排痰補助装置により排痰する．病勢が落ち着けば，その筋力や廃用症候群の度合いにより，基本動作，ADL獲得のためのアプローチを行う．

進行性疾患の場合は，その経過，予後により，先を見据えたアプローチが必要となる．それには，二次的合併症の予防や呼吸不全，心不全の対応および前もって起こり得る問題を知り，その対処の方針を遅滞なく決定しておくことが重要である．

❶ 遺伝の問題
筋疾患のなかには，遺伝性のものが少なくない．現在は多くのこのような疾患で，遺伝子診断が行われ，それが確定診断となる場合が多い．家族に遺伝の問題を正しく理解してもらうために専門とする機関で遺伝相談を受けることが望ましい．

❷ 筋力低下
筋力低下は，大きく疾患による筋細胞の破

壊に伴うものと，廃用による筋力低下に分けて考えなければならない．疾患による筋力低下においては，徒手筋力検査(MMT)で判断できるほどの筋力低下がみられる状態では，かなりの部分の筋線維が破壊されていると考えられる．筋力強化訓練により改善できるのは健常な筋線維の部分であるので，健常筋線維が著しく減少した状態では効果に乏しく，むしろ有害となり得ると考えられている．実際には，疾患による筋力低下と廃用による筋力低下は混在しており，それらを明確に区別することは困難である．筋力に比して大きすぎる負荷をかけた場合に，かえって筋力が低下する過用性筋力低下(overwork weakness)は有名である．過用性筋力低下は短期的なものと長期的なものに分けて考えなければならない．前者は，運動負荷のかけ過ぎがかえって筋力低下をきたすことであり，日常生活においても理学療法においても起こり得ることである．しかし，注意し過ぎるとむしろ廃用や生活上の楽しみの機会を逃すことにもつながりかねない．これに関しては，ある程度の試行錯誤がやむを得ないと考えられるが，明らかな廃用をきたす要因がないのに筋力低下をきたした場合は疾患の進行の可能性があるため運動負荷量を再考すること，筋力3以下の筋に対しては積極的な筋力強化を行わないこと，運動後の筋痛は筋に炎症をきたしている可能性があること，数日以上臥床したなど明らかな廃用である場合は筋力強化を図るべきこと，CK(creatine kinase)は筋破壊の指標となり得るがむしろ負荷翌日の筋力低下や筋痛などの臨床症状をみて判断するほうが実際的と考えている．後者は，進行した筋疾患においてよく使用する利き手側の筋力が非利き手側よりも低下していることなどであり，しばしば観察されるが，これへの対処法は明らかでない．

❸ 拘縮・変形

四肢の筋力低下，筋力のバランスなどにより，関節拘縮や筋の短縮が生じる可能性がある．他動運動により拘縮を予防したり，進行を遅らせることはADLを維持するうえでも重要である．また，脊柱変形に対しては，適切な車椅子や座位保持装置を処方することが重要である．

❹ 呼吸不全

筋疾患における呼吸障害は，呼吸筋力低下による急性あるいは慢性の肺胞低換気が中心的な病態である．さらに呼吸筋は吸気筋のみならず呼気筋，咽頭喉頭筋からなり，それらの障害についても考えなければならない．吸気筋の障害により，低換気に加えて胸郭の可動域の低下が起こる．これは，吸気の際の仕事量を増加させ換気効率をさらに増悪させることになる．呼気筋の障害では，咳嗽力の低下により気道分泌物の除去に困難をきたし，無気肺，肺炎につながるとともに，時として窒息などの危険を伴う．咽頭喉頭筋の障害では，口腔内容物の誤嚥による気道分泌物の増加，胸腔内圧を上げられないことによる咳嗽力の低下につながることがある．

急性呼吸不全では，人工呼吸器管理となり安静臥床を余儀なくされることが多い．さらに嚥下障害があればより合併症のリスクは増加する．胸郭の可動域維持，無気肺・肺炎の予防を目的として，体位変換，胸郭の拡張運動を行う．胸郭の拡張は，徒手では限界があり，強制的な吸気を必要とすることが多い．何らかの手段で十分量の空気を送気することを早期より繰り返し行うことが重要である．咳嗽力の低下に対しては有効な咳を得るためには呼気流速を上げる必要がある．

慢性呼吸不全は，進行性の筋疾患において呼吸筋力低下の進行に伴い，顕在化してくる．臨床経過の予測に応じて，十分に患者，家族に前もってその状況，今後起こり得ることを理解してもらうことが重要である．将来的に人工呼吸器管理が必要となることが予想される場合には，起こり得る状況を十分に説明し，どこまでの人工呼吸器使用を希望するのかその意思を明らかにしておく必要があ

Duchenne型筋ジストロフィー

花山耕三　東海大学准教授・専門診療学系リハビリテーション科学

る．非侵襲的陽圧人工換気（noninvasive positive pressure ventilation；NPPV）は気管切開による人工呼吸器管理よりもQOLがよいとされ普及しているが，よい状態でNPPVを維持するためにはNPPV自体の管理技術とともに呼吸リハが不可欠である．胸郭の拡張，気道分泌物の除去を日常的に行うことを，できれば患者・家族の管理で継続できるようにすべきである．

❺ 摂食・嚥下障害

摂食・嚥下障害の主因は筋力低下であるが，疾患により食道入口部などの器質的な通過障害をきたす場合もある．多くは進行性疾患で問題となり，緩徐に進行する例が多いため，より安全な嚥下方法を患者自身で体得している場合が多い．そのため，誤嚥，窒息，脱水，低栄養などの問題が起こったときには，機能障害がかなり進行していることが多い．アプローチの基本は他の疾患と同様であるが，咳嗽力の低下はリスクを高めるので評価するとともにもし誤嚥や窒息がみられた場合の対策を考えておく必要がある．筋力低下が進行した状態では，筋疲労が起こりやすく，食事を続けていると徐々に嚥下状態が悪くなる可能性がある．また，筋力強化は無効なことが多く，訓練を行う際には注意すべきである．

❻ 重度の障害におけるADL，コミュニケーションの維持

筋力低下が著しい場合には，筋力強化によりADLを維持・改善することは困難であり，装具，車椅子，自助具の適切な導入により，ADL特に移動手段を確保する．より重度の場合は，電動車椅子の操作やパソコンの入力などのインターフェースの工夫が必要となる場合がある．

疾患の特性

筋ジストロフィーは，骨格筋の変性，壊死を主病変とする進行性の筋力低下をきたす遺伝性疾患である．Duchenne型筋ジストロフィーは，小児期に発症する筋ジストロフィーでは最も頻度が高い疾患であり，男子出生3,500〜5,000人に1人の割合で発生する．伴性劣性遺伝の形式をとるが，1/3は突然変異で発症するといわれている．また女性の保因者も突然変異により発生する頻度が高い．筋形質膜を裏打ちする巨大な蛋白質であるジストロフィンが欠損することが，この疾患の原因である．

Duchenne型筋ジストロフィーの症状の進行は症例ごとの差が比較的小さい．自然経過ではまず始歩が遅れ（平均18カ月とされる），歩行し始めても踵が接地しない例が少なからずみられる．下腿三頭筋の仮性肥大は特徴的である．多くの症例で歩行可能となるものの，その後筋力低下が徐々に進行し，平均9歳で歩行不能となる．筋力低下はさらに進行し，座位不能となり臥床を強いられる．呼吸筋力低下による呼吸不全や心筋症による心不全のため，20歳前後で死亡する．心不全は呼吸不全とは無関係に進行するとされ，10歳以降に発症するとされるが，呼吸不全に比べ程度の個人差が大きい．知的には平均IQが80程度といわれ，知的問題が認められる例も少なからず存在する．

現在は，治療法などの進歩により生命予後は改善している．平均寿命の改善に最も寄与したのは，人工呼吸器療法の普及である．人工呼吸器は，以前は体外式といわれる陰圧式の人工呼吸器が使われていたが，気管切開による陽圧式人工呼吸器，次いで鼻マスクやマ

筋障害（ミオパチー）

ウスピースをインターフェースとする非侵襲的陽圧人工換気（noninvasive positive pressure ventilation；NPPV）の使用が広まった．また，心不全の治療などの進歩などもあり，Duchenne型筋ジストロフィーの平均寿命は約10年延びたとされている．また，自然経過では呼吸不全が最も多い死因であったが，昨今では心不全が死因として多くなってきている．

障害の特性

　Duchenne型筋ジストロフィーは小児発症の疾患であり，多くの患児がいったんADLを獲得した後に，それを徐々に失っていくことが特徴である．

　進行性の筋力低下が本疾患の障害の中核をなすが，近位筋優位で始まり，徐々に進行し最終的には遠位筋も侵される．筋力低下に伴い，四肢の関節拘縮，脊柱変形をきたす．

　四肢の関節拘縮については，筋力のimbalanceなどが原因とされ，Duchenne型筋ジストロフィーでは，まず初期にはアキレス腱と大腿筋膜張筋〜腸脛靱帯の短縮がみられ，次いで股・膝関節の屈曲拘縮がみられるようになる．筋力低下と筋・腱の短縮，関節拘縮により独特の歩容を呈するようになる．すなわち，肩関節を後方に牽引し，脊柱全体を前弯させ腹部を突き出すような姿勢となる．下肢については，尖足位であり，中殿筋の筋力低下よりTrendelenburg様の歩行を呈する．上肢の筋力低下は，下肢より遅れてみられることが多く，筋力低下に伴いいずれの関節にも拘縮をきたすことがある．上肢は近位筋より筋力低下が進行するため，手指の運動機能は比較的長く保たれるが，さらに進行すればその機能が失われることになる．

　脊柱変形はほとんどの患児に認められ，体幹の筋力低下の進行に伴い増悪する．大きく分けると側弯が少ない前弯型と，側弯が大きくなりがちな後弯型とからなる．

　呼吸障害は，吸気筋力低下による肺胞低換気がその大きな要因である．Duchenne型筋ジストロフィーでは，生涯の肺活量のピークは11〜13歳ごろにあり，以後徐々に減少していく．この頃にはすでに歩行不能となっていることも多く，労作時呼吸困難などの症状がみられることはなく，非特異的な症状を呈することが多い．また，肺低換気は夜間から始まることが多い．呼気筋も早期に障害され，咳嗽が弱くなり去痰困難を呈する．ほとんどの場合，吸気筋，呼気筋の障害に比べ，咽頭喉頭筋機能は比較的保たれる．

　摂食・嚥下障害は，平均寿命が20歳前後であった頃にはあまり注目されていなかったが，生命予後の改善に伴い，クローズアップされてきた．Duchenne型筋ジストロフィーでは，巨舌，開咬，咀嚼筋力の低下などがあり，準備期，口腔期の効率が悪い．さらに，咽頭喉頭筋の筋力低下が進行すれば，喉頭挙上が不十分となり，食道入口部の開きが悪くなる．このような障害は，徐々に進行するため患児（者）は，ある程度自己でのコントロールを行っている場合がほとんどであり，かなり進行しても誤嚥がみられない場合が多い．しかし，全体の嚥下運動の低下より，誤嚥と窒息の危険が徐々に増大する．前者は主に液体で，後者は主に固形物で起こりやすい．食道入口部の通過障害が進行すると嚥下に努力を要するようになり，結果的に低栄養，脱水の危険が増す．さらに，窒息の危険が増加するとともに，咳嗽が不十分なこともあり，誤嚥した場合に肺炎を起こす可能性が増加する．

　Duchenne型筋ジストロフィー患児（者）の能力低下は，一般に移動能力から始まる．その進行の程度を示すものにSwinyardの分類，筋ジストロフィー機能障害度の厚生省分類があり，これらは世界的には広く使われているとはいい難いが，その分類を把握しておくと能力低下の程度を簡便に把握するのに役立つ．すなわち，まずADL上困難になる動作は階段昇降であり，その後不可能となる．次は椅子からの立ち上がりで，次いで歩行困

難となる．その後の移動は一般に車椅子となるが，徐々に駆動が困難となり，座位保持も困難となるため，最終的には終日臥床を強いられることとなる．

上肢機能については，まず近位筋の筋力低下が先行するため上肢の挙上が困難となり，次いで肘の屈伸が困難となる．手指の機能は比較的保たれるため，箸の使用などは長い期間可能であることが多い．

評価・技法
❶ 全体像の把握
小児発症の疾患であるので，発達の状況の把握は重要であるが，一度 ADL を獲得してからそれを失っていくので，その経過を把握する必要がある．前述した移動や上肢機能障害の進行度を把握しておく．また，知的問題がある患児も少なくないので，学校，教育の問題，将来的に自分で方針を選択できるのかなどを考慮する必要がある．さらに，介護者・保護者，同胞に同疾患がいないかなど家庭の状況を始めとする社会的不利についての把握が必要である．

❷ 四肢の評価
筋力評価とともに，関節可動域（ROM）については特に拘縮をきたしやすい関節を重点的に評価する．早期から，大腿筋膜張筋，腸脛靱帯の短縮が起きやすいが，股関節の屈曲拘縮が著明でない場合は，仰臥位にて下腿をベッドから下垂し，股関節の内転制限がないか，またどの程度かを評価する．

❸ 体幹の評価
脊柱変形の評価は，側弯のみならず前弯，後弯の評価が重要である．脊柱変形は歩行不能となった後に進行することが多いため，基本的には座位姿勢との関係で評価する．その際は，骨盤の傾斜や座位バランスについても評価する．

❹ 呼吸の評価
呼吸管理は Duchenne 型筋ジストロフィーにおいて非常に重要である．呼吸障害は徐々に進行するが，前述したように典型的な労作時呼吸困難は観察されないことがほとんどである．まず，疲労，頭痛，不眠，傾眠，集中力低下，悪夢，不穏，不安，夜間頻尿，知的能力低下，うつ，記憶障害など睡眠障害に起因する症状に注意する．さらに呼吸数，呼吸パターン（呼吸補助筋の使用，開口呼吸，鼻翼呼吸，下顎呼吸，胸郭と腹壁の奇異性運動，舟漕ぎ呼吸），皮膚・粘膜・爪の状態（チアノーゼ，蒼白，冷感，湿潤など）を観察する．

肺活量は，ハロースケールをマウスピースに接続して測定される値で十分である．鼻クリップは通常不要である．マウスピースがうまくくわえられない場合，周辺から空気が漏れる場合にはフェイスマスクに接続して使用する．Duchenne 型筋ジストロフィーにおいては，一般に臥位のほうが値が低くなるので，可能であれば座位と臥位の両方で測定する．少なくとも測定体位を記録しておく．

CPF（cough peak flow）は，ピークフローメータを用いて得られた咳の最大流速である．インターフェースは肺活量同様，マウスピースかフェイスマスクが用いられることが一般的である．介助による咳の増強や強制吸気後の咳およびそれらの組み合わせについても同様に計測する．

ガス交換の評価を行う場合には，まず酸素飽和度の評価として非侵襲的に測定できるパルスオキシメータが用いられる．さらに，血中二酸化炭素濃度の評価が重要であるが，カプノメータを用いた呼気終末炭酸ガス濃度や経皮二酸化炭素ガス分圧測定が用いられる．これらの機器が利用できない場合には，通常の動脈血ガス分析を定期的に行う．

最大強制吸気量（maximum insufflation capacity；MIC）は，何らかの手段で強制的に吸気を行った後に，肺活量と同様，ためた息をスパイロメータに吐き出し計測する．強制吸気の方法としては，救急蘇生バッグ，従量式人工呼吸器による複数回吸気，舌咽頭呼吸などがある．

リハビリテーション処方

❶ 安定した歩行が可能な時期

ADL が自立しており，歩行も十分可能な時期．

▶必要な評価：通常の関節可動域（ROM）評価，特にアキレス腱，大腿筋膜張筋および腸脛靱帯の短縮の状況．歩行の状態．

▶リハ処方：下肢のストレッチの指導．

家族に拘縮予防のためのストレッチを指導する．ROM に応じて重点的に指導するが，特にアキレス腱，大腿筋膜張筋および腸脛靱帯は予防的意味も含めて重要である．この時期では筋力強化も可能であるが，これは同時に筋破壊にもつながるため，基本的には行わない．一方で，運動を伴う活動を積極的に制限することも行っていない．本疾患では歩行できる期間が限られているため，その間は患児が行いたいことを行い，疲れたら頑張らせずに休ませるよう説明している．どのような活動ができるかは環境により，専門施設など障害児が多く対応に慣れている場合とそうでない場合は違いがあるが，地理的，時間的問題や患児の知的面を含めた能力，患児・家族の希望，各施設の状況などにより，通学先やそれらの施設への参加を考慮する．家族が情報を得るために患者会などについての情報提供を行ってもよい．

❷ 歩行可能であるが不安定となった時期

歩行が不安定となり，転倒がみられるようになった時期で，すでに階段昇降は困難．椅子からの立ち上がりもスムーズでなくなっている状況．

▶必要な評価：通常の ROM 評価，特にアキレス腱，大腿筋膜張筋および腸脛靱帯の短縮に加えて足関節を始めとした下肢主関節の状況．歩行の状態ならびに転倒の回数，状況．

▶リハ処方：下肢（必要なら上肢）のストレッチの指導，装具の検討，頭部保護帽の作製．

下肢のストレッチを継続するとともに，もし必要であれば上肢のストレッチを追加する．足関節の内反尖足が強くなると荷重が困難となる．内反を矯正し，荷重を可能にする短下肢装具が有効な場合もあるとされる．さらに，経験のある義肢装具士，装着し使用する環境などの条件が整えば，歩行用の長下肢装具が作製されることがある．歩行用長下肢装具は，足部の内反位を矯正して荷重可能にし，股関節，膝関節は軽度屈曲位にしてアライメントを整え，膝関節には伸展補助のためのばねがついていて，左右への体重移動を助ける．専門施設ではある程度条件が整うが，在宅患児の場合は家族の強い意欲と使用できる環境が必要であり，困難な場合が多い．立位時の体幹の不安定性には，ダーメンコルセットが有効な場合があるがケース・バイ・ケースである．また，ダーメンコルセットや体幹装具は立位姿勢の安定の効果はあっても脊柱変形の進行予防の効果は明らかでない．

転倒が増加した場合，特に後方に転倒する場合には，頭部を強打する危険があるので頭部保護帽を処方する．また，文献的には歩行期間の延長のために下肢の手術（アキレス腱延長術，腸脛靱帯解離術など）が勧められているが，技術と経験が必要であり，わが国では行っている施設が限られている．

❸ 歩行不能となり普通型車椅子で移動可能な時期

実用的な歩行が不能となり，普通型車椅子で移動可能な時期である．この時期には，脊柱変形が急速に進行する可能性があること，ADL 上介助量が増えること，肺活量が生涯のピークを迎え減少に転じることなどさまざまな障害に目を向ける必要が出てくる．また，症例によっては心不全が先行するので状態をチェックしておく．

▶必要な評価：脊柱変形・座位姿勢，上肢機能，呼吸機能，車椅子操作能力，ADL，心機能についての情報．

▶リハ処方：下肢（必要なら上肢）のストレッチの指導，装具の検討，車椅子処方，ADL 訓練，呼吸訓練．

上肢・下肢のストレッチ，ROM 訓練を継

続することはこの時期でも重要である．装具は，足関節の内反尖足が進行しフットレストで足底が支持できない場合に検討される場合がある．ただし，変形・拘縮が高度であれば装具にても矯正困難である．駆動が可能であれば，普通型車椅子が処方される．

上肢筋力低下の進行により，セルフケアの介助量が増加する．手指など遠位筋の機能は比較的保たれるので，食事などに関しては，必要に応じ簡単な近位部のサポートを用いることによりよい姿勢で行えるようになる．

脊柱変形については，前述したように装具による進行予防効果は明らかにされていない．脊柱変形の進行が速い場合，座位姿勢に影響が大きい場合ないしそれらが予想される場合には，手術療法を考えてもよい．しかし，この手術は経験を積んだ施設でないと難しく，行われている施設がまだ少ないことが問題である．

呼吸訓練としてはエア・スタッキングと呼ばれる，強制的に空気を肺に送り込みしばらく空気をためた後に吐き出すという手技が行われる．呼吸筋力強化は行っていない．訓練開始の目安は肺活量の減少である．開始の時期としては，肺活量 2,000 mL が推奨されているが，遅くとも 1,500 mL では始めたほうがよいと考えている．方法を患児，家族に指導し，最低 1 日 3 回 1 セットを行ってもらうようにする．肺活量が減少しても MIC を維持ないし増加させることを目標とする．自力で空気を肺に送り込む方法として舌咽頭呼吸がある．これは，最大吸気位から舌を使って空気を気道に押し込むことを繰り返す方法で，習熟すれば人工呼吸器依存の患児でもしばらく人工呼吸器から離れていることができる．肺活量がある程度保たれているうちは習得しにくいとされている．

咳が弱くなることは，上気道感染などの際に去痰困難から呼吸不全を起こす危険が増すことである．CPF を定期的に測定するが，270 L/分未満になれば，排痰の方法を患児・家族に指導する．最初に行うべきことは，咳に合わせて介助者が下部胸郭や腹部を圧迫する咳介助である．さらに肺活量の低下をきたしている症例では，救急蘇生バッグなどで強制吸気を行い，そのまま咳介助を行うとさらに流速の高い咳となる．CPF をこれらの手技の際に測定することにより，その有効性を確認することができる．咳介助は介護者が日常から十分行えるよう準備しておく．また，救急蘇生バッグは緊急時の換気にも利用できるので，この時期になれば家に準備してもらい，使用法について指導する．以上の手技を 1 台の機械で行い CPF を高めるものが，排痰補助装置(mechanical insufflation-exsufflation；MI-E)である．マスク，マウスピース，(場合によっては気管切開チューブ)などのインターフェースを通じて，標準的には +40 cm H_2O 程度の陽圧をかけて肺に空気を送り込んだ後，急速に -40 cm H_2O の陰圧をかけて咳を介助するか，作り出すものである．2012 年 4 月現在，人工呼吸器を使用している入院外の神経筋疾患などの患者が保険適用となっている．

❹ 車椅子駆動が実用的でなくなった時期

普通型車椅子の走行が実用的でなくなる時期には，徐々に脊柱変形が進行し，座位バランスも低下してくる．呼吸障害も進行し，人工呼吸器の使用について考慮が必要となる．さらに，嚥下障害の進行により栄養状態の低下をきたす可能性がある．

▶必要な評価：脊柱変形・座位姿勢，上肢機能，呼吸機能，摂食嚥下機能，ADL．

▶リハ処方：上下肢のストレッチの指導，車椅子処方(電動，手押し型など状況に応じて)，座位保持装置処方，ADL 訓練，呼吸訓練(本項❸参照)，摂食嚥下訓練．

上肢・下肢のストレッチ，ROM 訓練を継続することはこの時期でも重要である．車椅子は移動手段として重要であるが，その使用環境，運搬の必要性・手段と上肢・手指機能，脊柱変形，座位の安定性によりその車椅

子の処方を考慮する．電動アシスト，簡易型電動車椅子あるいは通常の電動車椅子が処方される．手指機能が低下してくれば，ジョイスティックなどの操作性の工夫が必要になる．座位保持が不安定であれば，座面からヘッドレストに至る座位保持の工夫が必要となり，座位保持装置の名目で処方される．座位保持装置は車椅子と組み合わせて使用されることが多いが，他に自家用車による移動などの場合にカーシートとして必要になる場合もある．電動車椅子を自走できない場合，その環境にない場合，機器の工夫にても操作困難の場合には手押し型車椅子が処方される．この場合，座位保持装置も必要なことがほとんどである．また，呼吸機能の低下に伴い，人工呼吸器，吸引器，人工呼吸器用の外部バッテリーなどを搭載する必要が出てくることがある．必要な機器を確認し，作製時に台を取りつけるようにするとともに，必要なインターフェースの保持の工夫を要する．

夜間の呼吸モニターなどで必要と判断されれば，夜間よりNPPVが開始され，呼吸障害の進行に応じて徐々に装着時間が延長される．NPPVの適切な使用に留意するとともに，前項で述べたエア・スタッキングによるMICの維持を継続する．また，排痰手技に習熟しておくことは呼吸器感染予防に重要であり，日常的に排痰を意識して行うことが重要である．

摂食嚥下障害については，嚥下の各期それぞれの評価を行う．嚥下しやすいよう調理の工夫を行うとともに，通常の食事で摂取カロリーが不十分な場合には経腸栄養食を補食とすることも考慮される．摂食嚥下障害に対しては，嚥下状態の患児・家族へのフィードバック，食事・栄養指導が中心となり，嚥下運動を改善するアプローチはほとんどなく，バルーンの引き抜き法の報告があるのみである．摂食嚥下障害は呼吸障害の影響を受ける．呼吸に努力を要するようになると消費カロリーが増大するとともに，嚥下時に呼吸を止めていることが困難となり，結果として栄養摂取量が不足することになる．このような場合，呼吸管理の向上が摂食嚥下障害の改善に不可欠である．

❺ 車椅子乗車が困難となり，臥床を余儀なくされる時期

さまざまな手段を講じても車椅子乗車が困難となり，手指の機能がわずかに残る状況である．ほぼ全例人工呼吸器管理となっている．

▶**必要な評価**：上肢を含めた残存運動機能，呼吸機能，摂食嚥下機能．

▶**リハ処方**：上下肢のストレッチの指導，環境制御ないしコミュニケーション機器の調整，呼吸訓練，摂食嚥下訓練．

上下肢のストレッチの指導，呼吸訓練，摂食嚥下訓練については前項を踏襲する．肺・胸郭のコンプライアンスの低下，前述した手技を用いても排痰が困難であるなどの要因でNPPV継続が困難な場合，気管切開が行われる．気管切開が行われていても，チューブを通して肺・胸郭のコンプライアンスの維持と排痰を図るべきである．

近年は，テクノロジーの発展によりさまざまな機器を通じて遠隔地とコミュニケーションをとったり，情報発信をすることが可能である．しかし，運動障害が進行した状態ではその入力が問題となる．残存機能を評価し，確実な入力ができるインターフェースを得ることが重要となる．

▍禁忌・留意点▍

ここで述べた自然経過は平均的なものであり，症状やその進行には個人差があるため，症状経過に応じた対応が必要である．特に呼吸の問題については早期から家族に見通しや知識を与えておくとともに定期的にチェックすることが重要である．

Becker型筋ジストロフィー

花山耕三　東海大学准教授・専門診療学系リハビリテーション科学

疾患の特性

Becker型筋ジストロフィーは，Duchenne型筋ジストロフィーと障害される遺伝子座が同じと考えられている．遺伝形式が伴性劣性であることもDuchenne型と同じである．ジストロフィン蛋白は生成されるが，異常であるか量が少ないとされる．

症状は基本的にはDuchenne型と同様であるが，総じて軽微で緩徐に進行する．筋の仮性肥大が目立つが，四肢の関節拘縮・変形は比較的少ない．

症状の進行については，Becker型筋ジストロフィーの自然経過は個人差が大きく発症時期にも幅がある．少なくとも13歳で歩行可能であり，多くは15歳以降も歩行可能である．

四肢体幹の筋力低下に先行して，心肥大や心不全が起こることがあり注意が必要である．自然経過でも呼吸不全より心不全での死亡率が高い．

障害の特性

四肢体幹機能障害，呼吸障害はDuchenne型と同様であるが，緩徐に進行する．心不全が起こる頃には歩行不能となっているDuchenne型と異なり，歩行可能な段階で心不全をきたす可能性があるため，心機能によっては運動負荷に留意する必要がある．四肢関節の拘縮・変形については，Duchenne型ほど著明ではないが，アキレス腱の短縮を始め徐々に進行する．筋力低下は，やはり下肢から上肢へ，近位筋から遠位筋へと進行し，Duchenne型と同様の歩容を呈するようになる．

評価・技法

基本的にはその障害の程度に応じ，Duchenne型と同様に行う．

リハビリテーション処方

❶ 安定した歩行が可能な時期

ADLが自立しており，歩行も十分可能な時期．

▶必要な評価：通常の関節可動域（ROM）評価，特にアキレス腱，大腿筋膜張筋および腸脛靱帯の短縮の状況．歩行の状態．心機能．

▶リハ処方：下肢のストレッチの指導，運動負荷の指導．

家族に拘縮予防のためのストレッチを指導する（Duchenne型の項参照）．心機能によっては運動制限が必要となる場合もある．

❷ 歩行可能であるが，不安定となった時期

歩行が不安定となり，転倒がみられるようになった時期で，すでに階段昇降は困難．椅子からの立ち上がりもスムーズでなくなっている状況．

▶必要な評価：ROM評価，筋力評価．歩行の状態ならびに転倒の回数，状況．心機能．

▶リハ処方：下肢（必要なら上肢）のストレッチの指導，頭部保護帽の作製．

考慮すべきことはDuchenne型の項と同様のものに加えて心不全の影響の有無である．

❸ 歩行不能となり普通型車椅子で移動可能な時期

実用的な歩行が不能となり，普通型車椅子で移動可能な時期である．脊柱変形の進行はDuchenne型ほど顕著でない場合が多い．また，心不全について配慮するのは同様である．

▶必要な評価：脊柱変形・座位姿勢，上肢機能，呼吸機能，車椅子操作能力，ADL．

▶リハ処方：下肢（必要なら上肢）のストレッチの指導，車椅子処方，ADL訓練，呼吸訓練．

上肢・下肢のストレッチ，ROM訓練を継続することはこの時期でも重要である．装具は実際にはあまり用いられない．車椅子駆動が可能であれば，普通型車椅子が処方される．

上肢筋力低下へのアプローチは，Duchenne型と同様である．

呼吸障害へのアプローチについては，基本的にはDuchenne型と同様であるが，親が介護者となっていることが多いDuchenne型と異なり成人していて介護者が確保しにくいことや進行が緩徐であることより無視されがちである．しかし，同等の障害に対しては同様のアプローチが必要と考える．

❹ 車椅子駆動が実用的でなくなった時期

普通型車椅子の走行が実用的でなくなる時期についても，脊柱変形，呼吸障害，嚥下障害はDuchenne型ほど目立たない場合が多いが，継続的に評価し適切なアプローチを行う必要がある．

▶必要な評価：脊柱変形・座位姿勢，上肢機能，呼吸機能，摂食嚥下機能，ADL．

▶リハ処方：上下肢のストレッチの指導，車椅子処方(電動，手押し型など状況に応じて)，座位保持装置処方，ADL訓練，呼吸訓練，摂食嚥下訓練．

上肢・下肢のストレッチ，ROM訓練を継続することはこの時期でも重要である．車椅子処方についてもDuchenne型同様，さまざまな条件を考慮して行う．

呼吸障害，嚥下障害についても継続的に評価し適切なアプローチを行う必要がある．

禁忌・留意点

繰り返し述べたが，Duchenne型に比べ総じて障害が軽微であるが，心機能への配慮が重要である．また，それぞれの障害へのアプローチは，Duchenne型に準じて継続的に行われる必要がある．

顔面肩甲上腕型筋ジストロフィー・肢帯型筋ジストロフィー

花山耕三　東海大学准教授・専門診療学系リハビリテーション科学

疾患の特性

❶ 顔面肩甲上腕型筋ジストロフィー

顔面肩甲上腕型筋ジストロフィー(facioscapulohumeral muscular dystrophy；FSH型)は，20歳以前に発症する顔面，肩甲帯，上腕に強い筋力低下をきたすことが特徴的な常染色体優性遺伝の筋ジストロフィーである．表情が乏しいこと，上肢の挙上が困難なことにより気づかれることが多い．顔面は口輪筋の障害や下口唇の突出が特徴的であり，下肢の筋では足関節背屈筋の筋力低下がみられる．体幹では漏斗胸やBeevor徴候がみられることがある．進行は左右差と個人差が目立つが，一般に緩徐であり，生命予後は良好である．時に高度の脊柱側弯を呈することがある．また，中年以後徐々に呼吸筋障害をきたすことがある．

❷ 肢帯型筋ジストロフィー

肢帯型筋ジストロフィー(limb-girdle muscular dystrophy；LG型)は，四肢近位筋，肩甲帯，骨盤帯の筋萎縮，筋力低下を示すが，他の特徴ある型に分類できない疾患群である．多くの疾患が含まれていると考えられており，近年遺伝子診断の進歩により，分類がなされてきている．遺伝形式は，常染色体劣性遺伝，常染色体優性遺伝のいずれかであるが，前者がほとんどである．筋の仮性肥大は少ない．また，心不全，呼吸不全も少ないとされるが，なかには心筋症をきたしやすいものもあるとされている．

障害の特性

FSH型は，肩甲帯，上肢近位の筋力低下が主であることより，上肢を挙上する動作がまず障害される．頚部から上肢近位にかけて

の筋力低下に伴い，疼痛を訴える例もある．下肢の筋力低下は，近位筋，遠位筋いずれにも起こり歩行障害が徐々に進行する．転倒が起こるようになり，進行すれば歩行不能となる．呼吸障害は，肺胞低換気によるものであり，Duchenne 型の項目で述べたものと同様の症状，症候を呈するが，移動能力が保たれているときに進行すれば労作性呼吸困難をきたす可能性がある．

LG 型は，四肢体幹の近位筋の筋力低下を主徴とする．歩行障害が徐々に進行するが，立ち上がり動作が先行して困難となってくる．進行すれば歩行困難となる．上肢の遠位筋の筋力は，長く保たれることが多い．

評価・技法

基本的にはその障害の程度に応じ，Duchenne 型と同様に行う．

リハビリテーション処方

❶ 歩行が可能な時期

ADL が自立しており，歩行が可能な時期．
▶ **必要な評価**：通常の関節可動域（ROM）評価，特にアキレス腱の短縮の状況．上肢機能．歩行の状態．
▶ **リハ処方**：上肢・下肢のストレッチの指導，装具の検討，基本動作訓練，歩行訓練．

本人・家族に拘縮予防のためのストレッチを指導する（Duchenne 型の項目参照）．体幹の筋力低下に対しては，頸部についてはソフトカラー，体幹についてはダーメンコルセットが姿勢の維持に有効な場合がある．足関節の筋力低下や拘縮変形に対し短下肢装具や靴型装具が用いられることがある．環境や歩行障害の程度に応じて杖や歩行器が用いられる．もし何らかの要因で不動を余儀なくされ筋力低下をきたした場合は，reconditioning を考慮する．また，心筋症をきたす病型では，心機能についての情報を得て，必要に応じ運動制限を行う．

FSH 型では筋力低下による肩甲骨の不安定性に対し，肩甲骨肋骨固定術が行われる場合がある．また，足部の手術が検討される場合がある．

❷ 歩行不能となった時期

実用的な歩行が不能となった時期である．FSH 型では，時に著明な脊柱変形や呼吸障害をきたす場合がある．また，LG 型で心不全について配慮するのは同様である．
▶ **必要な評価**：脊柱変形・座位姿勢，上肢機能，呼吸機能，車椅子操作能力，ADL
▶ **リハ処方**：上下肢のストレッチの指導，車椅子処方，ADL 訓練，呼吸訓練．

上肢・下肢のストレッチ，ROM 訓練を継続することはこの時期でも重要である．残存筋力に応じて駆動方法を検討し，自力駆動が可能であれば普通型車椅子が処方される．難しい場合は，電動車椅子が処方される．

上肢筋力低下へのアプローチは，Duchenne 型と同様である．呼吸障害へのアプローチについても基本的には Duchenne 型と同様であるが，口輪筋の筋力低下があるため，インターフェースに留意する．

禁忌・留意点

FSH 型，LG 型の症状，重症度，経過は多様である．一般に進行は緩徐であるが，不良姿勢などにより二次的に骨関節などの合併症を生じることがあり注意する．

筋強直性ジストロフィー

中馬孝容 滋賀県立成人病センター・リハビリテーション科部長

疾患の特性

筋強直性ジストロフィー（myotonic dystrophy）は，成人では最も頻度の高い筋ジストロフィーである．常染色体優性遺伝で，DM1 と DM2 がある．ほとんどが DM1 であり，人口 10 万人当たり約 7 人の有病率である．DM1 では，DMPK 遺伝子の 3' 非翻訳領域に存在する 3 塩基（CTG）n リピートの延長が原因で，子の世代のほうが，症状が重くなる促進現象を認める．

本疾患は，筋萎縮，ミオトニア，多臓器にわたる症状を呈し，全身疾患といってよい．筋症状以外では，中枢神経系〔脳萎縮・老人性変化(神経原性変化など)・認知症・低活動性など〕，呼吸器系(低酸素症・肺胞低換気など)，循環器系(心伝導障害・心筋病変など)，内分泌系(耐糖能異常，脂質異常症，男性不妊，禿頭，月経困難症など)，消化器系(嚥下障害，食道拡張，胃拡張，イレウス，便秘，胆石など)，眼(白内障，網膜変性症，眼瞼下垂など)，耳(感音性難聴)，免疫系(低γグロブリン血症)，骨格系(頭蓋骨肥厚，後縦靱帯骨化症，副鼻腔巨大化)，腫瘍(子宮筋腫，卵巣腫瘍，甲状腺腺腫，さまざまな悪性・良性腫瘍など)がある．

死因は呼吸不全・呼吸器感染によることが多く，その他，窒息，不整脈，心不全などがある．平均寿命は55歳程度と報告されている．

障害の特性

筋強直性ジストロフィーでは筋萎縮の生じやすい部位がある．側頭筋や咬筋に萎縮を認め，そのために斧様顔貌と呼ばれる独特の顔貌になる．胸鎖乳突筋や四肢遠位筋優位の筋力低下および筋萎縮を呈し，体幹筋(腹直筋や傍脊柱筋)，指屈筋群(特に，深指屈筋)，前脛骨筋の筋萎縮も早期から認められる．これらの筋症状により，仰臥位での頭部挙上困難や起き上がり困難を認め，立位保持では体幹伸展位となる．さらに，手指巧緻動作の低下や握力は低下し，下垂足を呈し，独特の歩行となる．転倒の危険性は高く，対応などを講じる必要がある．筋強直症状としては，把握性筋強直，叩打性筋強直がある．

呼吸障害としては，横隔膜の筋力低下により，PaO_2の低下，$PaCO_2$の上昇がみられ，時に全身麻酔下での外科的処置後に抜管困難となり，初めて神経内科を受診し診断が確定することもある．夜間睡眠時のSpO_2が90%以下の時間が増えると，非侵襲的陽圧換気(non-invasive positive pressure ventilation；NPPV)の導入も検討する必要がある．

咬筋の萎縮のため咀嚼力の低下があり，咬合異常を認めることも多く，うまく咀嚼ができないために，丸のみすることがみられる．そのため窒息の危険性が高い．鼻咽腔閉鎖不全のため，開鼻声や鼻へ食べ物が流れたりし，嚥下反射の開始が遅れ，喉頭蓋谷や梨状窩に残留を認める．食道入口部開大不全や食道期の蠕動低下を認め，誤嚥することがある．

さらに，高次脳機能障害も合併することがあり，注意力の低下，認知症を認めることがあり，歩行障害や嚥下障害などがあっても，あまり自覚されていない場合が多い．

治療としては，対症療法が主体となるが，筋硬直がみられているときは，アレビアチン®，メキシチール®などを検討する．

評価・技法

本疾患に特徴的なミオトニアの臨床症状として，手を強く握るとそれを開くことが難しくなる把握性筋強直やハンマーで舌や母指球をたたくと筋の強直性収縮を認める叩打性筋強直がある．また，前述した特徴的な顔貌や筋萎縮の分布を認め，胸部CTなどにより確認することができる．X線写真により頭蓋骨の肥厚，前頭洞の拡大がみられる．血清CK値は正常から軽度の上昇を呈する．針筋電図では，刺入時に高頻度の自発放電を認め，スピーカーでモニターすると急降下爆撃音(dive-bomber sound)を聞くことができる．心電図では，房室ブロックや徐脈などがみられることが多い．呼吸機能を評価することは重要で，SpO_2が低い場合はさらなる評価を行う必要がある．

筋力の評価としては一般的な徒手筋力測定を用いるが，姿勢や歩行パターンを確認する必要がある．おなかを突き出すように体幹を反って立位をしているのであれば，体幹筋の筋力低下が存在することがわかる．膝を高くあげて歩行しているのであれば，下垂足の可能性が高い．

リハビリテーション処方

　現時点では根治的な治療は存在せず，リハは重要な治療手段である．ただし，リハの効果についてエビデンスの高い報告はまだみられず，今後の研究に期待したいところである．

　循環器系の障害を抱えるため，不整脈などに対して注意が必要である．頸部・体幹および四肢遠位筋の筋力低下があり，筋力評価とともに ADL や手段的日常生活活動（IADL）の評価を行う必要がある．体幹を伸展させ，腰椎を前弯にさせながら立位保持を行っている場合は，体幹筋力の低下がある．時に腰痛を伴っていることもあり，必要に応じて体幹コルセットの処方を検討する．また，下垂足を認め，短下肢装具の検討が必要となる．ただし，患者によっては歩行障害が徐々に進行することもあり，歩行障害に気がついていない場合や，歩行障害はあるが特別困っていないと発言することがあり，短下肢装具装着を拒むことがある．関節可動域（ROM）訓練や筋力増強訓練などは適宜行うが，疲労しやすいので運動負荷には注意を要する．また，重症度によっては，歩行器や車椅子の使用を検討する．手指筋力低下については自助具の検討を行い，ADL や IADL の場面での評価が大切である．

　環境調整も重要で，安全に移動できているか，家事などは安全に行えているかなど，動線を確認する必要がある．

　嚥下障害については，嚥下造影検査（videofluoroscopic examination of swallowing；VF）などの評価を行い，食形態の工夫や交互嚥下，うなずき嚥下などの検討を行う．丸のみをしていることもあるので，常に注意喚起が必要である．

　呼吸障害については胸郭可動性を維持する必要がある．定期的に呼吸機能や SpO_2 などを測定し，必要に応じて NPPV の導入を検討する．

　認知機能の低下を認めることがあり，症状に対する教育的指導や注意点がなかなか理解されない場面がある．認知機能低下はリハのゴール設定に影響する因子である．

禁忌・留意点

　不整脈についてはペースメーカや植え込み型除細動器（implantable cardioverter defibrillator；ICD）の適応となることもあり，必要に応じてモニター管理を行いながら，リハを行う．

多発性筋炎

中馬孝容　滋賀県立成人病センター・リハビリテーション科部長

疾患の特性

　皮膚筋炎（dermatomyositis；DM），多発性筋炎（polymyositis；PM）として説明されていることが多く，厚生労働省免疫疾患調査研究班による診断基準がある．多発性筋炎は筋症状を主体としている．上肢または下肢の近位筋の筋力低下および筋肉の痛み，把握痛を伴い，血清中筋原性酵素〔CK（creatine kinase）あるいはアルドラーゼ〕の上昇を認め，抗 Jo-1 抗体が陽性である．また，発熱や CRP 上昇などの炎症所見を認める．筋電図所見では筋原性変化があり，筋生検では，筋線維の変性および細胞浸潤などの筋炎の病理所見を認める．皮膚筋炎はこれに皮膚病変が加わる．四肢伸側の紅斑や眼瞼部の紫紅色浮腫性紅斑（ヘリオトロープ疹），手指関節背面の角質増殖などを伴う紫紅斑（Gottron 徴候）を認める．

　治療としては，副腎皮質ステロイド，免疫抑制剤が主体となる．ステロイド治療は長期にわたるためその影響もあり，大腿骨頭壊死やステロイドミオパチーの合併が起こることがある．また，DM，PM ともに間質性肺炎の合併がある．

障害の特性

　ここでは，PM について述べていく．

筋症状の代表的な症状に筋力低下がある．四肢近位筋の筋力低下だけでなく，頸部・体幹筋の筋力低下および顔面筋や咽頭・喉頭筋への影響も認められることがある．四肢の近位筋の筋力低下により，かぶりものの上衣が脱ぎにくい，棚の物が取りにくい，バスのステップが上がりにくい，階段が上りにくいなどが日常生活で気づかれることの多い自覚的所見である．重症化するにつれて，頸部・体幹の筋力低下も著明となり，車椅子レベルになる場合やベッド臥床状態になることもある．咽頭・喉頭筋への影響が著明な場合は，嚥下障害を認める．口腔期・咽頭期・食道期全てにおいて障害を認めることがあり，舌の咽頭への送り込みの低下，喉頭挙上運動の低下，嚥下反射のタイミングのずれ，食道入口部拡大不全などがある．

評価・技法

治療の指標としては血清 CK 値が有効となる．特に急性期の治療ではこの推移をみることが多い．筋力評価は一般的な徒手筋力測定を用いるが，あわせて筋痛や把握痛の有無，呼吸機能の評価も行う．間質性肺炎の合併が疑われる場合は，さらに胸部 CT も追加する．嚥下障害については，反復唾液嚥下試験（repetitive saliva swallowing test；RSST），改訂水飲みテスト，嚥下造影検査などによる評価を行う．舌の動きが低下し，咽頭圧がかかりにくいこともあり，構音障害や開鼻声を認めることもある．

リハビリテーション処方

血清 CK 値が高い，急性期治療中においては，筋の炎症が存在していることもあり，積極的な筋力訓練は難しい．むしろ，廃用予防を意識し関節可動域（ROM）訓練が主体となる．その後，筋炎の炎症症状の改善がみられるようになり，筋の崩壊は止まったものの筋力低下は著明となる．破壊された筋線維の再生が始まる時期には，運動負荷を徐々に開始していく．患者の ADL や移動の自立をまず考慮しながら，疲労に注意して進めていくことが重要である．歩行補助具を導入しながら，行動拡大に努めていく．嚥下障害に対しては評価を行ったうえで，食形態の工夫，反復嚥下，交互嚥下などを行う．また，メンデルゾーン手技や食道入口部の弛緩がみられないときはバルーン拡張法を検討する．

慢性期の PM/DM の患者はタイプ I の筋線維数が低下しているが，12 週間の抵抗運動をホームエクササイズとして行ったところ，タイプ I 筋線維数は増加，持久力は改善したとの報告がある．運動負荷が難しいといわれてきたこの分野において，今後もリハプログラムの確立が望まれるところである．

間質性肺炎の合併については留意する必要があり，呼吸リハの導入が必要になることがある．

禁忌・留意点

急性期の治療が必要な場合は，廃用予防に努める必要がある．また，慢性期であっても血清 CK 値が高くなる場合は注意が必要である．再燃ということもあるかもしれないが，時に overuse になっていることもある．

重症筋無力症

中馬孝容　滋賀県立成人病センター・リハビリテーション科部長

疾患の特性

重症筋無力症は，神経筋接合部・シナプス後膜にあるアセチルコリン受容体（AChR）蛋白に対する自己抗体のために障害が生じ，神経伝達ができないため，眼瞼下垂や四肢の脱力をきたす疾患である．人口 10 万人当たり 11.8 人の有病率で，高齢発症が増加してきている．抗 AChR 抗体陽性は患者の 80% でみられ，近年，抗筋特異的チロシンキナーゼ（抗 MuSK）抗体の陽性者の報告がみられるようになった．

臨床症状としては，眼瞼下垂や複視などの眼症状が最も多いが，四肢の筋力低下をきた

すことも多く，四肢の近位筋の脱力をきたす．また，顔面筋や頚部筋の筋力低下，口腔咽頭筋の筋力低下もあり，嚥下障害や構音障害をきたす．重症になると呼吸障害をきたすこともある．甲状腺機能異常や関節リウマチなどを合併することもある．

過労やストレス，感染症などにより症状の悪化があり，これらを避ける必要がある．抗コリンエステラーゼ薬の処方や副腎皮質ステロイドや免疫抑制薬の投与を行う．血液浄化療法（血漿交換・免疫吸着療法）により血清中の抗体を取り除く方法を選択することもある．胸腺摘除は，眼筋のみの筋力低下を認めている場合は一般的には行わないが，眼筋以外の筋の脱力を認める場合は検討する．

障害の特性

眼筋だけの症状を認める眼筋型であっても，経過のなかで他の筋の脱力（全身型）を伴うことが多いため，注意が必要である．全身型では四肢の近位筋の障害を認め，疲れやすい，髪をとかしにくい，洗濯物が干しにくい，階段を上りにくいといったことで気づかれる．症状が重症になると，臥位からの起き上がりでは頭を持ち上げることができず，車椅子レベルになることもある．また，顔面や咽頭筋の脱力が強くなると，開鼻声や舌の動きが悪く，構音障害をきたし，さらに，噛む力が弱くなり，咽頭圧の上昇が低下し水や食塊が鼻に抜けたり，嚥下反射の遅延が生じむせにつながるなどの嚥下障害をきたし，重症化すると呼吸困難になることもある．

症状は日内変動があり，夕方になると症状増悪を認め，あるいは，同じ筋肉を動かし続けると脱力となり，休息することで症状が改善することがよくみられる．

評価・技法

重症筋無力症の診断のうえで，テンシロン試験や電気生理学的検査，抗AChR抗体や抗MuSK抗体の測定，胸部CTなどで胸腺の異常の確認を行う．

テンシロン試験は，エドロホニウム塩化物（アンチレクス®）の静脈注射をして症状が改善するかを確認する試験である．2mgずつ注射し反応をみるが，発汗，唾液分泌亢進，腹痛，嘔気などが出現し，ひどい場合はアトロピン硫酸塩を注射し症状を改善させる．

電気生理学的検査では，Harvey-Masland試験があり，末梢神経の電気刺激を反復させ，誘発電位CMAPの振幅の減衰の有無を確認するものである．正中神経，顔面神経，腋窩神経，副神経などを3Hzで刺激すると，減衰現象（waning）をきたす．

胸腺CTでは胸腺腫や胸腺過形成を認めることがあり，必ず確認する必要がある．

リハビリテーション処方

一般的には積極的な運動負荷は難しい．廃用にならないよう指導し，普段の生活において生活指導や環境整備を行う必要がある．近位筋の筋力低下のため，手を挙げる動作や歯磨きなど一定の時間手をあげる必要のある動作，床からの立ち上がりや階段・段差などで足があがらないことなどがみられる．また，臥位から座位になる際に頭が上がらなくなる場合もあり，1つひとつの動作の安全面についての確認は必要である．また，少し休憩をとることで家事などが行いやすくなるため，廊下のコーナーなどに休憩用の椅子を設置したり，手すりの設置などを含め環境の確認は重要である．

四肢・体幹の症状に対して，ストレッチの指導および深呼吸などの呼吸訓練を指導するとよい．最近は有酸素運動の効果の報告がみられるようになっている．構音障害や嚥下障害をきたすこともあり，まずは評価を行い，食形態の指導や，嚥下方法の検討を行う．

頚部筋の脱力が強いときは，ネックカラーなどの処方を検討する．

禁忌・留意点

体調に合わせて運動を行う必要があり，前述したことも含め，患者教育を行う必要がある．

骨・関節障害

全身性疾患

水落和也　横浜市立大学附属病院准教授/リハビリテーション科部長

障害の特性

全身性疾患に伴う骨関節障害は，国際疾病分類(international classification of diseases；ICD-10)，XIII章『筋骨格系および結合組織の疾患』の関節障害に分類される疾患，すなわち感染性関節障害(M00～M03)，炎症性多発性関節障害(M05～M14)，関節症(M15～M19)，その他の関節障害(M20～M25)，全身性結合組織障害(M30～M36)が原因となり，国際生活機能分類(international classification of functioning, disability and health；ICF)の心身機能 b710～729：関節と骨の機能，および身体構造 s710～799：運動に関連した構造の機能障害が当てはまる状態ということができる．疾患概念としては，膠原病(collagen-vascular disease の日本語訳)，自己免疫疾患(病態の発生に自己に対する免疫応答が関与)，リウマチ性疾患(骨・軟骨・関節・靱帯・腱などに症状を認める疾患)，結合組織疾患(病理学的に結合組織に病変の主座がある疾患)など，それぞれが一部重複する概念があるが，これらは全て骨関節障害を生じ得る疾患である．

医学的リハの対象疾患としては，結晶性関節障害の痛風(M10)，炎症性多発性関節障害の関節リウマチ(M05)，全身性結合組織障害の全身性エリテマトーデス(SLE)(M32)，全身性進行性硬化症(M34)，出血性関節症の血友病性関節症(M25)などが主な疾患である．

全身性疾患に伴う骨関節障害の特性は，心身機能・身体構造の障害として，骨関節の疼痛，関節拘縮，骨関節の変形をきたし，二次的障害として筋力低下を生じること，活動制限として上肢大関節の機能障害により上肢のリーチ制限(手の届く範囲の縮小)が，手指の小関節の機能障害により手指の巧緻運動障害がそれぞれ生じ，食事，整容，洗髪，更衣などのセルフケアの制限が大きく，体幹・下肢の機能障害では，姿勢保持や，基本動作すなわち，臥位から座位へ，座位から立位へといった姿勢変換の障害および移動障害をきたすことにある．社会参加の制約は，個々の症例の社会参加の状況によって異なるが，上肢機能障害による巧緻作業困難，家事動作困難，体幹・下肢機能障害による外出困難，公共交通機関利用困難が特徴的である．

原疾患の疾患特性および内科的治療への反応により，障害は一時的，可逆的でもあり，永続的，非可逆的でもある．また，障害が進行し，変化することもある．さらに，合併症や薬物療法による有害事象の発生などにより経過は修飾される．

リハビリテーションの考え方

全身性疾患に伴う骨関節障害に対するリハ治療では，原疾患の特性および薬物療法の効果，薬物療法の有害事象などにより症状の進行，疾患活動性が異なるため，原疾患の活動性のコントロール状態，薬物副作用の把握などの情報収集が必要である．また合併する呼吸・循環・消化器・腎泌尿器・代謝などの内臓機能障害の把握がリハ処方の際の運動負荷量の設定などに重要な情報となる．

原因疾患，障害の程度，治療内容により機能障害の回復度はさまざまであり，回復に要する期間も数週間から年余にわたることもあるため，リハ治療の目標設定は比較的短期間に達成可能性の高い，現実的な目標とすべきである．

リハ治療の内容としては，疼痛緩和を目的

とした物理療法や徒手療法，関節拘縮・筋力低下・歩行障害の改善を目的とした理学療法，日常生活活動の再獲得を目的とした作業療法，関節症状の軽減と機能の代償を目的とした補装具療法，活動制限を最小限にとどめるような住環境整備など福祉的対応がある．原疾患の病期によるリハ治療の考え方としては，病初期には機能障害の発生を予防する予防的介入，機能障害発生時には機能障害を回復させ元の機能を維持する回復的介入，機能障害が進行し完全回復が困難と考えられる時期には残存機能強化による機能代償や補装具・自助具・福祉機器などの道具を利用した機能代償を目的とした代償的介入，さらに要介護状態になった時期には環境整備・福祉制度の利用など福祉的介入に分類できる．

関節リウマチ

水落和也　横浜市立大学附属病院准教授/リハビリテーション科部長

疾患の特性
❶ 疫学・病態生理

　関節リウマチ（rheumatoid arthritis；RA）は，慢性の多発性関節炎を主症状とする全身性炎症性疾患である．疾患の本態は自己免疫性の関節炎であり，何らかの遺伝的要因に，ウイルス感染などの外的要因が加わって発症するのではないかと考えられているがいまだに直接的な原因は不明である．

　アジア人種（人口の0.2～0.3%）は欧州や北米（同0.5～1%）よりは頻度が少なく，米国原住民のある種族で発症率が高い（同5%以上）など若干の人種差はあるが，全ての人種にみられる．

　わが国での患者数は70万人とも100万人ともいわれており，疑い患者を含めると300万人に達するという指摘もある．男女比は1：3～5で女性に多く，30～50歳代の発病が多い．

　RAの関節障害は，発症の原因となるウイルス感染などの何らかの刺激が抗原提示細胞を活性化することで免疫反応が開始され，滑膜組織の樹状細胞は中枢のリンパ組織に遊走し，T細胞とB細胞を活性化する．これらのリンパ球は関節組織に再遊走し，滑膜組織において増殖したT細胞がB細胞およびマクロファージを活性化する．B細胞は形質細胞に分化し，リウマトイド因子（変性したγグロブリンに対する抗体），抗CCP（環状シトルリン化ペプチド）抗体などの自己抗体を産生し，自己抗原と免疫複合体を形成し，マクロファージを活性化する．活性化したマクロファージは，TNF-α，IL-1，IL-6などのサイトカインを放出し，破骨細胞が活性化され骨吸収が盛んになり関節破壊へと進行する．

　組織学的には滑膜炎の最初の変化として滑膜における新生血管の増加がみられる．結果として滑膜は増殖，肥厚し，多くの絨毛性ヒダを生じ関節軟骨に侵入する．この増殖した過形成滑膜組織をパンヌスと呼ぶ．滑膜組織の下層ではリンパ球，形質細胞，マクロファージ，多核白血球などの浸潤を認め，血管増生，フィブリンの析出がみられる．増殖した滑膜表層の線維芽細胞からはサイトカイン，メタロプロテアーゼ，コラゲナーゼ，ストロメライシンなどが産生され，関節軟骨では酸性ムコ多糖類の減少，コラーゲン分解などにより，変性，軟骨下骨組織の破壊を，骨では破骨細胞の増殖による骨吸収を認める．関節への荷重・負荷はこの炎症反応を助長する．

　RAの主病変は滑膜関節であるが，関節外症状として，皮膚（リウマチ結節），血液（正球性正色素性貧血），Felty症候群（好中球減少・脾腫・大リンパ球），肝（トランスアミナーゼの上昇），呼吸器（間質性肺炎・胸膜炎），循環器（心膜炎・血管炎），眼（Sjögren症候群・強膜炎），神経（絞扼性末梢神経障害・頚髄症），筋（筋萎縮・筋炎），腎（膜性糸

表1 ACR・EULARによる2010年の関節リウマチ分類基準

適用対象集団
1) 1カ所以上の関節に明確な臨床的関節炎(腫脹)がみられる
2) 滑膜炎をより妥当に説明する他の疾患がみられない
RAの分類基準(A〜Dのスコアを加算する．RA確定例への分類にはスコア6/10以上が必要)

A. 罹患関節	スコア
大関節1カ所	0
大関節2〜10カ所	1
小関節1〜3カ所(大関節の罹患の有無を問わない)	2
小関節4〜10カ所(大関節の罹患の有無を問わない)	3
11カ所以上(1カ所以上の小関節を含む)	5
B. 血清学的検査(分類には1回以上の検査結果が必要)	
RF陰性かつACPA陰性	0
RF低値陽性またはACPA低値陽性	2
RF高値陽性またはACPA高値陽性	3
C. 急性期反応物質(分類には1回以上の検査結果が必要)	
CRP正常かつESR正常	0
CRP異常またはESR異常	1
D. 症状の持続期間	
6週未満	0
6週以上	1

大関節：肩・肘・股・膝・足関節．小関節：中手指節・近位指節間・第2〜5中足趾節・母指指節間・手関節．RF：リウマトイド因子．ACPA：抗シトルリン化蛋白抗体．CRP：C反応性蛋白．ESR：赤血球沈降速度．

球体腎症・アミロイドーシス)などが合併する．

RAの進行は発病から2〜3年が最も急激で，10年以内に何らかの非可逆的な関節障害を生じ，さらに，炎症状が持続すれば日常生活活動に介助を要する状態となり，少なくとも10%に重度の障害が残存するといわれてきたが，早期診断と治療法の進歩により，今後は様相が大きく異なる可能性がある．

RAの予後不良因子としては，女性，喫煙，40代での発症，リウマチ因子陽性，関節外症状の重症度，機能障害の重症度などが挙げられる．

❷ 診断と治療

RAの発症は左右対称性の関節炎，朝の手指のこわばりが数週間で徐々に進展することが多いが，急激な多関節炎で発症することもある．発病初期の診断は容易ではなく，これまで長い間1987年の米国リウマチ協会の分類基準を用いて臨床症状，検査所見，X線検査所見から総合的に診断されてきた．しかし近年の研究により発症後2年以内の疾患が急激に進行する時期に適切な治療を行うことが疾患の寛解あるいは治癒につながるという，「治療機会の窓(window of opportunity)」の概念が定着したことから，早期診断のさまざまな試みがなされ，2010年に欧州リウマチ学会(European league against rheumatism；EULAR)と米国リウマチ学会(American college of rheumatology；ACR)は関節リウマチ分類基準2010年版を共同指針として発表した(表1)．日本リウマチ学会(JCR)も検証作業により，本基準をわが国でも適応すべきであるとの結論に達しており，今後はこの分類基準による早期診断に基づく

積極的な治療が標準的治療になる．

　検査所見として，リウマトイド因子(RF)はRA診断の血清マーカーとして利用されてきたが，感度は60〜80%であるものの特異性に乏しく，早期RAでは検出率が低いため，診断としての価値は高くはない．一方，抗シトルリン化蛋白抗体(ACPA)は滑膜組織で高度に検出され，RAにおける感度は70〜80%，特異度は90%以上と早期診断マーカーとしての有用性が高い．その他の臨床検査では赤血球沈降速度(赤沈)の亢進，C反応性蛋白(CRP)値が炎症の程度と相関するが，増殖する滑膜組織が特異的に分泌するマトリックスメタロプロテアーゼ-3(MMP-3)は関節破壊をより正確に反映するだけでなく，発症早期から滑膜組織に発現しているため，早期診断に有用性が高い．

　画像診断としては従来単純X線検査にてSteinbrocker(スタインブロッカー)らの病期分類やLarsenのグレード分類を用いて進行度を評価していたが，近年，関節MRI，関節エコーなどの画像検査が用いられるようになった．関節MRIは滑膜炎，骨びらん，骨髄浮腫を早期に捉え，RAの早期診断に有用であり，最近では手・足に特化したコンパクトなMRI装置も開発され，外来診療室での簡便な検査が可能になっている．超音波検査は，外来で簡便に行え，患者への侵襲がなく，複数の関節を一度に検査でき，腱炎・腱鞘炎・腱断裂など軟部組織の評価も可能である．またパワードップラー法では炎症に伴う病的な血管新生による血流シグナルを捉えることができ，発病初期に起こりやすい手指関節の炎症を捉えることで，早期診断と治療効果の客観的判定に有用である．

　RAの治療は基礎療法・内科的治療(薬物療法)・外科的治療(手術療法)・リハ治療が4本柱とされている．

　基礎療法は全身性の炎症性疾患に普遍的に適用される基本的事項であり，適度な休息と安静をとる生活リズムの獲得，適切な栄養・衛生管理，内服薬の管理と副作用の理解，日常生活でのストレスの除去などの生活指導が含まれ，看護師・保健師・栄養士・薬剤師などがその役割を果たす．

　薬物療法には，非ステロイド性抗炎症薬(non-steroidal anti-inflammatory drugs：NSAIDs)，ステロイド薬，疾患修飾性抗リウマチ薬(disease modifying anti-rheumatic drugs：DMARDs)，生物学的製剤がある．

　NSAIDsは，シクロオキシゲナーゼを阻害しプロスタグランジンの産生を抑制することにより抗炎症・鎮痛作用を発揮するが，RAの進行を抑制することはできない．NSAIDsはRAに限らず，関節炎に対する第一選択薬であり，胃腸障害が少ないプロドラッグ，COX-2選択的阻害薬が多く用いられる．

　ステロイド薬は，炎症部位への好中球や単球の遊走，リンパ球に対する抗原処理と提示，細胞の活性化などを阻害し，炎症性サイトカイン，プロスタグランジンE_2などの炎症メディエーター産生を強力に抑制することにより強い抗炎症作用を示し，全身投与で速やかに関節症状を軽減するが，関節破壊を予防することはできず，長期投与による副作用(中心性肥満・高血圧・高血糖・動脈硬化・易感染性・ミオパチー・骨粗鬆症・骨壊死・気分障害・白内障など)の問題が大きくなることから，慎重な使用が求められる．

　デポ剤ステロイド薬の関節内注射は，痛みと腫脹の強い関節の症状を劇的に改善する効果があり，単関節の症状がADLを著しく制限している場合などに用いられる．ただし，頻回の関節内注射は関節破壊を加速し，感染リスクも高まるので注意が必要である．

　DMARDsは，免疫抑制効果，免疫調整効果によりRAの進行を遅らせる作用を有する薬剤であり，発病早期からの(診断から3カ月以内)導入が勧められる．免疫抑制薬メトトレキサートは短期的にも長期的にも最もエビデンスの明確な薬剤であるため，治療の基本・要となる薬剤(anchor drug)とされてい

る．ACR，EULAR ではメトトレキサートを RA の第一選択薬と位置づけているが，JCR のガイドライン 2011 では，予後不良因子(発病早期からの骨びらん，RF・ACPA の高値陽性，高疾患活動性)をもつ RA に対して第一選択薬として考慮するとしている．他の DMARDs には免疫抑制薬レフルノミド，タクロリムス，ミゾリビン，免疫調整薬サラゾスルファピリジン，ブシラミンなどがある．

生物学的製剤とは生体内で産生される物質を人工的に合成して開発された薬剤の総称で，RA 治療薬としては，サイトカインを選択的に抑制することを目的に，遺伝子工学的技術により開発された製剤がある，TNF 阻害薬インフリキシマブ，エタネルセプト，アダリムマブ，ゴリムマブ，IL-6 シグナル伝達阻害薬トシリズマブ，T 細胞選択的共刺激調整剤アバタセプトの 6 剤が，2012 年 9 月現在，国内で使用可能である．

生物学的製剤は，RA に伴う関節炎を速やかに抑制して症状を改善させ，骨破壊の進行を抑制する効果が認められているため，疾患の完全寛解，さらには治癒に導く薬剤として期待されている．これまでの RA 治療は疾患活動性のコントロールが目標であったが，生物学的製剤の登場により，臨床的寛解(炎症による症状・徴候がなく臨床検査値が正常化)，機能的寛解(日常生活に問題がない)，構造的寛解(画像検査で関節破壊の所見がない)という明確な目標達成に向けた治療(treat to target；T2T)の考え方が推奨されている．

手術療法は，著しい関節炎，骨関節の変形・拘縮，関節炎に伴う腱断裂などに適応となり，関節炎症状の軽減とともに機能障害の改善が期待できる．特に人工関節置換術は進行した関節機能の再建に極めて大きな役割を果たしている．上肢の手術療法として，肩・肘関節に対する関節鏡下滑膜切除術，人工関節置換術，手関節に対する手関節滑膜切除・尺骨骨切り・棚形成術，指関節に対する指屈筋腱鞘滑膜切除術・指屈筋腱再建術，母指指節間(IP)関節固定術，指伸筋腱鞘滑膜切除術・指伸筋腱再建術，中手指節(MCP)関節・近位指節間(PIP)関節人工関節置換術などがあり，下肢の手術療法に，股関節・膝関節に対する人工関節置換術，足関節に対する人工関節置換術，足関節固定術，足趾に対する足趾切除形成術などがある．また，神経症状を伴う頚椎病変に対しては，環軸椎関節固定術，環椎後弓切除術，後頭頚椎固定術などが適応になる．

障害の特性

RA の障害像の特徴は，疼痛を主症状とする疾患であるため，身体的苦痛とともに精神的苦痛が大きいこと，関節拘縮，関節変形，筋力低下をきたすため日常生活での活動制限が大きいこと，女性に多い疾患であるため，家事動作や整容動作など，女性特有の問題が生じることである．

❶ 機能障害

特徴的な機能障害は関節痛，関節拘縮と関節変形である．病初期は滑膜炎により，関節の腫脹・疼痛，運動時痛を生じる．関節腫脹は軟部組織の少ない手の PIP 関節，MCP 関節，手関節，肘関節，中足趾節(MTP)関節にみられ，特に手の PIP 関節の紡錘状腫脹が特徴的である．長時間同一姿勢をとった後の関節運動の困難は関節炎一般に認められるが，RA では特に朝のこわばり(morning stiffness)の時間が長い．関節拘縮は関節軟骨の変性，関節包の肥厚に伴って生じ，疼痛が関節運動を抑制することにより助長される．また，関節に近接する筋・腱に炎症が波及することにより，あるいは筋自体の炎症により筋力低下，筋萎縮が生じ，不動に伴う筋力低下が加わる．関節変形は関節構造の破壊とともに，滑膜炎が周囲の軟部組織に波及し，靱帯，腱などの構造物の支持性が低下することによって生じる．関節変形に伴う絞扼性末梢神経障害や環椎亜脱臼による頚髄圧

迫が生じると神経症状を呈する．

▶肩関節：肩関節の関節包は深部に存在するため，関節の腫脹を他覚的所見として捉えにくい．疼痛により肩関節は容易に関節拘縮を生じ，90°以上の屈曲・外転が困難となる．回旋筋腱板停止部の滑膜炎により腱板損傷を生じ，肩峰下滑液包炎や三角筋下滑液包炎により癒着性関節包炎となり，五十肩と同様，夜間の疼痛や著しい関節拘縮をきたすことがある．

▶肘関節：肘関節は高い頻度で関節炎を生じる．初期は伸展制限をきたすが，屈曲が制限されなければADLへの影響は少ない．滑膜炎が側副靱帯に波及し側方の支持性が低下すると，内反・外反の動揺性を生じ，疼痛が増強するとともにADLの制限が顕著になる．伸展制限，外反肘，内側上顆炎は肘部管での尺骨神経の絞扼性神経障害をきたす．近位橈尺関節・遠位橈尺関節の関節炎により前腕回内外の拘縮も早期より認める．

▶手・指関節：手関節は最も頻度の高いRAの初発症状部位である．強い炎症により手根骨は橈側に偏位し，尺骨遠位端は背側に，MCP関節は尺側に偏位する．進行例では手根骨とともに橈骨手根関節は強直する．手指ではPIP関節，MCP関節の障害頻度は高く，DIP関節はほとんど障害されない．PIP関節の屈曲，DIP関節の伸展をボタン穴変形(boutonniere deformity)，PIP関節の過伸展，DIP関節の屈曲をスワンネック変形(swan neck deformity)，母指IP関節の過伸展をZ変形と呼ぶ．手関節の強直，MCP関節の尺側偏位に伴って腱鞘滑膜炎によって脆弱化した第3〜5指の指伸筋腱は手関節部で断裂することがある．断裂は痛みもなく突然生じ，自力での手指伸展が不可能となるが他動的伸展は可能であることから診断できる．関節変形が著しく，軟骨下骨の破壊を伴い，関節構造が破壊された状態をムチランス関節炎(arthritis mutilans)と呼び，短くなった手指とオペラグラスのように皮膚が引き伸ばされる症状が特徴的である．手関節炎の波及あるいは手関節の強直により手根管の内圧上昇をきたし，手根管症候群を生じる．

▶股関節：股関節の関節包は深部に存在するため初期の関節炎症状を捉えることは困難である．初期の関節炎では回旋時の疼痛がみられ，進行した例では荷重時，歩行時の疼痛がみられる．増殖した股関節の滑膜囊胞が股関節全体を覆い，大転子部滑液包と交通すると中殿筋の筋収縮を阻害し，立位，歩行時の股関節の安定性が低下する．

▶膝関節：病初期の膝関節炎では伸展制限が特徴的である．大腿四頭筋は早期に萎縮を認め，関節炎に伴う感覚運動機構の障害が原因と考えられている．膝窩部関節包の滑液貯留により膝窩部に辺縁明瞭な膝窩囊胞(Baker cyst)を認めることがあり，過度の膝屈曲により囊胞が破裂すると下腿部の腫脹・疼痛をきたし，深部静脈血栓症と同様の症状を呈することがある．進行期には軟骨変性と側副靱帯の支持性低下により膝の内反・外反変形をきたし，歩行困難に直結する．

▶足・趾関節：足関節，距骨下関節の関節炎，側副靱帯の損傷により後足部は内反あるいは外反変形を生じる．外反変形を生じると内果部の関節炎とともに足根管を圧迫し，後脛骨神経の絞扼性神経障害をきたす．距舟関節の変形により足部の内側縦アーチは低下し進行例では舟底足をきたす．MTP関節には早期から関節炎がみられ，開張足，外反母趾，内反小趾，背側亜脱臼，重複趾をきたし，足底の骨突出部には胼胝を形成する．第2〜4趾はPIP関節屈曲，DIP関節屈曲の鉤爪趾(claw toe)あるいはPIP関節屈曲，DIP関節伸展の槌趾変形(hammer toe)をきたす．

❷ 活動制限

肩関節，肘関節の関節拘縮により，目的とする所に手が届かないリーチ動作制限をきたすため，髪をとかす，髪を洗う，背部でボタンを留める，背中を洗う，靴下をはくといったセルフケアが困難となる．また，手指の変

形により，つかむ，つまむ，握るなどの巧緻動作が障害されるため，箸を使う，瓶のふたを開ける，ドアのノブを回すといった動作が困難となる．

下肢大関節の関節拘縮，筋力低下により，深く腰掛けたり，しゃがむことが困難になり，座る，立ち上がるといった基本動作が制限される．歩行は階段や坂道，不整地などの応用歩行が困難となる．足部変形と足底胼胝による足部痛は，足部への荷重を困難とするため，やはり歩行が制限される．

生活関連動作では，家事，近隣への買い物，育児など女性に要求されることの多い活動への影響が大きい．

❸ 社会参加の制約

上肢機能の障害により，手指に負担のかかる作業や手指の巧緻動作を要する作業は困難となり，下肢機能の障害により長距離の通勤が困難となるため，職業への影響は少なくない．また，慢性の関節痛は患者心理に大きく影響し，周囲からの理解が得られないこともあって，不安，気分の落ち込み，精神的孤立感，自信の喪失などがみられ，手指や足部の変形，下肢関節の拘縮などの外見的障害も外出の機会を減じる要因となる．

| 評価・技法 |

❶ 総合的機能評価

T2T の臨床的寛解の目標となる疾患活動性の評価として，DAS (disease activity score)，SDAI (simplified disease activity index)，CDAI (clinical disease activity index)がある．DAS は 1990 年に発表され，44 関節の圧痛関節数，腫脹関節数，患者による全般的健康状態，赤沈値から計算式で算出されるスコアであるが，28 関節（両側の肩・肘・手・MCP・PIP・膝）の圧痛関節数，腫脹関節数で評価する DAS28 が用いられることが多く，DAS28 が 2.6 未満を寛解，2.6〜3.2 を低疾患活動性，3.2〜5.1 を中疾患活動性，5.1 以上を高疾患活動性と評価する．DAS は EULAR の寛解基準として推奨されてきたが，2.6 未満の寛解基準では骨破壊の予防には不適切ということが判明し，ACR/EULAR は 2011 年，臨床的寛解の指標として SDAI（圧痛関節数＋腫脹関節数＋血清 CRP 値＋自覚的全般的健康状態）3.3 未満を推奨すると発表した（CDAI は SDAI から血清 CRP 値を除いたもので 2.8 未満を寛解とする）．

ADL・QOL の総合的評価としては AIMS2 (arthritis impact measurement scale 2)，HAQ (health assessment questionnaire) がある．AIMS2 は QOL の評価法であるが，身体機能面，疼痛の評価が含まれるので RA 患者の生活機能を多面的に評価するのに有用であり，日本語版の信頼性・妥当性も評価されている．HAQ は 20 項目の質問に 4 段階（何の困難もない，いくらか困難である，かなり困難である，できない）で評価するもので，内容的には ADL に関連した項目が多い．HAQ をさらに簡略化した MHAQ (modified HAQ)は日常診療で使いやすい．

❷ 医学的リハでの具体的な機能評価

RA のリハ介入はその個別性が大きな特徴であるため，治療に反映できる ADL の質的評価が重要となる．すなわち，自立，介助といった二者択一的な評価ではなく，食事動作，整容動作などで，どの部分ができないのか，どうすればできるのかといったことを含めて評価を行う．

RA で問題となる上肢機能は，リーチ機能，手指巧緻性（マニピュレーション）機能，握力，ピンチ力で示される筋力であり，これらを定量的に評価する．

リーチ機能評価の一例としては，身体を 5 つの領域，すなわち，①頭部より上，②上部体幹，③背部，④下部体幹，⑤下肢に分け，左右 10 カ所のポイントに手が届くかどうかを評価する．①〜③は肩関節の回旋，肘関節屈曲可動域を必要とする部位で，④，⑤は肘関節伸展，股・膝関節屈曲可動域を必要とする部位である．マニピュレーション機能の評

価としては厚生労働省職業適性テスト，簡易上肢機能テスト(STEF)などの既存のテストバッテリーが利用できる．握力は手指の変形・拘縮のため，スメドレー型の握力計で測定できる例は少ないので，血圧パッド式握力計を用いる．ピンチ力は側腹つまみ，三指つまみ，指腹つまみをピンチゲージで測定する．

　これらの機能評価と活動制限は密接に関連しており，頭部顔面へのリーチは整髪，洗髪，洗顔，化粧，歯磨き，食事動作に，体幹，背面へのリーチは洗体，更衣(上衣)，トイレ後始末に，下肢へのリーチは更衣(下衣)，靴下の着脱に関係する．マニピュレーションは箸の操作，ボタンの留め外し，コンピュータのキーボード・マウス操作，書字動作に，握力，ピンチ力は爪切り，プルタブ開け，ファスナー操作，ペットボトルのふた開け，雑巾絞り，鍵の開け閉め，薬包の開封などに関係する．握力，ピンチ力とも3kg以下になるとセルフケア能力が落ち，1kg以下になると介助が必要になる．

　移動能力の評価では，下肢の関節可動域(ROM)，筋力評価とともに，連続歩行距離，段差や悪路での歩行能力も評価することが，適切な歩行補助具，移動手段の選択に役立つ．

❸ 医学的リハ技法

　RAのリハ治療は，急性炎症の時期であるのか，急性期から回復する時期にあるのか，整形外科的な手術後で回復する時期にあるのか，慢性期で関節炎自体は安定した時期にあるのかによってその内容は大きく異なる．原則として，急性炎症期は局所の安静と疼痛の除去が最優先され，回復期は機能回復・再獲得を目的とした集中的な介入を行い，症状安定期には障害予防の観点から，患者教育，日常生活指導に重点を置く．

　また，生物学的製剤の登場によりRAの治療戦略が大きく変化した現在では，より高い身体機能・日常生活活動・社会参加を目標とした，積極的かつ効果的なリハ治療戦略が求められている．

▶**患者教育**：急性期は安静の重要性を強調する．安静は全身性の安静と炎症関節局所の安静に分けられるが，発病初期の全身倦怠感が強いときは安静臥床が必要である．関節局所の安静には自着性テープでの固定や，固定用の装具を用いる．

　患者教育は全身の炎症症状が落ち着き，関節炎の症状も内科的治療で落ち着いた時期に導入するが，薬物療法開始後早期から行うことによりコンプライアンスは高まる．患者教育の内容はRAの病態の説明，検査所見の意味，薬物療法の作用機序と有害事象の説明，関節保護法・労力の節約の指導などであり，医師・看護師・PT・OTなど多専門職が関わって行うことによりその効果は高まる．

　関節保護法(joint protection technique)とは，関節の炎症や変形を助長する動作を避け，装具を利用したり，関節に負担の少ない方法に変更したり，道具を利用したりすることをいう．また労力の節約(energy conservation)とは関節の過度の負担を避けるべく作業時の姿勢や作業内容の見直し，休息のとり方の工夫，安全，かつ安楽に作業が行える環境整備などが含まれ，広義の関節保護に含まれる概念である(表2)．

▶**物理療法**：関節痛軽減のためさまざまな物理療法が適応となるが，関節炎の急性期には温熱療法は禁忌であり，コールドパックなどの寒冷療法が適応となる．炎症症状が落ち着き，運動時の関節痛，下肢の荷重痛が問題となる時期には，さまざまな温熱療法が適応となる．ホットパックは最も簡便な表面温熱であり，湿熱であるため皮膚の湿潤性が高まり，心理的リラクセーション効果もあり，運動療法の前処置として有効である．マイクロウェーブ(極超短波)・超音波は関節内部に作用する深部温熱であり，肩関節，股関節などに適用される．パラフィン浴は手指，手関節の小関節の温熱に有効である．手術後には，

表2 関節保護法

関節名	保護の方法
肩関節	両手を使う(一側上肢に負担をかけない) 痛みのある側から袖を通し痛みの少ない側から脱ぐ 戸棚など最小限の動きで届くよう配置する リーチャー,踏み台などの利用 ショッピングカートの利用
肘関節	両手を使う 自助具の利用
手関節	両手を使う 大きい関節への荷重(ハンドバッグをショルダーバッグに代える) 荷物を軽く,小さくする 道具の利用(よく切れるナイフなど) 物を持つときは前腕と体幹を使う
MCP/PIP関節	両手で持つ 指の代わりに掌を使う
股関節	しゃがみ動作を避ける 椅子の高さ調整 物を拾うためのリーチャーの使用 杖の使用 靴の補高(脚長差の補正)
膝関節	杖の使用 サポーターの使用 リーチャーの使用 椅子の高さ調整 手すりの使用
足関節,足部	履物,中敷きの工夫
頚椎	あごを引いた姿勢 自助具の利用(長いストロー,特殊なコップ) 日常使用する物を目の高さに配置 リーチャー,踏み台の利用 傾斜したテーブルの使用 かぶりシャツは避ける ネックカラーの装着
胸腰椎	腰部支持のしっかりした椅子を使用 床の物を持ち上げるときはひざまずいた姿勢で行う 手押し車の利用 座席の調整 自助具の使用(リーチャー,長柄の靴べら) 長時間の座位を避ける 膝の下に枕を入れて寝る

創周囲の局所循環を改善させ,皮膚の伸張性を高めるため,運動療法の前に過流浴を使用することがある.

▶**理学療法**:ROM訓練は疼痛を生じないように自動介助運動を原則とする.拘縮のある関節には温熱療法で前処置をした後にストレッチを行いながら関節モビライゼーション,自動介助運動,他動運動の順に進めていく.

筋力増強訓練は炎症のコントロールが不十

分な場合は関節運動を生じない等尺性訓練を原則とし，炎症が十分にコントロールされ，関節の運動痛がみられない場合は，抵抗運動での積極的な筋力増強訓練が可能となる．また，易疲労性・体力低下に対しては，ダンス・卓球・水中運動療法など関節負担の少ない全身運動が有効である．

　下肢の関節拘縮や筋力低下により基本動作が困難な例に対しては，関節への負担が少ない，安全な動作方法を選択し，反復練習を行う．歩行訓練は，適切な装具や歩行補助具を選択し，下肢関節への免荷を工夫する．上肢での免荷が困難な場合や両側の人工膝関節置換術を行った場合などは水中歩行訓練が有効である．

▶**作業療法**：作業療法では上肢関節の物理療法や ROM 訓練，等尺性筋力増強訓練などにより機能障害の改善を図るとともに，障害予防として，関節保護法・労力の節約の患者教育を繰り返して行う．手指機能障害が顕著な例には機能代償の方法を検討し指導を行う．この際，適切な自助具の選択は重要であり，リーチャー，ソックスエイド，ボタンエイド，坐薬挿入器，ループ付きタオル，長柄のヘアブラシ，太柄のスプーン・フォーク，滑り止めマット，瓶のふた開けなど，個々の症例の必要性を考慮して選択する．手指の関節保護および変形予防のためには手指の装具が有効であり，個々の症例に適合する装具を作製する．

▶**装具療法**：関節痛の軽減，関節の固定・支持，弱化した筋力の補助のため装具を有効に活用する．手指のスプリントとして尺側偏位防止スプリント，ボタン穴変形矯正スプリント，スワンネック変形矯正スプリントなどが用いられる．日常生活で簡便に使用するため伸縮性のテーピングも有効である．足部変形，足底胼胝のため既製の靴では歩行ができない場合は，足底装具や足部装具を処方する．適切な歩行補助具（杖，歩行器）の選択により歩行能力を維持することは重要である

が，長距離歩行ができない例では，社会参加を維持するため電動車椅子の処方も検討する．普通型車椅子を処方する際には，下肢による駆動を容易にするため，座面を高くし，移乗動作が容易にできるように肘あてを着脱式にするなどの配慮が必要である．

▶**住環境整備・福祉機器の利用**：生活環境の整備により，労力を節約し，関節に負担の少ない生活スタイルを定着させることは，日常生活の自立・社会参加のためだけでなく，関節への負担軽減，すなわち障害予防の視点からも重要である．RA 患者の生活環境としては，家具など高さの設定，力を必要としない調度，段差の解消などに特に配慮する．

　リーチ動作の制限がある場合には，作業面の高さや椅子の高さ，しゃがまずに済む収納スペースなど，作業が安楽に行える適切な高さを設定する．ドアの開閉，引き出しの滑り，冷蔵庫の扉，掃除機などは，できるだけ弱い力で操作できる軽いもの，あるいは軽く操作できる工夫が必要になる．段差解消は，室内をキャスター椅子や車椅子で移動する場合はいうまでもなく，下肢関節の拘縮や筋力低下により，またぎ動作，段差昇降が困難な場合にも自宅内移動が自立するための重要な条件である．

　環境整備が不十分であったり，介助者が確保できない場合には介助犬の導入も選択肢の1つとして検討する．

リハビリテーション処方

❶ 診断確定・治療導入早期

▶**適応**：診断が確定し DMARDs 治療が開始されたが，関節症状の改善が不十分で関節痛・若干の関節拘縮がありリウマチ内科からリハ科へ診療依頼．

▶**考慮すべき事項**：診断確定後の精神的不安，活動・参加への影響．

▶**リハ治療に必要な情報**：治療内容と疾患活動性，全身性症状の有無．

▶**機能評価**：個別関節炎の疼痛，腫脹，運動制限，活動制限．

▶**目標設定**：不安の軽減，疾患・障害の理解促進，心身の安寧，関節症状の改善．
▶**リハ処方**：週1回の頻度で数回の外来作業療法．通院は内科受診に合わせて負担を軽減する．患者教育として RA の関節症状とリハ治療の目的と必要性を説明する．患者の活動状況に即した関節保護法指導を行う．関節腫脹・関節炎に対しては自着性テープによる固定，スプリントによる固定を行う．ROM 訓練としては，手指温浴後の自動運動・自動介助運動を指導する．家事用の自助具などを紹介する．
　このような病初期の対応を RA 教育入院として短期入院で行う施設もある．

❷ **寛解導入期**
▶**適応**：早期診断・早期治療により疾患活動性は改善し関節痛も軽減し臨床的寛解の状態にあるが，関節拘縮が残存し，長く歩けない，公共交通機関の利用ができないなど生活上の問題がある．
▶**考慮すべき事項**：薬物療法の内容と有害事象の有無，疾患活動性．
▶**機能評価**：ROM，筋力，筋持久力，体力，活動と参加．
▶**目標設定**：機能障害の改善，活動制限・参加制約の改善．
▶**リハ処方**：外来通院で理学療法および作業療法．期間は個々の症例の目標達成による．自動介助・他動的 ROM 訓練，抵抗運動による筋力増強訓練，有酸素運動による体力強化，日常生活活動の工夫，補装具の活用による社会参加の検討．

❸ **周術期**
▶**適応**：人工関節置換術(股・膝・肩・肘・手指など)，滑膜切除術，足趾切除形成術などの予定があり術前に整形外科からリハビリテーション科に診療依頼．
▶**考慮すべき事項**：薬物療法と疾患活動性，手術部位以外の関節症状．
▶**機能評価**：術前機能評価，個別関節の機能評価(ROM・筋力，運動機能)，手術部位以外の機能障害，活動と参加．
▶**目標設定**：可能な限り早期の術後機能再獲得と早期退院．
▶**リハ処方**：術前機能評価，術後早期のリハ治療開始．どの部位の手術であっても多関節機能障害と活動制限を念頭に置き理学療法，作業療法を処方する．入院中は毎日リハ治療を行う．体力低下がある例には長時間の治療は避ける．原則としてクリニカルパスに沿ってリハを進めるが，術側と反対側の関節機能障害や四肢の関節機能障害，特に手指の関節障害により通常のクリニカルパスからは外れることが多いことを認識する．退院後は必要に応じ通院リハを継続するが，通院が困難な例では回復期リハ病棟の利用，訪問リハを検討する．

❹ **機能障害増悪時の短期集中リハ**
▶**適応**：RA 経過後比較的長期に経過し，薬物療法により低疾患活動性が維持されているが，関節拘縮や関節変形，筋力低下が徐々に進行し，活動制限や社会参加の制約が拡大している．
▶**考慮すべき事項**：薬物療法と有害事象の有無，関節外症状の有無と重症度．
▶**目標設定**：関節・活動を絞った機能障害の改善と活動制限の改善．
▶**リハ処方**：2週間程度の短期リハ入院で対応．心身の休養を図りながら理学療法・作業療法を行う．目的関節を絞った ROM 訓練，筋力増強訓練，日常生活活動訓練．補装具・福祉機器の見直しと再調整．

❺ **進行期**
▶**適応**：長期罹患例で，環軸椎脱臼・頸椎病変の進行による頸髄症不全四肢麻痺，間質性肺炎による呼吸不全，心膜炎による心機能低下，薬物療法の有害事象による骨粗鬆症・骨折・筋炎・腎障害の合併，四肢血管炎による循環障害の合併，多数の人工関節置換術施行例など．
▶**考慮すべき事項**：心血管・呼吸器・腎機能障害の重症度，その他の併存疾患．

▶目標設定：安楽かつ安全な日常生活，本人・家族に負担の少ない介護生活．
▶機能評価：活動制限，介護度，家族の介護力，生活環境，福祉制度の利用．
▶リハ処方：内科受診時に外来診察で対応．必要に応じて訪問看護師・OT・PT・ソーシャルワーカー・ケアマネジャーが介入する．補装具の利用，環境整備，介護保険サービスの利用，自立支援法サービスの利用，介護指導など．

全身性エリテマトーデス

小林一成　東京慈恵会医科大学准教授・リハビリテーション医学講座

疾患の特性

全身性エリテマトーデス（systemic lupus erythematosus；SLE）は，原因不明の慢性の自己免疫性炎症性疾患で，その影響は全身臓器に及ぶ．特に皮膚，関節，心外膜や胸膜などの漿膜，腎臓，中枢神経に影響を及ぼす．発症の男女比は1：10程度で圧倒的に女性に多く，20～40歳代に好発する．いまだにその病因は不明ながら，遺伝的素因，ホルモンや紫外線などの環境要因，および免疫学的要因が複雑に関与していることが推測されている．近年，その生命予後は飛躍的に向上しているが，これは診断法（表1）の向上に伴って，軽症例や早期例が増加したことと，病変臓器ごとの細かな治療法の確立に負うところが大きいといわれる．すなわち，5年生存率は1970年代以前の75％程度から現在は95％以上へと改善している．死因としては，以前は腎不全によるものが多かったが，近年は血液透析の普及によりその生存期間は延長し，むしろ感染症や心血管疾患による死亡が多くなっている．治療の基本は副腎皮質ステロイドの投与で，必要十分量を投与し，活動性を評価しながら増減させる．

障害の特性

発熱，全身倦怠，食欲低下などの非特異的な全身症状に加えて，さまざまな全身臓器の症状を示すが，その組み合わせは症例ごとに異なる．そしてそれぞれの症状に伴う障害に対応したリハが必要になるが，全身性の問題として疲労しやすい点に注意が必要で，有酸素運動能力が低下している．炎症性サイトカインの放出に伴って，全身疲労の増大ややる気の低下がみられ，これに伴う活動性の低下から廃用症候群に陥りやすい．また，長期間の副腎皮質ステロイド治療が必要なため，その副作用による障害にも注意する．

評価・技法

それぞれの臓器別に症状と障害につき評価する．

❶ 皮膚粘膜症状

SLEの約半数にみられる鼻梁から両頬部にかけての蝶形紅斑や中心部の落屑を伴うディスコイド疹がみられ，これらの皮疹は日光や紫外線への曝露によって増悪することが多く，屋外での活動には制限が伴う．また，Raynaud現象を伴うことがある．

❷ 関節・筋症状

関節痛などの関節症状は約80％の症例に認められる．骨破壊は伴わない対称性・多発性の関節炎が特徴である．大腿骨頭無腐性壊死が約10％で認められるが，副腎皮質ステロイドの副作用による影響だけとはいえず，SLEに副腎皮質ステロイドが加わることで発症のリスクが高まると考えられている．また，筋症状として，非特異的な筋痛を訴えることも多い．

❸ 腎機能障害

約半数にみられる腎障害はループス腎炎と呼ばれ，SLEの予後を左右する最も重要な臓器障害である．持続的蛋白尿や細胞性円柱尿からネフローゼ症候群を経て腎不全に至る．重症度や治療効果の判定のためには腎生検が勧められる．

表1 SLE診断基準(米国リウマチ学会，1997)

1. 頰部紅斑
2. ディスコイド疹
3. 光線過敏症
4. 口腔内潰瘍
5. 非びらん性関節炎
6. 漿膜炎：a) 胸膜炎，またはb) 心外膜炎
7. 腎障害：a) 0.5 g/日以上，もしく3+以上の持続性蛋白尿，またはb) 細胞性円柱尿
8. 神経障害：a) 痙攣，またはb) 精神障害
9. 血液異常：a) 溶血性貧血，b) 白血球減少症($<$4,000/mm^3)，c) リンパ球減少症($<$1,500/mm^3)，またはd) 血小板減少症($<$10万/mm^3)
10. 免疫学的異常：a) 抗二本鎖DNA抗体陽性，b) 抗Sm抗体陽性，またはc)抗リン脂質抗体陽性：①抗カルジオリピン抗体異常値，②ループス抗凝固因子陽性，③血清梅毒反応の生物学的偽陽性のいずれかによる
11. 抗核抗体

診断：同時に，あるいは経過中のどの時点にでも上記11項目中4項目以上が存在する場合SLEと診断する．

❹ 中枢神経症状

10〜30%にみられ，予後に影響する重要な症状である．その主な症状は痙攣発作と精神症状で，さまざまな程度の意識障害，睡眠/覚醒サイクル障害，躁うつ状態，幻覚・妄想などがみられる．また，脳血管障害や脊髄炎を併発することもあり，傷害部位に応じた麻痺や膀胱直腸障害などの後遺症を残す．

❺ 心肺症状

約20%に漿膜炎(胸膜炎，心外膜炎)がみられ，胸水や心囊水貯留を認める．またまれではあるが，間質性肺炎を併発することもある．

❻ ステロイドの合併症

股関節や膝関節の無腐性壊死，骨粗鬆症の進行による脊椎圧迫骨折，またステロイドミオパチーによる筋力低下などの可能性がある．

以上述べたように，SLEの症状は多彩であり，その活動性や治療効果の判断に困ることがあるが，活動性を総合的に評価する指標として，SLEDAI(SLE disease activity index)(表2)が国際的に広く用いられている．また，SLEの活動期には，赤沈値は亢進するがCRP(C-reactive protein)の上昇はそれほど高くはないことが多く，発熱をみたとき

表2 SLEDAI(SLE disease activity index)

スコア	項目	
8	けいれん	精神症状
	器質性脳症候群	視力障害
	脳神経障害	ループス頭痛
	脳血管障害	血管炎
4	2関節以上の関節炎	筋炎
	尿沈渣(顆粒/細胞性円柱)	血尿($>$5/HPF)
	蛋白尿($>$0.5 g/24時間)	膿尿($>$5/HPF)
2	新規の皮疹	脱毛
	口腔内潰瘍	胸水貯留
	心外膜炎	低補体血症
	抗DNA抗体($>$25 IU/ml)	
1	発熱($>$38℃，感染症除外)	血小板減少($<$100,000/μL)
	白血球減少($<$3,000/μl)	

にそれが感染症によるものか否かの判断にCRPの動向が参考になる．

リハビリテーション処方

病気の活動性が高いときは，全身性の疲労も強く，そのために体力低下もあり，最大酸素摂取量，耐久力，筋力，努力肺活量などいずれも低下している．この場合，発熱の程度，倦怠感や食欲低下の回復具合，SLEDAI

血友病性関節症

小林一成　東京慈恵会医科大学准教授・リハビリテーション医学講座

疾患の特性

　血友病は血液凝固系異常による出血性疾患で，第Ⅷ因子欠乏症である血友病Aと第Ⅸ因子欠乏症である血友病Bがあり，その発症比率は5：1程度で血友病Aが多い．どちらもX染色体の遺伝子変異による伴性劣性遺伝病であり，その重症度は欠乏凝固因子活性により診断され，活性が1%未満は重症，1〜5%未満のものを中等症，5%以上を軽症としている．

　血友病では，身体のどの部位にでも出血が起こる可能性はあるものの，関節内出血の頻度は高く，患者の90%以上で経験されている．そして関節内出血を繰り返すことによって関節軟骨の障害が起こり，二次性の変形性関節症である血友病性関節症（hemophilic arthropathy）を生じる．関節内出血の初発年齢は歩行開始後の幼児期後半が多く，特に誘因なく生じることも多いが，打撲や捻挫，そして運動負荷のかかる場合などにも発症する．血友病性関節症の頻度は不明であるが，外力のかかりやすい足関節，膝関節，肘関節に多い．

　関節内出血から関節症に至るメカニズムには3つの要因が考えられる．まずは関節内出血による直接の影響によるもので，ヘモジデリン沈着などにより関節軟骨に障害を生じる．これが繰り返されるうちに関節面の不適合が生じ，関節変形が進行する．そして第二には，関節内出血に伴って滑膜炎が生じ，これが慢性化することによって滑膜の増殖肥厚をきたすことで，ますます関節内出血をしやすい状態となり，出血が繰り返されることによって関節破壊に至る悪循環が形成される．そして第三には，関節内出血により関節包に腫脹が生じ，その疼痛のために関節を動かす

による活動性などから病勢を評価し，病勢の低下を待って，歩行練習やエルゴメータなどによる有酸素運動を中心に，低負荷運動より開始する．運動による疲労を残さないことが肝要であり，状態をみながら負荷量は漸増させていく．また，股関節周囲筋や膝関節周囲筋などの筋力強化訓練も合わせて開始するが，当初は等尺性運動が勧められる．

　手足の小関節の関節炎による疼痛に対しては，非ステロイド性抗炎症薬（NSAIDs）の投与や温熱療法，寒冷療法，経皮的電気神経刺激（transcutaneous electrical nerve stimulation；TENS）などの物理療法，さらには疼痛関節の保護の仕方などの生活指導により対処する．また無腐性壊死による疼痛に対しては，歩行補助具の使用や装具などを処方し，罹患関節を免荷することで対応する．

　その他，脳血管障害や脊髄炎，腎機能低下，呼吸機能低下などが併発した場合には，それぞれの障害に対するリハに準じてリハ処方を行うが，原疾患の増悪を避けながらのリハが必要で，そのためには常に全身の疲労状態をモニターしながら，暫時進める必要がある．

禁忌・留意点

　増悪因子である過労・感染・直射日光への長期曝露を避けるとともに，またRaynaud現象を伴う場合には寒冷刺激を避けて保温に努め，禁煙を守るように指導する．病気の活動性を評価し，必要十分量の副腎皮質ステロイド投与により臓器障害を防ぐが，疲労は活動性をよく反映しており，予後予測因子となる．また，特に腎障害や中枢神経症状の出現は予後に大きく影響する．

その他

　全身疲労を伴うことが多く，無理のない範囲内で生活することが勧められ，昼寝などを積極的に生活に採り入れる．

表　DePalmaの分類

Grade	内容	
	臨床所見	X線所見
1	変形・関節運動制限なし．病態は軟部組織に限局し，軽度の筋萎縮，滑膜・滑膜下組織の肥厚を認める．	軟部組織陰影の増強と骨萎縮
2	軽度の関節運動制限あり．関節包，関節周囲組織に拘縮を認める．	骨梁の粗大化と骨端部の肥大
3	骨端部の突出などの関節変形（膝関節；屈曲・外反・外旋変形，肘関節；外反変形と伸展制限，足関節；回外変形）あり．高度の筋萎縮，関節周囲組織の肥厚を認める．	骨端部の過成長，関節面の不整合性，軟骨下嚢胞，関節裂隙の狭小化，骨棘形成
4	著明な関節機能障害あり．時に線維性強直を認める．	骨硬化像，著しい関節裂隙の狭小化と骨棘形成

ことを避ける結果，不動化による関節周囲骨格筋の筋萎縮と筋力低下が生じることで，ひいては関節の不安定性が増大する．これによりさらに関節軟骨の変形・破壊が進行するとともに，不安定であることによりますます出血しやすい状態となり，これによっても悪循環が形成される．

┃障害の特性┃

繰り返す関節内出血による関節破壊が障害の本質で，関節可動域（ROM）制限，関節動揺性，関節痛，関節周囲筋の筋力低下が生じる．また，適切な関節内出血の予防策が実行されなければ，出血の度に障害が増悪していくと考えられる．関節病変の時期により，急性出血期，慢性出血期，終末期に分けられる．

急性出血期は関節内への出血と，それに伴う疼痛・腫脹・熱感があるが，滑膜には慢性的な炎症性変化がまだ認められない時期である．その後，関節内出血を繰り返すことにより滑膜の増殖と肥厚が認められ，急速に関節破壊が進む慢性出血期に移行する．そして最後に，著しい関節変形と機能障害が認められ終末期に至る．

したがって，障害の進行を阻止するためには，関節内出血を予防することが最も重要であり，適切な凝固因子製剤の投与と，外力を受けやすい関節への対策が必要になる．

また，遊び盛りの子どもに生じる疾患である点もこの病気の特性で，子どもの成長発達を妨げない配慮を行いつつ，保護者への適切な教育・指導と，子どもが受け入れ可能な生活管理およびリハ指導が必要である．

┃評価・技法┃

関節内出血を生じた時点で，すでに血友病と診断されていることが多く，血友病性関節症の診断に困ることは少ない．単純X線検査にて関節変形の程度を評価し，関節の変形・腫脹・圧痛の有無，ROM，関節不安定性の有無，周囲筋力低下の有無，歩容などを評価する．関節症の重症度評価には，臨床所見とX線所見からなるDePalmaの分類（**表**）が用いられることが多い．変形性関節症の程度とROMおよび周囲筋力との間には密接な関係があり，変形が進むほどROMは小さくなり，また筋力も低下する．

┃リハビリテーション処方┃

急性出血期においては，最初に欠乏凝固因子の補充により止血治療を行う．さらに罹患関節にはRICE，すなわち安静（Rest），冷却（Ice），圧迫（Compression），挙上（Elevation）を行うが，安静や固定はできるだけ短期間（1〜2日以内）にとどめ，その後等尺性運動による筋力強化運動から運動を開始す

る．関節の腫脹が消退したら，ROM 訓練や等張性運動も開始する．このとき，温熱療法との併用が勧められ，出血する前の筋力とROMまでの改善を目標とする．急性出血期では，関節機能の低下は一時的なものであり，補充療法後に適切なリハを十分に行うことで，従来の機能を取り戻せる可能性がある．

また，慢性出血期においては，ROM の低下や筋力低下が自覚もされるようになる時期であり，関節の腫脹や変形なども出現してくる．この時期には1回の関節内出血でも急速に関節破壊が進行することがあり，できる限り出血を予防することが重要で，定期的な血液製剤の補充による止血管理計画のもとで，筋力維持とROMの維持のためのリハを行う．そのためには，保護者と患児が一緒に在宅で行えるプログラムを指導する必要がある．筋力維持については，患児ごとに適切な負荷量を定めて，各下肢関節周囲筋群および体幹筋群の筋力強化が行えるような等尺性運動を指導する．また，ROMについては，できれば入浴後に，ゆっくりと全ROMにわたって数回ずつのストレッチを，適切な強度で毎日繰り返せるように指導する．可動域制限をきたしやすい関節は，肘・膝・足関節であるため，これらの関節については特に注意して行う．いずれの運動も特別な方法があるわけではなく，通常行われる方法で指導するが，ポイントは患児ごとに「出血しない程度」の適切な負荷強度を定めて，保護者にその程度を直接伝授することにある．患児にその強さが療法士と保護者で同じか否かを繰り返し問いかけながら，保護者が療法士の手技を再現できるまで，繰り返し指導する．

補装具については，関節症の予防目的に，障害の進展度に応じて各種装具および杖，車椅子を処方する．また関節への負荷軽減目的にサポーターや短下肢装具なども使用されているが，長時間の使用により可動域制限や筋力低下を生じる可能性があり，日々のリハを欠かさないことを条件で使用することが必要である．

禁忌・留意点

血友病患者では，筋肉内出血による拘縮，脳出血や脊髄出血による麻痺など，関節内出血以外でも運動障害を生じる可能性があり，他の部位の出血の可能性についても，常に考慮する．

その他

ごく軽微な関節負荷で関節内出血を生じることがあり，注意深い観察とその場合の対応への準備が常に必要である．また，過度の関節負荷が予想される場合には，介助や補装具により関節負荷を軽減することを考える必要があり，患児それぞれの日常生活場面での関節負荷について，保護者と十分に相談し，対応を検討する．

全身性硬化症

小林一成　東京慈恵会医科大学准教授・リハビリテーション医学講座

疾患の特性

全身性硬化症(systemic sclerosis；SSc)は，皮膚の硬化性変化と末梢血管病変を特徴とし，関節や内臓諸器官の結合織をも侵す原因不明の全身性リウマチ性疾患である．元来，皮膚硬化が特徴のため"強皮症"と呼ばれていたが，病変が全身に及ぶことが明らかとなり，現在は全身性硬化症と呼ばれるようになった．臨床経過や症状より diffuse 型と limited 型に分けられるが，リハの対象となるのは急速に皮膚硬化が進行し，全身に障害が及ぶdiffuse 型で，発症後数年の間は活動性が高く，この間に拘縮をつくらないことが求められる．第一標的組織は皮膚であるが，その病因は毛細血管障害であり，ひいては腎臓や肺，時に心臓にも影響を及ぼす．最初は，Raynaud 現象や皮膚のこわばりなどで発症することが多く，その後全身に障害が及

び，以下のような症状がみられる．

❶ 皮膚病変
顔面や四肢末梢から始まる皮膚硬化，色素沈着や脱出，毛細血管拡張，皮下石灰沈着が認められ，また皮膚小動脈内腔の閉塞症状として手指末梢に小潰瘍や陥凹性瘢痕を認める．

❷ 関節・筋・腱病変
炎症や線維化による関節拘縮，関節痛，こわばり感がみられる．

❸ 消化器病変
平滑筋層の萎縮と線維化のために，食道や腸の蠕動低下と拡張がみられる．このため固形物の嚥下に際しては，食道下部でのつかえ感を自覚し，また腹部膨満感や便通異常，逆流性食道炎を合併することもある．

❹ 呼吸器病変
肺線維症や間質性肺炎がみられ，拡散障害を生じる．

❺ 心病変
心筋病変や心外膜炎による伝導障害がみられることがある．

❻ 腎病変
突然，高レニン血症を伴う悪性高血圧を発症し，急速に腎不全に至る強皮症腎クリーゼが知られている．

治療としては，生活指導と薬物療法であるが，本症を治癒させる根本的な薬物はなく，対症療法が主体である．

障害の特性
主な障害は，手指の拘縮とそれに伴う把持能力の低下で，これは手指の皮膚硬化による関節可動域（ROM）制限と末梢循環不全に伴う疼痛や潰瘍による手指の不動化により生じる．予後を左右するのは，呼吸器・心・腎の各病変の有無であり，診断後の5年生存率は80〜90％である．

評価・技法
手指を中心としたROMの評価と皮膚状態の観察を行う．特に近位指節間関節の屈曲拘縮が生じやすく，温熱療法と組み合わせた関節のストレッチを毎日頻回に行う．

リハビリテーション処方
リハの目的はROMの維持と改善で，皮膚および関節などの結合織の障害によるROM制限に対して，温熱療法と組み合わせたROM訓練を処方する．皮膚などの表層の結合織障害によるROM制限に対しては，ホットパックやパラフィン浴などによる表在性湿性温熱療法を行ったうえで，十分なROM訓練を行う．これらの温熱療法は疼痛受容器に作用して筋スパズムの緩和，軟部組織の疼痛軽減，膠原線維の伸張性増加などの効果が期待される．また，関節包や腱，靱帯などによるROM制限に対しては，超音波や極超短波などによる深部温熱療法により腱の伸張性を増加させた後に，他動的ストレッチ運動を行う．

禁忌・留意点
活動性の高い時期に拘縮が進行するため，これを予防し，障害を軽減することが重要である．その際に用いる温熱療法では，毛細血管を傷害しない程度の温度と時間の見極めが必要となる．また，Raynaud現象に対しては寒冷刺激を避けるための厚手の手袋や指サックの使用などを試みる．拘縮に対してダイナミックな装具の効果は認められておらず，むしろ組織が耐えられずに有害となることがあるので使用は避ける．

その他
手指拘縮による握力低下やつまみ力低下により日常生活に支障をきたすため，それぞれの日常生活場面で役立つ自助具の有無について検討する．

痛風

小林一成　東京慈恵会医科大学准教授・リハビリテーション医学講座

疾患の特性
痛風（gout）は高尿酸血症を基盤として，

血漿中に過飽和となった尿酸塩が，結晶となって体内のいろいろな組織に沈着することによって臨床症状を呈する疾患で，皮下結節や腎障害，関節炎などを生じる．特に関節内に尿酸結晶が遊離すると激しい痛みを伴う急性炎症を起こすが，これが痛風発作であり，この急性関節炎を引き起こす状態を痛風と呼ぶ．

痛風は，他の疾患や誘因により二次的に生じる続発性と，他に原因が明らかではない原発性に大きく分類される．二次的に尿酸の産生過剰が生じるものでは，白血病や骨髄腫などの骨髄増殖性疾患に伴う場合や，溶血性貧血などの細胞崩壊が亢進して起きる場合がある．また逆に排泄低下が生じるものでは，慢性腎不全に伴う場合やサイアザイド系利尿薬やフロセミドなどの各種薬剤の影響により生じる場合がある．

わが国の有病率は0.1～0.3％程度であり，青壮年の男性に多く，女性患者は男性の数％程度である．多くは原発性で原因は特定されておらず，遺伝的素因と環境因子の両方に原因があると考えられている．一方，痛風を発症していない高尿酸血症の人は，痛風患者の約10倍いるといわれる．尿酸は血清中で7 mg/dL程度で飽和状態となり，それ以上濃くなると過飽和のために尿酸塩や尿酸の結晶が形成される可能性がある．仮に関節内に析出，遊離すると，多形白血球がこれを異物として貪食し，それが契機となって各種の炎症性メディエーターが遊離し，激しい関節炎が誘発される．またこれが皮下に沈着すると結節を形成し痛風結節となり，尿路に析出すると結石の原因となる．さらに腎臓の髄質に沈着すると，髄質障害を主体とした痛風腎の原因となる．

障害の特性

突然に始まる急性の激しい関節痛（痛風発作）と慢性期に生じる尿路結石の疼痛，および腎機能低下（痛風腎）が問題となる．

❶ 痛風発作

母趾の第一中足趾節間関節が好発部位で，初発部位の70％を占める．最初の発作はどこか1カ所の関節に起きる単関節炎の形をとることが多く，罹患関節は疼痛，発赤，熱感，腫脹などを伴い，深夜から早朝にかけて発症することが多い．約半数には，発作前に患部がムズムズするなどの予兆を生じる．発作は，時に2つ以上の関節が同時に，あるいは連続して起きることがあるが，放置していても10日前後でおさまる．しかし，このときに尿酸降下薬で尿酸値を低下させると長引いて劇症化するため，尿酸降下薬の投与は発作がおさまってから開始する．仮に無治療であっても発作は年に数回程度であるが，放置により次第に他の部位（足関節，膝関節，手関節，アキレス腱付着部など）まで広がり，発作の間隔が短くなる．

❷ 腎・尿路症状

尿酸塩結晶による尿路結石は，痛風発作以前に発症する場合もあり，痛風の10～30％にみられる．痛風腎による腎不全は緩徐な経過で腎機能が低下し，腎不全に至る．

リハビリテーション処方

痛風発作時には通常の急性関節炎時の対処同様，局所の安静を指示し，関節炎が消退するのを待つ．無治療でも10日間程度で消失するが，発作が生じた場合には常用量1.5～2倍の非ステロイド性抗炎症薬（NSAIDs）の投与を1～2日間に限って投与する．発作の予兆がある場合には，コルヒチン（0.5 mg）1錠を内服する．無症状期には高尿酸血症の治療を行い，血中尿酸値を5.0～6.0 mg/dLに維持する．痛風でリハ治療が必要となることは通常は少ない．発症初期より食事療法を含めた生活習慣改善と内服治療により尿酸値をコントロールすることが重要である．

禁忌・留意点

高尿酸血症を放置したままにすると，痛風発作頻度が増加し，慢性化して腎障害が生じるまでに至る．服薬指導を丁寧に行い，尿酸

値のコントロールをしっかり行うことが重要である．また，痛風発作時には尿酸降下薬で急激に尿酸値を低下させることは避けるべきであり，炎症の激化や遷延化に注意する．

その他

痛風は高尿酸血症を基盤とした全身性疾患であり，単に痛風発作をコントロールするだけでは治療の一部に過ぎない．また，その他の生活習慣病（糖尿病，高血圧，脂質異常症など）を併存していることが多いため，日常生活の管理指導が重要である．

変形性疾患（脊椎・関節）

佐浦隆一　大阪医科大学教授・総合医学講座リハビリテーション医学教室

障害の特性

平成22年簡易生命表によると，わが国の平均寿命（0歳児の平均余命）は男性79.6歳，女性86.4歳であるが，人口推計（総務省）によれば，2010年の65歳以上の高齢者人口は2956万人（総人口の23.1％）となり，1950年以降，その割合は上昇の一途をたどっている．そして2025年には65歳以上の高齢者人口は3473万人（総人口の28.7％），15～64歳人口（生産年齢人口）に対する65歳以上人口の割合を示す老年人口指数は48.0に達し，生産年齢人口のほぼ2人で1人の高齢者を支えることになると推計されている．

一方，厚生労働省の調査によると，わが国の健康寿命〔健康で自立して暮らすことができる期間：世界保健機関（WHO）〕は男性70.4歳，女性73.6歳であるので，男性で約9年間，女性で約13年間は何らかの介護が必要であり，独立行政法人福祉医療機構の統計によると，実際に介護を必要とする要支援・要介護者数は2010年には494万人に達している．

このように急速に少子高齢化が進むなかで，高齢者の健康寿命を延伸させるための方策を講じることは，医療と介護を含む社会保障給付費の急激な増大を抑制し，社会の負担を軽減するための喫緊の課題である．

平成22年国民生活基礎調査によると要支援を含め要介護状態の主な原因疾患は，脳血管疾患（21.5％），認知症（15.3％），高齢による衰弱（13.7％）に次いで関節疾患（10.9％），骨折・転倒（10.2％）が上位を占める．すなわち，死亡原因第1位の悪性新生物（がん）対策や脳血管疾患の危険因子である生活習慣病（メタボリックシンドロームに端を発するメタボリックドミノ）対策，患者数が250万人を超える認知症への対策はもとより，要介護状態に陥る原因疾患の約2割を占める運動器疾患への対応も高齢者の健康寿命を延伸させるための方策として非常に重要である．

さて，運動器とは身体活動を担う筋・骨格・神経系の総称であり，筋，腱・靱帯，骨・関節，神経系，脈管系などの身体運動に関わる組織・器官によって構成された機能的連合である（一般財団法人運動器の10年・日本協会）．

ヒトは直立二足歩行を行うため膝や脊椎の関節軟骨や椎間板などに大きな機械的な負荷が加わるので，加齢とともに運動器疾患の罹患率・有病率は増加する．一般住民を対象としたコホート研究でも，運動器に何らかの障害をもつ人は40歳以上で4700万人と推定されており，加齢とともに骨，関節，筋では骨粗鬆症，変形性関節症，サルコペニア（筋減少症），脊椎では椎間板変性などを基盤に変形性脊椎症や脊柱管狭窄症が生じる．そして，高齢者では骨脆弱性骨折，脊椎疾患，膝・股関節疾患により，起居・移動・立位保持などの下肢・体幹の運動機能が低下すると容易に要支援・要介護状態に陥ってしまう．

厚生労働省は2000年度より「21世紀における国民健康づくり運動（健康日本21）」を開始し，生活習慣などの課題について2010年度を目途とした分野ごとの「基本方針」「現状と目標」「対策」などを決定したが，運動器関

連は「身体活動と運動」の分野に含まれる小項目だけであった．また，安全で有効な運動の普及を目的に「健康づくりのための運動基準2006」に基づいて「運動指針2006」が策定されたが，健康成人を対象としたものであり，運動器疾患への対応ではなかった．

その後，新健康フロンティア戦略（2007年）のなかで健康寿命を延伸させるために取り組むべき分野として「介護予防対策の一層の推進（介護予防力）」が取り上げられ，加齢や精神的要因，傷病などを契機とする身体・精神活動の低下（廃用症候群）の発症予防および改善のための適切な取り組みとして「運動器疾患対策の推進，骨・関節・脊椎の痛みによる身体活動低下，閉じこもりの防止」が示された．そして，そのための具体的な方策として①骨折（大腿骨頚部骨折，脊椎圧迫骨折）の予防，②膝痛や腰痛の予防および治療と支援機器による痛みの緩和が掲げられている．

リハビリテーションの考え方

これまで障害は，障害モデル（international classification of impairments, disabilities and handicaps；ICIDH, 1980）を用いて「人が生きることの困難さ」というマイナス面から分類されることが多かったが，2001年以降WHOが提唱する，このマイナス面だけではなく「人が生きること，そのもの」というプラス面も考慮した生活機能モデル（international classification of functioning, disability and health；ICF）で障害を捉えるようになってきた．

生活機能モデルに倣うと，運動器疾患患者の生活や障害も背景因子である環境因子・個人因子の「促進/阻害」を考慮しながら，次の3つのレベル全てを包括した「生活機能」の各レベルでの「プラス/マイナス」の程度として捉えられる．すなわち，①筋力・筋持久力，随意性，巧緻性，支持性，可動性などの運動器全般に関連する「機能・構造」レベル，②起立・歩行などの下肢・体幹の「動作」，つまむ・握る，持ち上げるなどの上肢の「動作」から食事や更衣・整容などのセルフケアや家事動作，学習，労働など家庭内・外での「生活行為」に至る「活動」レベル，そして，③就労・就学，趣味活動，地域活動など社会生活・市民生活レベルでの「参加」である．

本項で解説する脊椎・関節の変形性疾患に対するリハの目的は「機能・構造」の異常の改善や緩和，あるいは代償的方法（潜在的生活機能の開発・増大）を利用することにより「活動」の制限を軽減，解除し，結果として「参加」の制約を開放することである．そのためにさまざまなリハアプローチが行われるが，治療場面では医学的リハとして運動器リハが処方されることが多い．

診療報酬上，運動器リハの対象は①急性発症した運動器疾患またはその手術後の患者，②慢性の運動器疾患により，一定程度以上の運動機能の低下および日常生活能力の低下をきたしている患者であるが，喫緊の課題である高齢者の健康寿命の延伸のためには，特に「高齢化によりバランス能力および移動歩行能力の低下が生じ，閉じこもり，転倒リスクが高まった状態」と定義される運動器不安定症への対応が重要である．

この運動器不安定症の診断基準は，運動機能低下をきたす疾患（①脊椎圧迫骨折および各種脊柱変形，②下肢の骨折，③骨粗鬆症，④下肢の変形性関節症，⑤腰部脊柱管狭窄症，⑥脊髄障害，⑦神経・筋疾患，⑧関節リウマチおよび各種関節炎，⑨下肢切断，⑩長期臥床後の運動器廃用，⑪高頻度転倒者）の既往があるか，罹患している者で日常生活自立度がランクJまたはA（要支援＋要介護1, 2），あるいは運動機能が開眼片脚起立時間15秒未満，または3m Timed up-&-go test 11秒以上の評価基準に該当する者とされている．

運動器リハでは理学療法，作業療法および装具・スプリント療法が行われるが，理学療法では温熱や寒冷，超音波や電気・磁気，光線，水，牽引などの物理エネルギーを利用し

た物理療法，関節可動域(ROM)練習，筋力強化練習，心肺機能強化練習，バランス練習などの運動療法が処方される．また，装具・スプリント療法では，目的に応じて静的・動的装具，矯正装具などが処方，作製される．

一方，作業療法では，残存する障害に対する方法・手順の変更や代償的手段の利用による日常生活動作・日常生活関連動作(activities parallel to daily living；APDL)練習に加えて，日常の「生活行為」に必要なさまざまな目的動作・活動を治療に用いることにより，その作業動作・活動の結果に注意を集中させながら，運動過程に注意を集中する意図運動よりも大きな運動を引き出し，同一の作業動作・活動のなかで身体各部位への負荷量や運動量を変化させて能動的に随意運動を行わせる機能的作業療法も重要である．

運動器リハ各論は疾患によって異なるので，疾患・障害の特性や具体的処方，禁忌などの詳細は疾患・障害編(骨・関節障害)の各疾患の項を参照されたい．

肩関節周囲炎

佐浦隆一　大阪医科大学教授・総合医学講座リハビリテーション医学教室

疾患の特性

肩関節周囲炎は肩関節周囲組織の炎症と退行変性を基盤として発症し，疼痛と関節可動域(ROM)制限を主徴とする症候群である．その語源は1872年にDuplayが外傷性肩関節脱臼後の肩関節に疼痛と制動のある病態をpériarthrite scapulo-humérale と名づけて報告したのが最初である．その後，1934年にCodmanがfrozen shoulder(凍結肩)と呼称したが，肩関節周囲炎の定義は1993年に米国整形外科学会(AAOS)が分類したprimary frozen shoulder syndrome(病態が明らかな内因性肩関節疾患以外で有意な自動および他動運動制限を主徴とする病因不明な肩関節の状態)の定義が一般的である．

わが国では肩関節周囲炎は病名としてICD-10 (international classification of diseases)に登録されているが，そのなかにはさまざまな病態が混在している．そこで本項では肩関節周囲炎の同義語として用いられることが多い五十肩(疼痛性関節制動症)について記述する．

肩関節周囲炎・五十肩の有病率は全人口の1～10％と推定され，40～60歳に好発し女性にやや多い．罹患側は非利き手側が多く，両側罹患は20～30％である．基礎疾患は糖尿病が最も多く，甲状腺疾患や自己免疫疾患との関連性も報告されている．

障害の特性

肩関節周囲炎・五十肩の国際機能分類(ICF)モデルは，外傷や炎症，退行変性など肩関節の健康状態の変化による疼痛やROM制限などの心身機能・身体構造の障害，上肢挙上，肩関節外転・外旋制限による更衣，整容などのADLや家事などの日常生活関連動作(activities parallel to daily living；APDL)の制限と家庭内，あるいは就労，就学，スポーツ活動など家庭外での社会活動への参加の制約である．そして，この状態に住環境などの環境因子と趣味や嗜好，ライフスタイルといった個人因子が影響する．

一般に，肩関節周囲炎・五十肩は発症から数年以内に自然寛解する予後良好な疾患と考えられているが，平均7年間の経過で半数の患者に疼痛，ROM制限が残存し約1割の患者がADL障害を訴えていたとの報告もある．また，肩関節は疼痛やROM制限が残存しても代償動作によりADL障害が顕在化しにくいが，肩関節の大きな動きを要求される就労やスポーツ活動などでは参加の制約が生じることも多いので，肩関節周囲炎・五十肩は必ずしも自然寛解が期待できる予後良好な疾患ではない．

評価・技法

肩関節周囲炎・五十肩の症状は疼痛と運動

障害であり疼痛の性状は病期によって異なる．

運動障害は疼痛性運動障害，拘縮性運動障害および肩甲帯を含む周辺組織の機能性運動障害に分けられるが，疼痛性運動障害では他動的に上肢を動かした場合に，end feel（終末感）を感じることなく激痛が生じ運動が制限される．また，疼痛に対する筋の防御的過緊張や柔軟性の低下も運動障害の原因となる．

一方，拘縮性運動障害ではend feelの抵抗感に応じて疼痛も変化する．抵抗感が小さいときは疼痛も軽微であるが，抵抗感の増大につれて疼痛も増悪する．また，関節包と靱帯の解剖学的特徴を参考に上肢の肢位（基準肢位，下垂位，外転位，屈曲位）ごとの肩関節回旋角度の変化を比較することで，伸張性が低下した肩甲上腕関節の関節包や靱帯部位を推定できる．さらに，上肢の挙上動作では肩甲骨の回旋や移動方向など肩甲胸郭関節のアライメントや可動性の評価も重要である．

わが国では肩関節の機能評価を行う場合，日本整形外科学会の肩関節疾患治療成績判定基準（JOA score）が用いられることが多いが，ADLの評価項目は100点満点中10点でしかない．そのため，上肢の機能評価には患者立脚型の評価法である disabilities of the arm, shoulder and hand の日本語版（DASH JSSH版）やQuickDASH JSSH版が使用されることも増えている（http://www.jssh.or.jp/jp/information/dash.html）．

リハビリテーション処方

肩関節周囲炎・五十肩は急性期（痙縮期・炎症期：freezing phase），慢性期（拘縮期・凍結期：frozen phase），寛解期（回復期・解凍期：thawing phase）の3病期に分類される．

❶ 急性期（freezing phase）

肩関節および肩関節周囲の炎症により，わずかな運動でも強い疼痛が生じる．部位が特定できない安静時痛や夜間痛も特徴である．関節包の癒着などの器質的変化は少なく，拘縮は軽度であり疼痛性運動障害を呈する．そのため疼痛への対応が重要であり，日常生活指導で疼痛を誘発する動作は禁止させ，三角巾やバストバンドを用いた局所の安静，枕やクッションなどを用いた就寝時の側臥位，背臥位姿勢での肩関節良肢位（肩甲骨面での前方挙上30°）保持，アイシングなどの寒冷療法を実施する．また，肩甲骨周囲筋の過剰な筋緊張に対しては徒手療法を用いて肩甲帯や頸部，体幹のリラクセーションを図り，筋弛緩を目的にホットパックなどの温熱療法を処方する．一方，ROM制限に対しては，ROM維持を目的に疼痛を誘発しない程度の自動介助運動や振り子運動の指導にとどめ，疼痛の程度に応じて非ステロイド性抗炎症薬，筋弛緩薬などの薬物治療やヒアルロン酸ナトリウムやステロイド薬などの注射療法も併用する．

❷ 慢性期（frozen phase）

慢性期はROM制限の進行予防と改善を目的に，疼痛自制内での積極的な患肢の使用や重力を利用したCodmanのstooping exerciseや振り子運動，健側上肢を用いた自動介助での患側上肢の挙上や肩関節内外旋運動などの家庭内自主運動練習の指導を行う．この時期の家庭内自主運動練習の頻度とROM再獲得までに要する期間には関連があるので，家庭内練習指導も積極的に行うことが勧められる．

しかし，慢性期の障害は関節包の肥厚や線維化など関節構成体の障害や関節周囲の筋，腱の癒着による運動制限であり，特定の運動方向による障害部位への侵害刺激が疼痛を誘発し，また，障害部位が伸張される方向への運動制限が疼痛を伴って出現するので，肩甲上腕関節の機能評価により障害部位を同定したうえでの医師やリハ専門職による治療介入も重要である．

まず，筋緊張を低下させ，組織の伸張性を改善させるために温熱療法や超音波療法，電気刺激療法を行った後に，関節包の伸張性低下に対して筋性防御反応が出現しない程度の強さで伸張エクササイズを実施する．また，

関節唇損傷に起因する疼痛やROM制限に対しては，関節の遊びを引き出し，運動時の滑りと転がりを修正する関節モビライゼーションが有効である．さらに，関節周囲の靱帯や筋，腱の癒着による障害に対しては，靱帯の伸張エクササイズや隣接する上腕二頭筋腱の離開，腱の滑走を促すような運動療法を実施する．

❸ 寛解期（thawing phase）

寛解期では安静時痛は軽減するが，障害の主体は運動時痛，拘縮と代償運動による運動連鎖の破綻である．そのため，肩甲上腕関節のROM改善には肩甲上腕関節のROMエクササイズばかりでなく，肩甲胸郭関節や肩鎖関節の可動性向上やアライメントの適性化，姿勢の矯正が必要であり，肩甲骨上方回旋を担う前鋸筋や下方回旋を担う肩甲挙筋，菱形筋群のリラクセーション，僧帽筋の促通などを行いながら，肩甲骨下方回旋運動や内転・下制運動を再学習させることが重要である．

| 禁忌・留意点 |

物理療法実施時は熱傷や凍傷など皮膚の損傷に留意する．また，暴力的な他動的運動練習による疼痛の誘発は複合性局所疼痛症候群（CRPS）発症の契機になり得るので注意が必要である．

| その他 |

リハ医学ではICFにのっとり，機能面や活動面だけでなく，環境因子，個人因子を考慮した社会活動への参加といった面から，ADL，QOLの維持，向上を目的に患者立脚型評価に基づいた治療と介入が行われなければならない．

変形性股関節症

石田健司　高知大学医学部附属病院 病院教授・リハビリテーション部

| 疾患の特性 |

変形性股関節症は，関節軟骨の変性や摩耗に始まり，さまざまな関節変化が進行する退行性骨関節疾患である．関節軟骨の変性・摩耗は，人種，性別，加齢，肥満および遺伝などの素因を背景にして，労働や運動，外傷などの力学的負荷が加わり発生する．その原因が特にない一次性股関節症と，先天性股関節脱臼や臼蓋形成不全，外傷が原因となる二次性股関節症に分類される．

単純X線診断による，わが国の有病率は，1.0〜4.3%（男 0〜2.0%，女 2.0〜7.5%）で女性に多いとされている．一次性変形性股関節症の頻度は，診断基準の統一がないため，0.65〜21%と幅が大きいが，わが国においては，二次性の変形性股関節症が大部分を占めている．

| 障害の特性 |

変形性股関節症に特徴的な身体所見として，鼠径部痛，跛行，脚長差，筋萎縮，股関節関節可動域（ROM）制限（特に内旋制限），Patrick徴候（股関節屈曲外転外旋時痛），Trendelenburg徴候（患側片脚立位時の健側骨盤沈下）などが挙げられる．

骨頭の変形や骨頭の上外方への移動（亜脱臼）により，下肢長が短縮し，患側の立脚期に体全体が下がり上下に動揺する墜落性跛行や疼痛や廃用による中殿筋筋力低下で患肢に体重をかけたときに，尻を落とすような歩行（Trendelenburg跛行），さらには，Trendelenburg跛行での骨盤の低下を代償するために，反対側の上体が傾斜し左右に揺れて歩くDuchenne跛行がみられることもある．

また臼蓋形成不全による変形性股関節症では，病期や年齢に関わらず，骨盤前傾と腰椎前弯の増強が生じやすく，高齢発症（およそ60歳以上）の変形性股関節症では骨盤後傾と腰椎後弯を認める例が多いとされている．

日常動作の障害として，疼痛やROM制限により，足趾の爪切りや靴下や下衣の着脱動作に制限が生じたり，和式トイレの使用が困難になることが多い．

評価・技法
❶ 診断基準
　変形性股関節症の診断基準として，世界的にコンセンサスが得られたものはないが，米国リウマチ学会(American college of rheumatology；ACR)基準では，股関節痛があり，かつ①赤血球沈降速度(ESR)＜20 mm/時，②大腿骨頭あるいは臼蓋の骨棘形成，③関節裂隙の狭小化の3項目のうち2項目以上が該当するもの(感度89％，特異度91％)とされている．その他にX線所見を診断根拠とした基準として，Kellgren and Lawrence grade(K/L grade)，Croft's modification of K/L grade(Croft grade)，最小関節裂隙幅(minimal joint space；MJS)などが，診断基準として使用されている．関節裂隙狭小，骨棘，骨硬化像，骨嚢胞の有無で判断する包括的評価法のK/L gradeでは，grade 2以上を股関節症ありと定義し，実際に関節裂隙幅を計測する量的評価法の最小関節裂隙幅では，2.5 mm以下を「変形性股関節症あり」のカットオフ値としている．

❷ 臨床評価基準
　臨床評価基準としては，Harris hip score(HHS)や日本整形外科学会股関節機能判定基準(JOA hip score)がある．前者は，国際的によく使用されている基準で，疼痛(44点)，機能(47点)，変形(4点)，可動域(5点)の4項目から構成されている．痛みの程度は6段階で点数化され，機能は歩行能力や階段の上り下り，靴や靴下をはく動作，乗り物利用など，日常生活動作がどの程度障害されているかを点数化して評価される．変形は股関節の骨の形，可動域は股関節が動く範囲を評価されている．後者は，わが国で最も用いられている臨床評価基準で，疼痛(40点)，可動域(20点)，歩行能力(20点)，日常生活動作(20点)の4項目から構成されている．

❸ 病期評価
　変形性股関節症の病期評価として，単純X線検査が用いられ，以下のとおり前股関節症，初期股関節症，進行期股関節症，末期股関節症が評価される．

- 前股関節症：解剖学的異常のみで，関節裂隙は十分に保たれているもの．
- 初期股関節症：関節軟骨の摩耗が生じ，関節裂隙の軽度の狭小化がみられるもの．
- 進行期股関節症：関節裂隙が一部消失し，骨硬化がみられ，骨棘・骨嚢胞が形成され始める．
- 末期股関節症：関節裂隙が広範囲に消失し，骨棘形成や骨嚢胞の著しいもの．

❹ 二次性股関節症の評価
　わが国は，二次性の股関節症が多く，骨頭の被覆率の評価が重要となる．その評価に用いられるパラメーターとして，CE角，Sharp角，AHI(acetabular head index)などがある．

- CE角：骨頭中心を通る垂線と，骨頭中心と臼蓋外側縁を結んだ線とのなす角．
- Sharp角：臼蓋外側縁と涙痕先端を結ぶ線と，両側涙痕を結んだ線とのなす角．
- AHI：大腿骨頭内側端から臼蓋外側端までの距離を大腿骨頭横径で割ったもの．

リハビリテーション処方
　変形性股関節症の治療方針としては，保存療法と手術療法に分けられる．基本的には，保存療法が優先されるべきではあるが，病期の進行程度や年齢，症状，ADL制限を考慮して，手術療法も選択される．

1) 保存療法
　変形性股関節症の保存療法としてのリハ処方には，患者教育としての日常生活の指導，運動療法，温熱療法などが挙げられる．

❶ 日常生活指導(患者教育)
　日本整形外科学会診療ガイドライン委員会が作成した『変形性股関節症診療ガイドライン』によれば，患者教育の長期的な病期進行予防効果に関しては不明とされているが，変形性股関節症の症状の緩和に対しては有効であり，行うべきだとされている．中心となる指導としては，股関節の解剖や疾患の理解，

日常生活上の注意指導，杖や装具の指導，在宅運動指導などである．具体的なものとして，股関節に無理な負担をかけないようにするために，和式より洋式指導や運動による過用症候群への注意，健側への杖の指導，体重管理，履物の調整(補高)などである．

❷ 運動療法

同ガイドラインでは，運動療法の長期的な病期進行予防効果に関しては不明とされているが，短期的な疼痛，機能障害の改善に有効であるとされている．

運動療法として，筋力増強訓練，ストレッチング，機能訓練，水中歩行は，疼痛の改善，機能改善に有効とされている．また6～12週間の運動療法により疼痛，QOLが改善するが，その効果は経時的に減弱するとされている．筋力増強訓練としては，股関節周囲筋(特に中殿筋)と大腿四頭筋が中心となる．症状(疼痛)が許せば，閉鎖性運動連鎖(closed kinetic chain；CKC)を用いた筋力訓練が望ましいが，疼痛が誘発されるなら開放性運動連鎖(open kinetic chain；OKC)で訓練を行わせる．水中歩行は水の粘性と浮力を利用して行い，腰や関節に負担をかけずに筋力増強が可能である．

❸ 温熱療法

ガイドラインでは，温熱療法の治療効果は明らかでないが，短期的なQOLの改善に有効であるとされている．関節や筋肉の痛みを和らげ，血流改善が期待できる．ホットパックや極超短波の他，温泉も効果的とされている．

2) 手術療法

変形性股関節症に対する手術療法には，関節温存手術と関節を温存しない手術に分けられる．

❶ 関節温存手術

関節温存手術には，臼蓋側の手術と大腿骨側の手術がある．前者には棚形成術，Chiari骨盤骨切り術，寛骨臼回転骨切り術などがあり，後者には大腿骨内反(外反)骨切り術などがある．それらの適応は，年齢や臼蓋形成不全の程度，病期の進行度などで決められる．いずれにしろ骨切りが行われるので，術中の固定性の評価や骨癒合の完成度が評価され，術後の荷重(免荷，部分荷重，全荷重)の判断やROM訓練の角度設定が必要となる．また術後筋力はいったん低下するが，術翌日からベッド上でのOKCの等尺性訓練を開始し，自動介助運動，自動運動，抵抗運動へと進め，最終的には，CKCを用いた筋力訓練ができるようにする．

❷ 関節を温存しない手術

関節を温存しない手術には，人工股関節置換術や関節固定術がある．前者には，セメント使用とセメント非使用の人工関節があるが，最近はどちらも早期離床のパスが使われていることが多く，荷重時期に違いを設けてはいない施設が多いようである．術後から深部静脈血栓症(DVT)の予防にもつながる訓練として，ベッド上で大腿四頭筋のセッティングや足関節の底背屈運動が重要である．脱臼を生じさせないためには，手術のアプローチ法や術中の筋緊張による脱臼傾向を整形外科に確認し，股関節の注意すべき体位(たとえば後外側アプローチでは，股関節屈曲内転内旋を禁止させる)を患者に指導しなければならない．

禁忌・留意点

わが国では，二次性の変形性股関節症が大部分を占め，股関節痛を初めて自覚する平均年齢は37歳とされている．保存療法による進行予防法として明確なものはないが，病期の進行予防としてリスクファクター(重量物作業)は避けるべきである．

また定期的に病気の進行の評価が重要で，漫然と保存療法を行ってはならない．

大腿骨頭壊死

石田健司　高知大学医学部附属病院　病院教授・リハビリテーション部

疾患の特性

大腿骨頭壊死は，大腿骨頭の阻血によって生じると考えられている．骨頭は側副血行路が少なく，阻血が起こりやすい構造である．大腿骨頭壊死は，原因が明らかな症候性大腿骨頭壊死症と発生機序が解明されていない特発性大腿骨頭壊死症に分類される．厚生労働省特発性大腿骨頭壊死研究班では，「非外傷性に大腿骨頭の無菌性，阻血性の壊死をきたす疾患を特発性大腿骨頭壊死と呼ぶ」と定義した．症候性には，股関節脱臼や大腿骨頚部骨折のような外傷による血行障害，潜函病のような血管内窒素気泡による血行障害や放射線障害によるものなどが該当する．特発性大腿骨頭壊死症は，危険因子により，ステロイド性，アルコール性，そして明らかな危険因子のない狭義の特発性に分類されている．

1年間の特発性大腿骨頭壊死の新規発生患者数は，2,200人と推定されている．診断確定時の年齢は，40歳代が最も多い．ステロイド全身投与歴51%，アルコール愛飲歴31%，両方あり3%，両方なし15%である．

障害の特性

大腿骨頭壊死の発生時には症状はなく，壊死部に圧潰が生じると，痛みを訴えるようになる．したがって大腿骨頭壊死の発生から症状が出現するまでの間には時間差があると考えられる．急性の股関節痛で始まることが多いが，時には腰痛や膝痛，大腿より膝にかけての痛みや坐骨神経痛様の疼痛や殿部痛などの初発症状を呈する場合もある．初期の痛みは安静によっていったん軽減する場合もあるが，大腿骨頭の圧潰の進行により疼痛は再燃する．特に荷重時や関節の可動時に疼痛が生じ，跛行を呈したり靴下や下衣の更衣動作といったADLの障害となる．

評価・技法

❶ 特発性大腿骨頭診断基準

X線所見2項目，検査所見3項目の計5項目のうち2項目以上満たせば確定診断とする．感度91%，特異度99%の診断が可能である．5項目とは，以下のとおりである．

▶X線所見：
1) 骨頭圧潰〔crescent sign（骨頭軟骨下骨折線像）を含む〕
2) 骨頭内の帯状硬化像の形成

▶検査所見：
3) 骨シンチグラム：骨頭の cold in hot 像
4) MRI：骨頭内帯状低信号像
5) 骨生検での骨壊死像

である．ただし除外項目として，腫瘍および腫瘍性疾患，骨端異形成症は除外する．

❷ 病期（Stage）分類

病期分類では，Stage 1，2，3A，3B，4 の5段階に分類される．Stage 1 は，X線像では特異的異常所見はないが，MRI，骨シンチ，病理組織像で異常所見がある時期．Stage 2 は，X線像で帯状硬化像があるが，骨頭の圧潰がない時期．

Stage 3 は，骨頭圧潰を認めるが，関節裂隙は保たれている時期で，圧潰が3mm未満は3A，3mm以上は3Bに分類される．

Stage 4 は，関節症変化の出現する時期．

❸ 病型（type）分類

病型分類は，X線，MRIの両方またはいずれか一方でも判断可能で，壊死域の局在と臼蓋荷重面との位置関係によって Type A，B，C1，C2 の4つに分類される．Type A は，壊死域が臼蓋荷重面の内側1/3未満にとどまるもの，または壊死域が非荷重部にのみ存在するもの．Type B は，壊死域が臼蓋荷重面の内側1/3以上2/3未満の範囲に存在するもの．Type C は，壊死域が臼蓋荷重面の内側2/3以上に及ぶもので，壊死域の外側端が臼蓋縁内にあるものはC-1，臼蓋縁を越えるものはC-2．圧潰危険率は，Type A 10%以下，Type B 40%，Type C1 80%，Type

C2 90%以上とされ，治療方針の決定や治療評価に活用できる．

リハビリテーション処方

治療方針は，病期(stage)分類と病型(type)分類を考慮し決定される．壊死範囲が小さいか，壊死範囲が広くても発症していないStage 1, 2には，保存療法が適応され，杖による免荷歩行指導や生活習慣指導が行われ，注意深く経過観察される．下肢筋力訓練は，荷重が困難なため，開放性運動連鎖(open kinetic chain；OKC)で行われなければならない．圧潰が生じると骨頭荷重部の変形が進むため，手術療法が選択される．手術療法には，関節温存手術(大腿骨内反骨切り術，大腿骨頭前方回転骨切り術，大腿骨頭後方回転骨切り術，血管柄付き腸骨移植術など)と人工関節置換術(人工骨頭置換術，人工股関節置換術)に大別される．発症した場合，若年者であれば，速やかに関節温存型の治療法がまず考慮される．関節温存手術では，荷重が早期には掛けられず，免荷歩行指導や生活習慣指導が行われる．人工関節置換術では，変形性股関節症の術後リハに準じて対応される．早期荷重は可能であるが，人工股関節置換術では，脱臼に注意させる指導が必要である(前項目変形性股関節症の手術療法の関節を温存しない手術に準じる)．

禁忌・留意点

大腿骨頭壊死の治療は，病期分類，病型分類に基づいて進められる．保存療法が適応になる時期には，しっかりと免荷，生活指導を行い，定期的に注意深く観察する必要がある．圧潰が生じた場合には，漫然と保存療法を行ってはならず，手術療法が検討されるべきである．

Perthes病

永野靖典　高知大学医学部附属病院・リハビリテーション部

疾患の特性

発育期に生じる原因不明の大腿骨頭骨端部の阻血性壊死を病態とする疾患で，1910年に，Legg-Calve-Perthesらによって報告された．4〜8歳の男児に多く，診断に至るためには画像所見以外にも理学所見が重要となる．片側発生が両側発生より約8倍多く，4〜5人/10万人に発生するとされる．発生要因として，炎症・外傷・代謝異常・内分泌異常・受動喫煙などが推測されている．

障害の特性

初期症状は，跛行を呈するのみ，もしくは軽度の股関節痛や膝への放散痛を訴えることが多い．発熱などの全身状態の異常は伴わない．徐々に進行すると関節水腫や股関節の外転や内旋の可動域制限がみられる．

評価・技法

画像検査では，単純X線検査，超音波検査，MRI検査などが有用である．単純X線検査において，骨頭軟骨下の骨折線，骨端核扁平化や骨硬化，関節裂隙開大などは有用な所見である．発症から骨頭修復まで3〜5年程度を必要とする．Waldenström分類ではこの期間を単純X線検査によって4つの病期に分類する(表1)．

病型分類として，Catterall分類(表2)，Lateral pillar分類(表3)などがある．

最終評価として，Stulberg分類(表4)などがある．

リハビリテーション処方

「包み込み療法(containment therapy)」が治療の大原則で，発症年齢6歳以上かつ障害範囲50%以上がよい適応である．2009年に報告されたわが国における多施設研究によれば，containment therapyは92.5%，non-containment therapyは5.1%，その他もしく

表1 Waldenström 分類

A. 滑膜炎期・硬化期(initial stage)	発症からおよそ半年間とされる．骨頭側方化(lateralization), 骨端核萎縮・骨硬化, 軟骨下骨骨折線(subchondral fracture line), 骨幹端部嚢腫様変化(metaphysial cyst)などを認める．
B. 壊死期・分節期(fragmentation stage)	骨頭壊死骨の骨吸収と骨新生を生じており，骨透亮像と骨硬化像が混在する．平均8カ月間程度とされる．
C. 修復期(reossification stage)	骨新生によって骨頭修復が進行する．平均4年間程度とされる．
D. 修復期	骨新生によって骨頭修復が終了する．両側発生例は約10%認められる．

表2 Catterall 分類

Ⅰ群	壊死範囲が骨頭の前方ごく一部のみ
Ⅱ群	壊死範囲が骨端部の前方約1/2であり，骨端部の高さが保たれている
Ⅲ群	壊死範囲が前方〜後方にかけて約2/3に及び，骨端部の高さが腱側の約75%未満に減少している
Ⅳ群	壊死範囲が骨端全域に及んでおり，total collapseをきたしている

表3 Lateral pillar 分類

A群	外側部分の高さが100%維持
B群	外側部分の高さが50%以上維持
B/C群	①外側部分の高さ50%以上維持も幅が2〜3mmと狭い ②外側部分の高さ50%以上維持も骨濃度が薄い ③外側部分の高さ50%で，中央部の高さより低い
C群	外側部分の高さ50%未満に圧潰

分節期の単純X線検査・股関節正面像で判断．B群，B/C群の8歳以上，C群は予後不良．

表4 Stulberg 分類

Ⅰ群	正常
Ⅱ群	球形骨頭(spherical femoral head)であるが，Mose法で2mm以下の差あり
Ⅲ群	卵形骨頭(ovoid femoral head)で，Mose法で3mm以上の差あり
Ⅳ群	扁平骨頭(flat femoral head)で，骨頭荷重部に1cm以上の線が引ける．臼蓋との適合性あり
Ⅴ群	扁平骨頭(flat femoral head)で，臼蓋との適合性不良

成長終了時に骨頭変形の程度で5段階に分類．Ⅰ・Ⅱ群は予後良好，Ⅲ群は約60%，Ⅳ・Ⅴ群は約80%に変形性関節症性変化をきたすとされる．

は不明は2.4%の症例に実施されていた．保存的治療(外転免荷装具，歩行用外転装具など)，手術治療(大腿骨内反骨切り術，骨盤骨切り術など)があるが，その適応はいまだ意見の一致をみておらず，各施設によって治療法は異なる．わが国においては，保存療法が82.1%，手術療法が17.9%の症例に行われており，欧米とは異なる傾向がある．

また，発症年齢によって，治療法の選択が異なる．低年齢(3歳以下など)で関節可動域(ROM)制限がなければ経過観察，4〜6歳発症であれば下記のような2段階装具療法，6歳以降の学童期発症であれば，保存療法だけでなく，早期の学校復帰も視野に入れ十分なインフォームド・コンセントのもと，手術療法の選択を検討するとの報告がある．

❶ 保存的治療

両側の外転位装具療法として，Newington装具，Atlanta装具，Bachelor装具，A-castギプスなどが入院治療を中心に行われている．しかし，外来通院可能な装具として，Tachdjian装具，西尾式装具，改良型ポーゴスティック装具，SPOC装具などが広く普及し処方されている．

〔処方例〕
・治療

滑膜期：安静牽引
硬化期〜壊死期：Bachelor 装具
修復期：Tachdjian 装具〜独歩
・リハ
硬化期：能動的 ROM
壊死期：受動的 ROM，下肢筋力訓練，水中訓練
修復期：免荷・部分荷重歩行訓練〜平行棒・歩行器歩行訓練〜独歩

❷ 手術治療

8 歳以上で発症し，Lateral pillar 分類の B か B/C 分類では手術治療が保存的治療より優れるとの報告がある．ただし，C 分類では治療法に関わらず予後不良とされる．大腿骨内反骨切り術，ソルター骨盤骨切り術，大腿骨顆回転骨切り術などがあり各施設によって適応や骨癒合までの免荷期間・リハは異なる．

| 禁忌・留意点 |

基本的には予後良好な疾患であるが，発症年齢，発症時の壊死範囲，治療の非遵守や放置によって骨頭変形をきたし，変形性股関節症を誘発することを本人家族に十分に理解させる必要がある．

外転位保持や免荷などの装具療法の適切な管理のために入院加療を行う施設も多い．治療は年単位の長期間に及ぶために本人家族の治療意欲の継続や心理的サポートが重要となる．

骨頭修復が完了するまで綿密な経過観察が必要であり，何らかの骨頭変形が遺残した場合，無症状であっても長期の経過観察を要する．

変形性膝関節症

菅　俊光　関西医科大学附属滝井病院教授・リハビリテーション科

| 疾患の特性 |

変形性関節症は，関節軟骨が摩耗して炎症を起こし，痛みやこわばり，腫れを伴いながら関節の変形に至る疾患である．変形性膝関節症に関しては，わが国では X 線にて関節症所見を有する者は約 2530 万人，症状を有する者は 800 万人と推計されている．年代別では 50 代以上，性別では男性より女性に多い．軟骨の摩耗を引き起こす要因としては加齢変化や肥満，過度な運動・重労働などが考えられ，肥満者は通常の 4 倍，女性は男性に比べて 3〜4 倍の発症リスクがあるとされている．病期が進行すると慢性滑膜炎や関節軟骨・骨組織の破壊に由来すると考えられる膝関節痛および歩行困難が生じる．

| 障害の特性 |

初発症状は膝関節痛が一般的である．主に，立ち上がりや歩行時，階段昇降時などの動作時に痛みを認めるが，特に動き始めの痛みが特徴である．やがて，関節液の貯留や立位時における伸展制限，正座あるいは蹲踞動作が困難となる屈曲制限などの可動域の障害を呈するようになり，日常生活での行動が制限される．脛骨大腿関節の内側関節裂隙に圧痛を認め，進行すると膝関節は内反変形を呈する．また，大腿四頭筋，特に内側広筋の筋萎縮を認める．

治療法としては，薬物療法，外科療法，リハ(物理療法，運動療法)がある．

| 評価・技法 |

❶ 日本整形外科学会変形性膝関節症治療成績判定基準(JOA knee score)

日本整形外科学会(JOA)が開発した評価基準．評価項目は「疼痛・歩行能力」「疼痛・階段昇降能力」「拘縮・可動域」「腫脹」の 4 項目からなる．機能障害を移動能力への影響の強さから評価した尺度で，ADL 評価に特化したものではない．

❷ WOMAC(Western Ontario and McMaster universities osteoarthritis index)

カナダの Western Ontario 大学と McMaster 大学が開発した変形性関節症(股関節・膝関節)に疾患特異的な評価基準．国際的に

よく使われている．評価項目は，疼痛 5 項目，こわばり 2 項目，身体機能 17 項目の計 24 項目からなり，ADL に関する質問が全項目の半分以上を占めている．日本語翻訳版も用意されているが，URL（http://www.auscan.org/womac/index.htm）から使用許可を得る必要がある．

❸ 日本版変形性膝関節症患者機能評価表（Japanese knee osteoarthritis measure ; JKOM）

日本整形外科学会，日本運動器リハビリテーション学会，日本臨床整形外科学会が開発した日本人の変形性膝関節症に特異的な評価基準．国内で広く使われている．評価項目は，膝の痛みやこわばり 8 項目，日常生活の状態 10 項目，普段の活動 5 項目，健康状態について 2 項目の計 25 項目からなる．その他に，visual analog scale による膝の痛みの評価も含まれている．評価内容は，QOL を意識した評価になっている．

❹ Kellgren-Lawrence 分類

Kellgren と Lawrence が提唱した評価基準．立位正面 X 線に基づく病期診断で，国際的には標準的に用いられている．骨棘形成，関節裂隙の狭小化，骨硬化などにより，grade 0 から grade Ⅳ に分類されている．

❺ VAS（visual analog scale）

疼痛強度の評価尺度．広く使われている．10 cm の線分の両端を「痛みなし」「これまでに経験した最も激しい痛み」として，被験者が線分上に疼痛のレベルを記載する．線分につけられた印から数量データを求める．

❻ Timed up-&-go test

高齢者のバランス機能測定を目的として開発された機能評価．高齢者の転倒リスクのスクリーニングだけでなく，歩行速度・ADL・QOL などと関連性が高いことから変形性膝関節症患者などにも用いられる．肘付き椅子から立ち上がり，3 m 先の目標物を回って椅子に座るまでの時間を測定する．高齢者の転倒予測のカットオフ値は 13.5 秒とされている．

リハビリテーション処方

運動療法は非薬物療法の中心的な手段として推奨されている．

❶ 筋力訓練

大腿四頭筋あるいは股関節の外転筋や内転筋の等尺性，等張性あるいは等速性運動が行われる．等張性運動には，open kinetic あるいは closed kinetic などの方法がある．まずは，下肢伸展挙上訓練のような等尺性訓練から開始するのがより安全である．一定期間，この等尺性訓練を行うことで痛みが軽くなってきたら，次に等張性訓練に進む．closed kinetic な運動は体重などの静的負荷に加えて，筋力も加わるために関節面には過大な荷重がかかり，注意が必要である．

▶下肢伸展挙上訓練（大腿四頭筋訓練）：仰臥位で，足関節を背屈した状態で下肢を床から挙上して，その位置を保持する．時間を空けて繰り返し行う．可能であれば足関節に砂嚢などの 1～2 kg 程度の重りをつけて行う．その他にも両足関節にゴムチューブやタオルなどを巻きつけて負荷をかける方法がある．

▶股関節外転筋訓練：側臥位で膝伸展位にて股関節外転を行う．下肢伸展挙上訓練と同様に，下肢を床から挙上してその位置を保持する．時間を空けて繰り返し行う．可能であれば足関節に 1～2 kg 程度の重りをつけて行う．

▶股関節内転筋訓練：坐位で両大腿部間にボールなどを挟みながら股関節内転を行う．

▶関節可動域（ROM）訓練（ストレッチングを含めて）：膝関節の可動域の制限は日常生活動作の障害となるため，疼痛が増強しない範囲で ROM 訓練やストレッチングを行うことが大切である．特に，屈曲拘縮は立位保持へも影響する．筋力低下を伴うと膝くずれの原因となるだけでなく，歩行効率も低下させて膝伸展時の痛みや夜間痛の原因にもなる．

訓練の前には，局所の疼痛を和らげ，筋の攣縮を減少させる温熱療法の併用が勧めら

❷ 生活指導

　肥満が変形性膝関節症のリスク要因であることは明らかで，生活指導では肥満の予防・改善，適切な身体活動の実施，日常生活における諸注意などの助言を行う．肥満の予防・改善に関してはBMI（body mass index）［体重(kg)/身長(m)^2］が25以上の患者には減量を勧める．食事療法による減量だけでなく，有酸素運動による摂取カロリー消費も指示することが大切である．日常生活動作では，膝関節に過度な力学的ストレスが加わるとされる「正座」「横座り」「和式トイレ」「布団での就寝（布団の上げ下げ）」「階段昇降」に着目して，患者の生活背景を考慮しながら生活スタイルの切り替えや，家屋改造などのアドバイスを行う．

❸ 有酸素運動

　筋力増強訓練のみでは脂質消費による減量の効果は少なく，有酸素運動の追加が勧められる．運動としては自転車エルゴメータ，水中歩行，ウォーキングなどがある．ウォーキングは平衡機能の向上，心理的・精神的効果，体重減少などの点で有用とされ，水中歩行は膝への負担が少なく運動量を獲得することができる．ウォーキングの注意点は，ウォーキングシューズを装着して平地をマイペースで行うことで，坂道や階段，疼痛を我慢しながらの歩行訓練は避けるべきである．また，ウォーキング後はアイスパックなどでクーリングすることも重要である．ストックを用いたノルディックウォーキングはウォーキングに比べ膝や腰への負担が軽減され，エネルギー消費量が高くなるという利点がある．

　中国の伝統的な長寿健康法である太極拳も膝関節症による痛みの軽減とADL機能の向上をもたらすとされている．

❹ 装具療法

　変形性膝関節症に用いる膝装具の目的は，膝関節痛の緩和と膝関節の支持性の獲得，膝関節のアライメントの矯正などである．膝装具の適応は，機能障害が軽度で，X線で関節破壊が進行しておらず，関節動揺性や屈曲拘縮が高度でないものとされている．しかし，AAOS（American academy of orthopaedic surgery）ガイドライン，OARSI（osteoarthritis research society international）ガイドラインともに膝装具の有効性に関する評価は低く，推奨度は高くない．

　内側型膝関節症に対する外側楔状足底板はわが国で考案され広く用いられる．外側楔状足底板の目的は，内側型膝関節症患者の歩行時の膝側方動揺性を軽減して症状を改善することである．OARSIガイドラインでは推奨度は低いが使用には肯定的であるが，AAOSガイドラインは否定的な勧告となっている．

禁忌・留意点

　膝関節への運動では，その様式，強度，頻度によっては症状を悪化させる可能性がある．患者のモチベーション維持には，医師やコメディカルの指導と管理が大切である．患者の好み，年齢，体力，関節症の進行度などを考慮しながら運動を工夫，考案する必要がある．また，対象者のほとんどが高齢者であるため，運動療法は理解しやすく簡単なものがよい．

その他

　下肢運動および大腿四頭筋をはじめとする筋力訓練によって改善した関節症の痛みは，筋力向上による膝内反モーメント減少などの直接的な生体力学的な機序ではなく，疼痛抑制あるいは抗炎症現象が引き起こされているのではないかと考えられ，引き続き研究が行われている．

　グルコサミンやコンドロイチン硫酸などの各種サプリメントについては，その効果を支持する十分なエビデンスはまだ得られていない．サプリメントに対する関心は大きく，使用に際しては十分な検討と対応が必要と思われる．

変形性脊椎症

菅　俊光　関西医科大学附属滝井病院教授・リハビリテーション科

疾患の特性

変形性脊椎症は，椎間板や椎間関節，周囲の支持組織の加齢に伴う退行性変化により神経組織が刺激・圧迫されてさまざまな症状を呈する．当然のことながら50歳以降の中高年に多くみられ，X線では椎体の骨棘形成，椎間腔の狭小化，脊柱の側弯などの所見を認める．X線所見が認められても，無症状の場合もある．また，神経学的異常所見を認める場合には，腰部脊柱管狭窄症や腰椎椎間板ヘルニアなど他の疾患を疑う必要がある．

障害の特性

症状は，慢性の腰痛，脊椎の可動域制限，体幹筋の筋力低下である．腰痛は起床時など動作開始時に強く，動いているうちに軽減するという特徴がある．可動域制限は，特に体幹の後屈が制限される．その他にも，不眠や胃食道逆流症（gastroesophageal reflux disease；GERD）による体重減少などを引き起こすことがある．

治療の基本は保存療法であり，薬物療法や理学療法とともに，再発予防のために生活指導や運動療法を行う．腰部変形性脊椎症では運動療法の有効性が特に高く，医師の適切な指導のもとで継続的に運動を行うことで症状の改善が期待できる．

評価・技法

❶ 日本整形外科学会腰痛疾患質問票（JOA back pain evaluation questionnaire；JOABPEQ）

日本整形外科学会が作成した腰痛疾患特異的QOL尺度で，自記式の質問票となっている．質問は，25項目の質問からなる．質問は，疼痛関連障害・4項目，腰椎機能障害・6項目，歩行機能障害・5項目，社会生活障害・3項目，心理的障害・7項目の5因子・25項目で，因子ごとに0〜100点で評価して値が大きいほど良好となっている．また，質問項目ごとに重みづけが行われ，重症度に強く関連する項目ほど強く扱われている．点数は専用の計算ソフトを用いて行われる．

❷ 腰痛症患者機能評価質問表（Japan low back pain evaluation questionnaire；JLEQ）

日本整形外科学会，日本運動器リハビリテーション学会，日本臨床整形外科学会がわが国の生活習慣を考慮して作成した腰痛疾患特異的QOL尺度で，自記式の質問票となっている．痛み，日常生活の状態，普段の活動運動機能，健康・精神状態に関して30項目を5段階で回答する．その他に，腰痛の程度をvisual analog scaleで評価する．質問項目は0〜4点での回答で，値の少ないほうが良好となっている．結果は，1. 普段している作業や仕事の制限，2. 軽い動作の困難，3. 心理的影響の3つに分けられる．

❸ ODI（Oswestry low back pain disability questionnaire）

Fairbankらにより慢性腰痛のADL障害を評価するために開発された評価基準で，20カ国以上で翻訳され国際的に広く使用されている．自記式の質問票で，痛みの強さ，ADL障害の程度，睡眠や性生活障害および社会生活障害など10項目の質問に6段階評価で回答する．得点が高いほど障害の程度が大きい．

❹ RDQ（Roland-Morris disability questionnaire）

Martin RolandとRichard Morrisにより腰痛に特異的なQOL尺度として作成された．国際的にも広く使用されている．自記式の質問票で，腰痛によるADL障害の程度を尋ねる24項目の質問に「はい」「いいえ」で回答する．「はい」を1点として，合計24点で評価する．得点が高いほど障害の程度が大きい．

リハビリテーション処方
❶ 運動療法
　下記の運動を1セット10回，1日2～3セット行うように指導する．その他にも，散歩やジョギング，自転車やスイミング，水中歩行，軽いスポーツなど有酸素運動を行うように指導する．
❷ 腹筋強化運動(supine trunk raising)
　仰臥位で膝および股関節を屈曲して腰椎前弯を減少させ，腸腰筋を弛緩させた状態で行う．この姿勢から顎を引いた状態で上半身をゆっくりと起こしていき，できれば約45°の位置まで上半身を挙上してその位置で約5秒間静止する．その後，再び仰臥位の状態に戻す．45°まで起き上がることができない場合は，両肩が床から少し持ち上がるくらいで行う．
❸ 背筋強化運動(prone trunk extension)
　腹臥位で臍より尾側の下腹部に枕やクッションを敷き込み体幹軽度屈曲で行う．顎を引いて上半身をゆっくりと挙上していき，体幹が中間位になるところで静止する．その位置で5秒間静止した後，再び腹臥位の状態に戻す．上半身を過度に挙上すると腰椎前弯が増強するため慢性腰痛患者には好ましくない．
❹ 骨盤後傾運動(pelvic tilting)
　仰臥位で膝および股関節を屈曲して腰椎前弯を減少させ，腸腰筋を弛緩させた状態で行う．両手を腰部と床面との間にできた隙間に入れ，挿入していた手を腰部と床との間に挟むように骨盤を後傾する．約5秒間骨盤が後傾した状態で静止する．
❺ 腰殿部ストレッチ運動(double-knee-to-chest)
　仰臥位で両膝を屈曲させた状態から片方ずつ膝を胸に引きつけて，両膝を胸に引き寄せて抱え込む．このとき腰部がストレッチされる感覚が生じるまで胸に膝を近づける．

禁忌・留意点
　運動療法に対する患者のモチベーションを高めて維持することが大切である．運動療法による症状の改善には2～6カ月ほどかかるとされていて，長期に根気よく運動を継続していくことが必要である．自己管理意識を高めることを目的に，腰痛教室による集団的教育的アプローチも有用と思われる．腰痛教室では，脊椎の構造や腰痛の発生メカニズムや患者特有の疾患に対する知識，腰痛を発生しやすい姿勢や動作とそれに対する正しい対処方法を理解してもらうための講義や，実際の腰痛体操や正しい日常生活動作の実技指導などを行う．腰痛という痛みばかりに目を向けさせず，日常生活を行ううえでの実際の活動性の向上に主眼をおいた指導を行うことも重要である．

その他
❶ 腰痛体操
　腰痛体操の目的は，腹筋や体幹筋の筋力効果，脊椎可動性の改善，脊椎周囲の軟部組織の伸張性改善などで，転移性腫瘍，化膿性脊椎炎，骨折などの外傷，膀胱直腸障害や麻痺の進行を認める場合，痛みの強い腰痛の場合には禁忌である．体操は，体幹を屈曲する体操と伸展する体操に分けられる．屈曲体操は腰椎の屈曲，ハムストリングスやアキレス腱の伸展，腹筋・大腿四頭筋の筋力増強，伸展体操は腰椎の伸展，背筋や殿筋を含む背筋の筋力増強などを目的に行われる．前者の代表がWilliams体操で，後者の代表がMcKenzie体操である．Williams体操では腰仙椎の前弯を減少することにより体重心を前方に移動して腰仙椎の後方への負担を軽減すると考えられ，一方McKenzie体操では脊椎の伸展制限が腰部への負担を増加させていると考えられている．屈曲体操は，腰部脊柱管狭窄症，腰椎分離症，腰椎すべり症，腰椎の屈曲制限，腰椎前弯増強による腰痛などが，伸展体操は腰椎椎間板障害，腰椎の伸展制限，腰椎の前弯減少，背筋の筋力低下などが適応である．McKenzie体操では筋力増強を伴わない他動運動であるため椎間板内圧の上昇はな

いとされている．腰痛体操の開始時期については，腰痛の急性期（3〜7日）には禁忌とされている．初期の安静期間を過ぎれば，疼痛の限度内で日常生活を継続して徐々に元の生活に戻していくことが大切である．

腰部脊柱管狭窄症

菅　俊光　関西医科大学附属滝井病院教授・リハビリテーション科

疾患の特性

高齢社会を迎えたわが国では，腰部脊柱管狭窄症患者が増加している．腰部脊柱管狭窄症は腰椎の脊柱管の狭小化により，腰髄神経組織あるいは腰髄への血流障害が生じて腰下肢痛やしびれ，間欠跛行などの症状が出現する．腰椎前弯が増強する腰椎伸展位で下肢症状が誘発され，腰椎前屈で症状が軽快する．間欠性跛行は，歩行や立位の保持により症状が増強して前屈位や座位で軽快する．

障害の特性

高齢者において，日常生活の自立とともにQOLの維持に対する要望も高まってきている．腰部脊柱管狭窄症は，直ちに生命を脅かす疾患ではないが，放置した場合には歩行，外出などの日常生活動作の大きな妨げとなり，壮老年期のQOLを著しく悪化させてしまう．治療にあたっては症状・所見のみでなく，その社会的条件や希望を考慮し，個々の患者に適した治療法を選択し，その活動性を維持することが大切である．

保存療法には，理学療法，装具療法，薬物療法，神経ブロック，日常生活の指導などがある．十分な効果が得られなければ手術療法の適応となる．

評価・技法

❶ 腰部脊柱管狭窄症診断サポートツール

日本脊椎脊髄病学会が，一般内科医やプライマリケア医による腰部脊柱管狭窄症の初期診断を支援するツールを作成した．腰部脊柱管狭窄症に関連する因子の抽出と重みづけが行われた11項目からなる診断表である．評価項目は，病歴では年齢，糖尿病の既往，問診では間欠性跛行，下肢症状の悪化（立位，前屈），身体所見では症状の発現（前屈，後屈），上腕血圧/足関節血圧比，アキレス腱反射，SLRテストである．合計点のカットオフ値を7点とした場合の感度と特異度はおのおの92.8%，72.0%であった．このツールは診断基準ではなく確定診断が得られるわけではないので，7点以上であれば腰部脊柱管狭窄症の可能性が高く専門医の受診が必要となる．

リハビリテーション処方

疼痛の強い急性期には，積極的に疼痛のコントロールを行い，座る・立つ・歩くなどの基本的ADLが目標となる．非ステロイド性抗炎症薬（NSAIDs）などの薬物療法や，硬膜外ブロックや神経根ブロックなどのブロック療法も適応となる．物理・装具療法なども併用される．強い疼痛が落ち着き，疼痛や間欠性跛行があるものの比較的安定したADLが可能となる安定期には，個々の患者に対してさらに日常生活動作を確立させ，可及的に高いQOLを求めることが目的となる．症状を再燃させないように活動量を向上させるように指導することが重要である．急性期と同様，薬物療法や物理・装具療法の適応でもある．症状がさらに安定化した維持期には，慢性的な軟部組織の拘縮・筋力低下により患者のQOLが低下しないように，積極的な運動療法を主体として採り入れていく．

❶ 運動療法（変形性脊椎症・リハ処方参照）

運動としては，腰椎の前弯を減少させるような骨盤の後傾訓練，腰部伸筋群のストレッチ，屈筋群の筋力強化を行う．

❷ 装具療法

腰椎装具の効果は，①腹腔内圧を増加させて脊柱支持構造への負担を軽減させること，②腰仙椎部の動きを制限し異常可動部を安定させること，③腰椎アライメントを維持する

こと，④変形・姿勢を矯正することなどが挙げられる．一般的には，軟性装具（ダーメンコルセット）が多く処方されている．装具の上縁は肋骨弓，下縁は腸骨稜にそれぞれ3〜4横指かかるようにする．不快感や疼痛を訴える場合には適宜調整する．硬性装具としては，Williams型腰仙椎装具が挙げられる．Williams型腰仙椎装具は腰仙椎の支持や固定のみでなく前屈矯正や保持，腰椎過伸展抑制を目的としたdynamic braceであり，特に腰痛を合併した脊柱管狭窄症にはよい適応となる．

装具装着に際しては，装着を中断することや，必要以上に長期間にわたって装着することがあり，装具の適合性などを含めて装具のチェック，指導が大切である．

❸ 物理療法

代表的な物理療法として，温熱療法，電気刺激療法，牽引療法がある．急性期では物理療法を単独で用いる場合があるが，安定期では運動療法施行前に補助療法として行うなど，他の保存療法との併用が好ましい．

▶温熱療法：加温は筋紡錘活動の低下，血管拡張，局所の代謝亢進，結合組織伸張性増大などの生理的作用により筋スパズムや関連痛を改善する効果がある．ホットパック，極超短波，レーザー療法などが代表的な温熱療法である．

▶電気刺激療法：鎮痛を目的として，経皮的末梢神経電気刺激法（transcutaneous electrical nerve stimulation；TENS）などが行われる．矩形波を用いて，刺激頻度は鎮痛効果と筋疲労を最小限にすることを考慮して20 Hzの刺激頻度が用いられていることが多い．

▶牽引療法：腰椎牽引には，間欠牽引と持続牽引がある．牽引力は，間欠牽引の場合は体重の1/3〜1/2，一般的に20〜30 kg，持続牽引の場合は体重の1/5〜1/6，一般的に8〜12 kgである．牽引療法については，作用機序は不明であり，十分な科学的エビデンスは見いだされていない．

禁忌・留意点

強い腰痛，歩行不能，膀胱直腸障害や麻痺の進行を認める症例では，運動療法は禁忌であるとともに手術療法などの他の治療法を検討する．神経根症状が強い場合には，神経ブロックの適応である．

その他
❶ 薬物療法

薬物療法では，腰痛や下肢痛に対する非ステロイド性抗炎症薬，間欠性跛行に対する経口プロスタグランジンE_1誘導体製剤，腰部や下肢の筋緊張に対する筋緊張緩和剤，ビタミン剤（B_{12}，E），漢方薬などが使用される．

腰椎椎間板ヘルニア

菅　俊光　関西医科大学附属滝井病院教授・リハビリテーション科

疾患の特性

椎間板の退行変性に伴い，膨隆・脱出した髄核を主体とする組織が神経根や馬尾を圧迫・障害して腰下肢痛やしびれなどの症状が発生する疾患である．20〜40歳代の青壮年に好発するが，若年者から高齢者まで広い年齢層で発症する．男女比は2〜3：1で男性に多い．好発高位はL4/5，L5/S1間であるが，高齢者ではL3/4以上の上・中位腰椎における発症頻度が高い．青壮年期ではスポーツや外傷を契機とすることが多いが，高齢者では比較的急激に誘因なく発症する．ただし，高齢者の場合には過去に腰痛や坐骨神経痛の既往を有することが多い．腰椎椎間板ヘルニアに対する治療は，膀胱直腸障害や神経脱落症状を認めなければ保存的治療が基本である．

障害の特性

ヘルニアの形態は，protrusion（突出：線維輪を穿破していない），subligamentous extrusion（靱帯下脱出：線維輪は越えるが後縦靱帯を穿破していない），transligamentous extrusion（靱帯穿破脱出：後縦靱帯を穿

破している），sequestration（遊離脱出：ヘルニア塊が脊柱管内に脱出している）の4つに分類される．青年期ではヘルニアは髄核が主成分であるが，高齢になれば線維輪だけでなく軟骨終板の断裂部を含むことも多く，大きな腫瘤が一塊となって脱出する．

評価・技法

❶ 腰椎椎間板ヘルニア診療ガイドライン

日本整形外科学会および日本脊椎脊髄病学会が作成した．腰椎椎間板ヘルニア診断基準として，①腰下肢痛を有する（主に片側，ないしは片側優位），②安静時にも症状を有する，③ SLR（straight leg raising）テストは70°以下陽性（ただし高齢者では絶対条件ではない），④ MRIなど画像所見で椎間板の突出がみられ，脊柱管狭窄所見を合併していない，⑤症状と画像所見が一致する，が提唱されている．

リハビリテーション処方

❶ 運動療法（変形性脊椎症・リハ処方参照）

運動療法の目的は，体幹の安定化（stabilization）と静的・動的バランスの増大を得ることであり，体幹の可動域訓練，体幹筋の筋力強化訓練，姿勢矯正などの姿勢回復訓練，有酸素運動などの筋持久力訓練などが挙げられる．

体幹筋の筋力強化訓練は体幹の安定性（stability）につながり，安定化訓練は日常生活の種々の動作においてバランスを保つために重要になる．体幹が安定すれば，日常生活動作の向上にもつながる．主に腹筋・背筋に対する等尺性筋力増強訓練を中心に行い，下肢・骨盤周囲筋群などの訓練も追加して行う．特に腹筋強化は腹腔内圧上昇による腰椎柱支持性の増大，腰椎への免荷，過度な前弯の是正に効果があるといわれている．体幹の筋持久力訓練は，歩行などの軽めの有酸素運動から徐々に始め，自転車，水泳，エアロビクスなどに発展させていく．有酸素運動は機能回復，早期社会復帰に有効であるといわれている．

腰痛体操は，体幹の可動域訓練，筋力強化訓練，筋持久力訓練，姿勢回復訓練などを組み合わせて行う．

❷ 装具療法

腰椎椎間板ヘルニアには，軟性装具の使用頻度が多い．装具療法の目的は，腰椎部固定による安静と運動制限，腹圧上昇による腰椎安定性強化，背筋緊張軽減により，除痛を得ることである．腰仙部の運動制限のためには広い範囲を固定する幅の広い装具を，腹圧の上昇だけを目的とする場合には幅の狭い装具を作製する．急性期の症状が落ち着いた頃より装着を開始して，除痛が得られてきたら腰に負担のかかる動作を行うときのみ使用してもらうようにする．2～3カ月で外すように勧める．ただし，急性期～亜急性期の腰椎椎間板ヘルニアにおける胸腰椎装具の有効性を示した科学的エビデンスは見いだされていない．

禁忌・留意点

発症1週間以内は安静として，運動療法（特に dynamic exercise）は禁忌である．上記の運動・装具療法は主に急性期後半から亜急性期に行う．

サイズが大きいヘルニア，遊離脱出ヘルニア，造影MRIでリング状に造影されるヘルニアは自然縮小する可能性が高い．疼痛コントロールが十分できない場合や，日常生活や社会生活に支障がある場合には手術の適応がある．膀胱直腸障害がある場合や，進行性あるいは高度の運動麻痺がある場合には手術の絶対適応である．膀胱直腸障害や神経脱落症状などの馬尾神経麻痺を見逃すことがないように十分注意することが重要である．

脱臼・骨折(上肢)

白倉賢二　群馬大学大学院教授・社会環境医療学講座 リハビリテーション医学分野

障害の特性

上肢の機能は効果器官である手を目標物に到達させ(reach), 握る(power grip), つまむ(pinch), 挟む(side pinch)などの動作によって目的を遂行するものである. 下肢と異なり利き手があり, 荷重機能よりも起重機のような抗重力機能が要求される. 握り, つまみ動作の他に粗大な機能として押す(push), 引く(hook), 把持する(両手掌で物体を挟む)などがある. 上肢外傷後のリハはこれらの機能の回復が目的となる.

到達機能は下肢を含めた体幹機能, 肩甲帯を含めた肩関節, および肘関節の動きによって達成される. 頭, 口, 背中, 肛門部, 足趾など身体部位への到達能力は, 肘関節の動きが大きな役目を果たす. さらに前腕の回外, 回内も到達能力に重要であるため, 肘関節の動きは上肢の到達機能のカギとなる.

効果器官としての手の握り, つまみ動作は母指が他の4指と対立位にあることが必須であり, 母指の機能が他の4指よりも際立って重要である. 手の動きは手内在筋(intrinsic muscle)と手外在筋(extrinsic muscle)が関与し, 手の巧緻性に関与するのは内在筋で, その運動(motor)は主に尺骨神経が支配している. 手の骨間筋や拇指球筋, 小指球筋の萎縮は内在筋の萎縮を表し, 前腕周径の減少は外在筋の萎縮を示す. 手の巧緻性は内在筋の動きと手部の繊細な感覚(feedback)があって初めて可能になる.

外傷性脱臼について, 脱臼をきたした関節では安定装置である関節包や靱帯の損傷を伴う. 関節包の修復がなされ, 再脱臼の危険がなければ可及的早期の機能訓練が望ましい. 機能訓練はまずは脱臼の方向や脱臼肢位を避けた訓練から行われる.

骨折の治療は整復, 固定, 後療法(機能訓練)が三原則である. 整復は骨折面を広く接触させてよいアライメントを得ることが目標で, 機能的あるいは外見上許容範囲内の転位は差し支えないが, 関節内骨折では関節面の正確な整復, 強固な固定, 早期の可動域訓練が要求される. 可動域制限をきたすことが予想される場合は, 拘縮をきたした場合に最も機能的に有利な肢位, すなわち良肢位(機能的肢位)で固定を行う. また再転位を起こしやすい不安定な骨折に対しては, 良肢位にとらわれずに整復位を保つための肢位で固定する場合もある.

治療上の留意点として, 小児の骨折では成長軟骨層の損傷による成長障害の問題がある. この問題についてはSalter-Harris分類が予後の予測と治療法の選択に役立つ. Volkmann拘縮は上肢の外傷に伴う最も重要かつ重篤な合併症であり, その危険性には常に注意を払わなければならない.

リハビリテーションの考え方

手は解剖学的特徴により浮腫をきたしやすく手部の圧迫, ミルキング, 等尺性筋収縮, 自動運動, 物理療法などを積極的に行い, 浮腫の予防改善を図る.

上肢の可動域訓練は自動運動が原則であるが, 手の外傷では筋腱損傷を伴うことが多く, 腱の癒着による拘縮を防ぐために修復された筋腱が強度を得て, 自動運動が可能になるまでの間, 早期に他動運動で可動域を確保する場合がある.

周辺への到達訓練の代表的なものとしてサンディングやペグボードを用いた訓練方法がある. ピンチ動作, 握力を高めるためには洗濯ばさみや, 新聞紙ちぎり, 粘土(セラペースト)などがある. 巧緻性を高めるためには大豆拾い, コインつまみなど簡易な道具が用いられる. 上肢の機能障害は体幹や下肢の運動にも影響を及ぼすので全身の運動連鎖を考慮してリハを行うべきである.

骨折の保存療法, 手術療法後の運動療法

は，ともに骨折部の安定性を損なわない範囲と強度で行うものであり，個々の症例で運動療法のスケジュールやゴールは異なる．特に手術療法の場合は術中の所見，術者の判断を尊重する．

上肢の外傷治療全般において，治療経過に合致しない熱感，腫脹，知覚過敏，疼痛が生じれば複合性局所疼痛症候群〔CRPS（反射性交感神経性ジストロフィー；RSD）〕を考慮する．

肩関節脱臼

白倉賢二　群馬大学大学院教授・社会環境医療学講座
　　　　　リハビリテーション医学分野

疾患の特性

肩関節は運動範囲が大きく，人体で最も脱臼しやすいとされる．前方脱臼，後方脱臼，下方脱臼に分けられるが，外傷性脱臼の90％以上が前方脱臼であり，後方脱臼，下方脱臼は数％に過ぎない．前方脱臼の受傷機転は多くの場合転倒やハイタッチの際の過度の外転，外旋外力による．大結節骨折を高頻度に合併する．非外傷性脱臼（不安定症）もある．

前方脱臼では骨頭が前下方に脱臼する際に関節窩の前縁の関節唇の剝離，同部の骨，軟骨の欠損が生じる（Bankart lesion）．骨頭の後側方にもこれに相対して脱臼の際に欠損が生じる（Hill-Sachs lesion）．Bankart lesionが修復されなければ，再脱臼の際の骨頭の通り道となり反復性脱臼になりやすい．Hill-Sachs lesionがあるものはさらに再脱臼しやすくなる．若年者の初回脱臼は高率に反復性脱臼に移行するため初回脱臼後のリハの目的は再脱臼を防ぎながら機能を回復させることである．

脱臼の整復と保持，骨折の整復と保持が困難な場合には手術が行われる．また，外傷性脱臼の際に腱板損傷を合併することがあり，高齢者ほど合併しやすい．腱板損傷はMRIで診断が可能であり修復術の適応がある．腱板の機能不全が残存すれば挙上困難や外旋筋力の低下をきたす．腱板修復術は直視下に行う場合と，鏡視下に行われる場合がある．Bankart lesionで関節唇の剝離がみられれば鏡視下の修復術で反復性に移行しにくくなる．

腋窩神経麻痺を合併した場合は三角筋外側部に知覚鈍麻を生じるが6週間程度で回復する．3カ月を過ぎても回復がなければ予後不良である．

評価・技法

❶ 活動状況，ADL

受傷前の生活動作，職業，趣味などを聴取する．利き手や"できる動作""している動作"を評価する．日常や職業上の必要な動作，スポーツ活動歴がある場合は，その活動内容および，復帰を希望する種目（ポジションなども含め）を確認する．高齢者では認知機能や同居家族の有無，社会資源の利用を確認する．

❷ 画像所見

X線検査は肩関節正面像とScapular-Y像の2方向で行う．整復位の状況，骨折部位，転位の有無，安定性，骨癒合の状況，骨萎縮の程度を把握する．固定期間を確認する．X線像の他にCT像，造影MRIにより脱臼の程度，整復後のHill-Sachs病変，Bankart病変の程度を把握する．

❸ 運動機能

機能障害・能力障害評価としてはDASH（disabilities of the arm, shoulder, and hand）を用いることがある．セルフケア，レジャー活動を含めた包括的な評価を行う．

▶可動域：肩関節の動きは背臥位，座位で自動，他動運動の可動域を計測する．背臥位では腱板の機能不全の影響を軽減できる．肩甲帯の動きを制して肩甲・上腕関節の動きと，肩甲帯の動きを含めた肩全体の動きを計測する．

1)棘下筋　2)肩甲下筋　3)棘上筋

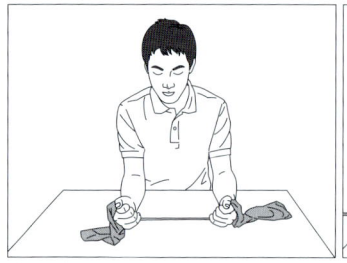

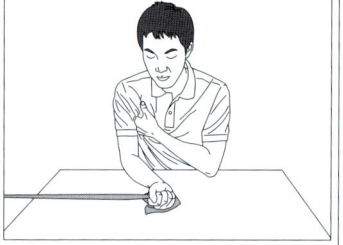

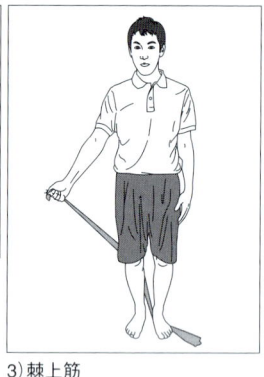

図　ゴムバンドを利用した固有筋群の分離運動(cuff exercise)

　座位あるいは立位で背部に手を回して指先がどこまで上がるかは肩の内旋可動域を表し，胸椎腰椎の棘突起の位置でL3などと表現し記録する．計測は常に一定の肢位と方法で行う．
▶筋力：筋力は徒手筋力検査(MMT)により評価する．定量的にはハンドヘルド型デジタル筋力計を用いた測定を行う．特に，回旋筋・肩甲骨周囲筋の筋力評価が重要である．
　可動域，筋力は健側も評価する．
▶肩不安定性テスト：肩の不安定性を確認するため動揺性検査を行う．Apprehension testは端座位にて，肩外転90°くらいで外旋位をとった状態から，検査者は骨頭を後ろから前方へ押し出す．このときに肩に疼痛または脱臼不安感が出現した場合を陽性とする．
▶疼痛：疼痛はvisual analog scale(VAS)またはnumerical rating scale(NRS)により評価し，疼痛が出現する動作，疼痛部位を聴取する．評価の際に疼痛があれば記録する．安静時痛と動作時痛に分けて評価する．

リハビリテーション処方
❶ 保存療法
　3〜6週間程度の下垂位，内旋位で体幹に固定する．若年者では回旋中間位から外旋位で固定すると再脱臼への移行を低下させる可能性がある．高齢者で拘縮が予想される場合は固定を2週間程度にとどめる．固定中は浮腫の防止に努め，上肢の等尺性筋収縮訓練，肘，手部の自動運動を行う．
　固定後の可動域訓練は，他動運動から開始する．開始する前にX線撮影，あるいはCT撮影を行い，骨頭が整復位にあることを確認する．徐々に自動運動を中心とした屈曲，伸展，外転，内外旋の可動域訓練へと進めていく．可動域が得られなければ介助する(assisted active exercise)．
　筋力訓練として肩甲帯や三角筋などの肩関節全体を動かす筋群(outer muscle)と，固有筋群(inner muscle)の強化を意識した訓練(分離運動，cuff exercise)の筋力訓練を行う(図)．
　訓練中はマイクロウェーブ，ホットパックなどの物理療法を併用する．
　肩甲帯の筋力訓練，ストレッチ運動，体幹機能訓練，下肢のストレッチなどもあわせて行う．
　訓練中は再脱臼を促す肢位を避け，その後の生活においてもオーバーヘッドスポーツ，動作などの脱臼肢位をとらない指導を行う．
❷ 手術療法
　術後療法は保存療法に準じる．手術で修復

された組織の治癒が完成するまでは脱臼肢位をとらせない．

術後3週間程度固定するが，固定中は腱板や肩甲帯の過度の緊張を抑制し，術後の組織修復を優先する．

固定後はstoopingから他動，自動運動による可動域，筋力訓練を開始する（図）．

8週間後からcuff exercise（図），上肢の抵抗運動を開始する．

腱板損傷が修復された場合，棘上筋腱であれば外転，棘下筋であれば内旋の自動運動を2～4週間程度禁止し，その間は修復の完成を待ちながら他動運動による可動域訓練から始め，徐々に自動運動を開始する．

禁忌・留意点

若年者で初回脱臼後固定せずにおくと，多くの例で反復性脱臼に移行する．40歳以上でも初期固定をしなければ10～15％が再脱臼する．

脱臼肢位である外転，外旋は関節包の修復が完成する3～5週間程度は控えめに行う．その後の日常生活でも脱臼肢位をとらないように指導する．

肩関節の可動域の拡大のみにとらわれず，肩甲胸郭関節や体幹の機能，柔軟性を高める訓練も行う．

肩関節の可動域の獲得は半年以上の長期間を要する場合があるので，患者への説明を十分に行っておく必要がある．

上腕骨骨折

白倉賢二　群馬大学大学院教授・社会環境医療学講座
　　　　　リハビリテーション医学分野

疾患の特性

上腕骨骨折は近位部骨折，骨幹部骨折，遠位部骨折に分けられる．遠位部骨折については「肘関節の脱臼・骨折」の項で述べる．

❶ 近位部骨折

骨頭，大結節，小結節，骨幹部の4つの部に分けられる（Neer分類）．骨粗鬆症を伴った高齢者では転倒により外科頸骨折が多発する．骨折部周囲には強力な三角筋があり，骨折部の安定性は比較的よく，大きな転位（1 cm以上，45°以上の回旋）がなければ保存療法が選択される．5歳くらいの小児では骨端線離解となる．小児と高齢者では全く異なった治療経過をたどり，小児では成長障害，成人では肩関節の機能障害をきたす恐れがある．

❷ 骨幹部骨折

直達外力と介達外力による骨折がある．介達外力は自家筋による骨折（投球骨折，腕相撲）で螺旋骨折の形をとる．直達外力では横骨折や第3骨片を伴い，骨折面の接触面積が小さく固定が悪いと偽関節に陥りやすい．

保存療法ではhanging cast法やfunctional braceなど特殊な治療法がとられる．徒手整復不能例では手術（髄内釘，プレート固定）が選択される．

評価・技法

❶ 活動状況，ADL

肩関節脱臼の項に準ずる．

❷ 画像所見

近位部骨折ではX線像で肩関節正面像とScapular-Y像を確認する．X線，CT像より骨折部位，転位の有無，安定性，骨癒合の状況，骨萎縮の程度を把握する．固定期間を確認する．骨折型と転位の程度はNeerの分類により評価する．

❸ 運動機能

▶可動域：肩の動きは肩関節脱臼の項に準ずる．肘関節の動きは肘関節の脱臼・骨折の項に準ずる．

▶筋力：筋力は徒手筋力検査（MMT）により評価する．定量的にはハンドヘルド型デジタル筋力計を用いた測定を行う．装具固定をしている時期には，肩関節および上腕部に負荷のかかる筋力検査は行わない．

可動域，筋力は健側も評価する．腫脹・熱感・発赤・浮腫などの所見も評価する．

▶疼痛：肩関節脱臼の項に準ずる．

リハビリテーション処方

1）近位部骨折
❶ 保存療法

3週間程度三角巾で上肢を吊り，バストバンドや包帯で上腕を体幹に固定する．固定中は手の腫脹を予防，軽減させるため手指の自動運動，上肢の等尺性筋収縮訓練を指導する．

1週間後から1日数回固定を外し，肘を伸ばし，完全な脱力下でおじぎ運動（stooping）を行わせる（図）．

3週間後から1日数回三角巾を外し，0.5〜1kg程度の重りを持たせ，振り子運動を始める．

4，5週間後から徐々に自動運動を中心とした肩肘関節の可動域訓練を開始する．

6，7週間後でX線像に仮骨が見えれば肩関節の筋力訓練，可動域訓練を強化する．可動域が得られなければ介助する（assisted active exercise）．

❷ 手術療法

術者が計画した術後の後療法プログラムに従う．その他は保存療法に準じる．

2）骨幹部骨折
❶ 保存療法

肘を直角に曲げ，前腕回内回外中間位で，肩から手関節部までの副子固定をする．三角巾で上肢を吊り，バストバンドや包帯で上腕を体幹に固定する．固定中は浮腫の防止，軽減のため手指の自動運動，等尺性筋収縮訓練を指導する．

1週間後より1日数回固定を外し，肘を伸ばし，完全な脱力下でおじぎ運動（stooping）（図）を行わせる．

3週間後から functional brace を装着し，三角巾または collar and cuff で上肢を吊り，1日数回外して振り子運動を始める．肘の伸展が−15°程度になったら三角巾を外し，徐々に肘関節の屈曲，伸展，回内外の自動運動を中心とした可動域訓練へと進めていく．X線像で仮骨が見えれば肩，肘の可動域訓

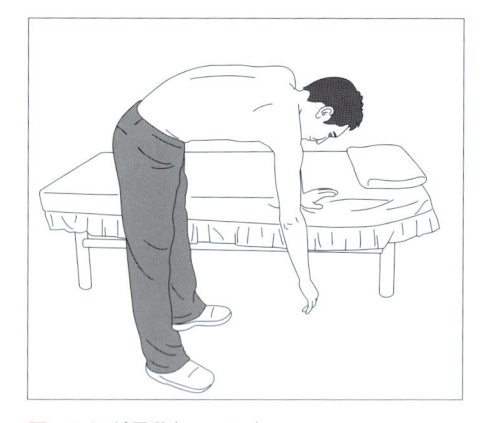

図　おじぎ運動（stooping）
Stoopingは筋の緊張を緩和し，肩関節周囲の軟部組織の伸張効果が得られる．重力を利用することで，上肢挙上に必要な関節の支点が得られなくとも，屈曲位を得ることができる．

練，筋力訓練を開始する．

肩甲帯のストレッチ，体幹機能訓練も同時に行う．

❷ 手術療法

内固定による良好な固定性が得られれば，後療法に従い早期から自動運動，軽度のADLでの使用も指導する．

禁忌・留意点

肩甲帯の訓練，体幹機能訓練も同時に行う．

受傷直後から手指の自動運動を積極的に行い，上肢の腫脹の消退に努める．

上腕骨骨折，特に骨幹部骨折は偽関節の頻度が高い．過度の運動療法は偽関節の原因となるので注意する．

近位部骨折では腕神経叢，肩甲上神経，腋窩神経損傷を合併しやすく，骨幹部骨折，特に中下1/3の骨折では橈骨神経麻痺を合併しやすいので麻痺の有無を必ず確認してから訓練を開始する．

小児の場合は成長軟骨層の障害が問題になる．

急性期を過ぎて熱感や自発痛が軽減する頃

肘関節の脱臼・骨折

白倉賢二　群馬大学大学院教授・社会環境医療学講座
　　　　　リハビリテーション医学分野

疾患の特性

　肘関節において上腕骨下端は前方に45°屈曲し，尺骨関節面は前上方45°の方向に開口している．これにより肘関節は145°の屈曲が可能となっている．また肘の外偏角（carrying angle）は男子で平均8.5°，女子12.5°あるが，肘の屈曲とともに外反は徐々に減少し最大屈曲で前腕と上腕は重なり合う．前腕の回内，回外運動は橈骨頭と尺骨茎状突起を結ぶ線を軸として回旋し，この際に尺骨は不動で橈骨がこの軸を中心に回旋する．
　肘関節は動きとともに安定性が重要で，特に内側側副靱帯は上腕骨内側上顆の基部前面から尺骨鉤状突起内側に至るもので，損傷されると不安定性をきたす．外側には外側側副靱帯と輪状靱帯が一体化した複合体を形成する．これらの靱帯が肘関節の安定性に重要な役目を果たす．
　肘関節部の骨折には上腕骨側の上腕骨顆上骨折，外顆骨折，内顆骨折，内側上顆骨折，前腕側の肘頭骨折，橈骨頭骨折，橈骨頚部骨折などがある．小児期における肘周囲の骨端核の出現時期は肘の外傷の診断に重要であり，成長軟骨層と骨折を見誤ることがあるので注意を要する．肘関節面に及ぶ骨折では関節面の正確な整復が必要である．

❶ 上腕骨顆上骨折

　上腕骨下端骨折のなかで最も頻度が高く，小児が転倒して手をついた際に生じる．伸展位で受傷する伸展型がほとんどで，中枢骨片が前方に転位する．発症早期には神経血管損傷とVolkmann拘縮に注意する必要があり，過度の疼痛が発症のサインとなる．整復が不十分だと内反肘を遺残する．小児の伸展型骨折で肘関節90°屈曲位で整復位が保てなければ経皮的鋼線固定術の適応となる．成人の顆上骨折は整復とその保持が困難で手術により強固な内固定が必要である．

❷ 上腕骨外顆骨折

　多くが小児の骨端線損傷で骨片は外側上顆を含む．関節内骨折であり，外側上顆は前腕伸筋・回外筋群の起始部であるため不安定で，偽関節を起こしやすく，成長後の外反肘の原因となる．このため骨折部の転位が少なくてもギプス内で転位することがあり，半数以上で手術療法が行われる．外反肘は遅発性尺骨神経麻痺の原因となる．

❸ 上腕骨内顆骨折

　小児に多く，骨片に内側上顆を含む骨端線損傷である．内側上顆には前腕屈筋・回内筋群の起始部が付着しているため不安定であり，偽関節を起こしやすい．転位があれば手術，なければ保存療法を行う．

❹ 上腕骨内側上顆骨折

　小児の骨端線閉鎖前の骨端線損傷と閉鎖後の剥離骨折がある．内側上顆には前腕屈筋，回内筋群の起始部と内側側副靱帯が付着しているため不安定であり，偽関節を起こしやすい．転倒時の肘外反力が加わって受傷する．転位があれば手術，なければ保存療法を行う．肘関節の外反不安定性を遺残すると，スポーツ障害，易疲労性をきたす．
　投球などにより繰り返す外反ストレスによる骨端線損傷はlittle leaguer's elbowと呼ばれ内側上顆の骨端核障害で外傷の範疇とは異なる．

❺ 肘頭骨折

　直達外力と，上腕三頭筋による介達外力により発症する．直達では粉砕型，介達では

裂離による横骨折となる．保存療法では伸展位（軽度屈曲位）で固定後，自動運動を開始する．手術では tension band wiring 法，screw 固定などが行われる．Tension band wiring 法は屈曲により骨折部に圧迫力が加わるので早期の屈曲訓練が可能である．

❻ 橈骨近位端骨折
小児では頚部骨折，成人では橈骨頭骨折となりやすい．受傷機転は肘関節伸展位での外反強制による．50％の症例で内側側副靱帯損傷や肘頭骨折を伴う．

❼ 肘関節脱臼
橈骨と尺骨が一体となって前方，後方，内側，外側に脱臼するが 90％ が後方脱臼である．後方脱臼は過伸展を強要されて生じる．肘頭が中枢に牽引され，鉤状突起が肘頭窩にはまり込む．側副靱帯は断裂し，鉤状突起が骨折する場合も多い．上腕動脈，正中神経損傷を伴うことがある．整復が困難であったり，軟部組織の介在があれば手術療法が行われる．手術では骨折があれば整復固定し，最近は積極的に側副靱帯の修復のために手術が行われる．近位橈尺関節も脱臼する分散脱臼はまれである．

▍評価・技法 ▍
❶ 活動状況，ADL
肩関節脱臼の項に準ずる．
❷ 画像所見
X 線像では肘関節正面像，屈曲位側方像の 2 方向と，必要に応じて斜方向像で確認する．X 線，CT 像により骨折部位，転位の有無，安定性，骨癒合の状況，骨萎縮の程度を把握する．小児では健側と比較する．固定期間を確認する．
❸ 運動機能
▶**可動域**：肘関節の屈伸は前腕回外位で計測する．回内，回外可動域の測定は前腕の骨折の項に準ずる．
▶**筋力**：筋力は肩関節脱臼の項，前腕の骨折の項に準ずる．
▶**疼痛**：肩関節脱臼の項に準ずる．末梢神経障害を合併する可能性があるため，神経支配に沿った麻痺症状（感覚障害，筋萎縮，筋力低下）の確認が必要である．

▍リハビリテーション処方 ▍
1）上腕骨顆上骨折
❶ 保存療法
3 週間の上腕副子固定を行う．固定中は手指の自動運動を行う．
3 週間の固定後は自動運動による肘の屈曲，伸展，前腕回内外の可動域訓練を行う．他動運動による可動域訓練は禁忌である．
❷ 手術療法
内固定による良好な固定性が得られれば，保存療法よりも 2, 3 週間早めたスケジュールで行う．

2）上腕骨外顆骨折，内顆骨折，内側上顆骨折
❶ 保存療法
上腕ギプス固定を 4〜6 週間行う．固定中は手指の自動運動を行う．肩関節の拘縮防止に努める．内顆骨折では手指自動運動を行うが，内側上顆より指の屈筋が起始しているので，3 週間は手指屈筋の抵抗運動は控える．
ギプス除去後自動運動による手関節，肘関節の屈曲，伸展，回内，回外の可動域訓練を行う．
❷ 手術療法
内固定による良好な固定性が得られれば，保存療法の場合より 2 週間ほど早めて訓練を開始する．仮骨形成を確認し 5〜8 週間でワイヤを抜去する．
ワイヤを抜去後は，自動運動による訓練をさらに強化する．

3）肘頭骨折
❶ 保存療法
4 週間軽度屈曲位で上腕ギプス固定を行う．ギプス除去後自動運動による屈曲可動域訓練を行う．伸展は重力を利用して行う．
6 週間後より伸展自動運動を行う．
❷ 手術療法
内固定により良好な固定性が得られれば，

術者が計画した術後療法プログラムに従い可及的早期に可動域訓練を開始する．

Tension band wiring法では2〜3週間後より45°以上の屈曲位で等尺性収縮から開始し，徐々に自動運動による屈曲を開始する．伸展は筋力が骨折部を乖離させる方向で働くので重力を利用して行う．等尺性抗重力伸展運動から徐々に自動あるいは介助自動運動で伸展運動を行う．

4) 橈骨頚部骨折・橈骨頭骨折
❶ 保存療法
上腕ギプス固定を2週間行う．固定中は手指の自動運動を行い浮腫の予防，改善に努める．肩関節の拘縮防止に努める．

ギプス除去後自動運動による手関節，肘関節の屈曲，伸展，回内，回外の可動域訓練を行う．

肘関節に長軸方向の外力や外反力が加わらないように注意する．

❷ 手術療法
術者の術後療法プログラムに従う．内固定による良好な固定性が得られれば，可及的早期に訓練を開始する．

5) 肘関節脱臼
❶ 保存療法
整復後は90°屈曲位で3週間の上腕ギプス固定が行われる．

3週間後より自動運動による屈伸，回内，回外運動を開始する．

5週間後からは訓練を強化する．

❷ 手術療法
安定性が得られれば，2週間の上腕ギプス固定の後，保存療法に準じた運動療法を行う．

禁忌・留意点
手術療法の場合，早期からの上肢管理として浮腫への対応が重要である．手指の屈伸や，弾力包帯などによる予防が行われる．

肘関節周囲は骨化機転が旺盛な部位であり骨化性筋炎(異所性骨化)の好発部位である．定期的X線検査を行い異所性骨化の有無を

確認する．過激な他動運動が原因で発症すると著しい可動域制限をきたす．拘縮をきたさないように早期の自動運動が推奨されるが，過度の抵抗運動は控える．他動運動による可動域訓練は禁忌である．渦流浴などの物理療法を適宜応用する．

受傷部位の近くを尺骨神経，橈骨神経，正中神経，上腕動脈が走行していると骨折および整復操作で損傷される．神経障害，循環障害には注意を払う．

前腕の骨折

白倉賢二　群馬大学大学院教授・社会環境医療学講座リハビリテーション医学分野

疾患の特性
前腕は橈骨と尺骨が1つのユニットとして機能する．両骨の間には骨間膜があり，橈骨は回外筋，円回内筋，方形回内筋の作用を受けて尺骨を軸として回旋する．骨折の治療に際してはこの回旋筋群の作用を考慮する．橈骨は生理的弯曲があり，正しい整復位にないと回旋障害をきたす．前腕両骨骨折，橈骨骨折，尺骨骨折があり，神経血管損傷を伴うことがある．橈骨遠位端骨折は「手関節の骨折」の項で述べる．

❶ 前腕両骨骨折
前腕の骨折は橈骨，尺骨が同時に折れることが多い．不安定で変形治癒は回旋障害を遺残する．橈骨と尺骨が癒合してしまうこともある．良い整復位が得られない，あるいは保てない場合は手術が行われる．

❷ 尺骨骨折
尺骨単独骨折の場合，橈骨頭脱臼を伴う場合が多い(Monteggia骨折)．尺骨の骨折に気を取られ脱臼を見逃すと陳旧性，難治性の重篤な障害をきたす．尺骨単独骨折に遭遇した場合は肘関節のX線像を注意深く診断する必要がある．Monteggia骨折には多くの場合手術が行われる．骨折を整復固定すれば

❸ 橈骨骨折

橈骨単独骨折の場合，遠位橈尺関節で尺骨の背側脱臼を伴うことがある（Galeazzi 骨折）．Galeazzi 骨折では茎状突起骨折を伴い，見逃されて変形治癒を残すと回内回外制限をきたす．橈骨単独骨折では手関節の X 線像に注意する必要がある．Galeazzi 骨折には多くの場合手術が行われる．骨折を整復固定すれば脱臼も整復される．

▎評価・技法 ▎

❶ 活動状況，ADL
肩関節脱臼の項に準ずる．

❷ 画像所見
X 線像は前腕 2 方向で確認する．X 線，CT 像により骨折部位，転位の有無，安定性，骨癒合の状況，骨萎縮の程度を把握する．橈骨と尺骨の癒合に注意する．固定期間を確認する．

❸ 運動機能
▶**可動域**：固定部位を除く関節の自動運動と他動運動の関節可動域（ROM）を測定する．回内，回外の評価は上腕の動きによる代償を除くため，肘関節を 90° 屈曲して体幹に固定して測定するなど肩の動きを抑えて，常に一定の肢位で行うようにする．
▶**筋力**：筋力は徒手筋力検査（MMT）により評価する．肘の屈伸の筋力の定量的評価はハンドヘルド型デジタル筋力計を用いる．骨折部周囲の腫脹やしわの状況，熱感を観察し，前腕，手関節，MP 関節の周径を計測する．健側および健常部も評価する．
▶**疼痛**：肩関節脱臼の項に準ずる．

健側と比し，筋萎縮が生じていないか確認する．麻痺症状の有無，複合性局所疼痛症候群 CRPS（complex regional pain syndrome）の症状確認を行う．

▎リハビリテーション処方 ▎

1) 前腕両骨骨折
❶ 保存療法
肘関節 90° 屈曲位，回内回外中間位で 6〜8 週間程度の上腕ギプスによる外固定を行う．小児でも同様である．

ギプス除去後は肘関節，手関節の自動運動による屈伸運動，回内回外運動を行う．

❷ 手術療法
術者が計画した術後療法プログラムに従う．内固定による良好な固定性が得られれば，4 週間程度の上腕ギプスによる外固定を行った後，肘関節，手関節の自動運動による屈伸運動，回内回外運動を行う．

2) 尺骨骨折（Monteggia 骨折），橈骨骨折（Galeazzi 骨折）
❶ 保存療法
回外位で上腕ギプス固定をする．

2 週間後からシーネ固定とし肘関節の屈伸の自動運動を行う．手指の訓練も同時に行う．

3 週間以降から回内，回外運動を開始する．

❷ 手術療法
内固定による良好な固定性が得られれば，2〜3 週間のギプス固定ののち肘関節の屈伸，回内，回外運動を開始する．

▎禁忌・留意点 ▎

受傷後の急性期には疼痛，腫脹，皮膚の色調，知覚異常を観察する．手指の動きを調べ，後骨間神経，前骨間神経，尺骨神経，橈骨神経の麻痺の有無を確認する．浮腫の進行があればギプスによる圧迫を除去する．コンパートメント症候群を疑えば，組織内圧測定する．

Monteggia 骨折，Galeazzi 骨折では定期的に X 線検査を行い近位，遠位橈尺関節の整復位を確認する．

急性期を過ぎれば，渦流浴などの物理療法を適宜応用する．

手関節の骨折

清水　透　公立藤岡総合病院附属外来センター・附属外来センター長

疾患の特性

手関節は8つの手根骨および橈骨尺骨で構成される．手根骨は隣接する骨が関節で連結しているが動きは少ない．手根骨のうち舟状骨，月状骨，三角骨，豆状骨は近位手根列を形成し，大・小菱形骨，有頭骨，有鉤骨は遠位手根列を形成する．通常手関節とは橈骨の遠位端と近位手根列の間の橈骨手根列関節と，近位手根列と遠位手根列間の手根中央関節とに分けられる．尺骨の遠位端と手根骨は三角線維軟骨複合体（triangular fibrocartilage complex；TFCC）を介して接する．橈骨と尺骨の間で遠位橈尺関節を形成する．

手関節を屈伸させる筋群は上腕骨内上顆，外上顆より起始し手根骨を越えて，中手骨基部の掌側，背側に停止する．手関節の掌背屈は橈骨と近位手根列間（橈骨手根関節）で約2/3，手根中央関節でも1/3程度動く．橈骨手根関節では橈尺屈運動も行われる．遠位橈尺関節，TFCCは前腕の回内，回外に関与する．

手関節周辺の骨折は橈骨遠位端骨折と手根骨骨折に大別される．橈骨遠位端骨折は多様である．骨折の転位，脱臼の有無でColles骨折，Smith骨折，Barton骨折に分類される．これらの骨折は転倒を機に受傷する場合がほとんどであるため，肩関節の継時的評価も重要である．手根骨骨折は舟状骨骨折，三角骨骨折，有鉤骨骨折，有頭骨骨折などがある．舟状骨骨折が大半を占める．

❶ Colles骨折

橈骨の遠位骨片が背側に転位した骨折で，最も発生頻度が高い．転倒し手関節背屈位で手をついて受傷する．手部がフォークの背様に変形する．高齢者では軽微な外力でも発症し，粉砕骨折の形をとる．骨折線が関節内に及ぶことはまれではないので細心の注意が必要である．変形治癒は長母指伸筋腱の自然断裂，外見上の問題と可動域制限をきたす．整復が困難な例，粉砕型で骨欠損が生じれば手術適応となる．

❷ Smith骨折

Colles骨折に次いで発生頻度が高い．末梢骨片が掌側に転位する．転倒し手関節掌屈位で手をついて受傷する．手関節背屈位，前腕中間位でギプス固定するが，不安定で再転位しやすい．再転位するようであれば手術の適応となる．

❸ Barton骨折

橈骨遠位端の脱臼骨折で，背側縁が骨折し，手根骨が背側へ脱臼するのが背側Barton骨折，掌側縁が骨折し手根骨が掌側へ脱臼するのが掌側Barton骨折である．関節内骨折であり転位が残存すると手関節症をきたして疼痛の原因となる．

背側Barton骨折は整復後の安定性がよく保存療法がとられる．掌側Barton骨折は関節面が掌側に傾斜しているため掌側に転位しやすく手術の適応となることが多い．

❹ 舟状骨骨折

手関節を，橈屈して手掌をついて転倒すると生じる．転位の少ない骨折ではX線検査で見逃され，捻挫，打撲として処置されることが多い．早期診断にはCT，MRIが有用である．舟状骨への血行は遠位から近位に供給されるため，骨折の癒合遅延，偽関節，近位骨片の壊死をきたしやすい．初期診断が重要である．近位部，体部，結節部骨折に分類される．骨折の部位，骨折線の方向により骨折部の安定性が異なる．転位のない安定型では保存療法が選択されるが，骨癒合に長期を要することもある．不安定型の骨折，転位のある骨折，安定型で固定期間を短縮するには手術が行われる．

評価・技法

❶ 活動状況，ADL

肩関節脱臼の項目に準じる．

❷ 画像所見
X線，CTにより骨折部位，転位の有無，安定性，骨癒合の状況，骨萎縮の程度を把握する．固定期間を確認する．

❸ 運動機能
固定部位を除く関節の自動運動と他動運動の関節可動域(ROM)を測定する．腫脹のある関節では基本軸，移動軸をしっかり認識し角度計を使用する．握る動作の評価は指尖手掌間隔(TPD)を計測する．つまむ動作の評価は掌側外転角度，母指-示指，母指-中指間距離を計測する．筋力を徒手筋力検査(MMT)により評価する．握力計，ピンチ力計を用いた測定を行う．健側および健常部も評価する．骨折部周囲の腫脹やしわの状況，熱感を観察し，前腕，手関節，MP関節の周径を計測する．疼痛はVASにより評価し，疼痛の出現する動作を聴取する．計測時に疼痛があれば記録する．

リハビリテーション処方

1) 橈骨遠位端骨折(Colles骨折，Smith骨折，Barton骨折)
受傷直後から腫脹と拘縮を防止するため，痛みの許容範囲内での手指と母指の自動運動(屈伸と対立)を指導する．マイルドに行うのが安全で，強い収縮は骨折部の転位のリスクを伴う．

❶ 保存療法
上腕，前腕ギプスで4〜6週間ギプス固定する．外固定が緩めば再度固定する．ギプス装着による過度な手指可動域の制限，ギプス縁での皮膚の傷に注意する．

ギプス除去後手関節，肘関節の可動域訓練を行う．温熱療法や渦流浴が患者の疼痛緩和に役立つ．同時にROMの拡大の助けとなる．

握力の強化訓練では手の機能的肢位を確認し保持して行う．ボールや粘土を握るような適度な抵抗運動が推奨される．

骨折部が安定し骨癒合が得られるまで患肢で手をつく動作(荷重)は禁止する．ギプス除去後の患者の不安感に対してはシャーレ，副木を夜間，外出時などに使用する．

❷ 手術療法
内固定による良好な固定性が得られれば，肘上までの固定を2〜4週間程度行う．

ギプス除去後は保存療法に準じて運動を行う．

2) 舟状骨骨折
❶ 保存療法
上腕もしくは前腕ギプス固定する．母指を含み固定することが多い．近位部骨折では長期間の固定を要する．骨癒合を確認してギプス除去する．手関節，手指の可動域訓練を行う．

18週過ぎても骨癒合が得られなければ手術を行うべきである．この場合，骨移植が必要となる．

❷ 手術療法
内固定の安定性により2〜12週間，外固定する．骨癒合を確認してギプス除去する．手関節，手指の可動域訓練を行う．

禁忌・留意点
Colles骨折は高齢者では骨粗鬆症の合併があり橈骨の短縮変形をきたしやすい．橈骨の短縮変形により尺骨突き上げ症候群，TFCC損傷をきたす．

手指のしびれ，感覚障害があれば手根管症候群，まれにGuyon管症候群を，母指が自動伸展できないときは骨折部の摩擦による長母指伸筋腱断裂を疑う．

舟状骨骨折は，骨折線が明らかでなくても臨床的に骨折が疑われれば，早期には外固定して経過をみる．骨癒合が得られにくい骨折であること，偽関節により関節症変化が進行することを説明する．

手指の脱臼・骨折

清水　透　公立藤岡総合病院附属外来センター・附属外来センター長

疾患の特性

手指には中手骨，指節骨のほか屈筋腱，伸筋腱，内在筋，靱帯，神経が存在し，円滑な協調動作，巧緻動作を可能にしている．手指は握る，つまむ，つかむなどをつかさどるが，直達外力を受けやすい部位である．スポーツではボールや棒などの用具で受傷することが多い．手指の骨折には中手骨骨折と指節骨骨折がある．骨折は関節外と関節内に大別される．

❶ 中手骨骨折

スポーツ外傷や拳で打撃したときなどに生じ，手のアーチが障害される．基部骨折，骨幹部骨折，頚部骨折があり関節内，関節外に分けられる．中手骨の回旋変形治癒は指を屈曲した際に隣接指との交叉（overlapping finger）をきたす．

基部骨折は靱帯に囲まれ第1中手骨の特殊型のBennett骨折や第5中手骨基部骨折以外は転位が少なく骨癒合も良好である．回旋転位に注意する．

骨幹部骨折は横骨折，斜骨折，粉砕骨折に分けられる．横骨折は骨間筋の作用により背側凸となる．変形治癒は伸筋腱損傷，骨頭の掌側突出，MP関節過伸展をきたす．斜骨折は捻転外力により起こり，回旋転位と短縮を生じる．粉砕骨折では軟部組織の挫滅を伴うことが多い．

頚部骨折はボクサー骨折とも呼ばれ，手を握って強打する際に主に第5中手骨に発生する．背屈凸の変形を生じ固定性が悪く整復も困難である．

母指は他指と対立位にあり外傷の機会が多い．Bennett骨折は第1中手骨の基部骨折で，第1手根中手関節（CM関節）の脱臼骨折である．中手骨基部尺側は強靱な靱帯によって転位せずに残り，中手骨骨幹部は橈側に付着する長母指伸筋の牽引力により橈背側に転位する．整復は容易であるが転位しやすいため手術が行われる．

❷ 指節骨骨折

日常よくみられる．基節骨，中節骨，末節骨の骨折があり，関節外，関節内に大別される．骨折部の安定性，関節面の適合が不良であれば手術が選択される．

基節骨骨折は多くが横骨折で，骨間筋，虫様筋，伸筋などの作用により掌側凸となり，屈筋腱癒着の原因となる．小児では骨端線離解がしばしばみられる．回旋転位に注意し，指屈曲時に指尖が舟状骨に向かうように回旋を整復する．整復後の固定性が悪ければ手術の適応となる．

中節骨骨折は浅指屈筋腱終止部の末梢，中枢のいずれで起こるかで転位が異なる．末梢では掌側凸となり，中枢では背側凸となる．

PIP関節骨折はスポーツ外傷で多発する掌側板剝離骨折，背側脱臼骨折，捻挫に側方偏位が加わり起こる掌側脱臼骨折，小児に多い基節骨頚部骨折がある．整復位，関節面の適合が保たれれば保存療法を行う．背側脱臼骨折は中節骨基部掌側に三角骨片を生じ，中節骨基部が背側に脱臼する背側型が多い．骨片が大きく（40％以上）不安定であれば手術を行う．掌側脱臼骨折は発症がまれであるが，整復位の保持が極めて困難で手術が選択される．

槌指はDIP関節部の損傷で，急激に屈曲されて伸筋腱終末が断裂ないし剝離骨折する腱性槌指，長軸方向からの強い外力で起こる骨性槌指（関節内骨折）がある．腱損傷のみであれば保存的に治療する．骨片が関節面の1/3を占めるもの，掌側に脱臼しているものは手術適応となる．

評価・技法

手関節の骨折の項目に準じる．

リハビリテーション処方

1) 中手骨骨折
❶ 保存療法
前腕から指先までのギプス固定を3〜4週間行う．Intrinsic plus 肢位（MP関節屈曲，PIPおよびDIP伸展）が推奨される．頸部骨折では整復肢位保持で手関節背屈，MP関節，PIP関節ともに60〜70°屈曲位で外固定する．

固定除去後は手指，手関節の自動運動を開始する．隣接指を副子として患肢とともにテーピングすることで早期のアライメント維持，その後の関節可動域（ROM）の改善の助けとなる．

Bennett 骨折では母指を掌側外転位でギプス固定を4〜6週間行う．固定除去後は手指，手関節の自動運動を開始する．固定が長期に及ぶと関節拘縮をきたす．

❷ 手術療法
内固定による良好な固定性が得られれば，早期より自動運動を開始する．Bennett 骨折は術後早期の骨片再転位に注意する．

2) 指節骨骨折
❶ 保存療法
ギプスや副子固定を3〜4週間行う．骨折部が安定していれば，隣接指を副子として患肢とともにテーピングし，より早期から自動運動を行う．PIP関節掌側板剝離骨折では，テーピング固定は3週間でよい．患肢以外の固定されていない手指は積極的に動かさないと，関節拘縮をきたす．

固定除去後は手指，手関節の自動運動をさらに進める．

❷ 手術療法
内固定による良好な固定性が得られれば，早期より自動運動を開始する．

PIP関節背側脱臼骨折では，屈曲位で3週間固定し，徐々に伸展する．あるいは extension block splint を装着し，自動屈曲は許可する．装具は3週間装着し，その後は可動域を拡大させる．固定性が得られても再転位に注意し保存療法に準じて運動をすすめる．関節面の適合性が良好でないと関節拘縮が残存する．

3) 槌指
❶ 保存療法
DIP伸展位，PIP屈曲位で4週間固定し，さらにDIPのみの装具による伸展位固定を4週間行う．伸展不足が再発すれば再装着する．伸展不足の残存は日常動作にあまり支障をきたさない．

❷ 手術療法
経皮的鋼線固定により骨片の整復位保持が得られれば固定の範囲内で自動運動を行う．骨癒合が得られれば鋼線抜去し他動運動をすすめる．

禁忌・留意点
浮腫を防ぐため手はできるだけ挙上位に置く．動かせる関節は可動域運動を行う．

整復固定後に起こりやすい骨折転位，遺残変形や，関節拘縮の残存については，あらかじめ説明する．

脱臼・骨折（下肢）

上野竜一　東京医科大学病院リハビリテーションセンター・臨床講師

障害の特性
下肢外傷の治療目標は，骨折の治癒過程に合わせながら，骨癒合を妨げることなく，可能な運動，訓練を行い，最終的に下肢骨が担う起居，移動，歩行などの生活上の重要な機能を回復することである．その内容を個々の要素として捉えるならば，関節の機能的な可動域を回復すること，制限なく荷重できる支持脚を回復すること，筋，腱組織の機能回復を図ることに分けられる．

リハビリテーションの考え方
1) 早期からのリハ
一般的に，外傷，特に骨折に対するリハでは，早期回復に向けて，関節拘縮予防，筋力

低下を予防する観点から，できるだけ早い時期から関節可動域（ROM）改善訓練，筋力強化訓練を開始することが必要である．さらに下肢の骨折では，歩行能力の回復を目標とすることから，受傷後の腫脹に伴う足部の知覚障害，heelpad の萎縮に伴う荷重時の疼痛など，将来的に荷重の妨げとなる状況をできる限り予防しておく必要がある．

骨折の治療では当然のことながら骨癒合を優先しなければならないが，骨癒合を得るまでの標準的な期間については古くから Gurlt による骨折の標準的癒合期間が知られている．このなかでは，おおよその癒合期間は，大腿骨骨幹部，両下腿骨で約 8 週，大腿骨頚部で約 12 週とあるが，これはあくまでも参考とすべきものであって，実際には，同じ骨の同様の骨折であっても骨癒合の時期はそれぞれの症例により異なり，手術所見や X 線所見の推移，臨床所見などから，局所の組織修復状況を判断しながらリハの段階を設定していく必要がある．

2) 時間経過に基づくリハの時期

軟部組織や骨の修復にかかる平均的な時間経過に基づくリハの時期，段階については大まかに以下の 4 期に分けられる．

❶ 第 1 期（0〜6 週）

骨折部に隣接する関節と筋肉の運動，保護的な荷重の時期．骨折部に隣接する組織の修復を中心に考え，愛護的に筋肉の運動を行っていく．また，可能であれば骨折部に対する保護的な荷重あるいは下肢の着床を行い，足部の知覚障害を改善させ，heelpad の萎縮などを予防しながらリハを進めていく．

❷ 第 2 期（6 週〜3 カ月）

荷重の進行に伴った筋力の増強および持久力訓練を進めていく時期．ただし，力学的負荷からみると，荷重による負荷よりも筋収縮による負荷のほうが大きいことがある．たとえば，中殿筋抵抗運動や下肢挙上運動では立位よりも大きな股関節効力が働く．また，椅子からの立ち上がり動作は自由歩行よりもはるかに大きな力学的ストレスが加わるため，このような点に注意していく必要がある．

❸ 第 3 期（3〜6 カ月）

全荷重へ移行するに伴い，筋力のさらなる増強と，敏捷性，持久力の向上を図る．仕事やレクリエーション活動へ復帰する時期でもある．

❹ 第 4 期（6 カ月以降）

正常活動の再開を図る時期．

3) 治療法とリハ

治療のうえで，早期回復，最終的な機能改善のために有効と考えられる場合には，積極的に観血的治療が行われる．

骨折の部位や状態によるが，多くの骨折治療に際して，適切な内固定材料で強固な固定を得ることにより，外固定は原則として不要となり，早期から関節運動が可能となる．粉砕骨折でなければ，荷重も早期から可能となる例が多い．このような治療法の差異により，時間的な経過や負荷量は変化するためそれぞれの時期に応じた的確なリハ処方を考慮する必要がある．

4) 骨折治療の合併症

骨折治療における合併症として常に念頭に置くべきものに，深部静脈血栓症，肺血栓塞栓症がある．ギプス，牽引療法などの保存療法の際，術後早期，あるいは離床開始時期やリハ訓練開始時など，さまざまな時期に発症する危険性があり，弾性ストッキング，間欠的圧縮ポンプ，カフパンピング運動などで予防に努める．

特に高齢者に対するリハにおいては，保存的あるいは観血的治療のいずれを選択するにしても，できるだけ臥床期間を短くして，不動による廃用性筋萎縮，廃用性障害を少なくする必要がある．また筋力増強，ROM の拡大を図ることは，可及的早期の日常生活動作の自立と，安全な歩行あるいは移動方法を確立させると同時に再転倒の予防を目的とするものであることが重要な点である．

股関節脱臼・骨折

上野竜一　東京医科大学病院リハビリテーションセンター・臨床講師

疾患・障害の特性

　股関節の損傷には股関節脱臼，骨頭骨折を伴う脱臼，寛骨臼骨折を伴う脱臼が含まれる．これらの損傷は通常，交通事故や転落などの高エネルギー外傷によって生じることが多く，大量出血やショックの原因となる他の内臓組織または骨盤の損傷を合併することがある．さらに同側膝の関連損傷，特に膝蓋骨骨折，開放性膝裂傷，靱帯損傷などがよくみられる．また，大腿骨頭または寛骨臼の骨折による転位は坐骨神経，大腿骨神経，閉鎖神経に損傷を与えるおそれがあり，遅発性合併症としては大腿骨頭の阻血性壊死と関節の外傷後関節炎などがある．以上のような特性を踏まえ，脱臼による関節周囲の機能回復を図るとともに，将来的に発症する可能性のある合併症や複合的に受傷した損傷に対し，それぞれのリハを行っていく必要がある．

❶ 股関節脱臼

　股関節脱臼は，脱臼した骨頭が転位する部位により従来，前方，後方，中心性脱臼に分けられるが，頻度的には後方脱臼が最も多く，半数以上に臼蓋後壁を含む寛骨臼骨折や骨頭骨折を伴う．

❷ 後方脱臼

　後方脱臼は，典型的には屈曲した股関節に大腿骨軸に沿う縦方向の力が加えられた場合に生じ，自動車の正面衝突で患者の膝がダッシュボードに衝突して生じるような場合に多い．受傷時に股関節が内転していると純粋な脱臼が生じるのに対し，中間位ないし外転している場合は，大腿骨頭または寛骨臼の骨折を伴った脱臼が生じる．

❸ 前方脱臼

　前方脱臼は，股関節が外転・外旋する肢位を強制された際に生じ，骨頭の転位の状態により恥骨上脱臼と恥骨下脱臼(閉鎖孔脱臼)に分けられる．恥骨上脱臼では，下肢は伸展，軽度外転，著明外旋したばね様固定になる．

❹ 恥骨下脱臼

　恥骨下脱臼(閉鎖孔脱臼)は，股関節の外転外旋肢位を強制された際に屈曲が伴うことにより生じ，骨頭は閉鎖孔の前面に転位し，屈曲，外転，外旋位をとる．

❺ 中心性脱臼

　股関節外転位で大腿骨長軸方向または内外転中間位で大転子部を強く打つと，大腿骨頭を介した外力により寛骨臼底が骨折を起こし骨盤腔内へ突出する．寛骨臼を構成する骨は大きく前柱と後柱に分けられ，AO分類ではこのどちらかの損傷のみのA型，これに横方向への骨折が加わったB型，両柱の骨折であるC型に大別する．実際には中心性脱臼骨折はこれらの骨折のいずれかであり，本当の意味での寛骨臼前部または後部柱の骨折なしに寛骨臼の底面を通じて中心性脱臼が発生するのは，重篤な代謝性骨疾患を有する患者，あるいは，加わった外力が強い場合に発生することがあり得るが，まれである．

評価・技法

　頻度的に多い後方脱臼についてはThompsonとEpsteinの分類が一般的であり，この分類ではType Ⅰ～Ⅴに分けている(表1)．後方脱臼では半数以上に骨折を合併し，寛骨臼骨折を伴う場合は上記のAO分類，骨頭骨折を伴う場合はPipkin分類(表2)が併用される．

　Pipkinは，Thompson-EpsteinのType Ⅴ脱臼骨折をさらに4つのsubtypeに細分類した．

　股関節の脱臼または脱臼骨折に対する治療法の選択は，主として上記分類などによる損傷の型が参考となる．

　股関節脱臼のほとんどは非観血的徒手整復で整復可能である．徒手整復がうまくいかない場合は早期に観血的整復術が適応となるが，この場合は大腿骨頭と寛骨臼骨折の最終

表1 Thompson-Epstein 分類

I	小骨折を伴う，または伴わない脱臼
II	後部寛骨臼縁の大きな骨折（単独骨折）を伴う脱臼
III	大骨片を有する，または有さない後部寛骨臼縁の粉砕を伴う脱臼
IV	寛骨臼底部の骨折を伴う脱臼
V	大腿骨頭の骨折を伴う脱臼

表2 Pipkin 分類

Thompson-Epstein の Type V 脱臼骨折をさらに4つの subtype に細分類したもの

Type I	骨頭中心窩より遠位の大腿骨頭骨折を伴う後方脱臼
Type II	骨頭中心窩より近位の大腿骨頭骨折を伴う後方脱臼
Type III	大腿骨頸部骨折を伴う Type I や Type II 後方脱臼
Type IV	寛骨臼骨折を伴う Type I，Type II，Type III 後方脱臼

表3 股関節脱臼の絶対的手術適応

①徒手整復が不可能な症例
②屈曲位で容易に再脱臼する例
③骨頭骨折（Pipkin 分類 Type II～IV）
④関節内骨片
⑤臼蓋の陥没骨折（marginal impaction）
⑥Thompson-Epstein 分類 Type II，IIIで後壁骨片の大きさが臼蓋後縁の40%以上を占めるもの
⑦Thompson-Epstein 分類 Type IVで関節面に3 mm 以上転位がある場合
⑧坐骨神経麻痺を伴う場合

的な治療を後日に延期することもある．

手術適応のうち，絶対適応となるのは**表3**の場合である．

リハビリテーション処方

Type I 後方脱臼の非観血的整復術後では長期固定と免荷歩行は不要である．筋力回復を促し関節軟骨の変性を防ぐため，早期かつ自動的，そして積極的な運動療法が推奨される．純粋な脱臼で神経筋組織や軟部組織の障害が認められない場合，整復後の反復性脱臼はまれである．外転位にて介達牽引（2～3 kg）を数日行い，その後外転枕，膝固定器（股関節屈曲を防ぐ）による固定を行う．下肢伸展位挙上が可能になれば，運動療法を開始する．

後壁骨折が小さく保存療法を選択した場合は介達牽引（2～3 kg）を2～3週間行い，牽引中も股関節の運動は許可する．牽引除去後は疼痛が自制内になれば体重負荷を始めることができる．まず部分荷重歩行を行うが，最初は touch-down 体重負荷で松葉杖を用いた歩行を行い，以後疼痛が自制内の範囲で体重負荷を行っていく．数週で全荷重とする．

手術による固定はほとんどの場合，プレートと螺子を用いて行われる．単純な横骨折が正確に整復固定された場合には，術後は固定や持続牽引は行わず，ベッド上安静のみとし，術後早期から座位をとらせることもある．その他，一般的には術後約3週間，患肢に牽引をかけるが，初期より足関節の自動運動を行い，股関節，膝関節は2週間後より耐えられる範囲内で自動運動を始める．

可能であれば股関節，膝関節の運動は，術後5～7日から1日に2～3時間ほどの目安で開始する．免荷歩行は2週より開始し，全荷重はX線像を参考にして術後10～12週より開始する．

合併症

股関節脱臼，あるいは脱臼骨折の際には，リハは長期にわたり，下記のような合併症の発症に注意しながら行う必要がある．

❶坐骨神経麻痺

神経の断裂を起こすことはなく，単純な脱臼では整復をすると自然に治癒するが，脱臼骨折では骨片が坐骨神経を圧迫することもあり手術的治療が必要になることがある．受傷後，術前術後にわたり，神経症状の有無を正確に把握しておくことがリハを進めるうえでも重要である．

❷ 大腿骨頭壊死

整復までの時間と脱臼骨折の程度により確率は異なるが，整復までの時間が12時間を超えると，高率に壊死が発生する．また，骨頭骨折を伴う Pipkin 分類 Type Ⅲ ではさらに確率は高くなる．リハに際して，12週間よりも前に体重負荷を行った患者と12週間は体重負荷を制限した患者とで，骨頭の阻血性壊死率に差がないとされるが，一般的には術後10～12週間は患肢の荷重を制限する．骨頭壊死の徴候があれば長期間の免荷を必要とし，症状が進めば手術療法を要することもあるため，常に念頭に置いて，リハを進める必要がある．早期診断には MRI が有効であり，受傷後最低でも2年間は定期的な観察が必要である．

❸ その他

臼蓋荷重部に骨折がある場合は，将来的に変形性股関節症をきたす場合がある．その他，整復が不十分な場合，小骨片や，関節唇の嵌頓，荷重部軟骨の損傷，関節の不適合性などがあると生じる危険性が高い．

大腿骨の骨折

上野竜一　東京医科大学病院リハビリテーションセンター・臨床講師

疾患・障害の特性

1) 大腿骨頸部・転子部骨折
❶ 大腿骨頸部骨折

本骨折は関節包内骨折であり，滑液の存在や，骨折線が垂直方向になりやすく骨片間に離開を生じるため，転子部骨折に比べ骨癒合が遅延しやすい．また，大腿骨骨頭への血流が阻害されることも問題となる．骨折の形態により Garden 分類の stage Ⅰ～Ⅳ に分けられ，手術法は一般的には，Garden stage Ⅰ と Ⅱ では螺子やピンによる骨接合術，Garden stage Ⅲ と Ⅳ では人工骨頭置換術が行われる．

❷ 転子部骨折

この部分の骨は海綿骨が多く血流に富み，骨癒合は良好である．骨折を固定するための内固定材料としては sliding hip screw (compression hip screw；CHS) と short femoral nail (γ-nail) が一般的である．

2) 大腿骨骨幹部骨折

この骨折は，関節や骨幹端へは波及せずに骨幹部に生じた骨折である．骨折部は，厚い筋層に囲まれて血行がよく，骨癒合しやすい．手術はプレートと螺子による固定と，髄内釘による固定が一般的である．プレート法では骨折部を大きく切開して筋肉を分け，骨膜を剝離するため骨癒合に不利になることがある．これに対して髄内釘法では骨折部を開けることなく手術が行えるため骨癒合に有利である．

3) 大腿骨遠位部骨折

この部位の骨折は，顆上骨折と顆部骨折に分けられるが，最近は両者を包括的に捉えることが一般的である．皮質骨が薄く，海綿骨が多い部位なので，骨癒合は得やすいが，骨片の転位や，粉砕骨折を呈することも多い．特に顆部骨折では関節面に骨折線が及ぶことがよくあり，解剖学的整復位を得て，確実な固定をするために観血的手術が必要である．

評価・技法

大腿骨頸部骨折については前述のとおり Garden 分類が一般的に用いられている．

転子部骨折については，X線前後像において内側骨皮質の損傷の程度や，整復位保持の難易度によって分類する Evans 分類が最もよく用いられている．Type 1 は，主骨折線が小転子近傍から大転子の方向に向かうもので，Type 2 は主骨折線が小転子近傍から外側遠位に向かうものである．Type 1 のなかで内側骨皮質の破砕がないあるいは，軽度で整復位が保持しやすい group 1, 2 を安定型に，内側の破砕が高度で整復位の保持が困難な group 3, 4 および type 2 を不安定型に分類する．

大腿骨骨幹部骨折については，X線像によるAO分類がよく用いられ，Type Aは単純骨折であり，A1を螺旋骨折，A2を斜骨折，A3を横骨折と分類する．Type Bは楔状骨折で，B1を螺旋骨折，B2を屈曲骨折，B3を多骨片の骨折と分類する．Type Cは粉砕骨折でC1を螺旋骨折，C2は分節骨片を伴う骨折，C3は不規則で高度な粉砕骨折と分類する．

大腿骨顆上骨折ではX線像により従来，Neer分類，顆部骨折ではHohl分類が用いられてきたが，最近では両者を包含した大腿骨遠位部骨折に対するAO分類がよく用いられる．この分類では関節外骨折(Type A)，部分関節内骨折(Type B)，完全関節内骨折(Type C)の3つに分けられ，それぞれのグループ内で，さらにType 1～Type 3に細分される．骨折の程度は，Type AからType C，Type 1からType 3となるにつれて重症となり，機能的予後は悪くなる．

以上のようなX線像による分類の他，CT画像による評価は，骨片の転位の状態や，粉砕の程度などを詳細に捉えられ，手術など治療方針の決定についてのみならず，リハビリテーションをすすめる際の運動開始時期，荷重時期の判断にも有用な情報となる．

リハビリテーション処方

❶ 大腿骨近位部骨折

治療は小児を除き，基本的に手術を行うが，重篤な合併症がある場合は長期の床上安静と，下肢牽引によって骨折部の安定を図り，治療せざるを得ない．骨癒合までには2～3カ月を要するので，特に高齢者では廃用性筋萎縮，関節拘縮，静脈血栓，肺炎，褥瘡，尿路感染症などに注意する必要がある．床上訓練では，疼痛もあるため，患肢の筋力強化は難しく，健側下肢の筋力，関節可動域(ROM)の維持の他，上肢，体幹の筋力維持・訓練などが中心となる．廃用性筋萎縮では，特にⅠ型筋線維が減少することにより持久力が低下する．このような変化は，下肢筋において最も顕著であり，呼吸理学療法や，血栓予防の観点からも，両側足関節の自動運動は重要である．

骨折型，手術法により相違はあるが，安定型骨折の内固定や人工骨頭置換術では，術後，免荷をせずに疼痛の自制内で積極的に荷重させていく．人工骨頭置換術の場合は術式に応じた脱臼肢位に注意し，日常生活動作においても十分に指導しておくことが必要である．

術後リハの進行に伴い，大腿四頭筋，大腿筋膜張筋などの炎症や筋スパズムが生じ疼痛が持続，増強することがある．この場合には訓練量を調整したり，状況に応じて物理療法やトリガーブロックなどを選択する．骨折後は股関節周囲の瘢痕形成や，疼痛を回避する姿勢による組織の短縮などが拘縮の原因となり，骨盤傾斜や体幹の安定性など歩行に密接に影響するため，その予防や改善が重要である．

不安定骨折の場合は，一定期間免荷する必要があるが，離床，車椅子での移動は，仮骨の状況をみながら可能な限り早期より行うようにする．

いずれの場合も，特に高齢者では，受傷前の歩行能力，生活様式，家族の状況などを把握し，リハ期間，ゴール，退院後の生活状況を予想し，考慮していく必要がある．

❷ 大腿骨骨幹部骨折

歩行と体重支持のために十分な機能的治癒が必要であるが，可動性の大きい股関節の代償により，若干の変形が残っても下腿骨骨折よりも良好な機能的治癒が期待できる．この骨折後には膝関節の屈曲制限が残りやすいので，特に膝関節のROM訓練を重点的に行う．

骨折の状態と手術方法により，リハのすすめ方が異なる．単純な横骨折，斜骨折のように主骨片が接触している骨折の場合でも，プレート法では長期の免荷期間を要する．本格的な荷重時期については仮骨の状況をみなが

ら判断する必要があるが，固定性が良ければ，術後早期からの ROM 訓練を行い，10 kg 程度の部分荷重で床に足を置くこと（touch-down 荷重）は，荷重歩行開始時の足部の違和感などの軽減にも有効である．これに対して髄内釘法では，横止め螺子により，回旋安定性も得られるので，術後外固定は不要であり，疼痛の自制内で術直後からの関節運動が可能である．一般的には 3～4 日で起立位をとらせ，その時期より，両松葉杖使用で全荷重歩行とする．

粉砕骨折の場合は，骨折部に仮骨がみられるまでは荷重は行わず，ROM 訓練と筋力強化訓練を施行し，患肢免荷，あるいは装具を使用して歩行訓練を行う．

❸ 大腿骨顆部骨折

関節内骨折の他，軟部組織，特に膝伸展機構や靱帯損傷を合併することがあり，長期間，膝周囲の腫脹が持続する．将来的に関節変形や，膝関節の可動域制限，跛行などが生じることが多く，膝関節機能の維持，回復が重要である．早期からの ROM 訓練が重要であるが，保存的治療を行う場合や，手術時の固定力によっては，開始の時期が遅くなり，可動域制限を残しやすい．このような場合には，持続的他動運動（CPM）によるゆっくりとした ROM 訓練により効果が期待できる．またこの部位は，皮質骨が薄く，海綿骨が多いため，骨癒合は得やすいが荷重には弱く，荷重の時期については骨折型，固定法により，症例ごとに決める必要がある．変形治癒の予防のためにも荷重は急がず，十分に仮骨形成がみられてから行う．

禁忌・留意点

骨折部位の修復については，局所の良好な血流と，適度な圧迫力が必要であるが，リハでは，骨折したそのときからこの点に留意する必要がある．何らかの固定が施されている場合でも，固定を必要最小限の範囲と期間とする工夫をして，運動の可能な部分をできるだけ残すことを考慮する．可能な部分についてて等尺運動などにより筋収縮を行わせることで，循環における静脈還流を改善し，適度な骨折部への圧迫力を加えることになる．また，筋萎縮自体を予防する効果があり，浮腫も軽減される．この他，健側の筋力強化が必要であるが，腹筋や背筋力など体幹の支持に関わる筋力もできるだけ維持しておくことに留意する．また，リハ前後の診察の際には，疼痛の様子，局所の発赤や腫脹などの所見に注意し，感染徴候や循環障害を疑う場合には早急に対処できるようにしておくことが重要である．

膝関節の脱臼・骨折

山鹿眞紀夫　熊本リハビリテーション病院・副院長

疾患の特性

大腿骨遠位部骨折は，膝上部への直達外力で起こり，強力な膝関節周囲筋群により骨片が容易に転位する．開放骨折も多く，骨折が関節内に及びやすく，膝伸展機構の滑動性が損なわれ機能障害をきたす．

脛骨骨幹部骨折・顆間隆起骨折は，内・外反力に軸圧が加わることで生じ，青壮年では交通事故などの高エネルギー損傷で，骨粗鬆症を基盤とする高齢者では転倒などで発生する．半月や靱帯などの軟部組織損傷の合併も多く，不安定性を生じる場合もある．

膝関節脱臼は，交通事故や労災事故など強大な外力で生じる重篤な外傷である．前・後十字靱帯および内・外側側副靱帯などの複合靱帯損傷は必発で，広範な関節包損傷や関節内骨折，神経血管損傷を合併することもあり，非常に治療が難しい外傷の一つである．

障害の特性

膝関節は蝶番関節であり，大きな可動性をもつ．その安定性は周囲筋群および靱帯，半月や関節包などの軟部組織が担っており，骨折や脱臼により不安定性や可動性の低下をき

たしやすく，骨は癒合しても関節機能障害を残す場合も少なくない．このため，解剖学的に確実に整復，できるだけ強固な固定を行い，術後早期から機能訓練を行えるようにする必要がある．大腿四頭筋の回復には時間を要するため，長期的な計画を立てていくことが重要である．

評価・技法

大腿骨遠位部骨折ではAO分類がよく使用され，A：関節外骨折，B：部分関節内骨折，C：完全関節内骨折に大別される．

脛骨顆部骨折ではHohl分類がよく使用され，転位が4mm以下の群とそれ以上に分け，転位が大きい群は6群に分類され治療法が検討されている．

脱臼は，大腿骨に対する脛骨の転位方向により，前方脱臼，後方脱臼，内方脱臼，外方脱臼ならびに回旋脱臼の5つに分類される．前方脱臼では膝窩動脈損傷を，後方脱臼や回旋脱臼では総腓骨神経麻痺を合併する場合があり注意が必要である．触診やドップラーなどによる末梢循環の評価や神経学的評価，X-PやMRIによる骨や軟骨，軟部組織損傷の評価を行う．

リハビリテーション処方

❶ 大腿骨遠位部骨折

骨接合術の方法では，種々のプレート固定，逆行性髄内釘固定，螺子固定などがあるが，顆部の骨皮質や海綿骨に十分な強度が期待できず，どの方法でも全荷重を許容できるほどの固定力はなく，特に骨粗鬆症を基盤とする高齢者では強固な固定は困難である．術後早期から可動域訓練や筋力増強訓練が開始できる固定性を目標とするが，難しい場合には軟部組織が修復される3週以降から行う．

術翌日より大腿四頭筋，下腿三頭筋の等尺性運動を開始する．3〜5日目よりCPM（continuous passive motion）を開始（2回/日，2〜3時間/回），1週で端座位を始め車椅子移動を行う．完全免荷での平行棒内起立・歩行訓練を始め，骨癒合に時間を要しそうな例では坐骨結節支持長下肢免荷装具の作製も考慮する．3週より膝関節他動屈曲を開始，下肢筋力増強を強化する．X線検査で骨折部の安定性および仮骨形成を確認できたら，6週より10〜15kgから部分加重を始める．以降，定期的にX線検査での骨癒合をみながら荷重量を増やし，全荷重は骨癒合後に許可する．

❷ 脛骨顆部骨折・顆間隆起骨折

プレートによる固定や螺子固定が行われるが，現在では関節鏡視を行い，直視下で関節面の陥没骨折を持ち上げての整復も可能で，軟骨面の状態も把握可能である．以前の関節切開に比べ侵襲も少なく，術後のリハもやりやすくなってきている．

術後大腿〜足尖までのシーネ固定を行い，術翌日より大腿四頭筋，下腿三頭筋の等尺性運動を開始する．骨折部の固定性が十分であれば，3〜5日目よりCPMを開始（2回/日，2〜3時間/回）する．X線検査チェックを行い，4〜6週より10〜15kgから部分加重を始め，骨癒合状態をみながら荷重量を増やし，2〜3カ月で全荷重を許可する．

禁忌・留意点

リハでは膝可動域の再獲得が重要である．CPMは，膝可動域の改善，下肢腫脹の軽減や関節軟骨の修復にも有効とされているが，やはり徒手による他動ROM訓練を並行して行うことが重要である．

受傷後や術後のシーネ固定期間は，腓骨神経麻痺を起こさないよう注意が必要である．また，経過中に異所性骨化の発症に注意し，痛みや腫脹，熱感などがみられる場合はX線検査や炎症反応のチェックを行う．

下腿骨の脱臼・骨折

山鹿眞紀夫　熊本リハビリテーション病院・副院長

▌疾患の特性 ▌

下腿は外傷を受けやすい部位で骨折の頻度も高く，なかでも骨幹部骨折が 20～30％ を占める．脛骨は皮膚直下にあり，軟部組織の被覆が少ないため開放骨折となりやすい．スポーツ中の接触や重量物落下などによる直達外力では横骨折や斜骨折が多く，交通事故や高所転落などの高エネルギー外傷では粉砕骨折が，足部への強制捻転や足部が固定された状態での体幹への強制捻転による介達外力では螺旋骨折が起こりやすい．

▌障害の特性 ▌

脛骨骨折は，保存療法での対応が比較的可能である．徒手整復で転位が許容範囲に保たれれば選択され，安定型（AO 分類単純型）であれば良い適応とされている．また，骨折部を周囲の軟部組織を介して圧迫して固定する機能的装具療法（functional brace）も比較的よく用いられる．

なお，脛骨遠位 1/3 部では，栄養血管が損傷されやすく，筋の起始部がなく筋組織からの血管も十分でないため骨癒合に時間がかかり，偽関節になりやすい骨折部位であるため注意が必要である．

▌評価・技法 ▌

脛骨骨幹部骨折の分類には AO 分類があり，A：単純骨折，B：第三骨片があるが近位と遠位骨片に接触のある楔状骨折，C：中間骨折を伴い主骨片同士の接触がない複雑な骨折に大別され，開放骨折の分類では Gustilo 分類が使用され，軟部組織の損傷程度により I～III に分類されている．

経過中に感染が生じることもあり，リハ施行期間でも骨折部の疼痛，腫脹や発赤に注意が必要で，炎症所見に注意しながら定期的に CRP やヘモグラムなどのチェックを行う．

▌リハビリテーション処方 ▌

脛骨骨折治療の目標は，骨折前の形態に骨癒合させ，膝，足関節の機能を維持することであり，早期の自動運動と軽度の荷重が基本となる．

機能的装具や PTB 免荷装具での治療では，膝関節の可動域訓練や筋力増強訓練を行いながら，歩行器や松葉杖を使用して 10～15 kg から部分荷重歩行を開始する．定期的に骨折部の安定性や仮骨形成の状態を確認しながら荷重量を増加し，通常 6～8 週で全荷重となり，16～20 週で骨癒合が完成する．

手術法としては，プレート固定，髄内釘，創外固定などがあり，膝・足関節近位で髄腔の広い部位ではプレート固定が，骨幹部では横留め螺子を併用した髄内釘が，開放骨折で汚染のある不安定型骨折では創外固定が使用される．

固定手術前は，長下肢ギプスシーネや鋼線牽引が施行されており，尖足予防のため足関節や足趾の自・他動運動を行い，大腿四頭筋の等尺性運動を励行させる．受傷後やギプス固定時には，コンパートメント症候群や腓骨神経麻痺の発生に対する注意が必要である．

通常術翌日より離床が可能であり，固定性が良好であれば足関節の自動運動および膝関節の CPM（continuous passive motion）2 回/日，2～3 時間/回を開始する．早期より開始することで，血栓予防，筋萎縮や関節拘縮予防，患者のモチベーション向上効果がある．3～7 日目より疼痛の許容範囲内での部分荷重を始めるが，まず 10～15 kg 程度から荷重を開始する．その後は，局所症状（疼痛や腫脹，熱感など）や X-P を参考に荷重を増やし，平行棒内歩行から歩行器歩行や両松葉杖歩行訓練へ進め，通常 6～8 週で全荷重歩行が可能となり，通常の日常活動は，3～5 カ月で可能となる．

▌禁忌・留意点 ▌

下腿骨折では，開放骨折や粉砕骨折の場合も多く，また，手術時の整復状態や固定性の

程度は各症例で異なるため，術後リハの進行など整形外科主治医との連絡，情報交換が必要である．

定期的にX線検査で骨折部の安定性や仮骨形成の状態を確認していくが，骨折線の明瞭化（骨折部の機械的な動き），螺子周囲の骨吸収像（螺子の緩みや感染），外仮骨の形成（骨折部を架橋しない周囲との境界が不明瞭な雲状仮骨）がみられた場合には，荷重を中止して臨床症状をみながら再検していく．

その他

同側の多発骨折例，上肢や対側下肢の骨折の合併，頭部外傷や精神障害でリハに非協力的な場合，また高齢でうまく部分荷重が行えない患者では，初めよりPTB免荷装具を作製することでリハ進行がスムーズに行える．

足関節周辺の脱臼・骨折

山鹿眞紀夫　熊本リハビリテーション病院・副院長

疾患の特性

足関節は底背屈方向の可動性を有する蝶番関節で，内果・脛骨天蓋・外果および底面を距骨滑車で構成され，内・外側靱帯および脛腓靱帯で補強され安定した構造である．内転-外転，内旋-外旋，軸圧など強い力が加わると，骨折・脱臼骨折が生じる．非常に頻度が高く，主に回旋により起こる果部骨折と，主に軸圧により生じる天蓋骨折がある．

障害の特性

一構成要素の損傷では安定型で予後も良好であるが，2カ所以上の損傷では不安定型となり，特に脛腓靱帯損傷による不安定性は機能予後への影響が大きい．関節内骨折や脱臼骨折は，関節機能が障害されやすく，変形治癒や関節不安定性を起こさないよう注意する．また，天蓋骨折では関節軟骨損傷の併発も多く，解剖学的整復が得られても機能障害をきたす場合も多い．

評価・技法

単純X線写真や断層撮影，CT検査により骨折・脱臼の状態を立体的に把握するように努める．

果部骨折ではLauge-Hansen分類がよく用いられるが，受傷機転による分類であるため病態理解ができ，骨折のパターンから靱帯や骨間膜の損傷程度まで判断が可能である．受傷肢位2つ（回外・回内）と強制される力2つ（内外転・外旋）を組み合わせて骨折型とし，重症度の段階をステージⅠ～Ⅳに分類する．

天蓋骨折では，脛骨遠位部骨折に対するorthopaedic trauma association（OTA）分類が一般的で，A．関節外骨折，B．部分的関節内骨折，C．全関節内骨折に分類され，さらに骨折線の方向や骨片の数などでサブグループに分けられる．

リハビリテーション処方

歩行能力回復のためには早期荷重が望ましいが，足関節骨折では荷重を慎重に進めなければならない場合が多い．解剖学的整復と強固な内固定を行い，早期に可動域訓練や筋力強化訓練を開始して積極的にリハを進める．特に，高齢者においては，保存あるいは観血的治療のどちらを選択するにしても，臥床期間を短くして廃用症候群を予防していくことが重要である．

❶ 果部骨折

外果単独の骨折や転位のない内果単独骨折では保存療法が行われる．腫脹が消退するまでの1週間程度のシーネ固定後，4～6週間はギプス固定下に1/3より部分荷重歩行を開始する．足趾の自動運動や大腿四頭筋の等尺性運動，SLR訓練など筋力訓練を励行させ，固定除去後は温熱療法を併用して足関節可動域（ROM）の改善を図る．

手術法は骨折型により多様で，手術による固定性もさまざまで可動域訓練や荷重歩行の時期もまたさまざまである．三角靱帯修復の場合は，3週間は可動域訓練を行わない．通

常抜糸後に足関節自動運動を始め，腫脹が強くなければ2～3週目からギプスシャーレ装着下に1/3より部分荷重を開始，6～8週で全荷重へと進める．4週でギプスを除去したら，足ROMの改善と腓骨筋などの足部外在筋の筋力強化訓練を行っていく．

脛腓靱帯に対する螺子固定の場合は，荷重で螺子破損の可能性があり，まず可動域訓練を優先して進める．6週で螺子を抜去後，1/3より部分荷重を開始して8～10週で全荷重へと進める．

❷ 天蓋骨折

天蓋骨折では軟部組織損傷の合併が多く，腫脹や損傷の収束を待つ2段階手術が行われる場合が多い．1回目の手術では創外固定が行われ，固定中は足趾の自動運動や大腿四頭筋の等尺性運動を行わせる．2回目の手術は，腫脹の軽減する2週以降に関節面を整復してプレート固定が行われる．術後は，関節面の損傷の程度，骨癒合や軟部組織の修復状態をみながらROMや筋力の獲得，荷重歩行を進めていく．粉砕程度や固定強度で異なるが，最低でも10～12週は免荷が必要であり，長期の治療計画が必要である．

禁忌・留意点

足関節骨折は，骨折型は多種多様で，手術時の整復状態や固定性の程度も各症例で異なるため，術後リハの進行など整形外科主治医との連絡，情報交換が必要である．

天蓋骨折は四肢の外傷のなかでも最も機能障害を残しやすい骨折の一つであり，変形治癒や関節不安定性を起こさないように留意するとともに，治療にあたってあらかじめ患者に十分理解してもらいモチベーションを高めるとともに長期の治療計画を立てていく．

脱臼・骨折(体幹)

吉村 理　広島大学・名誉教授

疾患の特性

仙骨，腸骨，坐骨，恥骨からなる骨盤輪とその上に立つ脊椎は，支持，運動，脊髄保護，衝撃吸収の役割をもち，頚椎前弯，胸椎後弯，腰椎前弯のダブルSカーブを形成して姿勢を保っている．特に体幹は寝返り，起き上がり，座位，起立から歩行する人間にとっては大黒柱であり，姿勢の保持と動きが求められるだけでなく，肩甲骨と鎖骨で上肢とも連絡しており，体幹の障害はADLを制限する．

体幹・骨盤骨折治療の基本は，四肢の骨折と同様に整復，固定，リハであり，早期の骨癒合を図るだけでなく，固定に伴う全身的・局所的機能低下を最小限にとどめることが重要であり，骨癒合を待ってからの後療法としてのリハではなく，受傷早期からのリハ対応が望まれる．

高所からの転落，交通事故など強大な外力が加わった青壮年の脊椎圧迫骨折・骨盤骨折と近年増加が著しい骨粗鬆症を基盤とする高齢者の脊椎圧迫骨折とでは，急性期治療法もリハの考え方も異なる．

リハビリテーションの考え方

骨癒合は骨折部の状況・全身状態・年齢など多くの因子に影響され，骨折部の仮骨形成に必要な血流の確保，解剖学的整復，骨折部の不動が必要である．したがって，骨折部の一定期間の固定はやむを得ないが，固定は筋萎縮と関節拘縮を生じ，ベッド上安静は下肢からの運動感覚低下も生じる．これらの二次障害を最小限にとどめ，精神状態・全身状態を骨折前と同様に維持し，骨癒合時に筋力低下，関節可動域(ROM)制限などの機能障害を起こさず，歩行を始めとする能力低下がなく，地域社会で骨折前の生活を送ることがリハの目標である．したがって強固な内固定に

より，安静，ギプスまたは装具による固定が不要で，直後から本格的なリハが開始できれば，体幹・骨盤骨折のリハは必要な時間を含めて容易であるが，実際にはある程度の安静・固定が必要であることが多く，精神状態・全身状態の維持，固定が必要のない関節拘縮予防，筋ポンプ作用による固定部も含む周囲関節の拘縮予防，等尺性筋収縮運動を中心とした筋萎縮の予防，血流の維持改善による骨癒合の促進，加重・機械刺激・循環維持による骨萎縮の予防が重要である．教科書的な体幹・骨盤骨折の骨癒合の得られる期間は8～10週であるが，座位，加重，歩行，筋力維持増強，ROM訓練は痛みなどの臨床症状を勘案して，早期から開始するのが現実的である．

脊椎圧迫骨折

吉村　理　広島大学・名誉教授

疾患・障害の特性

青壮年者では転落，交通事故などの強大な外力が加わり，胸骨・肋骨と前弯の胸椎により動きの少ない胸郭から動きのある後弯の腰椎への胸腰椎移行部(第12胸椎・第1腰椎)に多発する．骨粗鬆症を基盤として有する高齢者では，咳・くしゃみ，室内で尻もちをついたなどの比較的軽度な外力で胸腰椎移行部の他に胸椎・腰椎部にも発生する．

症状は受傷直後からの痛みと脊柱の変形であり，骨折部の棘突起の叩打痛が特徴である．通常，症状とX線検査で診断できるが，骨折が明らかでない場合はMRIを追加する．

基本的には椎体前方圧縮の安定型で脊髄への損傷はない．治療は青壮年の安定骨折では，Boehler法で代表される反張位での整復とギプスコルセット固定を行う．高齢者では1～2週のベッド上安静で痛みが許せば寝返りは可能とする．高齢者の痛みに対しては早期に骨セメントやリン酸カルシウムペースト

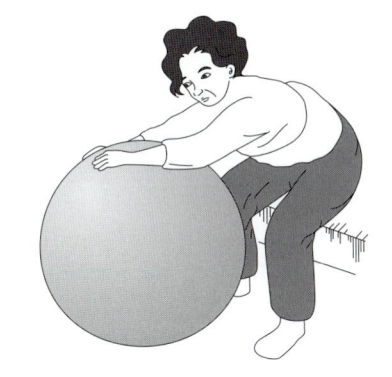

図　ボール運動

を椎体に充填する経皮的椎体形成術も試みられており，遷延癒合・偽関節や遅発性麻痺にも注意する．

評価・技法

評価は特に高齢者において，詳細に行う必要がある．発症前の既往歴，内服薬，精神機能，心肺機能，歩行能力などの全身状態とともに，受傷後の疼痛，脊柱アライメント，バランス，視力・視野・聴力，転倒リスクの評価は重要であり，膝関節の屈曲拘縮を含めた姿勢，関節可動域(ROM)，筋力，ADL，QOLの評価も必要である．

リハビリテーション処方

脊椎圧迫骨折は，年齢，骨粗鬆症の有無・程度などにより，いつからどのようなリハを開始するのかのガイドラインを提示することは困難であり，症例ごとに経験的に行われている．

青壮年の安定型骨折では，Boehler反張位ギプス固定後，Boehler体操などの腹筋・背筋強化とともに起立・歩行訓練を早期に開始することも可能であるが，円背や体幹筋力の低下した高齢者では，腹臥位での脊柱伸展運動は行えない．急性期はベッド上で精神的賦活，心肺機能維持，痛みの許す範囲で四肢ROM，筋力維持強化を図る．10日～2週程度で疼痛は軽減してくるので，ダーメンコルセットを装着して，座位，立位，歩行にす

むが，脊柱捻転と前屈をさせないように愛護的に行う．

高齢者での体幹筋力・脊柱運動にメディシンボールが有効である（図）．端座位で股関節を開きボールの上に両手を置き，ゆっくり前方に顔をあげて脊柱を伸ばしながらボールを転がしていく脊柱伸展運動は安全に行える．4週程度での自宅復帰を目標とするが，12週までは装具装着して歩行，体幹筋力強化，転倒予防，バランス訓練を日常生活をとおして行うように指導する．装具の長期装着は筋力低下を生じる．

禁忌・留意点

安静，ギプス・装具による固定が必要な受傷早期からのリハ対応が重要であり，座位，加重，歩行へと本格的なリハにスムーズに移行する．

骨盤骨折

吉村 理 広島大学・名誉教授

疾患・障害の特性

骨盤骨の単独骨折は，中高生のスポーツによる強い筋収縮により骨盤付着部の剝離骨折が起こるが，バストバンドでの固定で骨癒合が得られ，機能障害は残さない．直達外力による腸骨翼・恥骨・坐骨・仙骨・尾骨の骨折も，2～3週程度の安静で痛みは消失する．

前方の両恥骨から坐骨，腸骨，仙骨からなる骨盤輪はS状結腸，直腸，肛門，膀胱，尿道，子宮，卵巣などを含み，同時に寛骨の内面に内腸骨動脈の分枝，仙骨の前面に静脈叢が発達している．

骨盤骨折では，骨折自体による疼痛下肢運動障害，骨盤輪内の臓器損傷，血管損傷の3点が重要である．骨盤内臓器損傷を伴わなくても骨折部からの出血量は多く，4,000 mLに及ぶこともありショック状態を呈する．出血性ショックには，急速輸血・輸液と同時に幅30 cmの帯状にしたシーツラッピング，サムスリングで骨盤を一巻きにするショックパンツや動脈塞栓術，創外固定などが必要となる．

ショック状態を脱し，他の臓器損傷がなければ，海綿骨からなる骨盤骨折の骨癒合は良好である．

評価・技法

血管損傷，骨盤内臓器損傷，神経損傷などの合併症の評価がリハを行う際に重要であり，膀胱や尿道損傷を合併することもある．

リハビリテーション処方

受傷後ある程度の期間ベッド上安静が必要であり，急性期からのベッドサイドでの支持的な作業療法と，少しでも日常生活の幅が広がるように自助具の工夫などを行う．合併症・合併損傷に配慮しながら四肢関節拘縮の防止，筋力維持増強訓練を行う．下肢の運動は，骨折部位，転位・整復，治療法により症例ごとに判断を要するが，整復位が得られ，他動運動による骨折部への影響がなければ早期から可動域訓練，場合によっては自動運動や等尺性筋収縮を中心とする筋力維持増強訓練を行う．本格的訓練が許されたなら，起立台での部分荷重，水中歩行，平行棒内歩行，松葉杖歩行，T杖歩行，独歩，応用歩行へとすすめる．

禁忌・留意点

ベッド上安静が必要な早期からのリハ対応が重要で，これが同時に深部静脈血栓などの合併症予防にもつながり，本格的なリハにスムーズに移行する．

損傷・変形

中村耕三 国立障害者リハビリテーションセンター・総長

障害の特性

❶ 運動器の形態・機能の維持

運動器は身体を支持し，あるいは運動を可能にする器官である．その形態・機能の発

達・維持には適正なメカニカルストレス(負荷)がかかることが必要である．

運動器は①骨格の支えの部分である骨，②骨格の曲がる部分である関節や脊椎椎間板，③運動を行ったり制御したりする筋肉，靱帯，神経系の要素により構成されている．それぞれの組織によりメカニカルストレスの適正域は異なる．一般に骨，筋肉にはその不足が問題となりやすく，関節軟骨や椎間板にとってはその過剰が問題となりやすい．

❷ 障害の原因

障害の原因として先天性疾患，外傷，関節疾患，感染症，神経麻痺などがある．年齢（成長，加齢）の関与も大きい．先天性疾患の他，足部の変形や側弯症などのように成長期に増悪するものがある．外傷としては大きな外力が瞬間的にかかる交通事故やスポーツ外傷が多いが，疲労骨折のように繰り返す外力によっても発生する．また，加齢によるなど変性変化がすでに存在する場合には比較的軽微な外力によっても生じ得る．そのほか筋の萎縮も含めメカニカルストレスの不足も原因となる．

❸ 損傷組織の成熟

損傷を受けた組織によって，保存治療によって治癒の望める組織と，たとえば膝前十字靱帯や半月板のように治癒能力が乏しいものがある．治癒が望める状況にあっても，修復組織が一定の負荷に対して耐えられるよう成熟するには時間経過が必要である．

❹ 運動器障害の複合性

運動器は連携して機能しており，1つの部位の障害は他の部位や組織に対するメカニカルストレスの不足を招きやすい．たとえば膝靱帯損傷による膝周囲筋の萎縮などはその例である．逆に，1つの障害がさらに他の障害を続発することもある．膝前十字靱帯損傷後の半月損傷，軟骨損傷はその例である．また，一側の免荷は反対側のメカニカルストレスの過剰となったり，高齢者で複数の運動器疾患が併存したりすることがまれでない．

リハビリテーションの考え方

運動器損傷・変形には，その障害によって損傷組織の修復能力，加齢や成長など年齢の要因の影響，期待される効果と限界，起こりやすい併発症，有効性と限界などの問題がある．このため，原因疾患の理解が必要である．これと同時に，運動器の損傷・変形に共通の考え方も重要である．

❶ 運動器の複合性への配慮

運動器は連携して働いていることから，1つの障害が他の部位への負荷の不足や過剰を招き，続発した障害が併存する場合がある．また，高齢者のように複数の障害を併発している例もある．このため，反対側あるいは同側四肢の障害の有無など，全身的な運動機能への配慮が欠かせない．

❷ 負荷量の検討

一般に早期可動域訓練と早期荷重が基本である．損傷組織に対してはその成熟に合わせ負荷量を漸増していく．全体としては，損傷部に対するコントロールされた荷重，可動域訓練から開始し，日常活動での荷重，可動域の使用，その後にスポーツを含めた高活動における使用へと段階的に進める．急激に負荷量が増加する時期に再発が多い点に注意が必要である．

損傷部へのメカニカルストレスをコントロールする手段として，松葉杖，装具などの使用を考慮する．固定は運動によって疼痛が増悪する場合に有効であるが，長期の安静・固定によっては損傷部位や周囲組織の拘縮や廃用性の障害に結びつくことがあるので注意が必要である．温熱，牽引など物理療法は他の治療法と組み合わせで用いる．

運動器障害は疼痛を伴うことも多く，心理的，社会的な要因の関与の可能性にも配慮が要る．

❸ 日常活動とリハ

リハはよりよい日常生活への復帰が目標であり，日常生活活動が可能になってくれば，その能動的な活動がそれ自体よいリハ手段と

肩関節腱板損傷

岩噌弘志　関東労災病院・第2スポーツ整形部長

疾患の特性

肩関節腱板は，棘上筋・棘下筋・肩甲下筋・小円筋の4つで構成されている．

通常腱板断裂は棘上筋断裂に始まり重症例では，後方の棘下筋と前方の肩甲下筋の損傷を単独または両者を合併する．最重症例では小円筋にも断裂が及ぶこともあるがまれである．原因としては加齢変化，腱板に過度に負担のかかる動作またはスポーツ，外傷性のものとして直達外力または軸圧による外力などがある．最近では，喫煙が危険因子であるとの報告もある．診断は臨床症状（腱板筋力の低下）と，MRI・超音波検査・関節造影による．

鑑別診断として，凍結肩，頚椎性神経根症，肩甲上神経麻痺，胸郭出口症候群などが重要である．

障害の特性

腱板損傷の特徴的症状は，夜間痛，外旋筋力の低下などである．上肢挙上制限に関しては，小断裂でも挙上困難をきたすものや，大断裂でも完全自動挙上可能な例も多数あり，特徴的な症状とはいい難い．保存療法に抵抗し，夜間痛が継続するものや外旋筋力の低下により就業，日常生活，スポーツ動作に障害が残存するもの，および挙上制限が改善しないものは手術適応である．

評価・技法

インピンジメントサイン，筋力評価（下垂位外旋，thumb down での軽度外転位での外転筋力，肩甲下筋の評価として belly press test・lift off test），drop arm test，自動可動域・他動可動域を評価する．

リハビリテーション処方

❶ 保存療法例

断裂腱板は保存療法では治癒しないので，残存腱板の筋力強化により骨頭の求心位の保持の獲得に努める．胸郭肩甲関節のアライメントの矯正により肩甲骨の上方回旋力を強化し，肩甲骨関節面がやや上方を向くことで挙上初動時の腱板筋力の低下を代償するように努める．温熱療法を中心とした物理療法，および疼痛緩和のための関節内または肩峰下関節包へのステロイドやヒアルロン酸の注入も症状に応じて併用する．

❷ 手術療法例

▶手術前：手術前に拘縮を除去しておくことが術後成績に大きく影響を与えるので，手術が決定した段階で可及的早期に可動域訓練を開始する．ただし，過度の可動域訓練により疼痛を増悪させてはならない．これは手術直前のステロイド注入は修復腱板の生着を遅らせる報告もあり，手術前に疼痛が増してもステロイド注入は禁忌だからである．

▶手術後急性期（外固定期）：装具着用期間は断裂形態により異なるが通常3～8週程度である．主治医からの許可がある場合のみ，愛護的な他動可動域訓練を開始する．ここで注意すべきは，患者は上肢の他動的可動域訓練と自動可動域訓練の医学的区別がつかないことが多いことである．「リハで手を動かしているから，病室でも少し動かしてよいんだ」と考え，病室で装具を外し上肢挙上運動に励んでしまう例もあるので，リハ時以外には装具を絶対外さないように，繰り返し注意する必要がある．再断裂の多くは術後8週以内に起こるといわれており，装具着用期および装具除去時の数週間は特に注意を要する．装具除去後は三角巾などによる外固定を3週程度着用する．

▶手術後回復期：装具除去から術後3カ月までに軽度の自動可動域訓練と愛護的な他動可動域訓練を開始する．最初は健肢の補助による auto-passive exercise から開始する．重量

物負荷は行わない．輪ゴムでの外旋筋力強化を開始する．

日常生活では，下垂位での2～3kg程度の運搬は許可するが，犬の散歩・自転車の運転・壁や床の雑巾がけ・高所への洗濯物干しなどは禁止する．

▶手術後積極的回復期：手術後4～8カ月までに他動的可動域訓練と筋力強化を積極的に行う．スポーツ選手であればランニング・プール内歩行での上肢使用を開始し，受傷前の20%程度の負荷での筋力トレーニングを許可する．術後5カ月過ぎでMRIを撮影し腱板の修復状態が良好であれば，受傷前と同様の負荷の筋力トレーニングを許可するが現実的にはこの時期は60～80%程度の負荷が限界である．

▶術後6カ月以降：術後6カ月過ぎれば，肩関節に負荷のかかる動作も開始する．野球選手であればシャドーピッチングから軽いキャッチボールを開始し徐々に投球に入る．野球，テニス，体操などのオーバーヘッドスポーツでは試合レベルに入れるのは術後10カ月から1年を要する．

禁忌・留意点

手術後，回復期において，自動運動と他動運動の区別を患者に理解してもらうことが肝要である．

手の変形

三浦俊樹　JR東京総合病院・整形外科部長

疾患の特性

手の変形は外傷，関節疾患，腱・靱帯障害，神経麻痺などで生じ，特有の呼称がついているものが多い．

外傷後の変形治癒のなかで特に注意を要する指骨の回旋変形は指同士のオーバーラップを起こし手指機能が障害されるが自然には矯正されない．

DIP関節，PIP関節での変形性関節症(おのおのHeberden結節，Bouchard結節)では骨棘により関節周囲が肥厚する．

関節リウマチでは関節と腱の障害によりさまざまな手指の変形を生じ得る．代表的な変形はボタン穴変形(PIP関節屈曲，DIP関節過伸展位)，スワンネック変形(PIP関節過伸展，DIP関節屈曲位)，尺側偏位(MP関節での手指尺屈)である．ボタン穴変形は，PIP関節背側で伸筋腱中央索が弛緩することでDIP関節を伸展する伸筋腱側索とのアンバランスが起こり生じる．スワンネック変形の病態は単一ではなくMP関節掌側亜脱臼，PIP関節掌側関節包の弛緩，内在筋拘縮などが要因となって生じる．尺側偏位の原因も単一ではない．

手根管症候群や肘部管症候群では手の内在筋の麻痺による特徴的な変形をきたす．手根管症候群進行例では正中神経支配の短母指外転筋の麻痺による猿手(母指球萎縮，母指対立不能)を，尺骨神経麻痺では環指と小指において掌側・背側骨間筋や虫様筋の麻痺による鷲手(PIP関節とDIP関節の伸展不能)を呈する．

障害の特性

握りとつまみ動作が代表的な手の機能であるが，主に前者は尺側指が，後者は橈側指が働く．握り動作にはつまみ動作の際よりも指の十分な屈曲が必要である．このような手指が使いやすい肢位は機能肢位と呼ばれ，機能肢位から外れた角度での関節拘縮では障害が大きい．一方，手術後などで手の固定が必要な際には関節拘縮が生じにくい安全肢位(MP関節屈曲位，PIP関節・DIP関節伸展位)にする．

MP関節やPIP関節といった近位の関節はDIP関節よりも拘縮による機能障害が大きい．

評価・技法

前述した変形パターンの呼称で概略は伝わりやすいが，詳細には各関節の可動域を記載する．可動域評価には角度による評価と距離

による評価がある．角度評価が一般的であるが，多くの関節角度の測定には時間がかかること，部位によっては角度測定の再現性が必ずしも高くないことから，指の動きを距離で評価する方法も用いられる．一例としてTPD（tip palmar distance）は指尖から遠位手掌皮線までの距離で，手指の屈曲の評価に用いられる．

さらに，変形が矯正可能な変形であるか否かも評価上大切である．変形が生じた早期には通常他動的な矯正が可能であるが，慢性化すると関節拘縮や軟部組織の緊張が強まり他動的な矯正ができなくなる．記載にあたっては自動運動か他動運動かを区別する．

また指の回旋変形は指伸展位では目立たず屈曲位で明らかになるので，評価時には指屈曲位とする．

リハビリテーション処方

指の変形にはリハにより治癒が望める変形とそうでない変形がある．たとえば，急性のボタン穴変形ではダイナミック装具を併用することで変形改善が期待されるが，スワンネック変形では限界がある．

ボタン穴変形や腱癒着，麻痺で関節自体の破壊を伴わず関節が拘縮・変形している場合，まず関節拘縮を解除する可動域訓練を行う．この際，温熱治療を併用し他動的な可動域訓練を行う．訓練に際しては，ある程度の痛みが生じる範囲まで動かすほうが可動域の拡大が望める．また，PIP関節屈曲拘縮などではばねやゴムの力を利用するダイナミック装具を使い緩徐に時間をかけて可動域訓練を行うことも有用である．拘縮がなくなった段階でさらなる手術治療の必要性を判断する．

逆に不安定性の強い関節に対してはテーピングや固定装具を併用する．たとえば手指のPIP関節側副靱帯では隣接指とbuddy tapingをして早期から関節の自動運動を開始する．

禁忌・留意点

関節破壊がある場合には過度な可動域訓練は疼痛を増強するのみとなる．自動運動を主体とするのがよい．

膝前十字靱帯断裂

内山英司　関東労災病院・スポーツ整形外科部長

疾患の特性

膝前十字靱帯はスポーツ動作中でのジャンプの着地や，急激なストップ動作などで膝をひねり受傷する．タックルなどにより直達外力が加わる場合や，スキーなどの高速での介達外力でも損傷する．治癒能力が乏しいため，安定性の獲得には再建術が必要となる．

障害の特性

靱帯断裂を放置しても直線運動での関与は低いため，走行は可能である．ただしひねり動作での安定に大きく関与しているためストップ動作や，着地時などで膝崩れ現象という，亜脱臼が起こるようになる．膝崩れ現象が度重なると半月損傷や関節軟骨損傷を続発する．

評価・技法

徒手検査として最も有用な検査はLachmanテストで，リハが安全に行われているかのチェックにも有用である．回旋不安定性の有無はNテストが有用である．膝90°屈曲位で行う前方引き出しテストは，陳旧例では有効性が高いが，新鮮例では有効性は低い．画像検査としてはMRI撮影が必須といえる．

リハビリテーション処方

❶ 受傷後

疼痛緩和のための固定は有用であるが，固定による靱帯の治癒は望めない．診断がつき次第早期の可動域訓練，早期荷重を行い，ADL獲得に努めることが勧められる．

❷ 術前

関節可動域（ROM）制限を残したまま再建術を行うと術後に拘縮が起こることがある．いったん拘縮が発生すると，難治性となるの

で最も注意を要する．特に伸展制限を解消することは必須である．術前の可動域訓練としてヒールスライドが有効である．ベッド上長座位で大腿後面を保持し，床上で踵を滑らせることによって自己他動的に膝を屈伸させる．伸展確保は膝に重錘バンドをのせる．筋力訓練は大腿四頭筋の筋力強化が重要となる．クアドセッティング，エアロバイクや軽度屈曲のスクワットなどが有効である．

❸ 術後

手術1日目より持続的他動運動（CPM）訓練が開始される．術後2日目よりリハ室での訓練に入る．手術後の炎症が強い時期なので適宜アイシングを行い，ヒールスライドを中心に開始する．拘縮予防には膝蓋骨の動きも重要となる．筋力訓練はクォータースクワットで行うが，開始当初は松葉杖で保護する．歩行は疼痛自制内にて可及的に全荷重を許可する．通常術後1週で松葉杖歩行が解除され，安定した歩行となるので術後10日前後での退院を目標とする．退院後は術後4週でエアロバイク，8週でジョギング，3カ月でステップエクササイズ，ランニング，4カ月でダッシュ，アジリティートレーニングを開始する．術後5カ月で筋力測定を行い，健患比70％以上で対人プレー以外を許可する．術後8カ月で健患比80％以上でスポーツ復帰とする．

禁忌・留意点

治療期間中の筋力低下を防ぐことは大きな課題である．特に大腿四頭筋筋力の回復はスポーツ復帰に重要である．しかし，過度の大腿四頭筋訓練は脛骨を前方に移動させ再建靱帯への伸張ストレスが生じる．特に非荷重での膝伸展訓練は前方剪断力が大きいので4カ月以降が望ましい．一方，荷重位では膝関節の受動的安定性が得られ前方剪断力が少ないのでクォータースクワットが適切となる．ただし術後早期では，ストレス重心を後方にしたスクワットも前方剪断力を生じるため注意を要する．ROM訓練も過度に行うと再建靱帯の延長につながるので，術後早期からの膝過伸展や130°以上の深屈曲は避ける．復帰時期活動性が高まる時期に再断裂が起こりやすい．当科での約3％に再断裂を認めている．俊敏性が要求され，不意の動作が多い種目では，復帰に向けての動作確認が重要となる．コンタクトスポーツでは，復帰時にテーピングやサポーターの装着が勧められる．

その他

手術治療は修復術とは異なり，膝蓋腱や膝屈筋腱の移植による再建手術となる．大腿骨・脛骨に作製した骨孔に移植腱を挿入し，新成骨の形成による固着が必要となる．そのため固定性の成熟には一定期間が必要であり，運動負荷も段階的に行うことが重要となる．

6カ月以内では急激な活動性の増加や，不意の動作による方向転換などは再断裂の危険性が高いので注意が必要となる．

半月損傷

内山英司　関東労災病院・スポーツ整形外科部長

疾患の特性

荷重した状態で膝関節に異常な回旋力が加わると半月の一部が脛骨と大腿骨の間に挟まり損傷する．外側半月は内側半月に比べ若い年齢層に多い．内側半月は中年以降変性断裂が起こるためか，どの年代でも一定の割合で損傷する．また前十字靱帯断裂に合併して損傷することも多い．

障害の特性

断裂する形態はさまざまであるが，運動に伴い疼痛が出現し，関節水腫を伴うことがまれではない．ADLでは深い膝屈曲位や階段降下時に痛む．運動を制限すると疼痛は軽減するが，半月の治癒能力は低いため運動を再開すると疼痛が再燃することが多い．進行すると関節内で「ずれ感」や「引っ掛かり感」を生じる．辺縁部での断裂は断裂した半月が顆間

部に陥頓し膝の伸展制限が起こることがある（半月ロッキング）．

評価・技法

診断は関節裂隙後方の圧痛，McMurray テストでのクリックの有無や，疼痛誘発である．また膝伸展時痛が陽性のことが多い．診断にはMRI検査が必須である．治療は保存療法，半月部分切除，半月縫合がある．

リハビリテーション処方

❶ 保存療法

疼痛のみで，関節内でのクリックなどがなければ一定期間の安静により疼痛・腫脹を主体とした炎症症状をコントロールする．深い屈曲位は半月損傷部位に負荷を生じるので正座は禁止する．その後関節可動域（ROM）訓練，筋力訓練を行い，受傷後1～2カ月でのスポーツ復帰を目指す．その際疼痛の残存があれば荷重負荷の軽減の目的でインソールを処方する．

❷ 手術療法

手術の特性を考慮しながらリハを行う．

▶縫合術後：荷重は術後翌日から全荷重を許可する．縫合部の強度に不安がある場合は，伸展サポーターなどを使用し，膝伸展位での荷重から開始する．可動域訓練，非荷重位での下肢筋力訓練を術後翌日から開始し，術後早期は膝の関節運動により縫合部への強い圧迫力や剪断力を生じさせないように注意する．具体的には半月板中節から後節の縫合の場合では早期には120°以上の深屈曲を控え，120°以降の屈曲は3～4週から徐々に開始する．前節の縫合の場合には早期の過伸展を避ける．

半月縫合の適応となるのはバケツ柄断裂のことが多い．その場合 inside-out 法となり，関節包を多数の縫合糸で縫合することになるので，術後1週間程度は関節運動制限が生じることが多く，全荷重歩行が可能となるにも1週間程度を要することが多い．

エアロバイクを3～4週，ジョギングを8～10週から開始する．スポーツ復帰は4カ月以降を目標とする．膝前十字靱帯再建術と同時に内側半月縫合術が行われることも多い．その場合は前十字靱帯再建のスケジュールに準じる．

▶部分切除術後：荷重は術後翌日から全荷重を許可する．ただし，切除後の新たな軟骨接触面や半月板切除部位に過度な荷重ストレスをかけないよう注意は必要である．可動域訓練，非荷重位での下肢筋力訓練を術後翌日から開始し，エアロバイクを1週前後，ジョギングを2～6週から開始し，本格的な走行は6週以降とする．その際外側半月に対しては外側軟骨への負荷軽減のためインソールを処方しスポーツ復帰は2～3カ月を目標とする．

禁忌・留意点

縫合術後，切除術後に関わらず重要なことは，いかに腫れや疼痛などの炎症症状を生じさせずに復帰させるかということである．日常生活での歩行を含め，リハメニューの量を急激に上げないことが重要である．たとえば，ジョギングでは時間，セット数ともに低負荷から開始し，炎症が増加しないことを確認しながら徐々に負荷を上げていく．早期に運動復帰すると，軟骨への負荷が増大し，関節炎が遷延し関節水腫が継続することがよくみられる．

その他

特殊な形態として，外側円盤状半月がある．10代で発症する例が多くみられる．形態が大きいために易損性である．そのため亜全摘となることが多く，摘出後の軟骨障害が問題となる．低年齢での手術となることが多く，将来青年期に軟骨障害が起こることが懸念されるので注意が必要である．

アキレス腱断裂

内山英司　関東労災病院・スポーツ整形外科部長

疾患の特性

アキレス腱断裂はスポーツ外傷の代表的な

ものでで，年齢や競技レベルに関係なくスポーツ動作で受傷することが多い．一般に中高年に好発するといわれているが，当科の統計では13歳より発生し，スポーツ活動の盛んな20代にも多く発生している．受傷機転は踏み込んだときや，ジャンプ動作時に下腿三頭筋をeccentricに急激に収縮したとき断裂する．後方より蹴られたとか，ボールが当たったような強い衝撃を感じることが多い．

障害の特性

下腿三頭筋筋力を伝達できなくなるので，つま先立ち(heel raise；HR)が不可能となる．衝撃の割には受傷時の疼痛が少なく，前足部での蹴り出しはできないが歩行は可能であるため，肉離れと誤診され陳旧化することがまれではない．

評価・技法

アキレス腱部に陥凹を認めれば診断は確定する．代表的な徒手検査はThompson squeeze testである．正常であれば下腿三頭筋筋腹を把持すれば，足関節は底屈するが，断裂していると反応しない．腫脹や疼痛が強い場合は理学所見が取りにくいことがある．その場合はMRIやエコーによる画像検査が有用である．高齢者の場合は踵骨の剝離骨折を伴うことがあるのでX線での確認も必要となる．

リハビリテーション処方

急性期の保護は足関節底屈位でシーネ固定が行われる．主な治療方法は保存治療と手術治療に大別できる．保存療法では最大底屈位でギプス固定が行われることが多い．3週間程度経過した時期より徐々に浅い底屈角度にギプス固定を巻き直し，さらに3週間経過した時点で装具に変更される．5週より全荷重歩行が行われ，3カ月でHRの訓練を開始する．一方手術治療による縫合はさまざまな方法がある．そのためギプス固定は2〜4週，全荷重歩行は1〜4週とリハもそれらの手術方法により多様である．

当科による手術後リハは以下である．

❶ 縫合腱の保護

術後早期は，疼痛，腫脹，縫合腱の過伸張(延長)を防止するため，術後4日までは軽度底屈位でギプス固定し免荷とする．

❷ 荷重

術後5日からヒール付きギプスにて可及的早期に全荷重を許可する．ヒール付きギプスの歩行では下腿三頭筋の筋活動がほとんど生じないことが確認されており，安全である．また，術後12日でギプスを除去し背屈制限付き歩行装具(内山式アキレス腱装具)を装着する．1週間ごと，獲得した足関節背屈角度より小さい角度設定を行い背屈の制限を徐々に緩和する．術後8週まで上記の装具を着用している．

❸ 可動域・筋力訓練

可動域訓練は術後12日から開始する．この時期からの訓練で可動域制限を残すことはほとんどない．むしろ，下腿三頭筋の過伸張(延長)を生じないように注意するほうが重要である．このため，可動域訓練開始時は，膝関節屈曲位で行い，その負荷量も経時的な獲得可動域の状況をみて判断する必要がある．

下腿三頭筋の筋力訓練は術後3週から開始する．この際，筋長を短縮させた肢位で施行すると疼痛がほとんど起こらない．4週からは上半身の重さをかけた椅座位でのHRが行われる．6週より立位両脚HRが開始され，片脚HRへと移行する．

❹ 各種動作の開始時期

片脚HRが可能となれば走行を開始し，平均術後10週でジョギング，術後12週で縄跳びなどジャンプ系の運動を徐々に採り入れる．術後4カ月で徐々にスポーツ復帰に向けた運動を開始し，術後5カ月で元のスポーツへの完全復帰を目標とする．

禁忌・留意点

リハ中の再断裂を起こさないようにすることが最も重要である．固定が除去され，HRの訓練時期に発生することが多い．そのためHRの訓練では荷重負荷を徐々に行う必要が

ある．痛みを伴う場合は，癒合が未成熟であることが多いので，活動性を上げるにはHRの達成を確認して行うことが重要である．近年深部静脈血栓症による，合併症の報告が散見される．血栓危険因子を有する場合は長期固定を避ける配慮が必要となる．

その他

アキレス腱の機能は下腿三頭筋筋力の伝達であり，体重をのせて踵を上げることにある．

治療効果の判定にはHR達成時期が重要である．

表1　足部の変形の種類

- 尖足・踵足(足関節底屈位・背屈位変形)
- 内反足・外反足(踵部の内方回転・外方回転)
- 内転足・外転足(前足部の内転変形・外転変形)
- 開張足(横アーチの消失)
- 扁平足(縦アーチの消失)，凹足(縦アーチの増大)

表2　変形をきたす原因疾患

- 先天性
  先天性内反足・先天性扁平足・垂直距骨・先天性外反踵足など
- 後天性
  麻痺性足部変形
  上位運動ニューロン疾患：脳性麻痺，脊髄麻痺，脳卒中など
  下位運動ニューロン疾患：ポリオ，二分脊椎，Charcot-Marie-Tooth病，末梢神経麻痺など
  外傷性足部変形：骨折，脱臼，筋腱損傷
  炎症性疾患：リウマチ性疾患，感染など

足部の変形

小崎慶介　東京都立北療育医療センター・整形外科部長

疾患の特性

足部の変形には**表1**のようなものがある．さらにこれらの変形が合併することもある(内反尖足，外反踵足など)．また，足趾の変形(外反母趾，内反小趾，鉤爪趾・ハンマー足趾・槌趾など)をしばしば伴う．

足部の変形をきたす原因疾患は**表2**のように分類される．

足部の変形に対するリハを実施するにあたって，以下の視点から病態を探る必要がある．

❶ 変形の原因となっている組織

骨・関節，軟部組織(靱帯，筋腱，皮膚・皮下組織)．

❷ 変形の部位

下腿〜足関節レベル，後足部レベル，前足部レベルのそれぞれにおいて足部の変形の原因となり得る．

❸ 変形部の可動性，安定性

拘縮・強直・痙縮・異常可動性．

障害の特性

障害されている足部の運動障害のみならず，基礎疾患の病態により，併存する障害が異なることを念頭に置く．同側の膝・股関節，対側下肢，上肢体幹機能の障害の有無にも配慮する．

起立歩行不能・座位保持困難で座位保持装置を使用しているような患者であっても，座位時の下肢肢位の安定を目的に足部変形に対する治療を考慮すべき場合がある．

評価・技法

関節可動域(ROM)検査，関節不安定性の評価などの理学的診察，神経学的検査(筋力・感覚)，画像診断〔単純X線，ストレスX線，CT(3DCT)，MRI〕．臥位と立位で画像所見が異なる場合があることに留意する．足底圧力分布の評価，歩行解析なども重要な情報をもたらす．

リハビリテーション処方

基礎疾患の病態・足部変形の原因を考慮に入れて処方を組み立てる．

❶ 理学療法

特に筋腱の異常緊張・短縮による変形に対して最初に試みられる．短縮している軟部組織のストレッチや拮抗筋の筋力強化訓練など

が中心となる．扁平足に対しては足趾の把握訓練も有効である．本人や家族・介護者に対する手技指導を十分行う．

❷ 装具療法

変形部の可動性，安定性に応じて，足底装具，靴型装具，短下肢装具を使い分ける．頻回の調整・修正を要する場合があるので，必要な工具・物品（パッド，ウレタンフォームなど）を準備しておくとよい．小児の痙性尖足などには，夜間用装具を併せて作製することを検討する．

❸ 薬物療法

特定の筋の過緊張が変形の原因となっている場合には，A型ボツリヌス毒素療法を検討する．A型ボツリヌス毒素施注後には，施注筋のストレッチ，拮抗筋の筋力強化に努めることが重要である．

❹ 薬物療法手術療法・手術後療法

矯正骨切り術，腱延長術，Ilizarov法の応用などを病態に応じて適用する．手術部位の内固定・外固定を適切に行い，早期荷重に努める．

|禁忌・留意点|

麻痺性疾患において，同側股関節・膝関節の状況を考慮せずに尖足変形のみを治療すると，下肢全体のアライメントが悪化する場合がある．

頚椎捻挫

馬場聡史　東京大学・整形外科・脊椎外科

|疾患の特性|

頚部の脊柱（頚椎）は，椎体や椎間関節などの骨組織，椎間板などの軟骨組織，筋肉，靱帯，関節包などの軟部組織によって構成されている．頚椎に外力が加わり，生理的可動範囲を越えるような過度の伸展，屈曲，回旋運動が強制され，これらの組織に損傷が生じることを頚椎損傷という．頚椎損傷のうち，軟部組織のみに損傷が生じた場合を頚椎捻挫とい

い，頚部痛や可動域制限などの症状が出現する．受傷機転としては，大きな外力が瞬間的に加わるような，交通事故やスポーツ外傷によるものが多いが，寝違えのような軽微な外力によっても生じ得ることが知られている．

|障害の特性|

頚椎捻挫で頻度の高い症状は頚部痛と可動域制限であるが，頭痛，めまい，耳鳴りなどの随伴症状を含めると，症状は非常に多岐にわたる．頚部痛はほぼ全例でみられ，受傷直後より症状を呈することが多いが，遅発性に症状発現をみる場合も決して少なくない．また動作時に痛みがある場合，結果として頚椎の可動域が制限されることがある．頭痛は頚部痛と並んで出現頻度の高い症状の一つで，病態としては大後頭神経や三叉神経の刺激症状，後頚部の筋痙縮による筋緊張性頭痛などが考えられる．自律神経症状としては，めまいや耳鳴りなどの症状が出現する場合がある．

四肢の感覚障害や運動麻痺などの神経学的異常は，頚椎捻挫による症状ではなく，鑑別すべき骨折や脱臼に伴う神経障害を疑う症状である．なお受傷前から頚髄症や頚椎椎間板ヘルニアなどの脊柱管狭窄症を有する場合には，骨折や脱臼がなくても神経障害が出現することがあり，注意が必要である．

|評価・技法|

頚椎捻挫に対するリハを実施するにあたり，治療すべき骨折や脱臼が否定されているかを確認することが重要である．特に頚部痛に加え可動域制限を有する場合，四肢の感覚障害や運動麻痺などの神経学的所見を呈する場合は，画像検査を積極的に行うことが推奨されており，骨評価には単純X線検査やCT検査，神経障害評価にはMRI検査が有用である．他覚的な神経学的所見がなく，頚部痛などの自覚症状のみである場合は，受傷機転などを考慮すると，画像検査が必要でない場合も多い．

頚部の疼痛や圧痛の部位，疼痛誘発の姿位を評価することは，痛みの原因となる損傷部位の推定に有用である．また，頚椎可動域の測定は，疼痛の程度を間接的に評価でき，経時的な可動域の改善は疼痛改善の指標になる．

薬物治療に加えて，装具療法，運動療法，物理療法などが一般的に行われている．従来外固定による装具療法が急性期治療の中心であったが，現在ではむしろ長期の外固定が可動域制限を誘発する可能性が指摘されており，疼痛が強く可動域制限がある患者に限って，受傷後3日以内の短期間行うことは構わないとされている．筋拘縮や廃用性障害を予防するために，頚椎自動運動は受傷早期より開始することが望ましく，疼痛がある場合でも安静を挟みながら間欠的に行うことが推奨されている．さらには可及的に日常生活に復帰することが重要であり，就労制限など不必要に安静を指示する必要はないとされている．物理療法として，温熱・電気療法や牽引治療が行われているが，これらは単独ではなく，他の治療と組み合わせて行われることが多い．温熱・電気療法は筋肉の痙縮軽減や軟部組織の血流改善による疼痛緩和を目的に，受傷後3週を目安に施行が勧められている．牽引治療では間欠的牽引および持続牽引のどちらがより有効なのか，また，牽引時の姿勢は座位および臥位のどちらがより有効かなどについては，エビデンスが得られていない．

リハビリテーション処方
❶ 急性期（受傷後3日以内）
・運動療法で頚椎自動運動開始
・頚部痛に加え可動域制限がある場合に限り外固定
❷ 回復期（受傷後4日以降，3週以内）
・運動療法で頚椎自動運動継続
・温熱治療・電気治療
・牽引治療：牽引重量は体重の1/6を目安に10〜15分程度
＊牽引治療や温熱・電気治療などは，処置後に症状の悪化がない場合のみ継続

禁忌・留意点
頚椎捻挫による症状はほとんどが一時的な症状であり，永続的な障害を残さず一定期間で問題なく回復する．急性期で症状が強い場合のみ短期間安静を保ち，基本的には痛みの範囲で可及的に日常生活に復帰することを目指すことが重要である．症状が軽快しない場合は，医師の再評価を受ける機会を設定することが重要である．さらに6カ月を超えて症状が継続する場合，漫然とリハを継続することは避け，心理的および社会的な側面からの介入を考慮する．

脊柱側弯症（後弯）

小野貴司　東京大学医学部附属病院・整形外科・脊椎外科

疾患の特性
側弯症とは脊柱が前額面で左右方向に彎曲した状態をいう．実際には前後への曲がりや回旋も生じている三次元的な脊柱変形である．彎曲の程度を示す基準にはCobb角があり，10°以上を側弯としている．10°以上の発生頻度は2%，25°以上は0.3%である．頂椎のレベルにより，胸椎カーブ（T2〜T11/12），胸腰椎カーブ（T12〜L1），腰椎カーブ（L1/2〜L4）と示す．骨年齢が低くCobb角が大きいほど進行する可能性は高い．特に身長の伸びる時期に変形が進行し，女性では初経後2〜3年で進行が落ち着く．

側弯症は年齢や原因によって予後や治療が異なる．これまで，発症年齢によって3歳未満の乳児期側弯症，10歳未満の幼児期側弯症，10〜18歳までの思春期側弯症，それ以降の成人側弯症と分類されてきた．しかし，幼児期側弯症は乳児期側弯症の未発見例と思春期側弯症の早期発症例の混在した群と見なされるようになり，5歳以下の早期発症側弯症と6歳以上の晩期発症側弯症に分類する方

法が広まっている．早期発症側弯症は胸郭や肺胞の成長を阻害するため，生命予後に影響し得る疾患である．その病因は椎体や肋骨の奇形を有する先天性側弯症や他の疾患を伴うことが多い．成人側弯症には，未成年期の側弯が遺残したものと成人後出現する変性側弯とがある．

全体の約8割を特発性側弯症が占める．また，その約8割が女性である．メラトニンの異常，バランス障害などを病因とする仮説があるが実証されたものはなく，近年では遺伝子レベルからのアプローチがなされている．次いで先天性側弯症や神経原性側弯症（Chiari奇形・脊髄空洞症に伴う側弯症を含む）が多い．先天性側弯症は胎児期の脊椎形成異常により生じ，形成不全，分節不全，混合型に大別される．肋骨の異常や心臓血管系・泌尿器系の異常を合併することもある．他にも筋原性側弯症やMarfan症候群などの間葉系疾患による側弯症などがある．

特発性側弯症では，Cobb角が25°以上で骨年齢が成熟していないものに装具治療が行われる．また胸椎では50°，腰椎では40°を超える側弯は，骨成長終了後も進行するため手術治療の適応となる．金属製のインストルメンテーションを用いた後方からの脊椎矯正固定術が代表的だが，胸腰椎カーブに前方からの手術が行われることもある．

矢状面で脊椎の後弯角が異常に増加しているものを後弯症と呼ぶ．胸椎の生理的後弯は20〜40°程度とされていて，それを超えるものを過後弯と呼ぶ．後弯をきたす疾患には，先天性後弯症，脊髄髄膜瘤，圧迫骨折，強直性脊椎炎，Scheuermann病，軟骨無形成症などが挙げられる．他に思春期の姿勢による後弯症がある．

障害の特性

主な障害は体幹の形態異常である．背部や腰部には特徴的なハンプと呼ばれる隆起がみられる．これは主に脊椎や肋骨の回旋変形による．また，胸郭や乳房の左右差がみられる．さらに，側弯によっては肩や骨盤のバランスが失われることがある．片方の肩が上がり両側の肩峰を結ぶ線が傾斜したり，頚部が傾斜したり，片方の僧帽筋が隆起したりする．骨盤では，ウエストが左右非対称となり片側は深く反対は浅くなる．冠状面，矢状面のバランスが失われ，骨盤の垂線上に頭部がない姿勢異常をきたすことがある．このような形態異常が，時に感受性の高い思春期の患者に精神的ストレスを与えることに留意する必要がある．

多くの場合呼吸困難といった自覚障害はないが，高度の側弯による胸郭変形は，胸郭コンプライアンスの低下，胸郭容量の低下，肺実質の圧迫を起こし拘束性換気障害をきたす．また，椎体による主気管支の圧迫は気管支狭窄を起こし閉塞性換気障害や無気肺をきたすことがある．その結果，運動時の息切れや喘息様喘鳴を訴えることもある．

高度の側弯では疼痛を生じることがある．頚部から肩，ハンプ周囲，腰部が主な痛みの部位である．また腰椎の後弯では頂椎周囲に痛みを生じることがある．しかし，痛みのメカニズムは複雑であり，側弯や後弯が痛みの原因であるとは直ちにはいえないことを銘記すべきである．成人側弯症では腰背部痛や坐骨神経痛をきたし日常生活が障害されることがあるが，それらは側弯がなくても起こり得る症状であり，脊柱変形からくる障害のみを抽出することは難しい．

後弯症では，逆流性食道炎の併発に留意すべきである．胸椎下部から腰椎上部の角状後弯や，胸椎から腰椎全体にわたる可動性の少ないC型前弯では摂食障害をきたすこともある．

評価・技法

生下時の状態，身体精神発育，既往歴，家族歴，膀胱直腸障害（夜尿など）の有無，疼痛などの自覚症状の有無を聴取し，疑うべき原因疾患がないかを調べる．また，初経時期は予後を予測する指標となる．

視診では，眼球結膜の色調異常，色素斑，四肢骨格異常，手指や足部の変形，尾骨部皮膚陥凹などの有無が疾患の診断につながることがある．形態異常に関しては，両肩の高さの差，胸郭変形の有無，肩甲骨（下端の高さなど）の左右差，脇・腰ラインの左右差，骨盤の高さの差，を評価する．また，冠状面および矢状面のバランスの評価が重要である．ただし，側弯症のスクリーニングとしては，前屈テストによるハンプの評価のほうが前述の評価よりも特異度が高い．前屈させながら胸椎から腰椎レベルまで連続性に隆起の有無を調べ，スコリオメータで7°以上の傾斜を陽性とする．

神経学的異常所見はChiari奇形，脊髄空洞症，脊髄係留症候群などにみられることがある．深部腱反射，病的反射，腹壁反射，下肢伸展挙上（SLR）テスト，徒手筋力テスト，知覚検査，足部変形をみる．

側弯症のX線のチェックポイントを示すが，通常は整形外科医により評価される．各椎骨の形態，椎間板高，肋骨の形態を調べ，奇形椎，分節異常，肋骨癒合・欠損といった先天性側弯症の有無をみる．弯曲の終椎・頂椎・カーブパターン・回旋度，矢状面での生理的弯曲の有無や移行部後弯の有無，冠状面や矢状面での脊柱バランスを調べ，側弯を評価する．また，Risser徴候やY軟骨開存の有無などを調べ骨成熟の指標とする．後弯では椎体の楔状変形やSchmorl結節，先天奇形の有無を確認したり，仰臥位の側面像でどの程度矯正されるかをみる．

MRIではChiari奇形，脊髄空洞症，脊髄係留症候群，腫瘍性病変の有無をみる．そのため頭頸移行部から仙椎までの全脊椎を検査する必要がある．原因疾患の治療が脊柱変形の治療につながることがあるので重要な検査である．

小児期には被曝線量を軽減させる観点から，CT検査を制限することが望ましい．先天性側弯症が疑われるときや，治療方針を左右するときなど，必要最低限にすべきである．奇形の有無，回旋変形，椎体の形態変形などの評価に3DCTやMPRが有効である．

呼吸機能検査では拘束性換気障害や閉塞性換気障害が起きていないかを確認することができるが，体表面積の計算を身長ではなくアームスパンを基準に行う必要がある．ただし，乳幼児期には検査は困難であり，ポリソムノグラフィや夜間パルスオキシメータで代用される．

リハビリテーション処方

側弯症の保存治療について述べる．

❶ 保存療法の適応と目的

25°を超える側弯があり，骨年齢が成熟しておらず，手術治療の適応ではないものが保存治療の対象となる．保存治療の中心として装具治療を行っているが，肋骨ハンプやウエストの左右差が目立つ患者はよい適応である．保存治療の目標は，実際には保存治療開始時の側弯を治療終了後に維持することであり，矯正効果には限界がある．また，骨成長が最も速い初潮前の約1年間に側弯も進行する可能性が高い．そのため，スクリーニングによって側弯を早期発見し，進行する可能性の高い初潮前の1年間までに適切な治療を開始することが最も肝要だと考えている．

❷ 装具療法

治療に使用する装具は，カーブの部位によって首から骨盤までのミルウォーキー装具（CTLSO）や体幹から骨盤までのアンダーアーム装具（TLSO）を使い分けている．装着時の運動制限は特に激しいもの以外はしていない．装具治療終了の時期は骨成長終了の時期である．身長の伸びが停止すること，Risser徴候4以上，初経後2年以上が目安となる．装着時間は，入浴時以外は装具を装着する23時間治療が最も効果が高いとされる．しかし，装具を着けることは思春期の患者にとって負担であり，装具を着けて通学することに抵抗を感じる患者も多い．そのため，治療開始時は8時間着用を原則としてい

る．患者と家族に装具治療の必要性を繰り返し丁寧に説明し，治療についてよく理解してもらったうえで高い意識をもってもらう必要がある．その結果，装着時間が上積みされ，下着のように長時間装具を着けてもらうことが理想である．患者のコンプライアンスや装着時の矯正率が治療効果を左右するため，治療の必要性を認識してもらうことと適切な装具を作製することが重要である．

装具による矯正は，長軸方向への牽引，凸側頂部の圧迫，立ち直り反射，骨盤に対しての平行移動などを利用している．十分な矯正力を得るためには，骨盤部分が装具に適度に入り込み十分に把持されている必要がある．たとえば股関節を屈曲したときに干渉しないように鼠径部をトリミングするが，上前腸骨棘より下方に装具が残っていないとならない．また，骨盤帯の側方動揺を防ぐため大転子をわずかに覆うようにする．後方では殿部を圧迫しすぎていないか，座位で座面に装具があたっていないかを確認する．頂椎の圧迫は肋骨を介して3点矯正の原理で行うが，肋骨は脊椎から斜め下方に走るため圧迫する部位は頂椎よりも下方になる．3点矯正を行うには対側の上位の肋骨や腸骨の受けが必要になるため，上位胸椎の矯正には適さない．肋骨のない腰椎カーブにはこの方法は使えないため，骨盤に対しての平行移動を用いることとなる．背部では肋骨ハンプに適度に圧をかけ，同時に対側の前胸部を軽く圧迫し，回旋の矯正を行う．対側の背部には体幹が回旋するための逃げ場を確保しておく必要がある．背部からの圧迫で対側の肋骨弓部の突出を悪化させてはならない．

❸ 運動療法

装具療法だけでなく，希望がある患者にはさらに運動療法も併用している．そのとき，運動療法だけで治療効果を得ることは困難であり，装具療法の補助として行っていることを必ず説明している．しかし，25°未満でも希望があれば運動療法を単独で行っている．

▶サイドシフト法：体幹を側弯の凹側に水平移動させることによってカーブを減少・消失させる自己矯正運動である．胸椎カーブから腰椎カーブまで適応があるが，上位胸椎カーブでは難しい．指導は理解しやすくするため鏡の前で行っている．初めに立位で行う．右胸椎カーブの場合，骨盤と下肢をしっかり固定させ，両肩を水平に保ったまま体幹を左にシフトさせる．患者の背後に立ち，左手で患者の骨盤を左から固定し右手で頂椎部の体幹を左に押して補助する．このとき，サイドベンドや体幹の回旋が起きないように注意する．次第に補助する力を弱め，最後には自力で行う．1日に複数回(10秒間×30回以上)行うように指導する．次いで座位で行う．立位同様に骨盤と下肢を固定し肩を水平に保ったまま，体幹を凹側に水平移動させる．右胸椎カーブであれば，ノートを左よりに置いて書字することで同様の運動ができる．ダブルカーブの場合はCobb角やハンプの大きいカーブ，あるいはより矯正したいカーブに対して行う．座位での自己矯正運動はできるだけ長時間行うように指導する．

▶ヒッチ法：腰椎カーブの凸側の骨盤を挙上させることによって，腰椎の側方への傾斜を減少させる自己矯正運動である．左凸胸腰椎，腰椎カーブの場合，立位で左側の股関節と膝関節を伸展したまま踵を挙上させると左骨盤が挙上して腰椎の傾斜が減少する．背筋群を緊張させその緊張を保ったまま左骨盤を下げると，骨盤と腰椎の動きを分離することができ，腰椎カーブを自己矯正できる．ヒッチ法のほうがサイドシフト法より困難であるが，当初はうまくできない患者も手本を見せるとまねできることが多い．

禁忌・留意点

側弯症の保存治療の目的は，手術を回避することだけではない．早期発症側弯症では，骨が成長し手術用のインプラントが使える大きさになるまで，あるいは脊椎固定できる骨成熟が得られるまでの時間を稼ぐことがギプ

スや装具を使った保存治療の目的となる．また，グローイングロッドやベプターといった固定を行わない側弯症手術は半年ごとに手術を繰り返すが，初回手術を遅らせることで手術回数を減らす効果も期待できる．

しかし，側弯症の保存治療の効果には異論がある．装具治療の結果は必ずしも成功裏に終わるわけではなく，運動療法の効果を実証するエビデンスレベルの高い研究はない．また，装具治療中に得られた矯正は徐々に失われることが多い．保存治療に執着するあまり，適切な時期に手術治療を受ける機会を患者から奪うことは避けなければならない．確信がもてないときには，側弯症専門医にコンサルテーションする．

骨形成不全症

小崎慶介　東京都立北療育医療センター・整形外科部長

疾患の特性

骨系統疾患の一つで易骨折性・進行性の骨変形などの骨脆弱性を主症状とする．随伴症状として，青色強膜，難聴，関節弛緩性，歯牙形成不全，精神発達遅滞などがみられることがある．常染色体優性遺伝型式をとることが多く，主としてⅠ型コラーゲン遺伝子の変異を原因としている．臨床像は非常に多彩で，出生直後に死亡する重症例から，偶然発見されるほとんど無症状の症例まである．Sillence分類をもとにした分類がよく使用される（表）．一般に骨折の頻度は思春期を過ぎると減少するとされているが，高齢化した患者では易骨折性が高まる可能性がある．重度の骨脆弱性を示す患者に対して，ビスホスフォネートの投与が行われている．小児患者の場合は静注製剤を用いることも多い（2012年春現在では保険未適用）．長管骨の骨折変形に対しては髄内釘手術が行われる．成長期の骨折患者には，伸長可能な髄内釘（テレスコーピングロッド）を使用することがある．

障害の特性

多彩な臨床像を反映して，ほとんど障害のない症例から，著しい骨関節変形に伴う運動機能障害のため，自力移動不能なものまで多岐にわたる．運動機能障害の他に著しい胸郭変形による呼吸機能障害，随伴症状による聴覚障害，精神発達遅滞による知的障害などを合併することもあり，広範かつ詳細な評価を必要とする．

評価・技法

骨脆弱性の評価（骨密度・骨代謝マーカーなど）は，関節可動域（ROM）訓練や筋力強化訓練実施時のリスク評価に必要である．

リハビリテーション処方

❶ 基本的な考え方

骨折後の変形治癒により応力の集中を招き再骨折し，長期安静の結果全身性の廃用性萎縮が進行して，多発骨折につながっていく，という悪循環に陥らないようにさせることが肝要である．

❷ 乳幼児期

運動発達遅滞児に対するリハの一般的な原則にのっとり，運動発達年齢に応じた介入を実施する．下肢装具や立位保持装置などを使用して，早期からの下肢への荷重を心がける．

❸ 学童期

就学環境に応じた環境整備を考慮する．知的発達に問題がなく，普通学校・普通学級へ就学する場合，体育活動への参加などについて事前に本人・家族・学校間で活動参加のベネフィットと骨折リスクについて合意が得られるように情報提供する．社会参加の観点から比較的早期からの電動車椅子使用が検討されることもあるが，廃用性骨萎縮に至らないように理学療法を並行して実施するように配慮する必要がある．

❹ 思春期から成人

リハスタッフによる定期的な評価を行い，機能低下に対応する．

表 骨形成不全症の分類（Sillence のものを拡大）：運動器関連項目のみ抽出

タイプ	蛋白質変異	重症度	低身長	脊柱側弯	その他
I	COL1A1	骨折少ない 骨変形なし	無〜軽度	脊椎骨折に続発あり	
II	COL1A1 または COL1A2	周産期死亡			出生直後の多発肋骨骨折による呼吸不全が死因
III	COL1A1 または COL1A2	重度骨変形	重度	重度	
IV	COL1A1 または COL1A2	中程度骨変形	中程度	軽度〜中程度	
V	IFITM5	中程度骨変形	軽度〜中程度		過剰な仮骨形成，網状層板骨前腕骨間膜骨化
VI		中程度〜重度骨変形	中程度	有	類骨の蓄積，魚鱗状層板骨
VII		中程度骨変形	軽度		上腕骨・大腿骨の短縮，内反股

禁忌・留意点

骨折時の内固定材に，強大なプレートや横止め髄内釘を用いると stress shielding のために固定部位の骨萎縮が進行する．

リハ実施にあたっては，実施中の骨折事故発生可能性などのリスクについて，あらかじめ処方医から文書による説明と同意を実施しておくべきである．特に患児の親が同病であって極めて軽症な場合には，児の重症度の高さを受容していない場合があり，十分な説明を要する．

切断

外傷性切断（上肢）

陳　隆明　兵庫県立リハビリテーション中央病院ロボットリハビリテーションセンター・センター長

障害の特性

上肢切断の原因として圧倒的多数を占めるのは業務上の事故，つまり外傷性切断である．筆者らが過去に行った兵庫県下（神戸市を除く）の1968〜1997年の30年間における身体障害者手帳をもとにした調査によると，人口10万人に対する年間上肢切断者（手指切断を含む）の発生率は4.6人である．一肢切断者が全切断者の94％を占め，そのうち一側上肢切断者は72％である．一側上肢切断部位では，手指切断が82％を占め圧倒的に多い．前腕切断が8％，上腕切断6％，手関節離断，肩関節離断と続く．手指切断を除くと，能動義手の活用が十分に期待できる前腕切断，上腕切断，手関節離断が大多数を占めていることが明らかである．しかし，作製されている義手の実態を見てみると，わが国で作製される義手の約90％が装飾義手であり，能動義手や作業義手といったいわゆる「使える義手」はわずか十数％しか作製されていない．「使える義手」はまだまだわが国で定着し

義手の分類

構造上の分類として，殻構造(exoskeletal prosthesis)と骨格構造(endoskeletal prosthesis)が存在する．義手においては従来殻構造が主流である．骨格構造は義足においては主流であり，内部の金属の支持によって機械的強度を得て外観はフォームカバーなどにより整えられるものであるが，義手においても高位切断例に応用されてもよい．

機能的には装飾義手，能動義手，作業用義手，動力義手に大別される．装飾義手は外観だけを補完することを目的に作製されたものであり，最近ではシリコン製のものが普及しており見た目に優れる．能動義手は体内力源義手のことであり，肩甲帯と体幹の動きを利用して，ハーネス・コントロールケーブルシステムを介して，切断者の身体の動きによって操作する．作業用義手は特定の労働作業に適した機能を最優先した義手であり，外観にはとらわれない．手先具としてはいろいろなものが工夫されている．たとえば双嘴鉤や曲鉤である．

動力義手は体外力源義手とも呼ばれ，義手を操作する力源として切断者自身ではなく外部の力に依存するものである．筋電制御で行う筋電義手が代表的なものである．

リハビリテーションの考え方

受傷原因のほとんどが外傷であるために，まず救急病院(あるいは総合病院)で治療を受けることになる．したがって，急性期の治療終了後のリハ施設との連携が重要となる．しかし，リハ施設のなかで義手の訓練を適切に提供できる施設が極めて少ないことが大問題である．上肢切断者はそのADLを残存上肢や断端，自助具あるいは義手によって代償するわけであるが，片側上肢切断者の場合，健側手を用いて自助具や道具など何らかの工夫をすればADLの約90%は可能といわれている．言い換えれば，両手動作やADLの一部を諦めざるを得なかったことを意味する．

義手は両手動作を促進することによって家事や仕事，趣味など多くの場面で有用なものとなり得ることの再認識が医療従事者には必要である．

それゆえ，片側切断の場合，健側手での生活が確立してしまうまでに「使える義手」の導入を行うことが何よりも大切である．そのためには，切断者における義手の適性評価を行い，切断者のニーズを十分に考慮したうえで切断レベルに応じた義手を処方する必要があり，当然義手を「使える手」として最大限に発揮させるためには訓練が必須である．

救急病院(あるいは総合病院)における役割は，残存した関節の拘縮を最大限に予防することである．そして，義手訓練が可能な専門施設と可及的早期に連携することである．

肩関節離断

陳　隆明　兵庫県立リハビリテーション中央病院ロボットリハビリテーションセンター・センター長

障害の特性

適応する義手の作製を考えた場合，肩離断・上腕切断極短断端(健側上腕長の30%未満)と肩甲胸郭間切断が対象となる．しかし，残念ながら現実的には処方されている義手のほとんどは装飾義手である．肩・肘・手関節の機能を欠失しており，機能障害は大きい．

リハビリテーション処方

❶ 義手の種類
肩義手．

❷ ソケット
肩甲胸郭間切断では胸郭が断端を形成しているため，ソケットは大きくならざるを得ない．肩離断・上腕切断極短断端(健側上腕長の30%未満)では，ソケットは肩甲骨の動きを阻害しないように工夫することが必要である．女性の場合は，乳房にかからないようにすることも大切なポイントである．ソケットの懸垂には胸郭バンド式ハーネスを用いるの

上腕切断

陳　隆明　兵庫県立リハビリテーション中央病院ロボットリハビリテーションセンター・センター長

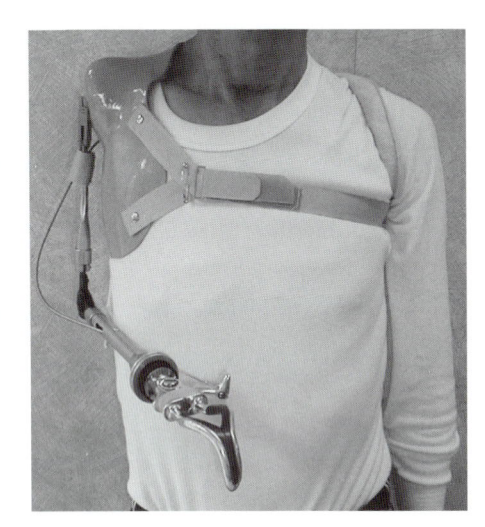

図　骨格構造型義手
肩離断者に適用している．軽量であることが最大の利点である．

障害の特性
　適応する義手の作製を考えた場合，健側上腕長の30〜90%を有するものが対象となる．肩関節など肩甲帯の可動域が制限されていることが多い．

リハビリテーション処方
❶ 義手の種類
　上腕義手(能動式)．
❷ ソケット
　短断端(30〜50%)や標準断端(50〜90%)ともに全面接触式差込ソケットが一般的に用いられている．十分な断端長がある場合は，肩関節を外転しやすいようにオープンショルダー式とすることで，着衣などADLの改善につながる．装飾義手の場合，自己懸垂性をもつ吸着式ソケットやシリコーンライナーを用いたソケットを考慮することにより，ハーネスが不要になり，外観や快適性が向上する．切断者のニーズに応じて考慮されてもよい．
❸ 継手
　能動肘ブロック継手が用いられる．手継手としては面摩擦式が一般的であるが，肘の機能を補うために屈曲手継手を利用することはADL改善の観点からは有用である(図)．迅速交換式手継手やユニバーサル手継手も考慮されてよい．
❹ 手先具
　操作性を最優先とした場合は能動フックである．能動ハンドは手の形状をしているが重く，実用的に使用している切断者は少ない．農業など特殊な作業に特化した手先具(双嘴鉤や曲鉤など)も利用可能である．

禁忌・留意点
　残存した関節の可動域制限をできるだけ予防することが大切である．また，利き手が切

が一般的である．
❸ 継手
　肩継手として屈曲外転肩継手，肘継手として能動肘ブロック継手がよく用いられる．

禁忌・留意点
　利き手が切断側の場合は，利き手交換の訓練を早期から実施する．ハーネス・コントロールケーブルシステムにより肘と手先具を操作するわけであるが，その際に重要となるのが両側肩甲骨の外転運動である．肩甲骨が温存された場合は，肩甲骨の可動性を大きくする訓練が大切である．また軽量な骨格構造型も考慮されてもよい(図)．手先具は能動的に使用できるフックとし，肘の位置決めの固定と解除が手動でできる手動単軸肘ヒンジ継手を組み合わせることで，実用的な義手となり得る．

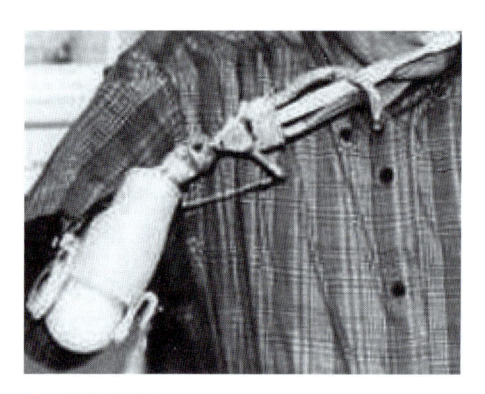

図　屈曲手継手
上腕切断者に適用しているが，ADL促進のよい手段である．

断側の場合は，利き手交換の訓練を早期から実施する．ハーネス・コントロールケーブルシステムにより肘と手先具を操作する．その際に重要となるのが切断側肩の屈曲運動と両側肩甲骨の外転運動である．たとえば，高齢者などで肘の操作が上手にできない場合や軽量な能動義手を希望する場合には，骨格構造型義手を考慮してよい．手先具は能動的に使用できるフックとし，肘の位置決めの固定と解除が手動でできる手動単軸肘ヒンジ継手を組み合わせることで，実用的な義手となり得る．

肘関節離断

陳　隆明　兵庫県立リハビリテーション中央病院ロボットリハビリテーションセンター・センター長

障害の特性

適応する義手の作製を考えた場合，肘離断，健側上腕長の90％以上のものが対象となる．肩の機能は正常であるが，断端が長く肘継手の選択には注意を要する．

リハビリテーション処方

❶ 義手の種類

肘義手（能動式）．

❷ ソケット

全面接触式差込みソケットを用いるが，断端末の上腕骨顆部の隆起が断端挿入時に問題となることがあるので，ソケットの適合には注意が必要である．

❸ 継手

肘継手は断端の長さゆえに能動単軸肘ブロック継手は不適である．健側上肢長とのバランスを考慮して，能動単軸肘ヒンジ継手が用いられる．手継手としては面摩擦式が一般的であるが，肘の機能を補うために屈曲手継手を利用することはADL改善の観点からは有用である．迅速交換式手継手やユニバーサル手継手も考慮されてよい．

❹ 手先具

操作性を最優先とした場合は能動フックである．能動ハンドは手の形状をしているが重く，実用的に使用している切断者は少ない．農業など特殊な作業に特化した手先具（双嘴鉤や曲鉤など）も利用可能である．

禁忌・留意点

残存した関節の可動域制限をできるだけ予防することが大切である．また，利き手が切断側の場合は，利き手交換の訓練を早期から実施する．ハーネス・コントロールケーブルシステムにより肘と手先具を操作する．その際に重要となるのが切断側肩の屈曲運動と両側肩甲骨の外転運動である．たとえば，高齢者などで肘の操作が上手にできない場合や軽量な能動義手を希望する場合には，骨格構造型義手を考慮してよい．手先具は能動的に使用できるフックとし，肘の位置決めの固定と解除が手動でできる手動単軸肘ヒンジ継手を組み合わせることで，実用的な義手となり得る．

前腕切断

陳　隆明　兵庫県立リハビリテーション中央病院ロボットリハビリテーションセンター・センター長

障害の特性

　適応する義手の作製を考えた場合，前腕切断（健側前腕長の80%まで）が対象となる．肩・肘の機能は正常であり，長断端の場合はほぼ正常な前腕部の回内・回外機能が期待できる．断端長によりソケットの形状に工夫が必要である．体外力源式電動義手の一つである筋電義手のよい適応となる切断レベルであることも特徴である．

リハビリテーション処方

❶ 義手の種類

　前腕義手（能動式）．

❷ ソケット

　断端長が健側前腕長の35〜55%の標準断端の場合，自己懸垂機能を有するミュンスター型またはノースウェスタン型前腕ソケットの適応となる．断端長が健側前腕長の55〜80%の長断端では前腕部の残存した回内・回外機能を生かすために，全面接触差し込み式ソケットが適用され，その懸垂には上腕カフとたわみ式肘継手が用いられる．極短断端（健側前腕長の35%以下）の場合，肘の可動域を十分に得られないため，通常の能動義手ではその有効性を発揮できない．したがって，スプリットソケットと倍動ヒンジ肘継手を組み合わせた義手を考慮する（**図1**）．これはソケット部分と前腕部分が分かれており，その間をリンク機構によって結合し，肘の屈曲を増幅させるものである．最近ではシリコーンライナーを用いたソケットも利用可能であり，装飾義手の場合ハーネスが不要になり，外観や快適性が向上する．切断者のニーズに応じて考慮されてもよい．

❸ 継手

　手継手として面摩擦式が一般的である．短断端の場合，肘の屈曲不足を補うために屈曲

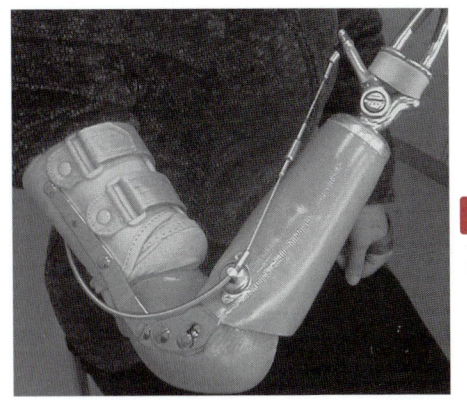

図1　スプリットソケットと倍動ヒンジ肘継手を組み合わせた義手
前腕切断極短断端例には肘屈曲を補うために有用である．

手継手を利用することはADL改善の観点からは有用である．迅速交換式手継手やユニバーサル手継手も考慮されてよい．

❹ 手先具

　操作性を最優先とした場合は能動フックである．能動ハンドは手の形状をしているが重く，実用的に使用している切断者は少ない．農業など特殊な作業に特化した手先具（双嘴鉤や曲鉤など）も利用可能である．

禁忌・留意点

　残存した関節の可動域制限をできるだけ予防することが大切である．また，利き手が切断側の場合は，利き手交換の訓練を早期から実施する．ハーネス・コントロールケーブルシステムにより手先具を操作する．その際に重要となるのが切断側肩の屈曲運動と両側肩甲骨の外転運動である．

筋電義手のリハプログラム

　ドイツOttoBock社の前腕用筋電義手（MYOBOCK）が一般的に使用される．なかでもハンド型筋電義手（**図2**）が主流である．

❶ 筋電信号検出と分離

　主としてOTによって評価と訓練が行われる．ドイツOttoBock社製のマイオボーイ

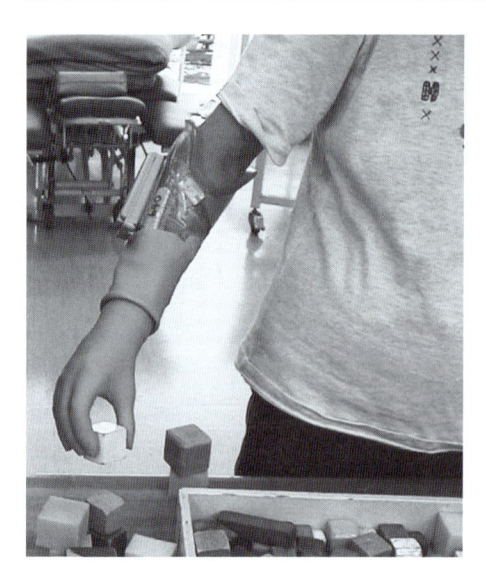

図2 ハンド型筋電義手
片側前腕切断者が良い適応である。ハーネス・コントロールケーブルがなく、上肢・体幹の束縛がない。

という専用の機器を用いて、筋電信号の検出と分離の評価を行う．通常は2電極（屈筋側と伸筋側）を用いる．

❷ 筋電義手の作製と適合評価

切断者に最適な義手を選択する．推奨されるのは，2つの筋電センサーでハンドの開閉を操作し，筋電信号を強弱させることにより開閉スピードが変化させられるタイプのものである．

❸ 筋電義手の基本操作訓練

最初は目的物を使用せずに，いろいろな上肢肢位でのハンドの開閉を確実に誤動作なくできるようにする．次に目的物（いろいろな形状のもの，大きさの違うもの，硬いもの，柔らかいものなど）を使用し，義手をその物体に近づけ（リーチ），つかみ，運び，離すといった一連の動作を訓練する．

❹ 応用動作（両手動作）訓練

補助手としての義手の役割を学ぶ．筋電義手の利点は，ハーネス・コントロールケーブルシステムによる束縛がなく，他の関節運動を阻害せずハンドの開閉操作が自由に行え，健側手の機能を十分に引き出すことができることである．ひも結びや手工芸など両手動作訓練を行う．

❺ 日常生活動作訓練

日常生活を送るうえで必要な動作や職場で実際に必要な動作に重点をおいて行う．できるだけ切断者のニーズを反映した訓練を行う．

❻ 在宅や職場での評価

在宅や職場において実際に義手の必要性，有用性について自己評価する．

手関節離断

陳　隆明　兵庫県立リハビリテーション中央病院ロボットリハビリテーションセンター・センター長

障害の特性

適応する義手の作製を考えた場合，前腕長断端（健側前腕長の80％以上）と手関節離断が対象となる．肩・肘の機能は正常であり，ほぼ正常な前腕部の回内・回外機能を有している．体外力源式電動義手の一つである筋電義手のよい適応となる切断レベルであることも特徴である．

リハビリテーション処方

❶ 義手の種類

手義手（能動式）．

❷ ソケット

残存機能を最大限に活用するため顆上支持とする必要はない．通常は楕円形差し込み式で対応可能である．ただし，手関節離断の場合断端末部の骨性隆起のためソケットに断端が挿入しにくく，ソケット適合に工夫が必要なことがある．その場合は有窓式ソケットが用いられることが多い．

❸ 継手

手継手として面摩擦式が一般的である．迅速交換式手継手やユニバーサル手継手も考慮されてよい．ただし，迅速交換式手継手は非

切断手の機能に問題がある場合，操作することが難しい場合があるので注意が必要である．
❹ 手先具
　操作性を最優先とした場合は能動フックである．能動ハンドは手の形状をしているが重く，実用的に使用している切断者は少ない．農業など特殊な作業に特化した手先具（双嘴鉤や曲鉤など）も利用可能である．

| 禁忌・留意点 |

　残存した関節の可動域制限をできるだけ予防することが大切である．また，利き手が切断側の場合は，利き手交換の訓練を早期から実施する．ハーネス・コントロールケーブルシステムにより手先具を操作する．その際に重要となるのが切断側肩の屈曲運動と両側肩甲骨の外転運動である．

手指切断

陳　隆明　兵庫県立リハビリテーション中央病院ロボットリハビリテーションセンター・センター長

| 障害の特性 |

　適応する義手の作製を考えた場合，手根骨，中手骨から基節骨の切断が対象となる．ほとんどの場合，装飾義手が処方されることが多い．また，残存した手指の機能によっては義手を装着することでかえってその機能が損なわれる可能性がある．

| リハビリテーション処方 |
❶ 義手の種類
　手部義手．
❷ ソケット
　多くは外観を補完するために作製されるが，作業用義手として考慮する場合は，残指機能を最大限に利用できるようにソケットの形状を工夫することが重要である（図）．

| 禁忌・留意点 |

　残存した関節の可動域制限をできるだけ予防することが大切である．また，利き手が切

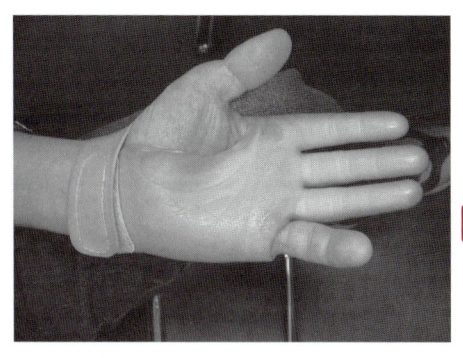

図　手部義手
残存指の機能性を考慮した形状のソケットが作製されている．

断側で手指の巧緻性に支障を有する場合は，利き手交換の訓練を早期から実施する．

外傷性切断（下肢）

徳弘昭博　吉備高原医療リハビリテーションセンター・院長

| 障害の特性 |

　外傷性切断は交通事故や労災事故など社会活動のなかで発生することが多く，切断者は血管原性切断に比較して若年者で活動性が高く社会的役割をもっている．また，切断部位は下腿切断と大腿切断が多数を占める．したがって，多くは義足を適合して社会復帰後に生産活動に従事するようになる可能性があるリハポテンシャルが高い障害である．

　とはいっても切断レベル・切断部位と義足装着後の歩行機能の間には密接な関係がある．義足歩行時のエネルギー消費は断端長に反比例するとされていて義足使用の状況も切断レベルによって変化する．切断が近位になれば歩行の効率は悪くなる．歩行速度・歩行持続時間などは当然低下し，可能な応用動作にも制限がある．

　義足には技術的側面と制度的側面がある．リハには双方の知識が要求される．義足形式

には殻構造・骨格構造の区別があり，それぞれソケット，懸垂装置，支持部，股・膝・足継手，足部などの部品で構成され，公費で使用できる部品は決められている（補装具の種目，受託報酬の額などに関する基準）．殻構造は耐用年数が決められており，全体を更新する．骨格構造と比較して安価なことが利点である．骨格構造は構成部品ごとに耐用年数が決められ，この部品を交換して使用する．診療現場の担当医が多くのメーカーの異なったそれぞれの部品の機能を熟知して処方することは不可能に近い．医師は義肢装具士（PO）を含むスタッフと情報を共有し最適な形式・使用部品を決定，処方することになる．

義足の制度面の知識も切断のリハには必要である．切断後のリハ期間に担当医が処方して訓練に使用されるのは訓練用義足（仮義足）で医療保険が適用される．社会復帰後は本義足として切断者が利用可能な制度〔障害者総合支援法（旧障害者自立支援法）や労働者災害補償保険法〕で製作されるが，処方は身体障害者更生相談所の医師，労災病院や労災指定医療機関の採型指導医となる．訓練用義足は，その処方への連続性を想定して部品を選択しなければならない．

一方で，外傷性切断は切断端が必ずしも義足適合に理想的でないことが多い．例を挙げると瘢痕・植皮・軟部組織の過多や過少，骨の突出，上位の関節の可動域制限や不安定性，筋力低下などである．このような断端に義足を適合させる際には熟練したPOの役割が大きい．

リハビリテーションの考え方

❶ リハの目的

短期的なゴールは機能的なゴールで切断者が失った下肢に適合した義足を得て，その義足を用いて訓練を行って二足歩行による移動動作，応用動作を再獲得することである．長期的なゴールは社会的ゴールで，義足を使って社会生活を継続維持していくことである．

リハプログラムは歩行訓練だけではなく，社会復帰後も視野に入れて作成するが，リハの転帰が得られるまでには期間を要し，現在は単施設では完結しない．施設を超えた継続的な計画が必要である．

❷ リハプログラムとチームアプローチ

プログラムは，術後の断端管理，義足適合前訓練と義足適合訓練，社会的対応などからなり，チームアプローチである．チームの総合力が機能的・社会的アウトカムに大きく関与するのは他の障害と同様である．

医師は義足の処方と適合に責任をもち，またリハプログラムを作成し方針をリハスタッフに周知し，訓練の進行を調整する．POは義足の製作と適合，PTは移動能力を始めとするADL訓練に，OTは生活関連活動に関わる．看護師は断端のケア，ソーシャルワーカー（MSW）は義足製作の社会的資源や社会的対応に関して関わる．POは多くの場合，義肢装具業者に属することになるが，義足製作の技術的のレベルは大きな要素で，熟練したPOがチームの一員である意義は大きい．

❸ 義足装着前訓練

切断術が予定手術で術前からリハ担当医が関わる際には，義足の装着に好適な断端となるように切断レベル・筋固定・皮膚縫合部位などについてアドバイスできれば理想的である．多くの医療現場では術後からのリハ介入となるであろう．術後はまず，断端術後管理を行って合併症を起こさず創の一次的治癒を目指さなければならない．ここでは創の治癒が得られた後の義足装着前訓練から述べる．

義足装着前訓練は断端訓練と運動療法からなる．前者は断端成熟促進のための弾力包帯固定法・シュリンカーの使用などの断端管理，近位関節の拘縮予防，断端や近位関節周囲筋の筋力強化などからなり，後者は健側筋力の維持・強化，座位，立位，歩行訓練などである．

この経過で義足歩行の適応とゴールを判断する．一般に片側切断では片脚で二本松葉杖

歩行ができなくては義足の適応がない．それは義足歩行に要するエネルギーはそれより大きいからであるといわれるが，これが一般的な医療現場における判断基準と考えられる．もし判断不能の場合には，訓練用義足を処方する前にギプスソケットを用いたパイロンを作製して装着し，実際に歩行訓練を試みてから実用性を判断してもよい．義足の適応なしと判断されれば車椅子を実用の移動手段としてリハを行う．義足歩行のレベル設定にはStanmore Mobility Grade や Volpicelli ambulatory status scale などを用いる．

❹ 義足の選択と適合

下肢切断のリハのポイントは良好な義足の適合である．義足側の要素はソケット，構成部品，アライメントである．特にソケットの適合は必須である．構成部品(継手・足部)は目的の機能に適合していること，アライメントが最適に調整されることが必要である．アライメントとはソケットと継手・足部の位置関係のことで，立位のスタティック(静的)・歩行時のダイナミック(動的)アライメントがそれぞれ調整されている必要がある．

構成部品を処方する際には高機能部品＝最適部品ではないということを念頭に置かなければならない．高機能部品が目的とする機能を果たすためには切断者側にも条件がある．訓練用義足ではまずソケットを介して体重が苦痛なく義足側にかけられ，立位の安定性が保てること，次に歩行に際して踵接地から立脚期にかけての安定性があり，つま先離れが容易で遊脚期にはスムーズに足部が床面をクリアーし，次の踵接地に移行できることが基本である．良好な容姿はその結果である．装着訓練のなかで PO，PT と連携して想定した機能が使いこなせているかを判断，また，これらがクリアーできればさらに高機能なものへと部品を変更して使いこなせるかを検討して，その結果最終的な本義足の使用部品が決定できる，というのが理想的である．

ソケットの適合は最重要である．断端は術後に大きさ・形状とも大きく変化し収縮する．採型作製したソケットはすぐに断端に対して大きくなり適合が甘くなる．頻回の採型製作はコスト的に不可能である．断端に対しては断端管理を厳密に行い成熟を促進し，ソケットに対しては断端袋を重ねる，ソケットを内張り修正するなどで対応し，適合の限界を超えると採型再製作するという方針となる．

担当医師は処方した義足適合に責任をもち，処方の目的が達せられているかを検証する役割がある．医師も義足適合作業をスタッフに任せきりにせず，修正・仮合わせに参加して習熟する必要がある．

片側骨盤切断

徳弘昭博　吉備高原医療リハビリテーションセンター・院長

▌障害の特性

片側骨盤切断では体重を受ける骨性部分がなく，体重は断端軟部，つまり腹部を覆う皮膚全体と両側の肋骨弓部に分散しなければならない．また，かなり重量のある義足の懸垂にも配慮しなければならない．さらに人工肛門や膀胱瘻などが設置されている場合があり，ソケット(半側骨盤切断用ソケット)の適合には苦労することが多い．歩行のエネルギー効率が悪く義足歩行能力を獲得する率は低いといわれる．

▌評価・技法

実際の義足装着は短時間であることが多いとされる．さらに腹部への圧迫感が強い，ソケットが深いので体幹の可動域を制限する，高温多湿期には不快であるという欠点があり，体力的な点を含めて義足の実用性の評価が必要である．若年者では，十分な適合が得られ訓練が行われた場合の歩行能力は股関節離断と変わらないとされている．スタティック・ダイナミックアライメントは股義足とほ

ぼ同様であるが，外側への不安定さへの考慮が必要となる．

リハビリテーション処方

断端皮膚が治癒し耐性・実用性があると評価された後に義足適合訓練に移る．義足形式は重量の点で骨格構造，ソケットは片側骨盤切断用で上縁は第10肋骨以上にするとされている（統一処方箋ではカナディアン式）．まず深いソケットを作製して仮合わせをする．股継手はカナダ式股義足用のヒンジ継手（カナディアン式）が一般的である．膝継手は立脚期・遊脚期制御機能をもつものがよいとされるが，使いこなすまでには至らず，立脚相制御機能のみをもつもの，あるいは固定式を選択する場合も多いと思われる．足継手，足部は予想される歩行機能，生活様式に応じて選択するが，最初の訓練用義足としてはエネルギー蓄積型足部までは必要ないと考える．以下に統一処方箋に準じて処方例を示す．

〔処方例〕
- ▶**骨格構造**：片側骨盤切断用義足（統一処方箋では股義足に含まれる）
- ・ソケット：片側骨盤切断用（統一処方箋では股義足カナディアン式）
- ・股継手：カナディアン式
- ・膝継手：単軸膝　遊動式あるいは固定式
- ・足継手・足部：遊動単軸式用，単軸足部あるいは固定式（SACH足部用），SACH足部
- ・調整部品：ターンテーブル

禁忌・留意点

継続的な断端皮膚合併症の観察，杖の使用や義足歩行の実用性についての検討が必要である．

股関節離断

徳弘昭博　吉備高原医療リハビリテーションセンター・院長

障害の特性

解剖学的股関節離断では切断側坐骨に体重支持点が得られる．カナダ式股義足ではここで体重を支持すると同時に両側腸骨を包み込むデザインのカナディアン式ソケットで骨盤の固定，懸垂機能を同時にもたせることが可能である．立位・歩行時立脚期の安定性は股・膝・足継手のアライメントで得られる．立位では，切断側の股関節位置からの基準線は股継手の後方，膝継手の前方を通り機械的な安定性を得る．

評価・技法

歩行時の義足の振り出しは骨盤の傾斜運動，つまり腰椎の前弯の増減で行われる．したがって，腰椎の可動性評価が義足歩行の実用性判断に必要である．仮合わせ時のソケットの適合チェックでは体重負荷，懸垂機能の他に腰椎の運動や骨盤回旋運動を妨げないかのチェックが必要である．またスタティック・ダイナミックアライメント調整は安定性につながるため厳密に行われなければならない．正しいアライメントで歩行訓練に移る．

リハビリテーション処方

骨格構造カナダ式股義足が標準である．カナディアン式ソケットはいくつかのタイプがあるが，訓練用義足では，最初はフルソケットとして訓練を開始し，習熟の経過によって本義足処方時に装着感のよい生活に適したものを考慮するのがよいと思われる．膝継手は立脚相制御機能をもつもの，安全膝，固定膝などが選択される．足部は予想される歩行機能，生活様式に応じて単軸足部かSACH足を選択する．

〔処方例〕
- ▶**骨格構造**：カナダ式股義足
- ・ソケット：カナディアン式

- 股継手：カナディアン式
- 膝継手：単軸膝　遊動式（あるいは固定式）
- 足継手・足部：遊動単軸式用，単軸足部あるいは固定式（SACH 足部用），SACH 足部
- 調整部品：ターンテーブル

■禁忌・留意点■

特に初期にはソケットの適合の観察，アライメントの調整，義足歩行の実用性，杖の使用などについての検討が必要である．

大腿切断

徳弘昭博　吉備高原医療リハビリテーションセンター・院長

■障害の特性■

大腿切断は坐骨結節レベル以下の大腿骨の切断で，荷重は坐骨結節で支持される．解剖学的関節離断から坐骨結節レベルの転子下切断まではカナダ式股義足が用いられるので，股関節離断として対応する．

大腿切断では断端長によって義足歩行の機能が決定される．長断端では，義足のコントロールが容易で筋力も得られるため歩行機能や歩容上は有利とされるが，最近は短断端であってもソケットや膝継手の進歩によって十分な歩行機能の獲得が可能である．

義足歩行の能力が高いことから，機能向上を追求して多くの形式の大腿切断用ソケットや膝継手が開発され使用されている．したがってソケット，膝継手を多数の選択肢のなかから処方する際には，それらの機能を理解し，歩行だけでなく社会生活においてもその機能を有効に発揮できるかをチームで総合的に評価し，決定する必要がある．

■評価・技法■

断端長，断端の状態，股関節の可動域と筋力，体力，健側下肢機能などを評価する．これらによって歩行機能を予測しソケット，膝継手，足部，懸垂装置を決定する．

■リハビリテーション処方■

大腿義足は骨格構造とすることが多い．軽量化と膝継手などの多種の構成部品が選択できる点が利点である．

ソケットの名称は複雑である．統一処方箋には吸着式と差し込み式があるが，どちらにも四辺形ソケットが使われることがあるなどわかりにくい点があり，処方時にはその内容への具体的な理解が必要である．吸着式ソケットが使用できない断端では，差し込み式のソケットを使用する．

〔処方例〕

▶骨格構造

① 短断端（おおむね大転子下 10 cm 以下程度），カナダ式股義足に準じる．

② 標準断端（大転子下 10 cm ～膝関節上 10 cm 程度）

● 運動機能の高い若年者：

- ソケット：吸着式（坐骨収納型あるいはシリコンライナー使用）
- 膝継手：単軸膝，多軸膝遊動式あるいは安全膝（運動機能と想定される生活に応じて立脚相・遊脚相制御機構をもつ継手を選択）
- 足継手・足部：固定式（SACH 足部用），SACH 足部（各種のエネルギー蓄積型が好まれる）
- 懸垂装置：不要
- 調整部品：ターンテーブル

● 高齢者などで運動性が低く差し込み式ソケットを使用する場合：

- ソケット：差し込み式
- 膝継手：単軸膝（遊動式，立脚相制御を優先する．立脚期の安定性が不良の場合はロック式），あるいは安全膝
- 足継手・足部：遊動単軸式用・単軸足部
- 懸垂装置：シレジアバンド
- 調整部品：ターンテーブル

③ 長断端（膝関節上 10 cm 以下程度）

膝継手の選択に留意する．膝継手の軸を非切断側の生理的膝関節軸に一致させるには膝

継手の構造上の制限があり，膝継手によっては使用できない，また，ターンテーブルを組み込むスペースが確保できないことがある．断端が長いことで立脚相制御が可能となり継手のこの機能の必要性が低くなる．遊脚相制御機能をもつ多軸膝継手が処方されることが多い．他の処方は標準断端に準じる．

▶殻構造
- ソケット：吸着式・差し込み式
- 膝継手：単軸膝（遊動式　立脚期の安定性が不良の場合はロック式），あるいは安全膝
- 足継手・足部：遊動単軸式用，単軸足部
- 懸垂装置：シレジアバンド

|禁忌・留意点|

大腿義足では立脚期の安定性に加えて膝継手の遊脚相制御機能が歩容上大きく影響する．踵接地・立脚相・つま先離れ・遊脚相がスムーズに繰り返されるかに注目してソケットの適合とベンチ・スタティック・ダイナミックの各アライメントが適正か，に注意しながら適合訓練を進めていく．

膝関節離断

徳弘昭博　吉備高原医療リハビリテーションセンター・院長

膝義足は解剖学的膝関節離断以外に，極長断端大腿切断，極短断端下腿切断にも処方される．

|障害の特性|

このレベルの切断では断端が長いため，義足のコントロールが良好である．断端末荷重が可能とされるが，必ずしも全例ではない．しかし，断端末負荷が可能な場合には荷重と懸垂機能がソケットだけで得られる利点がある．

一方，ソケットが長いため大腿切断用の骨格構造用膝継手や殻構造用ブロック継手を組み込むだけのスペースがない．したがって，骨格構造では多軸膝（リンク膝継手）が，殻構造ではヒンジ継手が用いられる．

|評価・技法|

基本的な評価の他に，断端末荷重の可否，断端末の皮膚軟部組織の状態，形状，圧痛点の有無，股関節の可動域，筋力などを評価する．

|リハビリテーション処方|

骨格構造用の機能的な膝継手が使用できることから，骨格構造とするのが標準的である．経済的理由がある場合には殻構造を処方する．

ソケットは，断端顆部と骨幹部の径の差が小さいなどの条件が合う場合にはソフトインサートを用いる二重ソケットとして，断端末荷重機能と懸垂機能をもつ全面接触式とする．顆部の処理がされていないような径の差が大きい場合には全面接触式に近い有窓式とするか，あるいは在来式を処方する．断端末荷重が不可能な場合には，坐骨結節での荷重を受けるための差し込み式四辺形ソケットを用いる．懸垂装置は必要に応じて処方する．

膝継手は骨格構造では多軸膝，殻構造の場合はヒンジ継手を使用する．それぞれ遊動式とロック式があり，切断者の立脚相の安定性や遊脚相制御の能力，活動性や生活様式を考慮して選択する．足部は活動性，生活様式などに応じて選択するが上位切断に比べて義足のコントロールがよくなるだけ足部の機能が歩容や歩行機能に及ぼす影響は大きくなる．

〔処方例〕

▶骨格構造
●断端末荷重が可能な切断者：
- ソケット：有窓式あるいは二重ソケット式（ソフトインサート使用）
- 膝継手：多軸膝遊動式（遊脚相制御機構をもつ継手を選択）
- 足継手・足部：固定式（SACH足部用），SACH足部（エネルギー蓄積型）

●断端末荷重が不可能で活動性が高くなく屋内生活が中心の高齢者：

- ソケット：差し込み式（坐骨支持四辺形，有窓式，在来式など）
- 膝継手：多軸膝遊動式あるいはロック式
- 足継手・足部：遊動単軸足用，単軸足部
- 必要に応じて懸垂装置（腰バンドを用いることが多い）

▶殻構造
- ソケット：有窓式，差し込み式，在来式，二重ソケット式
- 膝継手：ヒンジ継手　大腿遊動式または横引固定式
- 足継手・足部：遊動単軸足用，単軸足部
- 必要に応じて懸垂装置

下腿切断

徳弘昭博　吉備高原医療リハビリテーションセンター・院長

下肢切断のなかでは疫学的に数が多く，下腿切断は約半数を占める．下腿義足は目にする機会も処方する機会も多い．

障害の特性

下腿切断では膝関節が残存しており，膝関節をコントロールする筋力もほとんど切断の影響を受けないとされている．断端だけで体重分散負荷と懸垂が可能な点も特徴である．したがって，義足のコントロールは良好で健常者と変わらない歩容と高度の歩行機能が期待できる．活動性の高いものはスポーツ活動まで含めた高い社会性を獲得できる．活動性の低いものでも車椅子によらずに歩行能力を獲得できる可能性が高い．

評価・技法

特に膝関節の形状，可動域，筋力，安定性（内外側方向・前後方向の動揺性）などを評価する．また，断端の脛骨腓骨の形状（骨の突出・骨棘など），荷重分散部（膝蓋靱帯部，前脛骨筋群付着部，脛骨内顆部，脛骨内側部，膝窩部など）の皮膚軟部組織の状態（浮腫，瘢痕，植皮部位，圧痛点）などを視診・触診す

る．また活動性が構成部品の選択の要素となるので生活様式，職業，趣味などの社会的情報も評価の材料となる．

リハビリテーション処方

殻構造は長断端で骨格用足継手を組み込む空間的な余裕のない場合や経済的な理由から処方されることが多い．特に理由のない場合には骨格構造が標準となっている．

ソケットは，現在はPTB式からTSB式への移行期にあるが，PTB式はこれまで標準的に使用され現在でも広い適応がある．KBM式・PTS式ソケットはPTB式のバリエーションとされ，短断端や膝関節に動揺性がある場合など，側方安定性への対応や広い範囲に荷重したい場合に使用される．PTB式下腿義足のカフベルトで防止できない側方への不安定性はKBM式・PTS式ソケットを考慮する．また短断端もこれらのソケットの適応である．

TSB式ソケットはソケット自体に荷重と懸垂機能がありPTB式に比べて機能的で，ライナーと外ソケット，足部は強固に結合しておりピストン運動を起こさないこと，ライナーが柔らかく荷重が分散され断端への衝撃的な圧が緩和されるなどから活動性の高い切断者には好まれる．反面，ライナー装着には手指の巧緻性が必要で，ライナーが膝の上まであるための膝の束縛感やシリコンの装着感を嫌う患者には向かない．また極短断端，またロッキング機構を組み込む余地のない長断端では使えないことがある．皮膚アレルギーなど皮膚疾患のある断端，軟部組織過剰・未熟な断端・圧痛のある断端など不適当な断端があり，適応を選ぶソケットであるが，適合されれば高い機能が得られる．

大腿コルセットは編み上げ式皮革製コルセットをヒンジ継手の両側支柱で下腿義足に取りつけたもので，荷重の補助，側方安定性の強化の実用目的で処方する．極短断端など荷重面が十分得られない断端や膝関節の不安定性，重労働などの場合には運動性に優先し

て処方する．PTB式義足（まれに在来式として）に処方する．

　足部は選択の範囲が広い．単軸足部は，屋内の靴を履かない場合と屋外で靴を履く場合の双方に広く適応するが，屋外の活動性が高い場合には適さないとされる．SACH足部は関節軸をもたない一体型の足部で，屋外活動性の高いものに使用される．

　エネルギー蓄積足部には日常生活からスポーツ用までさまざまなレベルに適応するものがある．リハ医療の範囲ではある程度の活動性が見込めれば処方してよいであろう．

〔処方例〕
▶標準断端
●活動性が高い切断者：骨格構造
・ソケット：TSBソケット　シリコンライナー
・足継手・足部：固定式（SACH足部用），SACH足部（各種のエネルギー蓄積型）
●屋内主体の活動性レベル：殻構造
・ソケット：PTBソケット，ソフトインサート
・足継手・足部：遊動単軸足用，単軸足部
・懸垂装置：PTBカフ
▶短断端
●活動性は標準的な切断者：骨格構造あるいは殻構造
・ソケット：KBMソケット
・足継手・足部：固定式（SACH足部用），SACH足部（エネルギー蓄積型）あるいは遊動単軸足部用・単軸足部
●膝関節の不安定性・肉体労働用：殻構造
・ソケット：PTBソケット，ソフトインサート
・足継手・足部：遊動単軸足用，単軸足部
・懸垂装置：大腿コルセット

サイム切断

德弘昭博　吉備高原医療リハビリテーションセンター・院長

障害の特性

　サイム切断の最大の利点は断端末荷重が可能なことである．また，断端長が長いため歩容が良好で歩行能力も高く，懸垂機能がソケット自体で得られることも利点である．したがって歩行機能や労働能力を考えれば，不適切な足部切断よりもずっと機能が高く，切断部を決定する際には検討すべき切断法である．しかし，実際には断端末荷重が不可能な切断者は多い．この場合はPTB構造として体重負荷を図る．断端の外見上，教科書的には女性には禁忌であるとされる．

評価・技法

　基本的な評価に加えて断端末荷重の可否，断端末の皮膚軟部組織の状態，形状，圧痛点の有無，膝関節の可動域，筋力，安定性などを評価する．

リハビリテーション処方

　サイム義足はソケットに直接足部を結合して製作されるため，殻構造である．

　有窓式ソケットは義足装着時にソケットの一部に窓を開け，断端挿入後は適合のために窓部を閉めてベルトなどで抑える方式である．後方を開くカナダ式，ノースウエスタン式，VAPC（後方有窓）式などがある．内側に開窓するものはVAPC（内側有窓）式と呼ばれる．これらのソケットは熱硬化性樹脂で作製される．球根部と骨幹部の径の差が小さい場合には，ソフトインサートを用いる二重ソケットとする．

　断端末荷重が不可能な場合にはソケット上端部をPTB構造とする．

　足はサイム用足部を処方する．ある程度の柔軟性があるものが好まれるようであるが，現在ではエネルギー蓄積型足部が使用可能である．

〔処方例〕
- ●断端末荷重が可能なサイム切断（球根部と骨幹部径の差が小さいもの）：殻構造
  - ・ソケット：二重ソケット式（ソフトインサート使用）
  - ・足部：サイム用足部（エネルギー蓄積型）
- ●断端末荷重が可能なサイム切断（球根部と骨幹部径の差が大きいもの）：殻構造
  - ・ソケット：有窓式（VAPC内側有窓式）
  - ・足部：サイム用足部
- ●断端末荷重が不可能なサイム切断：殻構造
  - ・ソケット：PTB式（断端球根部の形状に応じて有窓），ソフトインサート
  - ・足部：サイム用足部
  - ・懸垂装置：不要なことが多い

足部切断

徳弘昭博 吉備高原医療リハビリテーションセンター・院長

足根骨より遠位の切断で，Pirogoff切断，Boyd切断，Chopart関節離断，Lisfranc関節離断，中足骨切断および足指切断がある．

障害の特性

Pirogoff・Boydの両切断は今日では極めてまれである．原則的にはいずれも義足を使用せずに歩行が可能な切断であるが，断端の保護，歩行機能改善，外観などの理由で義足を処方する．

Chopart関節離断では術後残存する筋はアキレス腱だけである．したがって，術中に適切に腱移行などの残存筋力のバランスをとる手法がとられないと術後に内反尖足変形を起こす．Lisfranc関節離断ではある程度腱付着部は残存するが，問題点はChopart関節離断と同様である．これによる内反尖足，尖足変形によって断端先端の疼痛，有痛性胼胝，繰り返す創などが極めて重大な問題となり，義足の工夫によっても対応できず，より上位の切断によらなければ良好な歩行機能が獲得

できない可能性もある．長く残した部分が意味をなさないことがある関節離断である．もちろん，全く問題のない断端もある．しかし，切断後の義足歩行機能を考慮すれば，できればサイム切断を選択するほうがよいとされる．特にChopart関節離断は避けるほうがよい．

中足骨レベルの切断では尖足変形はまれである．義足を使用しない切断者もある．義足適合上の問題点としては，横軸方向の切断では立脚相後半の踏みきり期push-offに対する配慮，断端のソケットとの間の摩擦対策が必要となる．縦軸方向の切断では立脚期の不安定性への対応や断端皮膚の有痛性瘢痕，易損傷性への対応を考慮する必要がある．

足指切断では義足を使用することはまれである．

また，足部切断には義足だけでなく靴型装具や足装具によって（単独で，あるいは組み合わせて）対応する場合もある．

評価・技法

Chopart・Lisfranc関節離断では断端の皮膚・軟部組織の状態，特に前端の有痛性瘢痕・胼胝や創の状態を視診・触診で，また足関節の可動域（特に背屈程度）を評価する．さらにX線で残存する距骨，踵骨，足根骨の状態を把握する．

リハビリテーション処方

統一処方箋での義足の形式は足根中足義足と呼ばれる．下腿式と足袋式が一般的である．足関節の固定が必要な場合には下腿式，内反尖足変形が軽度の場合には足関節の機能を阻害しない皮革製や塩化ビニール製のソケットをもつ足袋式を処方する．

①足根義足　ソケット：足袋式　皮革製，足部は軟性発泡樹脂製　外装仕上げ：皮革，後方編み上げ式
②足根義足　ソケット：下腿式　熱硬化性樹脂，足部は軟性発泡樹脂製　外装仕上げ：足部は皮革
③足根義足　ソケット：足袋式　塩化ビニー

ル足部一体式
④中足義足　ソケット：足袋式　塩化ビニール足部一体式

禁忌・留意点

適合後は，断端前下端部の疼痛や創の有無に注意する．特に内反尖足変形のある場合には対応に苦慮することが多い．

血管原性切断

徳弘昭博　吉備高原医療リハビリテーションセンター・院長

疾患の特性

今日では血管原性切断が全切断の 80％ 近くを占めるといわれている．原因疾患は，閉塞性動脈硬化症（arteriosclerosis obliterans；ASO）と糖尿病（diabetes mellitus；DM）が二大疾患で大多数を占め，閉塞性血栓性血管炎（thromboangiitis obliterans；TAO，Buerger病）やその他の血管障害による切断が少数である．これらの疾患のほとんどは一肢にとどまらない，医学的管理を常時必要とする進行性全身性の血管系リスクを抱えていることを認識しておかなければならない．

障害の特性

断端の問題と全身の問題が存在する．断端では術後の創治癒の遷延や創縁皮膚の壊死が起こりやすい．リハ介入が遅れ，高齢者では廃用症候群となるリスクをもつ．全身的体力が良好なものでは外傷性切断に準じたリハが実施可能であるが，そうでない場合には義足装着訓練の運動負荷に対する十分な全身的リスクの管理が必要となる．さらに訓練期間中に病態が増悪し訓練中断となる，上位での再切断になる，また短期間で反対側下肢切断に至ることもある．これらの事態も予測しておく．

評価・技法

評価は義足の適応の有無の判断，リハ後の歩行レベルの設定の目的で行う．まず断端の循環状態，皮膚軟部組織の状態の把握と経時的観察が必要となる．非切断側下肢に対して義足歩行の健側となり得るか，という点に着目しての評価も行う．全身の運動機能評価および全身的運動負荷に対するリスクの評価を行う．また，手指巧緻性低下や DM の網膜症による視力低下など，義足を装着するのに必要な機能も評価対象である．精神心理的機能の評価ももちろん重要である．

義足歩行が適応となるか否かは，従来いわれているように二本松葉杖で歩行できるかどうかが最も簡単な実際的総合的評価になると考える．

リハビリテーション処方

活動性の低い患者の場合は術前・術後の全身の廃用予防，断端の拘縮や不良肢位の予防から開始する．術後直ちに義足装着訓練に移れない低体力状態では，座位，立位，平行棒内歩行，杖歩行など義肢適合前訓練を段階的に進めていき，その経過で歩行機能のゴール予測，適応があれば訓練用義足を検討する．

全身機能の低い切断者の訓練用義足は軽量性・安定性優先が原則であるが，実用性を考慮して基本的で安価な構成部品を用いるのが妥当である．ゴールの予測ができない場合には，ギプスソケットを用いたパイロンを作製し義足歩行の実用性を見極める．全身機能のよい切断者には外傷性切断に準じる．

断端軟部組織の一次的治癒が遷延する場合には，治癒を待たず廃用防止や身体機能維持向上などを目的としたリハを義肢適合前訓練として開始する．また義肢適合訓練を並行して実施する場合は，断端に負荷をかけないソケットを処方するなどの工夫が必要である．

創が治癒した断端でも虚血症状発症から経過の長い場合には，断端および近位関節周囲の筋萎縮や近位関節の拘縮が生じていることがある．この際にも義肢適合前訓練として，これらにまずアプローチする．可能なら並行して義肢適合訓練を行うなどリハプログラム上の配慮を要する．義肢適合訓練は長期にわ

たることが多く，短期的ゴールとして歩行のレベルを設定し次の段階に引き継ぐ計画を初期から立てておくことも重要である．

〔処方例―運動性が低い例〕
▶ 大腿義足骨格構造
・ソケット：差し込み式（四辺形　坐骨支持）
・膝継手：単軸膝（ロック式）
・足継手・足部：遊動単軸式用，単軸足部
・懸垂装置：シレジアバンド，あるいはソケットを緩く設定する場合は，肩吊り帯，腰バンド，横吊り帯，義足用股吊を使用する．価格優先で殻構造とすることもある．

▶ 下腿義足殻構造
・ソケット：PTBソケット，ソフトインサート
・足継手・足部：遊動単軸足用，単軸足部
・懸垂装置：PTBカフ

先天性切断

芳賀信彦　東京大学大学院教授・リハビリテーション医学

疾患の特性

先天性切断は成因により2つに分けられる．1つは羊膜索症候群に伴う切断のように，胎児期にいったん形成された組織が何らかの理由で消失するものである．もう1つは形成不全（malformation）と呼ばれるもので，胎児期に組織の一部が形成されないものである．後者には，四肢のある部位から遠位全体が完全に欠損する横軸性形成不全と，前腕以遠の橈側または尺側，下腿以遠の脛骨側または腓骨側が欠損する縦軸性形成不全とがある．また後者では，断端に形成されなかった部分の遺残組織が存在することがある．

障害の特性

後天性切断と異なり，患児の発達に伴う四肢動作の獲得過程に影響する．片側上肢の切断では非切断側を利き手とし，切断側は補助的に両手動作に用いる．両側上肢切断では下肢を上肢の代わりに用いることが多いが，残存する上肢も補助的に使用する．下肢切断では，「立とう」「歩こう」という意欲はあり，患児なりの移動手段を獲得していく．

評価・技法

臨床的には，切断レベルより近位の関節の可動域と筋力を評価する．縦軸性形成不全では，遠位部の変形，拘縮，形成不全も評価する．骨の状態を確認するためのX線検査は必須である．軟骨などの形状を評価するためにMRIを撮影することもある．

リハビリテーション処方

上肢切断では，乳児期から作業療法を処方し，切断肢を自分の身体の一部として認識させるようにし，両手動作の訓練も可能な範囲で採り入れていく．近位の関節や縦軸性形成不全の手関節以遠に変形や可動域制限がある場合には，可及的にこれを取り除く．訓練場面だけでなく，ホームエクササイズの指導も行う．幼児期にかけて義手作製の可能性を検討するが，メリットとしての両手動作の向上，デメリットとしての感覚フィードバックの低下を十分に検討する．小さくても指が存在する場合には，義手を装着しないか，これを覆わない形の義手を検討したほうが機能的に優れる．一般的な義手としては装飾用義手，能動義手，筋電義手の可能性がある．欧米では筋電義手の早期装着が盛んであるが，わが国では普及しておらず，処方としては装飾用義手が多い．

下肢切断では，必要に応じて早期から理学療法を処方し，近位の関節や縦軸性形成不全の足関節以遠に変形や可動域制限がある場合には，可及的にこれを取り除く．ホームエクササイズの指導も行う．つかまり立ちをしようとする時点で義足を処方する．処方内容は下肢の状態により決定するが，小児では使用できるパーツに制限があることから，義肢装具士と綿密に打ち合わせを行う．縦軸性形成不全ではこの時期から，変形した足部などを許容したうえで義足型の装具を装着するか，

足部などの変形を矯正・再建しさらに脚長差に対する治療を加えていくか，切断術を行って義足を装着するかを検討していく．すぐに結論が出ないことも多く，その場合，とりあえず変形した足部などを許容する形の義足型装具を処方する．

義足や義足型装具の装着後は，特に指導をしなくても歩行を獲得することが多いが，歩容や歩行パターンに問題があると判断した場合は，理学療法を処方し，指導を行う．小児では成長に伴う義足のつくり替えが頻繁であり，定期的なチェックが必要である．義足を装着した患児が学童期になると，成人と同様のパーツを使えることが多く，これに合わせた理学療法を行う．また義足の着脱も学童期までには自立するように指導する．

禁忌・留意点

先天性切断に対するリハや義肢装具装着には多様な考え方があり，親に選択肢を提示したうえで判断を求める．1つの考え方を押しつけたり，判断を急がせたりすることは，できるだけ慎むべきである．義肢装具は成長に伴い頻繁に調整・新調が必要である．

内部障害

心疾患

上月正博　東北大学大学院教授・機能医科学講座内部障害学分野

疾患の特性

人は血管とともに老いるというが，超高齢社会の到来や動脈硬化性疾患の罹患者の増加により，循環器疾患患者数が激増している．心臓疾患としては，狭心症・心筋梗塞といった虚血性心疾患，心筋症，不整脈，心臓弁膜症，心不全などが挙げられる．また末梢動脈疾患としては閉塞性動脈硬化症が代表的である．

❶ 虚血性心疾患

虚血性心疾患は，冠動脈疾患，急性冠症候群とも呼ばれる．冠動脈の動脈硬化が主な原因であり，冠動脈の硬化や攣縮などにより冠動脈の血流が減少したり制限されているために，心筋組織への酸素供給が需要より不足することによって生じる．主なものは，安定狭心症，不安定狭心症，心筋梗塞である．

狭心症の症状には胸痛のほか下顎や左腕の痛み，喉が詰まるなど，さまざまなものがあり，痛みは5分以内に消失するのが特徴である．一方，心筋梗塞の場合は，胸痛が30分以上続き，生命に関わる場合もある．特に，高齢者や糖尿病患者の場合には狭心症や心筋梗塞でも痛みを伴わないことがある(無症候性心筋虚血)ため，定期的な心電図検査が必要である．たとえば，心筋梗塞で典型的な胸痛を呈する割合は，50歳代以下75%，60歳代50%，70歳代26%，80歳代9%と加齢とともに急速に減少する一方，呼吸困難，ショック，何となく元気がない，食欲が低下したなどの非定型的な症状を呈する症例が著しく増加してくる．虚血性心疾患に対して，最近は，経皮経管冠状動脈形成術(percutaneous transluminal coronary angioplasty；PTCA)あるいはステント挿入などの再灌流療法が行われるので，狭心症や心筋梗塞後の冠動脈残存狭窄の割合は少なくなり，運動中の狭心痛の出現も少なくなった．

❷ 弁膜症

動脈硬化により弁の変性，肥厚，石灰化をきたして，閉鎖不全症，狭窄症などの弁膜症が起こる．特に，超高齢社会では後天性大動脈弁狭窄症(aortic stenosis；AS)の増加が著

しい．弁の狭窄病変を挟み，左室-大動脈間に圧較差が発生し，左室内圧が上昇する．左室壁は内圧上昇に伴い求心性肥大が進行して，心筋における酸素需要を増加させるが，逆に冠血流は AS が高度になるほど低下し，二次的虚血に伴う心筋障害が進行して左室拡張をきたす．AS ではいったん左心不全症状や狭心症がしたり，失神したりすると予後は極めて不良であり数カ月で死亡することが多い．また，心筋障害による不整脈を誘発し，突然死の要因となる．

❸ 心不全

加齢によって心臓も老化する．心筋間質にリポフスチン，アミロイドなどの異物が沈着し，コラーゲンが増えて，線維化が進む．その結果，心肥大や心拡張障害をきたして，心不全が起こりやすくなる．虚血性心疾患，高血圧症，糖尿病などが加わると心筋障害を生じて心不全がさらに起こりやすくなる．

❹ 末梢動脈疾患

末梢動脈疾患のほとんどは閉塞性動脈硬化症(arteriosclerosis obliterans；ASO)である．ASO は全身的な動脈硬化症の一部分症であり，60 歳以上で喫煙歴のある男性高齢者に多い．主な下肢虚血症状は間欠性跛行で 70〜80% の患者にみられ，虚血性潰瘍を有するものは 10〜15% で糖尿病併存例や透析患者に多い．高血圧や糖尿病，脂質異常症などの生活習慣病に加えて喫煙が増悪因子となる．ASO では虚血性心疾患や脳血管障害を高率で併存する．

障害の特性

循環器疾患の症状として，胸痛，動悸，不整脈，易疲労性，労作時呼吸困難，浮腫が代表的である．胸痛に関しては前項に述べたとおりである．自覚症状からみた心不全の重症度分類には NYHA 分類があり，Ⅰ〜Ⅳ度に分類している．最初は坂道や階段を上るときに動悸や息切れが起こり，病状が進行すると平地を歩いても息苦しくなる．循環障害のために運動に必要な四肢の筋肉への酸素供給が不十分になることに基づく症状である．さらに進むと，夜，床に就くと咳が出たり，息苦しさで寝られなくなったりする．

易疲労性や労作時呼吸困難は，循環器疾患患者における運動耐容能低下によって生じる典型的な症状でもある．運動耐容能は最高酸素摂取量や運動時間で示されるが，それらは心機能以外に加えて，肺，血液，筋肉の機能・量で規定される．

過度の安静や長期臥床により，筋萎縮，骨粗鬆症，自律神経・内分泌障害などの種々のデコンディショニングが生じることが知られている．循環器疾患患者ではこの機序により運動耐容能がさらに低下している．また，デコンディショニングによって，肺炎などによる生命予後の悪化や，認知症・うつなどを招きやすい．事実，循環器疾患患者でも日常運動量が少ないと生命予後の短縮につながる．

驚くべきことに，心不全患者では，運動耐容能と心機能(左室駆出率)との相関は低い．種々の治療介入により心拍出量などの血行動態が直後から改善しても運動耐容能の改善は遅れることなどの事実から，心不全患者の運動耐容能低下の主要な機序は左室収縮機能低下ではなく，骨格筋の筋肉量減少や代謝異常，血管拡張能低下などの末梢因子であると考えられるようになっている．

評価・技法

心臓疾患患者は原因疾患や重症度が一様ではないため，体重，血圧，心拍数，胸部 X 線写真，心電図，血中 BNP 濃度測定，運動負荷試験などで，評価を行うことが必要である．運動負荷試験は，標準的な運動負荷試験の中止基準の適応とその運動負荷試験の解釈法をよく知っている医療関係者によって監視されるべきである．運動療法を安全にかつ効果的に行うために必須である．トレッドミルや自転車エルゴメータのプロトコールが使用され，特にトレッドミルはより一般的である．

運動療法は，臨床所見や運動負荷試験に基

づいて医師が決定した運動処方に従って個別に運動メニューを作成したうえ，慎重に実施する．原則として，心電図モニターを用いた監視下運動療法から開始されるべきであり，安全性が確認されたのち非監視下在宅運動療法に移行する．

リハビリテーションの考え方

❶ 心臓リハの定義と目的

心臓リハとは，医学的な評価，運動処方，冠危険因子の是正，教育およびカウンセリングからなる長期的で包括的なプログラムである．このプログラムは，個々の患者の心疾患に基づく身体的・精神的影響をできるだけ軽減し，突然死や再梗塞のリスクを是正し，症状を調整し，動脈硬化の過程を抑制あるいは逆転させ，心理社会的ならびに職業的な状況を改善することを目的とする．言い換えれば，心臓リハの目的は，①身体的および精神的デコンディショニングの是正と早期社会復帰，②冠危険因子の是正と二次予防，③QOLの向上である．

❷ 心臓リハの構成要素

心臓リハの構成要素として，①運動療法（運動プログラム，運動処方を含む），②患者教育（冠危険因子の評価と是正，禁煙指導など），③カウンセリング（社会復帰・復職相談，心理相談など），が挙げられる．

❸ 心臓リハの時期的区分〔期（stage）と相（phase）〕

心臓リハは幅広い内容と長い期間を包含する概念である．これまでわが国では，心臓リハを，発症から退院までの「急性期心臓リハ」，社会復帰を目標とした「回復期心臓リハ」，社会復帰以後生涯を通じて行われる「維持期心臓リハ」と分けてきた．しかし，入院・退院という場所での分類より，離床や社会復帰といった日常生活活動で分類し，発症（手術）当日から離床までの「心臓リハ第Ⅰ相」，離床後，社会復帰までの「心臓リハ第Ⅱ相」，社会復帰後に生涯を通じて行われる「心臓リハ第Ⅲ相」とする考え方もある．

❹ 心臓リハの効果

心臓リハによって多くの有益な効果が得られる．すなわち，心臓リハにより，運動耐容能改善，総死亡率低下，無事故生存率改善，心不全入院減少，健康関連QOL改善，内皮依存性血管拡張反応改善，一酸化窒素合成酵素発現増加，安静時左室駆出率改善，左室拡張早期機能改善など，その効果は長期予後，心臓への中枢効果，骨格筋・呼吸筋・血管内皮などへの末梢効果，自律神経機能・換気応答・炎症マーカーなど神経体液因子への効果など，まさに全身に及んでいる．

わが国における心大血管疾患リハ料の診療報酬適応疾患としては，①急性発症した心大血管疾患または心大血管疾患の手術後〔急性心筋梗塞，狭心症，開心術後，大血管疾患（大動脈解離，解離性大動脈瘤，大血管術後）〕，②慢性心不全，末梢動脈閉塞性疾患その他の慢性の心大血管の疾患が採用されている．

❺ 心臓リハのゴール

心臓リハのゴールは，脳卒中リハのように単に在宅生活や復職ではなく，心血管疾患の再発防止，生命予後の延長を含むものである．実際，心臓リハにより，冠動脈疾患患者の生命予後の改善効果が示されている．特に急性期心臓リハに引き続いて半年間行われる回復期心臓リハが生命予後延長に効果的である．米国心臓学会のガイドラインでは，「心筋梗塞患者の長期生命予後を改善する方法で発症1カ月以降に確実に有効なもの（クラス1）は回復期心臓リハと脂質異常症治療薬（スタチン）である」と明記しており，冠動脈疾患患者に心臓リハを行う際には，生命予後の延長も当然意識して行わなければならない．

一方，心不全患者における心臓リハも，心不全患者の予後改善をする「有効な治療」としての地位を確立している．

❻ 心臓リハの病診連携

心臓リハには前述したように極めて質の高いエビデンスがあるにもかかわらず，心大血

管疾患リハ実施施設がいまだ極めて少ない.

　超高齢社会の到来により再入院リスクの高い慢性心不全患者のますますの増加が予想される．今後，心不全などに対する心臓リハの実現のためには，循環器専門病院，心不全クリニック，リハ病院，地域のプライマリケア医，心臓リハ指導士などの施設間および職種間のより緊密な連携が必要である．また，重複障害例，重症心不全症例や人工心臓装着症例も増加しており，マンツーマンでの対応では間に合わないケースも少なくなく，重複障害加算，重症心不全加算などリハスタッフの手間に見合った診療報酬の工夫が望まれる．同時に，心臓リハのエビデンスを患者・医療関係者双方に周知徹底させ，患者・医療関係者への心臓リハ，特に回復期心臓リハの重要性を啓蒙すること（特に循環器科医が患者に心臓リハへの参加を積極的に促すこと）が重要である．さらに，リハの効果を維持するためには継続が必要不可欠であり，患者自身が自立・継続してリハを行えるようなリハプログラムやリハ体制の工夫も必要である．

虚血性心疾患

小山照幸　東京都健康長寿医療センター・リハビリテーション科医長

疾患の特性

　心筋の酸素需要と供給量のバランスが崩れ，需要に供給が追いつかなくなった状態が心筋虚血である．虚血性心疾患は，一時的な酸素供給不足である狭心症と，完全に血流が途絶え心筋傷害を伴う心筋梗塞とに分けられる．心筋虚血の主症状は胸痛あるいは胸部圧迫感である．治療としては，薬物療法，PCI治療，冠動脈バイパス術が大きな柱であるが，その他に運動療法，食事療法，生活指導，心理指導などがある．心筋虚血による症状の改善にとどまらず，冠危険因子の是正による二次予防も重要である．

障害の特性

　労作性狭心症は安静では無症状であるが，労作やストレスなどにより胸痛発作が生じる．そのため日常生活が制限され，筋力低下，体力低下をきたし，ADL低下，QOL低下へとつながる．早期に適切な治療を行うと心筋のダメージが少なく，日常生活への復帰がスムーズとなる．

　近年，PCI治療が進歩し，狭窄部位に薬物溶出ステント（DES）を留置し，抗血小板療法を併用することにより，再狭窄の予防はできるようになったが，動脈硬化は別の部位でも進行し，新規病変が発生する．PCI治療，ステント治療は局所の治療はできるが，新規病変の予防はできない．新規病変の予防には薬物療法以外に運動療法が有効であることが証明されている．

　運動療法は，①運動耐容能の増加，②日常生活同一動作における症状の軽減による生活の質の改善，③左室収縮機能およびリモデリングを増悪させない，④冠動脈事故発生率の減少，⑤虚血性心不全における心不全増悪による入院の減少，⑥生命予後の改善，⑦収縮期血圧の低下，⑧HDLコレステロールの上昇，中性脂肪の低下，といったエビデンスが報告されている．しかし狭心症患者に対する運動療法はあまり普及していないのが実情である．その理由として，運動療法の有効性が医師・患者に普及していなかったり，PCI治療後は心筋虚血が改善し，胸痛などの自覚症状が消失したり軽減するため，患者・医師とも安心してしまう傾向があることなどが挙げられる．

評価・技法

　冠動脈の狭窄病変の部位，数，狭窄度などを把握しておく必要がある．

　診断には安静心電図，負荷心電図，ホルター心電図，心筋シンチ，心エコー，冠動脈CT，心臓MRI，冠動脈造影が行われる．心臓リハにおいて重要な運動処方を作成するためには以下の検査が重要である．

表1 冠動脈疾患患者の運動療法におけるリスク

リスクのレベル	病態
軽度	・左室機能不全が著しくない($EF \geqq 50\%$) ・安静時・運動療法時ともに心筋虚血所見が認められない ・安静時・運動誘発性の危険な不整脈が認められない ・合併症のない心筋梗塞,冠動脈バイパス術後,冠動脈インターベンション術後 ・発症3週間以降に行った運動負荷試験で6 METs以上の運動能力を有する
中等度	・軽度～中等度の左室機能不全($EF=31～49\%$) ・発症3週間以降に行った運動負荷試験で運動能力5～6 METs以下 ・処方された運動強度が施行困難 ・運動により心筋虚血が誘発される($0.1～0.2$ mVのST低下,心エコー,シンチグラム)
高度	・著しい左室機能不全($EF \leqq 30\%$) ・安静時ないし運動誘発性の危険な心室性不整脈 ・運動中の15 mmHg以上の収縮期血圧低下,負荷量を増加しても血圧が上昇しない ・心肺蘇生からの生還者 ・うっ血性心不全,心原性ショック,危険な心室性不整脈を合併した心筋梗塞 ・重篤な冠動脈病変および運動療法誘発の著しい心筋虚血(0.2 mV以上のST低下)

〔循環器病の診断と治療に関するガイドライン.心筋梗塞二次予防に関するガイドライン(2010年度合同研究班報告)より〕

❶ 心臓超音波検査

現在の心臓の状態をリアルタイムに評価可能である.心機能評価として心収縮能,拡張能,壁運動状態,弁の状態(狭窄,逆流の程度),形態評価を行う.

❷ 呼気ガス分析を併用した心肺運動負荷試験

トレッドミルや自転車エルゴメータを用い,心電図,血圧および連続呼気ガス分析を行い,最高酸素摂取量,嫌気性代謝閾値(AT)などの呼吸・循環・代謝諸指標から運動耐容能を評価し,運動処方を作成する.運動処方で用いられる指標は,最高酸素摂取量(peak $\dot{V}O_2$),AT,peak HR,AT HRである.

リハビリテーション処方

運動処方の目的は身体運動能力の向上と動脈硬化危険因子の是正により,より健康な身体的状態に近づけること,また同時に運動の安全性を確認することである(リスクの層別化,表1).人それぞれ異なるので,個人の健康状態,危険因子の内容,行動様式,運動の目的,運動の好き嫌いや向き不向きなどを考慮して作成する.

❶ 患者情報の整理

診断名,重症度,合併症の有無,治療内容,治療効果,冠危険因子の評価,生活歴などを調査する.

❷ 現在の状態の把握

全身状態の評価,心機能,肺うっ血の有無,右心負荷の有無,不整脈,虚血の評価,運動耐容能評価を行う.

❸ 問題点の整理と対策

①左室ポンプ機能,②心筋虚血,③不整脈,④運動耐容能の4つの点から評価すると便利である.

❹ 運動の種類

大きな筋群を使ったリズミカルな動的運動で,歩行,走行(ジョギング),自転車エルゴメータ,サイクリング,軽いエアロビクス体操,低強度レジスタンス運動,水泳などの等張性運動が基本である.

❺ 運動強度の設定

リスクの高い心疾患患者には呼気ガス分析

表2　処方例

目標：病気への理解，体力向上，食事管理，内服管理，運動習慣の獲得
運動処方：脈拍100 bpm，血圧145/95 mmHg
　　　　自転車：30 watt，30～40分　3回/週
　　　　ウォーキング：Borg指数　11～13　20～30分　5～6日/週
　　　　準備体操(5分)，ストレッチ体操(15分)，整理体操(5分)
　　　　その他の注意事項：自己検脈をすること，水分補給を忘れずに．

表3　運動負荷試験および運動療法の禁忌

絶対禁忌
① 2日以内の急性心筋梗塞
② 内科治療により安定していない不安定狭心症
③ 自覚症状または血行動態異常の原因となるコントロール不良の不整脈
④ 症候性の高度大動脈弁狭窄症
⑤ コントロール不良の症候性心不全
⑥ 急性の肺塞栓または肺梗塞
⑦ 急性の心筋炎または心膜炎
⑧ 急性大動脈解離
⑨ 意思疎通の行えない精神疾患

相対禁忌
① 左冠動脈主幹部の狭窄
② 中等度の狭窄性弁膜症
③ 電解質異常
④ 重症高血圧*
⑤ 頻脈性不整脈または徐脈性不整脈
⑥ 肥大型心筋症またはその他の流出路狭窄
⑦ 運動負荷が十分行えないような精神的または身体的障害
⑧ 高度房室ブロック

* 原則として収縮期血圧＞200 mmHg，または拡張期血圧＞110 mmHg，あるいはその両方

〔循環器病の診断と治療に関するガイドライン：心血管疾患におけるリハビリテーションに関するガイドライン(2012年改訂版)より〕

を用いた運動負荷試験で設定するのが望ましいが，軽度の患者は必ずしも行う必要はない．その他の運動強度設定法には，次のような方法がある．

▶**心拍数による設定**：最大心拍数(220－年齢，または実測値)の50～70%，Karvonenの式による設定(心拍数予備能による設定)：設定HR＝(最大HR－安静HR)×k＋安静HR　k：0.4～0.5，軽症(NYHA　ⅠⅡ度)：0.4～0.6，中等症～重症：0.2～0.4

▶**酸素摂取量による設定**：換気閾値(嫌気性代謝閾値)の80～100%，最高酸素摂取量(peak $\dot{V}O_2$)の50～70%

▶**自覚症状による設定**：Borg指数の自覚的運動強度で11(楽である)～13(ややきつい)

▶**心電図による設定**：ST変化の出現レベルの80%，不整脈出現レベルの80%

❻ 持続時間および頻度，進行

週3～5回行い，ウォーミングアップ5～10分，レジスタンストレーニング，持久性運動20～60分，クールダウン5～10分で1回当たり30～60分が適当である．持久性ト

表4 運動負荷および運動療法の中止基準

1. 症状	狭心痛，呼吸困難，失神，めまい，ふらつき，下肢疼痛(跛行)
2. 兆候	チアノーゼ，顔面蒼白，冷汗，運動失調，異常な心悸亢進
3. 血圧	収縮期血圧の上昇不良ないし進行性低下，異常な血圧上昇(225 mmHg以上)
4. 心電図	明らかな虚血性ST-T変化，調律異常(著明な頻脈ないし徐脈，心室性頻拍，頻発する不整脈，心房細動，R on T心室期外収縮など)，Ⅱ～Ⅲ度の房室ブロック

〔循環器病の診断と治療に関するガイドライン：心血管疾患におけるリハビリテーションに関するガイドライン(2012年改訂版)より〕

表5 レジスタンストレーニングの禁忌

絶対禁忌
①不安定な冠動脈疾患
②代償されていない心不全
③コントロールされていない不整脈
④重篤な肺高血圧症(平均肺動脈圧55 mmHg以上)
⑤重症で症状のある大動脈弁狭窄症
⑥急性心筋炎，心内膜炎，心外膜炎
⑦コントロールされていない高血圧(>180/110 mmHg)
⑧急性大動脈解離
⑨Marfan症候群
⑩活動性増殖性網膜症，中等度から悪化傾向のある非増殖性糖尿病性網膜症患者に対する高強度(80% 1 RM～100% 1 RM)の筋力トレーニング

相対的禁忌(実施の前に医師と相談すること)
①冠動脈疾患の主要なリスクファクターがある場合
②糖尿病
③コントロールされていない高血圧(>160/100 mmHg)
④運動耐容能が低い(<4 METs)
⑤筋骨格系の制限がある
⑥ペースメーカや除細動器の挿入者

(Williams MA, et al: Resistance exercise in individuals with and without cardiovascular disease: 2007 update: a scientific statement from the American Heart Association Council on Clinical Cardiology and Council on Nutrition, Physical Activity, and Metabolism. Circulation 116: 572-584, 2007 より)

レーニングは対象者の体力レベル，運動への慣れ，疾患の有無ならびに重症度に応じて調整する．運動能力が低かったり，デコンディショニングが強く認められたりする場合は比較的低い強度から開始し，心血管疾患を有する場合は中等度以下を処方する．個人の運動能力に応じて最低限の強度，時間，頻度から始め，徐々に増加させる．

❼ レジスタンストレーニング

冠危険因子の是正に有効であるとされている．PCI治療後3週間以上経過していて，監視型運動療法を2週間以上継続して行った例に導入を検討する．安全に施行するためにはValsalva手技を避け，自覚症状をモニタリングしながら行う．全身の大きな筋群に対する運動8～15回を1～3セット行う．負荷量は1回反復できる最大重量(1 RM)に対して，上肢運動は1 RMの30～40%，下肢運動は50～60%の負荷がよい．メニューとしては上肢運動としてベンチプレス，ショルダープレス，トリセプスダウン，アームカールなど，下肢運動としてはレッグエクステンショ

表6 運動時の一般的注意

1) 気分がよいときにのみ行う．
2) 食後すぐに激しい運動はしない．
3) 天候に合わせて運動する．
4) 適切な服装と靴を着用する．
5) 自分の限界を把握する．
6) 適切な運動を選択する．
7) 自覚症状に注意する．

〔循環器病の診断と治療に関するガイドライン：心血管疾患におけるリハビリテーションに関するガイドライン(2012年改訂版)より〕

ン，レッグプレス，カーフライズ，ヒップエクステンションなどがある．

❽ 身体活動度の増加に伴う再処方

日々の運動により運動耐容能は改善し，嫌気性代謝閾値も増加していくため，3〜6カ月ごとに運動処方の見直しをして再処方する．

❾ 処方例

症例は56歳男性で，労作時胸痛があった．冠動脈造影検査で，#6の90%狭窄の狭心症に対してステント留置を行った．1カ月後に心肺運動負荷試験を行い，peak $\dot{V}O_2$ 21.2 mL/kg/分 (6.1 Mets)，peak HR 136 bpm，AT 19.3 mL/kg/分(5.5 Mets)46 watt，AT-1 13.0 mL/kg/分(3.7 Mets)30 watt であった．リハ処方を示した(表2)．

禁忌・留意点

運動負荷試験と運動療法の禁忌を表3に，中止基準を表4に示した．レジスタンストレーニングの禁忌例を表5に示した．

運動時の一般的注意事項を表6に示した．

ステント留置症例では，確実な服薬と運動療法中の十分な水分補給を行うことが重要である．

β遮断薬内服例では心拍数が運動量に応じて増加しないので，心拍数ではなくBorg指数を指標とする．

その他

服薬管理ができているか，適切なカロリー量，バランスのとれた食事摂取ができているか，適度な運動(運動制限はどの程度か，心疾患をかかえていると消極的な施設・プログラムが多い)が行われているか，睡眠は十分かを確認する．主治医と相談し，病院でのリハ，ジャパンハートクラブでの運動療法の実施などを考慮する．

心筋梗塞

伊藤 修　東北大学大学院准教授・機能医科学講座内部障害学分野

疾患の特性

心筋梗塞は，冠動脈の閉塞によって心筋壊死に至る病態である．冠動脈硬化性粥腫(プラーク)の破綻や冠動脈内皮の障害に引き続いて形成される血栓により，冠動脈内腔が急速に閉塞することが主な原因である．右冠動脈，左前下行枝，回旋枝は心臓の栄養部位が異なり，それぞれの虚血の際には左室収縮機能への影響が異なる．また，急性心筋梗塞の急性期には，房室ブロックなどの徐脈性不整脈と心室頻拍などの頻脈性不整脈が出現することがある．

障害の特性

心筋壊死の程度や部位によって多彩な障害を呈する．急性期では，ポンプ機能障害が重篤になると，急性心不全や心原性ショック状態となる．また，心室頻拍や心室細動による循環虚脱は致死的となる危険があり，房室ブロックなどの徐脈性不整脈は心不全を増悪させる．慢性期では，左室への負荷増大が梗塞部のみならず，境界領域や非梗塞部へも影響を及ぼし，左室拡大・肥大などの左室リモデリングを引き起こし，慢性心不全を生じる．

評価・技法

心筋梗塞後の病態およびリスクを評価したうえで治療・リハの方針を立てる．梗塞サイズ，左室機能や心不全の有無，心筋虚血の有無，低血圧の有無，不整脈，運動耐容能などに基づき，その重症度を決定する．

表1 心筋梗塞の心臓リハの時期的区分

時期区分	急性期 (Phase Ⅰ)	回復期(Phase Ⅱ)		維持期 (Phase Ⅲ)
		回復期早期 (Early Phase Ⅱ)	回復期後期 (Late Phase Ⅱ)	
リハビリの形態	入院監視下 (CCUまたは病棟)	入院監視下(リハビリ室)~外来監視下	外来監視下 ~在宅非監視下	地域施設監視下 ~在宅非監視下
リハビリの内容	・急性期合併症の監視・治療 ・段階的身体動作負荷 ・心理サポート ・動機づけ	・予後リスク評価 ・運動耐容能評価 ・運動療法 ・教育・生活指導 ・カウンセリング	・運動療法 ・二次予防	・運動療法 ・二次予防
リハビリの目標	身の回りの活動	退院・家庭復帰	社会復帰・復職	生涯にわたる快適な生活の維持
1970~80年代	発症後約2週間	3~8週間	2~6カ月	6カ月以降
2000年代	発症後4~7日以内	5日~4週間	2~6カ月	6カ月以降

〔後藤葉一:心臓リハビリテーションの概念と歴史的変遷.木全心一(監):狭心症・心筋梗塞のリハビリテーション,改訂第4版.p.4,南江堂,2009より〕

運動処方前に運動負荷試験は不可欠である.臨床的に低リスクと考えられる症例では,4~7日目には運動処方のための亜最大負荷試験を行い,持久力トレーニングを開始する.通常はトレッドミルや自転車エルゴメータを用いて行うが,わが国では呼気ガス分析併用運動負荷試験(心肺運動負荷試験)が用いられることが多い.

リハビリテーション処方

急性心筋梗塞のリハは大きく3相に分類(表1)され,それぞれ一定の目標に向かって行われる.これまで,わが国では退院までを急性期としていたが,最近では第Ⅰ相(Phase Ⅰ)急性期リハを入院早期に行い,さらに入院中に第Ⅱ相(Phase Ⅱ)の前期回復期リハを開始し,退院後は外来にて前期回復期リハを継続する.その後,外来にて第Ⅱ相(Phase Ⅱ)の後期回復期リハを行い,第Ⅱ相終了後に第Ⅲ相(Phase Ⅲ)の維持期リハを行う.

❶ 急性期リハ(第Ⅰ相・急性期)

急性期1~2週間以内におけるリハの目的は,食事・排泄・入浴などの自分の身の回りのことを安全に行うことができるようにすることと,早期から二次予防に向けた教育を開始することである.急性期の安静臥床の目的は,身体労作や交感神経刺激による心拍数や心筋酸素消費の増加を抑制することであるが,過剰な安静臥床は身体デコンディショニングを生じるのでむしろ有害である.急性期の経皮的冠動脈形成術(percutaneous coronary intervention;PCI)が一般的に行われるようになった現在,安静臥床期間は必要最小限にとどめる.繰り返す心筋虚血,遷延する心不全,重症不整脈などを合併する例を除いては,ベッド上安静時間は12~24時間以内とする.合併症の予防に努め,リハメニューはいわゆる理学療法が中心となる.重症例では,ベッド上でできる低強度のレジスタンストレーニングがデコンディショニングや骨格筋の萎縮,血栓塞栓症などを予防するうえで有用である.合併症がなく,室内歩行程度の負荷試験がクリアできれば,一般病棟へ転棟し,前期回復期リハに移行する.それぞれの段階で次の段階に進むための判定基準は表2を参考にする.

表2　急性期リハにおける負荷試験の判定基準

1. 胸痛，呼吸困難，動悸などの自覚症状が出現しないこと．
2. 心拍数が120拍/分以上にならないこと，または40拍/分以上増加しないこと．
3. 危険な不整脈が出現しないこと．
4. 心電図上1mm以上の虚血性ST低下，または著明なST上昇がないこと．
5. 室内便器使用時までは20mmHg以上の収縮期血圧上昇・低下がないこと（ただし2週間以上経過した場合は血圧に関する基準は設けない）．

負荷試験に不合格の場合は，薬物追加などの対策を実施した後，翌日に再度同じ負荷試験を行う．

表3　Borgの自覚的運動強度

指数（Scale）	自覚的運動強度*		運動強度（%）
20			100
19	非常にきつい	very very hard	95
18			
17	かなりきつい	very hard	85
16			
15	きつい	hard	70
14			
13	ややきつい	fairly hard	55（ATに相当）
12			
11	楽である	light	40
10			
9	かなり楽である	very light	20
8			
7	非常に楽である	very very light	5
6			

＊：RPE（Rating of Perceived Exertion）

❷ 前期第Ⅱ相（前期回復期・入院中）

　回復期とは，発症約1週間後から1～3カ月後までの期間を指す．回復期心臓リハの目的は，身体活動範囲を拡大し，良好な身体的・精神的状態をもって職場や社会に復帰することであり，そのために①運動負荷試験による予後リスク評価，②運動処方に基づく積極的な運動療法，③生活習慣改善を含む二次予防を目的とした患者教育，④復職・心理カウンセリングなどを包括的かつ体系的に実施する．

　できる限り心肺運動負荷試験を実施して嫌気性代謝閾値（anaerobic threshold；AT）を確認する．この時期の運動負荷試験の目的は虚血誘発ではないため，ATを超えるか，ガス交換比（R）が1程度，血圧も160～170mmHg程度を上限に負荷試験を中止する．心肺運動負荷試験ができない場合には，予測最大心拍数の50～70%，心拍予備能の40～60%の処方とするが，心拍数応答が低下している場合が多いので注意が必要である．運動負荷試験ばかりでなく運動療法中は危険な不整脈の出現，ST変化にも注意が必要である．AT以下で最高血圧150mmHg未満，虚血性ST変化のないレベルでの運動強度を処方し，10分程度から徐々に30分程度まで運動時間を延ばしていく．

❸ 後期第Ⅱ相（後期回復期・外来）

　退院後は2週に1回程度，外来通院して経過をみることが多いので，並行して禁煙，食

事，生活指導を含めた包括的心臓リハを行う．病前のADLを目標に，リスク管理下で個人に合わせた運動療法プログラムを作成する．運動処方における運動強度は，最大酸素摂取量の40～85%（最大心拍数の55～85%に相当）とされるが，最近では比較的軽めの60～70%で処方されることが多い．心拍数の場合には，Karvonenの式を用いて，最大心拍数と安静心拍数の差に係数0.5～0.7を乗じて，安静時心拍数に加える，あるいは最大心拍数の70～85%を目標心拍数とすることが多い．酸素摂取量や心拍数の代用として，Borg指数による自覚的運動強度（表3）も実用的である．これは6～20の指数からなるが，"13"がほぼATに相当するため，運動強度としては"12～14"を用いる．これらはいずれも大規模臨床試験においてその有効性や安全性が確認されたものではないが，ATのもつ生理学的意義やBorg指数の使用経験から実用に供されている側面がある．

運動の時間・頻度については，1回30～50分，週3～5回，できれば毎日行うことが望ましい．ただし，前回の運動による疲労が残らないように初期には時間・回数を少なくして，トレーニング進行とともに漸増していく．主運動の前後には準備運動と整理運動の時間を設ける．高齢者では準備運動の時間を十分にとり，運動時の心事故予防に役立てる．ウォームアップをしっかり行うことは外傷・転倒事故などを減らすうえでも重要である．

運動の種類としては，大きな筋群を用いる持久的で，有酸素的な律動運動が望ましい．歩行，軽いジョギング，水泳，サイクリングの他，各種のスポーツが挙げられるが，スポーツ種目の場合には競争はさせず，運動療法開始当初は急激に負担のかかる等尺性の無酸素的な運動を避けるなどの注意が必要である．

近年，レジスタンストレーニング（筋力トレーニング）の有効性が注目されている．有酸素運動による運動療法の参加者においては，安全にレジスタンストレーニングが行え，運動能の改善に有益である．レジスタンストレーニングの強度は，低リスク症例の場合，最大反復力の20～40%，10～15RM（repetition maximum）の負荷量で8～15回を1セットとして1～3回，週に3回程度行うことが推奨されている．

1ヵ月後，3ヵ月後，6(5)ヵ月後，または終了時に運動負荷試験を行って運動処方の再発行や，効果判定，予後判定などを行う．保険診療は一部を除いてリハ開始後150日間であるので，その後は維持期心臓リハへ移行する．

❹ 維持期第Ⅲ相（外来）

維持期心臓リハは再発予防を目的とするものであり，生涯にわたって継続することを目指す．心臓リハが生活の一部に取り込まれることが望ましい．この時期の運動処方においても，心肺運動負荷試験によるATを基準とすることが勧められるが，この時期には安全域が広がっているので，最大運動負荷試験による最高心拍数から，前述のKarvonenの式を用いて算出した目標心拍数を目安とした運動強度の設定でもよい．

禁忌・留意点

監視下運動での重篤な心血管イベントの発現率は1/5万～1/12万・時間程度の報告であり，150万・時間当たりの致死例は2件に過ぎない．通常の運動療法では，歩行や自転車走行など大きな筋群を用いる動的な有酸素運動が用いられ，個人の運動能力および病態に応じて運動処方すれば運動療法は安全で，運動中の心事故や他の有害事象の発生を増すことはないとされる．

近年，急性心筋梗塞に対してPCIが行われ，入院期間の短縮と早期社会復帰が行われるようになっている．合併症がない場合には梗塞後1～2週間で退院となることも多い．多くの施設で心筋梗塞後急性期心臓リハプログラムとして2週間コースが使用されている

が，そのプログラムの適用条件やさらに1週間コースの検討が必要になってきている．PCI症例の場合，強い運動は脱水を促進するとともに血小板凝集能を一過性に亢進させるため，運動療法が冠動脈ステント血栓症を誘発するのではないかという懸念があり，いつから運動療法を開始すべきかについては意見の一致をみていない．しかし，薬物溶出ステント(DES)を含むステント血栓症の規定因子に関する研究で，運動療法がステント血栓症の規定因子となるという報告はない．現時点では，少なくとも，低強度の運動であれば早期に開始しても問題はないと考えられる．

その他

❶ 患者教育

急性期においては，二次予防教育の全てを目指すのではなく最小限の事項を教育するにとどめ，残りは回復期リハプログラムで教育する．急性期に実施すべき最小限の事項として，①胸痛が生じた際の対処方法と連絡先，②ニトログリセリン舌下錠またはスプレーの使用方法，③家族を含む心肺蘇生法講習，④患者の有する冠危険因子についての説明，⑤二次予防のためのリハ参加と生活習慣改善への動機づけ，⑥禁煙(とその継続)が挙げられる．すなわち，緊急対処方法と二次予防行動への動機づけが急性期リハにおける2大教育目標である．回復期には，栄養，薬，カウンセリングなどの患者教育や退院後の生活指導を含めて指導することがQOLの向上に最も有効であり，そのためにはいろいろな職種のスタッフが共同で患者教育を担当する必要がある．

❷ わが国における心臓リハの実態

2004年の全国実態調査では，循環器専門医研修施設において緊急PCI実施率は92%であったのに対し，退院後の外来通院型心臓リハ実施率はわずか9%に過ぎず，PCIの普及に比べて心臓リハの普及が著しく遅れていることが明らかになった．また，ガイドラインで推奨されている患者教育プログラム，個別的運動処方，呼気ガス分析による運動耐容能評価などの実施率も低率であった．2009年の全国実態調査では，循環器専門医研修施設における外来心臓リハ実施率は21%へと上昇していたが，PCI実施率の96%に比べ依然として低率であることに変わりはなかった．

2009年の全国実態調査において，心臓リハを実施していない施設の多くは中小規模施設であり，非実施の3大理由は，スタッフ不足・スペース不足・設備不足であった．これらの中小規模施設では，現行の心大血管疾患リハビリ施設基準達成や適応患者確保が困難であることも想定される．AMIの在院日数が著しく短縮している現在，心臓リハを普及させるためには外来心臓リハ実施施設を大幅に増加させることが必要と考えられる．

米国においても，運動療法に参加する患者は適応患者の10〜20%に過ぎず，この理由として，心血管疾患リハの重要性に対する医師の認識が不十分なため医師からの紹介がないこと，患者の意欲が低いこと，地理的または経済的制約のあることなどが挙げられている．リハ中断の理由としては，高齢，病識不足，雇用状況の問題などが挙げられている．

心臓術後

牧田　茂　埼玉医科大学国際医療センター教授・心臓リハビリテーション科

疾患の特性

心臓術後のリハ(術後心臓リハ)は，基礎疾患や術式が多様であり，また術後の患者の状態も変化するため，運動療法を行ううえで知識と経験を必要とする．術後心臓リハの目的は，術後の早期離床によるデコンディショニング予防と体力回復，社会復帰，二次(再発)予防，予後およびQOLの向上が挙げられる．

これまで離床訓練が主だった術後心臓リハ

に，積極的な運動療法を追加することにより，さらなる運動耐容能向上と動脈硬化性疾患の再発予防を目指すことが目的となる．

障害の特性

術後心臓リハの対象となる心臓血管外科領域の疾患は多い．以下に心臓術後の特徴を列挙する．

❶ 人工心肺

心臓手術は人工心肺を使用するが，人工心肺を用いない冠動脈バイパス術（off-pump CABG；OPCAB）が多施設で行われるようになってきた．しかし，弁膜症手術や先天性心疾患の手術は人工心肺抜きでは行えない．人工心肺手術での侵襲は大きく，凝固能や細胞性免疫能に影響を及ぼす．

❷ 開胸による痛み

開心術は胸骨正中切開によって心臓に到達する．近年では，MIDCAB（minimally-invasive direct coronary artery bypass grafting）と呼ばれる皮膚の小切開で胸骨を切開しない低侵襲手術も実施されるようになっている．胸骨を切開すると呼吸時や体動時に疼痛が生じ，そのために深呼吸が十分に行えない．浅く早い呼吸となり換気効率が減少する．これが息切れ感の原因となり，さらには労作に対する不安感が増す．術後1週間くらいで疼痛は軽減するが，これには個人差があり創部痛を長期に訴える患者もいる．

❸ 不整脈

術後不整脈のなかで最も多いのが心房細動である．術後20〜30%の頻度で生じるといわれている．また弁置換術後に左室肥大の程度が強いと心室性不整脈を発生しやすいので注意を要する．抗不整脈薬の使用法に慣れておく必要があるが，頻脈性不整脈が長時間に及ぶと心不全を併発するので，電気的除細動も考慮しなければならない．

❹ 胸水，心囊水貯留

術後の胸水や心囊水貯留は運動禁忌ではないが，中等量以上貯留すると，胸水では運動時の呼吸困難が増強したり，心囊水では拡張障害が生じる場合がある．

評価・技法

❶ 基本モニタリング

▶患者観察：手術後に意識レベルの確認を行い，意思疎通が可能な場合には四肢の動き（特に離握手・足関節底背屈），感覚障害の有無のチェックを行う．血圧と脈拍触診は必須であり，体重や体温の変化にも注意する．

▶心電図モニター：心拍数，不整脈，虚血の監視を目的とする．虚血診断を確実にする場合は標準12誘導心電図で確認する．

❷ 循環モニタリング

▶中心静脈圧：中心静脈圧（central venous pressure；CVP）は右室拡張末期圧を反映し，静脈還流量および右心拍出量のバランスにより規定される．左心不全においても，右心後負荷の増大あるいは左房・心室拡大に伴う右心系圧排などによって上昇する．通常10 mmHg以下を目標にコントロールされる．

▶心拍出量：心拍出量（cardiac output；CO）はSwan-Ganzカテーテルを用いて測定するが，最近では連続心拍出量（continuous cardiac output；CCO）モニタリングが一般的となっている．

リハビリテーション処方

❶ 術後経過とリハプログラム

術後は理学療法士が中心となりベッドサイドでの早期離床訓練を開始する．

順調であれば術後第1病日から離床を開始する．ベッド上の関節可動域（ROM）訓練，呼吸理学療法から始め，ギャッチアップから端座位訓練・立位訓練までもっていく．血圧低下・不整脈・めまいなどに注意し徐々に進める．第2病日で歩行訓練を行う．第5病日には300 m歩行が可能となるが，この時点で主治医から許可が下りれば心肺運動負荷試験（cardiopulmonary exercise test；CPX）を第7病日に行う．CPXが問題なく実施できれば，翌日から嫌気性代謝閾値（anaerobic threshold；AT）レベルの自転車こぎによる有酸素トレーニングが開始となる（表）．

表　心臓術後リハビリテーションクリニカルパス

ステージ	病日 1週間	病日 2～3週間	リハビリの場所	運動負荷検査など	リハビリテーション活動 病棟内動作	リハビリテーション活動 運動療法	看護・ケア・食事 看護・ケア	看護・ケア・食事 食事	娯楽
I	1	1～2	ICU/CCU		臥位・安静 受動座位 自分で食事		全身清拭	水分のみ 普通食（半分）	テレビ ラジオ可
II	2	3～4	一般病棟	30m歩行負荷	座位自由 歯磨き	ベッドに座って足踏み	立位体重測定 介助洗髪	普通食	新聞 雑誌可
III	3	4～7	一般病棟	30m歩行負荷	セルフケア 病棟内自由 室内便器使用	室内歩行 軽度レジスタンストレーニング	検査は車椅子	普通食	新聞 雑誌可
IV	3～4	6～8	一般病棟	100m歩行負荷	トイレ歩行可	廊下歩行 軽度レジスタンストレーニング	検査は介助歩行	普通食	デイルームで談話 院内フリー
V	4～5	7～14	運動療法室	心肺運動負荷試験（開始時）	病棟内自由	運動・食事・服薬・生活指導 禁煙指導 通院や異常時の対応		普通食	デイルームで談話 院内フリー
VI	5～6	9～16	運動療法室		シャワー可	復職指導・カウンセリング 監視型運動療法（ATレベル） レジスタンストレーニング		普通食	デイルームで談話 院内フリー
VII	6～7	14～21	運動療法室	心肺運動負荷試験（退院時）	入浴可 外泊	評価と退院指導		普通食	デイルームで談話 院内フリー

〔循環器病の診断と治療に関するガイドライン：心血管疾患におけるリハビリテーションに関するガイドライン（2007年改訂版）http://www.j-circ.or.jp/guideline/pdf/JCS2007_nohara_h.pdf より〕

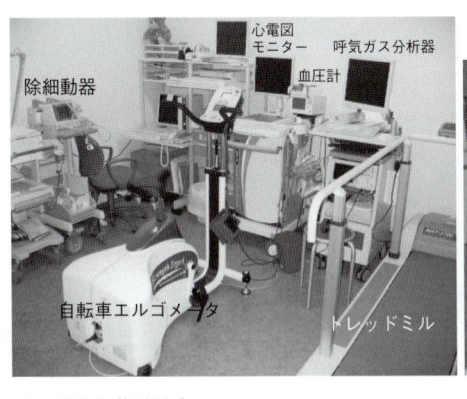

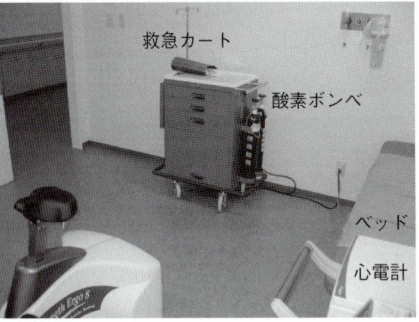

図　運動負荷試験室
（埼玉医科大学国際医療センターリハビリテーションセンター）

CPXならびに有酸素トレーニングについては，発熱，炎症反応，心囊水ならびに胸水貯留の有無そして不整脈(特に新たに出現した心房細動と心房粗動)と貧血の程度に留意して実施する．

入院中の運動療法は監視型が原則であり，医師の監視下もしくは担当医師に直ちに連絡の取れる体制を確保しておく．心臓リハ室には除細動器を始めとした救急蘇生に関する医薬品が置かれており(図)，スタッフは蘇生法に関して教育を受けておくことが望ましい．

運動強度は運動負荷試験の結果より決定する．呼気ガス分析を用いたAT処方が最も望ましいが，呼気ガス分析装置がない場合は血中乳酸濃度を測定し，乳酸閾値(lactate threshold；LT)を求めてもよい．古典的にはKarvonenの式を用いて係数を0.4～0.6とする．ただしこれは洞調律患者についての場合であり，術後日数が経るに従って運動負荷に対する心拍反応が変化していくことに注意する．主観的運動強度(RPE：Borg指数)をもとにして強度を決定する方法もある．ボルグ指数11～13(楽～ややつらい)を目安に十分な監視のもとで歩行などから開始する．

入院中の運動の回数，時間，頻度については，通常午前と午後の1日2回それぞれ1回30分の有酸素運動を行う．ただし，初回から30分の運動は患者にとって疲労が残るので，15分(場合によっては10分)から開始し，徐々に時間を延長させていくか，間に休憩をとりインターバル形式で運動をさせる．また，主運動前のウォーミングアップも重要で，目標の負荷強度に至る前に数分の低強度の運動を行う．

運動療法実施期間中に栄養指導や生活指導などの患者教育を実施する．退院後も運動療法を心がけるように指導し，可能な場合は定期的に通院し運動療法を継続してもらう．また3～6カ月ごとにCPXを行い体力のチェックと運動ならびに生活指導の再点検を行う．維持期になり状態が安定した患者には，運動療法への積極的な参加と継続を目的として集団スポーツ運動療法を実施するのもよい．

❷ レジスタンストレーニング

従来は禁忌とされていたレジスタンストレーニングであるが，心臓リハ領域におけるレジスタンストレーニングの意義は，特に運動能力の低い患者やデコンディショニングの影響の残る患者に対して日常作業能力や活動能力を高めるとされている．また，その他の患者においては有酸素能力の増大には貢献しないものの，筋力がアップすることにより患者の社会復帰や日常活動性を高め，QOLを向上させる目的で実施されている．

❸ OTやSTの関与

開胸術後の女性患者は手術の影響などにより生活関連活動能力が低下し，退院後の家事動作などに自信を失っていることが多い．そこで当科ではOTが関わり，家事動作のシミュレーションを行っている．これにより患者の家事に対する自信回復につながっている．術後心臓リハでは生活関連活動に関する評価，援助が重要であり，それを分担する職種としてOTが最適と考えられる．

また，術前に腎不全や脳血管障害を合併している高齢患者の心臓手術が増加している．このため，術後，集中治療室(ICU)に戻り抜管しても，嚥下機能が低下している患者をよく経験する．当科では，自発呼吸が戻り挿管チューブ抜管後にSTが介入し，発声機能と嚥下機能をベッドサイドで評価することをルーチン化している．嚥下機能回復が遷延している症例は，経管栄養を行いながらSTが嚥下訓練を継続していく．

▌禁忌・留意点▐

・開心術後1～2週間は副交感神経活性が著明に低下し交感神経活性が亢進するために，安静時には頻脈で運動中の心拍数増加が少なく心拍応答不全(chronotropic incompetence)を呈する例が多い．心筋保護目的でジルチアゼムを使用したり，レート

コントロールや心室性期外収縮抑制目的でβ遮断薬が投与されることもあり，心拍数は修飾されるので強度設定に関してはAT処方が望ましいが，少なくとも負荷試験によって実測による心拍数を求める必要がある．

・心房細動は心臓術後によくみられる不整脈である．洞調律に復帰しない心房細動患者には心拍数をもとにした処方はできないので，ATもしくはLTによる代謝指標をもとにして行うかBorgスケールを参考にする．心房細動は運動に伴い心拍数が急上昇するので注意する必要がある．

その他

心臓リハは，さまざまな職種が専門性を生かして，チーム医療を展開していくことが重要である．また心臓リハは運動療法だけではないことを肝に銘じたい．退院後の回復期・維持期の心臓リハも重要で，継続したリハシステムを構築することが望ましい．

呼吸器疾患

上月正博　東北大学大学院教授・機能医科学講座内部障害学分野

疾患の特性

呼吸障害の原因疾患は，慢性閉塞性肺疾患（chronic obstructive pulmonary disease；COPD），肺がん，気管支喘息，肺炎などがその大半を占める．超高齢化や高い喫煙率などの影響で肺がんやCOPDの罹患率や死亡率が近年急速に増加しており，日本では1998年以後，肺がんががんのなかで死亡原因の第1位を占め，年間5万人以上が死亡している．また，わが国の40歳以上でCOPDが540万人いると推計され，呼吸障害患者のなかでも大きな割合を占めている．WHOは，COPDが2020年の世界の死因の第3位，障害原因疾患の5位に入ると予測している．

障害の特性

呼吸障害の主訴は労作時息切れである．障害が進むと平地歩行でも呼吸困難となり，さらに進行すると，会話や衣服の着脱の際にも息切れがする．呼吸障害により，運動に必要な四肢の筋肉への酸素供給が不十分になる．病変が進むと，身体所見として努力呼吸，呼気延長，口すぼめ呼吸などの呼吸の異常，胸郭の拡大，ばち状指，栄養不良，チアノーゼなどがみられる．進行すれば慢性呼吸不全に至り，意識障害が生じることもある．

呼吸障害患者のADL低下は脳卒中などの運動機能障害の場合とは異なり，動作自体の遂行能力はある程度保たれている．しかし，動作により生じる低酸素血症や呼吸困難感の出現が原因となりスムーズに動作を完了できない場合が多い．

COPD患者のADL状況を肺機能重症度別に検討すると，Stage I（%FEV$_1$≧50％）では，ADLの自立はゆっくり動作することで何とか可能な状況であった．しかし，Stage II（49％≧%FEV$_1$>35％）以上になるとさまざまなADLに障害が現れてきた．すなわち，排泄・洗髪・入浴・更衣で健常時とは異なる様式をとることが必要になってきており，Stage III（35％≧%FEV$_1$）になると，この傾向はさらに整容・歩行にも及んだ．また，Stage IIまでは洗髪・入浴を除き，ADLはほぼ自立しているが，Stage IIIになると食事・排便を除く項目で何らかの介助が必要となった．また，Stage IIでは排便・入浴，Stage IIIでは洗髪・更衣といった腹圧，上肢挙上を必要とする項目での動作速度がStage Iより有意に障害されていた．Stage IIでは全項目で，Stage IIIでは排尿以外の項目で「動作途中で休みをとることが必要」となり，洗髪・入浴・更衣・歩行ではStage II，Stage III両群でその割合が高くなっていた．「息切れ」は動作によってはStage Iからもみられたが，Stage II，Stage IIIでは排便・洗髪・入浴・更衣動作での息切れがStage Iより有意に障害される傾向であった．

COPDなど在宅酸素療法患者におけるADLの実態調査では，28%の患者が階段を「上れない」と答えたが，食事・排泄・入浴・洗髪・整容・更衣・歩行・屋外歩行の各ADL項目は90%以上で達成可能であった．しかし，各ADL項目の達成には34%（食事・排泄）〜85%（階段）の患者で「耐えられない・かなりきつい・きつい」息切れを伴っていた．休まずに「スムーズにできる」人の割合は0%（階段）〜48%（排泄）に過ぎなかった．ADL範囲は，自室内のみが8%，散歩程度は61%であった．外出の際は自家用車・タクシー利用が66%を占め，バス・電車・自転車の利用は15%にとどまった．現在の生活での不安は，病気，将来，経済状態に関することが多く，特に行いたい項目は歩行，外出，旅行であった．しかし，外出や旅行などは「とてもできない」が46%，「なるべく行きたい」が42%もあったが，1年間で1泊以上の旅行をした人の割合は19%にとどまった．

以上のように，呼吸器障害患者では，呼吸機能低下に伴って労作時に呼吸困難が出現するようになり，息切れへの恐怖感や不安から活動に対して消極的になるため，座ったり寝てばかりいるという活動量の著しく低下した生活に陥りやすい．このような身体活動量の低下は，四肢体幹筋の萎縮を始めとした身体機能の低下である「廃用」または「デコンディショニング」を招き，労作時の呼吸困難をさらに増す方向に働く．こうして，呼吸困難，活動量低下，身体機能低下，という悪循環を繰り返すことになる．その結果，ますますADLが低下しQOLは悪化していく．

評価・技法

息切れの程度を示すものとしてFletcher, Hugh-Jonesの分類がある．ADL評価表には東北大学呼吸障害者用ADL調査票（P-ADL）やCAT（COPD assessment test）などがある．スパイロメータによる肺機能検査と，動脈血ガス分析がある．前者は気道系の空気の諸量（肺活量と肺気量）を検査し，COPDの閉塞性換気障害の判定には1秒率が，COPDの病期（重症度分類）には%1秒量（FEV1.0）が用いられる．後者はガス交換の結果としての血液ガスの検査法である．呼吸不全の診断基準に用いられる．

COPDは高齢者に認められることが多く，禁忌となる病態が顕在化していないこともある．紹介元からの紹介状の情報だけに頼らず，運動療法が禁忌な病態が隠れていないかどうかについて，運動療法開始前にリハ担当医自身がスクリーニングするように心がけることが重要である．体重，血圧，心拍数，胸部X線写真，心電図，SpO_2測定，運動負荷試験などで，評価を行うことが必要である．

運動療法を安全にかつ効果的に行うために，運動負荷試験が必要である．運動負荷試験は，標準的な運動負荷試験の中止基準の適応とその運動負荷試験の解釈法をよく知っている医療関係者によって監視されるべきである．運動負荷試験としては6分間歩行試験，トレッドミルや自転車エルゴメータのプロトコールが使用され，特に6分間歩行試験が頻用される．

運動療法は，臨床所見や運動負荷試験に基づいて医師が決定した運動処方に従って個別に運動メニューを作成したうえ，慎重に実施する．原則として，経皮的酸素飽和度モニターを用いた監視下運動療法から開始されるべきであり，安全性が確認されたのち非監視下運動療法に移行する．

リハビリテーションの考え方

❶ 呼吸リハの定義と目的

呼吸リハとは，呼吸器の病気によって生じた障害をもつ患者に対して可能な限り機能を回復あるいは維持させ，これにより，患者自身が自立できるように継続的に支援していくための医療である．

❷ 呼吸リハの構成要素

包括的呼吸リハはまさに"包括的"に行われる．その要素として，理学療法，運動療法，作業療法，患者教育・日常生活指導，薬

物療法，酸素療法，栄養管理・指導，環境調整，カウンセリング（精神的・心理的サポート），などがある．

最近は長時間作用型の気管支拡張剤の出現により，1秒量の改善が可能な障害者が現れ，運動時の息切れの改善がもたらされることや，運動療法と気管支拡張剤の併用による運動耐容能改善に対しての相加作用も報告されている．また，運動療法だけでは，禁煙効果はほとんどないため教育が必要である．教育は呼吸リハの必須要素とすべきであり，教育内容には自己管理や病状悪化の予防と治療に関する情報を含めるべきであると指摘されている．さらに，COPD患者は，食事の際の息切れなどのための食欲減退，低酸素状態による栄養吸収障害，呼吸に使用するエネルギー消費量の増加，基礎代謝量の亢進などによる栄養障害を伴うことが多いため，食事療法も呼吸リハの重要な因子となっている．また，運動時の息切れなどによりうつ状態になるため心理的ケアが必要となることが少なくない．このように，呼吸リハでは運動療法のみならず，多要素的に包括的リハとして行われる必要がある．

❸ 呼吸リハの対象

呼吸リハの対象患者は，①症状のある慢性呼吸器疾患，②標準的治療により病態が安定している，③呼吸器疾患による機能的制限がある，④呼吸リハの施行を妨げる因子や不安定な合併症がない，⑤患者自身に積極的な意思があることを確認する（インフォームド・コンセントによる），⑥年齢制限や肺機能の数値による基準は定めない，とされている．すなわち，コントロール不良の循環器疾患，急性炎症，重度の精神疾患など，よほどのことがなければ禁忌とはならない．「高齢だから」「肺機能の低下が著しいから」「高炭酸ガス血症の状態にあるから」というだけで，運動療法の導入を諦めることのないようにすることが肝心である．

❹ 呼吸リハの効果

エビデンスレベルがA（強い）で推奨レベルが1（高い）である．呼吸リハの効果は，①呼吸リハはCOPDの息切れを軽減する，②COPDの健康関連QOL（HRQOL）を改善する，③6～12週の呼吸リハはいくつかの有益な効果をもたらし，それらは12～18カ月かけて徐々に減少する，④COPDの運動療法は，歩行に関わる筋群のトレーニングが必須である，⑤筋力トレーニングを加えることにより，筋力が増強，筋量が増加する，⑥上肢支持なし持久力トレーニングはCOPDに有用であり，呼吸リハに加えるべきである，⑦低強度負荷および高強度負荷によるCOPDの運動療法は，両者とも臨床的に有用である，とされている．

このように，呼吸リハのエビデンスは，心臓リハや脳卒中のリハのエビデンスにもはや遜色ないレベルにまで高まった．GOLD（global initiative for chronic obstructive lung disease）のガイドラインでは呼吸リハはCOPDに対する「有効な治療法」として高く評価され，COPDに対する非薬物療法の最初のものとして重要な位置に置かれている．原則的にはリハは全ての段階で適応となる．日本呼吸器学会の『COPD診断と治療のためのガイドライン第3版（2009年発行）』でも，呼吸リハは最初の薬物療法開始と同時に行うべきものとして位置づけられている．

COPDの生命予後と肺機能重症度分類との相関は強いとはいえず，重症Stage Ⅲ（予測FEV_1が35%以下の最重症COPD）では生命予後不良であるものの，軽症Stage Ⅰ（予測FEV_1が50%以上の中等症COPD）と中等症Stage Ⅱ（予測FEV_1が36～50%の重症COPD）の間には生命予後に差は認めなかった．しかし，肺機能重症度に加えて，運動能力，呼吸困難感，BMIを評価項目に加えて点数化を行い，点数を足し合わせて最低0点最高10点として評価したところ，生命予後は，栄養状態が悪く，肺機能が落ち，運動能

力が低く，呼吸困難感が強いほど悪いことが明らかになった．呼吸リハの効果として，運動能力および呼吸困難感などが改善することから，生命予後延長に期待がもてることが示唆される．

2004年の全国調査では，日本呼吸器学会認定施設の49%で呼吸リハプログラムを有していた．また，在宅酸素療法患者の45%が呼吸リハを受けており，そのうち39%が1年以上継続していた．筆者らは，2005年に宮城県内在住の在宅酸素療法患者をアンケート対象とした結果，呼吸リハの経験がある患者は42%と全国調査と同様の結果であった．しかし，興味深いことに，呼吸リハの説明を受けたことがある患者は44%に過ぎなかった．そして，呼吸リハの説明を受けた患者の87%は呼吸リハ経験がある一方，呼吸リハ経験のない患者の91%は呼吸リハの説明を受けていなかった．患者が呼吸リハに参加するか否かは，主治医がその説明をするか否かに左右されることが明らかになった．このように，呼吸リハを普及させるためには，呼吸リハの有効性を医師・患者に十分伝える機会を増やすことや呼吸リハの受け皿を増加させることが急務である．

慢性閉塞性肺疾患

宮﨑博子　京都桂病院リハビリテーションセンター・部長

疾患の特性

慢性閉塞性肺疾患（chronic obstructive pulmonary disease；COPD）は，肺気腫や慢性気管支炎といった閉塞性換気障害を主体とする疾患概念の総称で，通称"タバコ病"と呼ばれるタバコなどの有害物質に持続的に曝露されて生じる肺の慢性炎症性疾患である．日本人の40歳以上の有病率は8.6%で，530万人が罹患すると推定されるが，COPDの診断が明確なのはその9.4%に過ぎない．世界規模で増加しており，WHOの調査では，2020年には全世界の死因の第3位，障害原因の第5位になると予想されている．

COPDの臨床症状は慢性の咳，痰と労作時の呼吸困難で，他覚的には浅く速い呼吸，呼気延長（努力性呼吸）や口すぼめ呼吸，肺過膨張による胸郭の拡張（樽状胸郭）である．不可逆的な末梢気管支や肺胞の破壊により，肺は構築変化を起こして排気量分画を異常にし，呼気時に肺を虚脱させ気流を閉塞する（図1）．

有害物質の持続吸入による肺の炎症は禁煙後も長期間持続し，肺合併症や全身併存症の一因になる．肺合併症は肺高血圧症，肺炎，気胸，肺癌などで，全身合併症には体重減少，筋力低下，骨粗鬆症，心・血管疾患などがある．COPD患者では，身体機能の失調，呼吸困難，社会的孤立が抑うつをきたし，これらは相互に影響し悪循環を形成する．

COPDの診断には，スパイロメトリで閉塞性換気障害を検出する．1秒率（FEV_1/FVC）70%未満をCOPDと診断し，予測1秒量に対する比率（対標準1秒量：%FEV_1）により，気流閉塞の重症度を評価する．%FEV_1≧80%を軽症，50%≦%FEV_1<80%を中等症，30%≦%FEV_1<50%を重症，%FEV_1<30%または%FEV_1<50%で慢性呼吸不全を合併するものを最重症としている．

COPDの治療の基本は，薬物療法と包括的呼吸リハである．薬物療法の中心は気管支拡張薬で，長時間作用性抗コリン薬，β_2刺激薬，キサンチン製剤を，治療反応性を検討し重症度に応じて段階的に使用する．ステロイドは症状を安定させ急性増悪を予防する．薬剤の投与経路は吸入が推奨される．急性増悪時にはステロイドの増量や抗菌薬の使用，心不全合併例には利尿薬が処方使用される（図2）．

障害の特性

COPDの障害の特性は労作時の息切れ（dyspnea on exercise；DOE）で，労作に不釣

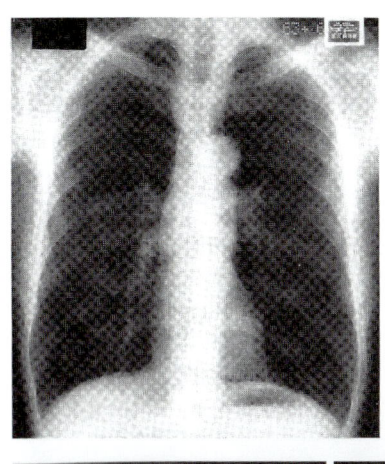

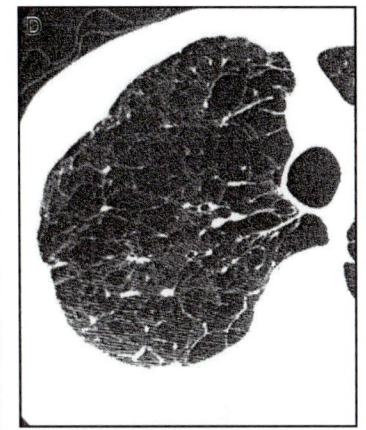

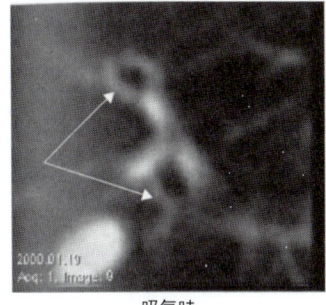

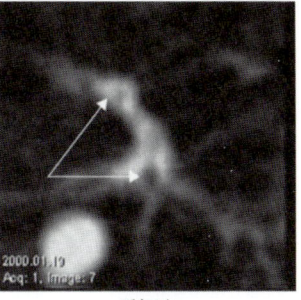

図1　COPD の画像所見
左上：胸部単純 X 線写真．(1)肺野の透過性の亢進．(2)肺野末梢血管影の狭小化．(3)横隔膜の平坦化．(4)滴状心による心胸郭比の減少．(5)肋間腔の開大，など．右上：肺の HRCT 画像．(1)肺の気腫性病変．(2)気道内腔の狭小化．(3)気道壁の肥厚，など．下：肺の HRCT 画像．呼気時における末梢気管支の閉塞．

り合いな病的な呼吸困難を生ずる．気流制限があると，運動で呼吸が促進されて呼気時間が短縮した場合，呼出がさらに不十分になり「吐ききれなかった空気」が肺内に蓄積して，運動時の呼吸終末肺気量（end-expiratory lung volume：EELV）が増大する．この現象を動的肺過膨張（dynamic hyperinflation）といい，この物理的な換気制限に加えて換気効率低下や低酸素血症，喚気メカニクスの変化に伴う呼吸仕事量の増大が，換気需要を異常に亢進させ呼吸困難を増幅している．

さらに，呼吸困難により活動性が低下すると骨格筋が廃用性に萎縮し，デコンディショニング状態（身体機能の失調，低下）をきたし，酸素利用が低下して労作時の乳酸産生を亢進させる．代謝性アシドーシスが発生し呼吸中枢を刺激してさらに換気を亢進させ呼吸困難を増幅する結果，さらに日常活動性が低下するという，dyspnea spiral と呼ばれる悪循環を形成する．この悪循環を断ち切る唯一の治療法が運動療法である．

呼吸・循環障害者の運動能力は最大酸素摂取量で規定され，最大酸素摂取量は肺，心臓，血液，骨格筋の機能に規定されている．

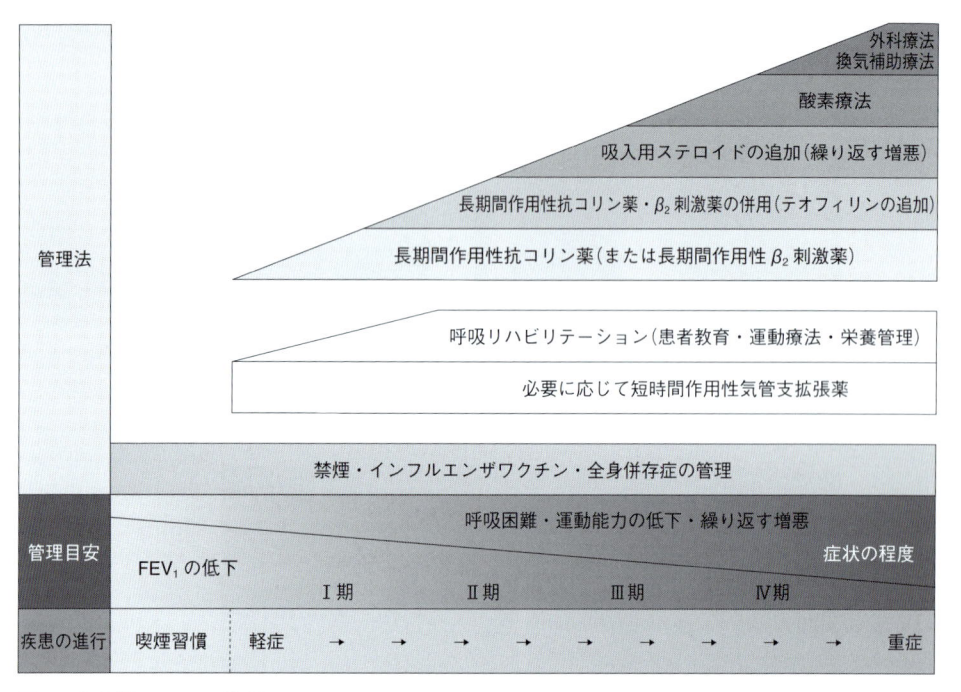

図2 安定期COPDの管理

FEV₁の低下だけではなく，症状の程度を加味し，重症度を総合的に判断したうえで治療法を選択する．増悪を繰り返す症例には，長時間作用性気管支拡張薬に加えて吸入用ステロイドや喀痰調整薬の追加を考慮する．
〔日本呼吸器学会COPDガイドライン第3版作成委員会：COPD(慢性閉塞性肺疾患)診断と治療のためのガイドライン．メディカルレビュー社，2009より〕

これらの要素間には密接な関連があり，運動療法により骨格筋量が増し骨格筋機能が改善することにより，他の要素ならびに個体全体に有益な効果が波及することが期待される．

現在COPDの生命予後は必ずしも病期の重症度に従うものではないことがわかっている．COPD患者の生命予後を予測するものとして，「BODE index」なる指標が提案されている．BODE indexは，B(Body mass index：体格指数)，O(airflow Obstruction：肺機能による気流閉塞の程度，1秒量)，D(Dyspnea：呼吸困難，息切れ指数)，E(Exercise capacity：運動耐容能，6分間歩行距離)それぞれの頭文字をとって点数化したもので，その数値は生命予後に逆相関することが明らかにされている．

なかでもCOPDの日常の活動性またはADLや戸外活動量は，年齢やBMIより重要な生命予後の予測因子である．身体活動量が低いものほどCOPDの増悪を起こしやすく，予後の悪いことが報告されている(図3)．この生活活動性を維持するために，呼吸リハが必要なのである．

評価・技法

問診，質問票を用いて自覚症状や活動性を評価する．MRC (British medical research council)質問票は日常生活における呼吸困難の影響の評価に適している．ADL評価は「できる」「できない」だけではなく，動作内容(手順，方法，速度)や呼吸困難，疲労感，経皮

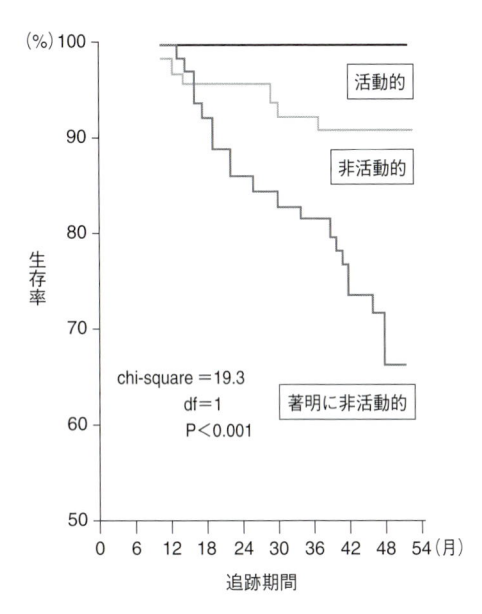

図3 COPDの身体活動量別生命予後曲線

的動脈血酸素飽和度(SpO₂)の変動とその回復時間，酸素療法の併用の有無などの観点にも注意する．代表的な評価法にNRADL(Nagasaki University respiratory activities of daily living questionnaire)がある．指針，触診および打診，聴診を行い，呼吸パターンや呼吸状態，全身の身体状態を評価する．BMI(body mass index)などの栄養評価も重要である．

運動療法は，評価→個別的プログラムの作成と実践→再評価を繰り返しすすめる．評価項目は，フィジカルアセスメント，スパイロメトリ，胸部X線，心電図，呼吸困難(安静時，労作時)，SpO₂，フィールド歩行試験(6分間歩行試験，シャトル・ウォーキング試験)，握力が必須の評価とされている(呼吸リハビリテーションマニュアル—運動療法—参照)．動脈血ガス分析や心合併症評価の心エコー検査も望ましい．運動負荷試験を行い，その結果をもとに定常負荷試験を実施して運動処方を行う．

リハビリテーション処方
❶ 安定期

安定期のCOPDの管理を図2に示す．病期の進行度だけではなく症状の程度を加味し，重症度を総合的に判断して治療法を段階的に増強する．呼吸リハは薬物療法の上乗せ効果が認められる非薬物療法の最初に行うべき有効な治療法である．

▶包括的呼吸リハ：包括的呼吸リハを構成する基本的要素とその流れを示す(図4)．呼吸リハの中核は運動療法であるが，患者教育，日常生活指導，薬物療法，栄養指導，酸素療法，環境調整，カウンセリングなどをセットにした「包括的リハ」として行われることにより，より高く総合的な効果が得られる．

患者教育はその基本に位置する重要なもので，禁煙指導を徹底する．疾患の理解を深め，日常の生活を管理して急性増悪時に対応できるような指導を行う．

呼吸理学療法は呼吸パターンの改善や呼吸仕事量の軽減による呼吸困難の改善の他，気道を清浄にして病態を改善し悪化防止にも重要な働きをする．

酸素療法は，全身状態の安定，特に心不全の増悪予防と脳機能の維持に必要であり，生命予後を延長する．労作時に息切れと血中酸素濃度が低下するCOPD患者では，安静時の血中酸素量いかんによらず，SpO₂を90%以上に維持できるよう，6分間歩行試験や自由歩行で酸素流量を調整し，訓練時のほか自宅においても労作や運動に合わせて酸素投与量を増減できるよう指導しなければならない．

作業療法では主にADLトレーニングを行う．ADLトレーニングは，①息切れを軽減するための動作パターンの習得と，道具の工夫を含めた環境調整などの生活機能に即したアプローチ，②筋力や柔軟性の獲得など，基本的な運動機能に対するアプローチの2本柱で構成される．生活場面において呼吸困難を自己管理できるように，実際的なADLや

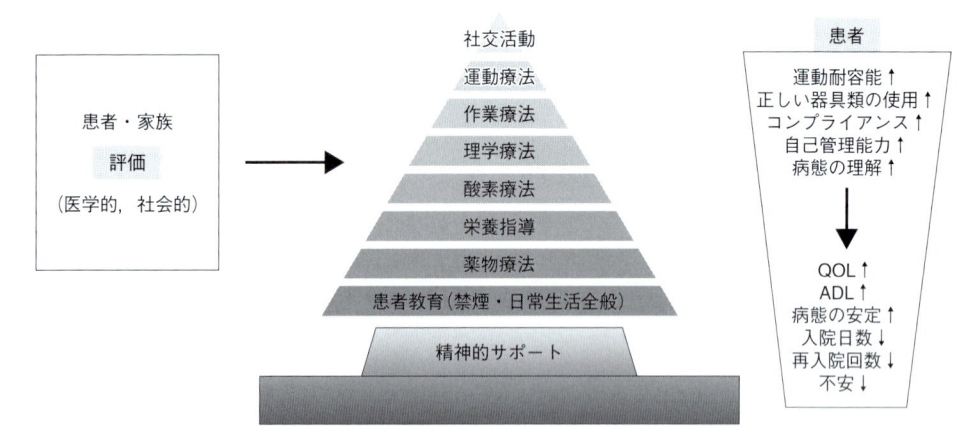

図4 呼吸リハビリテーションの基本的構築と3つの大きな流れ
〔日本呼吸器学会COPDガイドライン第3版作成委員会：COPD(慢性閉塞性肺疾患)診断と治療のためのガイドライン．メディカルレビュー社，2009より〕

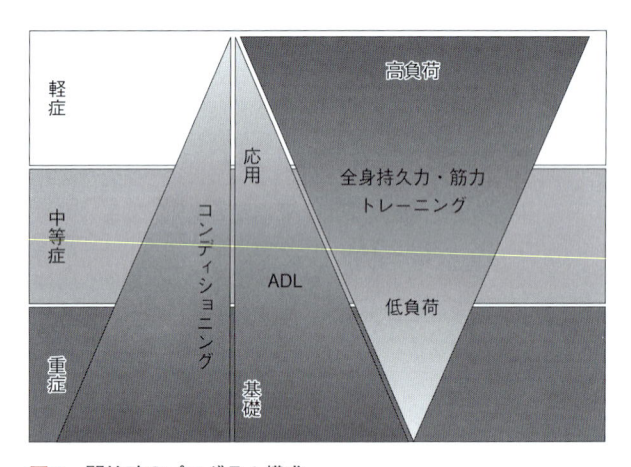

図5 開始時のプログラム構成
縦軸は重症度，横軸は導入プログラム開始時における1セッション内での各手技の割合を示す．重症例では呼吸パターンの修正，柔軟性のトレーニングなどによるコンディショニング，基礎的なADLトレーニングを行いながら，低負荷の全身持久力・筋力トレーニングから開始することが望ましい．軽症例では，全身持久力・筋力トレーニングが開始時より主体となり，強度も高負荷からの開始が可能となる．
〔日本呼吸管理学会呼吸リハビリテーションガイドライン作成委員会，日本呼吸器学会ガイドライン施行管理委員会，日本理学療法士協会呼吸リハビリテーションガイドライン作成委員会(編)：呼吸リハビリテーションマニュアル―運動療法―第2版．照林社，2012より〕

IADLトレーニングを行う．

COPDでは栄養障害による体重減少は，BODE indexが示すように気流制限とは独立した予後不良因子である．重症COPDでは呼吸仕事量が増大し摂取エネルギーの半分近くを呼吸に使用するため，基礎代謝の1.5倍のエネルギー摂取が必要といわれるが，膨張した肺による胃腸の圧迫や食事動作による息切れ亢進で，逆に食事摂取が困難となりenergy imbalanceが進む．このような患者には，高カロリー食品を用いた少量頻回方式の食事法の導入や補助食品の活用など，個別的で具体的な栄養指導が必要である．

▶**運動療法**：運動療法における運動プログラムは，呼吸機能検査だけではなく運動耐容能やADLも含めた総合的な患者の重症度により決定する（図5）．高齢社会の到来に伴い，近年複数の合併症や障害を有する「重複障害者」が増加しているが，合併疾患の特性やリスクに留意すれば処方が可能である．

運動療法では，歩行に関与する下肢筋群を鍛えるトレーニングが最も有効で推奨されている（エビデンスA）．下肢が困難な場合は上肢のトレーニングも効果がある（エビデンスB）．運動療法はFITT：F(frequency；運動頻度)，I(intensity；運動の強度)，T(time；1回の運動時間)，T(type；運動の種類)の原則に従って処方する．

運動療法の開始時には，呼吸パターンの修正や柔軟性のトレーニングなどのコンディショニングが望ましい．重症例ではコンディショニングに長期間を要することもあり，コンディショニングそのものが運動療法になることもある．一方，軽症例ではコンディショニングが不要で，開始時から高い負荷の運動量を設定することが可能である．

軽症・中等症のCOPDでは，運動中のモニタリングが容易で運動強度を一定に保ちやすいトレッドミルや自転車エルゴメータ，平地および水中ウォーキングを，低強度負荷または高強度負荷で行う．持続的負荷でも間欠的負荷でも効果は同じである．この時期の運動療法の主目的は，呼吸困難の軽減，身体運動能力の向上，活動範囲の拡大である．

重症・最重症のCOPDでは，呼吸困難や低酸素血症(SpO_2＜90％)をモニターしながら，自己ペースによる廊下自由歩行や，日頃から息切れを感じるADL動作と同じ筋群を使う運動，自重や重錘バンドを用いた筋力トレーニングを，低強度負荷でインターバルを採り入れながら適正法を用いて行う．運動前に気管支拡張剤を投与し，SpO_2や脈拍，心電図，Borg係数などをモニターしながら，十分な酸素投与や必要ならNPPVによる換気補助を行って，低酸素血症予防と呼吸困難軽減に努める．この時期の運動療法の目的は，呼吸困難の軽減とADLの維持と向上そして生命予後の延長になる．

❷ **急性増悪期**

急性増悪で入院したCOPDには，原則的に翌日からベッドサイドで呼吸リハを開始し，用手介助呼吸やスクイージングにより換気・排痰障害の改善に努めるとともに，可能な範囲で他動的なものも含めて運動療法を開始し，廃用症候群を防ぎ，運動耐容能とADLの維持拡大を図る．前傾側臥位は1人で設定できる高い酸素化効果をもった排痰法である．早期の重力位や座位も下側肺障害の予防と改善に必要である．NPPVなどの非侵襲的呼吸管理に呼吸理学療法を組み合わせることで，人工呼吸器による陽圧呼吸の障害を回避できるケースが増加する．状態が安定すればリハ室に出棟する．

▍**禁忌・留意点**

呼吸リハを実施するには，重複障害や合併疾患も含めて患者の適応を正しく評価し，禁忌や中止基準に従って呼吸リハを行う．特にCOPDの患者には心疾患の合併が多いことを念頭に置き，肺高血圧や右心不全だけではなく，無症候性の冠動脈疾患や洞調律障害の潜在に注意する．

筆者の施設では運動処方は，リハ科医師監

視のもとで心電図モニター下に運動負荷試験を行っているが，運動負荷試験時に血圧異常，不整脈や虚血性変化などの心電図異常を，全く無症候のまま39.5%に認めた．その72.1%が専門医受診を必要とし，その45.2%に投薬やPCI，ペースメーカ植え込み術，CABGなどの治療が施行された．COPDなどの低肺機能の慢性呼吸器疾患患者に運動負荷試験を行う際には，医師の監視下で心電図モニター下に実施することが安全であろう．

その他

呼吸リハは，「呼吸器の病気によって生じた障害をもつ患者に対して，可能な限り機能を回復，あるいは維持させこれにより患者自身が自立できるように継続的に支援してゆくための医療である」と定義されている．

COPDに対する呼吸リハの進歩は目覚ましく，その有効性には多くのエビデンスが証明されている．しかしCOPDは国民病ともいえる多数の患者が潜在しながら，医療機関を受診する患者は少数で，呼吸リハを受けている患者はさらにそのなかの一部である．COPDの呼吸リハは継続しなければその効果を失うが，継続のためには，医療施設や介護施設を含めた地域の連携が必要で，共同で診療できる体制が構築されていることが望ましい．呼吸リハの周知と普及が急がれる．

間質性肺炎

海老原覚　東北大学大学院講師・機能医科学講座内部障害学分野

疾患の特性

間質性肺炎は肺の間質組織を主座とした炎症をきたす疾患の総称である．通常，肺炎といった場合には気管支もしくは肺胞腔内に起こる炎症を指し，通常は細菌感染によるものを指すが，間質性肺炎の場合は支持組織，特に肺胞隔壁に起こった炎症であり，肺胞性の肺炎とは異なった症状・経過を示す．間質性肺炎の原因には，関節リウマチや多発性皮膚筋炎などの膠原病（自己免疫疾患），職業上や生活上での粉塵（ほこり）やカビ，ペットの毛，羽毛などの慢性的な吸入，病院で処方される薬剤，漢方薬，サプリメントなどの健康食品，特殊な感染症など，さまざまあることが知られているが，原因を特定できない間質性肺炎もあり，それを特発性間質性肺炎という．

症状としては呼吸困難（息切れ）や咳嗽が主症状である．咳は多くの場合，痰を伴わない，乾いた咳（乾性咳嗽）が出る．息切れは初期は階段や坂道を上った時に感じる程度だが，進行すると呼吸不全の状態となり，着替えなどの動作でも息切れが出て，日常生活が困難になることがある．症状の進むスピードは間質性肺炎の種類による．特殊な病型を除いて，息切れや咳などの症状が出始めて，日常生活に支障をきたすようになるまで数年程度かかる．

障害の特性

間質性肺炎の障害の特性は呼吸生理学的に肺コンプライアンスの低下とガス交換能の低下が特徴的である．肺コンプライアンスの低下とはいわば「肺が硬くなる」ことである．肺の支持組織が炎症を起こして肥厚することで，肺の膨張・収縮が妨げられる．肺活量が低下し，空気の交換速度も遅くなる．ガス交換能の低下とは間質組織の肥厚により毛細血管と肺胞が引き離された状態である．その結果，血管と肺胞の間でのガス交換（拡散）効率が低下し，特に酸素の拡散が強く妨げられる．

評価・技法

❶ 必須の評価・問診および身体所見

まず重要な評価は一般的なことであるが問診および身体所見，スパイロメトリ，心電図，胸部X線，血液検査である．理学所見で診察上特徴的なのは胸部聴診音で，パチパチという捻髪音（fine crackle）が知られる．これは面ファスナーを剥がす音に似ているた

め，面ファスナーのメーカー(ベルクロ社)にちなんでベルクロ・ラ音とも呼ばれる．また，呼吸器障害を反映してばち指がみられることもある．単純X線撮影および胸部CTではすりガラス様陰影(ground-glass opacity)が特徴的である．これは，比較的一様に濃度が上がった，ぼやっとした肺陰影である．進行すると線維化を反映して蜂巣状を呈するようになっていく．診断は画像診断でほぼ確定することができる．スパイロメトリに代表される呼吸生理学検査では，％肺活量，1秒率，一酸化炭素拡散能の低下がみられる．これは重症度判定の目安になる．血液検査では，非特異的だがLDH，血沈の上昇が知られる．特異性の高い所見としてはSP-A，SP-D，KL-6の上昇があり，これは炎症の活動度の判定や治療効果の判定に信頼性が高い．

❷ リハ上重要な評価

身体計測(身長体重)によりBMI(body mass index)を算出し，呼吸困難をMRC(British medical research council)の息切れスケールやFletcher, Hugh-Johnsのスケールで評価することやパルスオキシメータを使った時間内歩行テスト(6分間歩行テストなど)が重要である．BMI，MRCスケールとスパイロメトリでの1秒量の％予測値，6分間歩行テストから算出されるBODE indexは慢性閉塞性肺疾患の予後指標である．また，ADL・QOL評価をすることも有用で，ADL評価では千寿らのADLスコアや後藤のpADLスコアなどがあり，QOL評価にはSF-36やSt. George's respiratory Questionnaireがよく使われる．

その他設備が整えば呼吸筋力，下肢筋力測定，運動負荷試験，呼吸筋力の測定が有用な評価である．

リハビリテーション処方

❶ 慢性期

慢性期間質性肺炎のリハは運動療法と教育を並行して行う．特に運動療法は呼吸リハの中核で下肢を中心とした運動療法が間質性肺炎においても推奨されている．一方，吸気筋訓練を間質性肺炎のリハの必須の構成要素としてルーチンに行うことを支持するエビデンスはあまりない．呼吸リハの効果を十分にもたらすためには，週5回，4週程度行う必要性がある．リハの効果を維持するためには，患者自身あるいは患者と家族が自立・継続して行えるリハメニューにする必要がある．

▶**教育・指導**：疾患に関する指導，疾患・合併症に関する指導，禁煙指導および環境因子の改善・禁煙指導およびリスクファクターの回避，薬物療法の指導，薬物療法指導，感染予防の指導・急性増悪の認知と回避，患者の生活に合わせた動作の工夫(エネルギー節約，日常作業の単純化)．

また呼吸困難の改善のための方策として，栄養指導・栄養指導，在宅酸素療法や在宅人工呼吸療法の指導(必要な場合)，酸素療法の指導，疾患の自己管理・疾患の自己管理，心理面の援助・生前指示および終末期医療，社会福祉サービスの利用運用を作業療法・ソーシャルワーカーなどを処方しながら行う．

▶**運動療法介入**：運動のためのコンディショニングから開始し，徐々に下肢を中心とした全身持久力・筋力トレーニングに移行していくことが重要である．横隔膜呼吸やリラクセーション，全身の体操に呼吸筋ストレッチ体操などをプログラムに入れてみると酸素化はよくなることが多くよいものと思える．まず安静時から始めADLに必要な労作に合わせて，指導する．場合によっては吸気筋訓練や呼吸筋訓練のプログラムが有効なこともある．間質性肺炎では粘性の高い痰が多く分泌されて，低酸素，呼吸苦をきたす患者が多く，体調によって痰の量や位置が変わる．体位ドレナージ＋用手的呼吸介助(squeezing)が有用な場合もある．いずれもアセスメントが重要で，歩行ができる患者なら適切な速さ，SpO_2のフィードバック，自己検脈を指導して，運動処方を行う．風船や口すぼめ呼

吸は呼吸数，胸郭の呼吸パターン，酸素化，息切れの改善などを総合的にみて評価・継続・変更を検討する．

❷ 急性増悪期

間質性肺炎の急性増悪という概念は欧米では希薄であるが，わが国では頻度が多く当然あり得ることと受け止められている．これは間質性肺炎発症・増悪の遺伝的背景の違いによる．

急性増悪期のリハとしては患者の状況にもよるが，関節可動域（ROM）訓練から状態により離床を目指した訓練，基本動作訓練，ADL 訓練と進める．端座位にて食事自立，ポータブルにてトイレ自立，入浴は清拭介助，移動，会話などそれぞれ動脈血酸素飽和度や脈拍をモニターしながら，常にアセスメントとフィードバックをしながら進める．肺炎予防の排痰訓練や動作不安定改善のための筋力強化も状況に応じ進める．

禁忌・留意点

運動療法の適応は，息切れのある慢性呼吸器疾患で病状が安定している場合である．一方，年齢制限や肺機能の数値には基準を定めない．すなわち，コントロール不良の循環器疾患，急性炎症，重度の精神疾患など，よほどのことがなければ禁忌とはならない．高齢だから，肺機能の低下が著しいから，高炭酸ガス血症の状態にあるからというだけで，運動療法の導入を諦めることのないようにすることが肝心である．

胸痛，動悸，疲労，めまいなどの自覚症状や，SpO_2 が 90% 以下，あるいは年齢別最大心拍数が 85% になったら運動を中止する必要がある．しかし，呼吸困難感に関しては修正 Borg スケールで 7（とても強い）〜9（非常に強いの少し前）が中止基準である．すなわち，心不全などの合併症がない限り，息切れが少しくらい出てきても，他の自覚症状の出現や SpO_2 の低下（90% 未満）がなければ，運動療法を中止しなくてもよい．

睡眠時無呼吸障害

海老原覚　東北大学大学院講師・機能医科学講座内部障害学分野

疾患の特性

睡眠時呼吸障害とは睡眠中に異常な呼吸を示す病態の総称である．現代のわが国における有病率は一般人口の 1% 以上で，特に中年期に多く 30〜60 歳の男性で 4%，女性では 2% 前後といわれており，近年増加傾向にある．代表的な疾患は睡眠時無呼吸症候群であり，夜間睡眠中に何度も呼吸が止まる病態で，その診断基準としては 1 時間当たり 5 回以上の無呼吸もしくは低呼吸（呼吸量が正常呼吸の 2 分の 1 以下になるもの）が存在することが挙げられている．睡眠時無呼吸症候群の 95% は閉塞性睡眠時無呼吸症候群が占めており，高血圧，虚血性心疾患，脳梗塞の発症要因になることがわかっている．

障害の特性

最も頻度の多い閉塞性睡眠時無呼吸症候群は，肥満に加えて，「脂質異常症」「糖尿病」「循環器系疾患」など，いわゆる生活習慣病を併せもっていることが多く，閉塞性睡眠時無呼吸症候群治療の第一歩は生活習慣を見直すことから始まる．こうしたことから積極的な減量が必要となる．また，因果関係は今のところ解明されてはいないが，喫煙者に重症例が多い傾向がみられ，循環器系の合併症を予防する意味合いも含めて，禁煙対策も必要である．就寝前の飲酒や睡眠薬の服用，過労や過度のストレスなどはいびきや無呼吸を増強させ促進するので，患者はそれらを避けることが重要であるといえる．また，鼻閉のある方は，それへの対応も必要であり，仰臥位で寝ることも，睡眠時無呼吸症候群の病態の軽減には有効である場合がある．

評価・技法

睡眠，自覚症状について問診し，その後の検査方法を決定する．

睡眠時無呼吸症候群が疑われる場合は，夜間の状態をみるため，基本的には夜間の睡眠時の状態を入院をして，睡眠ポリソムノグラフィ検査〔睡眠ポリグラフ検査（PSG）〕で調べる．それにより脳波，眼電図，頤筋筋電図による睡眠ステージ，口・鼻の気流，胸・腹部の動きによる呼吸パターン，パルスオキシメータによる経皮的動脈血酸素飽和度（SpO_2）から最終的な診断と治療方針を判断する．携帯型の簡便な装置（アプノモニタ）で在宅検査を行う場合もある．

リハビリテーション処方

❶ ダイエット（肥満の場合）

無呼吸指数（睡眠1時間ごとに認められる無呼吸の回数）が，20/時間以下の比較的軽度の睡眠時無呼吸症候群の場合には，患者が肥満であれば，まずは減量（ダイエット）を行う．標準体重まで減量させる必要はなく，現体重の5%を減量させるだけで改善される場合もしばしばある．具体的な運動療法としては，全身の筋肉を用いる有酸素運動が行われる．散歩，自転車こぎ，水泳などが一般的な方法である．レジスタンス運動を採り入れることも推奨されている．また，運動療法に食事療法を併用することが重要である．

❷ 装具療法

睡眠時無呼吸症候群で閉塞型無呼吸のある患者では，上気道（鼻腔から喉頭までの呼吸系の部位）の形態が健康な患者と比較して，狭くなっていることがある．そこで，睡眠中に下顎や舌を前方に押し出すように固定する歯科装具を装着すると，いびきや無呼吸が軽減するという研究報告が出されている．この装具は，個々の患者の歯形に合わせて作成していく．しかしながら，重症の睡眠時無呼吸症候群の患者に対しては，この治療法の有効性は十分ではない．

❸ 経鼻的持続陽圧呼吸法（CPAP）

現在，睡眠時無呼吸症候群に対して最も有効な治療法として選択されている治療法が，経鼻的持続陽圧呼吸法（continuous positive airway pressure；CPAP）である．わが国に関しても，CPAPには健康保険が適用されており，劇的な効果を見せている．この装置は，睡眠中に鼻につけたマスクから持続的に空気を流して気道を広げる圧力（陽圧）をかけ，息を吸うときに気道が閉塞することを防ぐ．患者ごとにPSGの記録に基づいて，有効な適正な圧力を設定する．

CPAPの効果は非常に顕著で，治療を始めたときから無呼吸が消失し，熟睡することが可能である．しかし，なかには装着に伴う不快感，圧迫感，鼻粘膜の乾燥，刺激などを訴え，この治療法になじまない患者もいる．近年では，装置の改良が進み，携帯できるように配慮もされてきている．またCPAPは，その原因を治療する方法ではないため，長期間にわたって毎晩実施する必要がある．

禁忌・留意点

肥満が閉塞型睡眠時無呼吸症候群の重要なリスクファクターであることに異論を唱える者はいない．しかし，「閉塞型睡眠時無呼吸症候群は肥満による疾患であり，肥満さえなければ発症しない」「減量すれば問題は解決する」という類いの単純な発想は閉塞型睡眠時無呼吸症候群という全身疾患の本質を見誤る結果につながり，治療の効果が期待できないばかりか，患者の健康そのものに悪影響を与える場合すら考えられる．以上，閉塞型睡眠時無呼吸症候群では肥満という現象を原因と結果の両面から理解しながら，予防と発症後の治療とを区別してアプローチを考えることが重要である．

開胸手術

海老原覚　東北大学大学院講師・機能医科学講座内部障害学分野

疾患の特性

近年では胸腔鏡手術などの低侵襲手術が広がりつつあるが，低侵襲的手技では診断がつ

かない，または決定的な治療ができそうもない場合なども多く，胸郭内の病変の評価および治療に依然として，胸壁を切開し，胸腔を開放する開胸手術が行われる場合も多い．

肺の開胸手術は3つの基本的なアプローチが用いられる．限局的な前部または外側の開胸術は，肋間を6〜8cm切開して前方の構造に接近する．後側方開胸術では，胸膜，肺門，縦隔，肺全体に到達できる．肺容量減少術のように，両側肺に到達したい場合，胸骨を割る切開（胸骨正中切開）が用いられることもある．限局的な開胸術を受ける患者は1〜2日間胸腔チューブを必要とする．

全身麻酔，手術による外傷，術後の不快感に伴う長期入院のリスクがあるため，比較的合併症が起こりやすい．出血，感染，気胸，気管支胸膜瘻孔，および麻酔薬に対する反応などのリスクがある．開胸術の禁忌は手術に対して一般的に禁忌となるもので，是正不能な凝固異常，および主要臓器系の機能が不安定または不全であることが含まれる．

障害の特性

開胸手術には大まかに，肺の手術，食道の手術，心臓の手術がある．心臓手術の特性は別項に述べられている．肺手術の場合の特性は肺切除により肺容積が減少し，酸素を取り込む量が減ってしまう．胸に手術の創があるため，痛みで深呼吸や痰の吐き出しを十分に行うことができなくなる．また食道手術の場合は手術の範囲が頸部，胸部，腹部と広く，頸部の手術の影響により，唾液や食べ物が気管に入りやすく（誤嚥），痰を出しにくい場合があり，胸部にも腹部にも手術の創があるため，深呼吸や痰の吐き出しを十分に行うことができなくなる．

いずれにしても肺に酸素が十分取り込めない（無気肺）状態や痰がたまった状態が続き，肺炎を起こす危険が高い．

評価・技法

術前評価にて肺機能の評価は当然のことながら非常に重要である．スパイロメトリで評価する．それに加えてカフピークフローも測定しておくと術後のフォローアップに有用である．ADLなどの評価は手術適応を決めるのに必須である．

リハビリテーション処方

❶ 手術前

開胸手術において術前にもリハ介入することは重要である．術前のトレーニングをきちんとして手術に臨めば，手術後の合併症を予防し，機能回復がスムーズにいく場合が多い．また，手術の後，見ず知らずのPTがいきなりリハを開始するよりも，術前に面識をもっていれば，患者も戸惑うことがない．それに加え，患者にとって治療とか手術そのものの不安も大きいが，手術の後遺症に対する不安も大きく，術前に手術の後どのような後遺症があり，どういうリハを行えばどこまでよくなるか，どれぐらい時間がかかるかといった情報をしっかり説明することにより，不安の解消につながる．

実際に術前のリハとして行ってもらうのは禁煙指導に始まり，術前の腹式呼吸（深呼吸）の練習と，痰の出し方（排痰法：ハッフィング）の練習，また呼吸訓練では，インセンティブ・スパイロメトリ（IS）という呼吸訓練器を使った訓練法も有効である．さらに待期が長い場合には廃用予防の運動療法が重要である．

❷ 術後

手術の後，肺活量はかなり落ちて，1週間ぐらいかけて徐々に回復していく．その1週間のうちにしっかりと対応しないと肺炎になりやすい．術前にやっていた腹式呼吸（深呼吸）と，排痰法の実践を指導する．また，術後は体位が固定されてしまいがちだが許される限り体位ドレナージを行う．また，許される限り早期に離床への訓練を行う．

同時に開胸手術では術後にしばしば嚥下リハが必要になる．術後1週間ぐらいすると経口摂取を始めるが，その際，患者の多くは多かれ少なかれのみ込みが悪くなる．特に手術

でのどの部分の神経が損傷され，反回神経麻痺（声帯麻痺）を起こすと，誤嚥性肺炎を発症しやすくなる．予防のためには，STなどによるリハが必要になる．場合によっては嚥下造影検査でチェックしながら，経口摂取のプログラムをきちんと立てて行う必要がある．

禁忌・留意点

　肋骨骨折，胸部手術創（胸部切開術）などには squeezing は禁忌である．また，人工呼吸中に発生した気胸や，胸腔ドレナージがされている場合は，気道内圧が上昇する処置は禁忌．また開胸術後疼痛症候群（post-thoracotomy pain syndrome）にも注意を要する．

肝疾患

伊藤　修　東北大学大学院准教授・機能医科学講座内部障害学分野

疾患の特性

　肝臓機能障害の主な原因としては，ウイルス性肝炎，自己免疫性肝炎，原発性胆汁性肝硬変，代謝性肝疾患，薬剤性肝障害，アルコール性肝障害などがある．2010年4月1日から，「肝臓機能障害」が新たに身体障害に追加された．この新たな身体障害には，以上の肝臓機能障害に加えて，肝移植を行った後の状態も認定されている．

　わが国の慢性肝炎や肝硬変の患者の多くは肝炎ウイルスによるものであり，なかでもC型肝炎ウイルスによるものが最も多く，次いでB型肝炎ウイルスによるものが多い．非アルコール性脂肪性肝疾患（nonalcoholic fatty liver disease；NAFLD）は，単純脂肪肝から脂肪肝炎（nonalcoholic steatohepatitis；NASH），肝硬変を含む一連の代謝性肝障害である．メタボリックシンドロームの表現型の1つであり，多くの先進国で肥満人口の増加に伴い，慢性肝臓病として主要な地位を占めるようになってきている．

障害の特性

　肝臓機能障害は無症状で進行し，慢性肝炎に移行した場合でも，治療により治癒または改善する．肝硬変に移行した場合は治療により改善することもあるが，重症化すれば症状の進行はほぼ不可逆的となる．肝臓疾患患者は一般的に自覚症状に乏しく，日常生活の制限がどの程度必要かを判断することが困難であり，自覚症状に加えて病状や検査値の推移もみながら運動療法を施行する必要がある．

　NAFLD・NASHの発症機序としては two hit theory が提唱されており，まず first hit によって脂肪肝が発症し，さらに second hit として酸化ストレス，過酸化脂質，エンドトキシンなどによって誘導されるサイトカインの放出などによって肝細胞障害が惹起され，脂肪性肝炎，肝硬変へと進展していくと考えられている．多くの場合，内臓脂肪蓄積とそれに伴うインスリン抵抗性が根底にあり，発症や病態の進展に関与している．

評価・技法

　障害者認定の際には，Child-Pugh分類（表）が使用される．肝性脳症，腹水，血清アルブミン値，プロトロンビン時間，血清総ビリルビン値の総点数でグレードの分類ができる．これに加えて，全身倦怠感，食欲不振，皮下出血，有痛性筋痙攣，食道静脈瘤，腹膜炎などの日常生活活動の制限と関連のある臨床症状や安静の必要性，行動制限などの日常生活活動でも障害の程度を評価する．

リハビリテーション処方

　肝炎においては肝機能障害が認められると，まず安静を指示されてきた歴史的背景もあり，現時点ではウイルス性肝炎や肝硬変への運動療法が肝機能改善に有効であるとのエビデンスはない．しかし，過度の安静によるデコンディショニングの問題，社会復帰の遅延，QOLの低下が注目され，肝炎や肝硬変の治療においても必要以上の安静を解除し，社会復帰に向けて少しずつ安全に運動の再開を図ろうとする考えに変化してきている．負

表1　肝機能障害重症度分類（Child-Pugh 分類）

	1点	2点	3点
肝性脳症	なし	軽度（Ⅰ～Ⅱ）	昏睡（Ⅲ度以上）
腹水	なし	軽度	中程度以上
血性アルブミン(g/dL)	>3.5	2.8～3.5	<2.8
プロトロンビン時間(%)	>70%	40～70%	<40%
血清総ビリルビン値(mg/dL)	<2	2.0～3.0	>3

グレードA：5～6点，グレードB：7～9点，グレードC：10～15点．
肝性脳症の判定は，犬山シンポジウム(1981)を使用する．

荷する運動の種類，程度，方法，持続時間，1日の配分，総運動量については，今後の検討が待たれるが，代償期の肝硬変まで問題を生じることがまれであることから，歩行から開始し，速歩や体操，軽い水泳などの持久性運動に発展させることが勧められる．さらに，その前後にウォーミングアップとクーリングダウンを入れるのが望ましい．運動開始後しばらくの間は定期的に採血し，肝機能の推移を注意深く観察する必要がある．

NAFLD・NASH の治療では，インスリン抵抗性を改善させ，血中インスリン濃度を低下させることが重要である．食事や運動などの生活習慣の改善によって背景にある肥満を解消させることが治療の基本であり，薬物療法は両者によっても十分な効果が得られない場合に考慮される．しかしながら，減量の有効性を組織学的にまで検証した報告は少なく，システマティックレビューでは減量の有効性は示されていない．さらに，週1.6 kg 以上の急激な減量や外科的治療法による減量ではむしろ肝組織像が悪化するとの報告もある．

食事療法や運動療法は標準治療とされているが，十分なエビデンスが確立されておらず，そのメニューもいまだ定まっていない．したがって，現在のところは一般の肥満や糖尿病への食事療法や運動療法に準ずるものに過ぎない．日本肝臓学会編『NASH・NAFLD の診療ガイド』では，日常生活の指導を勧めている．食事療法の基本として，標準体重当たり総カロリーは25～35 kcal/kg・日，蛋白質は1.0～1.5 kg/kg・日とする．脂肪は飽和脂肪酸を抑え，総カロリー数の20%以下に制限する．精製された糖類は控えめにし，精製されていない穀類などから炭水化物を摂取する．運動療法は内臓脂肪減少やインスリン抵抗性改善に有効であり，特に有酸素運動は筋肉・脂肪組織の代謝改善に役立ち，NAFLD の病態改善効果が期待できるとされている．

最近，週当たりの運動消費カロリーが同程度であっても，6 METs 以上の高強度運動を実施することにより NASH・NAFLD の治療効果が高いことが報告されており，NASH・NAFLD に適切な運動療法メニューは一般の肥満や糖尿病へのメニューとは異なる可能性がある．

小児においても，成人と同様に NAFLD の治療の基本は生活習慣の改善にある．患者本人や両親には肥満に対する病識が乏しいことが多く，厳格な治療は受け入れられ難い．また，過度な食事制限を行うと成長期に必要な栄養素まで欠乏する危険もある．

イタリアや中国から報告された臨床研究では，標準体重当たり総カロリーが25 kcal/kg・日程度の食事療法に加え，中等度運動の実施で，BMI，空腹時血糖，インスリン，脂質，肝逸脱酵素，肝超音波像が改善したことを報告している．しかし，実際のところ5%以上の減量で肝逸脱酵素値が正常化することが多く，身長の増加がある場合は体重の維持

や軽度増加でも同様の効果が得られることも多い．筆者らの施設では，肥満を有する小児NAFLD症例に対して1,900 kcalの軽度な食事カロリー制限に加えて運動療法や生活習慣是正教育を含む入院型包括的リハを実施することで，肝逸脱酵素値の著明な改善効果を認めている．

禁忌・留意点

急性ウイルス性肝炎では，倦怠感や食思不振などの自覚症状，黄疸，血清検査値が高値である場合には運動は禁忌とされる．慢性肝炎では，AST 200 IU/L，ALT 300 IU/L以下であれば日常生活や軽労働は通常どおり行い，運動により倦怠感，疲労感が持続し，AST や ALT 値が許容範囲を超えた場合にはその運動を中止する．肝硬変では，黄疸，食道静脈瘤，腹水，肝性脳症があり，非代償期である場合には，日常生活レベル以上の運動は禁忌である．

腎疾患

上月正博　東北大学大学院教授・機能医科学講座内部障害学分野

疾患の特性

わが国の成人人口における慢性腎臓病（chronic kidney disease；CKD）患者数は推計約1330万人に上る．さらに，末期CKDとしての慢性透析患者数は30万人を突破し，国民400人に1人の割合に上る．慢性透析患者の5年生存率は60.3％，10年生存率は36.2％であり，最長42年以上の生存例など長期延命にも成功している．このように，わが国の透析医療の水準は世界一である．一方，2011年末の透析人口全体の平均年齢は66.5歳，2011年新規導入透析患者の平均年齢は67.8歳と超高齢社会を反映して，透析患者も年々高齢化している．透析導入患者を年齢層でみてみると，男女とも75〜79歳が最も多い．

障害の特性

透析患者では，腎性貧血，低栄養・炎症・動脈硬化複合（MIA）症候群，骨格筋減少・筋力低下，骨格筋機能異常，運動耐容能低下，易疲労，活動量減少，QOL低下などが認められる．

透析患者の運動耐容能は心不全患者や慢性閉塞性肺疾患（COPD）患者のものと同レベルまで低下している．運動耐容能は健常者や各種疾患患者の生命予後と密接に関係しているが，これは透析患者でも例外ではない．すなわち，運動耐容能の低い透析患者や運動をしない透析患者では生命予後が悪く，さらに，透析患者が運動を行わないことは低栄養や左室肥大と同程度に生命予後にマイナスに影響する．

透析患者の日常生活活動に関しての調査によると，300 m 歩行に介助を要する割合は4.9％，入浴で3.2％，着替えで1.8％，排便で1.1％と，脳卒中患者などに比較して少ない．透析患者で運動耐容能低下にもかかわらずADLが比較的保たれている要因として，透析患者は決して楽に動作を遂行しているわけではなく，ADL動作を不完全・不十分ながらも創意工夫しておのおのの方法で代償させ，何とか自立させているためと考えられる．この現象は，心不全やCOPDなど内部障害患者に共通にみられるものである．透析患者では，超高齢化に伴う多疾患や透析合併症による重複障害により安静を保つことで，運動耐容能はさらに低下し，廃用症候群に陥ってしまうことが少なくない．

評価・技法

透析患者は高齢であることが多く，狭心発作，心不全などに気づきにくい．運動療法を安全にかつ効果的に行うために，運動負荷試験が必要である．運動負荷試験は，標準的な運動負荷試験の中止基準の適応とその運動負荷試験の解釈法をよく知っている医療関係者によって監視されるべきである．一般的には運動負荷試験としてはトレッドミルや自転車

エルゴメータのプロトコールが使用され，特にトレッドミルはより一般的である．

維持血液透析を受けている患者では，運動負荷試験は血液透析を実施しない日に計画すべきであり，血圧はシャントのない腕のほうで測定する．ピーク時心拍数は，年齢別予測最大心拍数の75％までにすべきである．一方，持続的携帯型腹膜透析を受けている患者は，腹腔に透析液がない状態で運動負荷試験を受けるべきである．

ACSM（American college of sports medicine）では，慢性腎疾患患者に対する動的筋力測定は3RMやそれより高い負荷（たとえば，10～12RM）を使用して行われるべきであり，同時に裂離骨折をきたすおそれがあるので，慢性腎疾患患者に対して1RM試験は禁忌であるとしている．また，筋力および筋の持久力は，60～180°/秒の角速度の範囲において等速性マシーンを使用し，安全に評価し得るとしている．

リハビリテーション処方

腎臓リハは，腎疾患や透析医療に基づく身体的・精神的影響を軽減させ，症状を調整し，生命予後を改善し，心理社会的ならびに職業的な状況を改善することを目的として，運動療法，食事療法と水分管理，薬物療法，教育，精神・心理的サポートなどを行う，長期にわたる包括的なプログラムである．腎臓リハの中核をなす運動療法は，透析患者に対して運動耐容能改善，MIA症候群改善，蛋白質異化抑制，QOL改善などをもたらすことが明らかにされている．最近のDOPPS研究では，定期的な運動習慣のある透析患者は，非運動患者に比較して明らかに生命予後がよいこと，週当たりの運動回数が多いほど生命予後がよいことが明らかになっている．さらに，定期的な運動習慣をもつ透析患者の割合が多い施設ほど，施設当たりの患者死亡率が低いことも報告されている．米国K/DOQI（kidney disease outcome quality initiative）による「透析患者における心血管病CVDガイドライン」では，全ての透析患者に対して，スタッフはその運動レベルを引き上げるように奨励すべきであると述べられている．そのためには，運動機能の評価，運動の実施を妨げる条件の評価，運動プログラムの再評価を少なくとも6カ月ごとに実施することを推奨している．

日本腎臓学会のエビデンスに基づく「CKD診療ガイドライン2009」では，CKD患者における運動は，尿蛋白や腎機能障害を悪化させるという懸念から推奨してきた運動制限に臨床的な根拠はなく，CKD患者においても，身体活動の低下は心血管疾患による死亡のリスクであり，「運動疲労を起こさない程度の運動（5METs前後）が安定したCKDを悪化させるという根拠はなく，合併症などの身体状況が許す限り，定期的施行が推奨される」とされている．すなわち，透析には至らないCKDの患者においても，適度な運動が腎機能には悪影響を及ぼさずに，むしろ運動耐容能やQOLの向上，糖・脂質代謝の改善などのメリットをもたらす可能性があるという報告があり，腎機能障害患者の活動を過度に制限すべきではない．

1）透析CKD患者に対する運動処方

❶ 時期

血液透析患者では，トレーニングは血液透析直後に行うべきでないが，透析をしない日には実施してもよい．通常は運動施設か自宅で行う．また，運動前後のストレッチング，関節可動域（ROM）維持訓練，筋力増強訓練を追加することが望ましい．

持続的携帯型腹膜透析中の患者は，腹腔内に透析液があるうちに運動を試みるかもしれないが，この結果が思わしくない場合には，患者は体液を除去することが勧められる．

❷ 頻度

有酸素運動3～5日/週，レジスタンス運動：2～3日/週．

❸ 強度

初期の運動強度を軽度強度（酸素摂取予備

能の40%未満)から中等度強度の有酸素運動〔すなわち酸素摂取予備能の40～60%，Borg指数(RPE)6～20点(15点法)の11～13点〕，およびレジスタンス運動は1-RMの60～75%．患者の耐容能に基づいて時間をかけて徐々に進行させていく．

・心拍数は運動強度の指標としての信頼性は低いので，RPEを使用する．
・患者の動静脈接合部に直接体重をかけない限りは，動静脈接合部のある腕で運動を行ってよい．

❹ 時間
▶準備体操・ストレッチング：運動前後のストレッチング，ROM維持・改善訓練を行う．軽度の筋力増強訓練として「上月の腎臓体操」がある．
▶有酸素運動：持続的な有酸素運動で20～60分/日，しかしこの時間が耐えられないのであれば，10分間の間欠的運動曝露で計20～60分/日．
▶レジスタントレーニング：10～15回反復で1セット．患者の耐容能と時間に応じて，何セット行ってもよい．

❺ 種類
ウォーキングやサイクリングのような有酸素運動．レジスタンス運動のためには，マシーンあるいはフリーウエイトを使用する．大筋群を動かすための8～10種類の異なる運動を選ぶ．

〔透析中の運動療法〕
最近は，透析の最中に下肢エルゴメータなどの運動療法を行う施設も増加してきた．その場合は低血圧反応を避けるために，その運動は治療の前半中に試みられるべきである．透析中に運動を行うことで蛋白同化が促進され，またリンなどの老廃物の透析除去効率が高まり，また，週3回の透析の際に運動療法を行ってしまうことで，改めて透析以外の時間帯に長い運動時間を設定しなくてよい．退屈な透析時間をどう過ごすかに悩んでいる透析患者にとっては，非常に朗報であるといえる．

2) 非透析CKD患者に対する運動処方
CKDの各ステージを通して，過労を避けた十分な睡眠や休養は重要であるが，安静を強いる必要はない．運動処方は以下のようであるが，実際は患者で運動に対する反応や併存症・合併症が異なるため，個々に血圧，尿蛋白，腎機能などを慎重にみながら運動量を調節する必要がある．

❶ 頻度
有酸素運動3～5日/週，レジスタンス運動：2～3日/週．

❷ 強度
中等度強度の有酸素運動〔すなわち酸素摂取予備能の40～60%，Borg指数(RPE)6～20点(15点法)の11～13点〕，およびレジスタンス運動は1-RMの60～75%．

❸ 時間
▶有酸素運動：持続的な有酸素運動で20～60分/日，しかしこの時間が耐えられないのであれば，10分間の間欠的運動曝露で計20～60分/日．
▶レジスタントレーニング：10～15回反復で1セット．患者の耐容能と時間に応じて，何セット行ってもよい．

❹ 種類
ウォーキングやサイクリングのような有酸素運動．レジスタンス運動のためには，マシーンあるいはフリーウエイトを使用する．大筋群を動かすための8～10種類の異なる運動を選ぶ．

| 禁忌・留意点 |

全ての透析患者に対して運動療法を奨励すべきであるが，整形外科的/筋骨格系の可動制限，心血管系さらには動機づけの問題があれば，その問題点を特定し，患者を適当な部門に紹介し，患者が運動処方を守れるようにする必要がある．一方，禁忌や中止基準については，科学的根拠に基づいた腎機能障害者のための運動療法ガイドラインが作成されていないこともあり，現時点においては「心血

管疾患におけるリハビリテーションに関するガイドライン(2012年改訂版)」に示されている禁忌・中止基準を適用することが勧められる.

その他

運動障害を有するCKD患者では,食事で摂取した蛋白質やアミノ酸は筋蛋白の合成には利用されにくい.筋蛋白合成の最大の刺激因子は運動であり,これがなければ筋蛋白としてではなく体脂肪として蓄積され,窒素は尿素に分解されてしまう.筋肉量や運動耐容能の低い患者ほど生命予後が不良であるが,CKD患者に栄養治療を行う際には,適切な運動量を確保することが極めて重要である.

運動療法のみでさまざまな好ましい身体効果をもたらすことはすでに述べたとおりである.しかし水分,塩分,蛋白質制限などの栄養療法(食事療法),降圧薬などの薬物療法,生活指導,精神的ケアなどの要素も重要である.このことは同じ内部障害に分類される心臓機能障害や呼吸器機能障害のリハでも同様であり,運動療法は,きちんとした薬物療法・食事療法・患者教育(自己管理や病状悪化の予防と治療に関する教育)・精神的ケアなどをセットにしたメニューとして行われることでその威力が倍増する.

医療者・患者双方の腎臓リハの必要性や有効性に対する理解は十分でない.また,科学的かつ合理的な運動療法メニューの開発などの研究も必要である.2011年に腎臓リハの一層の普及・発展を目的として,職種を超えた学術団体である「日本腎臓リハビリテーション学会」が設立された.今後の腎臓リハの普及・発展のために,そして多くの腎臓障害者の福音となることが期待される.

小腸疾患

長坂　誠　東北大学大学院・機能医科学講座内部障害学分野

疾患の特性

小腸は消化管のなかで,栄養素の吸収に関して最も重要な臓器である.小腸機能障害を有する小腸疾患には短腸症候群,小腸Crohn病,小腸結核,アミロイドーシス,リンフォーマ,全身性硬化症(強皮症)が挙げられる.

以下に詳細を示す.

❶ 短腸症候群

短腸症候群とは,小腸広範切除術後や小腸空腸バイパス術後に,残存する小腸が短くなった状態を指す.小腸が短いと小腸吸収面積が絶対的に減少し,消化吸収が低下する.

原疾患としては腸捻転,壊死性腸炎などが挙げられる.

症状としては突然激しい腹痛,腹部膨満,嘔吐,血便などがあり,ショック状態に陥ることもある.

腸捻転の治療法は外科的に開腹し捻転を解除することであるが,腸が壊死していることもあり,その場合は壊死腸管を切除する.

壊死性腸炎の治療はまず内科的に行われる.しかし穿孔例や内科的治療に反応せずに状態が増悪した場合,壊死腸管の摘出と二次感染巣の除去を目的とした外科的治療が行われる.

❷ 小腸Crohn病

小腸Crohn病とは消化管に,非連続性の慢性肉芽腫性炎症を生じる炎症性疾患である.

原因は不明だが免疫異常と食事環境などの環境因子が関係していると考えられている.好発部位は小腸・回盲部・肛門周囲である.主な症状は腹痛,下痢,体重減少,潰瘍などの肛門病変,発熱などである.根治することは難しく,寛解状態導入・維持のための治療

が中心となる．具体的には，食事療法や薬物療法といった内科的治療が行われ，消化管狭窄・穿孔などに対しては外科的治療が行われる．

❸ 小腸結核

結核とは，結核菌により引き起こされる感染症であり呼吸器官においての発症が多いが腸にも感染し得る．腸結核は典型的には回盲部に起こるが，他のどの部位も侵され得る．症状としては慢性的腹痛，閉塞症状，体重減少，下痢などである．治療は肺結核同様抗結核薬の投与である．最近は多剤耐久性のある菌をもつものもあり，治療に難渋することがある．

❹ 全身性硬化症（強皮症）

強皮症は，全身の皮膚が硬化する原因不明の慢性疾患であるが，小腸も障害されることがある．小腸が障害されると，腹部膨満感や腸閉塞や呼吸不良症候群といった合併症が出現する．

障害の特性

小腸機能障害は大きく分けると以下の2種類となる．すなわち，①腫瘍や腸間膜動脈塞栓症，腸捻転，壊死性腸炎などのため広範囲に腸管が切除され物理的に消化吸収能力が低下した短腸症候群のような病態と，②小腸Crohn病，小腸結核，アミロイドーシス，リンフォーマ，全身性硬化症（強皮症）などにより腸管に広い範囲にわたる病変が出現し，健常な小腸と比べ，腸管機能が低下した病態である．

①と②の最大の違いは①の場合，時間経過に従い手術直後から安定期までに症状が変化することであり，②の場合は原疾患の状態や治療効果の程度によって消化吸収障害の程度が変化することである．また，小腸は部位によって機能が違い，吸収する物質が異なる．したがって同じ疾患名でも消化吸収障害としては各症例で異なる．つまり，①の場合は術後の時期や切除部位によって，②の場合は疾病部位と原疾患の状態によって，発生する障害が異なる．したがって，各症例に応じて不足栄養素の種類や程度を見極めながら十分に補っていくこと，また症状や時期により変化するため適宜栄養状態を評価し，対応することが重要である．

また小腸機能障害患者に対するリハは，単に不足した栄養素を補いさえすればいいというものではない．原疾患の治療はもちろんのこと，患者本人の日常生活・社会生活・QOLを妨げている要素についても対応しなくてはならない．

評価・技法

小腸機能障害による栄養不良状態を評価するためには血液学的検査が重要である．具体的な項目としては，総蛋白，アルブミン，コレステロールなどがあり，肝臓で合成され，半減期の短いrapid turnover protein（トランスフェリン，プレアルブミン，レチノール結合蛋白）なども含まれる．

直接的な栄養指標とは異なるが，貧血や電解質異常の評価も必要である．

栄養状態の評価以外にも小腸機能障害を評価するうえでは栄養素の吸収試験も重要である．たとえば糖質の吸収試験にはD-キシロース吸収試験，乳糖負荷試験があり，脂肪の吸収試験には糞便中の脂肪定量などがある．

鉄の吸収能は血清フェリチンや鉄，骨髄検査による貯蔵鉄で評価する．ただし消化管吸収障害以外の鉄不足の原因としての食事量低下や炎症などの慢性の血液喪失，サラセミアの有無のチェックが必要である．

葉酸吸収は血清や赤血球の葉酸塩レベルで評価する．ただし食事量や，過剰なアルコール摂取の有無のチェックが必要である．

ビタミンB_{12}の吸収能を評価する方法として血清ビタミンB_{12}，シリングテストがある．シリングテストは，吸収不良の原因を確かめるうえで効果的である．

リハビリテーションの考え方

小腸疾患患者の運動療法の効果について

は，短腸症候群の患者がレジスタンストレーニング（14週間，週2回，最大筋力の80%で1セッション8回×3セッション行う）により，体内の代謝を改善させ，エネルギー消費，摂食量，腕周囲径，除脂肪体重を増加させたという報告があるが，確立された運動メニューはない．そこで，本項では小腸機能障害の対応を考えるうえで最も重要な栄養管理について述べる．小腸機能障害患者の栄養管理方法は大きく分けて完全静脈栄養法（total parenteral nutrition；TPN）と経腸栄養法の2通りある．

TPNとは糖質，アミノ酸，微量元素，各種ビタミンなどの各栄養分をカテーテルが留置された中心静脈から投与する完全栄養法である．

経腸栄養法とは，経腸栄養剤を投与する栄養摂取方法である．具体的な投与法としては経口法と経管法がある．経管法はさらに経鼻胃管法と経胃瘻法，経腸瘻法がある．

経腸栄養剤には，消化態栄養剤，半消化態栄養剤，天然濃厚流動食，成分栄養剤などがある．栄養剤には，食品に分類されるものと薬品に分類されるものがある．消化態栄養剤は全て薬品に分類される．天然濃厚流動食は全て食品に分類される．成分栄養剤は食品に分類されるものと薬品に分類されるものがある．食品に分類されるものは個人購入が可能だが保険適用にならない．一方，薬品に分類されるものは保険適用になるが個人購入できない．

経腸栄養剤を選ぶ基準は，投与経路や消化吸収機能を総合して決定する．たとえば臭いのある成分栄養剤の含硫アミノ酸は，経口摂取には不向きである．また成分栄養剤や消化態栄養剤は，小腸粘膜細胞の酵素で水解や吸収が可能なため消化吸収障害がある場合に適応になる．なお半消化態栄養剤は，消化吸収機能が正常なものに適応となる．

経腸栄養はTPNよりはるかに生理的な方法であること，また経腸栄養を行わないと小腸粘膜が萎縮し消化管の免疫力が低下することから，いったんTPNを始めた場合にも，経腸栄養法さらには，経口摂取へ切り替えることが可能かどうかを常に検討する必要がある．

なお，TPN，経腸栄養法を施行中の患者はカルシウム，鉄，亜鉛，ビタミンB_{12}，必須脂肪酸などの栄養素不足が出現しやすいため，必要に応じて追加投与する必要がある．

最近，小腸広範囲切除術後でも残存腸管が30 cm以下となった小腸機能障害者でも在宅静脈栄養法（home parenteral nutrition；HPN）と在宅成分栄養経管栄養法（home elemental enteral hyperalimentation；HEEH）によって，社会復帰が図れるようになった．

しかし，これらを実施する前には，患者，あるいは患者家族も含めて教育，社会面，心理面でのサポートを受ける必要がある．そのためには医師のみならず看護師や，薬剤師，栄養士などがチームを構成し対応していくことが肝要である．

代謝障害

代謝・内分泌疾患

渡部一郎　青森県立保健大学大学院・機能障害回復学

障害の特性

代謝・内分泌疾患は，下垂体(Cushing症候群など)，甲状腺(Basedow病，粘液水腫など)，副甲状腺(カルシウム代謝異常)，副腎髄質(褐色細胞腫など)，副腎皮質(原発性アルドステロン症など)，肝臓(各種糖原病など)・膵臓(糖尿病など)など内分泌組織が関与する疾患である．その作用は，循環器，骨・筋や運動器，神経系，消化器や腎など全ての臓器に及び，肥満(またはるいそう)，高血圧，脂質代謝異常など全身的な運動生理学的異常が顕在化し，廃用症候群に至る可能性が高い．

わが国では，1957年より成人期に有病率・死亡率が高い「悪性新生物，脳卒中，心疾患，糖尿病，高血圧，骨粗鬆症，白内障など」を成人病として早期発見・早期治療(二次予防)の施策を行ってきた．1997年には成人病を，生活習慣病「食習慣・運動習慣・休養・喫煙・飲酒などの生活習慣がその発症・進行に関与する疾患」として，食運動生活習慣指導(一次予防)を推進してきた．2005年以降，これら生活習慣病は内臓脂肪蓄積とアディポネクチンやTNF-αなどのサイトカインなどの関与が明らかとなり，腹囲周囲径異常(男性≧85 cm，女性≧90 cm)に伴う高血圧・高血糖，脂質異常症に注目したメタボリックシンドローム基準に注目した施策に変化してきた．

早期診断により適切な内科的・外科的治療を進める一方，廃用症候群とならないよう症例ごとに適切な運動療法(フィットネス)が必要で，長期にわたる持続可能な運動療法指導が必要となる．

遺伝性の各種代謝障害も日常生活を含めた運動障害を伴うが，徴候の出現や障害の進行までに長年かかり，廃用症候群や早老症と同様の運動機能低下例が多い．神経・筋の変性疾患では，日常生活レベルの運動ですら過負荷となり，日常活動を制限し，その結果，骨粗鬆症，筋萎縮，関節可動域(ROM)制限，動脈硬化，心肺機能の低下による廃用症候群→運動障害の増悪→不動の悪循環をなす．運動障害は，心肺・運動器の廃用のみならず，インスリン感受性を低下し，代謝系全体のフィットネスを障害するとされている．

リハビリテーションの考え方

肥満を中心とした，高血糖，高血圧・脂質異常症を伴うメタボリックシンドロームについては「肥満症」の項目で解説する．代謝・内分泌疾患，高齢者，障害者では，日常生活活動の維持・拡大，社会参加が可能となるフィットネス(有酸素運動能力＝持久力の維持・改善)が必要となる．

❶ 等尺性筋力訓練

立ち上がる，しゃがむなどの下肢動作などの筋力低下が障害の主因となる場合では，生活に必要な動作について，等尺性筋力訓練を行う．これは，下肢挙上での保持(SLR：仰臥位で膝を進展したまま股関節を30°程度屈曲する)や下肢にゴムチューブを用いる等尺性訓練指導，療法士が抵抗を与え患者の可能な最大筋力を数秒間持続させる訓練である．最大筋力を発するためには息こらえ(無酸素)運動となり10秒程度しか持続できない．これは，白筋(Type Ⅱ，速筋)による無酸素運動(筋中のATP，クレアチンリン酸の非乳酸系と解糖乳酸系)による筋力である．最大筋力の80%以上の筋力訓練は筋線維肥大や筋力を増強するが，白筋は加齢により減少し，

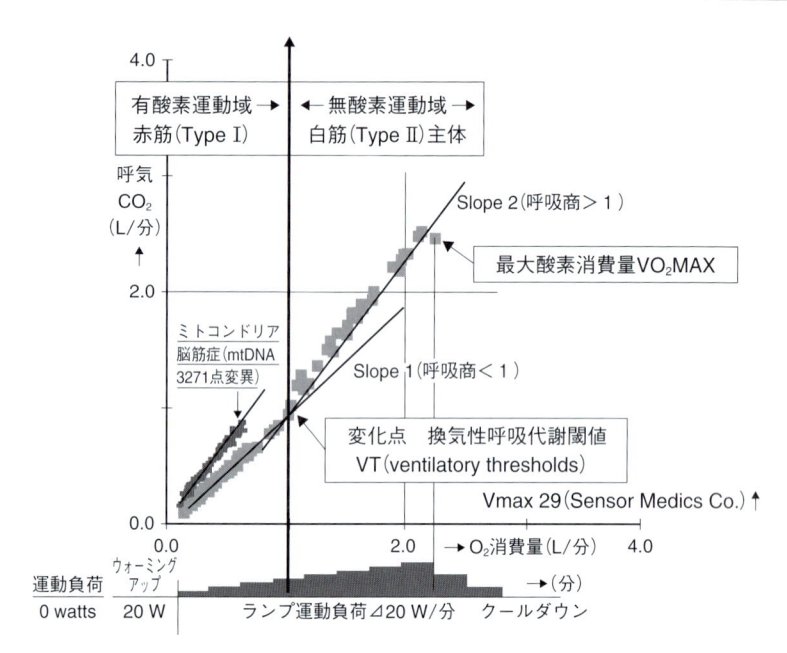

図 運動負荷試験（嫌気性呼吸代謝閾値）

無呼吸性・交感神経緊張性反応（血圧上昇）を伴う場合もあり，呼吸状態や強度により筋痛（乳酸の蓄積による）の出現に注意して行う．改善がみられる場合は継続するが，筋代謝障害例では過用（overuse）とならないよう注意を要する．過用となる可能性がある訓練は中止し，移乗や上肢の日常活動に必要な実用動作の等尺性筋力訓練にとどめ，車椅子や杖・補装具などを利用した機能代償により日常生活活動を維持する長期ゴールの設定を検討する．

❷ 持久力訓練

歩行する，立位・座位にてADLを持続するためには，主に赤筋（Type Ⅰ，遅筋）による有酸素運動による持久力を増強する．赤筋はミトコンドリアやミオグロビンを豊富に含む．十分な筋血流による酸素供給が維持されれば解糖系産物のピルビン酸がクエン酸回路で全て消費され，同じグルコース量から解糖系の18倍のATPを産生し，理論的にはピルビン酸・乳酸の蓄積を伴わない運動を半永久的に行える．グルコースやアミノ酸（蛋白質の分解による）も利用可能とされるが，遊離脂肪酸が主たるエネルギー源となる．実際に運動負荷試験で設定した有酸素運動強度の運動では，長時間安全に疲労の少ない運動が可能であり，心肺機能の亢進，フィットネス効果が期待できる．

❸ 嫌気的呼吸代謝閾値（無酸素性閾値；anaerobic threshold；AT）の設定

運動強度は酸素消費量で表され，これを安静時酸素消費量〔3.5 mL/体重（kg）/分〕で除した値をMET（metabolic equivalent）値として用いる（厚労省では単数でも1メッツとカタカナ表記を推奨）．運動負荷検査は，自転車エルゴメータと呼気ガス分析装置により最大運動量・最大運動強度まで漸増するランプ（ramp）法で計測する（図）．

最大運動強度設定は220－年齢で示される脈拍数の85％程度が一般的だが，狭心症や

虚血に注意し，自覚症状や中止基準を参考に安全なレベルの運動強度を調べる．図は，男子大学生で，20 W（watts）のウォーミングアップ運動3分後，20 W/分漸増運動により増加する一呼吸ごとの酸素消費量を横軸に，二酸化炭素排出量を縦軸にした散布図である．運動強度の増加に従い，有酸素運動（slope 1）から無酸素運動（slope 2）に直線が切り替わる点があり，これを換気性呼吸代謝閾値〔ventilatory threshold（VT）＝AT〕とする（図の55 kg例で最大運動強度＝最大酸素消費量2.3 L＝11.9 METs，VT＝5.3 METs）．

換気性呼吸代謝閾値は，運動能やフィットネスの指標となり，この80〜100％の運動強度の運動療法が推奨される．

連続的採血で乳酸値が基準値から上昇する点を乳酸閾値（lactic threshold；LT）とするが，測定法の違いによる嫌気的代謝閾値ATである．

❹ 心拍数による運動強度の設定

心拍数は運動強度とよく相関するため，心拍数でおよそ100〜130拍/分となる別の運動や組み合わせでもよい．時速4 km歩行≒4 METsや体操などでも同様の効果をもたらす．

❺ 自覚的運動強度による運動強度の設定

自覚的運動強度〔rating of perceived exertion（RPE），Borgスケール〕で，0〜10段階の5程度（強い運動）で行う．

❻ 持久力訓練より起こる変化

心臓では，左心室壁の肥厚による心収縮力，左心室腔の拡大による1回拍出量の増加が現れる．有効な体循環血液量や総ヘモグロビン量が増加する．安静時・運動時の心拍数の減少がみられる．最大酸素摂取量，嫌気的呼吸代謝閾値の増加がみられる．安静時・運動時の収縮期・拡張期血圧の低下がみられる．

❼ 有酸素運動不能例＝ミトコンドリア脳筋症例（22歳男性，mtDNA3271点変異）

11歳で発症，書字困難，疲労感を自覚，15歳，歩行時ふらつきを自覚．神経内科で診断（3姉弟家族例）．

散布図中の黒点の症例は，安静臥床でも呼気二酸化炭素排出量が常に酸素消費量より高く〔回帰直線の傾きがY（CO_2）軸へ偏位〕，立位・足踏み運動強度で疲労による最大運動レベルに達し，常に嫌気的呼吸代謝閾値以上の無酸素運動で生活活動していることが示唆された．

呼気ガス分析すると，最大心拍数163拍/分，2.9 METsの最大運動量が計測され，その50％強度となるような，下肢15 W＋上肢7 W（健常者のウォーミングアップ運動強度以下）の低強度エルゴメータ運動療法30分間を週5日×4週間，監視下で施行したところ，最大運動量の増加，酸素摂取量の増加，安静時の脈拍数低下などの改善を認めた．最大運動の約25〜50％の運動強度訓練は過用（overuse）とならずその有用性が示唆された．

糖尿病

渡部一郎　青森県立保健大学大学院・機能障害回復学

▌疾患の特性▌

糖尿病は，インスリンの作用不足で高血糖となる代謝性疾患であり，進行すると三大合併症（triopathy）の網膜症，腎症，神経障害がみられ，QOLに大きな影響を与える．また，高血圧，脂質異常症を併発し動脈硬化性病変が進展し，心筋梗塞や脳卒中などの大血管病変を高率に合併する．

1型糖尿病は若年発症が多く，インスリン投与を必要とする．成人に発症する糖尿病の多くは2型糖尿病で，インスリンの分泌低下，またはインスリン感受性低下（インスリン抵抗性）により発症する．通常肥満を伴うことが多くインスリン分泌促進薬（あるいはインスリン注射）と食事運動療法が必要となる．

日本糖尿病学会の診断基準は 2010 年に改訂され，①空腹時血糖 126 mg/dL 以上，② 75 g 糖負荷試験で 2 時間値 200 mg/dL 以上，③随時血糖値 200 mg/dL 以上，のいずれかが再現性を有する場合に診断され，これまで補助的な位置づけだった HbA1c 値（2012 年に国際標準値 NGSP に統一）6.5% 以上〔わが国の HbA1c（JDS）値に 0.4% 加算〕が加わった．

障害の特性

糖尿病自体ではほとんど無症状（口渇，多飲程度）であり，多くは内臓脂肪型肥満から始まる．この時期に検診にて早期発見し，適切な食事・運動・薬物療法を受けると予後がよい．1 型糖尿病でも早期発見でインスリン治療が導入されれば健常者と同様の生命予後となる．無症状なため放置すると膵インスリン分泌が枯渇し体重減少や triopathy が出現する．糖尿病性 retinopathy は失明原因疾患の 1 位，また糖尿病性白内障も高率である．糖尿病性 nephropathy は透析原因疾患の 1 位である．糖尿病性 neuropathy は四肢のしびれ（手袋靴下型の末梢神経障害），疼痛，深部覚・位置覚低下，自律神経障害，足趾の無痛性感染症や閉塞性動脈硬化症（arteriosclerosis obliterans；ASO）が関与し下肢切断原因疾患の 1 位であり年々増加している．

糖尿病の運動療法を実施する際に，血糖コントロール不良状態では効果が期待できず，ケトアシドーシスや眼底出血の可能性があり，運動療法前には十分なチェックが必要である．さらに，薬物（インスリンなど）療法中には低血糖を誘発する．運動療法は，空腹時血糖で 110～139 mg/dL が最も効果的で，140～249 mg/dL の場合には安全監視下での運動療法を推奨する．空腹時血糖が 250 mg/dL を超える場合は，ケトアシドーシス誘発の可能性があり，血糖を下げてから運動療法を行うべきである．糖尿病の有酸素運動療法は，心肺機能の改善，血糖コントロール，脂質代謝の改善，血圧低下作用，インスリン感受性増加などで高いエビデンスが示され，食事療法とあわせ重要な治療手段である．20 分間以上の有酸素運動は，①乳酸上昇・アシドーシスを起こさず，②交感神経系緊張やカテコラミン上昇がなく循環系に安全で，③遊離脂肪酸を用いる脂肪代謝を活性化し，④インスリン代謝を改善し，⑤筋の持久力，心肺機能の向上，⑥体重減少が期待される．

評価・技法

❶ フットケア

糖尿病足は WHO が「神経障害やさまざまな程度の末梢血管病変を伴う下肢の感染症や潰瘍および深部組織の破壊」と定義し，欧米では全糖尿病患者の 10% が足潰瘍を有し，下肢切断全体の 40～70% が糖尿病による．末梢神経障害は筋萎縮・足趾変形や知覚低下を起こし荷重の変化をもたらし，自律神経障害による発汗減少性の皮膚乾燥・裂傷の易感染が加わり，複雑で難治性の潰瘍を形成する．両足の観察と足底全体のクッション性の高い靴を推奨する．

❷ 血糖値の毎回確認

訓練室で，インスリン使用例では早朝血糖値を確認し，100 mg/dL 以下ならば吸収のよい炭水化物を 1～2 単位摂取させるか軽度運動療法を検討する．食後 1～2 時間後（食後血糖ピーク値）の運動が望ましい．血糖値により，運動時間や種類・量の調整，運動前や運動中の補食を指導する．必要に応じ，主治医に連絡し，運動療法前のインスリン量，経口糖尿病薬（特にスルホニル尿素薬）の投与量の調整を検討する．

❸ 運動強度の設定

可能な場合呼気ガス分析装置による最大酸素摂取量の測定が望ましい．大規模メタアナリシスで最大酸素摂取量 50～75% の強度の運動を 50 分間，週 3～4 回，20 週間施行すると最大酸素摂取量は有意に増加（11.8%），8 週間以上の運動で HbA1c が有意に改善する報告がある．

❹ 準備運動と整理運動

運動療法の副作用や循環器系合併症は運動開始直後，終了後に生じるため運動前後5分間の準備運動，整理運動を行う．運動の中断は，呼吸筋運動も急激に減少するため血中CO_2の異常上昇がみられるなど循環呼吸動態が徐々に変化するよう注意・監視が必要である．

❺ 等尺性筋力増強訓練の併用

等尺性筋力増強訓練は筋力増強作用が得られ，その併用は有酸素運動単独よりHbA1cの相乗低下作用の報告もある．

❻ 有酸素運動の分割

有酸素運動となる20〜60分間の連続的中等度運動が望ましいが必須ではない．運動強度(METs)×時間の総和が一定以上，目標とするカロリー以上となるよう分割するか運動の種類を変更しても同等効果が得られる報告もある(肥満症の項目参照)．

❼ その他

Triopathyや虚血性心疾患歴，高血圧例では，交感神経緊張やスチール現象(筋への血流増加が組織への血流低下をもたらす)とならないよう無酸素運動は禁忌であり，運動強度(量)を低くする．自律神経障害例では心拍数と運動強度の相関性の信頼性は低い．高温・低温環境，水中運動では体温調整のため皮膚血流増加による血圧低下，心拍数増加がみられ，心拍数と運動強度の相関性は著しく変化する．

リハビリテーション処方

施設の専門性，診療・監視体制，スタッフ数，患者数によりさまざまな運動療法の進め方がある．原則は評価・技法の項目で述べた．以下は，リハ専門医1名が5名程度の理学療法士が同室する理学療法訓練室で，脳血管障害，運動器疾患，小児疾患，循環器・呼吸器疾患，悪性疾患など総合的にリハ診療している場合での処方例である．

❶ 初回(最大運動強度の目安を決定)

ストレッチなど準備運動をして，エルゴメータで運動強度を自覚症状・他覚所見(心虚血)に注意し，20 W/分漸増し，心拍数(220−年齢)×85%〔50歳は(220−50)×0.85＝144拍/分〕を目安に運動負荷試験(代謝・内分泌疾患の図)を行うが，患者の様子を観察し，Borgスケール7(かなり強い)レベルかそれより早い安全な自覚症状レベルで終了し記録する．

❷ 2回目以降

ストレッチなど準備運動後，漸増負荷で初回の運動強度を参考に，最大運動強度の約50%(心拍数110〜120拍/分レベル)の運動療法を20〜30分間指示する．患者の理解度や訓練回数を重ねると，患者自身が運動強度，時間を調整できる．

運動中は，発汗・心拍数モニター，運動強度を監視し，疲労度や愁訴を常に聞き取りながら進める(1人の療法士は最大3，4人までのエルゴメータ運動の同時指導が限界)．Triopathy例では，規定的に心拍数110拍/分以下を指示しさらに安全監視など注意を促す．

❸ 準備運動・整理運動

運動開始前後は，患者の状態を確認できる状態で，簡単なストレッチなど準備・整理運動を行わせる．

❹ 日常生活での運動の意識化

エルゴメータに示される消費カロリーを示し，摂食エネルギーと比較し食事療法のモチベーションを高め，ADL(許可された場合は散歩やジョギングなど)での運動を意識させる．糖尿病患者は80 kcal＝1単位で食事療法を受けている．エルゴメータ運動がどの程度の消費カロリーか知ることができるわかりやすい指針となる．30分以上の運動でもジュース1杯分程度のエネルギー消費程度に過ぎないことを確認することは食事療法指導，間食の減少の理解に有用と思われる．日常生活で段階的に運動量を増加する．運動はできれば毎日，少なくとも週3〜5回の中等度強度の運動が一般的に推奨される．訓練室

外でも，運動前後には準備運動と整理運動を指導する．

肥満者や下肢関節障害患者では，歩行訓練は関節症を発症・増悪させるので水中訓練を検討する．

禁忌・留意点

- 血糖値（採血時刻：入院例や自己測定例）を可能な限り申告させる．
- 低血糖，転倒対策，ブドウ糖の準備
- Triopathy 特に網膜症ではその病期により運動禁忌の場合がある．医学的に許可されれば心拍数110拍/分以下の低強度運動あるいは同等レベル（3～4 METs）の日常活動動作や歩行，足踏みなど患者が20～30分間可能な運動を指導する．
- 適切な靴や，足を衛生的に保つ指導も必要である．

その他

▶行動変容のためのチーム医療：糖尿病は，食生活運動習慣の行動変容を導くことが重要である．そのためチーム医療で，糖尿病教室や教育入院など，患者を含めた教育・意識改革を啓蒙する必要がある．

肥満症

渡部一郎　青森県立保健大学大学院・機能障害回復学

疾患の特性

肥満とは，体内に脂肪が過剰に蓄積した状態であり，原発性肥満（単純性肥満）と内分泌性疾患（Cushing 症候群，甲状腺機能低下症など），遺伝性疾患，薬剤性（膠原病に用いるステロイド）などを原因とする二次性肥満症候群に分類される．肥満の大部分は単純性肥満であり，遺伝的要因や環境因子，エネルギーの過剰摂取や運動不足により起こる．

食事・運動・喫煙などの生活習慣による肥満は，上半身肥満（内臓脂肪蓄積）により，血中アディポネクチンが低下し，TNF-α，レジスチン，PAI-1，アンギオテンシノーゲン

表1　メタボリックシンドロームの基準

内臓脂肪肥満の腹囲基準（臍部の腹囲周囲径で男性85 cm 以上，女性90 cm 以上）必須
a. 耐糖能異常（空腹時血糖≧110 mg/dL）
b. 脂質代謝異常（血清トリグリセリド≧150 mg/dL，HDL-コレステロール＜40 mg/dL）
c. 軽度高血圧（収縮期圧≧130 または拡張期圧≧85 mmHg）

※腹囲基準を満たし，上記 a～c で2つ以上があればメタボリックシンドロームとされる．

の増加により，インスリン抵抗性，血栓形成，血圧上昇などが誘発される内臓脂肪症候群と考える．

2005年4月に日本内科学会など8関連学会が提唱したわが国のメタボリックシンドローム基準を，表1に示す．この基準は，特定健診で，糖尿病や脂質代謝異常などの予防・健康政策を進めるためのものである．

内臓脂肪は過食や運動不足で蓄積しやすく，また食事の管理により皮下脂肪より減少しやすい．内臓脂肪減少量は血中中性脂肪減少量と正の相関性が示されている．腹囲計測は最も簡便な内臓脂肪蓄積肥満の指標となる．

欧米では重症肥満例が多く，胃縮小術，脂肪除去術などの外科治療が広く行われ，わが国でも外科治療に向けてのガイドラインの策定などが開始されつつある．

障害の特性

肥満やメタボリックシンドロームは，自覚的症状はないが，高血圧・虚血性心疾患・糖尿病の予備軍と考えられる．体重過多であるため，特に高齢者女性では，変形性膝関節症（内反膝）の合併が多い．過食，運動不足，朝食欠食・夜間間食などの生活習慣の乱れ，摂取栄養バランス障害があるが，治療対象となる障害は特にない場合も多い．

肥満が社会的問題となる欧米の研究報告では，無作為割り付け試験で生活習慣介入群〔平均2.8年低カロリー・低脂肪食と週150分間（1日30分間×5日）以上の運動〕では

58%と，薬物(メトホルミン)療法群31%を超える糖尿病発症抑制作用が示された(Knowlerら，2002)．また別の肥満者(平均BMI＝31)の生活習慣介入による糖尿病累積発生率の検討では，介入群(脂肪食30%以下，食物繊維15 g/1,000 kcal以上，中等度運動毎日30分間以上，年4回の個人指導)では11%と対照群23%より有意の改善が示され，生活習慣への積極(強制)的な介入治療成績が多数報告されている．わが国では「(朝食)欠食，短い食事時間，満腹まで食事する」など摂食習慣が肥満に関係する報告もある．

評価・技法

❶ 問診表

摂食行動と肥満症の関係を患者自身に理解させる治療を考える．食事記録(食事内容，食事に要した時間(時刻)，食事場所，咀嚼回数，相手など)をつけ，食事の記録習慣をつける．体重記録(朝食前・後，夕食前，就寝前の4回)をつけその人の行動様式によって一定した体重パターン(多くは1kg程度の日内変動)が得られる．食事摂取と体重変化，運動習慣の獲得を自ら知る一助にする．

❷ 診察

肥満の診断のため体脂肪量測定には簡便法である皮脂厚計測(上腕，腹部)やインピーダンス法(多くの市販体重計による測定法)があるが信頼性は高くない．二重X線吸収法(dual X-ray absorptiometry；DXA＝骨塩定量と同様の手法)はコスト的に一般的ではない．体格指数のBMI(body mass index)＝体重(kg)/身長(m)^{2}はよく利用される．また，日本人では，BMIが22で各種疾病の合併率が低く，日本肥満学会では身長(m)^2×22を標準体重と推奨し，BMI≧25を肥満と定義した(WHO基準ではBMI≧30を肥満とする)．

❸ 内臓脂肪のCTスキャン

内臓脂肪は臍部CTスキャンで100 cm^2(男女とも)以上，内臓脂肪面積/皮下脂肪面積が0.4以上を内臓脂肪型肥満とする．

❹ その他の評価ポイント

体重，腹囲，足(振動覚，冷感，しびれ，傷がないか)，歩行や運動能で評価する．食事を含めた生活習慣の評価，日常生活動作の評価を問診などで行い，生活習慣の改善点，問題点などを列挙する．

❺ 運動負荷試験の評価

「代謝・内分泌疾患」の項目参照．

リハビリテーション処方

❶ 日常活動指導

適正体重への減量を目的とする運動療法は，遊離脂肪酸を中心に燃焼させる有酸素運動が望ましい．患者個々人の生活に合った個別の運動療法の指導が必要である．歩数計を持たせ，1日の運動量をチェックし，散歩程度から開始し，身体が慣れてきたら歩幅・速度を上げる．最終的には8,000～10,000歩/日を目指す．厚労省のエクササイズガイド2006では，速歩(およそ4 METs)×15分間(1/4時間)を1エクササイズと換算し週23エクササイズを必要とし，そのうち週1回は4エクササイズ以上の強い運動を含めるよう推奨している〔1 METs＝安静時酸素消費量〔3.5 mL/体重(kg)/分〕〕．

❷ エルゴメータによる運動

訓練室のエルゴメータ運動では4～5 METs程度，30分間行えば2エクササイズ，週5回では10エクササイズであり，さらに歩行や日常生活活動の算定を合わせ達成する(表2)．

肥満を主訴として入院やリハ依頼がされることは少ないが，合併症での入院の際の肥満に対する運動療法は多い．食事制限と組み合わせた運動療法の指導を行い，自主的な食事運動習慣を獲得できる行動変容を促す指導が必要である．

- 準備運動：簡単な下肢・上肢のストレッチ運動など軽度の準備運動を，エルゴメータ運動療法前に行う．筋力低下例では等尺性筋力増強訓練指導を行う．
- エルゴメータを利用し，心拍数計を装着

表2 さまざまな身体活動のMETs

METs(1エクササイズに相当する時間)	活動・運動内容
3.0(20分間)	通常歩行,屋内掃除,買い物,大工,階段を下りる,エルゴメータ50ワット,とても軽い運動,ボウリング,バレーボール
4.0(15分間)	速歩(≧時速4 km),自転車,娯楽,雪下ろし,障害者介護,水中運動,卓球,太極拳
5.0(12分間)	かなり速歩,子どもの遊び(ドッジボール,石蹴り),ソフトボール,野球
6.0(10分間)	家具の移動運搬,ジャズダンス,バスケットボール
7.0(9分間)	ジョギング,サッカー,テニス,水泳,スケート,スキー
8.0(8分間)	重量物の運搬,階段を上る,サイクリング(時速20 km),ランニング,水泳(クロール)
10(6分間)	ランニング,柔道,空手,ラグビー,平泳ぎ
11(5分間)	水泳(バタフライ)
15(4分間)	階段を駆け上がる

(厚生労働省:健康づくりのための運動指針2006―生活習慣病予防のためにより改変)

し,10~20 Wの低強度運動のウォーミングアップ運動から開始,心拍数をモニターしつつ,適正な有酸素運動(一定の心拍数に至るまで)まで運動強度を漸増し,20~50分間運動療法を行う.
・整理運動:突然運動を終了するのではなく,エルゴメータのクールダウンプログラムを利用し,徐々に運動強度を減じていく.整理運動として簡単な上肢・下肢のストレッチ運動などを行う.

この運動療法の意義,食事の摂取カロリーと運動療法の対比,歩行などの自主訓練の必要性などを教育・指導する.

❸ 水中訓練

高度肥満例(BMI≧30)では,トレッドミル訓練など歩行を中心とする運動療法は,膝などの荷重関節障害の発症リスクのため禁忌とする報告もある.その際,水中運動療法は良い適応である.臍水位での水治療で下肢関節は1/2免荷され,時速2 kmの水中歩行では4 METsと,水の粘性・抵抗により,陸上歩行(3 METs)より高い運動強度となる.水中訓練は水温による皮膚血管拡張のため心拍数増加傾向を示し心拍数による強度設定には注意を要する.

禁忌・留意点

肥満者は,心筋梗塞,脳卒中,高血圧などの合併症の検索・下肢病変の観察(変形性膝関節症,フットケア)により運動療法を制限する.

その他

食事療法では,単に摂取カロリーの指示にとどまらず,これまでの個々人の生活習慣を尊重し個別の対応を行い,コンプライアンスを高める.3~6カ月かけて現体重の5%減を当面の目標とし,総摂取エネルギー25 kcal/kg標準体重を目安とし,脂肪摂取量を25%以下にするなど可能な目標を設定させる.グラフ化体重日記で体重変化を視覚化する方法も有力である.食行動質問票などを活用し肥満を起こしやすい食生活上の特徴(早食い,夜食,アルコールの過剰摂取)に自ら気づかせる行動療法を進める.

医師・看護師・保健師・PT・栄養士らのリハチームが患者と「肥満を軽視しない」共通認識をもつことが重要である.

骨粗鬆症

山口　淳　大阪市立総合医療センター・リハビリテーション科部長

疾患の特性

骨粗鬆症とは「骨強度の低下を特徴とし、骨折のリスクが増大しやすくなる骨格疾患」と定義され、その治療目標は「骨折の予防」である。しかし、骨粗鬆症は、加齢や閉経に伴う退行期骨粗鬆症に代表される「原発性骨粗鬆症」と各種疾患や不動・廃用、薬剤などに起因する「続発性骨粗鬆症」とに分類されるように、単なる骨疾患としてではなく、極めて学際的な関わりを有する全身性の代謝・内分泌疾患として捉えるべきである。特に原発性骨粗鬆症に関しては、日常の運動や栄養といったライフスタイルと深く関連することから、今日では生活習慣病の1つとして認識されている。

原発性骨粗鬆症の診断基準(表1)および薬物治療開始基準(表2)によると、すでに脆弱性骨折が存在する場合、それ自体が新たな骨折のリスク(表3)であることから即座に診断が確定するとともに薬物治療開始の対象となる。骨粗鬆症による脆弱性骨折の予防には薬物療法が有効であり、適切な薬剤による早期治療が推奨される(表4)。詳細は『骨粗鬆症の予防と治療ガイドライン2011年版』を参照されたい。

上記のいずれの基準も続発性骨粗鬆症を除外する必要があるが、実際のリハ科診療の現場では、種々の既往歴や投薬歴のある高齢患者ではしばしば原発性と続発性骨粗鬆症とが混在しており、鑑別診断が困難な場合が少なくない。

障害の特性

わが国の高齢者の寝たきりの主要な原因疾患は脳卒中と骨折であり、いずれも発症すると不動と廃用の悪循環に陥りやすいという特性を共有する。したがって、骨粗鬆症のリハに関しても、単に原疾患の予防や治療にとどまらず、骨粗鬆症に関わるさまざまな「障害」に対する総合的な対応が求められる。すなわち、脆弱性骨折による疼痛、変形、麻痺などの機能・形態障害(impairment)だけではなく、骨折の直接的要因である易転倒性(転倒傾向)という能力低下(disability)に対しても、これらを予防・軽減することによって日常活動の制限(activity limitation)および社会参加の制約(participation restriction)を改善するための包括的なリハ介入が必要である。

評価・技法

骨粗鬆症治療の最終目標(end point)は、かつて骨密度や骨代謝マーカーなど骨由来指標の改善であったが、今日では「骨折(および骨折によるADL・QOL低下)の予防」であり、骨粗鬆症のリハにおいても脆弱性骨折のリスク評価は極めて有用である。しかし、現状では適切な評価指標はなく、骨粗鬆症に関わる各種障害に対する既存の指標を用いて総合的に評価せざるを得ない。すなわち、基本動作やADL、筋力、関節可動域、バランス能力、易転倒性の他、腰背部痛や脊柱変形、併存疾患、投薬歴、居住環境、QOLなどに関する評価結果をもとに個々の障害特性に応じて総合的に評価するのが実戦的である。近年、脆弱性骨折のリスク評価ツールであるFRAX®(http://www.shef.ac.uk/FRAX/)やQFracture®(http://www.qfracture.org/)などが開発され、客観的評価法の1つとして期待されている。

リハビリテーション処方

❶ 運動療法

運動療法に関しては、一般に持久力より瞬発力を強化するほうが骨密度を増加させるには効果的である。しかし、骨粗鬆症の好発年齢層に限定すれば、運動が効果的に骨密度を増加させるという確かなエビデンスはなく、骨粗鬆症に対する運動療法の効果指標を骨密度の増加に限定する必要はない。すなわち、青少年期では最大骨量(peak bone mass)の増

表1 原発性骨粗鬆症の診断基準(2000年改訂版)

Ⅰ. 脆弱性骨折[*1]あり
Ⅱ. 脆弱性骨折なし

	骨密度[*2]	脊椎X線像での骨粗鬆化[*3]
正常	YAMの80%以上	なし
骨量減少	YAMの70%以上〜80%未満	疑いあり
骨粗鬆症	YAMの70%未満	あり

YAM(young adult mean):若年成人平均値(20〜44歳)

[*1]:脆弱性骨折:低骨量(骨密度がYAMの80%未満,あるいは脊椎X線像で骨粗鬆化がある場合)が原因で,軽微な外力によって発生した非外傷性骨折.骨折部位は脊椎,大腿骨頸部,橈骨遠位端,その他.
[*2]:骨密度は原則として腰椎骨密度とする.ただし,高齢者において,脊椎変形などのために腰椎骨密度の測定が適当でないと判断される場合には大腿骨頸部骨密度とする.これらの測定が困難な場合は橈骨,第二中手骨,踵骨の骨密度を用いる.
[*3]:脊椎X線像での骨粗鬆化の評価は,従来の骨萎縮度判定基準を参考にして行う.

脊椎X線像での骨粗鬆化	従来の骨萎縮度判定基準
なし	骨萎縮なし
疑いあり	骨萎縮度Ⅰ度
あり	骨萎縮度Ⅱ度以上

表2 原発性骨粗鬆症の薬物治療開始基準(2011年版)

Ⅰ. 脆弱性骨折(大腿骨近位部または椎体)がある[*1].
Ⅱ. 脆弱性骨折(大腿骨近位部および椎体以外)があり[*2],骨密度がYAMの80%未満である[*3].
Ⅲ. 脆弱性骨折はないが,骨密度がYAMの70%未満である[*3].
Ⅳ. 脆弱性骨折はないが,骨密度がYAMの70%以上80%未満で[*3]大腿骨近位部骨折の家族歴がある.
Ⅵ. 脆弱性骨折はないが,骨密度がYAMの70%以上80%未満で[*3]FRAX®の10年間の骨折確率15%以上である[*4〜6].

[*1]:脆弱性骨折(大腿骨近位部骨折または椎体骨折)とは,女性では閉経以降,男性では50歳以降に軽微な外力で生じた大腿骨近位部骨折または椎体骨折を指す.
[*2]:脆弱性骨折(大腿骨近位部骨折および椎体骨折以外)とは,女性では閉経以降,男性では50歳以降に軽微な外力で生じた,前腕骨遠位端骨折,上腕骨近位部骨折,骨盤骨折,下腿骨折または肋骨骨折を指す.
[*3]:測定部位によってはTスコア表記の併記が検討されている.
[*4]:75歳未満で適用する.また,50歳代を中心とする世代においてはより低いカットオフ値を用いた場合でも現行の診断基準に基づいて薬物治療が推奨される集団を部分的にしかカバーしないなどの限界も明らかになっている.
[*5]:この薬物治療開始基準は原発性骨粗鬆症に関するものであるため,FRAX®の項目のうち関節リウマチ,糖質ステロイド,続発性骨粗鬆症に当てはまる者には適用されない.すなわち,これらの項目は全て「なし」である症例に限って適用される.
[*6]:FRAX®(Fracture Risk Assessment Tool):WHO骨折リスク評価ツール(http://www.shef.ac.uk/FRAX/)

加が,閉経前では骨量の維持・増加が,閉経後では急激な骨量減少と骨質退行の予防が,更年期では転倒の予防と腰背部痛の軽減などが目標となる.したがって,青少年や若・中年者ではスポーツ活動が,高齢者では柔軟性,バランス能力,筋力の維持を目的とした運動療法が推奨される.高齢者や虚弱障害者では,基礎体力の低下や複数の合併症・既往症の他,さまざまな横断的な課題を伴うことが多く,画一的な運動療法を適用することは難しいため,EBMを考慮しながらも個々の障害特性に応じたオーダーメイドの包括的な

表3　骨折の臨床的危険因子

- 年齢
- 長期間の不動
- BMI(body mass index)低値
- 現在の喫煙
- アルコールの過剰摂取
- 続発性骨粗鬆症
- 脆弱性骨折の既往
- 両側の大腿骨近位部骨折歴
- 炎症性大腸疾患
- 未治療の性腺機能低下症
- 糖尿病
- 甲状腺疾患
- 関節リウマチ
- 慢性閉塞性肺疾患
- 臓器移植
- ステロイド治療歴

リハ介入が求められる．不適切な運動療法によって新たな骨折の危険性が高まることも忘れてはならない．

❷ 転倒の予防

高齢者骨折の背景因子が骨粗鬆症ならば，直接因子は転倒であるといっても過言ではない．したがって，骨粗鬆症のリハにおける課題の1つが「転倒による骨折の予防」である．転倒そのものの予防に関しては，高齢者が日常的に遭遇するさまざまな外乱に対して，いかに生体力学的平衡を保ち続けられるかが問題となる．実際の転倒は種々の内的因子や外的因子が複雑に絡み合った結果であり，転倒後は運動機能の低下に加えて，転倒恐怖などの心理的な問題から閉じこもりや廃用症候群といった悪循環に陥る場合が少なくない．また，地域で展開される高齢者の転倒予防プログラムは理論的な裏づけと効果的な帰結が実証されなければならない．しかし，対象者の心身状態の多様性を考慮すると，画一的なプログラムの選択は難しい．さらに，人間(ヒト)は地上で直立二足歩行を行う限り，身体の支持性と安定性を保持できなくなると必然的に重力下に転倒する．すなわち，易転倒性(転倒傾向)とは，起立，立位保持，歩行，移乗などの基本動作が安全に遂行できないことの帰結であり，基本動作障害の1つとして捉えるべきである．したがって，転倒予防はいかに安全で実用的な基本動作能力を獲得するかという古くて新しい課題といえる．もちろん，個々の転倒因子を把握し，それを改善することは転倒予防に効果的であり，特にハイリスクの高齢者に対しては，転倒恐怖など心理面を考慮しながら，下肢筋力強化，ストレッチング，姿勢アライメント調整，バランス訓練(片足立ち，継ぎ足歩行，支持基底面拡大，前方・側方ステッピング)，歩行補助具(杖，歩行器，シルバーカー)の使用，環境整備などを実施する．また，転倒の原因となる薬剤の調整も考慮する．

転倒そのものを防止するには限界があるため，転倒時の衝撃を吸収・分散して骨折を予防する目的で考案されたのがヒップ・プロテクターである．しかし，わが国では装着時の不快感や疼痛などのため，装着率は高くなく，装具(防具)としての効果は低い．

❸ 薬物療法

近年，ビスホスホネートやSERM(selective estrogen receptor modulator)などの薬剤の出現によって骨粗鬆症に対する薬物療法は目覚ましく進歩した．なかでもビスホスホネートは骨粗鬆症治療薬の推奨グレードで「総合評価A」であり，脳卒中患者や認知症患者の骨折予防にも有効なことから，骨粗鬆症のリハを実践するうえで有用な薬剤である．しかし，臥床傾向の患者，嚥下障害や脊柱後弯による逆流性食道炎などを合併する患者(ビスホスホネート内服禁)，静脈血栓塞栓症(深部静脈血栓症，肺塞栓症，網膜静脈血栓症など)の疑いのある患者や長期不動状態(術後回復期や長期安静期など)の患者(SERM禁)，ワルファリンを服用している患者(ビタミンK禁)などに対しては適切な薬剤選択と服薬指導が求められる．なお，ビスホスホネートの3〜5年以上の骨折予防効果に関する証拠が不足していること，大腿骨

表4 骨粗鬆症治療薬の推奨グレード一覧

分類	薬品名	骨密度	椎体骨折	非椎体骨折	大腿骨近位部骨折
カルシウム製剤	L-アスパラギン酸カルシウム	C	C	C	C
	リン酸水素カルシウム	C	C	C	C
女性ホルモン製剤	エストリオール	C	C	C	C
	結合型エストロゲン	A	A	A	A
	エストラジオール	A	C	C	C
活性ビタミンD製剤	アルファカルシドール	B	B	B	C
	カルシトリオール	B	B	B	C
	エルデカルシトール	A	A	B	C
ビタミンK₂製剤	メナテトレノン	B	B	B	C
ビスホスホネート製剤	エチドロン酸	A	B	C	C
	アレンドロン酸	A	A	A	A
	リセドロン酸	A	A	A	A
	ミノドロン酸	A	A	C	C
SERM製剤	ラロキシフェン	A	A	B	C
	バゼドキシフェン	A	A	B	C
カルシトニン製剤	エルカトニン	B	B	C	C
	サケカルシトニン	B	B	C	C
甲状腺ホルモン製剤	テリパラチド(遺伝子組換え)	A	A	A	C
その他	イプリフラボン	C	C	C	C
	ナンドロロン	C	C	C	C

非定型骨折や顎骨壊死などの重大な有害事象が報告されていることなどから，同製剤の長期的な有効性と安全性には課題が残る．近年，転倒予防に対する薬剤も注目されているが，その効果が十分に証明されているわけではない．

❹ 続発性骨粗鬆症

続発性骨粗鬆症は，骨代謝に影響を及ぼす各種ホルモンやサイトカインの異常，骨組織への力学的負荷の減少，骨の細胞や基質の異常，全身的・局所的栄養障害などによって生じる．先述のとおり，日常のリハ科診療では，脳卒中片麻痺や脊髄麻痺，免荷，不動(低活動)，糖尿病，関節リウマチ，ステロイド治療歴，などを伴う脆弱性骨折に遭遇する機会は少なくない．すなわち，高齢者骨折の原因疾患として，原発性骨粗鬆症(退行期骨粗鬆症)のみならず，廃用性骨粗鬆症やステロイド性骨粗鬆症，各種疾患に合併する続発性骨粗鬆症に関しても，その病態について理解しておく必要がある．

❺ 骨粗鬆症への包括的アプローチ

骨粗鬆症治療の目的は骨折の予防であるが，リハ科診療では，すでに骨折が発症した重度の骨粗鬆症患者への介入も珍しくなく，既存骨折の治療のみならず，疼痛の管理，合併症・後遺症への対応，再骨折(再転倒)の予防などの包括的アプローチが求められる．したがって，高齢者の4大骨折である脊椎骨折，大腿骨近位部骨折，上腕骨近位部骨折および橈骨遠位部骨折に対するリハについて熟知しておく必要があり，詳細は本書の各該当

項目を参照されたい．

高齢者の身体機能の維持と閉じこもりの予防のためには，日常の身体活動を無理なく継続できる環境を整備する必要があり，そのためには介護保険法に基づく各種の在宅・通所サービス，福祉用具貸与，住宅改修などの地域リハサービスを積極的に活用することも忘れてはならない．

禁忌・留意点

先述のとおり，骨粗鬆症は種々の代謝性因子のみならず，運動や栄養，嗜好といった日々の生活様式の帰結として骨脆弱性（易骨折性）をもたらす全身性疾患であり，本書でも「骨・関節障害」ではなく，「代謝障害」として分類されている．したがって，骨粗鬆症のリハでは，生活習慣病を含む各種の代謝性疾患に対する介入と同様に，骨粗鬆症に関わるあらゆる障害に対する多面的かつ長期的な取り組みが求められている．

四肢循環障害

四肢循環障害

岡田恒夫　総合病院土浦協同病院・リハビリテーション科部長

障害の特性

四肢循環疾患のリハの対象は幅広く，動脈，静脈，リンパ管疾患までが含まれる（表）．

四肢循環疾患のリハは，現在は，いまだに普及が不十分な状態であり，実施する施設数も増加傾向にあるが，少数にとどまっている．

四肢循環障害では病態，障害に対するリハの他に，全身疾患であることを考慮して合併症に対する評価，リハ，生活指導が重要となる．たとえば，閉塞性動脈硬化症（arteriosclerosis obliterans；ASO）では全身の動脈硬化のため脳血管障害や冠動脈疾患の合併の可能性が高く，Buerger病では誘因に喫煙があるため，強力な禁煙指導が必要である．また，リンパ浮腫は悪性腫瘍の合併が多く，治療状況の把握などが必要となる．またいずれも，皮膚の小外傷から悪化する場合が多く，患肢の管理のための生活指導が必須である．

閉塞性動脈硬化症，Buerger病では軽症から中等症では，麻痺，可動域制限，筋力低下などの直接的な障害を起こすことはないが，

表　血管リハビリテーションの対象疾患

	動脈疾患	静脈疾患	リンパ管疾患
閉塞性疾患	閉塞性動脈硬化症 Buerger病	深部静脈血栓症	リンパ浮腫
拡張性疾患	動脈瘤 動脈解離	下肢静脈瘤	
その他	高安動脈炎 Behçet病		

〔土田博光：末梢動脈疾患（PAD）に対する血管リハビリテーション（まとめ）．心臓リハビリテーション 16：77, 2011 より改変〕

運動時に間欠性跛行などで日常生活が制限され，QOLが侵害される．またリンパ浮腫についても醜状や浮腫による患肢の運動障害などでQOLが阻害される．疾患や障害に対する対応のみでは有効なリハとはなり得ず，阻害されているQOLや，生活環境や本人，家族ニーズの評価，対応が必要である．

また，特徴として，疾患による障害の経過が一峰性でなく，長期になることが多く，特に増悪することもある．よって脳血管障害などと異なり，急性期，回復期，維持期のリハの流れに乗らず，長期にわたるリハ的な関与が必要となる．しかし，現在の診療報酬体系では医療としてリハを提供できる期間が限定される．循環疾患については，リハ期間のなかで，自主トレーニング指導，生活指導を十分に行い，リハ終了後も適切な運動，管理の継続が可能となるように留意する必要がある．

| リハビリテーションの考え方 |

閉塞性動脈硬化症，Buerger病，リンパ浮腫とも疾患の進行状況，重症度によってリハの関与方法が異なる．また，四肢循環疾患のリハは重要であることに異論はないが，リハ職種のみで有効な治療は行えない．各疾患担当の主治医，看護師など関連職種と情報交換を密にしながら，リハの関与法，リスク管理，指導方法などを調整する．特に重症例については，過度な安静による廃用症候群を防止するため，適切な活動性の確保を模索する必要がある．

下肢閉塞性動脈硬化症

岡田恒夫 総合病院土浦協同病院・リハビリテーション科部長

| 疾患・障害の特性 |

下肢閉塞性動脈硬化症は虚血肢という足の症状として現れる．しかし単なる足の病気ではなく，加齢や糖尿病を背景とした動脈硬化により末梢の血管の閉塞が起こり，虚血肢として現れたものである．動脈硬化は全身の動脈に生じ，大動脈から脳・頚動脈，冠動脈などの重要臓器と関連する動脈にも生じ，それら臓器の循環障害も併せて生じる．このため，同じ動脈硬化性疾患である虚血性心疾患や脳疾患を伴うことが多い．閉塞性動脈硬化症患者の約70％が他の動脈硬化性疾患を伴っているとの報告もある．併存疾患が多いほど死亡率が高いことも報告されている．間欠性跛行という症状だけを捉えると，5年間で70〜80％は症状が変わらないか改善しており，重症虚血肢まで悪化するのはわずか5〜10％，切断にまで至るのは2〜3％に過ぎないが，生命予後は悪く，5年間で30％近くも死亡している．死亡の主な原因は心血管系疾患である．下肢閉塞性動脈硬化症において問題となるのは，間欠性跛行という足の症状の悪化というよりはむしろ，その予後に影響する併存疾患の管理となる．つまり，動脈硬化進行予防，改善のための日常生活管理と指導が重要である．

| 評価・技法 |

下肢における虚血症状はFontaine分類で評価することが多い（表）．足趾の冷感，知覚異常（しびれ）がみられ（Fontaine分類Ⅰ），徐々に間欠性跛行をきたすようになり（Fontaine分類Ⅱ），進行すると安静時痛（Fontaine分類Ⅲ），さらに，足趾の潰瘍・壊疽を生じる（Fontaine分類Ⅳ）．

末梢動脈疾患の診断治療ガイドラインは，2007年に発表された，Trans-Atlantic Inter-Society ConsensusⅡ（TASCⅡ）がある．現在の下肢閉塞性動脈硬化症のリハはこのガイドラインに基づいて行うことが基本となる．

閉塞性動脈硬化症患者では足関節/上腕血圧比（ABI）の測定を行う．動脈硬化性疾患がなければ足関節と上腕の血圧はほぼ同じ数値であり，ABIは1.0〜1.40が基準値とされている．0.9以下の場合は下肢動脈疾患，すな

表 Fontaine 分類

分類	状態
Ⅰ	しびれ，冷感
Ⅱ	間欠性跛行
Ⅲ	安静時痛
Ⅳ	潰瘍，壊死

わち下肢閉塞性動脈硬化症が疑われる．また，ABI が基準値にあっても，運動負荷をかけると ABI が低下することがある．ABI が基準値でも足の症状を訴える場合は，運動負荷の後に測定を行うべきである．

下肢閉塞性動脈硬化症の臨床症状の約 70～80％ は間欠性跛行である．高齢者では下肢閉塞性動脈硬化症以外での跛行症状を呈することも多く，間欠性跛行の鑑別が必要となる．下肢閉塞性動脈硬化症による間欠性跛行は一定距離を歩行した後に必ず起こるという特徴があるので，何度か歩いてもらい，毎回同じように跛行が起こるようであれば下肢閉塞性動脈硬化症の可能性が高い．TASC Ⅱ においては，3.5 km/h，傾斜角 12％ のトレッドミル歩行の後，ABI が 20％ 以上下がる，もしくは足関節血圧が 20 mmHg 以上下がるようであれば下肢閉塞性動脈硬化症であるとしている．

TASC Ⅱ の治療戦略によると，下肢閉塞性動脈硬化症がある場合はまず，リスクファクターの管理を行う（図）．具体的には禁煙，LDL コレステロール，HbA1c，血圧の評価，改善を行い，抗血小板薬の投与を行う．QOL の制限があったり，運動制限既往，能力障害が認められれば運動療法を考慮する．

リハビリテーション処方

主なリハの対象は，Fontaine 分類 Ⅱ である間欠性跛行を伴う症例となる．間欠性跛行の治療には運動療法が有用であり，TASC Ⅱ においてもまず運動療法を行うことが推奨されている．運動療法の目的は，歩行距離を増加させ QOL の向上を目指すことが主であ

るが，同時に原因となった動脈硬化性因子（糖尿病，高血圧，脂質異常症など）の是正も目標となる．

❶ 運動療法

運動療法は監視下で行う．非監視下の運動療法の有効性は乏しいとされているので可能な限り監視下の運動療法を施行する．

運動療法の 3 カ月以上の継続で歩行能力改善，跛行時の疼痛の改善が認められるとの報告がある．運動療法の作用機序は，報告されているものでは歩行の効率化，血管内皮機能の改善，骨格筋の代謝機能の改善，痛み閾値の変化，血流分布の変化，毛細血管の増加などがある．側副血行路の発達については，有効とされるデータは少なく，不明である．

間欠性跛行例の運動処方例を以下に示す．

〔処方例〕

監視下運動療法を週に 3 回行う．

訓練時間は，最初は 1 回 30 分程度から開始し，徐々に 1 時間の訓練に増やす．

運動の前後にストレッチや四肢，体幹の運動を行う．

トレッドミルの速度と角度を間欠性跛行が 3～5 分で起こるように設定する．患者は中等度の疼痛を感じた時点で歩行を中止する．疼痛が改善した後に歩行訓練を繰り返す．

歩行訓練は，最低 35～50 分まで患者が快適に感じるように増加する．

中等度の疼痛を生じずに 10 分間歩行が可能になれば，歩行速度か，角度を上げる．

歩行スピードが 3.2 km/h 以上可能であれば，角度を上げる．

心拍，脈拍数管理，血圧管理は必須である．虚血性心疾患合併患者では，負荷量の増加により心筋虚血の出現や増悪が起こり得るので，適宜症状の有無や心電図を確認する．

プログラムの目標は正常の歩行スピードと考えられる 4.8 km/h で歩行できるようになることである．

運動療法を 3 カ月間実施しても跛行症状の改善がない症例や，腸骨動脈の高度狭窄が疑

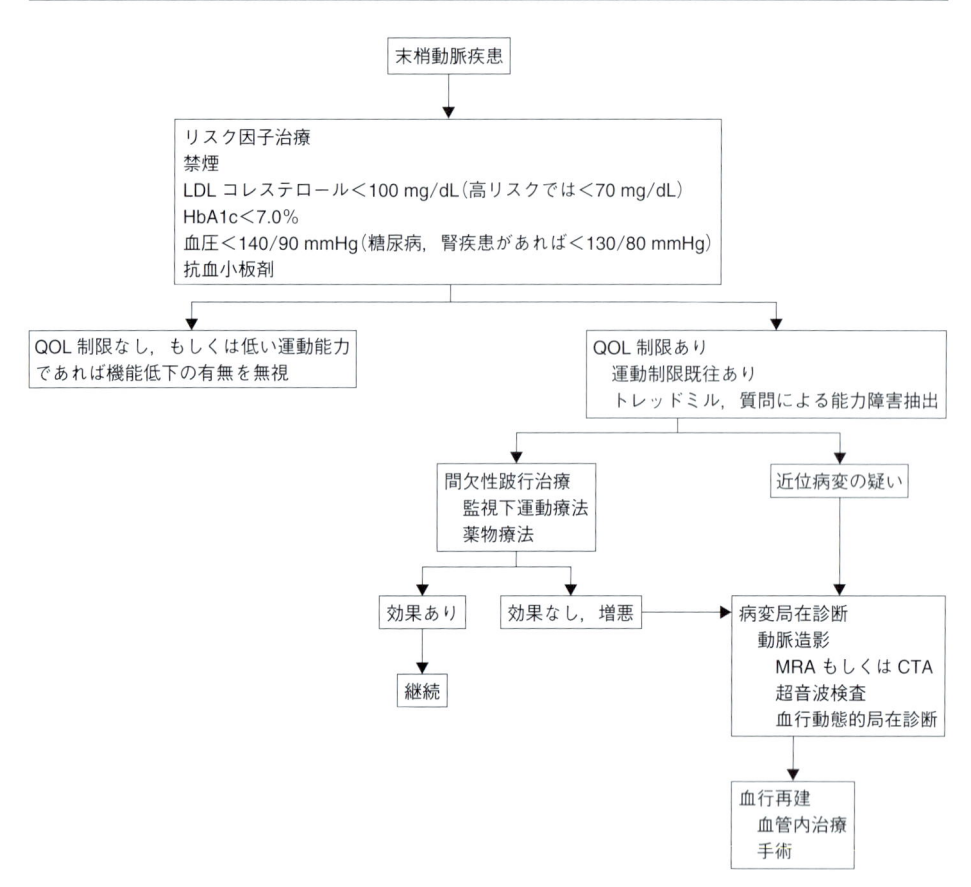

```
末梢動脈疾患
        ↓
リスク因子治療
  禁煙
  LDLコレステロール＜100 mg/dL（高リスクでは＜70 mg/dL）
  HbA1c＜7.0%
  血圧＜140/90 mmHg（糖尿病，腎疾患があれば＜130/80 mmHg）
  抗血小板剤
    ↓                                    ↓
QOL制限なし，もしくは低い運動能力       QOL制限あり
であれば機能低下の有無を無視             運動制限既往あり
                                         トレッドミル，質問による能力障害抽出
                                           ↓                    ↓
                                    間欠性跛行治療          近位病変の疑い
                                      監視下運動療法
                                      薬物療法
                                      ↓        ↓               ↓
                                   効果あり  効果なし，増悪   病変局在診断
                                      ↓                        動脈造影
                                    継続                        MRAもしくはCTA
                                                                超音波検査
                                                                血行動態的局在診断
                                                                  ↓
                                                                血行再建
                                                                  血管内治療
                                                                  手術
```

図 末梢動脈疾患の治療戦略
〔Trans-Atlantic Inter-Society Consensus Ⅱ（TASC Ⅱ）より〕

われる症例では，局所診断，血行再建療法の検討が必要となる．

訓練がない日の自主トレーニング指導も重要であり，万歩計などを用いた活動性の確認を行い，通院訓練終了後も自分で運動が継続できるように指導する．

❷ 合併症を有する高齢者の場合

高齢者で脳血管障害，骨関節系などの合併症をもっている場合は，上記のトレッドミルによる運動療法が困難な場合も多い．その際は，各患者の移動，ADL能力を含め評価し，ニーズに合った個別のリハメニューで対応する．具体的には，関節可動域訓練，四肢，体幹の等尺性を中心とした筋力強化，起立，着席を反復する立ち上がり訓練，適切な監視，介助，歩行補助具（杖，歩行器，歩行車など）を用いての歩行訓練などを組み合わせて用いる．リハゴールは治療前の能力と，現在の能力，生活環境，治療の状態などを考慮して柔軟に決定する．

❸ 重症虚血肢

Fontaine分類Ⅲ，Ⅳの重症虚血肢のリハには一定の見解はないが，全身の血管疾患（脳血管障害，虚血性心疾患など）の合併のた

め，麻痺などの運動障害や，耐久性，体力の低下している症例が多く，安静により容易に廃用症候群に陥る．重症虚血肢で患部の安静を重視するあまり，周辺の関節の著しい拘縮，筋力低下を起こし，治療後のADLの拡大を阻害することがあるので，治療のため安静が必要な状況でも，治療による安静必要部位以外の可動域訓練，マイルドな四肢の運動，車椅子乗車，立位程度の活動性およびADLの維持は必要である．血行再建術や，植皮術などの虚血肢の治療にあわせ，適切な活動性の維持，改善を主治医と相談しながらリハを行うことが必要である．

禁忌・留意点

虚血が重度な場合は，虚血肢の運動は原則禁忌となる．その場合でも，全身状態，合併症の状態に応じて，虚血肢以外の可動域，筋力強化，座位，立位などの活動性，ADL維持のための運動の継続は必要である．病棟主治医，看護師との連携のもと，リスク管理下に安静と運動の適切な管理を行う．過度な安静による廃用症候群を起こさないことが重要である．画一的な運動ではなく，患者ごと，病期ごとに運動内容の評価，見直しを行う．

閉塞性血栓性血管炎 (Buerger病)

岡田恒夫　総合病院土浦協同病院・リハビリテーション科部長

疾患・障害の特性

Buerger病は食生活の欧米化，高齢化に伴い閉塞性動脈硬化症が多くなり，新患数は減少している．しかし青壮年期特に20～40歳代に発症し，閉塞性動脈硬化症と比較して生命予後の良好な疾患であるためQOL改善も考慮に入れた長期的な展望に基づいた治療方針が必要である．

Buerger病は大血管を侵すことは少なく，主に四肢に中等大血管，特に下腿動脈の閉塞を生じ罹患血管より末梢の虚血症状を呈する．好発部位は前，後脛骨動脈である．下肢限局例が75％，上下肢併発例が20％で，上肢限局例は5％のみである．病理学的には血管全層炎であって，時に遊走性静脈炎が動脈閉塞に先行または併発するものと考えられる．

動脈閉塞による症状の分類には，もともとは閉塞性動脈硬化症の病期分類に用いられてきたFontaine分類をBuerger病に適応することが多い．

評価・技法

血管炎症候群の診療ガイドラインによると診断基準は，①50歳未満の発症，②喫煙歴を有する，③膝窩動脈以下の閉塞がある，④動脈閉塞があるか，または遊走性静脈炎の既往がある，⑤高血圧症・脂質異常症・糖尿病を合併しない5項目を全て満たし，かつ，膠原病の検査所見が陰性の場合に，Buerger病と診断する．

手術適応や病変の詳細な評価には血管造影を行う．動脈閉塞の様式は途絶状や先細り状が多く，発達した側副血行路はコルクの栓抜き状に描出される．蛇腹様所見は動脈が柔らかく攣縮を起こしやすいことを意味する．病変より中枢側の動脈壁は平滑であり，虫食い像や石灰沈着などの動脈硬化性の壁不整を認めないことが，鑑別診断に重要な所見である．

治療の原則は間接喫煙も含めた禁煙の励行が重要である．患者の90％以上で喫煙歴を有し，喫煙による血管攣縮が発症の誘因になると考えられているからである．

軽症例では経口薬物療法を行い，約3カ月投与して改善すれば引き続き投与を継続する．

症状増悪例や重症例では原則として入院させ，経口薬物療法と併用して注射療法による治療を行う．薬物療法は抗血小板製剤とプロスタグランジン製剤が主体である．

薬物療法が無効な例は，血行再建術，交感

神経切除術，神経節ブロック，指趾切断などの適応を決定する．

リハビリテーション処方

Buerger病患者のリハの目的は，①動脈閉塞を十分代償できるような側副血行の発達を促す，②筋細胞内ミトコンドリア数などの増加により虚血下での筋の代謝を効率化する，③虚血に強い筋に負荷をかけない歩行法の習得である．

下肢閉塞性動脈硬化症と同様，Fontaine分類Ⅱの間欠性跛行例が主なリハの対象となる．具体的には閉塞性動脈硬化症を参考に監視下運動療法をトレッドミルを使用して行う．

また効果は立証されていないが，側副血行路の発達を促すための運動がいくつか存在する．運動の機序としては閉塞部末梢の筋肉に負荷をかけ，足部の虚血を誘発することで，低酸素状態になった末梢血管床が拡張し，側副血行の中枢と末梢の血圧差が血流速度を増加させ，血液のずり応力の増加を感知した血管内皮細胞が血管中膜に情報を渡し，側副血行路を拡張させると考えられる．足部の虚血を誘発する運動にはBuerger-Allen体操などがあり適宜リハ時に施行，家庭で行えるよう方法を指導する．

重症虚血肢例のリハについても下肢閉塞性動脈硬化症の項目を参照とするが，通常，全身の動脈硬化の合併は少ないので，治療による安静時も可能な範囲で健常部位の運動や座位，車椅子移乗，患部に負担がかからないよう，上肢支持下に歩行訓練などが行えるよう，主治医と調整しリハを進める．

Buerger病のフォローアップでは厳重な禁煙の継続が重要である．禁煙を継続した症例は重症化せず，治療に反応して長期間寛解が持続するが，喫煙を続けると治療に抵抗性を示し，切断に至る症例が有意に多くなるとされるので，禁煙指導を強力に行う．

また患肢の保温に努め，靴擦れなどの機械的刺激や手足の小外傷にも注意する．胼胝，鶏眼の処置時の外傷の防止や，足白癬の速やかな処置も必要である．

禁忌・留意点

喫煙が重要なリスクファクターであり，禁煙を始めとした生活習慣の改善を強力に指導する．虚血が重度な場合は，虚血肢の運動は原則禁忌となる．しかし，下肢閉塞性動脈硬化症に比較して，全身の合併症が少なく，若年である傾向があるので，社会復帰に向け，適切な活動性の維持，改善を行っていくことが必要である．過度な安静による廃用症候群を起こさないことが重要であり，患者ごと，病期ごとに運動内容を評価，見直しを行う．

リンパ浮腫

岡田恒夫　総合病院土浦協同病院・リハビリテーション科部長

疾患・障害の特性

国際リンパ学会(international society of lymphology；ISL)ではリンパ浮腫は「リンパ管系の輸送障害に組織間質内の細胞性蛋白処理能力不全が加わって，高蛋白性の細胞間液が貯留した結果起きる臓器や組織の腫脹」と定義されている．リンパ管やリンパ節などの発育が悪いために起こる原発性(一次性)リンパ浮腫と，手術などが原因の続発性(二次性)リンパ浮腫に分類される．後者がリンパ浮腫患者の約80～90%を占めている．がん治療関連後遺症でリンパ節廓清を伴う手術療法や放射線治療に伴うリンパ管障害などが原因となる．婦人科で加療される子宮がん・卵巣がんや，乳がんの術後のリンパ浮腫が多く，患者の大多数が女性である．

主にがん治療後の後遺症として出現することの多いリンパ浮腫は，単なる腫脹のみならず，症状が長期にわたると日常生活上の制限が出現し，また異常な腫脹から周りの目を気にしながらの生活は患者に大きな負担を強いる．

表1 国際リンパ学会によるリンパ浮腫重症度分類

Stage	症状
0	リンパ液の輸送は障害されているが，潜伏期で症状はない
I	浮腫が認められるが，浮腫は圧迫により圧痕となり，四肢の挙上で浮腫が軽減する
II	患肢の挙上では浮腫の改善はほとんど認められない 圧迫により圧痕ができるが，後期になり脂肪化や線維化が進行してくると圧痕は認められなくなる
III	象皮病の状態となり，圧迫で圧痕ができない．表皮肥厚，脂肪沈着，線維化が進行する

(The diagnosis and treatment of peripheral lymphedema. Lymphology 42：51-60, 2009 より)

表2 日常生活での注意点

- 正座を長い時間行わない
- 重い買い物袋を肘や肩にかけない
- 跡が付くような下着や時計，輪ゴムや指輪などを避ける
- 靴はきつすぎないものを選ぶ
- 庭の手入れや草取りなど感染が予想される所での作業は手袋を着用する
- 日焼けなどを避け，炎症を起こす危険性がある場合は日焼け止めや長袖，丈の長いズボンを着用する
- 皮膚が乾燥しやすくひび割れなどを起こしやすいため，尿素軟膏やローションを適宜使用する
- 白癬予防のため清潔にし，罹患した場合はすぐに治療する
- 皮下に栄養が多く多毛となりやすいが，処理は電気カミソリを使用する
- 点滴や血圧測定などは患肢では行わない（二次性の片側下肢浮腫患者では，浮腫発症の危険性があるため浮腫のない側でも原則的に行わないほうがよい）
- 鍼灸などの治療は患肢〜所属リンパ領域は避ける

(細川賀乃子，近藤和泉，岩田学：リンパ浮腫に対するリハビリテーション・アプローチ．リハビリテーション医学 43：51-62, 2006 より)

評価・技法

最も簡単な評価方法は周径測定である．左右の周径差が上肢では2cm，下肢では2〜3cmあればリンパ浮腫と診断する．経過が長くなると重量感とともにだるさ，患肢の挙上困難なども出現する場合があるので自覚症状の把握も必要である．片側性の浮腫（急性深部静脈血栓症，静脈血栓症後遺症，関節炎，がんの存在または再発）や両側性の浮腫（うっ血性心不全，慢性静脈機能不全，廃用性浮腫，肝機能障害，腎機能障害，低蛋白血症など）などのリンパ浮腫以外の鑑別すべき疾患を除外する必要がある．

ISLではリンパ浮腫の進行度を臨床的に3段階に分類している（表1）．潜伏期は，臨床的には浮腫はなく，バイパス機能によりリンパ液の吸収・運搬が行われることで浮腫の発症を避けられている．軽微な外傷や虫刺されなどをきっかけに，処理できる以上に血管からの水分・蛋白の漏出が起きることで浮腫が顕在化する．進行すると徐々に浮腫が進行し，脂肪沈着，線維化が進行し，圧痕ができない浮腫となり，最終的には象皮病となる．潜伏期から浮腫の発症を予防するため生活上の注意をし，浮腫が出現した場合は早期から対応できるようにすることが大切である．

リハビリテーション処方

リンパ浮腫に対しては，適切な介入により浮腫を軽減させ，患者のQOLを向上させ浮腫増悪の原因となる合併症を防ぐことが必要である．治療は，現在，複合的理学療法が一般的である．複合的理学療法は国際リンパ学会で標準的治療と位置づけられており，スキンケア，用手的リンパドレナージ，圧迫療法，圧迫下の運動療法を併用させて行う．

複合的理学療法は，一般的には2つの段階

に分けて治療を行う．初めにスキンケア，用手的リンパドレナージ，可動域訓練および，弾性包帯を用いた圧迫療法を行う．その後，効果の維持を目的に，弾性着衣を用いた圧迫を行う．スキンケア，用手的リンパドレナージ，運動療法も継続する．

以下に各項目について示す．

❶ スキンケア

皮膚の浸潤を維持し健康な組織の状態を保ち，感染の危険性を減少させることが目的となる．四肢の清潔を保持し，皮膚軟化薬で四肢と隣接した部分の浸潤化を図り，良好な状態を保つなどのセルフケア，皮膚の損傷を避け，日常生活で皮膚を保護する方法などの指導が重要である(表2)．

リンパ浮腫の危険因子としては肥満や蜂窩織炎，運動不足，患肢の下肢用，血腫，衣服による締め付け，長時間の飛行，長距離の旅行，患肢の外傷や感染，糖尿病が挙げられており，これらについてセルフケアが適切に行えるよう指導を行う．

❷ 用手的リンパドレナージ

用手的リンパドレナージ(manual lymphatic drainage；MLD)は表在リンパ節の賦活を目的とし，皮膚に限局させたソフトなマッサージを行うことで，リンパ液を迂回，誘導し，同時に皮膚の線維化を改善させる．組織間液の取り込みは毛細リンパ管の末端部で行われている．毛細リンパ管は，リンパ管繋留フィラメント(lymphatic anchoring filament)により周囲の組織と付着しており，組織間液が貯留してくるとフィラメントにより毛細リンパ管が周囲方向へ引っ張られて，管壁にある隙間が広がり組織間液が毛細リンパ管内へ吸い込まれる．毛細リンパ管内が満たされると，周囲組織の平滑筋や内皮細胞自体の収縮により毛細リンパ管が圧迫されリンパ液は中枢へと送られる．リンパ管は皮膚直下で毛細リンパ管から始まり，全身の末梢組織に網目状に広がりながら皮下組織の中を走行し，集合管→リンパ本管→リンパ節を経て深部リンパ管となり徐々に合流しながら最終的に静脈へと流入する．表層のリンパ管が深部リンパ管に連絡する経路は限られており，頚部・腋窩部・鼠径部がその部位である．

MLDでは流したい方向へのみ皮膚を動かし，逆に反対方向へは皮膚が動かないように強弱をつけ，流したい方向へリンパ液を誘導する．リンパ毛細管は皮膚直下にあり，非常に柔らかい強さで行う．MLDでは，流れが悪いリンパ管を避けバイパス機能により別のリンパ管を経由して静脈までの道筋をつくる．静脈へと流入する最終地点に近い部位から徐々に末梢へとMLDを行い，流れを改善させてから再度末梢から近位方向へとリンパ液を進めていく．リンパ浮腫になった原因や，患肢の部位によって誘導先のリンパ節は異なる．排液方向については，上肢リンパ浮腫では対側腋窩リンパ節と同側鼠径リンパ節へ誘導する．また両下肢，あるいは片側下肢のリンパ浮腫は同側腋窩リンパ節へ誘導する．

❸ 圧迫療法(弾性包帯によるバンデージ，弾性着衣の使用)

圧迫療法の必要性は以下のようにいわれている．

・リンパドレナージで体幹まで誘導したリンパ液が再び手足に戻さないため重力に抵抗する圧迫力が必要．
・リンパ液のもとになる組織間液を増やさないためにも圧迫が必要．
・静脈の流れをよくするとともに，リンパ管の弁機能を補助してリンパの流れを改善させるために圧迫が必要．

方法としては，バンデージ法と，弾性スリーブやストッキングなどの圧迫着衣を使用する2種類がある．

▶バンデージ法：主に治療の開始時に浮腫の軽減を目的として行われる．圧迫力を調整でき，しびれがあるような重症例でも使用できるが，外出には不向きで包帯の巻き方の習得にトレーニングを要する．軟膏などで皮膚の

上肢・手指用

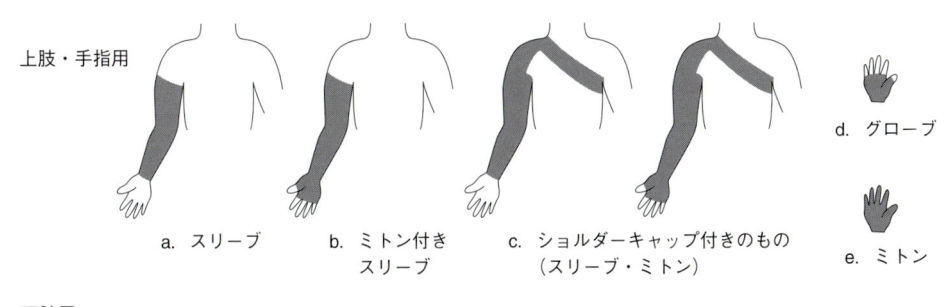

a. スリーブ　　b. ミトン付きスリーブ　　c. ショルダーキャップ付きのもの（スリーブ・ミトン）　　d. グローブ　　e. ミトン

下肢用

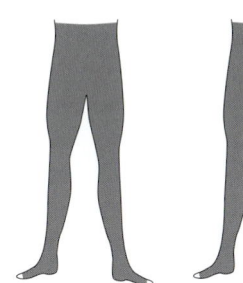

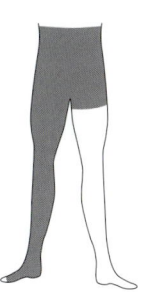

f. パンティストッキング　　g. 片脚パンティストッキング　　h. 片脚ストッキング（補助用のベルト付き）　　i. 片脚ストッキング（上にシリコンバンド付きのタイプもある）

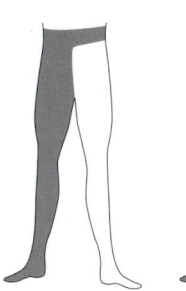

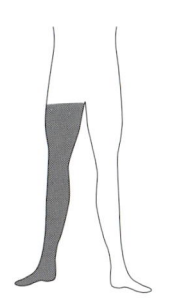

図　一般に使用される弾性着衣
（細川賀乃子，近藤和泉，岩田学：リンパ浮腫に対するリハビリテーション・アプローチ．リハビリテーション医学 43：59，2006 より）

湿潤後，ストッキネットのような筒状包帯を装着．その後手指・足趾へ1本ずつ伸縮ガーゼ包帯を巻き，手指と足趾を除いた部位をパッティング包帯（巻き綿）で包んだ後，弾性包帯を巻く．治療初期は，皮膚の状態を確認しながら毎日バンデージを交換しMLDを施行する．

▶弾性着衣（弾性ストッキング・弾性スリーブ）：バンデージの管理を患者自身で行うことは難しいため，日常生活では圧迫着衣を使用することが多い．弾性包帯ほどの厚みがないので外出や日常生活に向いている．

●使用着衣の選択：上肢用としてスリーブ，下肢用としてストッキングがあり，浮腫の部位や患肢の状態に合わせ種々の弾性着衣を選択して使用する（図）．下肢の場合は足の付け根丈のものが選択される場合があるが食い込みが問題になることがあり，片側性であってもパンティストッキングが薦められる．下腹部や殿部の圧迫と対側の浮腫発症予防を同時にできる利点もある．上肢は手の部分に浮腫が出現することがあるためミトン付きスリーブが基本になる．

蜂窩織炎などの急性炎症，うっ血性心不全，重症虚血肢に対しては禁忌とされている．

●着圧の選択：一般に，弾性着衣の代表的なものには上肢に用いる弾性スリーブ，下肢に用いる弾性ストッキングがある．これらは手首や足首の圧が最も高く，中枢側に向けて段階的な圧勾配になるようにつくられている．圧迫力は，クラス1：18〜21 mmHg，クラ

ス 2：23〜32 mmHg，クラス 3：34〜46 mmHg，クラス 4：49 mmHg のように段階づけされているが，上肢では 2 期ではクラス 1 または 2，3 期ではクラス 2 または 3，下肢では 2 期ではクラス 2 または 3，3 期ではクラス 2〜4 のものが一般的に使用される．

着用前に測定した周径を基準に最適なサイズの圧迫着衣を使用してもらい，周径の減少に合わせて小さいものへ変更していく．圧迫着衣はその形状や仕様，サイズ，着圧が異なるものを複数用意して患者へレンタルし，しびれ感，上端や関節部などでの絞扼感などがないことを確認しながら周径変化がほぼ不変となったところで個人用を購入してもらう．

四肢のリンパ浮腫治療のための弾性着衣（弾性ストッキング，弾性スリーブ，弾性グローブおよび弾性包帯）の療養費支給が 2008 年 4 月から可能となっている．洗い替えを考慮し一度に 2 着の支給が可能，経年劣化により再支給は 6 カ月ごとになる．

❹ 圧迫下での適度な運動

圧迫下の運動は筋ポンプを効率的に働かせ，リンパ灌流を促進する効果がある．圧迫なしの運動は血流が増加することで末梢でのリンパ産生が増加し浮腫が悪化する可能性もあり，必ず圧迫が必要である．

運動のメニューは，負荷の強い筋力増強訓練では浮腫が悪化したり痛みが出現したりすることもあり，負荷が軽いリズミカルな繰り返し運動を行う．

留意点

リンパ浮腫の治癒は難しいため，浮腫の改善のため集中的な治療を行い，症状が安定したところで生活のなかにセルフケアを中心とした対応を導入することが最善と考えられる．

摂食・嚥下障害

摂食・嚥下障害（器質性疾患）

藤谷順子　国立国際医療研究センター・リハビリテーション科医長

疾患の特性

摂食・嚥下障害をきたす器質性疾患すなわち静的な解剖学的変化をもたらす疾患としては表のような疾患が挙げられる．頭頸部がんは全がんの約 5% といわれている．

口腔がんは国内悪性腫瘍の約 1% で増加中である．喫煙・大酒がリスクで，部位としては舌がんが半数以上を占める．手術治療が中心であり，進行がんでは放射線療法や化学療法を組み合わせる．

上咽頭がんはわが国では頻度が少なく，頸部リンパ節腫脹，鼻症状，耳症状などをきたす．治療は放射線治療である．

中咽頭がんは嚥下時の違和感，また頸部リンパ節の腫脹などで気づかれる．早期は放射線，それ以降は手術が主体で，放射線療法は補助的に用いられる．

下咽頭がんは初診時 60% 以上が進行がんであり，手術療法が主体である．

喉頭がんは男性や高齢者に多く，声門がん＞声門上がん＞声門下がんの順で多い．声門がんは嗄声で発見しやすいが，声門上がんはリンパ節転移で発見されることが多い．

食道がんの術後では，反回神経への障害のない場合でも，一過性に嚥下障害が出現することが多く，術前からの予防的指導が功を奏する．

咽後膿瘍は，咽頭後壁と頸椎前面との間にある咽頭後間隙にある咽頭後リンパ節とその周辺に膿瘍を形成したもので，咽頭や口腔の

表 器質性嚥下障害の要因となる疾患

	口腔・咽頭病変	食道
局所病変	舌炎,アフタ,歯槽膿漏,扁桃炎,扁桃周囲膿瘍 咽頭炎,喉頭炎,咽後膿瘍,憩室(Zenker) 口腔・咽頭腫瘍(良性,悪性) 口腔咽頭部の異物,術後	食道炎,潰瘍 ウエッブ,リング,憩室,狭窄,異物 腫瘍(良性,悪性) 食道裂孔ヘルニア
外からの圧迫	頚椎症 甲状腺腫 腫瘍など	頚椎症 腫瘍など

炎症の波及や,外傷や異物が契機となる場合もあるとされている.腫脹による圧迫症状が出現し,下部に広がると縦隔膿瘍となる.ドレナージ＋抗菌薬投与が基本である.

食道後面にある頚椎の変化・骨棘が嚥下の障害となる場合もある.強直性脊椎骨増殖(肥厚)症(Forestier病)の場合もあり,手術の対象となる場合もある.

障害の特性

悪性腫瘍の術後の場合には,三次元的な正常構造を失い,また神経や筋を切除し,さらには粘膜上皮を失っている場合もある.また,化学療法や放射線治療による乾燥・味覚障害・食欲低下・拘縮などの悪影響があり得る.

口腔がんの場合,欠損部分をプロテーゼ(顎義歯など)の人工物で補う場合と,皮弁による再建の場合,あるいは再建していない場合,感染などが関与して滲出が続くような場合,などがある.咀嚼機能・口腔機能の障害が大きい.

中咽頭がんでは,切除部位による障害と,下位脳神経の障害,さらに気管切開(急性期には気道浮腫のため気管切開をおく)の管理も必要となる.

下咽頭がん・喉頭がんで喉頭摘出した場合には,嚥下に関しては誤嚥のリスクはなくなるが,喉頭摘出に伴う問題点(嗅覚情報の減退)や失声への対応が必要とある.

咽後膿瘍では,急性期に気管切開を行った影響や,感染制御のための長期間の廃用による影響も加わる.

頚椎骨棘の場合は,骨棘単独で嚥下障害が発症する場合は少ない.何らかの疾患エピソードがあった際に,従来の代償が破綻して嚥下障害が顕在化する場合が多い.

評価・技法

嚥下造影は基本であるが,口腔がんの場合には,さらに咀嚼機能の評価が不可欠となる.嚥下造影の際に圧測定が追加できると嚥下圧勾配の確認ができる.

また,器質性疾患の場合には,嚥下造影にあたって,基本的な量・飲ませ方だけでなく,病態や自覚症状に即した検査も必要である(例:多めに飲み込んだら食道は十分広がるか,続けて飲み込んだら停滞するかなど).手術・再建している症例では,術者からの情報が極めて重要である.構造的変化やその動きを確認するために,三次元CTが有用である場合もある.

状況の変化(悪化)があり得るため,定期的に検査する.

リハビリテーション処方

悪性腫瘍の場合,手術の後の管理や放射線治療・化学療法も引き続き術者の科で行うことが多く,耳鼻咽喉科・口腔外科の主治医との協力が重要である.

手術の場合,術前からの介入が望ましい.嚥下のメカニズムの説明,術後に想定される状況に対し協力して解決していきたい旨の説明,基本的な間接訓練の練習,呼吸訓練・咳払い訓練などを行っておき,術後局所は動かせない場合でも全身運動は重要であることや口腔咽頭ケアの重要性(術後は苦痛であることが多い)を説明しておく.

術後は口腔ケア・咽頭ケアから始め,それらが間接訓練の役目も果たす.その後は症状

に応じて可動域を改善する間接訓練や代償法を利用した直接訓練に進める.

気管切開の(可能なら)離脱のための訓練や,存続が必要な場合でも,生理的な気流や声門下圧を保つためのスピーチカニューレへの変更などを行う.

器質的疾患では,局所が重症であっても,意識清明,協力可能,意欲があるなど,リハ上の好条件がある.たとえ歩行可能であっても,さらに栄養を見直したり,理学療法で全身持久力運動・呼吸訓練を追加するなど,全身状態をよくするアプローチを追加したい.頚部リンパ節の郭清の影響などにも,理学療法処方は重要である.

禁忌・留意点

再発があり得ること(口腔・中咽頭がんの再発の90%は2年以内),近在組織での重複がんの発症の可能性があること,放射線治療による遅発性障害があり得ることに配慮する.すなわち,不調や症状の悪化がみられたら放置せずに再検査を行う.

粘膜上皮トラブルもあるため,摂食物の味・刺激性には十分配慮する.

外観上の問題が生じることもあり,配慮が必要である.

摂食・嚥下障害(機能性疾患)

藤谷順子　国立国際医療研究センター・リハビリテーション科医長

疾患の特性

摂食・嚥下障害をきたす機能性疾患には**表1**のようなものがある.なお,小児発達障害の場合には,機能の発達障害が口腔咽頭の構造的な発達にも影響を及ぼす.加齢でも摂食・嚥下機能は低下し,低栄養・るいそうでも摂食・嚥下機能は低下する.

脳卒中の場合には,急性発症の場合には,球麻痺型(脳幹障害),仮性球麻痺型(両側性

表1　機能的嚥下障害の主な原因

中枢神経系の疾患・病態
・脳血管障害
・筋萎縮性側索硬化症
・Parkinson病
・進行性核上性麻痺
・その他のParkinson類縁疾患
・脳炎,脳幹脳炎
・Guillain-Barré症候群
・脳腫瘍
・外傷性脳損傷
・低酸素性脳症
・脳性小児麻痺
・統合失調症
・その他の脳疾患(進行性多巣性白質脳症など)

末梢神経(脳神経)の障害
・混合性喉頭麻痺(ウイルス性など)
・反回神経麻痺

神経・筋接合部疾患～筋疾患
・重症筋無力症
・筋ジストロフィー症
・膠原病;多発性筋炎など
・代謝性筋疾患;甲状腺ミオパチー,糖尿病性ミオパチー
・アルコールミオパチー

薬剤性
放射線照射後遺症
加齢・るいそう

大脳障害),大脳半球障害型に分けられ,いずれもリハの効果が期待されるが,さらに加齢とともに再発・多発脳梗塞・認知障害などが関与していくことが多い.

神経・筋疾患の場合には多くが進行性で,動作の障害,呼吸の障害なども進行してくることが多い.

障害の特性

病巣部位によって障害の特色はおおむね定まる.筋疾患であれば,送り込みの不良・喉頭挙上の不良などの圧形成の不良があり,末梢神経障害があればそれに感覚障害・反射経路の障害が加わる.中枢神経系であれば脳幹障害があるかどうかが重要である.脳血管障害の場合の主なタイプを**表2**に挙げた.

リハの視点からは,嚥下の各期を考えた場合,最も障害されている期の前後での代償が

表2 脳血管障害の嚥下障害

タイプ	特色
初発片麻痺における一過性の嚥下障害	数日で改善する可能性が高いので，急性期に肺炎を起こさないように留意．段階的摂食訓練で多くの場合対処可能
脳幹障害による遷延する嚥下障害	限局した病変では球麻痺症状(咽頭期中心)を呈し，四肢の症状は軽いことが多い．典型例はWallenberg症候群(延髄外側梗塞)．広範囲・両側性の障害では，先行期，準備期，口腔期も障害される．急性期は呼吸障害もあり，また四肢の麻痺や失調も強い．気管切開・嚥下機能改善術の対象となることが多い
両側性の大脳病変による仮性球麻痺	明らかな2回目の発作だけではなく，前回が無症候性の場合もある
片側大脳病変による遷延性嚥下障害	多くは一過性であるが遷延する場合もある
再発・多発性脳梗塞	段階的悪化・認知症の合併など生じうる．肺炎リスクも高いが，認知症，超高齢化の場合には摂取量不足をどう考えるかが問題となる
他疾患による嚥下障害顕在化の基底に脳血管障害の既往のある場合	それまでは代償していた嚥下障害が他の病因が加わって顕在化する．単一疾患による場合に比べて予後が不良となる

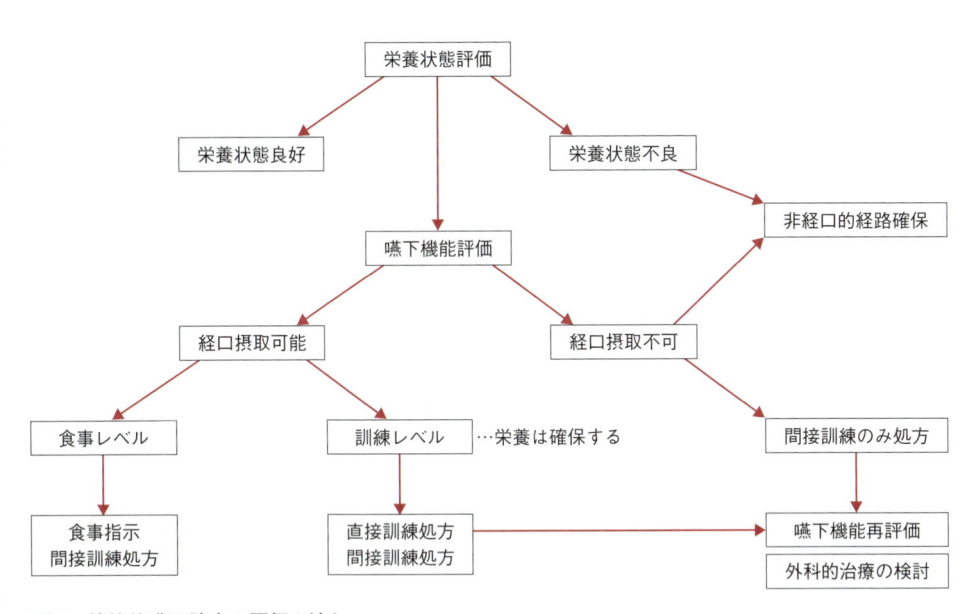

図1 機能的嚥下障害の評価の流れ

可能かどうか，また，左右差があるかどうか(良い側での代償戦略が可能)，摂取量の障害が主か，誤嚥リスクが主かなども治療戦略の決定のうえで重要である．

評価・技法

脳神経系の診察，スクリーニングテスト，検査，食事場面評価などがある．詳細は評価法編を参照されたい．

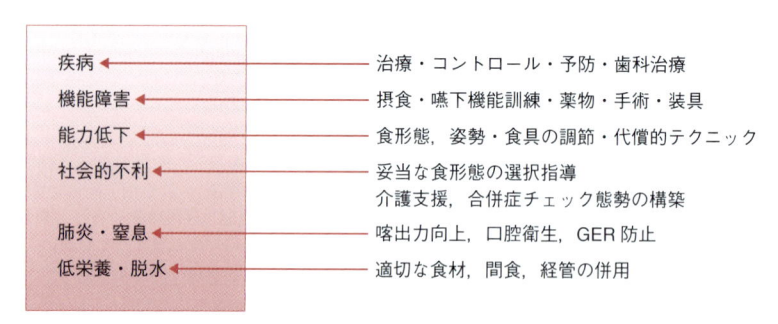

疾病	― 治療・コントロール・予防・歯科治療
機能障害	― 摂食・嚥下機能訓練・薬物・手術・装具
能力低下	― 食形態，姿勢・食具の調節・代償的テクニック
社会的不利	― 妥当な食形態の選択指導 介護支援，合併症チェック態勢の構築
肺炎・窒息	― 喀出力向上，口腔衛生，GER 防止
低栄養・脱水	― 適切な食材，間食，経管の併用

図2　嚥下障害への多層的対応

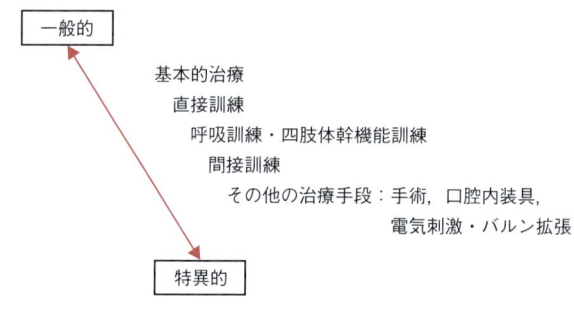

```
        一般的
          ↑
       基本的治療
       直接訓練
        呼吸訓練・四肢体幹機能訓練
         間接訓練
          その他の治療手段：手術，口腔内装具，
                  電気刺激・バルン拡張
          ↓
        特異的
```

図3　治療方法の選択

評価の流れの概略を図1に示した．嚥下機能の改善だけでなく，栄養状態の維持確保（についての助言）もリハ医の重要な役割である．

リハビリテーション処方

機能的嚥下障害症例をみたとき検討すべき治療方法の概略を図2，3に示した．

機能障害の改善のための訓練処方の基本に，医師（主治医，コンサルタント）として，基本的な治療状況を確認する必要がある．すなわち，原疾患の治療・コントロール，感染症管理（誤嚥性肺炎，その他の部位），低栄養と脱水の改善，歯科治療と口腔ケア，適切な薬物処方（嚥下機能低下薬剤の減量・嚥下機能改善薬剤の検討），経管栄養方法の選択と管理，気管切開の管理である．

直接訓練は，機能障害の改善のためにも，また栄養摂取，本人周囲の喜び，退院先考慮条件としても成功が重要である．処方項目はおおむね図3のようになる．

呼吸訓練，四肢体幹機能訓練は，誤嚥性肺炎の予防に重要であるだけでなく，嚥下機能そのものの改善や楽に適した姿勢をとり，安全に口に運ぶ上肢機能の維持改善のためにも重要である．STやナースにも，座位姿勢や体幹・呼吸をみる視点が必要であり，PTやOTにも，これらの項目を通して嚥下機能を改善させる視点が必要である．

局所の間接訓練については，頸部可動域改善に始まり，口・頬部・舌の可動域と筋力の訓練，咀嚼訓練，発声を利用してこれらおよび喉頭機能を改善させる構音訓練・発声訓練・歌練習，強い感覚入力で嚥下反射の改善を期待するアイスマッサージ（thermaltactile

表3 直接訓練(摂食訓練)処方内容

- 実施者の指定
- 食物の形態
- 1回摂取量・回数/日
- 摂食姿勢：ポジショニング
- 摂食方法：介助か？　何ですくうか？　何で飲むか？
- 代償的テクニック：指定があれば
- 訓練前の口腔ケア・間接訓練
- 訓練後の口腔ケア・喀出訓練

stimulation)，嚥下パターンを改善させようとする嚥下パターン訓練やチューブのみ訓練，喉頭挙上筋群にアプローチするメンデルゾーン訓練，ストロー訓練，輪状咽頭筋弛緩を期待したあくび訓練などがある．近年，舌骨上筋群に対する訓練手法はさまざまに研究開発されつつある．

以上の手法についてはほぼどこの医療機関でも（人員余裕は別として）現在実施可能だが，実施医療機関が少ない専門的手法としては，手術（嚥下機能改善術・気道食道分離術），口腔内装具（軟口蓋挙上装置など）の作成，電気刺激や磁気刺激，食道入口部のバルン拡張（VF，VEなどが必要）が挙げられる．適応となりそうな症例については早めに実施可能な医療機関に相談し，適応であれば患者説明のうえ，適切な時期に紹介する．

禁忌・留意点

経口摂取訓練における誤嚥・窒息のリスク管理が重要である．一方で，安全を重視し過ぎるあまり，禁食や，少量での摂食訓練期間が長く，それにより入院が長くなるなどの硬直状態が起きないように，配慮が必要である．

リスクのある場合の経口摂取や胃瘻の選択は，本人の死生観やQOLに関連する医療倫理の問題でもあり，十分なコミュニケーションと配慮が必要である．

その他

医師の仕事は，リハ処方のみではなく，説明，連携などのマネジメントと，摂食・嚥下リハの環境改善でもある．医師として全身状態を維持改善し，狭義の嚥下リハチームの進行状態を把握し，本人，家族，主治医，他科医師，在宅スタッフなどとの協力連携が取れるように進める．一方で，症例のみの対応にとどまらず，環境改善，すなわち，施設における検査体制の確立，適切な食事の提供体制の確立，看護師などの知識の底上げのための啓蒙活動などにも配慮することが望まれる．

排尿・排便障害

神経因性疾患

大田哲生　旭川医科大学病院教授・リハビリテーション科

障害の特性

排尿・排便のトレーニングは幼児期より行われ，社会生活をするうえで必ず獲得すべき重要な社会的行動の1つである．人前で尿や便の排泄に失敗するということは当人にとっては一大事であり，精神面への影響は計り知れないものがある．日常生活や仕事への影響のみならず，人間関係や介護者への負担など多方面に影響を及ぼすこととなる．個人のQOLを改善するためにはなるべく禁制を保てるように治療することが必要となるが，排尿・排便は極めて個人的な側面をもち，その症状が必ずしも医療者側に伝えられていないことがある．したがって，患者の精神面への影響を考慮しつつ十分な配慮のもとで診療を

すすめる必要がある．

　神経因性膀胱という言葉があるように排尿は交感神経，副交感神経，体性神経により支配されており，大脳皮質と膀胱や尿道括約筋を連絡する求心路，遠心路のおおよそは判明している．脳や脊髄の疾患でその長い経路のどこかが損傷されると頻尿や尿失禁，排尿困難などの蓄尿および排尿の障害が出現する．また，排便も同様に中枢神経，末梢神経，自律神経などによる複雑な制御がなされており，さまざまな反射を介して行われているため，これらの神経系に異常が生じると排便障害を呈してくる．

　神経系に異常をきたし排泄障害を起こす代表的な疾患には脳卒中，脊髄小脳変性症，外傷性脳損傷，脳腫瘍，Parkinson病，多発性硬化症，脊髄損傷，二分脊椎などがある．

リハビリテーションの考え方

　リハでは患者のQOL改善を目的とする．排尿回数の増加などを「年齢によるものだから仕方がない」というような捉え方はせず，障害の原因をしっかりと評価し，症状改善が可能か否かを判断する必要がある．

　排尿障害でみられるさまざまな自覚症状は下部尿路症状といわれ，蓄尿症状，排尿症状，排尿後症状に分けられている．蓄尿症状には頻尿，尿意切迫感，尿失禁などがあり，排尿症状には尿勢低下，尿線途絶，排尿遅延などがあり，排尿後症状には残尿，排尿後尿滴下などがある．これらの症状を患者自身に確認するとともに，画像診断などで神経系に異常が存在するか否かを確認する必要がある．さらに膀胱内圧測定，括約筋筋電図，尿流計による検査データを評価することにより，神経症状，画像，ウロダイナミクス，さらに尿所見を総合的に判断して神経因性膀胱の診断を下す．神経因性膀胱の分類にはいくつかのものが存在するが，最近は国際尿禁制学会（international continence society；ICS）の分類を用いることが多い．これは，膀胱機能，尿道機能をそれぞれ蓄尿時，排出時に分けて正常か否かを評価するものであり，治療方法を検討する際に有用な評価方法である．

　治療に際しては，1日をとおして尿や便の禁制がとれることが望ましいが，それが困難な場合には患者の運動能力や生活パターンを考慮して，個々の活動時間に合わせ，禁制が必要な時間帯に焦点を絞ってコントロールすることも重要である．禁制を保つためには内服薬によるコントロールが主体となるが，運動機能障害を合併している患者も多く，トイレまでの動線に手すりを設置するなどの環境整備や，ポータブルトイレを利用するなどの道具の使用もあわせて行うと効果的なことがある．

膀胱直腸障害

大田哲生　旭川医科大学病院教授・リハビリテーション科

疾患の特性

　ここでは，神経因性膀胱を呈する代表的な疾患について述べることにする．日常よく遭遇する排泄障害をもたらす疾患は脳卒中である．排尿系は一般的に両側性神経支配を受けているといわれているが，一側性病変でも排尿障害をきたすことは臨床上よく経験する．多発性脳梗塞の症例でも排尿障害はよくみられ，多発性の場合，両側性病変であることが関与していると考えられる．排尿には前頭葉大脳皮質，中心溝頂部の内側，内包，大脳基底核，視床，辺縁系，中脳，延髄，橋，小脳など脳内のさまざまな部位が関与しており，これらのいずれの部位が損傷されても排尿障害が生じる可能性がある．

　もう1つの排尿障害をもたらす代表的な疾患は脊髄損傷である．脊髄損傷は伝導路や核が横断的に障害されるため，仙髄に存在する脊髄排尿中枢と上位中枢との連絡が断たれることになる．神経が遮断される部位により症状が異なり，仙髄排尿中枢が直接障害される

か否かでその対応は大きく異なってくる．

　Parkinson病もリハ医がよく遭遇する疾患の1つであり，大脳基底核の変性により排尿障害をもたらす．病気の進行により認知障害や歩行障害，無動が現れ機能性尿失禁が問題となり得る．

　多系統萎縮症の1つである脊髄小脳変性症では小脳や橋，オリーブ核が障害されるが，これらは排尿筋や尿道括約筋および膀胱の収縮弛緩の中枢であり，早期から蓄尿および排尿の障害をきたす．ふらつき，歩行障害が主症状であり，機能性尿失禁も起こり得る．

　尿失禁で忘れてはならない脳外科疾患に特発性正常圧水頭症がある．正常圧水頭症の三徴として尿失禁，歩行障害，認知症が知られているが，これらの臨床症状は多発性脳梗塞による症状と似ているため，鑑別を行うことが重要である．また，慢性硬膜下血腫も尿失禁の原因となり得る．特発性正常圧水頭症および慢性硬膜下血腫による症状は外科的手技により改善させることが可能であるため適切に診断することが必要である．

障害の特性

　脳卒中の排尿障害は頻尿，尿失禁のほうが多く，排尿困難，尿閉はそれほど多くない．尿意の消失や過活動膀胱による失禁，頻尿が問題になることが多い．たとえ尿意がはっきりしていたとしても，初発尿意が数十mLであり，膀胱機能が蓄尿時過活動であると，尿意を感じた瞬間にはもう排尿されており，トイレでの排尿に間に合うすべがない．失語症患者の場合は尿意を正確に訴えられないため体動などをよく観察して判断する必要がある．この尿意のある間に合わない排尿と尿失禁を混同せずに治療することが重要である．脳卒中で排尿困難を認める場合には，合併症である糖尿病で末梢神経障害をきたし，膀胱機能が排出時低収縮になっている可能性を考える必要がある．さらに男性では前立腺肥大，前立腺がんを考慮すべきである．

　脊髄損傷では仙髄排尿中枢より近位で神経が障害された場合（核上型膀胱）は，仙髄排尿中枢は活動しており，尿意は消失するものの仙髄-骨盤神経で形成される反射弓を介して反射的に排尿が行われる．仙髄あるいは馬尾神経が障害されれば（核・核下型膀胱）上述の反射弓が消失し排尿反射は起こらない．この場合，外尿道括約筋も麻痺しているため弛緩性の尿失禁を呈する．Th6以上の損傷では自律神経機能に障害をきたし，膀胱や消化管の充満が自律神経を介した反射を誘発し血圧が上昇する．これを自律神経過反射と呼び，頭痛や発汗を生じるため代償尿意として利用することが可能であるが，過度な血圧上昇は脳出血の危険があり，速やかに排尿，排便を促し血圧を低下させる必要がある．脊髄損傷による排尿障害では，排尿筋が収縮したときに，本来弛緩すべき外尿道括約筋も同時に収縮する排尿筋・括約筋協調不全（detrusor sphincter dyssynergia；DSD）をみることが少なくない．これは排尿困難の原因となり上述の自律神経過反射の誘因となったり，膀胱尿管逆流の原因にもなり得るため，積極的に治療すべき症状である．

　Parkinson病では膀胱の反射性収縮を抑制している大脳基底核の機能が障害されるため頻尿，尿失禁が主症状となることが多い．

　脊髄小脳変性症では膀胱弛緩中枢や膀胱収縮中枢，外尿道括約筋の中枢などが直接障害されるため，早期から蓄尿障害や排尿障害が出現する．Shy-Drager症候群では起立性低血圧を伴っているため，排尿動作においても注意を要する．

　特発性正常圧水頭症の場合には，尿失禁の前に夜間頻尿がみられることがある．さらに発動性の低下を認めることも多い．腰椎穿刺で試験的に髄液を排出し症状が改善すればシャント術の適応となり得る．

　慢性硬膜下血腫による排尿障害は明らかな麻痺がなくても認められ，通常，転倒などによる頭部打撲後に発症するが，転倒の既往がはっきりしないこともあるため，画像検査に

よる確認を怠らないようにすることが重要である．

評価・技法

評価として基本的なものは日ごとの排尿回数や排便回数の記録である．さらに失禁の回数や残尿感の有無などが記録されていればおおよその障害の把握に役に立つ．時に残尿量が記録されていれば，より詳細な評価が可能となる．残尿量の測定は，排尿後に細いサイズのネラトンカテーテルを挿入して直接残尿を測定する方法と，超音波を用いて膀胱内の残尿量を推定する方法がある．超音波による測定機器を使用するほうが残尿量を簡単に知ることができるが，使用しているうちに誤差が大きくなってくることがあり，時折，カテーテルを用いて測定した残尿量と比較して精度の確認を行うことが大事である．

より詳細な評価を行うためには尿検査，超音波検査，造影検査，ウロダイナミクスなどの検査があるが，詳細は評価法編で述べる．

リハビリテーション処方

脳卒中や脊髄損傷患者において最もよく遭遇するのは頻尿や失禁などの症状を呈する排尿筋過活動の病状である．薬物療法が主体となり抗コリン薬（ムスカリン受容体拮抗薬）を処方する．オキシブチニン塩酸塩（ポラキス®）やプロピベリン塩酸塩（バップフォー®）がよく用いられるが，口渇や便秘などの副作用に注意する必要がある．最近では膀胱選択性が高く口渇などの副作用が比較的少ないうえに，1日1回の服用で済む酒石酸トルテロジン（デトルシトール®）やコハク酸ソリフェナシン（ベシケア®）が好んで用いられる．

DSDを伴う場合にはタムスロシン塩酸塩（ハルナール®）やプラゾシン塩酸塩（ミニプレス®），ウラピジル（エブランチル®），ナフトピジル（フリバス®）などのα_1遮断薬の内服を併用する．

排尿時低収縮や無収縮の場合にはコリン作動薬のベタネコール塩化物（ベサコリン®）やコリンエステラーゼ阻害薬のジスチグミン臭化物（ウブレチド®）を使用して排尿筋の収縮を促す．

脊髄損傷患者では低圧排尿を心がけ，自己導尿の指導を行う．頸髄損傷患者でも可能な限り自己導尿で排泄動作が自立できるように指導する．この際，導尿時間，導尿量，飲水時間，飲水量をノートに毎日記録するようにするとよい．

排便障害に関しては便秘がよく見受けられる．基本的には飲水量を確保し，繊維のある食事をとることを心がける．薬物療法として腸管の運動を促すセンノシド（プルゼニド®）やアローゼン®がよく用いられる．また酸化マグネシウムの内服も好んで用いられる．

留意点

抗コリン薬を処方したにもかかわらず，1日に10回以上排尿があったり，尿意切迫感が改善しないなど，効果が不足している場合には，徐々に薬の増量を行う．症状が改善してきても，残尿量が増加したり排尿困難を訴えることがあるので，定期的に残尿量を計測することを忘れてはならない．場合によっては尿閉をきたすことがあり，この場合は内服薬を減量もしくは中止して導尿を行いながら薬効が消失するのを待つことになる．蓄尿時過活動，排尿時低収縮の病態が存在し，この場合は残尿量の増大をきたしやすいため，抗コリン薬のさじ加減が非常に難しくなる．前立腺肥大症を伴う場合には抗コリン薬の使用で排尿困難や尿閉をきたす頻度が高くなるので注意を要する．

DSDをきたしα_1遮断薬を処方した際には起立性低血圧の副作用に注意が必要である．特に夜間頻尿の患者では，起立性低血圧が転倒のリスクを増大させるため，ゆっくり起き上がり一呼吸おいてから行動するように指導することが大切である．

脊髄損傷による核上性麻痺の場合，DSDを伴い高圧蓄尿，高圧排尿の状態となる．この場合，膀胱尿管逆流により上部尿路障害をきたしやすいため厳密な尿路管理が必要

となる．具体的には低圧蓄尿，低圧排尿の状態にして自己導尿を行うことが多い．そのため，抗コリン薬の内服を行い，1日に4～6回導尿を行うように飲水量のコントロールも行う．1回の導尿量が400 mLを超えないように導尿の時間間隔を設定するのがよい．通常，1回導尿量は200～400 mLで調節する．日中の飲水量を制限し過ぎると脱水の危険性があるため，夏季には日中の導尿回数を1回増やすなどして水分補給を心がけることもある．

コリン作動薬やコリンエステラーゼ阻害薬は，喘息の症状を悪化させるので注意を要する．また，コリン作動性クリーゼという重篤な副作用があるため，その初期症状である吐き気や嘔吐，腹痛，下痢，発汗，唾液過多，気道分泌過多，徐脈，縮瞳，呼吸困難などには注意する．

頸髄損傷患者における自己導尿は，若年者であれば，C6レベルでもtenodesis作用を利用してカテーテルを把持し，手技が可能な場合もある．しかし，高齢者や女性の場合，対麻痺者でも自己導尿実施が困難なことがあることを知っておく必要がある．

排便障害に対してセンノシド（プルゼニド®）やアローゼン®を用いる際には，効果の発現には8～10時間かかるので，排便が期待される時間に合わせて内服する．酸化マグネシウムは腸管内容物の軟化をもたらす薬であるため，飲水量が不十分だと効果が期待できない．頻尿などのために飲水量を制限している患者も少なくないため，1日の飲水量を確認することがポイントとなる．

器質性疾患

大田哲生　旭川医科大学病院教授・リハビリテーション科

疾患・障害の特性

前立腺肥大による下部尿路閉塞は，閉塞膀胱による虚血性変化や排尿筋自体の自発性収縮が亢進して過活動膀胱を合併する頻度が高い．また，膀胱平滑筋自体が加齢により変化し，興奮伝達性が亢進した結果，過活動膀胱をきたすこともある．さらに成人女性の場合，経腟分娩や加齢などによる骨盤底筋群の脆弱化で腹圧性尿失禁がみられる．腹圧性尿失禁は尿意切迫感，頻尿，切迫性尿失禁を合併することが少なくないため，過活動膀胱の症状にも対応する必要がある．男性では，経尿道的前立腺切除術（transurethral resection of the prostate；TURP）などによる尿道括約筋障害が腹圧性尿失禁をもたらすことがある．

評価・技法

排尿回数や残尿測定，失禁の有無は基本的な情報として記録すべきである．男性の場合，身体的検査や超音波検査で前立腺の大きさを確認することが必要となる．ウロダイナミクスの所見が最も重要な情報をもたらしてくれる．腹圧性尿失禁が考えられる場合は膀胱内圧測定の蓄尿相で咳やいきみを行わせ，尿失禁が誘発されるかを確認する．

リハビリテーション処方

前立腺肥大には多くの場合 α_1 遮断薬が用いられる．タムスロシン塩酸塩（ハルナール®D錠），ナフトピジル（フリバス®），ウラピジル（エブランチル®）などの内服がよく用いられる．前立腺肥大には過活動膀胱の合併も頻度が高いため，神経因性膀胱に準じて抗コリン薬の内服も併用すると，臨床症状の改善に効果的なことが多い．

腹圧性尿失禁に対しては骨盤底筋群筋力強化のための運動処方を行う．薬物療法としては $\beta 2$ 交感神経刺激薬であるクレンブテロール塩酸塩（スピロペント®）を用いることがある．

留意点

α_1 遮断薬の臨床的効果が出現するまでには，通常2～4週間の内服が必要であり，効果の判定を焦らないで行うようにする．ま

た，起立性低血圧の副作用には要注意である．

腹圧性尿失禁に対して$\beta 2$交感神経刺激薬を用いる場合には，高血圧症の有無を確認する必要がある．

その他

消化管を体外に誘導して造設した開放孔をストーマ(stoma)というが，リハ医療においてストーマを造設した患者に出会うことは少なくない．ストーマの管理が不十分であると，便が漏れたり臭いが漏れたりして患者のQOLに関わってくるため，リハ医としてもある程度のことは心得ておく必要がある．

ストーマの観察項目としては正常粘膜の色（ピンクがかった紅色）をしているか，出血がないか，浮腫はないか，周囲の皮膚トラブルがないかをまず確認する．ストーマ装具を強固に取りつけるために必要以上にテープを使用したり，漏れを気にして頻回に装具の交換を行うと皮膚障害の原因となる．また，便の性状チェックも重要である．

よくみられるトラブルには以下のように対処する．

❶ ストーマ周囲の皮膚障害

排泄物による皮膚障害の場合は，装具の交換間隔を短くしたり，面板の穴の大きさをストーマサイズより1～2mm大きくしたりして面板の下に排泄物が入り込まないようにする．

❷ ストーマの脱出

ストーマ開口部の筋膜が弛緩することで起こる．腸管がストーマ装具に当たり傷つくおそれがあるので局部を用手的に還納するように努める．

❸ ストーマからの出血

ストーマは腸粘膜であり少しの刺激で出血する．したがって，ストーマの材質を柔らかいものに変更したり，面板の穴を少し大きく開けたりして粘膜が当たらないように調節する．

外出時あるいは仕事に従事している間の適切な排便コントロールが行えれば，患者の活動範囲が大きくなる．したがって，適宜，緩下剤や止痢薬を処方して便性状の調節を行うことも必要と考える．

悪性腫瘍（がん）

悪性腫瘍（がん）

辻　哲也　慶應義塾大学准教授・リハビリテーション医学教室

疾患の特性

❶ 背景

悪性腫瘍（がん）は日本人の死亡原因の第1位で年間死亡者数の約1/3を占めるが，疾病対策上の最重要課題として対策が進められ，現在では少なくとも，がん患者の半数以上が治るようになった．いまや，がんは不治の病から慢性疾患に様相を変えつつあり，がんに伴う身体障害はリハ科の主要な対象疾患になっている．

❷ 概念

がんとは遺伝子の構造あるいは機能発現の異常が引き起こす病気である．がんに罹患すると，生体の細胞がコントロールを失って無制限に増殖するため生体は急速に消耗し，臓器の正常組織を置き換えたり圧迫したりして機能不全をきたし，全身に転移することにより多臓器不全や身体の衰弱で死に至る．

そのメカニズムとして，がん化を促進する遺伝子の活性化，逆にがん化を抑制するがん抑制遺伝子の不活化が考えられている．発が

んの原因としては，アスベストやたばこの煙に含まれる発がん物質の摂取，ウイルス感染，慢性炎症の持続，生活様式，遺伝などの要因が複合して関与していることがわかっている．

❸ 診断

がんは造血器由来のもの(白血病，悪性リンパ腫，骨髄腫など)，上皮細胞でできるがん腫(肺がん，胃がん，大腸がん，乳がん，子宮がんなど)および非上皮性細胞からなる肉腫(骨肉腫，軟骨肉腫など)に分類される．診断方法は原発巣によりさまざまである．がん腫と肉腫を合わせて固形がんという．

がん細胞の増殖形態・進展様式には，局所での増大・浸潤，遠隔臓器への転移，腔内播種(腹膜播種・胸膜播種)がある．原発巣や病期によって異なる性質を示すことも多い．

❹ 治療

がん治療法の進歩した今日においても三大治療法は外科療法，放射線療法および化学療法であることに変わりはない．

▶**手術**：大多数の固形がんでは早期に発見された場合には，手術による根治が十分に期待できるため，手術療法が第一選択となる．近年，根治性を損なうことなく侵襲，機能障害を軽減するための工夫が進められている．その代表的なものは，消化管のがんに対する内視鏡治療や体腔鏡下手術である．また，化学療法や放射線療法を併用した集学的治療を行うことで，切除範囲を小さくしたり，臓器機能を温存したりする工夫も行われる．

▶**化学療法**：抗がん剤を用いた薬物療法の他，乳がんや前立腺がんに対する内分泌療法，腎がんや一部の白血病に対するインターフェロン療法，一部の白血病に対する分化誘導療法，悪性リンパ腫や乳がんに対するモノクローナル抗体療法，肺がんや白血病に対する分子標的療法も化学療法に含まれる．

化学療法は，がん細胞を直接的または間接的に破壊・減少させ，臓器や全身への負荷(がん悪液質)を軽減することにより効果が現れる．治療効果はがんの種類により治癒・延命・症状緩和・効果なしまでさまざまである．この過程には数日〜数カ月の時間を要し，さまざまな副作用を伴う．治療の効果(腫瘍の縮小)が現れても，疼痛の緩和，再発率の低下，延命効果，がんの治癒などとして自覚するのに時間を要することが多いので，患者の利益が期待できるかどうか常に確認する必要がある．

化学療法による重篤な副作用としては，腎機能障害，心機能障害，間質性肺炎があり，致命的になることがある．高頻度に生じる副作用には，悪心・嘔吐，骨髄抑制(白血球減少，血小板減少，貧血)，末梢神経障害(四肢末梢のしびれ)，筋肉痛・関節痛がある．

▶**放射線療法**：放射線療法は組織を切除せずに治療し得るということで，患者数は年々増加傾向にある．放射線治療の効果は，治癒および症状の緩和に分けられる．最近では，高線量率小線源遠隔照射，多分割照射，重粒子線治療，陽子線治療，温熱療法と放射線療法の併用が注目されている．

放射線の正常組織に対する影響は発生時期によって照射期間中もしくは照射直後に発生する急性反応と通常半年以降に出現する晩期反応に分けられる．

急性反応には，全身反応と局所反応がある．全身反応である放射線宿酔は照射後早期にみられる二日酔い様の消化器症状である．全脳や腹部の広い範囲を照射した場合に起きやすい．局所反応には，血管の透過性の亢進による脳や気道などの浮腫，皮膚炎，口腔咽頭粘膜の障害，消化管障害，喉頭浮腫などがある．

晩期反応には，神経系(脳壊死，脊髄障害，末梢神経障害)，皮下硬結，リンパ浮腫，骨(大腿骨頭壊死，肋骨骨折)，口腔・唾液腺(口腔内乾燥症，開口障害)，咽頭・喉頭の障害(嚥下障害・嗄声)などがある．

障害の特性

がん患者では，がんの進行もしくはその治

療の過程で，認知障害，嚥下障害，発声障害，運動麻痺，筋力低下，拘縮，しびれや神経因性疼痛，四肢長管骨や脊椎の病的骨折，上肢や下肢の浮腫などさまざまな機能障害が生じ，それらの障害によって，移乗動作，歩行やADLに制限を生じ，QOLの低下をきたしてしまう．原発巣・治療目的別に，がん自体による障害と治療過程において起こり得る障害とに大別される．

がん自体による障害には，がんの直接的影響（骨転移，脳腫瘍に伴う片麻痺，失語症，脊髄・脊椎腫瘍に伴う四肢麻痺，対麻痺，腫瘍の直接浸潤による末梢神経障害，疼痛など）あるいは，がんの間接的影響（遠隔効果）によるがん性末梢神経炎（運動性・感覚性多発性末梢神経炎）や悪性腫瘍随伴症候群（小脳性運動失調，筋炎に伴う筋力低下など）がある．

一方，治療の過程において起こり得る障害には，廃用症候群や悪液質の進行による体力・四肢筋力低下（化学・放射線療法，造血幹細胞移植後），手術（骨・軟部腫瘍術後，乳がん術後の肩関節拘縮，リンパ節郭清後のリンパ浮腫，頭頸部がん術後の摂食嚥下障害・発声障害，頸部リンパ節郭清後の副神経麻痺，開胸・開腹術後の呼吸器合併症），化学療法による四肢末梢神経障害，放射線療法後による横断性脊髄炎，腕神経叢麻痺，嚥下障害，開口障害などがある．

リハの内容は病期によって，予防的，回復的，維持的および緩和的リハの大きく4つの段階に分けられる．予防的リハは，がんの診断後の早期（手術，放射線，化学療法の前から）に開始するもので，機能障害はまだないが，その予防を目的とする．回復的リハでは，機能障害，能力低下の存在する患者に対して，最大限の機能回復を図る．維持的リハでは，腫瘍が増大し，機能障害が進行しつつある患者のセルフケア，運動能力を維持・改善することを試みる．そして，緩和的リハは，末期のがん患者に対して，その要望（demands）を尊重しながら，身体的，精神的，社会的にもQOLの高い生活が送れるように援助するものである．周術期や治癒を目指した化学療法・放射線療法から進行がん・末期がん患者へのリハまで，いずれの段階においてもリハの介入は必要である．

▍評価・技法 ▍

❶ がん治療の臨床的効果判定

がん治療の臨床的効果は，治療に近接して判定される腫瘍縮小効果と治療後の再発または増悪の期間および生存期間を検討する遠隔成績によって評価される．腫瘍縮小効果は，放射線療法，化学・内分泌療法，免疫療法に適用され，遠隔成績は手術療法を含む全ての治療効果の評価に用いられている．わが国では「WHO基準」を参考にした日本癌治療学会の基準が広く用いられている．腫瘍の縮小率（奏効度）は著効（complete response；CR），有効（partial response；PR），不変（no change；NC），進行（progressive disease；PD）により判定される．

治療効果の判定とともに有害事象の評価も治療継続の是非を検討する重要な基準となる．国際的な評価基準である「National Cancer Institute — Common Terminology Criteria for Adverse Events v3.0；NCI-CTCAE v3.0」の日本語訳が利用可能である．なお，有害事象の定義は，「治療や処置に際してみられる，あらゆる好ましくない徴候，症状，疾患であり，治療や処置との因果関係は問わない」である．

❷ 身体機能評価

身体機能の評価はがんのリハの効果の評価のみならず，生存期間の予測因子としても重要である．しかし，病的骨折や運動麻痺などの機能障害のために活動性が制限されている場合には，たとえ全身状態が良好であっても低いグレードになってしまい，必ずしも全身状態を示すことにはならないことに注意が必要である．

標準的に用いられる評価法としては，

ECOG（eastern cooperative oncology group, USA）の PS（performance status scale），KPS（Karnofsky performance scale），PPS（palliative performance scale）がある．

PS は，化学療法など治療期における全身状態の評価のために，がん医療の現場で一般的に用いられている．評定尺度は 5 段階で全身状態を簡便に採点できる．一方，KPS は 1948 年に発表された評価法であるが，現在でも PS と並んで広く用いられている．11 段階で採点を行うため，PS よりも詳細な評価が可能である．欠点としては，古典的な評価法であるため現在の医療状況に適合しない点があることである．PPS は KPS の問題点を考慮し KPS を修正したものである．小項目として移動・活動性・セルフケア・食物摂取・意識状態をおのおの評価し，KPS と同様に 11 段階で採点する．

ADL 評価に関しては，がん患者においても標準的な ADL 評価尺度である Barthel index や FIM が用いられる．

リハビリテーションの考え方

❶ 概要

機能回復を目指してリハを行うということは，がん以外の患者と何ら変わらないが，原疾患の進行に伴う機能障害の増悪，二次的障害，生命予後などに配慮が必要である．リハの関わり方は，がん自体による局所・全身の影響，治療の副作用，臥床や悪液質に伴う身体障害に左右されるので，治療のスケジュールを把握し，治療に伴う安静度や容態の変化をある程度予測しながらリハプログラムを作成する必要がある．

治療に伴う副作用でリハが中断したり，当初のプログラムが病状の進行により変更されたりすることも多いので，治療担当科の医師，病棟・外来スタッフとリハ科スタッフはカンファレンス（キャンサーボード）などを通じて，緊密にコミュニケーションをとっていくようにする．

❷ リスク管理

リハを進めるうえで，全身状態，がんの進行度，がん治療の経過について把握し，リスク管理を行うことは重要である．リハ担当医はリハ処方の際に運動負荷量や運動の種類の詳細な指示や注意事項を明記する必要がある．

特に，進行がん患者・末期がん患者では，骨転移による骨の脆弱性のみならず，さまざまな原因による心肺系の機能低下，貧血，四肢の筋萎縮・筋力低下，体力・全身持久力低下などにより，呼吸苦などの症状が乏しくとも，安静時や運動時の酸素化が低下していることがよくみられるので，訓練時には全身状態の観察を注意深く行い，問題のあるときには躊躇せず訓練を中断する．

❸ 精神・心理的問題・がん告知の問題

がん患者では，精神・心理的問題を抱えていることが多い．リハが心理支持的に働きやすい効果をもたらすこともあるが，逆に訓練中に不安や焦燥感などを表出したり，意欲の低下からうまくリハが進まなくなったりする場合もあるので，必要に応じて精神腫瘍科医や臨床心理士へのコンサルテーションを行う．

がん告知に関しては，がん専門病院では「告げるか，告げないか」という議論をする段階ではもはやなく，「いかに事実を伝え，その後どのように患者に対応し援助していくか」という告知の質を考えていく時期にきている．しかし，一般病院ではまだ 100％ 告知には至っておらず，その対応には注意が必要である．告知されているかどうかは，リハ担当医がリハ処方を出す際に明記し，スタッフに周知徹底する必要がある．また，たとえば，原発巣である乳がんは告知されていても，骨転移や脳転移については告知をされていないこともあるので，告知の内容についても注意する．

❹ 周術期

周術期リハの目的は，術前および術後早期

からの介入により，術後の合併症を予防し，後遺症を最小限にして，スムーズな術後の回復を図ることである．通常，術後に合併症や何らかの障害が生じてからリハが開始されることが多いが，リハチームの術前や術後早期からの積極的な関わりが望まれる．

術前の患者は手術とともに術後の障害の種類・程度，日常生活や社会復帰についても不安を抱いていることが多いので，術前にリハの立場から説明することによりその不安を取り除くことができる．また，術前に患者と担当療法士が面識をもち，術後のリハの進め方や必要性を説明しておくことは，術後のリハをスムーズに進めるうえでも有益である．

周術期リハプログラムには，食道がん(呼吸器合併症予防と摂食・嚥下障害への対応)，肺がん・消化器がん(呼吸器合併症予防)，舌がんなどの口腔がん，咽頭がん(機能再建術後の摂食嚥下・構音障害への対応)，喉頭がん(喉頭摘出術後の電気喉頭・食道発声など代用音声訓練)，頸部リンパ節郭清術(副神経麻痺による肩運動障害への対応)，乳がん(乳房切除や腋窩リンパ節郭清後の肩運動障害への対応)，上下肢リンパ浮腫(乳がん・婦人科がん・泌尿器がんによるリンパ節郭清後)，骨軟部腫瘍(患肢温存術後の後療法，切断術後の義肢訓練)，脳腫瘍(摂食嚥下障害，高次脳機能障害，運動麻痺への対応)などがある．

❺ 造血幹細胞移植前後

白血病，多発性骨髄腫，悪性リンパ腫などで，造血幹細胞移植を実施される場合には，隔離病棟滞在が長期にわたるため，抑うつや孤立感を生じがちである．また，前処置として実施される全身放射線照射，超大量化学療法に伴う副作用，移植後の移植片対宿主病(graft-versus-host disease；GVHD)などの合併症により，不活動の状態となる機会が多いので，心肺系・筋骨格系の廃用症候群を予防しコンディションを維持することが必要である．

移植前には移植後の運動の必要性を説明し体力評価を行い，移植後は体調に合わせて関節可動域(ROM)訓練，軽負荷での抵抗運動，自転車エルゴメータや散歩のような有酸素運動を体調に合わせて実施する．

❻ 放射線や化学療法中・後

放射線や化学療法中のがん患者では，疼痛，嘔気，倦怠感などの副作用による不活動により，筋骨格系や心肺系の廃用性の機能低下を生じやすい．がんの進行により生じる悪液質(腫瘍細胞や腫瘍に関連する炎症性サイトカインによる代謝の亢進，組織の異化亢進などによる消耗状態)による骨格筋の蛋白異化も生じることから，廃用と悪液質が相まって生じた"がん関連倦怠感(cancer-related fatigue；CRF)"が身体活動を制限し，歩行や起居動作の能力や活動性の低下が生じていることが多い．治療中・後の筋力や体力の向上を目的とした運動療法(有酸素運動や抵抗運動)を定期的に行うことで，心肺系・筋骨格系機能の改善が得られるだけでなく，体力の改善が倦怠感の改善につながり，ADLが改善し生活が自立することで，自尊心が向上，活動範囲が拡大し社会的交流が増え，QOLの向上につながる．

❼ 骨転移

骨転移は脊椎，骨盤や大腿骨，上腕骨近位部に好発し，初発症状として罹患部位の疼痛を生じるので，がん患者が四肢，体幹の痛みを訴えた場合には常に骨転移を念頭に，骨シンチグラフィー，CT，MRI，単純X線などの検査でその有無をチェックする．

骨転移に対する治療方針は，腫瘍の放射線感受性，骨転移発生部位と患者の予想される生命予後などにより決定される．多くの場合，放射線照射が第一選択となるが，大腿骨や上腕骨などの長管骨転移では，病的骨折を生じるとQOLの著しい低下をきたすため手術対象となることも少なくない．

リハの内容は，骨転移の罹患部位と治療方法，原発巣の治療経過，全身状態によって大きく異なるが，リハの目的は，切迫骨折状態

にある骨転移を早期に把握し，病的骨折を避けるための基本動作・歩行訓練およびADL訓練を行うことが基本である．適切な対応をすれば歩行やADL向上の可能性の高い患者が安静臥床を強いられたり，切迫骨折患者に免荷を指導せずそのまま放置したりすることは避けるべきである．リハに際しては全身の骨転移の有無，病的骨折や神経障害の程度を評価，骨折のリスクを認識し，腫瘍専門の整形外科医と情報交換を行い，訓練プログラムを組み立てる．リハ開始にあたっては，患者，家族への病的骨折のリスクについての説明を十分に行い，承諾を得る必要がある．

❽ 末期がん患者への対応

一般に末期とは「生命予後6カ月以内と考えられる状態」と定義される．末期がん患者のリハの目的は，「余命の長さに関わらず，患者とその家族の要望(demands)を十分に把握したうえで，その時期におけるできる限り可能な最高のADLを実現すること」である．実際のリハの介入にあたっては，入院の目的や余命，リハ依頼の目的を十分把握し，そのうえで患者およびその家族からリハに何を望んでいるのかをよく聴取して，要望に見合った適切な対応を行う必要がある．

この時期には機能の回復は難しいが，リハの介入により，動作のコツや適切な補装具を利用し，痛みや筋力低下をカバーする方法を指導するなどして，残存する能力をうまく活用してADL拡大を図り，自分で行える期間をできるだけ延ばすようにする．また，リハの介入により楽に休めるように，疼痛，呼吸困難感，疲労などの症状を緩和することも大きな役割となる．

また，「治療がまだ続けられている」という精神的な援助を行うこともリハ介入の効果となることが多い．リハは患者自らが能動的に実施できる治療である．そこで何らかの成果が出れば，それが精神的な支えや気分転換になり，精神的によい影響が得られる．実際，「リハをやっているときは全てのことが忘れ

られる」とか「今まで動けなかったのが動けるようになって生きがいを感じた」といわれる患者は多い．

生命予後が月単位の場合には，杖や装具，福祉機器を利用しながら残存機能でできる範囲のADL拡大を図る．廃用症候群の予防・改善や浮腫，摂食・嚥下面のアプローチも含まれる．リハの介入によりある時期まではADLの維持，改善をみることができるが，病状の進行とともに下降していく時期が来る．それ以降は，疼痛，しびれ，呼吸苦，浮腫などの症状緩和や精神心理面のサポートが中心となる．訓練開始時の目的は，病状の進行とともに修正されていくため，ゴールに到達したから終了するという明確な線引きは困難である．患者や家族からの要望がある限り，たとえ生命予後が日単位でも心理支持的な目的で介入を継続することもある．

悪性腫瘍(がん)周術期リハビリテーション

田沼　明　静岡県立静岡がんセンター・リハビリテーション科部長

疾患の特性

がんは進行すると遠隔転移をきたすため局所療法では根治を望むことができないが，原発臓器やその周囲にとどまっているときには局所療法が有効であり，しばしば外科治療が選択される．根治目的の手術においては腫瘍を完全に取り除く必要があるため，広範囲に切除されることによる身体的な機能障害が術後に強く出ることがある．

障害の特性

術式によって術後に生じ得る機能障害がある程度予測可能である．個々の疾患における術後の障害についてはリハビリテーション処方の項で述べる．

評価・技法

術前と同等の状態まで機能回復が見込める

ような場合は，術前の機能を評価しておくことで術後の目標設定がしやすい．術後に術前と同等の機能を回復することが望めない場合でも，術前に顔合わせをしてリハビリテーションのスケジュールや内容の概要を説明することが術後の訓練を円滑に進める助けとなるものと考えられる．

リハビリテーション処方
❶ 開胸・開腹術における周術期リハ

呼吸器や消化器などの開胸・開腹術後は肺炎・無気肺といった呼吸器合併症のリスクがあるので，術前（手術の1～2週間程度前）から呼吸リハビリテーションを導入する．

リハビリテーションの内容としては，腹式呼吸や深呼吸の練習，インセンティブ・スパイロメトリの指導，ハッフィングの指導などを行う．また禁煙できているかの確認も必要である．術前の最大のポイントはなぜこのような訓練が必要かをしっかり説明することである．術前訓練の目的は術後行うべき上記の訓練に慣れておくことなので，患者にとってその場で訓練の効果を実感することは難しい．したがって，これらの訓練を行うことが術後に効果を生むことを理解しないと訓練継続の動機づけが困難となる．

術後はこれらの訓練を実践するとともに，早期離床を促す．術後いつ抜管するかによって離床の進め方は異なると思われるので，その病院の現状に即した対応でよい．

食道がんにおいては術後しばしば嚥下障害が発生する．残存食道と再建臓器との吻合部における瘢痕狭窄，頸部リンパ節郭清時の前頸筋の切離，反回神経麻痺などが原因となる．適宜嚥下造影検査などで評価のうえ訓練を進める．

❷ 乳がん周術期リハ

乳がん周術期のリハビリテーションの目的は肩関節拘縮およびリンパ浮腫発症の予防である．

▶**肩関節拘縮予防**：漿液腫の発症を抑えるため，ドレーン抜去前は肩関節屈曲90°・外転45°までの運動にとどめ，積極的な肩関節可動域（ROM）訓練は行わない．肘関節より遠位は特に運動の制限はない．ドレーン抜去後に積極的な肩ROM訓練を導入する．

▶**リンパ浮腫予防**：腋窩リンパ節郭清が施行された症例だけでなくセンチネルリンパ節生検のみで終わった症例でもリンパ浮腫が出現する可能性があるので，両者ともにリンパ浮腫発症予防の指導の対象となる．リンパ浮腫発症予防のための日常生活指導として，過度に重いものを持たない，締め付けの少ない下着を選ぶ，患側上肢に傷を作らない，患側上肢での採血・注射などを避ける，肥満を避ける，などの指導を行う．また，リンパ浮腫を発症した場合に早期に発見できるように，皮膚の皺や光沢，静脈の見え方などをよく観察するよう指導する．なお，現時点では，弾性スリーブなどによる圧迫療法やセルフリンパドレナージがリンパ浮腫発症を予防するという明確なエビデンスはなく，一律にこれらを指導することは行わない．

リンパ浮腫発症に対して過度な不安感をもつ患者が少なくないので，そのような症例ではあまり不安感をあおらないような配慮も必要である．

❸ 婦人科がん周術期リハ

乳がん周術期と同様にリンパ浮腫発症予防のための日常生活指導やリンパ浮腫を発症した場合に早期に発見するためのポイントの指導を行う．

❹ 頭頸部がん周術期リハ

「頭頸部がん」といっても原発巣や術式によってリハビリテーションの内容が異なるため，その一部を紹介する．

▶**舌がん（舌亜全摘術）**：舌部分切除では構音・嚥下障害はあまり目立たないことが多いが，舌亜全摘術後はこれらの障害が顕著にみられる．舌亜全摘術後の嚥下障害は口腔期の障害が主であるが，咽頭期も障害されている可能性があり，注意が必要である．術後1週間ほどで嚥下造影検査を行い直接訓練が可能

か否か判断する．直接訓練はとろみを付けた液体から開始するのがよい．口腔期の障害が強いので，代償的な方法として体幹を後方に傾ける，頸部を後屈させる(誤嚥防止のため，液体が咽頭に入ったら前屈させる必要がある)，すすって液体を咽頭に送る，などの方法を検討する．また，カテーテル付きのドレッシングボトルを用いるとカテーテルで液体を奥舌に誘導できるので便利である．構音訓練は構音障害そのものに対する訓練でもあるが，嚥下機能を改善させるための訓練としても用いられる．

舌亜全摘術を行うと舌の欠損が大きいため，通常筋皮弁を用いて再建される．それでも容量が十分に補えず構音や嚥下に支障をきたす場合は，舌接触補助床(palatal augmentation prosthesis；PAP)の使用を考慮する．

▶中咽頭がん・下咽頭がん・喉頭がん(部分切除術)：中咽頭がん・下咽頭がん・喉頭がんの部分切除術後の嚥下障害は基本的に咽頭期の障害であるが，切除される部位によっても障害の内容が異なるので嚥下造影検査などで確認のうえ対応することが必要である．直接訓練が可能な場合でも必要な間接訓練(たとえば喉頭挙上が制限されているような場合には，頭部挙上訓練やメンデルゾーン手技など)を併用するとよい．

▶喉頭がん(喉頭全摘術)，下咽頭がん・頸部食道がん(下咽頭喉頭頸部食道摘出術)：喉頭を全摘する術式の場合には術後失声となるため，代用音声訓練(無喉頭発声訓練)が必要となる．認知機能や上肢機能が問題ない症例の多くでは実用的な使用が可能となるため，まず電気式人工喉頭を導入する．頸部に創があり疼痛や腫脹があるので，術後早期は頸部ではなく頬部に電気式人工喉頭を当てて訓練を行うとよい．

電気式人工喉頭の使用方法を習得した後，希望があれば食道発声訓練を導入する．ただし，食道発声の習得は必ずしも容易ではなく，途中で断念してしまうことも少なくない．下咽頭喉頭頸部食道摘出術後の症例では特に習得しにくい．

欧米では食道発声よりもシャント発声が主流であり，希望がある場合は考慮する．シャント発声は気管食道瘻を作製し，そこにボイスプロテーゼを留置することにより発声する方法である．シャント発声は食道発声よりも習得が容易であり，電気式人工喉頭よりも声の質がよいという利点がある．

▶頸部リンパ節郭清術：原発巣を問わず頭頸部がんの手術においては，頸部リンパ節郭清術がしばしば施行される．頸部リンパ節郭清術によって副神経が障害されて僧帽筋麻痺が起こり，肩関節の外転や屈曲，肩甲帯の挙上が制限される．副神経が切断されていない場合でも半年～1年程度麻痺が続くことが多い．僧帽筋麻痺のために肩関節運動が制限されることによって，肩凝りなどの自覚症状や拘縮が起こりやすい．

麻痺が重度なうちは，座位や立位で肩関節の自動外転運動を行うと過負荷となりやすい．臥位やギャッチアップ位などで重力の影響を減じることを考慮する．日常生活においては重いものを持つことを避ける必要がある．痛みや肩凝りなどの自覚症状が強い場合には，肩にかかる上肢の重量を減らすための工夫も必要である．適宜非術側の上肢で術側の上肢を支える，膝の上にクッションを置いてその上に術側の上肢を載せて座る，などを指導する．副神経が切断されている症例では僧帽筋麻痺の回復が見込めないので，腱板など周囲の筋の筋力増強訓練を積極的に採り入れて代償的な肩関節機能の改善を目指す．

進行がん

田沼　明　静岡県立静岡がんセンター・リハビリテーション科部長

疾患の特性

がんは発見時にすでに進行している場合が

あり，また早期に発見されて初回治療を受けても再発することがしばしばある．ただし，個々の症例によって進行の速さが異なるため，どの程度の期間積極的なリハを行うことが可能かの予測は難しいことが多い．また，進行がん患者はさまざまなリスクを抱えているため，リハを行ううえでこれらを十分に把握することが重要である．

障害の特性

原発巣や転移巣の部位や治療内容により，出現する機能障害が異なる．がんが進行すると障害が多様化してくる場合があるが，一方で体力が低下してくるため十分なリハを行うことが難しくなってくる．このような場合には対応すべき障害に優先順位をつけて，優先度の高いものに絞って関わるという配慮が必要になる．

評価・技法

通常のリハに必要な機能障害，能力低下などに対する評価だけでなく，画像検査（CT，MRI，エコー，骨シンチなど）や血液検査などによって原発巣・転移巣の状況や合併症の有無など全身状態の評価が必要である．個々の病態における注意点などについてはリハビリテーション処方の項で述べる．

リハビリテーション処方

❶ 抗がん薬治療中・後

抗がん薬治療を行うと悪心・嘔吐などの症状が出現しやすく，活動性の低下から廃用症候群に至るリスクがある．廃用症候群の予防のためには，1日合計30分以上の散歩をしておきたいところだが，薬剤の副作用などで体調が安定しない場合には無理をしない．翌日に疲労を残さない程度の運動量がよい．

廃用症候群が進行してしまった場合には，その程度によってリハの内容が異なるが，動悸，息切れなどの自覚症状に注意しながら，安静時＋10〜20/分程度の心拍数から少しずつ負荷量を増加させていくのが安全と考えられる．疲労が強い場合には，一度に強い負荷をかけるのではなく，短時間で低強度の運動を高頻度に行うほうがよい．

抗がん薬治療においては骨髄抑制に注意することが必要である．血小板が3万/μL以上であれば特に運動制限の必要はないと考えられるが，1万〜2万/μLのときは有酸素運動主体として抵抗運動は行わないようにする．また，1万/μL以下の場合は積極的な訓練は行わない．ヘモグロビン値が7〜10 g/dLのときは，運動前後の脈拍数や動悸，息切れに注意する必要がある．白血球が減少すると易感染性が問題となる．特に好中球が500/μL以下の場合は感染のリスクが高いので感染予防の対策が必要となる．

ドキソルビシン（アドリアマイシン）やダウノルビシンなどのアンスラサイクリン系薬剤を使用すると心機能障害が出現する可能性がある．ドキソルビシンの場合，体表面積当たりの累積使用量が450〜500 mgを超えると急速に出現率が上昇するため，薬剤の累積使用量を把握したり，適宜心エコー検査を行って駆出率を確認したりすることでリスクを減らすことができる．

シスプラチン，タキサン系薬剤などの投与によって末梢神経障害が発生することが知られている．通常は治療終了後数カ月〜数年で消失もしくは軽快するが，時に不可逆的な障害が起こる．重度の感覚障害で歩行が不安定となっている場合もあり注意を要する．

なお，悪心・嘔吐はシスプラチン，シクロホスファミド，アンスラサイクリン系薬剤，イリノテカンなどの投与によって出現しやすい．セロトニン受容体拮抗薬などの投与によって積極的に症状を緩和させることが必要である．

❷ 放射線治療中・後

放射線治療には急性期と晩期の副作用がある．急性期の副作用としては嘔気，食欲不振，倦怠感などの全身症状と局所の皮膚や粘膜の炎症・浮腫が挙げられる．晩期の副作用としては，中枢神経・末梢神経障害，リンパ浮腫，骨壊死，咽頭・喉頭浮腫などが挙げら

れる．

　倦怠感が出やすいため，抗がん薬治療中・後と同様に廃用症候群への対応（予防を含む）が必要である．

　頸部に放射線治療を行う場合には，咽頭粘膜の浮腫や喉頭運動の制限などが起こり嚥下障害をきたす可能性がある．必要に応じて嚥下造影検査などを行って評価および対処法を検討する．

　脊椎転移に対して放射線治療が行われる場合，圧潰を予防するために床上安静が指示される．この際には，筋力低下や深部静脈血栓症予防のための床上での自動運動（特に下肢）を指導する．麻痺が発生していない症例では，当院では放射線治療が後半になると硬性コルセットを着けて離床を進めている．離床を始める際には斜面台を使い，疼痛が出現しないか確認しながら体幹を少しずつ起こしていく．放射線治療を行うと比較的早期に疼痛は改善するが，骨硬化が得られるまでは2～3カ月かかるので注意が必要である．

❸ リンパ浮腫

　乳がん，子宮がんなどの術後や放射線療法後にはリンパ浮腫が生じることがある．原疾患が治癒した後に発症する場合もあるが，再発を契機に発症する場合もあるので注意が必要である．

　リンパ浮腫への対処法としては，スキンケア，用手的リンパドレナージ，弾性ストッキング・弾性スリーブや多層包帯法などによる圧迫，圧迫下での運動，日常生活指導からなる複合的治療を導入する．用手的リンパドレナージは筋肉をもみほぐすマッサージとは異なり，軽く皮膚をずらすように行って皮下のリンパの流れを活性化させる．ただし，リンパ節転移部や皮膚転移部に用手的リンパドレナージを行うことは避けなくてはならないため，それらの有無を確認する必要がある．間欠的空気圧迫装置を使用する場合は1日1～2回，1回30分程度で圧は最大でも40 mmHgまでが推奨されている．

患肢は感染に弱く蜂窩織炎を生じやすい．したがって，日頃からしっかりとスキンケアを行い，傷をつくらないよう指導する必要がある．蜂窩織炎の急性期には抗菌薬を処方して，用手的リンパドレナージや圧迫といった物理的刺激を避ける．蜂窩織炎を契機に浮腫が増悪することがあるため，その予防が重要である．

❹ その他の浮腫

　がん患者，特に終末期においては浮腫が生じやすい．浮腫の原因としては，上記のリンパ浮腫の他，静脈圧の上昇による浮腫，膠質浸透圧の低下による浮腫などがよくみられる．

　腹腔内腫瘍やリンパ節転移によって下大静脈が圧迫された場合などでは，その末梢部の静脈圧の上昇によって浮腫が発生する．心不全など全身的に影響を及ぼす症状がなければ，弾性ストッキングなどによる患肢の圧迫を試みる．

　膠質浸透圧の低下による浮腫に対しても弾性ストッキングなどによる患肢の圧迫の適応がある．また，必要に応じてアルブミン製剤などの投与を検討する．

　がんが進行している場合強い圧迫が困難なことも多いので，そのような場合には弾性ストッキングではなくて弾力チューブ包帯による圧迫を選択することもある．

❺ 終末期

　終末期の患者は全身状態が低下しているため，さまざまな機能障害に対するアプローチが十分にできないことが多い．患者や家族のニーズに従って可能な範囲で対応することが必要である．たとえば，がん性胸膜炎による胸水貯留があり，動作によってすぐに動脈血酸素飽和度が下がってしまうが何とかトイレに行きたいという希望がある場合には，できるだけ少ないエネルギーで動作を遂行できるように指導することが求められる．またベッド上の体位を工夫したり，環境を整えたりすることも考慮する．

禁忌・留意点

リスク管理の観点から注意すべき病態の例を挙げる.

❶ 骨転移

がん患者が疼痛を訴えた場合には骨転移の可能性を念頭に置く必要がある．X線では骨透亮像や骨硬化像などがみられ診断に至る．転移部は軽微な力でも骨折が起こるため，転移部に大きな力が加わることを避けなければならない．特に，長管骨や脊椎の骨転移がある場合には注意が必要である．

Mirelsは長管骨転移を場所，疼痛，タイプ(溶骨性，造骨性など)，大きさから点数化して病的骨折のリスク評価をしている(表)．また，Harringtonは①骨皮質の全周50%以上の破壊，②適当な局所療法にかかわらず，荷重時の痛みが持続，増強あるいは再燃，③大腿骨近位で，病変の径が2.5cmを超えるか小転子の剥離を生じているものを切迫骨折と定義している．これらを参考にして安全にリハを進めるとともに，骨転移そのものに対する治療方針を決定する必要がある．

❷ 血栓・塞栓症

進行がん患者では凝固・線溶系の異常をきたしている場合があり，血栓・塞栓症のリスクがある．特に下肢には深部静脈血栓症が発生しやすく，これによって浮腫が生じる場合

表 Mirelsによる長管骨転移の病的骨折のリスク

	点数		
	1	2	3
場所	上肢	下肢	転子部
疼痛	軽度	中等度	重度
タイプ	造骨性	混合性	溶骨性
大きさ	<1/3	1/3〜2/3	>2/3

合計点が8点以上で病的骨折のリスクが高いと判定される．

がある．ただし，この場合はリンパ浮腫と違って用手的リンパドレナージは一般的に禁忌であり鑑別が必要である．鑑別のためにはCTやエコーなどの画像検査によって血栓の検索を行う．手術などによって長期臥床状態にある場合には弾性ストッキングの着用や下腿三頭筋の運動などによって深部静脈血栓症の発生を予防する．また，臥床状態にあった深部静脈血栓症患者の離床に際しては，循環器科の医師などと相談のうえ慎重に離床を図る必要がある．肺塞栓症のリスクが高い場合には下肢を積極的に動かすことは避ける．深部静脈血栓症に対してはワルファリンなどによる治療が行われるが，特にリスクが高い場合には下大静脈フィルターを挿入し，肺塞栓症の予防に努める．

多発外傷・熱傷

多発外傷

菊地尚久　横浜市立大学学術院医学群准教授・リハビリテーション科

疾患の特性

身体を頭部，頸部，胸部，腹部，骨盤，四肢などに区分した場合に，複数の身体区分に重度の損傷が及んだ状態を多発外傷と呼ぶ．受傷機転としては，鋭的外傷よりも鈍的外傷による損傷が一般的である．受傷原因としては交通外傷，墜落・転落，暴行などによるものが多い．

外傷の重症度を定量化する指標として，各身体部位の解剖学的損傷の程度で評価するAIS(abbreviated injury scale)がある．一般的にAIS 3以上が複数区分にある場合を「多発外傷」と定義する．

障害の特性

障害の特性は当然受傷した外傷の部位により異なるが，第三次救急医療機関で扱う多発外傷では生命を維持するために重要な臓器（脳，脊髄，心臓，肺，大血管など）に重篤な外傷があり，それに加えて他の臓器に外傷があることが多い．各臓器に関する詳細な特性は他の項を参照されたい．

評価・技法

多発外傷の評価で最も大切なのは重症度評価である．重症度評価には ISS（injury severity score）を用いる．ISS は前述の AIS をもとにして算出し，損傷を頭頸部，顔面，胸部，腹部および骨盤内臓器，四肢および骨盤，体表の 6 部位に割り当て，各部位の AIS スコアの最大値に着目し，上位 3 部位までのスコアの最大値を 2 乗して足した値を算出したものを用いる．

さらにリハを行うにあたり必要な評価は全身状態の把握である．循環状態，呼吸状態が安定しているか，外傷の治療はどのように進められているか，ベッドから起こしてもよいか，動かしてはいけない関節はないか，抑制されている部分はどこかなどを綿密に調べておく必要がある．

また鎮静をかけていることも多い．鎮静度の評価として RASS（Richmond agitation-sedation scale）がよく用いられる．RASS は，ステップ 1 として 30 秒間患者を観察することで評価を行い，スコア 0 〜 +4 で判定する．その後ステップ 2 として大声で名前を呼ぶか，開眼するように言う．10 秒以上アイコンタクトができなければこれを繰り返す（呼びかけ刺激）ことによりスコア -1 〜 -3 を判定する．さらにステップ 3 として動きがみられなければ，肩を揺するか，胸骨を摩擦する（身体刺激）ことによりスコア -4，-5 を判定する．+ のスコアは興奮状態を意味し，0 は意識清明を，- のスコアは鎮静状態を意味し，点数が大きいほどその程度が強いことを示す．その後に必要とされる評価は各臓器の障害に対する評価であり，他の項目での評価内容を参照されたい．

リハビリテーション処方

1）リハの進め方

ここでは急性期のリハ処方のみを論述する．リハの依頼があったときには，ほとんどの場合ベッドサイドリハの状況である．評価の項目に示した全身状態および管理状況の把握，安静度および禁忌の把握をしたうえで処方内容を検討する．

状態により，まず機能維持を目指す内容とするか，初めから機能回復を目指すかを選択する．機能維持を選択する場合には，廃用などの二次的合併症を防ぐための内容を処方する．すなわち関節拘縮を防ぐための関節可動域（ROM）訓練，褥瘡を防ぐためのポジショニング・体位変換，呼吸・排痰訓練，指示入力が可能な場合には筋力維持訓練などを行う．この場合には病棟担当医，看護師，担当訓練士と随時連絡を取り，経過により機能回復を目指すリハに移行する時期を検討していく．初めから機能回復を目指す場合には，まず安定した座位をとることから始める．ベッド上の座位がとれれば，その時間を長く，ある程度の時間座れるようになれば，次は車椅子上の座位を，さらには移乗時の介助量を軽減できるように訓練を進めていく．車椅子の座位時間が十分確保できるようになれば，訓練室での治療を開始し，本格的に動作訓練，立位歩行訓練，ADL 訓練を開始する．

2）外傷別のリハ処方

多発外傷のリハ処方について主な外傷を挙げて説明する．

❶ 脳外傷

脳外傷では片麻痺や四肢麻痺を生じることが多い．これに加えて遷延性意識障害，高次脳機能障害などが特徴的である．

麻痺に対しては，関節拘縮を防ぐための ROM 訓練，促通訓練を行い，基本動作訓練，立位・歩行訓練へと進めていく．重度の遷延性意識障害を生じている場合には，意識

レベルが回復するまでは機能維持のためのリハを行う．高次脳機能障害に対しては，急性期には障害像が明らかでないことが多いため，評価を進めながら，障害に合わせた訓練を進めていく．また行動障害が前面となり，訓練に支障をきたすことも多いので，病棟スタッフと相談しながら，患者に対する対応を統一し，またリハの内容をどうするかについても検討していく必要がある．

❷ 脊髄損傷

四肢麻痺や対麻痺を生じ，特に多発外傷の場合には完全麻痺など重度麻痺が多いことが特徴である．

麻痺に対しては関節拘縮予防のためのROM訓練，不全麻痺である場合には筋力強化訓練を行う．また必要に応じて自助具・スプリントを併用し，食事，更衣，整容などのADL訓練を行う．完全麻痺など重度の麻痺の場合，この時期から患者に障害受容を促すのは困難であるため，まず自分でできることを増やす(座れる，食事がとれる，服の着替えができるなど)ことが重要であり，自立度が上がることで満足感を得ることができる．また他の合併損傷により姿勢がうまくとれず，単独の脊髄損傷よりも褥瘡の発生が多いため，留意する必要がある．排尿障害の合併も非常に多く，早期に留置カテーテルから間欠導尿へ移行するための訓練を行うことが必要である．

❸ 交通外傷・墜落

胸部外傷の合併が多い．肺挫傷，外傷性気胸，無気肺などが多く，胸腔ドレーン留置，人工呼吸器管理などの状況となる．この際には救命病棟のスタッフと共同して，人工呼吸器からの離脱を早期から図ることが大切である．また離脱した後も気管切開が置かれている場合には，呼吸・排痰訓練および指導を行うことが必要である．

❹ 骨折

多発外傷では脊椎・骨盤・四肢の骨折を合併することが多い．

▶脊椎骨折：保存療法が選択された場合や手術の固定が十分でない場合には，強固な外固定(ハローベスト，硬性コルセットなど)が行われる．この際には，長期間の安静臥床であることが多く，廃用予防のためのリハが必要である．

▶骨盤骨折：骨盤骨折が重症の場合には，初期に創外固定が置かれることが多く，この際にも内固定が終わるまでは安静臥床となるため，廃用の進行に留意する．また骨盤内神経損傷の合併も多いため，麻痺の有無に関して評価しておくことが必要である．

▶四肢の骨折：関節内骨折がある場合には，関節拘縮のリスクが高く，早期からのROM訓練が必要である．また末梢神経障害の合併も多く，意識障害などで初期には把握できないこともあるため，入念に評価を続け，経過をみていく必要がある．

禁忌・留意点

多発外傷のリハに対する禁忌は，各臓器に対する禁忌に準じることになるが，過度の安静は廃用の原因となるため，可能な限り早期からリハを始める態度が望ましい．

留意点に関しては，もちろん「多発外傷」である以上，2つ以上の臓器の外傷であるが，リハ医として個々の臓器による障害に対する対応だけに目を向けず，全体的な障害像をよく把握し，これに対して明確なゴール設定を行い，これに基づいてリハを進めていくことが重要であると思われる．

全身性熱傷

横井　剛　横浜市立市民病院・リハビリテーション科長

疾患の特性

身体の表面を覆っている皮膚は生体内を外界から遮断する防御壁としての役割だけでなく，水分の保持，体温の維持，触覚や温痛覚などの感覚入力，免疫などの重要な役割を

もっている．全身性の熱傷ではこの皮膚に大きな障害が生じるためにさまざまな問題が生じる．広範囲の熱傷においては受傷直後から48時間は血管透過性が亢進し循環血液量が減少する熱傷ショック期，その後はそれらが再度循環系に戻ってきて循環血液量が増大し心不全や肺うっ血を引き起こす利尿期，その後は熱傷創が上皮化によって閉鎖するまでの期間，外界に対するバリア機能がないため創感染から容易に敗血症を引き起こす感染期があり，循環動態や感染管理などリスク管理のうえで配慮を常に必要とする．また気道熱傷や利尿期にみられる肺水腫などは呼吸状態も大きく変動させる可能性があるためその点も配慮が必要である．さらに皮膚が広範に障害を受けることで，体温調節に影響を及ぼしたり，疼痛が出現するなどリハを行ううえでも障害となることが多い．

■障害の特性■

熱傷により皮膚が真皮の深い部分まで障害されると，真皮の線維芽細胞が増殖して創を修復するので瘢痕が生じる．これにより創部は収縮し皮膚の伸展性の低下がみられる．関節付近に生じ，これにより関節の可動域制限をきたすことを瘢痕拘縮という．これは熱傷による障害の最も重要なものである．さらに熱傷が深部に及ぶと筋・腱・神経・骨などの器官も障害を受け，運動障害や変形などをきたす．また，広範囲の熱傷では循環動態が不安定になったり多数回の皮膚移植をする必要があり，その結果として長期間の安静を生じることが多い．そのため二次的な障害として廃用症候群を生じる．そのほか創部に疼痛を伴い，それを避けるように四肢屈曲の姿勢をとるために可動域制限を生じることも特徴である．さらに気道熱傷や胸郭の広範囲の熱傷による呼吸機能障害も重要である．気道熱傷では気道粘膜の障害，気道内分泌物の増加が生じ時間経過とともに，気道閉塞，無気肺，肺炎などの呼吸器合併症発生につながる．また，胸壁の熱傷が広範囲かつ深部に及ぶような状況では，急性期の浮腫などにより胸郭の運動制限をきたし拘束性換気障害をきたす．これらに対し適切なリハを行っていくことが必要である．

■評価・技法■

❶ 熱傷深度の評価

基本的には創の外見で評価しⅠ度熱傷，Ⅱ度熱傷，Ⅲ度熱傷に分類する．Ⅰ度熱傷は表皮層の部分的損傷で炎症症状はあるが自然に消退する．Ⅱ度熱傷は表皮全層と真皮中間までの熱傷で浅達性Ⅱ度熱傷と深達性Ⅱ度熱傷に分類できる．浅達性Ⅱ度熱傷は真皮浅層までの損傷で疼痛が強いが肥厚性瘢痕を生じずに治癒する．深達性Ⅱ度熱傷は真皮深層までの損傷で瘢痕拘縮を生じる可能性があり広範囲では手術での治療が選択される．Ⅲ度熱傷は真皮以下の深層，皮下組織に及ぶ熱傷で自然治癒はなく瘢痕治癒の形をとる．また，細菌に対するバリアが破壊されているため，細菌の侵入を容易に許し，敗血症などの重症感染症をきたしやすい．

❷ 熱傷範囲の評価

熱傷範囲の評価は体表面積（body surface area；BSA）に対するⅡ度とⅢ度熱傷の合計面積の比率（%BSA）を用いて行われる．予後推定因子としても役立つ．その面積の推定方法としては9の法則（図）（小児では5の法則）もしくはLundとBrowderの法則が一般的である．また，重症度を示す指標としては，①熱傷指数（Burn Index；BI）＝Ⅲ度熱傷の%BSA＋Ⅱ度熱傷の%BSA×1/2：算出値が10～15以上を重症として扱う．②予後熱傷指数（prognostic burn index）＝熱傷指数＋年齢（歳）：算出値が70以下では生存可能性が高いが，100以上は予後不良の重症とされている．

❸ 瘢痕拘縮の予防

深部に及んだ熱傷の治癒過程に瘢痕は生じるが，受傷後3～6カ月程度は瘢痕は膨らみ肥厚性瘢痕となる．その後線維芽細胞の活動性が減少し白く柔らかな成熟瘢痕となり，

図 9の法則

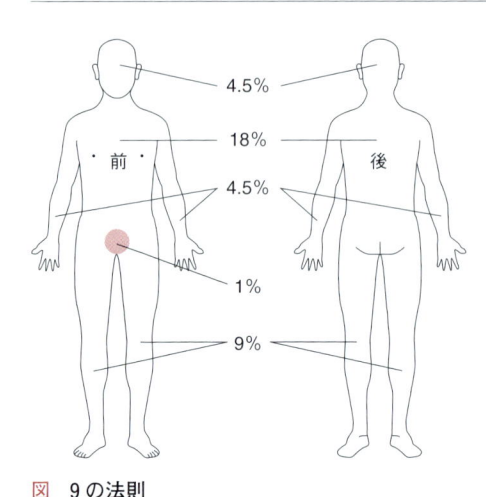

徐々に平坦化していくのが一般的である．瘢痕には伸縮の動作が加わると収縮したり肥厚したりする性質があり，関節部では特にその収縮により拘縮となりやすい．それを防ぐために包帯やサポーターなどの圧迫療法や持続的な伸張が必要である．持続的な伸張の手段としてはスプリントの装着や徒手的なストレッチがある．徒手的なストレッチでは施行前に温熱療法をすることも効果がある．瘢痕組織の軟化や伸張性の増加，関節の痛みの軽減などが図れ，超音波などがよく利用される．

リハビリテーション処方

❶ 急性期Ⅰ（受傷直後より）

熱傷患者においては四肢を屈曲・内転に保持し創部に緊張がかからないようにする傾向がみられる．これは本人にとっては創部の疼痛を和らげ楽な肢位ではあるが，将来的には創部の皮膚の収縮などにより屈曲内転の肢位で関節拘縮をきたし，歩行や各種動作の障害となる．それらの予測される皮膚性拘縮や変形を予防し機能障害を最小限にするためには早期よりポジショニングを行う必要がある．ポジショニングは表のように受傷部位が伸張されるような肢位をつくることが基本である．

〔リハ処方〕
・浮腫軽減のための四肢挙上
・拘縮予防のためのポジショニング

❷ 急性期Ⅱ（熱傷のショック期を脱し状態安定）

関節可動域（ROM）訓練は，植皮術で生着していない部位や固定が必要な部位を除いて積極的に行う．ドレッシングされた状態では効果も限定的になるので，包帯交換や温浴の時間に合わせて行うと効果的である．また意識障害や鎮静されている場合も多く，その場合は他動的な訓練が主体になるが，意識がある場合には自動運動，さらに痛みが少なければ筋力維持のため抵抗運動も併用するのがよい．気道熱傷では気管から気管支，肺胞において直接障害を及ぼし，肺炎や無気肺などの最大の危険因子となる．このため早期から体位ドレナージやスクイージングなどの呼吸理学療法を行う．ただし植皮部位に関しては生着してから排痰手技をするなどの配慮が必要である．さらに胸郭全体が大きく障害されている場合には胸郭の運動制限をきたし拘束性換気障害が生じる．これに対しては胸郭の可動域訓練（呼吸筋ストレッチ，胸郭伸張法，関節モビライゼーションなど）を行うことが必要である．

〔リハ処方〕
・ROM訓練：植皮術施行後は，採皮部は術後24〜48時間の安静が必要，植皮部は生着後より可動域訓練を開始する．
・ポジショニング
・筋力訓練
・呼吸理学療法

❸ 安定期

全身状態が安定し，起こせるようになってくる時期でも広範囲の熱傷患者の場合，植皮術は時期を分けて行われるため，訓練に際してはその都度，植皮部，採皮部，安静度など確認して訓練を進めていく必要がある．それらに問題がなければ積極的に離床を図る必要

表 拘縮予防のためのポジショニング

受傷部位	拘縮予防のための肢位
前頚部	頚部伸展もしくは過伸展
腋窩部	肩外転90°
肘窩部	肘伸展，前腕回外
前胸部	肩外転，外旋
会陰部	両股外転10〜15°，外旋・屈曲は禁
膝窩部	膝伸展
下腿後面	足関節背屈位

がある．また，ADLに関しては床上で可能な整容・食事動作より早期に訓練することが必要である．広範囲熱傷の場合両上肢とも受傷していることもあるが，そのような場合でも自助具や装具などを早期に作製してそれらの動作を自立させることができる．さらに足部の熱傷による問題などがなければ病棟内でも早期に立位歩行訓練を進めていく．病棟から訓練室への移行に関しては座位耐性が向上すれば可能であるが，熱傷の場合特に精神面の問題や感染の問題を考慮する必要がある．訓練室へ移行する時期になると植皮術はほとんど終了しており，長期臥床による廃用に対しての全身調整運動，熱傷による瘢痕拘縮に対しての可動域訓練(施行前に物理療法など加えると効果的)に加え退院に向けADLの自立を目指し訓練することが必要になる．重度の熱傷では四肢の切断(多肢切断も多い)を合併することもあり．義肢の作製・訓練，そしてその状態に合わせたADL訓練を行う必要もある．

〔病棟でのリハ処方〕
・ROM訓練
・筋力訓練
・ベッド上動作訓練
・座位訓練
・ADL訓練(自助具・スプリント作製も考慮)
・立位(歩行)訓練

〔訓練室でのリハ処方〕
・理学療法
・ROM訓練(物理療法の併用も効果的)
・基本動作訓練
・筋力訓練
・立位歩行訓練：下肢切断の場合は義足作製・装着・歩行訓練などが加わる．

〔作業療法〕
・ROM訓練
・上肢機能訓練
・ADL訓練
・心理的支持

禁忌・留意点

❶ 疼痛への対応

全身性の熱傷では，急性期は可動域訓練時や包交時に身体を動かすことでも疼痛が強く，訓練がうまく進まない場合も多い．そのような場合は，疼痛管理のために薬剤が投与されることもあり，疼痛が抑えられている間に訓練が行えるように病棟などと連絡を取って調節することも必要となる．

❷ 精神面への配慮

熱傷のリハにおいては自殺企図などにより受傷した患者も多く，また事故による受傷であっても不安・抑うつなどの症状がみられる場合がある．このため精神面への配慮が必要である．訓練においては不穏や興奮が強ければ，まず精神科的治療を優先し，状態が改善してから対応する．気分や意欲などの問題で訓練に協力が得られない場合には，精神科的な治療と並行し疼痛などに配慮しながらROM訓練から開始し，様子をみていく．

精神科的治療も行い，時間をかけても改善がないようであればリハゴールの変更も必要になる．その場合は主治医，精神科医，病棟スタッフなどを交えカンファレンスを開き，意見交換，意思統一を図ることが必要である．また，熱傷患者では顔面や四肢など露出した部位の受傷による外見上の変化などで訓練室への移行を好まない，もしくは拒否する場合がある．こうしたケースでは，無理に訓

練室へ移ることなく病棟にて可能な範囲で立位・歩行訓練を継続する．また移行する場合も時間帯などを考慮して，周りに人がいない環境をつくるなどの配慮が必要な場合もある．

❸ 感染に対する配慮

Ⅲ度熱傷ではバリアとなる表皮，真皮層が完全に破壊されているため，焼痂組織内や皮下に侵入した細菌により容易に感染をきたす．リハ施行においては，まず標準予防策を順守することが大事である．また，重度熱傷患者においてはMRSAなどの多剤耐性菌の感染の割合が多く，十分に感染の情報を確認し，MRSAなどの感染が確認されたら接触感染予防策もあわせて行う．さらに訓練場所の選択に関しても感染対策マニュアルに沿って判断したり，それでも判断に迷うケースでは感染対策チームなどと相談し常に病院内で一致した対応をすることが必要である．

局所性熱傷

横井　剛　横浜市立市民病院・リハビリテーション科長

疾患の特性

❶ 顔面・頚部

一般に顔面・頚部は露出している部位で受傷の頻度が高く，前面を含む部位を受傷することが多い．顔面の皮膚は真皮が比較的厚く，血行が豊富で皮膚付属器官にも富むことから，上皮化しやすく，また上皮化が2週間以内に完了すれば瘢痕拘縮も生じにくいことが特徴である．そのため明らかなⅢ度熱傷は別として，深達性Ⅱ度熱傷でもできる限り上皮化するのを待ち，手術は待機的に行うことが多い．

それに対し頚部皮膚は顔面に比べ薄く，皮下組織も比較的少ないため他の部位に比較し深達性となりやすく，瘢痕拘縮が生じやすいのが特徴である．治療としては顔面とは異なり積極的に植皮術を行う．

❷ 手

顔面と同様に手も露出部位であり，整容的に重要な部位であるが，熱傷により受傷する頻度が多いことも特徴である．解剖学的には手掌側の皮膚は比較的厚く，深達性の熱傷でも腱，関節などの直接の損傷は免れることが多いが，手背側は薄い皮膚の下に伸筋腱を中心とした伸展機構が存在するため熱傷が深達性の場合には損傷は容易に伸展機構などの深部組織に及び，保存的治療では治癒の遷延化をきたし，瘢痕拘縮などの後遺症を残しやすい．さらに広範囲熱傷に合併する場合では植皮部位は救命のため体幹部や大腿部などが優先的に選ばれることが多く，手などは植皮が行われるまで時間がかかる場合が多い．

障害の特性

❶ 顔面・頚部

顔面全体は整容的に大きな部位であり，かつ目・耳・鼻・口などの重要な器官が存在するため深達性熱傷による損傷や，瘢痕拘縮による眼瞼外反・兎眼，耳介変形，鼻背の扁平化，小口症などの障害に対する配慮が必要になる．また受傷面積が狭くても深度が深い場合には機能障害を残しやすい．頚部は屈曲，伸展，回旋，側屈など多彩な運動を行う関節部であり，わずかな拘縮であっても運動制限をきたし，日常生活に支障をきたす．

❷ 手

「疾患の特性」でも述べたとおり，手の熱傷では手背のほうが解剖学的な性質上，瘢痕拘縮や腱や関節などへの直接的な損傷をきたしやすい．一般的に手背の熱傷では指伸筋腱や手背腱膜の損傷，拘縮などにより鷲手変形，ボタンホール変形などが生じやすい．さらに，熱傷後瘢痕拘縮による手の変形としては母指内転拘縮，指屈曲拘縮，指間みずかき形成なども知られており，それぞれ早期からの対策が必要になる．また手の全周性の熱傷では急速な浮腫の進行と皮膚の伸展性の低下で組織内圧が上昇し神経や血管を圧迫すること

で神経の障害や血行障害による壊死，切断などの障害をきたすこともあり注意が必要である．

評価・技法
❶ 受傷部位の評価
熱傷の範囲と深度の評価は必須である．手の熱傷においては手背か手掌の部位の他に，筋，腱の損傷が合併しているかどうか，そして植皮術が行われていればその生着などを確認する必要がある．

❷ 手背熱傷時のスプリント
手背に広範囲の深達性熱傷がある場合には，創の治癒が遷延し，熱傷瘢痕拘縮による高度の変形をきたしやすい．受傷した場合にはスプリントを作製し，装着することが推奨されるが，基本的には DIP 関節伸展，PIP 関節伸展，MP 関節 60〜90° 屈曲で母指外転対立位となるような形にするのが望ましい．

リハビリテーション処方
❶ 急性期
急性期にはまず予測される皮膚性の拘縮や関節変形を予防するためにポジショニングが必要になる．特に頚部は他の部位に比較し深達性となりやすく瘢痕拘縮が生じやすいのが特徴であり，伸展位でのポジショニングが重要である．手については浮腫軽減のための上肢挙上，手背の場合は上記のように intrinsic plus でのポジショニングを行うが患者の理解が得られないような場合や，管理が困難な場合にはスプリントを作製して対応する．また，深達性で腱などが露出している場合は腱の断裂を防ぐために腱を弛緩させた位置に固定し保護する必要がある．

〔顔面・頚部〕
・下顎から前頚部の熱傷がある場合には頚部伸展位でのポジショニング
・顔面圧迫

〔手部〕
・患肢挙上
・痛みに合わせて可動域訓練
・手背の熱傷がある場合には intrinsic plus でのポジショニング
・スプリント作製

❷ 植皮後や上皮化後の安定期
植皮が終わり上皮化がなされれば積極的に訓練を行う．顔面のストレッチ，表情筋の訓練を行うとともに，瘢痕形成を予防するため，フェイスマスクを作製し顔面全体を圧迫したり，さらには小口症の予防のための装具を作製することも検討される．また，顔面の障害に関しては訓練を行い，保存的に経過をみて瘢痕成熟の状況に合わせて手術などが検討される．

手に関しては上皮化していれば物理療法を加えて積極的な可動域訓練を行い，機能改善を目指す．

〔顔面・頚部〕
・顔面のストレッチ
・表情筋訓練
・顔面圧迫や小口症のための装具作製
・頚部可動域訓練
・ネックカラーなどの装着も検討

〔手部〕
・植皮生着後より積極的可動域訓練
・上皮化していればパラフィン，バイブラバス，超音波などの温熱療法

禁忌・留意点
顔面や四肢など露出した部位の受傷は特に整容的な面を気にして病棟から訓練室への移行を好まないか，もしくは拒否する場合がある．拒否するような場合には無理に訓練室へ移ることなく病棟で可能な範囲の立位・歩行も含めた訓練を継続する必要がある．また，訓練室に移行する場合には時間帯などを考慮して，周りに人がいない環境をつくるなどの配慮も必要である．

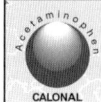

Acetaminophen
CALONAL

疼痛ナビ TO-TSU-Navi

「患者様が本当に満足する疼痛管理」を先生とともに考える
医療従事者向け会員サイト

詳しくはウェブサイトへ
http://www.e-paincontrol.com/ 　疼痛ナビ　検索　《新規会員募集中!》

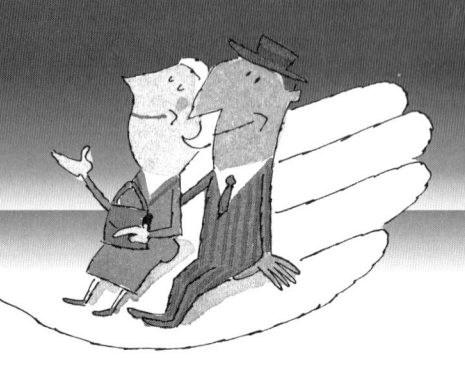

登録・利用は無料

アセトアミノフェン製剤

カロナール®

解熱鎮痛剤

原末 / 細粒20%・50% / 錠200・300
日本薬局方 アセトアミノフェン
創薬（分包品を除く）
薬価基準収載

小児用解熱鎮痛剤

シロップ2% / 坐剤小児用50・坐剤100・200
薬価基準収載

※効能・効果、用法・用量、警告、禁忌を含む使用上の注意等につきましては「製品添付文書」をご参照ください。

■ カロナール®の学術情報に関するお問い合わせ先：0120-050-763
■ その他に関するお問い合わせ先：0120-369-873
〈受付時間〉月～金曜日 9：00～17：30（祝祭日・当社休日を除く）

製造販売元（資料請求先）
Showa 昭和薬品化工株式会社
〒104-0031 東京都中央区京橋2-17-11
http://www.showayakuhinkako.co.jp

2011年10月(AC)

慢性疼痛

慢性疼痛疾患

岡島康友　杏林大学教授・リハビリテーション医学

疾患の特性

　急性疼痛は末梢組織の損傷・炎症に際して侵害受容器を介して惹起される．それに対して，慢性疼痛は侵害受容器を介さないものや心因性のものが含まれる．初期に侵害性疼痛であっても慢性化に伴って疼痛の神経伝達系に機能異常を生じ，侵害刺激がなくても疼痛が持続する状態になる．神経障害性疼痛(neuropathic pain)とも呼ばれ，末梢神経起源のものとして帯状疱疹後神経痛，反射性交感神経性ジストロフィー(複合性局所疼痛症候群)など，中枢神経由来のものでは視床痛や幻肢痛などが臨床上問題となる．

　侵害刺激受容(nociception)で起こるものは最も低次の疼痛で，その上位には感覚としての痛み(pain)，さらに高次には不安，怒りといった情動的側面，あるいは就業不能，経済的重圧，人間関係悪化などの社会的側面の問題が随伴する．疼痛は本来，主観的な体験であり，同じ強さの痛み刺激に対しても，あるときは痛いと感じても，覚醒レベルが低下したり，他の刺激で注意がそらされたりすると痛いと感じないこともある．また，疼痛の情動・社会的側面は，いわば苦悩(suffering)とも表現されるように，慢性疼痛は単なる痛みの治療では軽減できないことが多い．患者は抑うつ的になり，不眠，食欲低下，便秘などの身体症状が出現し，さらに過度な疼痛言動，鎮痛剤依存，社会参加の拒否などの疼痛行動(pain behavior)に発展する．そうなると多面的なリハ介入の重要度が増す．

　痛みにはそれを和らげる調節機構がある．その1つに脊髄後角の制御関門理論(gate control theory)が知られている．Fast painを担うAδ線維の活動状態では，痛みの本態であるslow painのC線維活動の中枢へのシナプス伝達が阻害されるという調節機構である．また痛みは中枢神経内での内因性モルヒネ様物質の産生を促すことによっても調節されている．この物質は脊髄後角や三叉神経脊髄路核の受容体，また中脳中心灰白質などの受容体に作用し，そこから脊髄後角への下行性痛覚抑制路(diffuse noxious inhibitory controls)を通してAδとC線維活動の両方に抑制的作用を及ぼす．すなわち，痛みの伝達路を上行した情報は中脳あるいはさらに上位の中枢を経た後，逆に下行して脊髄後角において痛み入力を抑えることになる．鍼麻酔や電気刺激療法などは一部，この調節機構を介して痛みの軽減を図ると考えられている．

リハビリテーションの考え方

　疼痛の評価はリハを含めた治療の前提となる．疼痛を形容する言葉には，"ズキズキ""焼かれるよう"などといろいろあるが，患者の性格や過去の体験によって同じ表現でも，その内容・程度は異なる．言葉によるバイアスを避けるため，臨床ではしばしばVAS(visual analogue scale)やNRS(numerical rating scale)が用いられる．前者では，たとえば10cmの物差しを見せて，0cmの位置が痛みなし，10cmが今まで経験したなかの最大の痛みとしたとき，現在の痛みはどの位置か示してもらう．後者では物差しを使わずに0〜10の数字で答えてもらう．なお，抑うつや不安など情動面の関与が大きいと思われる場合には，そのための心理検査を実施する．また著しい疼痛ではADLに支障をきたすため，経時的に問題行動の頻度や介助の有無と内容を評価する必要がある．

　リハを始めるにあたっては，薬物療法，温

熱療法などの物理療法，神経ブロック，手術治療など，疼痛そのものへのアプローチは欠かせない．特に慢性化の徴候がみられる例では早期介入が必須視される．急性期には十分量の鎮痛薬を投与するのが基本であり，十分な鎮痛を行わないと不安が拡大し，薬物依存につながるリスクも高まる．ただし，すでに長い治療歴をもつ慢性患者では，通常の治療に失敗体験があるので，その繰り返しは避けるようにしなければならない．

リハの目標は歩行，ADLの拡大，就労，QOLの向上であり，単なる疼痛治療とは異なる．しばしば治療チームとして包括的アプローチが求められ，首尾一貫した患者への対応を基本として，多職種が並行介入することになる．特に心理療法に代表される種々の手法は治療チーム全員に求められる基本的技術として重要視される．なお，不安，抑うつ，心気傾向などが著しい場合には，リエゾンコンサルテーションによる精神科医の役割が大きくなる．

❶ 薬物療法

非ステロイド性抗炎症薬は末梢性に炎症とC線維活動を抑制するが，中枢性にも脊髄レベルで疼痛抑制に働くとされる．ステロイドも細胞膜安定化による炎症改善を意図して広く用いられるが，肩手症候群がよい適応として知られる．モルヒネなどのオピオイドは下降性疼痛抑制系を賦活するか，脊髄に直接作用して疼痛経路を抑制する．議論はあるが最近では非がん性疼痛にも用いられるようになった．

その他，慢性疼痛に用いられる薬剤として，抗うつ薬，抗てんかん薬，筋弛緩薬や鎮静薬，交感神経節遮断薬などがある．イミプラミンなどの抗うつ薬は抑うつ症状がなくても有効で，中枢神経終末でのセロトニンのre-uptake阻害による下降性疼痛抑制系の賦活が関与する．アミトリプチリンでは同時に存在する鎮静作用が有効性を増すという．カルバマゼピンやプレガバリンなど抗てんかん薬はイオンチャネルへの作用が鎮痛と関連すると考えられ，三叉神経痛など末梢性の神経障害性疼痛に特に用いられる．メジャートランキライザーのハロペリドールやクロルプロマジンも有効例があるが，鎮痛機序は明らかでない．マイナートランキライザーのベンゾジアゼピン系薬は筋弛緩効果による鎮痛を期待する疾患に有用であるが，依存と抑うつ傾向を誘発しやすい点で注意を要する．α遮断薬や交感神経節遮断薬は反射性交感神経性ジストロフィーの治療薬であり，その有効性には診断的価値もある．

❷ ブロック療法

ブロックや関節内注射は基本的に急性疼痛の治療であるが，慢性化の予防のためには積極的に用いるべきである．局所麻酔薬，麻薬を用いた硬膜外ブロックは数週間にわたる持続留置が可能でがん性疼痛，特に下半身の疼痛に頻用される．上肢痛や頸部痛に対しては，原因にもよるが星状神経節ブロックが好まれる．また肩手症候群など肩関節痛を伴う例では肩甲上神経ブロックや肩峰下関節包注を可動域訓練に先行して行うことで，拘縮改善のための可動域訓練の効果を高めることができる．

❸ 物理療法

温熱療法には鎮痛効果があるが，その場限りの対症療法であり，慢性疼痛に単独で用いる意義は乏しい．慢性の腰痛や頸部痛に対する安易な牽引療法の継続も避けるべきである．

経皮的電気刺激療法（transcutaneous electrical stimulation；TENS）は携帯型機器が一般化したこともあって疼痛が限局する例では有用である．通常，50〜100 Hz前後の高頻度の低電流を用いるが，2〜4 Hzの低頻度で筋収縮が出現する程度の強めの電流も試行価値がある．侵襲的な治療であるが体内埋め込み式刺激装置も開発されている．制御関門理論に立脚した後索刺激療法，脊髄硬膜外刺激法，また視床痛覚中継核や第三脳室周囲灰白

質刺激，最近では皮質運動野刺激が試みられている．鍼治療（acupuncture）でも TENS と同様に通電する方法が一般的で，いわゆる経穴以外にトリガーポイント（圧痛点）に刺入する．

物理療法には分類されないが手足の疼痛では脱感作療法，すなわち痛覚過敏（hyperpathia）のある皮膚に種々の刺激を加えて慣れさせることが ADL 上しばしば必要になる．

❹ 心理的アプローチ

リハに際してはしばしば心理的アプローチが必要となる．簡易精神療法/カウンセリングに準じて，患者の話をよく聞くことを基本とする．一方，オペラント条件づけを基礎にした行動療法の考え方も参考になる．つまり患者の疼痛行動・言動の出現には無視という一種の罰を，その減少には賛辞という報酬を与える．実際には，訓練室に来て体操などの運動を長時間，実行することを強化する．また，慢性疼痛患者にはしばしば，「身体を動かすと痛みは悪化する」「今までのように働くことはできない」といった否定的な思いがあり，認知療法では，まずこういった否定的・抑うつ的観念を矯正する．さらに認知行動療法では，そういった観念を生みやすくしている背景自体を矯正する．そのためには疼痛のメカニズム，鎮痛薬の功罪，廃用の影響などについての教育が重要であるが，さらに現実問題として疼痛増強時の対処法を獲得することも指導する．これは心理学の分野では系統的脱感作療法に位置づけられ，具体的には漸進的筋弛緩訓練や自律訓練法などがある．疼痛の苦悩の側面への中和の意味がある．

腰痛症

小林龍生　防衛医科大学校病院准教授/リハビリテーション部長

疾患の特性

疼痛は罹病期間に基づき急性疼痛と慢性疼痛に区別される．慢性疼痛は国際疼痛学会（international association for the study of pain；IASP）では通常組織障害が修復される 3 カ月の期間を超えて持続する疼痛とされている．慢性腰痛も発症後 3 カ月以上腰痛が持続する場合と考えられる．また慢性腰痛に対して画像検査などを用い原因診断を行うが，明確な原因を特定できない非特異的腰痛も多い．一般に疼痛の原因は侵害受容性と神経障害性と心因性の 3 種類に分類される．

非特異的腰痛には心因性腰痛の他に侵害受容性および神経障害性で病因が特定できない腰痛が含まれる．侵害受容性疼痛は機械的刺激などの侵害刺激が組織の侵害受容器を刺激することにより生じる痛みであり，腰椎の椎間板や椎間関節に特に変形性変化が生じている場合に負荷がかかり生じる疼痛や，腰部筋組織に過度の負荷がかかり炎症を起こし生じる腰痛などが含まれる．神経障害性疼痛は組織に分布する神経のほうへの障害で生じる腰痛で，腰部椎間板ヘルニアによる腰神経への圧迫による腰痛などが含まれる．心因性疼痛は組織に疼痛を生じるような原因がなく心理的な原因による疼痛である．慢性腰痛は罹病期間のみによる分類であるので慢性腰痛の原因は侵害受容性，神経障害性，心因性の全ての可能性がある．

痛覚の神経伝達経路は侵害受容器からの刺激が Aδ 線維を経て鋭い痛みが伝達され脊髄後角に入る経路と，C 線維を経て鈍い痛みが伝達されて同じく脊髄後角に入る経路があり，ともにシナプス伝達を介して上行し大脳皮質に到達し痛みを感じる．

疼痛感覚の機構には痛みを緩和する抑制系があり，視床下部から脊髄後角に至り，痛みの信号を抑制するセロトニン系と，橋の青斑核から脊髄後角に至り，痛みの信号を抑制するノルアドレナリン系がある．

抑制系の賦活による痛みの減弱は，痛み刺激が加わることにより脳の腹側被蓋野から側坐核や腹側淡蒼球などに伝達される dopamine回路によるopioidの産生によるとされ，この抑制系は長期に痛みが加わっているとdopamine回路によるopioidの産生が常に高く維持されてしまうため，新たに痛み刺激が加わったときのdopamine回路によるopioidの産生の増加が十分に上がらなくなり，抑制系の賦活が十分に起こらなくなると考えられている．そのため，慢性となった疼痛では抑制系の働きが悪くなった分，通常より強く痛みを感じるようになるとのことで，治療による改善が得にくくなると考えられる．

障害の特性

腰痛は就労者にとって就労継続の障害となる．しかも立位よりも座位姿勢のほうが腰の負担は大きく腰痛が出やすいことから，身体を使う肉体労働者のみならずデスクワーク労働者の就労継続にも影響する．

2003年の日本整形外科学会プロジェクトの調査では腰痛有病者は男性29.2％，女性31.8％で全体では30.6％と高率であり，年齢別で見ても20歳代から70歳代までのどの年代も腰痛有病者は30％前後とほぼ一定で，就労年代でも高齢者とほぼ同数の腰痛罹患者があり，社会的な影響が大きく，退職や転職の割合は9.5％と報告されている．

評価・技法

慢性腰痛患者の診療はまず疼痛の原因の検索である．腰痛の原因のうち骨折や腫瘍や感染によるものを見落とさないよう注意して診察・検査を行うことが大切である．骨折，腫瘍，感染はX線検査と必要に応じて血液検査で診断されるが，腰椎部の叩打痛がある場合は注意が必要であり，疑わしい場合はMRI検査を行うほうがよい．神経障害性の原因では，神経の支配領域に一致した知覚・運動障害の有無と神経伸展試験であるLasègue徴候や大腿神経伸展試験，神経絞扼所見であるKemp徴候などがあるかをみて参考にする．加えて動態撮影も含めたX線検査およびMRIで変形性脊椎症，椎間板ヘルニア，腰椎分離症，腰椎すべり症があるか，間欠性跛行の症状があるときは脊椎管狭窄症があるか検討する．

腰痛の自覚症状の評価に臨床上よく用いられるのはVAS(visual analogue scale)およびフェイススケールである．VASでは全く痛みのないときを0，最高の痛みを100として10cmの線分上の該当する箇所に患者に印をつけてもらう．フェイススケールでは最もふさわしい表情の絵を選択してもらい評価する．また現在の疼痛が初診時に比べて何％程度であるかを患者に答えてもらう方法も現在選択している治療で効果があるかどうかを簡単に半定量的に把握するのに役立つ．

腰痛特異的なQOLの評価にはRoland-Morris disability questionnaire, Oswestry disability index, Japan low back pain evaluation questionnaireなどが使用される．疾患に関係なくQOLを評価する方法としてはSF-36が使用される．

疼痛の原因に心因的なものもあり精神的な評価も時に必要で，MMPI(Minnesota multiphasic personality inventory)，CMI(Cornell medical index)，矢田部-Guilford検査などが施行される．

リハビリテーション処方

慢性腰痛の保存的治療には投薬や神経ブロックと理学療法が行われる．

理学療法のうち物理療法としては極超短波やホットパックなどの温熱療法や間欠的牽引療法と装具療法が行われる．

間欠的牽引療法では体重の1/4の負荷から漸増しながら体重の1/2の範囲までの牽引力で，牽引10～15秒，休止5～10秒，時間10～15分を目安に行っている．

装具は着用による腰部筋の萎縮をきたさないように市販の簡単なものを腰痛悪化時に一時的に使用するか，長時間座位や重量物運搬などの腰に負荷がかかり不安なときのみに限定して使用させるかしている．

理学療法の運動療法としては筋力強化やス

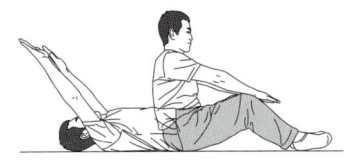

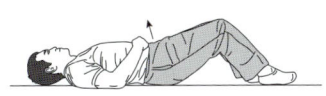

1. 仰臥位での腹筋運動
2. 仰臥位での臀部の持ち上げ運動
3. 仰臥位で膝をかかえる背筋のストレッチ
4. 長座位からの体幹前屈運動
5. 片脚を残して片脚を踏み出すストレッチ
6. しゃがみこみによる背筋のストレッチ

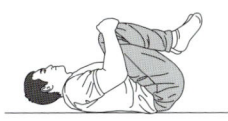

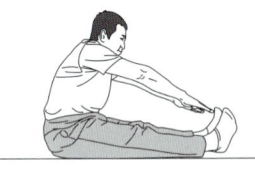

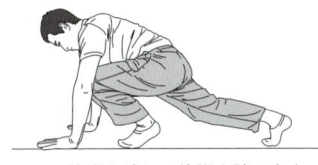

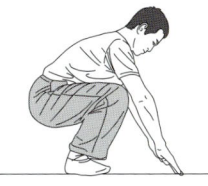

図1 Williams の腰痛体操
(Williams PC : Examination and conservative treatment for disk lesions of the lower spine. Clin Orthop 5 : 28-40, 1955 より改変)

トレッチングを行わせる．エビデンス的にも効果が期待できる．運動療法としてよく知られている方法がWilliamsの腰痛体操である．6種類の体操からなり，腰背部や下肢の筋肉のストレッチと筋力強化を行う方法である（図1）．

わが国においても2004〜2005年に日本整形外科学会，日本臨床整形外科医会，旧日本運動器リハビリテーション学会(現日本運動器科学会)を中心に実施されたLET (low-back pain exercise therapy study)の結果で運動療法がNSAIDの効果より有効なことが示されている．LETで採用された運動療法は図2に示した4つの運動の10回を1セットとしてそれぞれ1日に2セット以上行うものであり，エビデンスがあるうえ，方法も単純であり日常診療での指導も行いやすい．

その他，よく知られている方法にMcKenzie法がある．ニュージーランドの理学療法士 Robin McKenzie が腹臥位で腰を背屈していた患者の症状が軽減したことから始められた方法でニュージーランドの本部を中心に世界各地に支部があり国際的に普及している．主に腰部を伸展すると，症状が軽減するか症状の範囲が腰部に限局する患者に背屈運動を指導する方法が主体であるが，毎年開催される講習会を受講したPTにより適応，処方が行われ実施されている．

運動療法を処方し生活指導するにあたり患者の障害が overuse なのか disuse なのか考える必要がある．職業上などの作業による overuse であれば作業内容・方法を検討し，まずは作業などによる overuse を解除し，運動療法も overuse にならないように指導していく必要がある．disuse の場合は腰痛改善のため筋力強化が必要であるが，運動療法が患者にとって overuse とならないよう体力に合わせて指導する配慮が必要である．

■禁忌・留意点■

慢性腰痛の原因には心因性もあり保存療法の適応となる病態が多いが，骨折，腫瘍，感染などを見落として漫然と保存療法を続けたために重症な後遺症を生じたりしないよう注意が必要である．また侵害受容性や神経障害

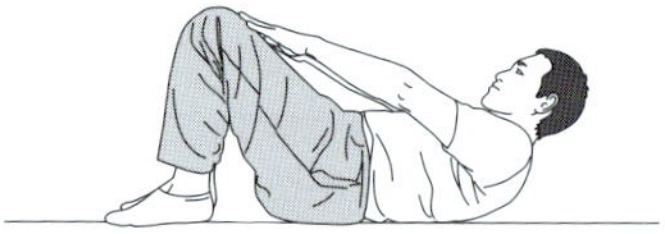

1. 仰臥位で膝を屈曲し，5秒間上体を軽く持ち上げる腹筋運動
2. 腹臥位で骨盤部の床側に枕を入れ5秒間上体を軽く持ち上げる背筋運動 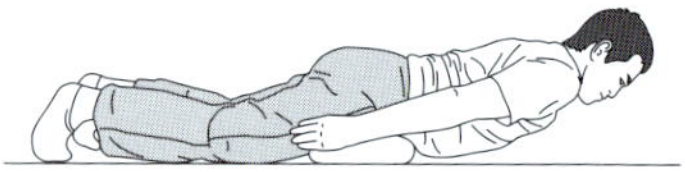
3. 仰臥位で片脚ずつ膝を抱えるように股関節膝関節を屈曲させる10秒間の腰・背中・腹部のストレッチ 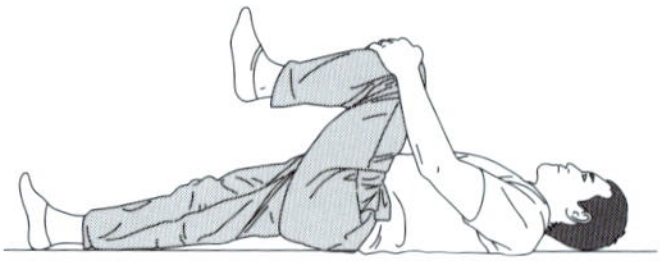
4. 仰臥位で片脚ずつ膝を伸展したまま両手で下肢を挙上させる10秒間の大腿後面のストレッチ 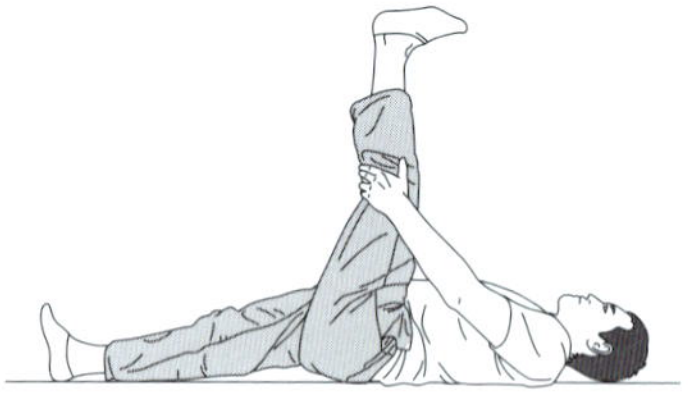

図2 Low-back pain exercise therapy study(LET)の運動療法
(白土 修：慢性腰痛症に対する運動療法の効果. 臨床整形外科 41：749-755, 2006 より改変)

性の原因の腰痛に対しても漫然と保存療法に固執していて，万一手術適応があった場合には保存療法を継続していたことは患者にとって不利益であり，さらには治療の遅れが病態を悪化させる可能性もあり，診断や治療適応判断に注意する必要がある．

その他

腰痛に対する薬物療法はまずは非ステロイド性抗炎症薬の内服薬と外用薬を使用している．

処方例 ロキソニン®(60 mg)3 T
サイトテック®(200 μg)3 T 分3

処方例 セレコックス®(100 mg)2 T
ムコスタ®(100 mg)2 T 分2

侵害受容器からの刺激がAδ線維およびC線維を経て脊髄後角に入り，シナプス伝達を介して上行するが，このシナプス伝達をブロックするCa^{2+}チャネル$α2δ$リガンドも効果が期待できる．

処方例 リリカ®(150 mg)2 T 分2

またワクシニアウイルス接種家兎炎症皮膚抽出液含有製剤は下行抑制系を賦活する作用があり慢性腰痛にも有効な可能性がある．

処方例 ノイロトロピン®(4単位)4 T 分2

下行抑制系のうちセロトニン系抑制系を賦活するためのセロトニン再取り込み阻害薬やアドレナリン系抑制系も賦活するセロトニン・アドレナリン再取り込み阻害薬(トレドミン®)も効果がある可能性がある．

処方例 パキシル®(20 mg)1 T 分1

また弱オピオイドの短期使用も有効な可能性があり，NSAIDと弱オピオイドの合剤もできてきている．

処方例 トラムセット®4 T 分4

慢性腰痛には心因性によるものも多い．MMPIやCMI，矢田部-Guilford検査などで心因性が疑われた場合は精神科的なアプローチによる治療を精神科に依頼する．認知行動療法が疼痛の抑制系を賦活し効果があることも考えられるので心因性だけでなく侵害受容性と神経障害性疼痛にも上記の検査で異常を認めた場合は精神科的な治療効果が期待される．

三叉神経痛

岡島康友　杏林大学教授・リハビリテーション医学

疾患の特性

三叉神経の感覚枝は眼・上顎・下顎神経の3枝よりなるが、これらの領域に突き刺すような痛みを発生する．片側性で、特に上顎あるいは下顎枝領域に発作的な電撃痛が数秒ないし数十秒間、持続する．数秒から1分程度の痛みの休止の後、再び痛みが起こる．長い場合には数時間、繰り返す．鎮痛処置をしなければ、数日から数カ月の間、この発作に悩まされる．50歳代の発症が多く、2：3〜1：2で女性に多い．疼痛発作は顔に軽く触れる、舌の運動、会話、飲食、歯磨き、髭剃り、洗面、騒音、風に当たるなどで誘発されることも知られている．

三叉神経痛の多くは突発性（idiopathic）で加齢性の血管拡張が原因と考えられている．特に上小脳動脈による橋近傍の三叉神経栄養血管圧迫が関与すると想定されている．乏血は三叉神経の脱髄による異常興奮を惹起し、軽い刺激で反復興奮を起こすようになり、持続の短い電撃痛発作を繰り返すことにつながる．一方、二次性（secondary）の三叉神経痛でも、脳幹部の動脈瘤や小脳橋角腫瘍などが原因となって同様の機序で疼痛発作を繰り返す．なお、多発性硬化症も二次性の三叉神経痛に分類されるが三叉神経脊髄路核の障害が原因とされ、両側性で50歳以前の発症の場合に疑われる．

障害の特性

口を動かすなどの顔面への軽い刺激のみならず、大きな音でも疼痛発作が起こるので、家族・友人との会話や外出までも避けるようになり、ADLのみならずQOLも低下する．加齢とともに発作間欠期は短くなり、精神的ストレスは増大する．生命に関わるような病態ではないが、発作に対する恐怖・不安は大きい．

既述のように三叉神経痛は発作的で反復性であるが、これは1型三叉神経痛と呼ばれる．一方、2型三叉神経痛と呼ばれる持続性の非定型な激痛が重層する例もある．刺すような痛みでなくて、焼けるような痛みのことが多い．いずれにしても、入眠時や睡眠中に起こることはまれで、事実、枕が発作誘発部位に触れているにもかかわらず、疼痛発作を惹起しない．なお、歯の痛みと間違えられて、健常歯を抜歯されることもあるので歯科でも注意が促されている．

評価・技法

三叉神経、特に上顎〜下顎部の特徴的な発作性疼痛、同様な発作歴、発作誘発部位の特徴が確認できれば、容易に診断できる．ただし、動脈瘤や腫瘍、多発性硬化症など二次性の三叉神経痛の鑑別には、脳・脳幹部のMRIやMRA、場合によっては血管写が必要である．三叉神経の感覚枝は顔面の温痛覚、触圧覚、運動枝は咀嚼筋を支配しているが、三叉神経痛では感覚鈍麻や運動麻痺が起こらないことも診断の一助となる．二次性の三叉神経痛以外にも、外傷性三叉神経障害、帯状疱疹後神経痛、脳神経炎など鑑別対象である．なお、神経伝導検査の1つである瞬目反射は三叉神経を電気刺激して眼輪筋の収縮を記録する検査であるが、二次性三叉神経痛では障害される可能性が高い．

痛みの程度をVAS（visual analog scale）やNRS（numerical rating scale）で測ることも重要であるが、発作性疼痛であるため、むしろ発作の頻度、発作誘発部位や刺激内容を聴取することが必要となる．加齢・反復に伴って頻発化、重症化することも念頭に置いて、治療歴、鎮痛薬や三叉神経ブロックなどの効果の有無も聴取する．疼痛発作でADL/QOLが低下しているか否かも重要な評価点である．

リハビリテーション処方

❶薬物療法

突発性三叉神経痛の治療の基本は薬物療法

である．特に，第一選択薬である抗てんかん薬のカルバマゼピンの効果は明らかである．また，第二選択薬にはバクロフェン，フェニトイン，バルプロ酸，ガバペンチンがある．その他として，クロナゼパムやリドカインなども有効例が報告されている．なお，持続性の神経障害性疼痛の要素がある場合には低用量の三環系抗うつ薬も勧められる．

❷ 侵襲的治療

侵襲的治療は薬物療法が奏効しない場合に検討される．

▶ブロック治療：ブロック治療には上顎や下顎枝が頭蓋骨から出る部位のブロックと起始である三叉神経節を神経破壊薬や高周波熱凝固でブロックする方法がある．三叉神経節をブロックするには，X線で部位を同定し局所麻酔薬を注入して効果を確認しながら行う．これらの方法は恒久的な治療ではなく，いずれ神経は再生し疼痛も再燃するので定期的にブロックを続けることになる．

▶カテーテル治療：カテーテル治療（バルーン圧迫やグリセロール注入）も低侵襲の非薬物療法に分類される．高齢者や眼神経域の疼痛に好まれるが，ブロック治療と同様に再燃や感覚障害の合併は念頭に置く必要がある．

▶微小血管減圧術：微小血管減圧術（microvascular decompression）は最も効果が確実な侵襲的治療であるが，開頭して三叉神経と圧迫血管の間にテフロンパッドを挿置する．

▶その他：最近ではγナイフ治療の有効例の報告も多い．

❸ 温熱療法・交代浴

エビデンスは確立していないがリハ分野では，以前から疼痛には温熱療法や交代浴が用いられる．三叉神経痛では温度刺激が疼痛発作を誘発することもあるので注意を要する．深部温熱療法に分類される極超短波（microwave）は手足以外に顔にも適用しやすいが，特に眼球とその周囲は適用禁忌部位である．

❹ 脱感作療法

疼痛誘発皮膚に刺激を加えて慣れさせる脱感作療法も治療の選択肢である．氷片，綿や麻生地などで触れたり，こすったりする．

❺ 経皮的電気刺激療法

経皮的電気刺激療法（transcutaneous electrical nerve stimulation；TENS）も疼痛部位に適用する治療であるが，高周波で痛みを惹起しない範囲の強度の電流を用いる．

❻ 環境調整

環境調整もADL/QOLの観点で重要となる．たとえば疼痛発作に悩まされている例では営業職など屋外の仕事は避け内勤に移ることを勧める．疼痛発作の誘発部位や誘発刺激内容が明確な場合には対策を立てやすい．

禁忌・留意点

カルバマゼピンが70〜80％の症例に効果が期待できるが，中枢神経系への作用としてふらつきや眠気，造血器系，肝臓，腎臓などに対する副作用も多く，投与当初は注意深く観察しなければならない．既述のように神経破壊薬や熱凝固によるブロックやカテーテル治療では感覚障害を併発し，著しい場合には有痛性感覚脱失（anesthesia dolorosa）に悩まされることもある．難聴も起こす例も報告されている．また，微小血管減圧術では出血，感染，脳幹損傷のリスクがあることは言うまでもない．

三叉神経痛はその50％は6カ月以上続くが，その後は数カ月〜数年の発作休止期がある．完全寛解はまれで，休止期も加齢とともに短くなる傾向がある．疼痛発作が頻発化する例では発作への恐怖から自殺企図につながることもあるという認識が必要である．

ヘルペス

岡島康友　杏林大学教授・リハビリテーション医学

疾患の特性

水痘罹患後に神経節に潜伏感染していた水痘・帯状疱疹ウイルス（varicella-zoster virus；VZV）が加齢などのために賦活化し神経

線維を下降して，炎症性の疼痛を起こすとともに神経支配域の皮膚に水疱，さらには膿疱，潰瘍を生じる．通常，皮疹は2～4週で治癒する．これが急性帯状疱疹痛であり，侵害受容性の疼痛に区分される．一方，高齢者や免疫不全のある患者では急性帯状疱疹痛後6カ月を経ても疼痛が残存する例がある．特に急性期に激痛のあった例や重篤な皮疹例にみられる．これが帯状疱疹後神経痛（post-herpetic neuralgia）で神経障害性の慢性疼痛に区分される．病理像では局所の炎症は消退し，神経線維の変性・脱落，脱髄が主体となる．痛みの求心路遮断が機能性に持続性の疼痛を惹起する一因と考えられている．

▌障害の特性▐

急性期の帯状疱疹は皮膚分節（dermatome）に沿った皮疹と疼痛である．好発部位は肋間神経が最も多く，次いで三叉神経第1枝域に好発し，眼部帯状疱疹として眼瞼結膜炎を起こす．頻度は低いがさらに角膜炎，ぶどう膜炎，網膜炎などに発展し，失明の危険があるので眼科治療が求められる．また，内耳や顔面神経，蝸牛神経，前庭神経などに起こると，顔面神経麻痺やめまいを伴うRamsay-Hunt症候群を発症する．Hunt症候群の顔面神経麻痺は，単純ヘルペスウイルス（herpes simplex virus；HSV）が主因とされるBell麻痺と比べて回復不良例が多いことが知られている．

帯状疱疹が発症してから疼痛が少なくとも3カ月持続すると，帯状疱疹後神経痛とみなされる．単に痛覚過敏というだけでなく，軽い刺激でも痛みとして認識されてしまう．これをアロディニア（allodynia）という．これは慢性疼痛に共通することでもあるが，これには感作（sensitization）機序が関与すると考えられる．つまり，末梢受容器レベルで非侵害性の軽い刺激に過剰興奮を起こすようになり，中枢レベルでもたとえば脊髄後角での受容野が拡大して反応性が亢進する．また，感作には疼痛制御機構としての下行性痛覚抑制系の機能不全も関与するという．

アロディニアはADLを低下させるトリガーとなる．疼痛部位にもよるが，動くことで疼痛が惹起されるために，「動くと悪くなる」という観念にとらわれるようになり，疼痛の問題以上に不動化が増長されることになる．

▌評価・技法▐

発疹が現れる数日～1週間前に病変部には，違和感やピリピリした痛みを認める．やがて，皮膚分節に沿って胸や腰部などに一側性に紅斑が出現し，特徴的な小水疱が数日の経過で拡大する．皮疹領域は痛覚過敏となるが，多くはやがて消退する．水疱疹が出現すれば容易に診断できるが，それ以前あるいは皮疹を伴わない例の診断は困難である．なお，出現した水疱疹内の漿液からは細胞診で多核巨細胞を確認できるが（Tzanck試験），帯状疱疹に特異性はない．疑診例ではペア血清（発症時と1週以降）で血清抗体価の上昇を確認するのが確実である．HSV感染とも区別することができる．

疼痛が3カ月以上にわたって持続する場合には帯状疱疹後神経痛として，VAS（visual analog scale）やNRS（numerical rating scale）で疼痛の評価を行い，治療に反映する．疼痛がADLを低下させる例では，できるADLではなく，実際にやっているADLを評価し，その内容を分析する．疼痛が時期によって消長する例では増悪因子を分析することも必要になる．基礎に抑うつがある例ではBeck抑うつ評価尺度（Beck depression inventory；BDI）などでの抑うつ度の評価も必要となる．

顔面神経麻痺合併例では麻痺の評価も行う．耳鼻科では柳原法が用いられる．10項目（安静時非対称性，額のしわ寄せ，閉眼，鼻翼や頬の動き，口笛など）を各4点満点，合計40点満点で評価する．また，発症後約1週間以降に顔面神経の伝導検査を行い，M波の健患比を調べる．患側M波振幅が健側

の10％以上あれば脱髄，すなわちneurapraxiaが主体の神経病変で予後良好と判断できる．

リハビリテーション処方

帯状疱疹急性期には発症早期，できれば48時間以内に抗ウイルス薬の全身的投与が望まれる．早期の投与が皮膚病変の拡大を抑制し，帯状疱疹後神経痛の出現を低下させることがわかっている．急性帯状疱疹痛には十分量の消炎鎮痛薬を用いるが，疼痛の強い例には三環系抗うつ薬やオピオイドの投与，さらには硬膜外ブロックなども行われる．なお，国際治療ガイドラインでは抗ウイルス薬，三環系抗うつ薬の投与の2つが推奨されている．高齢者，免疫機能の低下した者では帯状疱疹後神経痛のリスクが高いことを念頭に入院治療を促す．痛みが強い場合にはペインクリニック受診も積極的に勧める．眼部帯状疱疹では，失明の危険があるので眼科にコンサルトする．一方，顔面神経麻痺に際しては聴覚系の検査を含めて耳鼻科に紹介する．顔面神経麻痺例では顔面神経管での神経絞扼改善を期待して，初期にステロイドを漸減投与される．顔面神経管開放術が適応になることもある．またリハでは，重症の麻痺に顔面筋の自己マッサージを指導し，収縮出現後には鏡を用いた表情筋の訓練を追加する．

帯状疱疹後神経痛に対する薬剤は急性帯状疱疹痛より多様であるが，三環系抗うつ薬（特にノルトリプチリン）やセロトニン・ノルアドレナリン再取り込み阻害薬（SNRI）は同様に推奨されている．さらにはプレガバリンやガバペンチン，疼痛局在が明確であればリドカイン貼付薬も推奨される．以上が無効であれば，オピオイド系，トラマドールが追加される．選択的セロトニン再取り込み阻害薬（SSRI），メキシレチン，カルバマゼピン，ケタミンなどは有効性が確立していない．なお，薬剤は漸増的に用いて最大量を数週間維持して，疼痛スケールで効果判定する．

慢性疼痛に対する非薬物療法として，リハでは物理療法，すなわち温熱療法と経皮的電気刺激療法（transcutaneous electrical nerve stimulation；TENS）が用いられる．患部の温浴や交代浴，高周波低電流刺激に鎮痛効果がある．疼痛の遷延とともに心理的なアプローチが必要となる．カウンセリングの専門家でなくとも，通常の診療場面で実践できる．受容・共感的な対応で話を聞くことだけで疼痛の表出が減る．日常生活のなかでの積極的なリラクセーション技法を採り入れることも勧められる．具体的には，腹式呼吸や筋収縮後に弛緩を促す漸進的筋弛緩訓練（Jacobson）などのリラクセーション技法が用いられる．治療チームに心理の専門家がいれば自律訓練法も選択できる．

疼痛のために活動制限がみられる例には，疼痛とは何かといった基本的事項の説明のうえに，帯状疱疹後神経痛は器質的・機能的障害を残すことがないこと，特にアロディニア例に対しては動くことで障害が悪化することはないことを十分に教育することが重要である．そのうえで種々の皮膚刺激に慣らしていく手法，いわゆる脱感作を行う．また，行動療法の観点で日記などをつけてもらい，散歩や軽い柔軟体操などを毎日休まず続けるように監督し，運動の継続には賛辞をもって行動を強化する．

禁忌・留意点

抗うつ薬の副作用で頻度が高いのは眠気，口渇，便秘であるが，内服開始後数週間で慣れることが多い．自動車運転や相乗作用のある飲酒は控える必要がある．また，前立腺肥大症や緑内障のある場合には，尿閉や眼圧上昇を起こすので注意を要する．なお，眠気はベンゾジアゼピン系薬と同レベルであるが，抗うつ薬では薬物依存が起こらないことが知られている．

皮疹部の清潔は基本で，不必要な外用薬などで二次感染を起こさないように患者・家族を教育する．認知症例では疼痛が活動を制限するだけでなく，認知症自体も一時的に悪化

させ，食欲低下のために栄養状態を不良にすることも多い．なお，高齢者では併存疾患が多く，かつ腎排泄予備能が少ないなどの理由で薬物療法にも制約があるので，非薬物療法の比重が高くなる．

急性期には帯状疱疹部からVZVが放出され，水痘未罹患者へ感染し得るので，外出などを控えることが求められる．家族内に未罹患者がいる場合には水痘ワクチン接種が望まれる．施設入所例では未罹患の看護・介護者は患者ケアから外す必要がある．

合併症

廃用症候群

中村　健　和歌山県立医科大学准教授・リハビリテーション医学

疾患の特性

廃用症候群とは，安静臥床の状態が持続することにより，二次的に発生する障害の総称である．安静と臥床は身体に与える生理学的な影響が異なるため，廃用症候群を理解するうえで，これらの状態を区別することは重要である．つまり，安静とは無動や不動あるいは低活動の状態のことであり，臥床とは身体の長軸方向に対する重力負荷がなくなった状態である．そして，廃用症候群は安静や臥床の状態に，身体が調節系を動員して正常に適応した結果として起こる障害である．ただ，実際の臨床場面では，安静と臥床の2つの要因が関与し明確な区別が難しい場合も多くある．

障害の特性

廃用症候群による障害の内容は，その発生要因から身体のさまざまな臓器が影響を受けるため多彩である．具体的な障害としては，まず局所性に起こる関節拘縮，筋萎縮，骨萎縮，褥瘡，深部静脈血栓症などがある．さらに，全身性に起こるものとして起立性低血圧，心肺機能低下，消化器機能低下，泌尿器機能低下などがある．さらに，精神障害などが挙げられる．

関節拘縮，筋萎縮，骨萎縮では，関節，筋肉，骨における本来の機能を低下させる．褥瘡，深部静脈血栓症では，局所の皮膚や血管の障害に加え，褥瘡では局所の感染から敗血症への拡大，深部静脈血栓症では肺塞栓症の合併など全身的な問題に発展する可能性がある．起立性低血圧や心肺機能低下は，起立耐性の低下や体力の低下を起こし，起立，歩行障害といった運動能力の低下につながる．消化器機能低下では，腸管蠕動の低下，栄養の吸収率の低下，排便障害などが起こる．泌尿器機能低下では，排尿機能の低下が起こり感染症の誘因となることがある．精神障害には，うつ状態や活動性低下，夜間せん妄，認知症などがある．

評価・技法

廃用症候群の評価は，多岐にわたるため障害ごとに個別に評価する必要がある．

❶ 関節拘縮

自動運動時および他動運動時における関節可動域（ROM）を評価する．さらに，関節拘縮に影響を与える痙縮や固縮の有無や，関節拘縮のある関節の単純X線を撮影し骨性の変化の有無を評価しておくことも重要である．

❷ 筋萎縮

筋力低下を起こす運動麻痺（中枢性，末梢性）の有無を評価しておくことが重要である．次に，徒手筋力検査（MMT）により詳細な筋力評価を行い，大腿部や下腿部の周囲径も記

録しておく．さらに，可能であればCTやMRIにより筋量を画像的に評価しておくことや，筋電計により筋放電量や周波数解析による筋疲労の程度を評価しておくことも有益である．

❸ 骨萎縮

骨萎縮の程度は，骨量，骨密度を測定〔二重X線吸収法（DXA）など〕することにより評価できる．また，骨代謝の状態は，尿中や血清中の骨代謝マーカー（骨形成マーカー，骨吸収マーカー）の測定を行うことにより評価できる．さらに，腰椎の単純X線を撮影し画像的な骨の状態を評価しておくことも重要である．

❹ 褥瘡

視診による評価に加え，触診さらには超音波画像による評価が有効である（褥瘡の項を参照）．

❺ 深部静脈血栓症

静脈造影や造影CT，MRV（magnetic resonance venography）によっても評価が可能であるが，超音波画像による評価が最も有効である．超音波では，Bモードによる血管画像にカラードプラによる血流画像を加えることにより，血管内の血栓と血流が区別しやすくなる．さらに，パルスドプラ法により呼吸性および下腿milking時（ふくらはぎを両手で絞り込む）の血流変化の減少や消失を観察することにより，中枢側や末梢側の血栓の有無を予測することができる．

❻ 起立性低血圧

起立試験を行って評価する．起立台に患者を乗せ，能動的に60°以上の起立を行い血圧の測定を行う．起立してから3分間以内に，収縮期血圧が20 mmHg以上あるいは拡張期血圧が10 mmHg以上低下することにより診断する．血圧の低下に伴って，立ちくらみ，めまい，顔面蒼白，頭痛，発汗などの症状を起こし，突然の意識消失，失神を起こすこともある．ただ，これらの症状と血圧低下との関係には個人差があるため，患者ごとに症状と血圧低下の関係を評価しておくことが重要である．

❼ 心肺機能

心肺機能低下とは，いわゆる体力低下や持久力低下といわれるものであり，心肺機能は最大酸素摂取量によって評価するのが一般的である．最大酸素摂取量は，自転車エルゴメータなどを用いた心肺運動負荷試験（cardiopulmonary exercise test；CPX）によって測定することができる．その他に，嫌気性代謝閾値（anaerobic threshold；AT）や最高酸素摂取量なども心肺機能評価の指標となる．

❽ 消化器機能

消化器機能低下では，便の性状や排便状況から排便障害について評価する．また，腸管よりの栄養吸収障害の評価は，血液検査による低蛋白血症や貧血の有無が参考となる．

❾ 泌尿器機能

泌尿器機能低下では，尿意の有無，排尿後の残尿の有無，排尿回数などの評価に加え，尿検査により尿路感染症の有無を評価しておくことも重要である．

❿ 精神機能

精神障害は，認知症評価尺度〔長谷川式簡易知能評価スケール改訂版（HDS-R），MMSE（mini-mental state examination）など〕による認知症やうつ状態評価尺度〔Hamiltonうつ病評価尺度（HAM-D）など〕によりうつ状態の評価を行う．また，うつ状態や意欲低下，活動性低下などから食欲不振となることがあるため，食事量のチェックや血液検査による栄養状態の評価や脱水の有無を評価しておくことも重要である．

リハビリテーション処方

廃用症候群は，運動麻痺などの一次障害や重篤な疾病などにより，安静臥床が持続することによって起こる二次的な障害であるため，まず発症を予防することが重要である．このためには，疾病や一次障害発症後に，一日でも早く安静臥床の状態から脱却し，座位，立位，歩行状態にもっていくことが重要

である．そして，患者が離床するためにはリハの介入が必要である．

❶ 脳卒中

　脳卒中患者では，脳卒中治療ガイドライン2009において「廃用症候群を予防し，早期のADL向上と社会復帰を図るために，十分なリスク管理のもとにできるだけ発症後早期から積極的なリハを行うことが強く勧められる（グレードA）．その内容には，早期座位・立位，装具を用いた早期歩行訓練，摂食・嚥下訓練，セルフケア訓練などが含まれる」と記されている．つまり，脳卒中患者では，廃用症候群を予防するために早期の座位・立位，装具を使用した歩行訓練が，グレードAレベルで強く勧められている．

　脳卒中患者における急性期の離床は，脳血流を低下させ麻痺や障害を進行させるおそれがあるとして，発症数日以内の離床が敬遠される場合がある．しかし，このようなエビデンスはなく，近年多くの施設では脳卒中発症直後よりリハが開始され，発症数日以内に離床が行われている．つまり，早期離床を行うことのリスクより，行わないことのリスクのほうが大きいことは明白である．また，重度の麻痺や意識障害が残存していたとしても，すぐに装具を作製し可能な限り早期に立位をとらせ歩行訓練を開始することが重要である．歩行訓練は，立位による重力負荷をかけながら，歩行による運動負荷をかけることができるため，廃用予防の観点からも非常に重要である．

❷ 脊髄損傷

　脊髄損傷者においても，損傷部位に骨傷がない場合や骨傷があっても内固定や外固定によって損傷部位の安定性が得られている場合は，できるだけ早期に離床すべきである．脊髄損傷により，両下肢に重度の運動麻痺が残存している場合や損傷部の固定性に不安がある場合は，ティルトテーブルを用いることにより立位をとらせることができる．ティルトテーブルは，臥位の状態から徐々に立位に移行することができ，起立角度を調節することにより負荷の程度も調節可能である．このため，ティルトテーブルを用いると比較的安全に，廃用予防のために身体負荷をかけることができる．

　脊髄損傷者，特に頚髄損傷者では，その病態から褥瘡，深部静脈血栓症などの廃用症候群を合併しやすい状態にある．さらに，廃用症候群を合併すると障害が重篤化する可能性も高く，発症時より廃用予防を念頭に置いて対応することが重要である．

❸ その他安静が求められる疾病

　その他，安静臥床を強いられる可能性のある疾病については，廃用予防のため可能な限り早期からリハが介入することが望まれる．重度の心不全や解離性動脈瘤の急性期など，疾患的に安静臥床が必要な場合は，病状の経過に合わせて可能な限り早期に離床を進めることが重要である．しかし，病状が理由ではなく，管理や物理的な要因から安静臥床を強いられている場合は，リハが介入することにより直ちに離床を進めるべきである．たとえば，集中治療室で人工呼吸器管理をされている患者は，病状的には離床（座位，立位をとること）が可能な状態となっていても，管理や物理的な問題から安静臥床が強いられていることがよくある．しかし，このような場合でも医師，看護師，訓練士が協力すればベッドサイドに簡易式のティルトテーブルを持ち込み，人工呼吸器をつけたまま立位をとらせることも可能である．

　実際の臨床の場においては，疾病や病状あるいは管理や物理的な要因からも安静臥床が必要でない患者が，安静臥床を続けた状態で治療が行われている場合がある．特に高齢者の場合は，安静臥床により廃用症候群が一度起こるとリハを行っても完全には改善せず障害が残存する可能性もある．つまり，安静臥床が必要でない患者を安静臥床にしておくことは，医療者側が新たな障害をつくることになりかねないことを認識すべきである．

一方，全ての廃用症候群を予防することは難しいことも事実である．廃用症候群が起こってしまった場合も，可能な限り早期に離床を行い立位，歩行を開始することが重要であることには変わりはない．ただ，廃用症候群により起こった障害内容に対応したリハも同時に行うことが重要である．

❹ 廃用症候群よって生じた障害への対応

▶**関節拘縮**：関節拘縮が起こる前や拘縮が軽度であれば，1日数回の徒手による可動域訓練を行うだけで可動域の維持，改善は可能である．しかし，痙縮や固縮があるときには，徒手による可動域訓練のみでは可動域の維持，改善を得るのは難しい場合が多い．関節包などの結合組織の硬化や痙縮や固縮が合併している関節拘縮には，装具を使用した持続伸長が有効である．

たとえば，足関節尖足内反拘縮には，斜面台を用い自重を利用した持続伸長が有効であり，肘関節や膝関節屈曲拘縮には，ターンバックルやタウメル継手を使用した装具による持続伸長が有効である．さらに，持続伸長を行う前に拘縮方向に働いている筋や関節に対し，温熱を加えることも効果的である．また，持続伸長によっても改善に乏しい場合は，拘縮に作用している筋に対しフェノール神経ブロックやボツリヌス治療を行うことも有効である．保存的治療にて効果が乏しい場合は，腱延長や腱切離などの外科的治療も考慮してもよい．

▶**筋萎縮**：筋力は筋収縮を行わないと1週間で10〜15％の低下をきたし，最大筋力の20〜30％の筋収縮を短時間でも毎日行えば筋力が維持され，30％以上の筋収縮を行えば筋力は増加することがわかっている．この最大筋力の20〜30％程度の筋収縮は，普通に日常生活を行ううえで必要な筋収縮である．つまり，ベッドから離床し普通の日常生活に移行することができれば，少なくともそれ以上の筋萎縮（筋力低下）は起こらないことになる．

一方，筋萎縮に対して，筋力の改善を得るためには，日常使用している筋力以上の筋力で，筋力訓練を行わなければならない．さらに，筋力増強のためには毎日繰り返し行うことが重要である．具体的には，重錘やセラバンドによる負荷を利用した筋力訓練も有効であるが，下肢の筋力増強にはハーフスクワット訓練が簡便であり効果的である．

ハーフスクワット訓練は，立位で行うため筋への負荷に自重を利用することができ，高齢者であっても膝の負担が少なく手すりを使えば安全に施行可能である．訓練時のポイントは，少しきつく感じる程度まで膝を曲げ（可能であれば屈曲90°まで），膝を屈曲した状態で数秒間の停止動作を入れるようにする．スクワットは20〜30回くらいを1セットにして，数セットを繰り返し行うようにする．高齢者であっても，1日に数百回程度のスクワットをこなすことも可能である．

▶**骨萎縮**：廃用症候群による骨萎縮は，骨にかかる長軸方向の負荷が減少することによって起こる．つまり，骨萎縮を予防，改善させるためには，骨の長軸方向にかかるストレスを増強させる必要がある．最も有効な方法は，立位をとらせることであり，立位をとることにより重力によって骨の長軸方向にストレスをかけることができる．また，運動による筋収縮も骨の長軸方向にある程度のストレスをかけることができる．さらに，筋収縮による筋ポンプ作用により骨への微小循環の維持に役立つ可能性もあり，運動を行うことが骨萎縮の予防・改善につながると考えられている．

▶**褥瘡**：褥瘡の項を参照して頂きたい．

▶**深部静脈血栓症**：一度起こしてしまうと抗凝固療法を開始し，肺塞栓症の合併を予防しなくてはならない．つまり，発症初期は血栓が遊離して起こる肺塞栓症を予防するために安静が必要となり，他の廃用症候群を増悪させることにもなる．このため，深部静脈血栓症の予防は重要であり，早期の離床に加え，

下肢の運動，弾性ストッキングや間欠的空気圧迫法を用いた下腿部の圧迫も予防法として有効である．

▶**起立性低血圧**：廃用症候群による起立性低血圧の主な要因は，循環血液量の低下と考えられている．臥床開始直後より体液量の減少が起こり，臥床開始4日間程度でも起立性低血圧の状態となる．しかし，臥床が長期間となると交感神経の反応性の低下，心臓自体の機能低下などさまざまな要因も関与してくると考えられている．このため，臥床期間が長くなるほど起立性低血圧の改善に時間を要する可能性があり，臥床期間を短くし早期に離床することが重要である．

起立性低血圧の改善には，水分や塩分補給などの体液量の改善も必要ではあるが，起立負荷を繰り返し与えることにより起立耐性を改善させていかなければならない．起立負荷を与える場合，歩行などの下肢運動を並行して行うと，筋ポンプ作用により静脈還流量が増加し血圧低下が起こりにくくなる．また，麻痺や筋力低下などで下肢の筋ポンプ作用が乏しい場合などは，起立負荷時に弾性ストッキングや腹帯を用いると下半身への静脈貯留が少なくなり血圧低下を起こしにくくすることができる．

▶**心肺機能低下**：心肺機能低下を改善するには，最大酸素摂取量の50%程度の有酸素運動を1回20分以上で週3回以上行う必要がある．実際の運動強度は，予測最大心拍数（220－年齢）の50～60%程度とし，会話しながらできる程度の運動とする．リハでは，有酸素運動に自転車エルゴメータやトレッドミルを使用することが多いが，障害者や高齢者では，安全面を考慮してリカンベント式（座位式）エルゴメータやハンドエルゴメータを使用する場合もある．

脳卒中患者などの障害者では歩行においてもある程度の運動負荷がかかっており，歩行訓練を中心にリハを進めることにより歩行能力の改善とあわせて，心肺能力の改善も期待できる．その他，中高齢者を対象としたインターバル速歩（最大歩行速度の70%と30%の歩行を3分ずつ交互に行う）によって心肺機能の著明な改善が報告されており，有効な運動方法であると考えられる．

▶**消化器・泌尿器機能低下**：消化器機能低下では栄養補給や緩下剤の使用，泌尿器機能低下では水分補給や排尿促進剤，抗菌薬の使用などを状況に応じて考慮する．しかし，廃用症候群を起因とするものであれば，早期離床と運動を行うことが最も効果的である．

▶**精神障害**：精神障害についても抗うつ薬や抗精神病薬を考慮する場合はあるが，廃用症候群に起因するものであれば，可逆的である場合が多く早期離床と運動を進めることが重要である．また，生活環境を整えることも重要であり，日中はベッドから離れ，他の患者と交流するなど，夜間と日中をきちんと区別した生活リズムをつくることが重要である．

禁忌・留意点

廃用症候群への対応の基本は，早期に安静臥床の状態から脱却し離床することである．言い換えれば，病状が安定していない急性期の患者に離床させ運動を進めるということである．このため，対応するリハ医は，各疾患の病態と各種の運動負荷が身体に与える影響について熟知しておかなければならない．さらに，日々変化する病状を観察し変化に対応できる能力も必要である．ただ，実際の臨床現場においては，起立負荷を含めて運動負荷が全くできない病態の患者はまれであり，リハ医は患者の離床，運動負荷に対しては慎重になることなく積極的に進めていかなければならない．そして，離床，運動をしないことにより患者に与える不利益を認識すべきである．

正常圧水頭症

新藤恵一郎　慶應義塾大学・リハビリテーション医学教室

疾患の特性

正常圧水頭症(normal pressure hydrocephalus；NPH)は，1965年にHakimとAdamsによって提唱された症候群である．水頭症には，脳室内のどこかで脳脊髄液の流れがブロックされて脳圧が亢進する非交通性水頭症と，くも膜腔の閉塞または髄液の吸収障害のために脳脊髄液が脳室内にたまる交通性水頭症があるが，NPHは後者である．

NPHは，くも膜下出血，髄膜炎，頭部外傷，脳腫瘍などに続発する二次性正常圧水頭症(secondary NPH)と，原因の明らかでない特発性正常圧水頭症(idiopathic NPH)に大別され，NPHの約90％は二次性とされる．特発性NPHは，外科的シャント術により臨床症状の改善を得られる「治療可能な認知症(treatable dementia)」の1つとして注目されるようになった．特発性NPHの好発年齢は60歳以降で，高齢者(65歳以上)0.5〜2.9％の有病率とも報告されている．

障害の特性

NPHの臨床症状は，歩行障害，認知症状，尿失禁の3つを主徴とすることはよく知られている．二次性NPHでは原因疾患の数週間から数カ月後に進行性の脳室拡大と臨床症状を示すようになる．しかし，二次性NPHでは，原疾患による機能障害がすでに存在していることが多く，NPHとしての臨床症状が目立たないことが多いため注意を要する．

特発性NPHの症状は，緩徐進行性が多いが，一時的な進行停止や増悪など波状経過を認めることがある．特発性NPHにおける歩行障害は，小刻み歩行であるが，パーキンソニズムとは似て非なるものである．歩幅は狭くなり，歩隔は広がり，足の挙上は低くなり，すり足様になる．そのため，つまずきやすく，方向転換の際に不安定さが目立つ．認知症状は，一般的には前頭葉機能が障害されるとされるが，統一した見解は得られていない．記憶の再生や自発性の低下，思考・動作の速度低下がみられる．尿失禁は他の2つの主徴と比べて最も遅く，頻度も低いとされる．排尿が間に合わないためとも，排尿に無関心になるためともいわれているが，詳細に検討した報告はない．

評価・技法

❶ 歩行障害の評価

歩行障害の評価には，3 mTUG(3 m timed up-&-go test)が有用である．これは椅子に座った状態から，検者の合図で立ち上がり，3 m先まで歩いた後，180°方向転換して椅子の所に歩いて戻り腰かけるという動作を行う．この一連の動作に要する時間と歩数を記録する．この時，普段用いている杖や装具などの補助具はそのまま使用した状態で評価する．他の評価としては，10 m歩行速度も用いられる．

❷ 認知症状の評価

認知症状の評価には，一般的には，改訂長谷川式簡易知能評価スケール(HDS-R)やMMSE(mini-mental state examination)が用いられる．他に，前頭葉機能検査(FAB)，トレイルメイキングテスト(TMT)，Wechsler成人知能検査(WAIS)，ウィスコンシンカードソーティングテスト(WCST)，NPI(neuropsychiatric inventory)なども用いられることがあるが，どの検査バッテリーが最も優れているかは定まっていない．

❸ 排尿障害の評価

排尿障害の評価には，排尿時刻・時間・量を記録する排尿日誌の他，膀胱内圧などを測定するウロダイナミクス検査を実施することもある．

❹ 三主徴の重症度分類

三主徴の重症度を分類する評価としてJNPHGS-R(Japanese normal pressure hydrocephalus grading scale-revised)があり，

以下に挙げる．
▶歩行障害：0（正常），1（ふらつき，歩行障害の自覚のみ），2（歩行障害を認めるが，補助器具（杖，手すり，歩行器なしで自立歩行可能），3（補助器具や介助がなければ歩行不能），4（歩行不能）．
▶認知障害：0（正常），1（注意・記憶障害の自覚のみ），2（注意・記憶障害を認めるが，時間・場所の見当識は良好），3（時間・場所の見当識障害を認める），4（状況に対する見当識は全くない，または意味ある会話が成立しない）．
▶排尿障害：0（正常），1（頻尿，または尿意切迫），2（時折の尿失禁：1〜3回/週以上），3（頻回の尿失禁：1回/日以上），4（膀胱機能のコントロールがほとんど，または全く不可能）

❺ 画像診断

　画像診断は，CT あるいは MRI による水平断像で，均等な脳室拡大が認められる．脳室拡大の指標として，Evans index がよく用いられ，水平断像で両側側脳室前角の幅が最大となるスライスで，頭蓋内腔幅の最大値に対する両側側脳室前角の幅の比が 0.3 以上で脳室拡大ありと判定される．脳室拡大を認める場合，脳萎縮に伴う二次性の脳室拡大との鑑別が必要となる．Alzheimer 型認知症や脳血管性認知症などの脳萎縮を伴うものは，脳室に加えて，脳底槽やシルビウス裂に一様に開大がみられる．一方，特発性 NPH では，脳室・脳底槽やシルビウス裂は開大するが，高位円蓋部脳溝や大脳正中部くも膜下腔が狭小化するのが特徴で，この所見は，DESH（disproportionately enlarged subarachnoid-space hydrocephalus）とも呼ばれる．二次性NPH では，脳室拡大はあるが，脳底槽やシルビウス裂の開大や，高位円蓋部の脳溝の狭小化はみられない．これらは MRI 冠状断像でより判別しやすい．また，二次性 NPH では，脳室の大きさを以前の画像所見と比較することは肝要である．画像所見が典型的であっても，後述する髄液排除試験で改善が得られず特発性 NPH が否定的と考えられた例や，逆に画像所見が非典型的であっても外科的シャント術が奏効し特発性 NPH であった例もあり，過信はできないが，特発性 NPH を疑った際のスクリーニングとして十分有用である．

　他の画像診断として，Xe-CT，SPECT や PET のような脳血流検査での検討もなされている．特発性 NPH では広範な血流低下，特に前頭葉，側頭葉の皮質および皮質下白質の血流低下（central low-flow area 拡大）を認めるが，脳血流低下と症状が相関するという報告はむしろ少ない．脳槽造影では，脳室内逆流と脳表停滞が異常所見として用いられ，くも膜下出血を中心とした二次性正常圧水頭症の例で多くみられるとされる．しかし，偽陽性，偽陰性があるため，シャント術適応の決定に参考にはなるものの決定的な検査法とはいい難い．

❻ 髄液排除試験

　髄液排除試験（tap test）は，手術による症状改善を予測するために実施され，特発性正常圧水頭症診療ガイドラインでも推奨されている．ガイドラインでは，1 回の髄液排除量を 30 mL または終圧が 0 cmH₂O になるまでとしており，排除方法は自然滴下で回数は 1 回とする方法を推奨している．髄液排除の前後で三主徴それぞれについて評価を行い，髄液排除後の何らかの症状改善をもって陽性とするが，3 mTUG の 10％ 以上の改善，MMSE 3 点以上の改善，JNPHGS-R でいずれかの項目で 1 段階以上の改善をもって有意な改善と提唱されている．髄液持続排除法は，排除する量や期間について明確な基準はないが，髄液排除試験を繰り返しても陰性の症例に対しては試みることが望ましいとされる．

リハビリテーション処方

　NPH だけに対する特殊なリハは知られていないと思われるが，症状に合わせてリハを

処方する．

具体的には，歩行障害を評価し，関節可動域(ROM)訓練，筋力増強訓練，バランス訓練や歩行訓練を行う．また，認知障害の評価やADLを評価する．これら評価は，前述したように，髄液排除試験の前後や外科的シャント術後の経過観察に有用となる．

外科的シャント術の実施後には，座位あるいは立位ではサイフォン効果によりシャント流量が増加し，髄液過剰流出による頭痛などに留意する．特発性NPHの外科的シャント後の改善は，一般的には，歩行障害や排尿障害に比し，認知障害は回復が遅れる傾向にあるが，歩行障害の改善によりむしろ転倒リスクが向上する場合があるため注意する．

禁忌・留意点

臨床的に重要なのは，くも膜下出血などの疾患のリハ実施中に，二次性NPHが生じ得る可能性に留意しておくことである．すなわち，リハを実施しているにもかかわらず，NPHを疑う三主徴が増悪する経過があれば，二次性NPHを疑い，画像検査などで精査する必要がある．また，すでに外科的シャント術が実施されている患者においても，シャント圧不足や機能不全を念頭に置き，機能低下がみられないか注意を払っておく必要がある．

肩手症候群

新藤恵一郎　慶應義塾大学・リハビリテーション医学教室

疾患の特性

肩の有痛性運動障害に，同側の手の腫脹を伴う症候群として，1947年にSteinbrockerによって報告された．発症機序はまだ確立されていないが，症状から，交感神経の活動性増大が関与する病態であると推察され，反射性交感神経性ジストロフィー(reflex sympathetic dystrophy；RSD)とも呼ばれていた．現在は，慢性的な痛みと浮腫，皮膚温の異常，発汗異常などの症状を伴う難治性の慢性疼痛症候群である複合性局所疼痛症候群(complex regional pain syndrome；CRPS)の，神経損傷を伴わないType Iに含まれている．

原因疾患は，心筋梗塞，脳卒中片麻痺，頚椎症，腫瘍，骨折・捻挫・打撲などの外傷など多彩であるが，原因が明らかでないこともある．発症頻度は，心筋梗塞や脳卒中では20％前後という過去の報告があるが，近年の早期リハの普及により，実際の発症頻度はもっと低いものと思われる．

障害の特性

肩の有痛性運動障害(特に外転，外旋)とともに，同側の手指(特にMP関節，IP関節)の腫脹，熱感，疼痛が生じ，慢性経過をたどり手指の拘縮が残る一連の臨床経過を示す．肩手症候群は，第Ⅰ～第Ⅲ期に分類され，各期の長さは数週～数年と，かなり多様性がある．脳卒中では，発症2週間～3カ月にみられやすく，5カ月を過ぎるとほとんどなく，3カ月までに肩手症候群の74.1％が発症するとされる．また，脳卒中では，重度の麻痺と肩関節亜脱臼を伴う例にみられやすいとされる．心筋梗塞では，発症は平均4カ月と緩慢で，軽症のうちにほとんど完治する．心筋部位やその広がりとの関係はなく，再発作を恐れて上肢の自動運動を怠った例に症状の重い傾向がある．

❶ 第Ⅰ期(急性期)

疼痛は，灼熱性，拍動性，鈍い持続性で，物理的接触や運動，情動障害によって増悪する．外傷などから予測される疼痛よりもはるかに強い疼痛となる．軽い敷布や毛布で覆われるのでさえ耐えられず，睡眠はしばしば妨げられる．手指は腫脹し，皮膚は温かく赤みを帯び乾燥，あるいは湿潤，ジトジトする．手指は軽度屈曲位にあり，握力は低下する．肘関節は屈曲するが，その動きは障害されない．

❷ 第Ⅱ期（ジストロフィー期）

患肢の疼痛は絶えず続き，どんな刺激でも増強する．あらかじめ上昇していた皮膚温は下降し始め，血流は減少する．皮膚は薄くなり萎縮し始め，青白く，緊張し，テカテカになる．体毛を失い，爪はもろくなり，うね状になり，ひび割れる．また，皮下組織は萎縮し始める．手指の関節は硬くなり，その動きは制限される．手のX線所見は，点在した骨粗鬆症が認められる．

❸ 第Ⅲ期（萎縮期）

自発痛は消退傾向となるが，肢全体に広がり難治性となることもある．皮膚は萎縮し続け，滑らかさ，光沢，緊張を増す．手の筋力は萎縮し，指や手関節の関節可動域（ROM）は非常に制限される．この期になると，不可逆的な変化を生じ回復は望めなくなる．

評価・技法

症状は，軽度から重度まで幅があるが，肩の有痛性運動制限と特有の手の腫脹により，比較的容易に行える．鑑別診断として，視床痛，痙縮，感覚障害などが挙げられる．厚生労働省CRPS研究班によって提唱された日本版CRPS判定指標が提唱されており，以下の基準が提唱されており，参考になる．

❶ 臨床用CRPS判定指標

Aは病気のいずれかの時期に，表の自覚症状のうち2項目以上該当（ただし，それぞれの項目内のいずれかの症状を満たせばよい）．Bは診察時において，表の他覚所見の項目に2項目以上該当（感度82.6%，特異度78.8%）．

❷ 研究用CRPS判定指標

臨床用と同様で，Aは3項目以上該当，Bは3項目以上該当（感度59%，特異度91.8%）．

補助診断として，サーモグラフィや骨シンチがある．サーモグラフィは，初期の肩手症候群で，非障害側よりも障害側で約2℃皮膚温が高いといわれるが，病期が進むと，むしろ障害側のほうが低くなるとされる．骨シンチグラフィーでは，障害された関節周囲の組織における取り込み所見が，肩手症候群発症の2週間後にみられるとされるが，その感度や特異度は，報告によりかなり差があるため，所見が正常でも肩手症候群を否定できない．

表　CRPS判定指標

A 自覚症状	①皮膚・爪・毛のうちいずれかに萎縮性変化
	② ROM制限
	③持続性ないしは不釣り合いな痛み，しびれたような針で刺すような痛み（患者が自発的に述べる），知覚過敏
	④発汗
	⑤浮腫
B 他覚所見	①皮膚・爪・毛のうちいずれかに萎縮性変化
	② ROM制限
	③アロディニア（触刺激ないしは熱刺激による）ないしは痛覚過敏（ピンプリック）
	④発汗の亢進ないしは低下
	⑤浮腫

リハビリテーション処方

肩手症候群は，進行すると不可逆的な拘縮が残存し得るため，その予防，早期診断，早期治療が重要となる．その治療は，機能障害に対する運動療法，ポジショニング，疼痛管理を組み合わせて行う．

運動療法は，浮腫を軽減し，組織の瘢痕化や屈曲拘縮の進行を防止し，患肢のROMを維持・改善することを目的とする．具体的には，痛みを和らげる可能性のある物理療法（温熱療法や寒冷療法）と愛護的な他動的ROM訓練を主体とし，疼痛を生じないよう筋弛緩しながら行う．肩関節は，日常生活に大きな支障のない屈曲90°程度を確保するように努める．前腕の機能的な回内の可動域を失わせないように，前腕の橈骨・尺骨間の運動性を維持する．また，自動介助運動を行うように指導する．痛みが減少してくれば，可能な範囲で伸張運動を加えるが，訓練後に腫脹や疼痛の増悪があれば加減する．

肩手症候群の発症には，肩関節の微小外傷が関与するともいわれており，不用意な外傷を起こさないための適切なポジショニングは，肩手症候群の発症予防，進行防止に重要である．具体的には，車椅子座位では，上肢の重さが直接肩にかからないようにテーブルやクッションの上に麻痺側上肢を乗せておく．また，ベッド上仰臥位では，患肢を体幹の下敷きにすることがないように，クッションを利用して，腫脹した手を腹部の上に乗せておくとよい．車椅子移乗動作の際などに，麻痺側上肢が不安定な場合には，三角巾やスリングを考慮してもよい．

疼痛管理は，運動療法を行うためにも積極的に行う．非ステロイド性抗炎症薬（NSAIDs）やワクシニアウイルス接種家兎炎症皮膚抽出液（ノイロトロピン）を経験的には処方する．脳卒中に伴う肩手症候群では，ステロイド経口投与が有効というエビデンスがあり，プレドニゾロン30 mgより開始して漸減し，3週間で中止とする方法がある．また，交感神経系の関与から，交感神経節ブロックで疼痛が緩和される例がある．一方，肩関節痛に対するステロイド関節内注射は，その効果が実証されておらず，対症療法にとどまる．治療を試みても疼痛が持続する場合には，三環系抗うつ薬やガバペンチンなどを，効果と副作用をみながら使用してもよい．

禁忌・留意点

過度にROM訓練を行うと，肩手症候群を誘発することがあるため，特に，意識障害を伴うような脳卒中急性期には注意する必要がある．また，持続する疼痛は，患者の心理的，情緒的な健康を損ねるため，心理的ケアや教育（短絡的に疼痛緩和だけを求めても，疼痛を劇的に緩和する治療法はなく，各種治療法を組み合わせて行う必要があることなど），抗うつ薬の投与も考慮する．

その他

カルシトニン製剤（エルシトニン）には，CRPSに対する鎮痛，予防効果があるため，脳卒中後の肩手症候群の発症を抑制する可能性が近年報告されている．今後の臨床応用に期待したい．

褥瘡

中村　健　和歌山県立医科大学准教授・リハビリテーション医学

疾患の特性

褥瘡は，各種の疾患やそれに伴う障害により無動や臥床状態となり，身体の一部に高い外圧が持続的にかかることにより，骨と皮膚表層間の軟部組織の血流が途絶え組織が壊死するために起こる二次的合併症であり，廃用症候群の1つでもある．

褥瘡患者の基礎疾患には，脳血管障害，骨関節疾患，神経筋疾患，脊髄疾患などさまざまな疾患がある．しかし，脊髄損傷者における褥瘡発生は，他の疾患と異なる要因があることに注意しなければならない．脊髄損傷者では，他の疾患と同様に自力移動能力の障害や関節拘縮，骨の突出などが影響を及ぼしていることに変わりないが，障害部位での感覚障害が褥瘡形成の大きな要因になっている．さらに，自律神経障害が褥瘡形成をしやすくしていることが考えられる．自律神経作用の1つに末梢循環調節があり，特に頚髄損傷者などの高位脊髄損傷者では，上位中枢による交感神経を介した末梢循環調節が障害されている．正確な機序は不明であるが，おそらくこの循環調節障害により麻痺領域の末梢血流が低下しており，褥瘡形成を起こしやすい状態になっている可能性がある．また，脊髄損傷者では神経系のみではなく，内分泌系，免疫系の障害もあり，これらの作用が障害されることにより，褥瘡治癒を遅らせる可能性がある．脊髄損傷者の褥瘡を管理するには，これらの特性を理解する必要がある．

障害の特性

　褥瘡は，外圧による阻血により起こる皮膚表面から骨の間の軟部組織の壊死であり，局所の皮膚および皮下組織の障害である．壊死組織には，感染を合併することがあり，骨髄炎や敗血症などに進展し感染が局所にとどまらず拡大する場合もある．また，壊死組織による炎症や滲出液が持続することにより，栄養状態の悪化や貧血の進行が起こることもある．

　褥瘡は，重度の感覚障害がなければ当然痛みを伴う．痛みや褥瘡部の除圧の必要性のために，活動を制限されることもある．一方，脊髄損傷者で感覚脱失がある場合は，褥瘡による痛みは感じないものの，頸髄損傷者や高位胸髄損傷者の場合，褥瘡が刺激となり自律神経過反射を誘発することがある．自律神経過反射は，過度の高血圧を起こし脳出血を引き起こすことがあり注意が必要である．

評価・技法

　褥瘡評価については，深さ(depth)，滲出液(exudate)，大きさ(size)，炎症・感染(inflammation/infection)，肉芽組織(granulation tissue)，壊死組織(necrotic tissue)およびポケット(pocket)の各項目を評価し，褥瘡状態を判定するスケールであるDESIGNが，2002年に日本褥瘡学会により開発され使用されている．さらに，深さ以外の6項目の評価得点の配分に重症度を加味した，改訂版(DESIGN-R)が2008年に出されている．

　褥瘡の深達度分類は，Sheaの分類に代表されるように視診のみで，表皮，真皮，皮下組織，筋肉，骨までと順番に深達度を評価している．DESIGNの深さの項目においても，2008年改訂版で判定不能(unstageable)が追加されたものの，基本的には皮膚表面からの深さを視診により判定している．しかし，近年になって皮膚表面より骨に接した深部組織の壊死が先行する，deep tissue injuryという病態が注目されるようになっている．

　筆者らは，脊髄損傷者における褥瘡の長年の観察により，褥瘡は骨の直上で形成され，その後，皮膚表面に現れてくることを報告している．つまり，褥瘡の深達度を評価するには，視診だけでは不可能であり，触診により皮下の状態（浮動感の有無）を評価し，さらにBモードエコーを用いて皮下の状態を評価することが重要である．

リハビリテーション処方

　褥瘡は，その発生要因から障害をもったさまざまな患者に起こり得る二次的合併症である．このため，褥瘡発生の可能性のある患者は，全てリハの対象患者であり，発生予防のためにリハの果たさなければならない役割は大きい．特に，褥瘡発生の主な危険要因である自力移動能力の障害と関節拘縮に対するリハアプローチは重要である．

　褥瘡の発生には，皮膚表面から受ける持続的外圧による外的因子に加え，低蛋白，浮腫，貧血，るい痩，関節拘縮，皮膚状態などの内的因子が影響を与えている．このため，褥瘡予防のためには，栄養状態の改善，関節拘縮の予防，スキンケアによる皮膚の清潔維持など内的因子に対するアプローチも重要である．しかし，褥瘡は外的因子がなければ発生することはなく，褥瘡予防には外的因子への対応が最も重要である．

❶ 急性期疾病，意識障害など

　疾病の急性期，意識障害や重度の機能障害のある患者では，ベッド臥床による持続的外圧が外的因子となり褥瘡を発症することが多い．自力にて全く体動ができない患者には，2時間おきの体位変換，体圧分散マットレスの使用，良肢位の確保なども重要であるが，リハ介入による離床も重要である．

　急性期の患者や脊髄損傷などによる重度の障害が残存している場合は，早期に離床を進め自力移動能力の改善を進めていく必要がある．たとえば，脊髄損傷後の完全対麻痺者に対しては，離床に向けたベッド上の寝返り動作，起き上がり動作，プッシュアップを利用した移動・移乗動作の習得を勧める．

また，意識障害のある患者に対しては，離床により座位・立位などの身体負荷をかけることが中枢神経に刺激を与え，意識改善を促進し自力動作能力の改善にもつながる．さらに，リハによる自力動作能力改善に向けた運動や筋力訓練が，筋萎縮の予防や改善にもつながり，褥瘡予防の一助ともなる．

❷ 関節拘縮

　関節拘縮があると，良肢位を保つことが難しくなり身体の局所に外圧がかかりやすくなり，褥瘡を誘発しやすくなる．褥瘡予防のため，内的因子の1つである関節拘縮を予防するには，リハの介入が必要である．自動運動ができない患者に対しては，1日数回の徒手による可動域訓練（ROM）を毎日続けることにより，基本的にはROMを維持することができる．

　筋に痙縮や固縮があるときは，徒手による可動域訓練のみではROMの維持は難しく関節拘縮を起こす場合が多い．関節拘縮を起こしたときは，装具などを用いた持続伸長が有効であるが，装具による褥瘡形成に注意が必要である．また，拘縮に作用している筋に対するフェノール神経ブロックやボツリヌス治療が関節拘縮改善に有効な場合もある．たとえば，股関節の内転拘縮が良肢位の確保に悪影響を及ぼしているときは，フェノールによる閉鎖神経ブロックが有効である．

❸ 脊髄損傷

　脊髄損傷者は，前述したように他の疾患に比べ褥瘡ができやすい状態にある．脊髄損傷者の約4人に1人は褥瘡を合併しているという報告もあり，病状が安定し日常生活に戻った後も褥瘡の発生や再発予防に注意が必要である．日々の生活のなかでのプッシュアップ動作や殿部チェックの習慣を身につけるなど，しっかりとした自己管理を指導していくことが重要である．

　褥瘡は深部に発生している可能性があるため，殿部のチェックは見るだけでなく触るように指導することが重要であり，特に坐骨部を触って確かめるように指導する．また，褥瘡予防の1つとして，日常的な運動の重要性も挙げられる．日常的に運動している脊髄損傷者は，運動をしていない脊髄損傷者と比較し，褥瘡の発生率が低いことが報告されている．おそらく，運動により心肺機能の向上，循環状態の改善，免疫能の改善などが起こり，褥瘡の予防や治癒に有効に働いているのではないかと思われる．また，日頃の運動は，自己管理意識という精神面にもよい影響があるのではないかと考えられる．

　褥瘡予防が重要であることはいうまでもないが，褥瘡を早期発見することも重要である．ベッド臥床を余儀なくされている者や脊髄損傷者など，褥瘡の発症の危険性がある者に対しては，褥瘡の好発部位を毎日チェックすることが重要である．たとえば，臥床が続いている患者には仙骨部や踵骨部，脊髄損傷者には坐骨部のチェックを行う．

　皮膚のチェックは，前述したように視診のみではなく，触診によって確認することが重要である．皮膚表面に問題がないか発赤程度であっても，皮下にすでに褥瘡ができている場合があり，触診にて浮動感が感じられた場合はBモードエコーにより皮下の状態を評価する．エコーにて，骨直上にローエコー域がある場合は褥瘡の可能性がある．褥瘡を皮下の状態で発見すれば，除圧のみにて治癒することが可能である．

❹ 表皮を越えて発生した褥瘡

　褥瘡が表皮を越えて発生した場合は，除圧に加え創自体に対する局所治療が必要となる．

▶感染の合併：感染を合併している場合は，感染の温床となっている壊死組織（不良肉芽）を外科的に切除し，洗浄を繰り返し，感染をコントロールすることが重要である．感染がコントロールできれば，外用薬やドレッシング剤を使用し創部の適度な湿潤環境を保ちながら，創面の良性肉芽組織の形成を促進し，さらに，創の縮小を進め治療する．外用薬や

ドレッシング剤にはさまざまなものがあり，その使用については創の状況に合わせて選択していくことが重要である．

▶ポケット形成：ポケットを形成している場合は，ポケットが残存したまま創口が縮小してしまうとポケット内の治療が難しくなるため，外科的に切開することも考慮してもよい．

▶その他：創面が大きく保存的治療では時間を要する場合などには，皮弁術などの手術療法を考慮する場合がある．しかし，手術療法は，デブリドマン（壊死組織の除去）やポケット切開と比べ，身体への侵襲が大きく術後数週間の術創部の厳密な除圧が必要になり，リハや身体機能へ及ぼす影響が大きいため，手術適応は慎重に判断しなければならない．全身状態が手術侵襲に耐えられる状態であるかを考慮し，保存的治療に比べ早期の治癒が見込まれ，早期の離床が望める場合に手術療法を考慮すべきである．

❺ 褥瘡治療とリハ

褥瘡そのものや褥瘡治療が，リハの阻害要因になるかという問題がある．しかし，リハにて関節拘縮の予防・改善を行うことや身体活動能力を改善することが，さらなる褥瘡形成を予防することは明らかであり，前述したように運動そのものが褥瘡改善に有効に働く可能性もある．

褥瘡が存在してもただベッド上で安静にさせるだけではなく，除圧を保ちながらリハを続けることが，褥瘡の改善を早めることにつながる．たとえば，仙骨部に褥瘡がある患者であれば，座位や立位をとらせることで仙骨部の除圧にもつながり，運動負荷を与えることが可能である．さらに，ベッド上で安静を続けることが，他の廃用症候群を誘発することにもなる．このことからも，褥瘡治療のためのベッド上安静期間は，可能な限り短くすることを心掛けなければならない．褥瘡治療のために，さらなる寝たきり患者をつくることは決して許されない．

禁忌・留意点

前述したように，褥瘡があるために離床や運動が禁忌となるようなことはなく，むしろ積極的に進めていくべきである．当然，褥瘡がある場合は，褥瘡部に極力外圧がかからないようにすることが重要である．つまり，褥瘡部に外圧がかからないように注意しながら，離床し運動負荷をかけていくことが必要となる．しかし，高齢者や障害者では，自分自身でこのような環境をつくることは不可能な場合が多い．そこで，リハが介入することにより，各患者の状態に合わせた環境をつくり，褥瘡の治癒促進はもちろん，他の廃用症候群の防止など全身のことを考えた対応が重要である．

異所性骨化

柿木良介　京都大学准教授・リハビリテーション部

疾患の特性

❶ 原因

異所性骨化の発生には，脳および脊髄損傷，頭部外傷後の長期昏睡期間や多発骨折による長期間の関節不動，人工呼吸器の装着，外傷，骨折，人工関節置換手術などが危険因子と考えられている．発生機序としては，外傷環境で未分化な間葉系細胞に骨誘導因子が働き，発生すると考えられている．

❷ 発生率

異所性骨化の発生率としては，脳損傷患者より脊髄損傷患者のほうが高く，脊髄損傷患者で20〜30％，脳損傷患者で5〜26％という報告がある．

❸ 好発部位

脳，脊髄損傷では，必ず麻痺肢に発生し，下肢では股関節，時に膝関節，上肢では，肘，肩関節などの大関節の近傍に発生しやすい．

障害の特性

主に，頭部，脊髄外傷後の麻痺肢，外傷，

手術肢の腫脹，腫瘤感，関節痛，関節可動域(ROM)制限で始まり，未治療であると関節拘縮，強直に陥る．再発を起こしやすい．

評価・技法
❶ 単純 X 線，CT 検査
異所性骨化の初期は骨化を確認できない場合もあるが，通常受傷後 2～3 週で斑点状のまばらな骨梁のない新生骨の形成が確認されるようになり，6 週目以降に骨形成が明瞭化し，12 週目以降，骨梁のある成熟骨を呈するようになる．

❷ 検査所見
▶ **血清アルカリホスファターゼ(ALP)値**：
異所性骨化の臨床所見が明瞭になる前にすでに上昇する．合併骨折例や肝損傷例では鑑別が困難である．

▶ **血清クレアチンホスホキナーゼ(CPK)値**：血清 ALP に引き続いて上昇する．

▶ **尿中 PGE$_2$ 値**：尿中 PGE$_2$ 上昇とともに異所性骨化も発生する．骨化が成熟するまで高値は持続する．

▶ **骨シンチグラム**：RI uptake が亢進する．早期骨化や骨化の成熟評価に有用である．

❸ 鑑別診断
深部静脈血栓，感染，腫瘍(特に骨化を伴うもの)などが挙げられる．

❹ 経過
▶ **急性期**：
- 症状：局所熱感，腫脹，発赤，ROM の制限
- 検査所見：血清 ALP，CPK の上昇
- X 線所見：新生骨の形成．初期では骨化が認められないときもある．
- 骨シンチ：RI uptake の増加

▶ **亜急性期**：
- 症状：局所腫脹，発赤は軽減するが，局所熱感は続く．異所性骨化の骨隆起を触れるようになる．ROM の制限はさらに強くなる．
- 検査所見：血清 ALP，CPK の上昇
- X 線所見：新生骨内に成熟骨を認める．
- 骨シンチ：RI uptake の増加は続く．

▶ **慢性期**：
- 症状：局所腫脹，発赤，熱感は消失し，異所性骨化により，関節拘縮状態になる．
- 検査所見：血沈，血清 ALP，CPK の正常化．
- X 線所見：成熟骨となる．
- 骨シンチ：RI uptake の増加は減少する．

❺ 治療法
治療は予防法が主体となる．

▶ **薬物療法**：異所性骨化の予防，再発予防目的で，NSAIDs，ビスホスホネート製剤が用いられる．合併症として出血，胃腸障害，bone ingrowth の阻害などがある．ビスホスホネート製剤では，エチドロネートを 1 日 800～1,000 mg，3 カ月を限度に用いられる．

▶ **放射線療法**：異所性骨化の予防目的で 800～2,000 G の照射が有効とされている．放射線による bone ingrowth 障害や偽関節の発生，発がんにも注意する．

▶ **外科手術療法**：亜急性期から慢性期の異所性化骨が，成熟骨となった状態で，外科的化骨摘出が適応になる．外科手術のタイミングについては，ALP の正常化，骨シンチでの活動性の低下が指標となる．急性期の化骨切除は，かえって異所性骨化を悪化させる．外科手術後，異所性骨化の再発予防のために，薬物療法，放射線療法を併用する．

▶ **リハ療法**：急性期は，罹患関節を安静に保ち，化骨の成熟を確認して自動，他動運動を開始する．運動療法中は，常に異所性骨化の増悪，再燃を念頭に置いて，局所所見の観察，頻回の X 線チェックを行いながら施行する．症状の増悪を認めた場合は，直ちに急性期治療に戻す．

リハビリテーション処方
❶ 急性期
- 異所性骨化の発生が疑われたら，リハによる患肢運動療法の中止，患肢の安静，時に，罹患関節安静のためのシーネを作製する．

- 罹患関節に負担がかからない体位交換や移動，移乗の指示を行う．

❷ 亜急性期
- 頻回の X 線チェックをしながら，愛護的な自動，他動運動を行う．
- 持続的他動運動(continuous passive motion ; CPM)は，自動，他動運動で無理なく動く ROM に設定する．

❸ 慢性期
- 罹患関節の愛護的ストレッチ，抵抗運動を開始する．
- 外科手術後は，直後より CPM を用いての ROM 訓練(手術で獲得された可動域を保持するように)を行う．
- 術後 2 カ月以上経って化骨の形成傾向がない場合，徐々に罹患関節の愛護的ストレッチ，抵抗運動を開始．

禁忌・留意点
- 頭部，脊髄外傷後の麻痺肢，外傷，手術肢の腫脹，疼痛があれば，この疾患を念頭に置いて対処する．
- 急性期には，患肢の安静を図り，異所性骨化の増悪を予防．体位変換，移動，移乗動作時にも，罹患関節に負担がかからないように注意する．
- 罹患肢の運動療法は，常に異所性化骨の再燃に注意しながら行う．
- 化骨摘出後は，直ちに ROM 訓練を開始する．術後の関節固定は，関節拘縮を招く．
- リハの目的はあくまで外科手術で獲得された ROM の低下を最小に抑えること．

視覚機能障害

視覚機能障害(中途障害)

仲泊 聡　国立障害者リハビリテーションセンター病院・第二診療部長

主な原因疾患

　中途視覚障害の原因眼疾患で，近年，常に上位に名を連ねているものは，緑内障，糖尿病網膜症，網膜色素変性と加齢黄斑変性である．国民への予防・早期発見の啓蒙と検査・治療技術の進歩によって，緑内障と糖尿病網膜症で失明する者の数は現在減少傾向にある．また，加齢黄斑変性でも，光線力学的療法や抗 VEGF 抗体療法といった新しい治療法が開発され，状況が改善されつつある．その一方で，網膜色素変性の治療法はいまだ開発されていない．しかし，原因遺伝子の特定が進み，その発現制御が可能になれば，この疾患についても対応できる時代が来るに違いない．

疾患・障害の特性

　視覚障害の基準が，視力と視野で規定されていることからも推察できるように，視覚が損なわれた場合に問題となる機能には，大きく 2 つの独立した成分が含まれている．1 つは，目の前にあるものが何であるかがわかるための視機能であり，もう 1 つは，見ている対象がどこにあり，自分がどこにいて，相互の空間的な関係がどうなっているかを認識するための視機能である．前者の評価値の代表が視力であり，後者の評価値の代表が視野である．前者が損なわれると文字の読み書きが不自由になり，顔の認知が悪くなる．そのため，コミュニケーションにおける障害をもたらす．一方，後者が損なわれると移動や日常生活動作に危険が伴いやすくなる．

　多くの視覚障害者は，この両者を併せもっているが，その割合には疾患特異性があり，加齢黄斑変性では視力低下は必発であるが，視野狭窄をきたすことは少ない．その一方

で，緑内障と網膜色素変性は，視力低下に先立って視野狭窄をきたす．糖尿病網膜症はその中間で，個人差が大きい．したがって，支援者は，視力，視野の情報を把握したうえで支援に臨み，また，原因眼疾患を知ることで，その特性と予後を想定した支援計画を立てることが望ましい．

リハビリテーションの考え方

視覚障害に対する医学的リハは，1) 光学的補助具の活用，2) 視機能訓練，3) 開眼手術，以上のいずれか，あるいはこれらを総合して視力の活用あるいは向上を図ることである．2012年度から，ようやく「ロービジョン検査判断料」という名称で，眼科学的リハの診療報酬化が始まった．このなかではさらに，福祉施設などとの連携にも重点が置かれている．以下に述べる視覚障害者の特性に配慮し，眼科診療内でのリハを行うとともに，他領域との連携に十分配慮したチームワークが重要である．

糖尿病網膜症

加藤 聡　東京大学大学院准教授・眼科

疾患の特性

糖尿病網膜症により，ロービジョンとなる症例は年余にわたり，糖尿病に罹患し，定期的な内科受診や眼科受診が遅れてしまったり，脱落してしまったりした症例が多い．そのうえ，先天的な疾患や変性疾患と異なり，働き盛りの中年以降にロービジョンとなることが多く，社会的な問題を多く抱えることがある．

糖尿病そのものにより，眼合併症以外の全身合併症を抱えることも多く，リハは他の全身疾患のことも考慮して行う必要がある．眼合併症として，網膜症が有名であるが，実際の失明原因として網膜症に続発した緑内障が挙げられ，失明までいかないまでも白内障，角膜障害，眼球運動障害，視神経症などさまざまな眼合併症が混在していることがあり，それらを考慮してリハを行う必要がある．

そのうえ，網膜症の一病態である黄斑症を合併すると矯正視力が日によって変化することがある．また，屈折の度数や調節能力も血糖コントロールの急激な変化に伴って変わることがあり，光学的補装具を処方する際は注意を要する．

患者の性格からして他の眼科疾患よりも，ロービジョン外来やリハ施設の利用頻度が低く，リハに対して前向きでない症例を多く経験する．

障害の特性

視機能の障害の程度や特性は決まった形はなく，視力障害より視野障害が主体となることさえある．一般に両眼性同程度に糖尿病網膜症は進行するが，必ずしも障害の程度は同程度とは限らない．しかし，両眼性に高度な視覚障害をきたすこともあり，一眼ずつの視機能をよく評価することが重要となる．

一般に手術をすれば，視力が回復すると患者は考えがちであるが，そもそもの手術の目的が視力回復よりも進行阻止の場合もあり，手術そのものが成功しても視機能の回復はおろか，悪化することさえある．患者の手術への期待が大きかった分，精神的なケアも重要となる．

糖尿病の治療上，血糖測定，インスリン注射，フットケアなどが必要となり，その際に視覚障害が問題になりやすい．

評価・技法

一般的な視力検査(遠方視力，近方視力)，視野検査で視機能を評価するとともに，患者がロービジョンにより何が不自由なのかを聞き出し(たとえば読書)，それに対する機能(読書速度)などを評価することになる．

リハビリテーション処方

大きく分けて，急性期と維持期があり，それにより処方内容が異なる．

❶ 急性期

急性期の代表例では両眼とも進行した増殖

緑内障

川瀬和秀　岐阜大学准教授・眼科

疾患の特性

緑内障は，視神経と視野に特徴的変化を有し，通常，眼圧を十分に下降させることにより視神経障害を改善もしくは抑制し得る眼の機能的構造的異常を特徴とする疾患とされている．40歳以上における緑内障の有病率は約5%と高く，日本人は正常眼圧緑内障が多いことが特徴である．また，現在のわが国における失明原因の第1位であり，一度障害された視機能障害は改善しないため，早期発見が重要となるが，初期は自覚症状に乏しく発見は難しい．

障害の特性

開放隅角緑内障は，ゆっくりと進行するさまざまな形の視野障害が特徴である．しかも，緑内障の視野障害は，中心から離れた部位から始まる．このため視機能障害を自覚することはまれである．しかし，視野障害が進行して中心が障害されると急激な視力低下を引き起こし，急に行動が不自由になる．視野は水平線で分割される網膜神経線維層に沿った部分が障害されるため周辺や上方視野障害に比べ中心や下方視野障害の場合，生活に支障をきたすことが多い．一般的に視機能障害は両眼性であり，障害レベルが低い場合でもロービジョンケアの対象となる．

評価・技法

眼科の視機能障害の評価は，視力検査と視野検査で行う．緑内障の視野障害は水平線を境に上下に分かれて進むため，全体の評価とともに障害部位による評価が必要となる．

リハビリテーション処方

❶ 羞明

視野障害の部位は視野検査では黒く示される．しかし，実際はその部分が抜けて見えるため，逆に羞明を感じる場合も多い．視野障害が進むと家のなかでも羞明を訴える．この

糖尿病網膜症に対し，失明を回避する目的で両眼の硝子体手術を行うも，結果的に1人で歩行も困難なほどのロービジョンになってしまった症例が挙げられる．このようなケースで，患者が1人暮らしの場合，眼科病棟から安易に退院させることもできず，眼科医師，看護師，視能訓練士だけでのリハでは対応しきれず，ソーシャルワーカーや臨床心理士などとチームをつくって対応することとなる．入院中に光学的補装具，各種便利グッズ，視覚障害に配慮した血糖測定器やインスリン注射器の紹介，身体障害者認定のための意見書作成だけでなく，今後の生活指導をしてくれる施設の紹介や地域の福祉課との連絡も行うことがリハにつながる．

❷ 維持期

その一方維持期として，視機能が安定期になっている患者に対しては，患者の希望を聞き，それに合わせた補装具を処方することとなる．患者の希望を聞き出す道具として各種のアンケートを利用するのも一法であり，その代表としてSumiらにより考案された質問事項や利用申請が必要だがVFQ-25などがある．福祉制度が適切に利用されているかを確認し，光学的補装具の処方だけにとどまらず，各種便利グッズからパソコンや最近のITがロービジョンケアとして応用されていることも紹介する．

禁忌・留意点

ロービジョンの糖尿病の患者では，前述したが，リハに向けての意欲が少ないと感じられることがある．患者の希望を生かしたリハがリハを成功させる前提となるので，あまり無理強いをしないことが肝要である．

その他

ロービジョンであることを受容してから，リハを始めるという考えもあるが，実際の臨床では完全に受容される前でも徐々にロービジョンケアのリハを始めていくケースが多い．

場合，薄い色の遮光レンズを処方する．

❷ 偏心視

一般的には視力障害があり，周辺視野でものを見ることである．しかし，視野が狭く視力のよい眼よりも視野が広く視力が悪い眼を使用することもある．また，非優位眼の視機能障害が軽度でも優位眼における偏心視が必要な場合もある．

❸ 読書，書字

緑内障性視野障害が中心部に存在する場合，段落の移動が難しくなる．この場合，タイポスコープを使用する．これは，文字周囲の反射を防ぎ，文字の列を明確にするために使用する．中心視野障害により視力低下をきたしたときには拡大が必要となる．軽度の視力低下では，近見作業距離を15～20cm程度に調整した近用眼鏡が有用な症例が多い．しかし，視力低下が高度でかつ視野が狭い場合は，拡大読書器による周辺残存視野の利用が必要となる．読書と同様に書字も問題となることが多い．罫線や記入枠からはみ出す場合は，タイポスコープや筆記可能な拡大読書器（据え置きタイプや脚付きタイプ）が有効である．視機能を用いた読書や書字が困難と判断した場合は，コンピュータや音声による補助具の利用を検討する．

❹ 移動，日常生活

下方の視野障害の場合，足元の障害物の確認や階段の利用が難しくなる．この場合，白杖あるいは杖の使用により足元の状態を確認する．上方の視野障害の場合は，頭上の障害物や信号の確認ができないことがあり，意識的に上方の確認を行う必要がある．さらに，視野障害に伴う羞明やコントラストの低下を説明し，暗すぎず明るすぎない家庭環境の整備を促す．患者の希望があれば，施設による歩行訓練や日常生活訓練の依頼も必要となる．

❺ その他

就学や就労に関しては，現状を維持することを第一に考える．しかし，無理な仕事内容がある場合は配置転換などを希望することも多い．緑内障の視野障害はさまざまな速度で進行する．現状で可能なケアを行いながら，悪化した場合の対応も考慮したロービジョンケアの情報提供が必要である．

禁忌・留意点

緑内障のロービジョンケアは視覚障害の進行が遅いため，患者が障害に順応している場合が多く，うまくいかない場合も少なくない．また，視野障害における不自由さの自覚は個人差が強く，視野障害が強くても不自由さを感じない場合はケアを強要する必要はない．

その他

緑内障の治療は一般的に眼圧コントロールと視野障害進行の有無の確認に終始する．しかし，ある程度の眼圧コントロールができて視野障害が安定している場合は，視野障害が中等度の状態においても視力や視野障害の状態から羞明や読書・歩行困難に関する状況を推測し生活状況を把握することが必要である．

網膜色素変性

林　孝彰　東京慈恵会医科大学講師・眼科

疾患の特性

網膜色素変性は，視細胞（初期は杆体細胞）および網膜色素上皮が原発性・進行性に障害される遺伝性疾患である．最も多い自覚症状は夜盲・羞明で，病気が進行すると次第に視野（見える範囲）が狭くなり，視力低下や色覚異常も合併し，視機能予後は不良である．しかし，進行度には個人差があり，視機能予後の判定は困難なことが多い．頻度は4,000人に1人といわれている．

本疾患は単一遺伝子疾患と考えられているが，明らかに遺伝傾向が認められるケースは全体の50%以下で，残りは孤発例である．原因遺伝子は，多岐（40種以上）にわたり遺

伝的異質性を示すことが特徴で，遺伝形式は常染色体優性遺伝，常染色体劣性遺伝，X連鎖劣性遺伝など，さまざまである．本疾患は，難病（特定疾患）に認定されているため，公費で医療費の一部が負担される．現時点で，進行の予防・改善に有効と認められている治療法はないが，薬物治療として，血管拡張薬，末梢循環改善薬，暗順応改善薬，ビタミンAが投与されることがある．

障害の特性

診断・病態評価には，視力・視野検査，眼底検査，網膜電図検査が必須である．補助診断として，フルオレセイン蛍光眼底造影検査や光干渉断層計検査が行われる．病初期に視力障害が検出されないこともあるが，視野障害は必発である．網膜電図では，a波（視細胞由来の反応）およびb波の著しい振幅低下・消失が検出され診断的価値が高い．眼底所見として，網膜血管の狭小化，網膜色素上皮の色調異常・網膜変性巣，骨小体様色素沈着が特徴的である．晩期には視神経萎縮をきたす．蛍光眼底造影検査では，網膜色素上皮萎縮部位が過蛍光として検出され，光干渉断層計を用いた黄斑部所見として，網膜の菲薄化，嚢胞様黄斑浮腫，黄斑上膜などが検出される．

評価・技法

実際の視覚障害の等級は，重度のほうから順に1～6級に規定され，視力検査とGoldmann視野検査結果に基づき判定される．判定する際，周辺視野測定にはI/4視標が用いられ，中心視野測定にはI/2視標が用いられる．網膜色素変性では，病初期からI/4視野が狭窄するため，視力良好であっても大多数の罹患者が5級以上（2～5級）に認定される．視覚障害者手帳が交付されれば，視覚補助具購入の補助，所得税や医療費の控除を受けられる．また，視覚障害者手帳とは別に，視力障害・視野障害の程度によって障害年金を受給することもできる．

診断された罹患者が最も心配していることは，視機能予後と子どもへの遺伝である．疾患の重症度には個人差があるが，視力および視野障害は進行性であること，白内障を合併するケースが少なくないことから，病態評価の目的で定期的に眼科通院することは重要である．また，家族歴の聴取や家族構成員の眼科検査を行うことによって，遺伝形式が決定できる場合があり，精度の高い遺伝カウンセリング提供につながる．一般的に，X連鎖劣性遺伝の重症度が最も高く，常染色体優性遺伝の重症度は，常染色体劣性遺伝に比べ低い．

リハビリテーション処方

網膜色素変性に対応するリハの主要部分は，ロービジョンケアにある．ロービジョンケアとは，視覚障害のため生活に何らかの支障をきたしている人に対する医療的，教育的，職業的，社会的，福祉的，心理的など全ての支援の総称をいい，残存視機能を最大限に生かしてQOLの向上を目指すことを目的としている．ここでは，主として成人の中途視覚障害に対するリハについて述べる．

❶ 視覚補助具（補装具）

視覚補助具（補装具）や日常生活用具の代表として，矯正眼鏡やコンタクトレンズ，遮光眼鏡，拡大鏡（ルーペ），拡大読書器があり，視覚障害者手帳を取得していれば一定の補助が得られる．多くの罹患者が，羞明やコントラストの低下を自覚しており，グレア・羞明の軽減，コントラストの改善，網膜保護に，遮光眼鏡の処方が有用である．遮光眼鏡は，羞明や網膜毒性の原因となる短波長（紫から青色）光を選択的にカットするもので，カットする波長領域によって20種類以上のレンズが存在し，近視や乱視などの屈折矯正も可能である．

矯正視力が0.4～0.5以上であれば，文字を読むことにそれほど不自由を感じることは少ないが，視力低下が進行した場合，拡大鏡（ルーペ）の使用を検討する．低倍率から高倍率まであり，照明付きのものもありさまざま

な用途で役立つ．拡大読書器を使用した場合，台の上に載せられるものであれば，自由に拡大することができ，新聞や書籍・雑誌を読んだり，文字を書くことができるようになる．

視力が良好であっても視野狭窄のため書籍・雑誌の文字・行を追うことが困難な場合や光が反射して文字が見にくい場合などに，プラスチック板や黒画用紙を切り抜いて作製したタイポスコープの使用は，まぶしさの低減とコントラストの改善が得られ効果的である．

❷ パソコンの活用

最近は，仕事やプライベートで，パソコンを利用する視覚障害者が多い．Windows OS の拡大鏡機能を用いれば，画面全体または一部だけを拡大表示することができ，白黒反転機能を使えばモニター画面のコントラストを上げることが可能となり，快適なパソコン生活を送ることができる．

いくら画面を見やすくしても，長時間作業する場合や視覚障害が著しく進行した場合には，点字器や音声パソコンを併用するのが有効である．視覚障害者の文字文化は，点字を中心に発展し，現在も点字ピン・ディスプレイや点字プリンタ（点字での印刷）を利用している視覚障害者が存在する一方，最近では，音声パソコンを利用する視覚障害者が多い．パソコンにスクリーンリーダのソフトウエアをインストールすれば，画面に表示される文字情報を音声化して出力することが可能になり，「Word」や「Excel」といったアプリケーションを利用できる．ホームページは今やラジオやテレビよりも便利な情報源となっている．インターネット上のホームページを音声で確認しながら使える音声ブラウザの利用も役立つ．

▍留意点

視覚障害が進行すると，外出を控えたり，それまで続けていた趣味を諦めたりと，生活のいろいろな面で消極的になりがちである．そのためにロービジョンケアを受ける機会が失われ，より行動範囲が狭くなってしまうことが考えられる．白杖を用いた歩行訓練をすれば今まで以上に行動範囲も広くなり生活の幅が広がる．しかし，最近，視覚障害者が駅のホームから転落する事故が報告されていることからも，歩行訓練では，何よりも安全を重視し，ある程度時間がかかっても安全に目的地に行くことを指導することが重要である．

罹患者にとって，日常生活・社会生活を送るうえで，家族（特に配偶者や両親）のサポートは極めて重要である．可能であれば，罹患者の家族にも一緒に来院していただき，通院やロービジョンの必要性を説明することも重要である．それでも外出がおっくうになり，通院をやめてしまう視覚障害者に対しては，たとえ家族の協力が得られない場合であっても，障害者総合支援法に基づく障害福祉サービス（介護給付）を申請し受理されれば，介護サービスの一つとして通院介助も可能になる．

▍その他

就業状況として，多くの罹患者は，診断後も診断前と同様に（会社員や公務員として）働いているケースが多い．しかし，診断後は会社などに診断書を提出し，職種の変更，就業時間の短縮，屋外での作業時間の短縮などを話し合うことが望ましい．また，「障害者の雇用の促進等に関する法律」においては，障害者の雇用の促進と職業の安定を図ることを目的として制定され，一定の割合で，企業が障害者を雇用することが義務づけられている．

視覚障害の進行度によって，自主退職を余儀なくされるケースもある．厚生労働省の統計によると，就業している視覚障害者のなかで，理療（あん摩マッサージ指圧師，はり師，きゅう師）に従事している者の割合が高いことが特徴で，会社員から転職するケースもあり，必要に応じてそれぞれの養成施設の紹介

を行う．実際に，理療に従事している網膜色素変性の罹患者は多い．最近では，理療以外にも情報技術（IT）の発達・普及を受け，事務・情報の職業分野への就職を希望するケースもあり，徐々に職域の拡大がみられる傾向にある．理療以外の職業訓練に関しても視覚障害者更生訓練施設（国立職業リハビリテーションセンターなど）や各都道府県の盲学校で行われており適宜紹介する．重度の視覚障害者に対して，地方公務員の採用試験において（職種によって），拡大文字や点字受験を認めている自治体もある．

病気の進行を不安に思ったり，悲観したりしている罹患者のなかで，視覚障害者同士の情報交換の場を求めるものも少なくない．網膜色素変性の治療法の確立と患者の自立を目指して設立された日本網膜色素変性症協会は全国に展開されており，罹患者同士の情報交換だけでなく，最新治療・研究（遺伝子診断の進歩，遺伝子治療や再生医療の最前線など）の医療講演を聴講できる場ともなっている．

Behçet 病

西田朋美　国立障害者リハビリテーションセンター病院・第二診療部眼科医長

疾患の特性

口腔粘膜の再発性アフタ潰瘍，皮膚症状，眼症状，外陰部潰瘍を主症状とする原因不明の難病である．副症状として，関節炎，副睾丸炎，消化器・血管・中枢神経の病変が含まれる．厚生省 Behçet 病調査研究班の診断基準に基づき，主症状と副症状の組み合わせで診断が確定されるため，入念な問診や経過観察が特に重要である．全身の急性炎症を反復しながら，慢性の経過をたどるのが特徴であり，診断まで時間がかかることも多い．

主症状の出現頻度は，口腔粘膜の再発性アフタ潰瘍 98％，皮膚症状 87％，眼症状 70％，外陰部潰瘍 70％ 程度である．平均発症年齢は 30 代半ばであり，眼症状は男性に多くみられる．眼症状は，虹彩毛様体炎型と網膜ぶどう膜炎型に大別されるが，臨床的には網膜ぶどう膜炎型が多い．Behçet 病の眼炎症は突然起こるので，「眼発作」とよばれ，患者の自覚症状も強い．眼発作の管理が治療の主体となることが多い．

障害の特性

眼症状を有する 90％ の症例では，両眼性のぶどう膜炎を呈する．眼発作を繰り返すことで，徐々に視機能が低下し，重篤な症例では失明に至ることもある．眼症状は，青壮年の男性に好発するため，学業や就労の継続という大きな問題に直面することも多い．また，本病は全身の疾患であり，眼外症状の管理にも留意が必要である．

評価・技法

視力，眼発作と眼圧の管理，白内障の進行状況が評価の主体となる．文字の読み書きに不自由さを自覚する場合には，視覚補助具を採り入れたロービジョンケアが必要となり，動的視野検査の結果も参考になる．

リハビリテーション処方

❶ 急性期

眼発作の管理が特に重要である．ステロイドの点眼・テノン囊下注射治療でも，眼発作が頻回に起こる場合には，コルヒチンやシクロスポリンなどの全身投与を行う．それでも効果不十分の場合は，生物学的製剤のインフリキシマブ点滴全身投与を開始する．インフリキシマブでの治療が可能になり，以前より眼発作をコントロールしやすく，早めに眼症状を寛解させやすくなってきた．しかし，一部の患者はいまだに重篤な眼症状を繰り返すことがある．この時期の特徴として，眼発作時には視力が一気に低下するが，症状が軽快すると，視力がある程度戻ってくる．しかし，眼発作を何度も繰り返すうちに，症状軽快時の視力の戻りが悪くなっていく．視覚補助具を検討する際は，眼発作時を避け，眼

状が安定しているときに評価できることが望ましい．

　眼発作や治療で用いるステロイド薬の影響で，白内障の進行がみられることが多い．眼発作が少なくとも3〜6カ月みられずに安定した寛解期に手術治療を検討するのが一般的である．その間，文字の読み書きに不便を感じ，自覚的に羞明が強くなることもある．保有視機能の程度によっては，ADLにも不便を感じ，歩行にも不安を覚えることがある．白内障手術後の視機能回復については，眼底の状況に左右されることが多い．文字の読み書きには，ハイパワー眼鏡，拡大鏡，拡大読書器で不自由さが軽減することがある．羞明には，サンバイザーの付いた帽子や遮光眼鏡や偏光眼鏡などが有効な場合がある．公的補助を利用して，補装具や日常生活用具として視覚補助具を入手する場合には，耐用年数が設けられているため，眼症状の状況について，眼科主治医に確認することが大切である．

❷ 寛解期

　急なニーズを除いては，点眼，内服，点滴などの投薬で，眼発作が落ち着いている寛解期に各種視覚補助具を評価・処方することが望ましい．特に，白内障手術を検討する場合には，寛解期に行うことが基本であり，術後に屈折度数や羞明の程度も大きく変わることもあり得るため，注意を要する．

| 禁忌・留意点 |

　眼症状の大発作が立て続けに起こるような超急性期では，リハ処方を控える．また，全身的な疾患であるため，体調にも配慮しながら評価・処方を行うことを心がける．

加齢黄斑変性

藤田京子　駿河台日本大学病院診療准教授・眼科

| 疾患の特性 |

　加齢黄斑変性は50歳以上の中心窩を中心

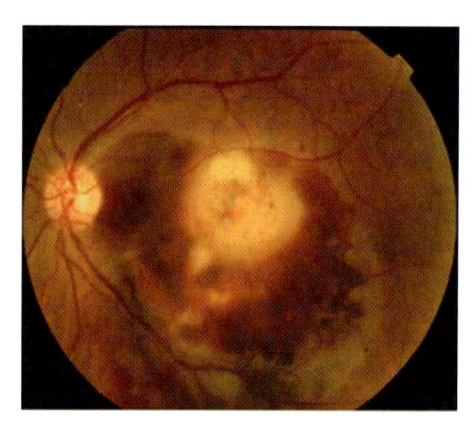

図1　加齢黄斑変性滲出型の眼底
黄斑部に脈絡膜新生血管と出血を認める．

とした半径3,000μmの範囲に認められる加齢に基づく黄斑異常と定義されており，萎縮型と滲出型に大別される．萎縮型は黄斑に網膜色素上皮-脈絡毛細管板の地図状萎縮病巣が形成されるもので，進行は緩徐である．滲出型は網膜下に脈絡膜新生血管が発生，発育し出血や滲出を生じるもので，進行は早い（図1）．いずれの型も黄斑部に不可逆性の変性萎縮病巣が形成されるため視機能異常が永続する．加齢が主たる原因であるが，喫煙や日光曝露が危険因子として報告されている．

| 障害の特性 |

　主な症状は「中心暗点」「視力低下」で，患者は「見ようとする所が見えない」と訴える．日常生活では「新聞や本が読めない」「ペン先が見えないために書けない」「駅の表示が見えない」「人の顔がわからない」「爪が切れない」など中心視野を用いる行動に障害が出る．病巣の大きさによって障害の程度は異なるが，多くの症例で周辺視野は正常に保たれるため歩行など移動に支障が出ることは少ない．

| 評価・技法 |

　本疾患のケアに必要な評価は偏心視の確認と読書能力である．偏心視は機能しなくなった中心以外の比較的網膜感度が良好な視野でものを見ることである．偏心視の確認には眼

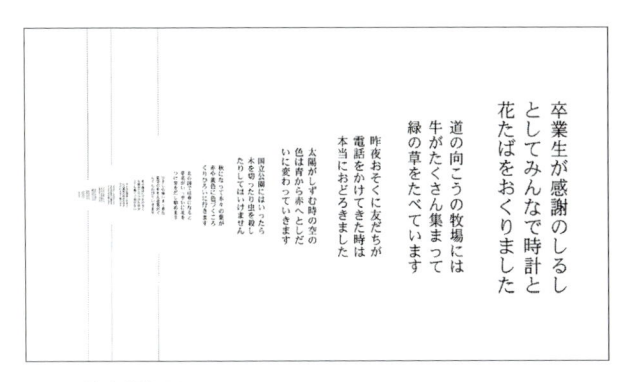

図2　読書評価用チャート
近方矯正下で，大きな文字サイズから順に読んでもらう．

底を観察しながら偏心固視領域も同時に観察できる微小視野計が有用であるが，患者の視線の観察や患者からの聞き取りでも確認できる．

　読書能力は読書評価用チャート（図2）を用いて評価する．近方矯正下で，大きな文字サイズから順に一文字も読めなくなる文字サイズまで読んでもらう．各文章を読むのに要した時間と誤読文字数から読書速度を算出し，最も速く読める最小の文字サイズ（臨界文字サイズ）を求める．臨界文字サイズは読書に最も適した文字サイズであり，拡大鏡や拡大読書器などの倍率を選定する際に用いる．

リハビリテーション処方

　萎縮型加齢黄斑変性には有効な治療法がないため診断がついた時点で，滲出性加齢黄斑変性では治療後病巣に活動性がみられなくなった時点で患者に希望があればロービジョンケアを行う．本症で最も多く聞かれるニーズは「読み」に関するもので，前述した読書評価をもとに拡大鏡や拡大読書器を選定する．なお，周辺視野のコントラスト感度は中心視よりも低下しているため，遮光眼鏡の装用や白地に黒（もしくは黒地に白）で提示するなどコントラストを上げる工夫についてのアドバイスも有用である．

禁忌・留意点

　加齢黄斑変性では視機能障害がもたらすさまざまな不安感のために抑うつ症状を訴える患者が多い．自分の見え方を他者に理解してもらえないと不安感も増すため，家族や介護者にも疾患や見え方を理解してもらうように努める．

視覚機能障害（先天障害）

富田　香　平和眼科・院長

疾患の特性

　視機能障害に対して支援を必要とする子どもの病態は非常に複雑である（図）．先天無虹彩症，先天視神経萎縮，網膜色素変性，脈絡膜コロボーマなど眼疾患による器質弱視に，形態覚遮断，屈折異常（遠視・近視・乱視），斜視による機能弱視の合併が多くみられ，さらに全身的には肢体不自由，聴覚障害，知的障害や発達障害の合併もみられる．これらの病態が1人の子どもに複雑に絡み合ってみられるため，整理して考えることが必要となる．

　さらに，子どもでは診察時に，必ず年齢による視覚や全身の発達状態を考慮する必要がある．視力は生後発達し，新生児では 0.01 前

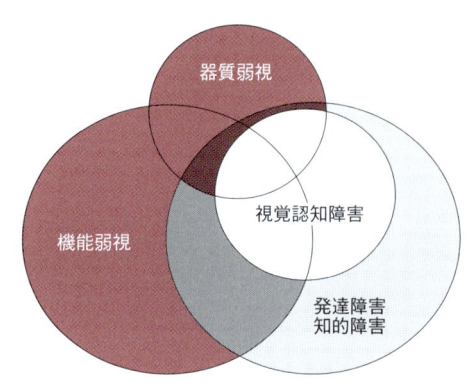

図 視覚障害に対する支援の必要な子どもの病態

後であるが2歳で0.5，5歳で80%以上が1.0に達する．

<u>リハビリテーションの考え方</u>

①可能な限り視覚活用ができるように，視機能を評価し視覚発達を促すこと．次に②視覚活用が促されるように，生活しやすい環境を整えること．最後に，③それでも制限される場合は，他の感覚手段を用いて情報のやり取りができるように促すこと．この3つが柱になると考えられる．

❶ 眼科検査および視機能評価と弱視治療

視機能を丁寧に評価することが非常に大切である．まず，眼科診療において，眼そのものの検査が行われる．ここで，器質弱視をまず見落とすことなく診断する．その際，網膜変性疾患などでは，網膜所見が時間経過とともに現れる場合もあるため，一度の診察で診断がつかない場合は経過を慎重にみていく必要がある．

視機能や視活動の評価において，通常の視力測定ができない場合は固視や追視反応をみる．しかし脳性麻痺などで，眼球運動そのものが制限を受けている場合は，固視や追視反応の評価は非常に難しい場合がある．視覚刺激としては，暗室での光刺激が最も強い．次いで明室での光刺激．コントラストの強い縞模様やおもちゃとなる．これらに対する視反応をしっかり観察しながら評価を進める．眼疾患が全くみられないにもかかわらず，視反応が乏しく，中枢性視力障害が強く疑われる場合もしばしばみられる．このような場合，さまようような眼振がみられることが多い．他にも器質疾患を伴う弱視では多くの場合眼振がみられる．子どもでは視野を定量的に測定することは非常に難しいため，行動観察が必要となる．ぶつかりやすいかどうかなどに加え，おもちゃを後ろから近づけたときに，振り向くかどうかなどで調べる．また視野異常をきたすような網膜疾患，視路疾患，視覚中枢疾患がないかどうかについて，眼底所見，網膜電図，視覚誘発電位，MRIやCTなどの情報とあわせて検討する．

ある程度視反応がみられる例では，必ず機能弱視の合併についても調べる必要がある．幼児期に治療を開始できれば視力を伸ばすことができるからである．調節麻痺下屈折検査は必須であり，眼鏡の必要性を検討する．またしばしば合併する斜視に関しても，手術が必要かどうかを慎重に判断する必要がある．

羞明の有無に対する観察も重要で，遮光眼鏡の必要性についても早期に検討する．

❷ 視覚活用への支援と環境設定

視力の悪い子どもを育てる際は，できるだけ実体験と一致させた丁寧な言葉がけが必要である．いろいろな体験が減ってしまいやすいため，身体全体への刺激が入るように工夫する必要がある．また，聴覚・視覚の重複障害の子どもでは，情報が入らないため不安になりやすい．早期から触覚を使った合図を決め，予告をしてから行動に移るように指導している．

低視力の子どもに関しては，絵本やおもちゃなどを選ぶ際コントラストのはっきりした見やすいものを選択する必要がある．選び出して見る力も弱いため，できるだけシンプルな環境で，必要なおもちゃだけを出して遊ばせるようにする．また，常にいろいろなものの配置を一定にして，子ども本人が取り出

しやすいように設定する.

学習が始まる場合は，ルーペや単眼鏡，拡大読書器などの補助具の選定と操作練習が必要となるが，これは視覚特別支援学校に依頼する．書見台を使うと読字書字がしやすいことが多い．また，ノートなども罫線のはっきりしたものを使うと文字が書きやすい．白黒反転の定規などもあり，環境設定や道具類の選択によって，視活動のしやすさが変化することを本人，家族に伝える．

❸ 他の感覚の代用

視覚に障害が強い場合は，聴覚あるいは触覚に頼らざるを得ない場合が多い．他の感覚を用いて情報取得と，情報発信ができるようにしていく．その際も，残存視機能はできるだけ使えるように支援を行う．

未熟児網膜症

富田　香　平和眼科・院長

疾患の特性

未熟児網膜症では，網膜血管が未熟な状態で生まれてきてしまうため，網膜周辺部に無血管野が存在する．この境界部から新生血管と線維性増殖を生じ，重症の場合は網膜剝離に進展する疾患である．

障害の特性

未熟児網膜症は重症度により視覚障害の状態もさまざまに異なる．網膜症進行により光凝固術を受けた場合は，牽引乳頭，黄斑偏位，部分網膜剝離などによる視力障害や視野障害に加え，強度近視となりやすい．また斜視も多くみられ，両眼視機能不良例も多い．硝子体手術を受けた場合は，水晶体摘出術を同時に受けることが多く，調節力の消失がある．脳室周囲白質軟化症を伴う例では，空間認知障害がみられることがある．

評価・技法

❶ 視力・視反応

視力・視反応の評価を行う．

❷ 屈折異常の有無

有水晶体眼では，必ず調節麻痺薬(1%シクロペントラート塩酸塩またはアトロピン硫酸塩)を用いた調節麻痺下での屈折検査が必要である．

❸ 眼位・眼球運動・立体視のチェック

斜視が多い．また脳性麻痺を合併すると，随意性眼球運動が不良であることが多い．

❹ 前眼部・中間透光体・眼底のチェック

水晶体摘出術の有無に加え，視機能そのものに関わる網膜の器質病変を詳細に調べておく必要がある．

リハビリテーション処方

❶ 矯正眼鏡の処方

重症網膜症の存在があっても，視覚を使おうとする様子がみられる場合には，積極的に屈折矯正を行い，機能弱視の治療を行うことが大切である．強度近視では発達を促すため比較的早期に眼鏡が必要となる．両水晶体摘出術を受けている場合は，強度遠視になっていることが多く，術後早期に眼鏡による矯正が必要である．また，調節力が消失するため，幼児では近見に合わせ，就学前ごろから遠見を中心に眼鏡を調整する．眼鏡のかけ替えができる小児では，遠用と近用の眼鏡を処方する．その他の屈折異常に対しても，健常児と同様に眼鏡を処方する．

❷ 眼位矯正

斜視に関しては，屈折矯正を行い眼位が安定した後，手術を検討する．多くの場合，美容面の改善が目的となることが多いが，内斜視では術後視野が広がる．

❸ ロービジョンケア

羞明が強い場合は遮光眼鏡の処方を検討する．未熟児網膜症による失明やロービジョンが予測される場合，継続して子どもと保護者への支援が必要となるため，早期に視覚特別支援学校の教育相談を紹介し，支援を依頼する．

留意点

脳性麻痺による随意性眼球運動障害がみら

れる場合は，視機能を低く評価されてしまうことが多々みられるため，気をつける必要がある．また体幹が安定しないと，視覚を使えないことがあるため，視活動や視機能評価の際は姿勢に気をつけることが大切である．

全色盲

林　孝彰　東京慈恵会医科大学講師・眼科

疾患の特性

本項では，遺伝性の先天全色盲(以下，全色盲)について解説する．全色盲は杆体1色覚とも呼ばれ，単一遺伝子異常による遺伝性網膜疾患の範疇に入り，常染色体劣性遺伝を示す．視細胞のうち，杆体細胞の機能は正常であるが，先天的に全ての錐体細胞(L錐体，M錐体，S錐体)の機能喪失が起こる疾患である．欧米での頻度は3万～5万人に1人と考えられている．

臨床症状として幼少時より低視力(0.1～0.2)，振子様眼振，羞明，昼盲がみられる．眼底は正常で，蛍光眼底造影検査でも明らかな異常所見はみられないことが多いが，黄斑ジストロフィーや錐体ジストロフィーと同様に萎縮性黄斑変性がみられることもある．非進行性のため，多くの罹患者で視力は生涯を通じて変化しないが，萎縮性黄斑変性が出現する場合，緩徐ではあるが，視力障害が進行する場合がある．現時点で，視力障害に対して，医学的に有効な治療法はない．

障害の特性

診断には，視力・視野検査，色覚検査，眼底検査，網膜電図検査が行われる．視力検査では，視力障害(0.1～0.2)が検出される．視野検査では，中心暗点が検出されるが周辺視野は正常である．石原式色覚検査表国際版38表の第1表を正読できる一方，それ以外は正読不能である．パネルD-15検査はfailし，その混同軸が2型色覚(deutan)軸と3型色覚(tritan)軸の中間の杆体(scotopic)軸に一致することが多い．Nagelアノマロスコープ I 型検査では，赤色光の感度が低く，黄色光を緑色光より暗く感じるため特徴的なパターンを示す．確定診断に必須な網膜電図で，杆体反応やフラッシュ反応(杆体細胞と錐体細胞を含めた最大応答)が正常範囲内である一方，錐体反応や30Hzフリッカ反応では，振幅が著しく低下・消失している．

補助診断で行われる黄斑部光干渉断層計所見では，網膜厚は正常と比べ菲薄化し，黄斑体積も減少する．補償光学装置(adaptive optics)を用いた黄斑部の網膜高解像度画像では，錐体細胞のモザイク構造の大きな破壊が検出されている．全色盲は，視力や視野所見は長年にわたり変化しないため，先天赤緑色覚異常と同様に基本的には停止性疾患に分類されている．しかし，20年以上の観察期間で，中心暗点が拡大したり，黄斑部病巣が顕著になってくることもあり，緩徐に視機能が進行するケースもある．

評価・技法

病態は，視力検査，色覚検査，Goldmann視野検査，網膜電図検査結果から総合的に評価される．網膜電図で錐体反応が残存しているケースは，錐体反応が消失しているケースに比べ，視力・色覚が若干良好である場合が多い．視覚障害の等級については，網膜色素変性の項目で述べたように，視力検査とGoldmann視野検査結果に基づき判定される．典型的には，I/4視標による周辺視野は正常範囲内である一方，中心暗点が検出されることが多い．本疾患の場合，視野の結果だけで視覚障害者認定されることは少ないが，視力検査で両眼の視力の和が0.13以上0.2以下に該当すれば5級を申請することが可能になる．視覚障害者手帳が交付されれば，視覚補助具購入の補助が受けられる．

罹患者の多くが，学童期に診断されるため，保護者(特に母親)と一緒に受診されるケースが多い．視機能予後に関しては，停止性が大部分であるが，錐体ジストロフィーの

ように，徐々に視力障害や視野障害が進行するケースもあるため，定期的眼科通院の重要性を説明する．遺伝に関して，本疾患は常染色体劣性遺伝であるため，近親婚がなければ子どもへ遺伝する可能性は低い．

リハビリテーション処方
❶ ロービジョンケア
　全色盲に対応するリハの主要部分は，ロービジョンケアにある．多くの罹患者が学童期に診断されることが多く，保護者に対して，ロービジョンケアの必要性を説明する．就学時の進路に関して，弱視学級に入るものもいるが，自験例では多くの罹患者が最初から学区内の通常学級に入学していることが多い．実際に，罹患者の視力障害が中途障害ではなく先天的であること，周辺視野が正常であることから，矯正視力がたとえ 0.1 であっても日常生活・学校生活で困ることは少ない．

　文字処理に対しては，裸眼視力に比べ矯正視力がそれほど上昇しなくても，矯正眼鏡やコンタクトレンズが有効である．特に学童期には遠視眼であることが多く，調節麻痺剤点眼後の屈折を測定し眼鏡処方することが重要である．小学校入学後，一番前の席で，矯正眼鏡をかければ，大きめの板書を判読することは可能であり，教科書などの文字も眼前に近づければ判読可能である．

❷ 羞明・昼盲への対策
　羞明や昼盲に対する対策として，遮光眼鏡や虹彩付き（カラー）ソフトコンタクトレンズの処方が有効である．両者とも羞明の軽減やコントラストの改善に効果的と考えられる．網膜色素変性の項目でも述べた遮光眼鏡については，屋外では短波長カット率の高い濃いものが勧められる．遮光眼鏡は，遠視や近視だけでなく乱視矯正も可能である．虹彩付きコンタクトレンズ（シード社）は，角膜混濁に対する整容的，無虹彩や瞳孔散大による羞明の軽減を目的に設計された経緯があるが，全色盲の羞明に対しても有効である．特に，遮光眼鏡の装用を嫌がる女子中高生や若い女性に好まれる．しかし，遠視や近視の矯正はできるが，乱視矯正ができないのが欠点で，今後の改善を期待したい．

　学校の教室内では，直射日光が入る窓側の席を避けたり，カーテンを閉めるなどの配慮が必要である．自験例で，拡大鏡（ルーペ），単眼鏡，拡大読書器を使用しているケースは多くないが，必要に応じて使用を検討する．

留意点
　本疾患は低視力に対する対応だけでなく，色覚異常に対する配慮も必要である．先天赤緑色覚異常のケースと同様に，学校の黒板で使用するチョークの色は，白か黄色に限ることが望ましい．教員に対して，地図の色分けや，植物の観察実習，化学反応での色変化について尋ねる場合，色だけで答えさせるのではなく，色以外の情報も加えること，色誤認があっても嫌な思いや恥ずかしい思いをさせないような指導をお願いする．図画工作・美術の表現では，色彩などの個性的な違いにとらわれず，取り組みへの意欲や態度を含め総合的に評価するようお願いする．

その他
　進学に関しては，自験例では通常学級の小学校を卒業した場合，その後，健常者と同様に中学・高等学校へ進学している．就業に関しては，羞明感や昼盲があることから屋外での仕事に比べ事務職など室内での仕事に就くケースが多い．就職する際，病歴・経過や可能な仕事内容などを明記した診断書をあらかじめ準備し，必要に応じて提出することも重要である．

聴覚機能障害

聴覚機能障害(中途障害)

田内　光　臨床福祉専門学校臨床敬心クリニック・院長

障害の特性

❶ 一般的特性

難聴すなわち聴覚の障害の一般的な特性としては，以下の点が挙げられる．

第1には難聴は「目に見えない障害」といわれる点である．これは聴覚の障害はコミュニケーションの障害であり，他の障害のように動作や移動の障害はなく，生活上は何ら不自由がないように見えてしまうこと，また聞こえが悪いことはその人と話をしてみて初めて気がつくことができる点から，このようにいわれるのである．したがってその障害はハンディキャップが理解し難く，そのための不利益がいかに大きなものか理解され難い点がある．しかし聴覚の障害はコミュニケーション障害のみならず情報獲得の障害も加わるため，長期的な観点からは情報不足が重なり非常に重大な障害をもたらすものである．

第2に補聴器をつけていても聴覚活用のできない人も多い点である．一般に補聴器をつければどんなことも聞こえ理解できると考えがちであるが，補聴器の効果は少なく聴覚のみでは話の内容を十分に理解できない面がある．このような場合には聴覚障害者は話し手の口を見て話の内容を理解する読話という能力を使用する．そのため聴覚障害者と話をするときには，正面から相手の顔を見て，ゆっくりとはっきりと口を開けて話す必要がある．また大声は逆に聞きづらくなるため普通ないしは少し大きめの声で話すのがよい．また長い言い回しは避け，簡潔に区切りをはっきりつけて話す必要がある．

第3に話の内容を取り違えて理解していることもある点である．違って理解してうなずいたりする場合がある．このようなときに聴覚障害者はこちらの話を誤って理解している場合があり，そこでコミュニケーションのずれが起き，誤解を生じたりする．確実に伝えたいことは言葉を変えて念を押したり，手話や筆談を交えたりして確認する必要がある．

❷ 発症時期による特性

聴覚障害はその発症時期によってその特性が変わってくる．以下に障害時期による相違について述べる．

▶乳児期：幼児期すなわち言語獲得前の障害は先天性難聴も含めて言葉が出ない，あるいは言葉が出てきても発達しないなどの言葉の障害が起こってくる．また教育上の問題も起こり，学習能力も悪くなる．難聴が重度であると聴覚のみによる言葉の学習は難しく，手話などの視覚的な手法を用いて言葉を学習する必要がある．また言葉の問題だけではなく社会性の未熟さや情緒面にも影響が出て性格に影響を及ぼす場合も出てくる．

▶教育時期：教育時期に難聴が起こると，発音がひずんできて発話の明瞭度が落ちたりしてコミュニケーションがとりづらくなる．また学校での授業についていけないなど教育上の問題が起こってくる．またコミュニケーションのとりづらさから仲間外れにされたり，いじめの対象になったり，そのため周囲から孤立して登校拒否を起こしたりと，心理的な面でも大きな影響が出たりする．場合によっては自殺を考えたりすることもあり，精神心理的な面でのケアが必要となる場合もある．

▶青年〜中年期：小中高校や大学の教育を終え職業に就く青年・壮年および中年期に難聴が起こると社会的な面での影響が大きく出

る．職場では「言葉による指示が理解できない」「来客との応対ができない」「電話に出られない」「会議に出ても内容が十分に把握できない」など日常業務に支障をきたしてくる．そのため主要な仕事を任せられないなど窓際に追いやられたり，場合によっては解雇されたりと社会的に不利益を被ることになる．また家庭においても家族とのコミュニケーション不足が起こり，家庭内での不和を生じ場合によっては離婚などの家庭崩壊につながることもある．

このように家庭，職場でのコミュニケーションの障害により周囲から孤立し，将来への不安から自殺を考える場合もあり，やはり精神心理的なケアを必要とする場合も起こってくる．

▶**高齢期**：高齢期に起こる難聴は高度なものは少なく，軽・中等度難聴が多い．高齢期の生活は家庭内もしくはその周囲が主体であり，その行動範囲は狭くなる．しかし家族や友人とのコミュニケーションがうまくいかず孤立して，ただでさえ将来に対する不安が強くなる時期でもあるがその不安がさらに助長されノイローゼに陥る場合もある．引きこもりが多くなり，認知症を助長する要因にもなるといわれている．この場合には周囲の人たちの難聴に対する理解が必要であり話しかけに注意をし，また率先してコミュニケーションの場に誘い出すような周囲の人々の協力体制が必要である．

リハビリテーションの考え方

難聴に対するリハの第一歩は，補聴器のフィッティング（適合）である．補聴器はその人に合った状態に調整する必要がある．その人の聴力や生活環境によって調整の状態は変わってくる．またその時々によっても補聴器の特性を変える必要がある場合もある．最近はデジタル補聴器となり，いくつもの特性を記憶しておき瞬時に特性を変化できるようになってきている．補聴器のフィッティングについてはST，一部の耳鼻咽喉科医，補聴器販売店の技能者が関わっている．

補聴器を扱う耳鼻咽喉科医は日本耳鼻咽喉科学会が「補聴器相談医」という制度をつくっており，これは耳鼻咽喉科専門医のうち補聴器に興味がありかつ指定の講習会を受講した者に日本耳鼻咽喉科学会が認定している．その数は4,000名を超えるが，その全てが補聴器に関わっているのではなく，一部の耳鼻咽喉科医と考えられ，その数は把握できていない．しかし補聴器の相談はこのような補聴器相談医を受診し指導を受けるのがよい．

補聴器の販売店には「認定補聴器専門店」という制度がある．これは「認定補聴器技能者」という補聴器フィッティングの専門技能者が配置されており，かつ補聴器フィッティングに必要な設備を備えている補聴器販売店に対して，公益財団法人テクノエイド協会が認定する制度で，現在全国で587店舗が認定されている．認定補聴器技能者は一定の補聴器を扱う経験と講習会受講者に対して試験を行い合格者のみをテクノエイド協会が認定している．現在その数は1,954名いる．

乳幼児期の難聴については補聴器のフィッティングに加え，言葉を覚えさせる聴覚学習が必要となる．これはSTの仕事となる．乳幼児の補聴器フィッティングおよび聴覚学習に関わるSTの数はまだ少なく，一部のわずかな病院や全国の難聴児通園施設26カ所にて対応しているのが現状である．最近では新生児聴覚スクリーニング検査の普及に伴い早期に難聴児が発見されるようになり，STのみの対応では追いつかず聴覚特別支援学校（旧ろう学校）の教育相談や幼稚部にても対応している．この聴覚特別支援学校は全国で106校ある．

成人の聴覚障害に対しては補聴器フィッティングが主体であり，一部でSTによる発語訓練や読話訓練が行われている．しかし補聴器のフィッティングのみではコミュニケーション上は不十分であり，家族および周囲の人々へのコミュニケーション指導なども重要

外・中耳疾患

田内　光　臨床福祉専門学校臨床敬心クリニック・院長

疾患・障害の特性

　外・中耳疾患にて難聴を起こす疾患には耳垢栓塞，急性中耳炎，滲出性中耳炎，慢性化膿性中耳炎，真珠腫性中耳炎，外傷による耳小骨離断などがあり，いずれも伝音難聴を引き起こす．伝音難聴の特徴は難聴の程度は軽・中等度難聴であり語音の明瞭度は100%保たれているのが特徴である．したがって補聴器をつけると非常に効果は高いが，治療や手術などによりほとんどの疾患は治癒し難聴も回復する場合が多い．そのため補聴器もリハも必要ない場合が多い．疾患が長期にわたり持続する慢性的な疾患には補聴器が必要となる場合もある．

　滲出性中耳炎は3〜10歳くらいの年齢に多くみられる改善と悪化を繰り返す疾患である．最近は薬物療法が発達し内服により治癒する場合が多くなっている．しかし薬に抵抗する場合は鼓膜切開術や鼓膜チューブ留置術が必要となる場合もある．しかしいずれも聴力は改善するため，補聴器やリハが必要になることはない．

　慢性化膿性中耳炎は小児期の繰り返しの中耳炎が発端になり，成人しても耳漏を繰り返し鼓膜穿孔も認める慢性的な中耳炎である．鼓膜穿孔や慢性の炎症による耳小骨の可動性の悪さにより軽度〜中等度の難聴が存在する．治療方法としては鼓室形成術という手術療法があり，聴力が改善する場合も多いが炎症にて耳小骨連鎖が壊されていたりすると連鎖の再建は難しく難聴が残ってしまう場合もある．その場合には補聴器による補助が必要となる場合もある．

　真珠腫性中耳炎は放置すると真珠腫が広がり周りの組織を破壊していくため，手術にて真珠腫を残らず取り去る必要がある．この手術は外耳道を大きく削ったり，真珠腫を除去するため耳小骨を外したりする場合があり，そのため伝音難聴が術後も残ってしまうことがある．そのときには補聴器による補助が必要となる．

評価・技法

　外・中耳疾患には伝音難聴が多く，その代表疾患は中耳炎である．そのためまずは耳鼻咽喉科医による診察が必須である．治療が可能であれば治療を優先する．伝音難聴の診断は標準純音聴力検査によってなされる．純音聴力検査は気導閾値検査と骨導閾値検査が行われる．気導閾値が悪化し，骨導閾値が正常であれば伝音難聴と診断される（評価法編，平衡機能の項参照）．

リハビリテーション処方

　外・中耳の疾患で起こる伝音難聴は最高の語音明瞭度は正常者と同じであり，補聴器の効果は非常に高い．したがってリハの中心は補聴器のフィッティングとなる．しかし前述のように伝音難聴は治療や手術によって治癒することが多く，補聴器が必要となる場合は少ない．

❶ 小児期

　小児の伝音難聴に対する補聴器のフィッティングは原則的には両耳に補聴器をフィッティングする．ただ外・中耳の状態を把握しまた悪化させないためにはまず補聴器相談医に相談し，教育上の問題もあるため聴覚学習を専門とするSTに依頼するのがよい．

❷ 成人期

　成人の伝音難聴に対する補聴器のフィッティングは認定補聴器専門店にてもできるが，慢性中耳炎に対する補聴器フィッティングは中耳炎を悪化させる場合もあり，まずは補聴器相談医に相談するのがよい．また過去に中耳炎の手術を受けているような場合には耳型採取に注意が必要であり，このような場合もまずは補聴器相談医に相談するのがよい

禁忌・留意点

　伝音難聴は治療で治るものが多い．したがって難聴を起こしている疾患を診断することが重要である．伝音難聴は治療により難聴が改善する場合が多いので，治療が第一選択となる．治療は手術による場合も多くあり，これを希望しない高齢者などは補聴器により補助することになる．しかし慢性中耳炎などは補聴器を装用することにより悪化する場合があり，注意が必要である．また補聴器の利得は感音難聴より大きくする必要がある．

内耳疾患

田内　光　臨床福祉専門学校臨床敬心クリニック・院長

疾患・障害の特性

　内耳感覚細胞の障害により起こる感音難聴であり，内耳性難聴ともいう．難聴の程度は内耳感覚細胞の障害程度によりさまざまであり，高度から重度難聴になる場合もある．その原因疾患としてはウイルス，髄膜炎，敗血症，薬物，音響外傷そして原因不明の突発性難聴などがある．

　難聴を引き起こすウイルスとして知られているのは麻疹，風疹，流行性耳下腺炎，インフルエンザなどである．このうち風疹は母体感染による先天性難聴で高度難聴が多い．また麻疹やインフルエンザは発熱や発疹や咳などの主症状に対する治療が優先し，難聴に気づくことが遅れる場合が多く，治療成績は良いといえない．1カ月を経過しても難聴が残るようであれば，補聴器による補助を必要とする．流行性耳下腺炎による内耳性難聴は一側性の高度難聴が多いが両側に起こることもまれにある．片耳が正常であれば補聴器による補助は必要としないが両側であれば補聴器が必要となる．

　髄膜炎や敗血症による内耳性感音難聴は細菌やウイルス感染により引き起こされる．この場合は難聴以外の症状が重症である場合が多く，全身管理が中心の治療となる．そのため難聴発見が遅くなり治療効果がない場合が多く，補聴器による補助が必要となる．

　薬物による感音難聴は抗菌薬によるものが知られている．アミノグリコシド系抗菌薬に耳毒性のあるものが多い．特に有名なのはストレプトマイシン（SM）である．昔結核が流行した時代に結核の治療として多用され，内耳性難聴を多く生じた．しかし現在のSMは難聴は起こしづらいが，平衡障害が生じることがある．その他にはネオマイシン，ゲンタマイシン，カナマイシンなどが耳毒性をもつ抗菌薬である．その他の薬物としては利尿薬，アスピリン，ある種の抗がん剤などで難聴が引き起こされることがある．

　音響外傷は最近では映画館やロックコンサートなどの強大音響が問題になっている．強大な音を聞くことにより内耳感覚細胞が打撃を受け発症する．これは一時的なもので回復する場合が多い．しかし繰り返すと難聴が進行してくる．車の中での音楽鑑賞も強大音響を聞き続けると知らず知らずのうちに難聴が進行していく場合があり，注意が必要である．急性の音響外傷は治療により治癒することもあるが，治らない場合は補聴器の補助が必要な場合もある．

　突発性難聴はある時に急激に起こる原因不明の難聴で，一側性が多いが両側に発症することもある．50歳前後に発症する場合が多い．この難聴も早期の治療にて治癒する場合もあるが，1カ月を過ぎると改善しないといわれており，聴力によっては補聴器の補助が必要となる．

評価・技法

　内耳疾患は感音難聴の一種であり，純音聴力検査，語音明瞭度検査，不快閾値検査などを総合的に行うことにより評価される．不快閾値はオージオメータによって不快になる音の強さを測定することによって得られる．聴

力閾値と不快閾値の差は聞こえのダイナミックレンジといわれるが，内耳性難聴では聴力閾値が悪くなるが不快閾値は健聴者とさほど差がないためにダイナミックレンジが狭くなるのが特徴である．

リハビリテーション処方

内耳性感音難聴は内耳感覚細胞の障害で急性期以外のものは治療の効果はない．したがって補聴器のフィッティングや聴きとりの訓練が必要となる．

❶ 乳幼児期

乳幼児期ないしは学童期の内耳性難聴には補聴器のフィッティングと同時にSTによる聴覚学習が必要となる．専門のSTのいる施設に聴力検査結果を添えて依頼する必要がある．言語獲得時期以降に発症の感音難聴では，早期に補聴器をフィッティングし聴覚学習をする必要がある．平均聴力レベルが90dB以上の重度難聴児では補聴器の効果は十分でなく，人工内耳の適応を考えるか手話などの視覚的要素を採り入れた言葉の教育が必要となる．

人工内耳は現在主として大きな大学病院ないしは総合病院にて行っている．しかし難聴児の人工内耳手術はその後の療育が重要な要素となるため，難聴児の療育を十分に熟知した施設と連携している病院に手術を依頼する必要がある．人工内耳手術を好まない90dB以上の難聴児には，その後の教育上は手話など視覚的な補助が必要である．この場合には聴覚特別支援学校を紹介するのがよい．

❷ 青年期〜成人

青年期ないしはそれ以降の成人の内耳性難聴では補聴器のフィッティングが中心となる．補聴器は補聴器販売店でも購入できるが，難聴に詳しくない販売店もあり「外・中耳疾患」の項目で述べた「補聴器相談医」にまずは相談するのがよい．各都道府県の補聴器相談医の名簿は日本耳鼻咽喉科学会のホームページにて検索することができる．また成人の90dB以上の重度難聴者に対しては人工内耳手術の適応がある．成人の人工内耳でも，手術後言葉を理解できるようになるには3カ月ほどかかり，リハが重要である．

禁忌・留意点

内耳性難聴に対する補聴器の適合は，聞こえのダイナミックレンジが狭くなればなるほど難しくなる．一般的には補聴器によって増幅される音が不快閾値を超えないように調節する必要がある．したがってダイナミックレンジが非常に狭い重度難聴の場合には補聴器の装用は困難となる．このような場合には手話や読話などの視覚的な補助を採り入れたコミュニケーションのリハが必要となる．

後迷路疾患

田内　光　臨床福祉専門学校臨床敬心クリニック・院長

疾患・障害の特性

後迷路性の感音難聴は聴神経より中枢の聴覚神経路および大脳側頭葉にある聴覚中枢の障害によって起こる．その原因疾患としては脳腫瘍，脳血管障害などが挙げられるが，高齢者の難聴には多かれ少なかれ後迷路性難聴が加わってくる．

脳腫瘍の代表としては聴神経腫瘍がある．聴神経腫瘍と呼ばれるが蝸牛神経に腫瘍ができることは少なく，前庭神経由来の神経鞘腫が多い．この腫瘍は徐々に増大していくため手術による摘出術が必要となる．難聴以外にめまい，耳鳴などの症状を合併するが難聴は徐々に悪化する．手術を行うと蝸牛神経も傷つき重度の感音難聴を起こすことが多い．その他の腫瘍としては小脳橋角部にできる髄膜腫，くも膜嚢胞などが感音難聴を引き起こす．

脳血管障害としては椎骨脳底動脈循環不全がある．椎骨脳底動脈硬化症によって循環不全が起こると脳幹部の慢性的な貧血をきたし，両側感音難聴やめまいを生ずる．また頚

部変形性脊椎症でもめまいや難聴が生ずることがある．また脳幹部や側頭葉の出血や梗塞によっても難聴を生ずることがある．

後迷路性難聴の特徴は音の聞き取りの悪さの割には言葉の聞き取りが非常に悪くなるのが特徴である．すなわち純音閾値に比して語音明瞭度が悪くなるのが特徴である．この傾向は障害のある場所が中枢に行くほど大きくなる．したがって中枢障害になればなるほど語音明瞭度の改善を補聴器により改善するのは難しくなっていく．

評価・技法

後迷路疾患による感音難聴の評価は，語音明瞭度検査の結果によって異なってくる．後迷路性感音難聴では最高の語音明瞭度が50％以下の場合も多々あり，このような場合は補聴器の効果は非常に乏しく，手話や読話そして筆談などの視覚的な要素を採り入れてのコミュニケーションが必須となり，それらを採り入れたリハが必要となる．

リハビリテーション処方

後迷路性難聴に補聴器をフィッティングするのは難しい．これは語音明瞭度の悪い難聴者ほどこの傾向がある．なぜなら現在の補聴器は聴覚神経路の機能を十分に代償はしてくれない，すなわち補聴器は音や声を大きくはしてくれるがひずんだ言葉を正しい言葉にはしてくれないからである．補聴器をつけても音としては聞こえるが話の内容が理解できないという現象が生じてしまう．一般的に語音明瞭度が非常に悪い場合には両耳装用をすると片耳装用よりは聴き取りやすくなるといわれている．片耳に補聴器をフィッティングする場合には語音明瞭度の良好なほうの耳にフィッティングするのがよい．

語音明瞭度が非常に悪い場合には読話訓練を行う場合がある．読話とは相手の話す口の動きをみて発話の内容を知る方法で別名読唇術ともいわれている．難聴者はおのずと学ばなくてもこの機能を身につけており，難聴の程度が重いほどこの能力に依存する面が強く

なる．これはSTに依頼するのであるが，読話訓練を専門とするSTは少ない．難聴者団体などが主催する読話講習会を受講したり，ビデオ教材を使用したりテレビのアナウンサーの声を聴き自習したりする方法もある．

語音明瞭度が極端に悪く，補聴器をつけても言葉を理解できない場合にはコミュニケーション手段として手話を用いるのも一方法である．手話は聴覚特別支援学校（ろう学校）では教育手段として通常用いられているが，中途疾患による高度・重度難聴者は知らない場合が多い．手話を学ぶためには各地方自治体や難聴者団体が主催する手話講習会，手話サークルに参加する方法などがある．

人工内耳は内耳性感音難聴には非常に役立つが，後迷路性難聴には効果は少ない．現在脳幹部に埋め込み蝸牛神経核を電気刺激する人工機器である聴性脳幹インプラントも開発されてきている．ただ，これはまだ研究段階にある人工機器であるといえる．

禁忌・留意点

後迷路性感音難聴の言葉の明瞭度の改善は，補聴器の装用では解決しない場合が多い．語音明瞭度が極端に悪い場合には補聴器装用に固執しないで，他の視覚的なリハビリを採り入れる必要がある．場合によっては筆談が必要な場合もある．そして難聴者自身へのリハ以外にも，家族などの周りの人々へのコミュニケーションのとり方の指導も重要な要素となってくる．

遺伝性疾患

杉内智子　関東労災病院・耳鼻咽喉科部長

障害の特性

先天性疾患としての難聴，いわゆる先天性難聴はその程度・種類，発症経過，合併疾患（身体疾患や発達障害など）の有無，などによって障害の様相は大きく異なる．これらの半数程度は遺伝性難聴と考えられ，遺伝子の

解明が進んでいる．

難聴は外観からわかり難く，理解され難い障害である．近年の新生児聴覚スクリーニング(NHS)では早期検出もできるが，自然経過では成長過程で療育者(親)が気づくこととなる．この診断確定前後，特に出産直後では，親の心理的動揺が大きい．

健聴児は生下時から環境音や音声を聞き，母親との相互交渉から音声のやり取りや意味を理解し，言語を学習していく．同時に母親との愛着経験から人と交流する基盤が形づくられる．聴覚障害児においては，聴覚情報の不足が言語発達のみならず，母子コミュニケーションや情緒の安定をも阻害する．また成長とともにコミュニケーションは多様化し，難聴の影響は学校・社会生活に及ぶ．そして次第に障害認識と自己実現という生涯にわたる課題と対峙するようになる．

聴覚機能を補償する補聴器や人工内耳などの機器は近年著しく進歩した．小児ではこれらを装用するのは本人でも，使いこなすのは親となる．また適応や調整においては聴覚検査が要である．低年齢あるいは発達障害があるほど，評価が難しい．また原因遺伝子や中耳炎などによって，難聴が変動・進行する場合もある．

聴覚障害児のコミュニケーション様式は聴覚・音声だけではない．読話(聴覚口話法)，指文字，手話(手指法)，これらの統合法などがある．この指導は主に，病院言語室，難聴幼児通園施設，ろう学校などで，STや教員(聴覚特別支援教育の教師など)が担当する．また，ろう学校以外でのインクルージョンもあり，卒後には就労して社会に参加していく．この経過には多くの専門職種の関与が必要である．

リハビリテーションの考え方

聴覚障害のハビリテーションは，各側面から個々の発達状況を評価し，生涯を見据えた視点で現状を捉え，ライフステージに応じた対応が求められる．

まずコミュニケーションの基盤となる母子の愛着関係の確立が必要不可欠である．そして大脳の可塑性からも，ハビリテーションの早期開始が望ましい．診断確定後は母親の心情に共感を示し，聴覚障害の特性，補聴器の効果と限界，ハビリテーションの実際と可能性，福祉などについて情報を提供する．未知なる状況への理解は，不安を和らげ意欲を生む．同時に補聴器装用を開始して聴覚活用を進め，母子関係を基盤として言語発達を促す．難聴の程度が軽いほど，また装用開始年齢が高いほど，出費を伴う補聴器の必要性は理解され難い．補聴効果を実感させ適正に導くことが重要である．

指導内容としては，母親指導，コミュニケーション指導，聴覚学習，言語指導，発声発音指導，発達・学習支援などがある．音声か手指法か，などのコミュニケーション様式の選択は，家族の意向を尊重する．この際，聴覚・発達の状態も含め，必要十分な情報と考え方を提供し，さらに同障家族との交流の場を設け，自律的な選択を支援する．

また聴力の変動や低下には，常に注意が必要である．耳鼻咽喉科での定期的な検診や聴覚検査を励行し，小児期は日常での聴覚反応にも留意し，早期発見・治療に努める．聴力低下時は，補聴器の再調整だけではなく，療育方針や施設の見直し，人工内耳の検討など，場合によってはダイナミックな対応が必要となる．

このように，診断，治療，心理，補聴，療育，福祉など多方面において，耳鼻咽喉科医，小児科医，看護師，臨床心理士，保健師，福祉関係者，補聴器技術者などの多くの専門職種が情報を収集し密接に連携し，その時点での必要十分な支援を実現できるように調整することが重要である．

その他の疾患

杉内智子　関東労災病院・耳鼻咽喉科部長

疾患の特性

　その他の先天性難聴としては，先天性風疹症候群，サイトメガロウイルス（CMV）などの周産期の感染症，先天性横隔膜ヘルニア，遷延性肺高血圧症，脳内出血，低体重出生，その他の環境要因などが挙げられる．これらは視覚障害，心臓疾患，精神運動発達遅滞などの合併症状が少なくない．なかにはその治療が優先される場合もあり，全身状態や他の障害も考慮した対応が必要である．

評価・技法

　聴覚・言語・コミュニケーションの評価とともに認知・運動・社会性などの基礎的発達の情報を収集して鑑別し，ハビリテーションにつなぐ．まず補聴器の必要性と言語・コミュニケーション発達の遅滞・逸脱状況を見極め，補聴器の適合と指導を開始する．一定期間後に補聴効果と発達状況を評価して，療育方針の再確認と検討を重ねていく．節目には，関連する各専門職種を集めて意見を求め，適正な評価に努めることが肝要である．

リハビリテーション処方

❶ 乳児期

　乳児期は母親への対応が重要である．情動的コミュニケーションを基盤に，あらゆる感覚を併用しながらも，早期に補聴器装用（両耳）を検討する．乳児の聴覚レベルの確定は難しい．聴性脳幹反応検査（auditory brainstem response ; ABR），条件詮索反応聴力検査（conditioned orientation response audiometry ; COR），また補聴器装用時の閾値や観察などから，補聴器を調整する．乳児でも耳かけ型補聴器の装用が可能である．装用準備として，耳型を採取しイヤモールドを作製する．同時に母親への装用・コミュニケーション指導を開始する．補聴器を常用させ，児の発声発話を逃さずとらえ，すぐに応答す

るなど，音声の意味づけややり取りの指導を行う．実際にはろう学校などの医療施設外との連携が始まる場合が多い．密接な連携体制を整え，情報の収集と共有に努める．

❷ 幼児期

　1歳を過ぎると独歩が始まり活動範囲が広くなる．外耳の成長も著しく，補聴器装用が安定し，聴覚検査も成立の兆しをみせる．日本耳鼻咽喉科学会での人工内耳の適応年齢は1歳6カ月以上とされている．ただし，この適応はコミュニケーション様式の選択と深く関係しているため，家族の意向，補聴器の効果や言語発達の状況，人工内耳装用児者との交流など，さまざまな観点から十分に検討する．なお術前後には心理的支援やマッピング・機器管理など，より専門的に取り組む．

　入園前にはインクルージョンも含め，教育施設を再確認する．このころは自己主張が強まる時期でもある．補聴機器の自己管理など，徐々に指導も本人ベースに移行させていく．

　言語指導は，語彙を増やし，日常でのやり取りに必要な言語（語連鎖など）から，幼児期後期の文形成，そして就学を控えての書記言語を目安として，基礎的言語の獲得を目指す．

❸ 学童期以降

　徐々に語音聴力検査なども加えて，より細密に聴覚機能を評価し，補聴機器の整備と調整を行う．またFMシステムなどの補聴援助機器を導入し，学校と連携して聴覚補償環境を整備する．指導面では，書記言語学習，教科学習の支援を主体とする．そして即戦力となるコミュニケーション指導を行いつつ，その状況について情報を収集し，障害認識・自己実現に向けての心理的な援助を行う．

　また大学などでは，特に情報補償を積極的に採り入れ，卒後は就労支援や職場環境の整備にあたる．

禁忌・留意点

・発達障害などを合併する場合，聴覚活用，

言語，コミュニケーション指導の方針が異なる場合があり，注意を要する．
・個人情報の保護に努め，関連専門職種が共通の認識をもつことが必要になっている．
・教育機関などの体制には地域の特性や事情がある．これらを了承したうえで，その児の状況に応じた最善の対応を模索する．

言語機能障害

言語機能障害（中途障害）

深津玲子　国立障害者リハビリテーションセンター病院・臨床研究開発部長

障害の特性

言語障害とは，「言語機能」あるいは「音声機能」のいずれか，あるいは両方が障害された状態である．言語機能の障害には①一度獲得した言語記号の操作能力の低下ないし消失である失語症，②言語記号の操作能力を獲得する過程において遅れのある言語発達障害があるが，ここでは中途障害である失語症について述べる．また音声機能の障害には①構音障害，②吃音症，③脳性麻痺，聴覚障害，口蓋裂に伴うもの，④喉頭摘出，舌切除により出現するものなどがある．

ここでは中途障害として構音障害について述べる．失語症，構音障害ともに脳の損傷により出現する．失語症が言語記号の操作障害であるのに対し，構音障害では言語記号の操作そのものは保たれ，意図的には音節は実現されているが，構音器官の障害のため音が変形される状態である．したがって書字では誤りは出ない．失語症は多くの場合左大脳半球病巣に伴い出現し，構音障害は左右どちらかの大脳半球，両側大脳半球，脳幹・小脳の病巣に伴い出現する．また脳卒中，外傷性脳損傷など発症日が特定できる疾患の他に，進行性疾患である前頭側頭葉変性症，Parkinson病などでも出現する．

リハビリテーションの考え方

言語障害に対するリハは，医療機関などで医師の指示のもとSTによって行われている．リハとは，単なる機能回復のための訓練だけではなく，障害のある状態で，再びその人らしく生きていくことを意味する．したがって言語のリハも，言語障害そのものの改善のみならず，残された言語機能や支援機器の活用というアプローチから社会参加を支援するプロセス全体を包括する．発症から1カ月までの急性期には，症状は不安定で，言語障害の他に意識障害を含め多彩な認知機能障害が併存する可能性が高い．最低限のコミュニケーションルートを確保し，関係者および家族と情報共有を図ることが重要である．症状の安定をみながら，言語症状の精査を行う．急性期後6カ月〜1年半程度の回復期は，医学的に症状が安定してくるため，言語症状の機能回復訓練に最も適した時期である．集中的な言語療法を行い，その後状況に合わせ訓練頻度を落としていく．またこの期間には本人が障害に気づくに従い，うつ状態などの問題が出現したり，家族内，社会的な問題も顕在化する．その後の維持期にはこういった課題を病院，地域社会，家族で共有し，解決のため連携をとる必要がある．

言語障害だけでなく，人生の途中で疾患を発症した人が，最大限にその人らしく生活を送れるようになるまでには，ある程度の時間を要する．個々のQOLを高めるには，患者と家族がよい関係を保ちながら，達成可能な身近な目標と遠い将来の目標をもち，意欲に

失語症

深津玲子　国立障害者リハビリテーションセンター病院・臨床研究開発部長

疾患の特性

大脳の損傷後に，いったん獲得された言語記号の操作能力が低下あるいは消失することを失語と呼ぶ．脳損傷の原因として，脳出血，脳梗塞などの脳血管障害や交通事故による頭部外傷，脳腫瘍などがある．小児でも通常の言語発達をしている途中で脳障害を生じると，失語症になることがある．

障害の特性

失語は言語の表出面（話す，書く）および理解面（聴く，読む）の障害として現れる．失語の分類には種々のものがあるが，ここでは流暢性-非流暢性の二大別法に，広く使用されている Wernicke-Lichtheim-Dejerine 分類を加え説明する．

❶ 非流暢型失語群

非流暢型失語群には Broca 失語，超皮質性運動失語が含まれる．

▶ Broca 失語：自発言語の障害が強く，発語量が減少し，非流暢で復唱も障害されるが，言語理解は比較的良好に保たれる．文字言語にも障害を生じる．

▶ 超皮質性運動失語：自発言語は乏しく，発語は非流暢である．しかし自発語の障害に比較し，復唱が保たれることが Broca 失語との相違で，自発語と復唱の能力乖離が超皮質性運動失語の特徴である．呼称，言語理解も比較的保たれる．書字障害は強い．

❷ 流暢型失語群

流暢型失語群には Wernicke 失語，伝導失語，超皮質性感覚失語，健忘失語が含まれる．

▶ Wernicke 失語：自発語は流暢であるが，文意不明の言葉が大量に産生される．音韻性錯語，語性錯語が著明であり，ジャーゴンも認められる．ジャーゴンとは錯語が頻繁に現れる了解不能な発話である．ジャーゴン発語の多い時期には，患者本人は病識が欠如している．呼称においても障害は顕著で，錯語が多い．言語理解も強く障害されるが，内容によって差を示す．

▶ 伝導失語：自発語に音節性の錯語が多く現れる．言語理解は保たれる．著明な復唱障害が伝導失語の特徴で，理解や自発語の能力と比べ，復唱が極端に悪い．

▶ 超皮質性感覚失語：基本的病像は Wernicke 失語と類似するが，復唱が保たれることが違いである．文章レベルでも復唱が可能であるが，その意味を把握することができない．時に相手の言葉を理解しないまま繰り返す反響言語が出現する．

▶ 健忘失語：喚語が著明に障害されるため，発語は流暢で錯語もないが，迂遠な言い回しが目立つ．呼称も非常に悪い．たとえば鉛筆の呼称を指示すると「わかっているんです……これは（手に持って線を描くジェスチャーをしながら）……わかっているけど出てこない」というように話す．

❸ 文字言語に障害が限局するもの

文字言語のみに障害が限局するものには，純粋失書，純粋失読，失読失書がある．

純粋失書は書字のみに障害が出現し，純粋失読では音読・読解のみに障害が出現し，失読失書では書字，音読・読解双方に障害が出現する．

評価・技法

1) 失語症診断のチェック項目

失語症の診断に必要な診察上のチェック項目は次のとおりである．

❶ 自発言語の性状

発語の全体的な量（病前と比べ減ったか，増えたか），発語に努力が必要か，構音は明

瞭か，音韻性や語性の錯語がないかなどをチェックする．

❷ 復唱

単音節，単語，簡単な文章，複雑な文章と段階を踏んでチェックする．

❸ 話し言葉の理解能力

単語レベル，簡単な文章レベル，複雑な文章レベルで検査する．動作を指示したり（「目を閉じてください」など），物品の指示をさせたり（患者の前に時計や鉛筆など5〜7個の日常物品を並べ，品物の名を挙げて，それを指させる），2つの物品の操作で文法理解を要する指示を行う（「鉛筆を時計の上に置いてください」など）．

❹ 呼称および喚語の能力

自発言語のなかで会話に必要な語の喚起の状態，物品・絵の命名などを調べる．物品を見て命名できない場合，その物品を閉眼で触る，あるいは音を聞くと命名できる場合がある．たとえば腕時計を見ても命名できないが，触ったり，秒針の音を聞いたりすることで命名が可能になる．このようにある感覚（ここでは視覚）を介した場合のみ命名できない場合は失語ではなく失認である（ここでは視覚失認）．

❺ 音読・読解の能力

文字言語を文字，単語，文のレベルで調べる．音読できても理解できない場合，理解できても音読できない場合があり，音読と読解は別々に調べる．また漢字と仮名も区別して調べる．

❻ 書字の能力

仮名，漢字を書き取りや自発書字で検査する．

2）失語のスクリーニング

外来やベッドサイドで失語をスクリーニングするための簡便な診察法として，下記のように項目順に調べていくと漏れがない．

❶ 自由会話

できるだけ自然な状況で会話を試みる．検査と思わせず質問を入れる（「何か困っていることがありますか？」など）．ここで自発言語の性状，話し言葉の理解能力と発語能力を大まかに推定する．

❷ 物品呼称

5個程度の物品（時計や鉛筆など身近なもの）の呼称を調べる．

❸ 物品指示と操作命令

「鉛筆はどれですか？」など物品を使用して物品指示を行ってもらい，「時計の上に鉛筆をのせてください」など物品の操作命令を遂行できるかを観察する．

❹ 復唱

単音節，単語，文章のレベルで行う．

❺ 簡単な書き取り

単語レベルでは漢字と仮名を別々に検査する．

❻ 簡単な読解，音読

単語や簡単な文章（「目を閉じてください」など）を最初読解，その後音読を指示し検査する．

3）標準検査

診察で失語症と考えられる場合，標準失語症検査（standard language test of aphasia；SLTA），WAB失語症検査などの標準検査を行い，聴く，話す，読む，書く，の各言語機能を詳細に調べ，得点やプロフィールから失語症の重症度やタイプを明らかにする．通常失語症検査は研修を受けたSTが行う．

リハビリテーション処方

失語症に対するリハは，医療機関などで医師の指示のもとSTによって行われる．失語症の改善を目的とした訓練には，患者に適切な刺激（言葉を聞く，文字を見るなど）を提示し，何らかの反応（うなずく，首を横に振る，文字を指さすなど）を引き出すような形で進める伝統的刺激法が行われる．残された言語機能を活用するため，「刺激を与える」「反応を引き出す」という練習を繰り返しながら，より効率のよいコミュニケーションの方法を患者が身につけるように指導する．しかし，刺激と反応の繰り返しだけでは，自力で何か

を伝えるのは難しい症例も多い．

そこで，ジェスチャーや描画などを積極的に採り入れ，自発的にコミュニケーションが開始できるように工夫する方法も行われる．これは拡大・代替コミュニケーション（augmentative and alternative communication；AAC）と呼ばれる技法である．AACの目的は失語症者が生活活動や社会活動に積極的に参加することであり，そのために残存能力を利用する，コミュニケーション相手との相互作用による方略を組み入れる，指さしやジェスチャー，コミュニケーションボードなどを利用するなど，「使えるものは何でも使う」という方針に基づく．ジェスチャーと描画の他に，失語症者のニーズに合わせて絵や写真で構成したコミュニケーションノートの作成，キーボタンに対応した音声メッセージが出力されるVOCA（voice output communication aid）などもAACに含まれる．失語症の言語療法は言語機能回復に向けたアプローチが中心となるが，障害されている言語機能に比べ，非言語能力が高い場合も多く，コミュニケーションを円滑にとるための手段をさまざまに検討し利用することが重要である．

禁忌・留意点

重度の失語症者でもジェスチャーや表情などの非言語的方法を用いて，状況を理解し，適切な社交的表現（たとえば「こんにちは」や「ありがとう」に相当するパフォーマンス）を行うことが一般的である．家族にその点を説明し，生活活動，社会活動に可能な限り参加するよう支援していくことが必要である．

構音障害

深津玲子　国立障害者リハビリテーションセンター病院・臨床研究開発部長

疾患の特性

構音障害は脳卒中など中枢性疾患によるものの他に，口蓋裂など構音器官の障害，あるいは外傷などによる喉頭の障害によっても出現するが，ここでは中途疾患としての脳損傷に由来する構音障害について述べる．中枢性構音障害は①麻痺性，②失調性，③錐体外路性に分かれる．麻痺性構音障害には核上性麻痺によるものと核性・核下性麻痺によるものがある．また一側性麻痺によるものと両側性麻痺によるものがある．失調性構音障害は小脳損傷で生じる．麻痺性，失調性ともに脳血管障害，外傷性脳損傷，脳腫瘍，変性疾患などでみられる．錐体外路性構音障害はParkinson病やアテトーゼでみられる．

障害の特性

麻痺性構音障害は口唇，舌，軟口蓋などを支配する運動神経麻痺によって出現する．両側性核上性麻痺による仮性球麻痺性構音障害は，不明瞭で緩慢，筋緊張の強い発語が特徴である．延髄の脳神経核レベルでの病変による球麻痺性構音障害は，不明瞭で弛緩性麻痺の特徴をもつ．一側性核上性麻痺による場合は一過性であることが多い．失調性構音障害は構音筋の協調運動障害による構音の異常であり，不明瞭で，音節ごとに途切れやすく（断綴性発語），時に爆発的で，動揺性のある話し方となる．錐体外路性構音障害はParkinson症状として現れる音量減少，不明瞭性，単調性，発語の加速などの特徴の他にアテトーゼで現れる筋緊張とリズム異常などがある．

評価・技法

聴覚的評価と，機器による評価の2とおりが用いられる．STの聞き取りによる聴覚的評価がよく行われる．評価指標として，発話明瞭度検査（5段階評価）や，日本語100単音節を用いた発語明瞭度検査（％）などが使われる場合もある．機器を用いた評価では，ダイナミック・パラトグラム，超音波断層法，X線による口腔・咽頭造影検査などが用いられる．

リハビリテーション処方

構音障害に対するリハとしては，①発声発

語器官の運動障害に対する機能回復訓練，②呼吸，発声，構音などに対する発話訓練，③代償手段の獲得が挙げられる．発声発語器官の運動障害に対する機能回復訓練は，口唇や舌の運動を促通し，協調を図る訓練である．呼気の持続延長，急速な吸気などの呼吸運動の訓練，発声持続の延長，声量の増大を図るなどの発声訓練，個々の言語音に対する構え，言語音の結合，そのうえで単語や文章などの連続構音の指導が発話訓練である．

これらの訓練によっても実用的な発話が獲得できない場合，あるいは他の手段を併用したほうがコミュニケーションに有効な場合は，代償手段の活用を指導する．代償手段としては書字，身ぶり，50音表の指さし，コミュニケーションボードの指さしなどがある．またパソコン，携帯電話，コミュニケーションエイド(トーキングエイドなど)を使用すれば，入力した文章を音声出力することが可能である．身体機能に重度の障害があり，上記の方法が不可能な場合は，視線で文字を選択する透明文字盤や意思伝達装置(伝の心など)の利用を指導する．重度障害者用意思伝達装置については日本リハビリテーション工学協会が導入ガイドラインを策定している．

禁忌・留意点

構音障害においても，家庭で実際にこういう場合はどうするかというような具体的な指導やカウンセリング的な支援は重要である．

言語機能障害(先天疾患)

深津玲子　国立障害者リハビリテーションセンター病院・臨床研究開発部長

疾患の特性

言語障害の原因となり得る先天疾患として，脳性麻痺，口唇・口蓋裂，聴覚障害，知的障害，広汎性発達障害，発達性読み書き障害，特異的言語障害(specific language impairment；SLI)などがある．また現時点では原因が明らかになっていないが遺伝的要因の関連が示唆され，3歳前後の幼児期に好発する吃音についてもこの章で述べる．

障害の特性

先天性の言語障害には，大別して構音障害と言語発達障害がある．

構音障害には①機能性構音障害，②運動障害性構音障害，③器質性構音障害がある．通常，日本語の発音は4〜6歳前後に発達が完成する．この年齢になっても幼児音(カ行やサ行がタ行になるなど)が固定化し，かつ聴覚や発語器官などに明らかな原因が認められない場合を機能性構音障害という．幼少児では生理的未熟構音と区別がつかない．運動障害性構音障害は，音をつくり出す発語器官(口蓋垂・唇・舌など)の麻痺や運動の低下により発音の異常が生じた状態である．脳性麻痺やDown症などでみられる．器質性構音障害は，発語器官の構造上の異常による．代表的な疾患は口唇・口蓋裂である．これらは乳児期に外科的治療を行うが，手術後に誤った構音習慣が固定してしまうことがあり，その場合リハを要する．その他にも聴覚障害による構音障害や，厳密には構音障害ではないが，聞き手が違和感をもつ吃音も言語障害に含まれる．吃音は，小児から成人まで，広い年齢層でみられ，言葉の一部を繰り返す，引き延ばす，詰まって言えなくなるなどの症状がある．

先天性の言語発達障害は精神遅滞や自閉症，学習障害などの部分症状として認められる場合と，これらの原因疾患がないにもかかわらず言語発達の遅れのみを呈する特異的言語障害がある．また症状としては，言語表出のみが遅れるタイプと言語理解も遅れるタイプがある．言葉を話すことのみに発達の遅れがあり，言語理解には遅れがない場合，多くは3歳台に言葉を話し始める．しかし4歳を超えても言葉数が増えない場合は特異的言語障害のなかの表出性言語障害と考えられる．

評価・技法

構音障害はまず聴覚障害の有無を調べる．聴覚障害に伴う構音障害の場合は，耳鼻科にて精査を行う．聴覚障害がない場合，①発声発語器官の診察，②話し言葉の検査を行う．発声発語器官の診察は，顔面，口唇，舌，軟口蓋などの運動を口答指示や模倣で行わせる．呼吸や嚥下についても評価する．話し言葉は，自発話，復唱のなかで母音や子音が正しく言えるか，発話の速さ，リズムなどをチェックする．構音検査は聴覚的評価が基本であるので，トレーニングを受けた ST が，構音障害評価表，標準ディサースリア検査などを用いて評価する．

吃音について当院では日本音声言語医学会で開発した「吃音検査法＜試案1＞」を使用して評価している．現在改訂中で，出版準備中とのことである．また吃音では心理面や社交不安などの評価も重要であり，当院では改訂版エリクソン S-24 コミュニケーション態度調査票，OASES 日本語版，社交不安の問診票などを使用し，多面的に評価を行っている．

言語発達障害の診察では，①精神遅滞，自閉症，聴覚障害などがないか，②言語表出のみが遅れているのか，言語理解も遅れているのかを評価する．全般的な知的機能は標準化された知能検査により評価される．標準検査には Wechsler 系（Wechsler pre-school and primary scale of intelligence；WPPSI, Wechsler intelligence scale for children；WISC, Wechsler adult intelligence scale；WAIS）と Binet 系（田中-Binet 知能検査）がある．年齢適用範囲は，WPPSI 3歳10カ月〜7歳1カ月，WISC 6歳〜16歳11カ月，WAIS 16〜89歳，田中-Binet 2歳〜成人である．知能指数70未満を精神遅滞とする．自閉症は，対人関係の障害，コミュニケーションの障害，限定した情動的な興味，行動および活動を特徴とする障害で，通常3歳までに何らかの症状がみられる．言語発達の遅れは必発である．生育歴，現症から評価するが，自閉症の診断は小児神経科，児童精神科が専門科である．また聴覚障害については耳鼻科で評価する．

言語発達障害は乳幼児健診の場でスクリーニングされることが多い．1歳6カ月健診では，「意味のある単語が2〜3個話せますか」「持っていって，ちょうだいなどの簡単なお手伝いができますか」「絵本などを見て動物などを指さしできますか」などの項目が聞かれる．3歳では「2語文が話せますか」「4色の区別ができますか」「何・誰などを使った質問がわかりますか」などの項目が聞かれる．どちらも表出言語と言語理解をチェックしている．

二次スクリーニングは小児神経科などの専門科による診察が必要である．精神遅滞，自閉症，聴覚障害などの併発症がなく，言語発達のみに遅れがあれば，特異的言語障害である．標準化された検査では遠城寺式乳幼児分析的発達検査や新版 K 式発達検査の言語に関する項目，ITPA 言語学習能力診断検査，絵画語彙発達検査などが使用できる．

リハビリテーション処方

言語障害に対するリハは，一般的には医療機関などで ST によって行われている．また幼児，児童，生徒を対象とする言語指導は，幼児療育施設や小学校・中学校の言語障害通級指導教室，言語障害特別支援学級において，ST の他，保育士や教員などによっても行われている．

小児の構音訓練のゴールは正常構音の習得であり，習得した構音が日常会話のなかで無意識に使用されることである．正しい構音を再学習する支援を必要とする．通級指導教室や特別支援学級においては，子どもの興味・関心に即した自由な遊びや会話などを通して，教師との良好な関係をつくり，子どもの気持ちを解きほぐしながら，各自のペースに合わせて正しい発音や楽に話す方法を指導する．個別指導を中心に，グループ指導も組み

入れて，楽しみながら学習できるように配慮する．また，それらの学習を通して身につけたことを生活のなかで定着させることが重要である．

小児の吃音の場合，発症後1年未満で症状の悪化傾向を認めない場合には，直接的指導は行わず，周囲の環境を子どもが流暢に話しやすいように調整するなどの間接的支援を行う．発症後1年以上症状が持続し，改善がみられない場合は吃音の専門機関へ紹介する．成人の吃音の場合，言語療法のみならず心理・社会適応へのアプローチを含む多面的な支援が必要である．また適応があれば聴覚フィードバック装置を用いた言語聴覚療法を行うこともある．

禁忌・留意点

一般的に小児の構音障害は改善することが多く，他の言語障害に比べ予後がよいといわれている．したがって適切な時期（本人に自覚が生じ，集団生活に不適応を起こす前）に，適切な訓練を行う必要がある．

わが国では吃音を治療できるSTの置かれた耳鼻咽喉科やリハ科，小児科は極めて少数であるが，今後の発展が望まれる．

言語発達障害の小児にとっては，友達との日常の関わりが大切であり，そのためには障害の理解啓発に関する取り組みも必要となる．

知的障害（精神遅滞）

知的障害

小澤武司　東戸塚こども発達クリニック・院長

疾患の特性

福祉や法令上の用語としての知的障害は，精神医学の領域においては精神遅滞に相当する．精神の発達の遅れ，または発達不全の状態であり，認知，言語，運動，および社会的能力などの全体的な知能水準に寄与する能力の障害が，発達期に明らかになるものである．18歳以下の先天性または後天性の原因によって起こり，生涯にわたって精神発達は低い状態にとどまる．過去においては精神薄弱と表現されていたこともあった．

知的障害にはさまざまな原因があるが，約30％は原因不明である．出生前の要因，周産期の要因，出生後の要因に分けられる．出生前の要因にはDown症候群や脆弱X症候群などの染色体異常，脳白質ジストロフィーなどの変性疾患，フェニルケトン尿症やクレチン症などの先天性代謝異常や内分泌異常，滑脳症など脳形成異常，母胎のアルコールや薬物摂取などの環境要因がある．周産期の要因には胎盤不全や分娩，出産の異常や新生児の低酸素性虚血性脳症，頭蓋内出血，脳室周囲白質軟化症などがある．出生後の要因には小児期の頭部外傷，感染症などがある．

障害の特性

法令上は一般的な定義は存在しない．福祉施策の対象者としての知的障害者について定義する法令は存在するが，個々の法令において定義のしかたはまちまちである．通常，事故の後遺症や認知症といった発達期を過ぎてから生じる知能の低下は知的障害としては扱われない．事故の後遺症については通常の医療給付の問題であり，認知症については老人福祉の問題と考えられるためである．症状は原因となる疾患に伴う身体症状，知的能力の低下による環境との不適応や二次障害がある．しばしば運動発達の問題も合併し，粗大運動の遅れや巧緻運動の弱さをもつ．後に述べる重症度分類の他に，支援の必要程度による分類がある．それによれば知的水準と適

応，心理的情緒的側面，病因と身体的機能，環境の4つの側面から個々の必要ニーズを評価して必要に応じて(intermitted)，一定期間の支援(limited)，一定条件のもとでの支援(extensive)，継続的な支援(pervasive)の4つに分類されている．わが国ではまだ知能による分類が主流を占めているが，今後このような支援ニーズによる分類が主流になっていくと考えられる．

❶ 原因となる疾患に関連した症状，合併症

知的障害を呈する基礎疾患により，全身の発育障害，頭蓋の形態異常，特異顔貌を呈することがある．心臓，消化管，腎，尿路，生殖器などに内臓奇形を伴うことがある．こういった身体症状の管理は本人の活動の制限を取り除くだけではなく，生命的な予後を改善させることもある．また聴覚障害や視覚障害を伴うことがある．斜視，白内障，角膜混濁，虹彩欠損，眼振，網膜色素変性など眼の異常を伴ったり，耳介変形や外耳道閉鎖などの奇形を伴うこともある．後天性の障害として顔面への自傷行為による網膜剥離や白内障が原因で視力障害，失明がみられることもある．視聴覚の障害の合併はリハを行ううえでその方法論に大きく影響するので見逃してはならない．

❷ 知的能力に関連した症状

知的障害の症状の中核であり，知的能力の程度によって言語機能，描画，遊び，書字・読字などにおいてさまざまな遅れを生じる．基本的な生活習慣の習得度にも遅れや制限があり，結果としてさまざまな支援を必要とする．経過は付随する身体疾患の経過と環境要因により影響される．社会適応はIQとの関連がみられるが，環境や支援の状況により左右される．一般には最重度から重度遅滞の児では自立生活を送ることはまれで，最重度では身辺自立はできず，重度では身辺整理は少しだけできるが日常の会話はごく簡単なものに限られ，単純作業にならごくわずかに参加できる．中度では身辺は自立して，日常会話は限られた範囲で可能で，単純作業に参加が可能となる．軽度遅滞では遅れがみられてもゆっくりと発達して，適切な訓練や機会があれば身辺処理能力を向上させ，身辺自立し日常の会話は可能になり，社会生活を営めることもある．

知的障害に合併する行動上の異常には異食，自傷，常同行動，多動，易興奮，便こねなどの排泄の問題がある．常同行動というのは反復する，原始的で，非機能的，自己刺激的な行動をいう．体ゆすりや頭ふり，ものを回したり振ったり，くるくる自己回転するような行動を繰り返す．比較的重度の遅滞や自閉症，視覚障害と関連してみられることがある．問題行動は関心・興味に基づく行動が適切に表現されずに生じる．また身体的・心的苦痛が問題行動を生じさせることもある．精神疾患は知的障害の行動として一元的に捉えられることが多かったが，最近では統合失調症や気分障害なども生じ得るものと認められるようになった．

てんかんの合併は一般人と比較すると高率である．てんかんを合併している場合には抗てんかん薬による治療により生活の質の向上を図る必要がある．

❸ 運動(運動障害，重症心身障害)

運動の障害としては麻痺，失調，筋緊張亢進などがある．知的障害の早期徴候として運動発達の異常を認めることがある．これらには脳の広範な障害に起因するものから，知的な遅れと関連したモチベーションの問題に起因するもの，粗大運動のみならず巧緻運動の障害が存在する．重症心身障害とは重度の知的障害と重度の肢体不自由が合併している状態をいう．

評価・技法

全般的な知的機能は標準化された知能検査によって得られた知能指数IQで評価される．標準化された知能検査にはウェスクラー系のもの(WPPSI，WISC-Ⅳ，WAIS-Ⅲ)とBinet系のものがある．Binet系のほうが簡

便であるが知的機能のばらつきを評価するうえではWechsler系の検査のほうが有用である．

標準化された知能検査の知能指数が平均より2標準偏差以上劣る場合，すなわち知能指数70未満を精神遅滞とする．知能指数が70以上85未満は境界域知能と呼ばれている．知的障害の重症度は知能指数によって分類されることが多い．程度により4つに分類される．ICD-10では軽度（IQ 50以上70未満），中度（IQ 35以上50未満），重度（IQ 20以上35未満），最重度（IQ 20未満）に分類されている．発達水準が低く知能検査を実施するには無理があるときは遠城寺式，津守・稲毛式，新版K式発達検査などによる発達指数（DQ）を参考に知的水準を推定する．適応機能についてはコミュニケーション能力，身辺自立能力，社会生活への適応状況などをみて総合的に判断する．

知的障害を診断するときは，単に遅れの状態を診断するのではなく，どのような援助を必要としているのかを見極めることがリハを行ううえで重要である．特に病理的な要素が関与していると予想できる場合は，原因疾患や合併症の検索を行い，そのうえで治療方針，予後の判定，遺伝相談などを行う．原因を検索するための検査は病歴や身体症状による診断をきちんとしたうえで目的をもって行うべきである．

リハビリテーション処方

知的障害は特定の場合を除き薬物などで知能の改善を期待できない．しかし社会適応は環境を始め多くの要因が関連する．適切な訓練や機会があれば身辺処理能力を向上させ，身辺自立し日常の会話は可能になり，社会生活を営めることもある．方法論的には保育的・教育的アプローチと訓練がある．一般に知的障害といっても状態は人によりさまざまであり，その人の心情や能力に配慮して対応することが必要である．目標は社会適応の向上であるが，そのためには身辺処理能力を向上させ，人とのコミュニケーションの能力を身につけていくことである．特定の訓練に気を取られることなく，生活全体をみて本人に必要な支援をしていくことが大切である．そのためにも関係職種や関連機関がチームを組んで連携していくことが必要である．

リハを行ううえで重要な要素はアセスメント（評価）とプログラム（対応）である．アセスメントなしには適切な対応は生まれてこない．対応がうまくいかないときは個々のアセスメントから見直す必要がある．医師，心理士，ST，OTなどの専門スタッフによる評価を受けることが望まれる．精神遅滞の重症度，合併症を把握して，本人の性格，行動上の特徴，支援のポイントを探る．アセスメントの項目には健康状態，姿勢運動，精神発達（知能），認知の特徴，興味，関心，生活リズム，身辺自立，集団行動，コミュニケーション，問題行動，保護者の捉え方，支援ニーズなどがある．健康状態はどのくらいの活動が可能なのか，活動するうえで禁忌事項などはないかを知ることでリハ処方を考えるうえでも，安全管理上も必要な事項である．リハを行うときには安全性の確保は最重要項目である．健康状態や合併症に配慮するためにも定期的な医学的管理をされている医療機関との連携をとっていく必要がある．

行動上の問題に対しては，どのような状況で発生するのか，どのような意思が働いているのか，環境の変化やストレスが関係していないかなどを検討して対応を考える必要がある．ただ問題行動を止めても解決に至らないことが多い．たとえば，自傷行為がみられてもそれを止めさせるだけでは解決しないことが多い．止めさせるよりもやらなくなるにはどうしたらよいかを考えていくことが大切である．また，いくら相手が理解できないからといっても介助する人の価値観だけを押しつけてしまってはいけない．知的障害であってもその人の人権を尊重することが大切である．

プログラムの内容は年齢や重症度により異なるが，言葉のみの指導をするのではなく，実物の提示や実際に行って見せたりして，視覚的な情報を同時に提示することが有効である．同時に複数のことを行うのは難しいので，単純化して，いくつかのステップに分解するとよい．作業の速度も個々によりさまざまなので，各自のペースに合わせることが必要である．1回の指導で身につけさせようとせず，時間をかけて何度も繰り返すことが大切である．コミュニケーションにおいても，言語に頼らずジェスチャー，絵カード，実物提示など，その人が理解できる範囲のものでやり取りをしていくことが大切である．

余暇の過ごし方は全年齢で重要な課題である．特に学齢期以降は学習や職業訓練などに目が向きがちであるが，安定した生活を送るためには，余暇の充実は必要不可欠な条件である．また人間らしい豊かな人生を送るうえでも重要である．遊べるものが少ない場合も多く，本人が楽しめる活動を見つけていくことが難しい場合もある．また重度であるほど感覚刺激への没頭がみられ，時に自傷など不適切な行動に結びつくこともある．臨床心理士やOTなどと相談して，本人の能力で楽しめるものを見つけていき，余暇活動を支援していく場所も広げていくようにする．

❶ 乳児期（0～1歳）

この時期は親が子どもの遅れに気づき始めた時期である．この遅れが障害とはまだ認識されないことも多い．親の気持ちとして障害への気づきと将来への不安，障害の否認，楽観が同居する時期であり，子どもと向き合うのが難しくなることもある．まずは子どもの状態の正しい把握，理解が必要である．保健所や福祉保健センターで行われている育児支援活動に親子で参加し，保健師の指導のもとに親集団のなかで育児や子どもとのコミュニケーションを学びながら，母親が子どもとどう関わっていったらよいかを学び，発達の遅れについても相談する．

❷ 幼児期前半（2～3歳）

この時期は子どもの状態がはっきりしてくる頃で，医療機関や療育センターなどの発達の専門機関に相談に行くようになる．言葉の発達の伸びの悪さがあったり，食事や排泄といった身辺自立に向けてのしつけが難しいと親が感じる．

この頃の課題としては規則正しい日常生活のリズムや生活動作の基礎の獲得に取り組む．対人関係においては親子の間のやり取りを大切にしつつ，親子で小集団に参加し始める時期でもある．子どもにとっては親から離れての集団活動への導入時期である．実際のプログラムは地域で行われている育児支援のなかで行われる．親子遊びや，保育ボランティアによる母子分離活動を行う．個別相談は心理士が発達を評価し，その水準やそれぞれの子どもの特徴を親に伝え，適切な環境設定や対応法を相談していく．初期の集団活動は子どもの集団のなかでの様子を親に見てもらい，対人関係やコミュニケーションの取り方や，社会性の発達のレベルを理解してもらう．子どもが初めて統制のとれた集団活動に参加することを考えて，活動場所の構造を大まかに分けて単純化して，どこで何をするのかが1対1で対応するように意味づけていったり，余計なものが見えないように覆いを掛けたりする．評価のなかでは知的な遅れだけではなく自閉症や多動などの合併についても検討していくことが必要である．またこの集団活動を通して，できないところを見てもらうだけではなく，どのような工夫で集団への参加が可能になるのかを考えていく場でもある．

❸ 幼児期後半（3～5歳）

この時期は一般の健常児であれば幼稚園などの集団に属している年齢である．障害があっても子どもの状態によって幼稚園にインクルージョンされていたり，親の保育要件から保育園に通っている子もいる．大きな集団にインクルージョンするのが時期的に早い場

合は，通園施設のような少人数で集団活動を行える施設に通うという選択もある．また場合によっては幼稚園，保育園でのインクルージョンと療育センターのような通園施設の併用も選択肢の1つになる．インクルージョンを行う場合には子どもの特徴に配慮した環境設定や必要な個別対応ができる職員体制などが必要である．通園では個々の発達水準に応じて課題設定がなされ，子どもの理解を進め，自発的に活動することを学んでいく．少人数のクラスのなかでじっくりと個々に合わせたコミュニケーションの取り方を教えていく．それをインクルージョンのなかで生かせるような支援をしていく．実際のプログラムは通園施設で行われたものと幼稚園，保育園への技術援助という形で行われるものがある．

通園での課題は生活面では身辺自立などをより確実に自主的に行動できるように正しい生活パターンを身につけてもらう．遊びや興味の幅を広げていくこと，集中して持続して遊べるように刺激を整理することが大切である．そのためにどこで何をするのかを明確にして，余計な刺激が入らないように設定する．集団活動においても，周囲を見てまねて行動するのではなく，理解して主体的に行動できるようにしていく．幼稚園，保育園に対してはそこでの活動に支障がないような体制をつくることと，子どもの特徴の理解を促していき，子どもに合った対応を工夫していく．そのためには技術支援として保育現場を訪問して対応法を助言するのも有効である．

❹ 学齢期（6〜18歳）

学校教育法には障害のある子どもにも教育を受ける権利があると規定されている．小学校に就学する前年には教育委員会で就学相談が行われる．就学にあたっては特別支援教育のもとで一般級，特別支援学級（旧，特殊学級），特別支援学校（旧，養護学校）が選択できる．教育環境を選択するにあたってはまずその子どもにどのような教育的支援が必要かを考え，具体的な学校の実情と照らし合わせながら，学校側と支援内容を相談して決めていくようにする．

一般級で過ごす場合は専門の支援員や学習ボランティアが支援することがある．特別支援学級では少人数の集団課題を行ったり，個々の到達度に応じて教科学習が行われている．また一般級への交流学習も行っており，参加が可能な教科で一般級に出向いていき学習している．この交流によって一般級の子どもたちにも知的障害に対する正しい見方，接し方を学ぶことができる．一般級の子どもたちと一緒に活動するためにはお互いにどう行動したらよいかを学んでいくことができる．特別支援学校は地域との交流は少なくなるものの，より専門的で手厚い支援が必要な子どもにとっては適した環境となる．特別支援教育においては個々の状況に合わせた個別指導計画書が作成される．教育と医療の連携は重要な課題であるが，この支援計画を介して，教師と医師が状況や課題を共有でき，医療面からの支援も行いやすくする．

❺ 成人期（18歳〜）

成人期のリハには小児期には未分化であった社会リハと職業リハに分けられ，前者は基本的な生活習慣の確立，自己有能感を育み，自信をもって社会参加する方法や機会を学ぶものであり，後者は自身に合った職業を知り，自らそれに取り組み，そのスキルを向上させるものである．医療的には生活環境の整備やストレスコントロールを支援して，併存する精神疾患や身体疾患に対しての治療を行う．問題となる行動がある場合は専門的立場で支援をしている人にアドバイスしていく．

社会リハでは自分の生活の基本を確立し，自分自身や障害を理解して，自信をもって自分らしく生きること，さらに社会参加の方法を学んでいく．相談の窓口として福祉事務所や知的障害者更生相談所があり，地域で自立した生活が送れるように支援する知的障害者更生施設がある．人は働くことで人間として

成長していくことができるが，これは障害があっても同様である．知的障害者の多くは福祉就労が中心で，一般企業への就労はまだ多いとはいえない．

職業リハには職業訓練や職場実習があり，支援する企業との間で実際の仕事を体験することで就労の具体的なイメージや作業の練習をしていく．就労後にもジョブコーチが支援していくことも含まれる．ジョブコーチとは職場での定着を支援するスタッフで，現場での本人からの相談のみでなく，上司や企業側に対しても，本人から伝えにくい障害の特性や仕事がしやすくなる対応法を伝えていく．

職業相談の窓口は公共職業安定所（ハローワーク），地域障害者職業センターなどがある．職業リハを行う場所としては障害者職業能力開発校などや障害者雇用支援センターがあり，専門学校やNPO法人に委託されている訓練事業もある．福祉就労の場所としては知的障害者授産施設や小規模作業所，福祉工場などがあり，主に重度の障害がある人が支援を受けながら働いている．

留意点

知的障害に対するリハについて述べてきた．発達の評価を正確に行い，各自の水準に合った対応をすることが基本であることを最後に強調しておきたい．評価をするとどうしても「ここができない」ということに目が向きがちであるが，「ここまでできる」という見方が大切である．それが高いか低いかが問題ではない．要はいかに自分の能力を生かしていくかである．知的障害であってもその人がもち得る能力をよい方向に最大限に発揮でき，その人らしく生きていくことが目標となる．

Down症候群

小澤武司　東戸塚こども発達クリニック・院長

疾患の特性

Down症候群とは後頭扁平，小頭で眼瞼裂斜上，小耳介，鼻は短く鼻根部は平坦で，頭髪は細く柔らかいなどの特徴的顔貌を呈する症候群で，その原因は常染色体の異常によって起こる．その95％は遺伝とは関係ない21番染色体の過剰によるトリソミー型であるが，遺伝性のある21番染色体が転座して起きる転座型は3～4％ある．体細胞においてトリソミーの細胞と正常細胞が混在するモザイク型も1～2％存在する．

障害の特性

合併症による身体の障害，筋緊張低下による運動機能の障害，知的障害がある．合併症のうち先天性心疾患，内臓奇形などはほとんどが新生児期に診断される．場合によっては外科手術なども行われ，日常の運動や食事内容に制限があることがある．血液疾患，易感染性にも注意が必要である．感覚器疾患としては白内障，斜視，眼振などの異常や聴覚障害，視覚障害を合併することがある．てんかんの合併は5～10％に認められる．小児期では点頭てんかんが多く，成人期ではAlzheimer様の認知症の進行に伴う遅発型のてんかんが多くみられる．そのほか成人期には甲状腺疾患，高尿酸血症，肥満なども注意が必要である．

運動発達においては粗大運動，巧緻運動のいずれも遅れが認められる．粗大運動の遅れは筋緊張の低下から起こるが，飛び越し現象という発達の順序が健常発達と異なることがある．

知的発達においては一般的に中度から軽度の遅れを呈するといわれている．筋緊張の低下に関連して構音の発達が遅れるのも特徴的で，就学までは発音が不明瞭なことが多く，成人期まで続くこともある．模倣が上手で，社交的，陽気で朗らかだが，広義の自閉症（自閉症スペクトラム障害）の合併も5～10％にみられる．

評価・技法

Down症候群の診断は顔貌の特徴からそれを疑い，染色体の検査で確定される．診断が

通常，新生児期になされることが多いため，子どもが誕生した喜びのなかで，親の受ける衝撃や悲しみは例えようもなく大きいことを理解しなければならない．本症の発達の特徴を伝えて，合併症の治療やリハにつなげていけるようにする．

リハビリテーション処方
❶ 運動発達面と知的障害
リハを行う対象となるのは運動発達の遅れと知的障害についてである．健康状態を踏まえてリハ処方をすることがいずれの年齢においても基本となる．

運動発達面からは乳幼児期は筋緊張の低下や関節弛緩性を補うための訓練が行われる．乳幼児期早期は PT による訓練が行われ，独り歩きが確立した頃からは巧緻運動の訓練のため OT が訓練を行う．そこで社会生活で必要な日常的な動作を習っていく．

知的障害に対しては社会に適応するための支援や教育を行うことになる．生活リズムを整え，身辺処理能力を向上させ，コミュニケーションの手段を獲得することが重要である．

❷ 発達期別の対応
▶乳児期：乳児期には親への育児支援が主体となる．親子遊びなどをとおして子どもとの関わり方を学んでもらい，福祉制度など社会資源の活用の助言を行う．親同士のピアカウンセリングも有用である．

▶幼児期：幼児期は体調が安定し活動範囲が広がってくる時期である．初めは低頻度で十分な配慮のされた集団活動をとおして，これ以降の集団参加の形態を考える．知的障害や運動発達の遅れの程度によって地域でのインクルージョン保育が望ましい場合と個別の特性に合わせた対応を保障された所で療育を受けるほうが望ましい場合がある．

▶学齢期：学齢期に入ると，特別支援教育の対象となるが，個々の発達レベルや健康状態に応じて適切な教育環境を整えていく．生活の自立課題，感覚刺激・遊びの課題，運動課題，教科学習などを個々の水準に合わせて設定する．個別指導計画書が作成され，それに基づいて指導がなされる．そのなかには子どものアセスメントと短期，長期の教育目標が設定され，それを達成するための課題がつくられる．

▶成人期以降：成人期以降も支援が必要なことが多い．また加齢に伴い生じてくる認知症やうつなどの精神症状にも注意が必要である．

禁忌・留意点
運動面の訓練において注意することは整形外科的合併症の存在である．たびたびみられるものは外反扁平足で約 80％ にみられる．足部の靱帯弛緩と筋緊張低下が足部アーチの低下と踵骨の外反に関与している．中等度以上の外反扁平足であれば歩行開始から踵骨の骨端核が骨化する 6 歳ごろまで半ブーツ式の靴に足底挿板（アーチサポート）を入れた靴型装具を使用する．環軸椎不安定性は脊髄圧迫症状をきたす重要な問題として知られている．場合によっては生命の危険もあるので，危険性があるときには，トランポリンや柔道などの頚部に負担のかかるスポーツは制限する必要がある．

その他，膝蓋骨脱臼や股関節脱臼がみられることがあり，定期的な整形外科受診が望ましい．

Rett 症候群

小澤武司　東戸塚こども発達クリニック・院長

疾患の特性
Rett 症候群は乳児早期の発達は正常であるが，その後に手の有用な機能が失われ，手もみ用の特異な常同運動を呈し，頭囲の発育不全，歩行障害，てんかん発作，知的障害などが出現してくる疾患である．

本症はほとんどが女児に発症するが，極めてまれに男児にも発症する．世界保健機関の

「国際疾病分類第10版」(ICD-10)，米国精神医学会の「診断と統計のためのマニュアル第4版」(DSM-Ⅳ)ではいずれも広汎性発達障害の1つに位置づけられている．しかし類似した症状をもつものの，多くの広汎性発達障害とは本質的に異なった疾患と考えられ，分類の見直しがなされている．

障害の特性

本症の障害特性は年齢とともに変化していくことが特徴である．知的障害と運動発達の遅れから始まり，手の常同運動，中枢性呼吸異常，てんかんなどの症状が出現し，知的，運動ともに退行がみられ重度の知的障害と痙性両麻痺の状態となる．症状が現れる時期は6～18カ月であるが，3歳ごろには症状は出そろうことが多い．一般的には発症が早いほど重症となり，麻痺や知的障害は重度となる．四肢体幹の変形がみられ，特に脊柱の側弯が起こりやすい．幼児期にみられた自閉症の症状や易刺激性は学齢期にかけて減少することが多い．しかし10歳以降も退行は緩徐に進行し，筋力低下，強剛，痙縮，ジストニー，側弯がみられ，動き自体が減少し，歩行困難となることもある．運動機能については歩行可能な場合から座位保持が不可能な場合まで個人差が大きい．

評価・技法

本症はX染色体のXq28にある*MECP2*(methyl-CpG-binding protein 2)遺伝子の変異によって生じると考えられている．約80%に*MECP2*遺伝子の変異を認めるが，全例にこの遺伝子の異常が見つかるわけではなく，あくまで臨床症状から診断される．診断のために必要な症候とは胎生期，周産期，生後5カ月までの発達，出生時の頭囲はいずれも正常であること，その後の頭囲の発育の遅延，6～30カ月までの間に有用な手の動きが消失し，手を握るような常同行動の出現，社会性の低下，コミュニケーションの障害，知能の障害，歩行障害が挙げられる．本症は先天的な病因があるが，症状が出現する前は健常発達をする時期があり，症状も進行性であるため，家族の障害理解と受容は容易ではない．神経症状は進行性ではあるが緩徐なことが多く，生命予後は比較的良好であることを含めて，リハなどの対処法があることを説明していくことが必要である．

リハビリテーション処方

本症に対する治療は運動障害と知的障害，広汎性発達障害に対するリハである．

幼児期は地域の通園施設に通うことが一般的であるが，受け入れが可能であれば障害児枠で保育園や幼稚園に通う場合もある．学齢期は歩行可能であれば知的障害の特別支援学級や特別支援学校に，車椅子使用では肢体不自由の特別支援学校に通うことが多い．

❶ 運動障害，痙性麻痺

運動障害に対しては症状の進行を少しでも遅らせ，二次的な障害を軽減させる．日常生活での支障を少なくしていく．それに向けて理学療法，作業療法が行われる．運動機能は個人差が大きいので個々の状況に合わせて訓練を処方する．歩行可能な場合は歩行訓練，痙性麻痺に対しては関節可動域(ROM)訓練や呼吸補助などを行う．下肢の痙性麻痺には短下肢装具や靴型装具を作製する．脊柱の変形にはコルセットや変形に合わせて調整したバケット型車椅子を使用することが多い．手の機能などの保持のため作業療法が行われる．

❷ 知的障害，広汎性発達障害

退行の時期にはこれまでみられていた笑顔がみられなくなり，無表情でコミュニケーションが取れない状態となる．知的レベルに合わせた対応やコミュニケーション面のサポートをするために一般的な自閉症や広汎性発達障害への対応法が利用できる．言語のみのコミュニケーションに頼らず，絵カードなど視覚的な手がかりや手段を使って，残された能力を発揮できるようにする．手の常同運動は手の機能の喪失といわれるが，何かを持ったりするような合目的な行動に対して

は動作を行うことがある．

禁忌・留意点

　てんかんの合併は高頻度にみられる．発作型はさまざまである．脳波検査なども含めて，てんかん診断を行い，抗てんかん薬による治療を行う．重症例で嚥下困難，誤飲を伴うものは摂食リハを行う．歯ぎしりがひどい場合は歯科的治療の対象になることがあるので定期的な歯科検診も行う．

発達障害

発達障害

岩佐光章　横浜市北部地域療育センター・診療課長

疾患・障害の特性

　発達障害は，最近ますます小児・成人を問わず支援の重要性が注目されている一方で，その定義や概念には大きな混乱がみられている．

❶ 定義・概念

　わが国の発達障害者支援法（2005年施行）では，「発達障害とは，自閉症，Asperger症候群その他の広汎性発達障害，学習障害，注意欠如多動性障害（ADHD），その他これに類する脳機能の障害であってその症状が通常低年齢において発現するものとして政令で定めるものをいう」としており，行政用語としての発達障害のなかに知的障害は含めていない．

　一方，米国で2000年10月に制定された発達障害（developmental disabilities）に関する公法をみてみると，「発達障害とは22歳以前にあらわれその後永続する精神または身体の障害（impairment）であり，①セルフケア，②受容および表出言語，③学習，④移動，⑤自己志向性，⑥自立して生活する能力，⑦経済的自立，のうち3つ以上の制限（limitation）があるもの」と定義されている．ここでは具体的な診断名は用いられておらず，知的障害や身体障害をも含んだ広い概念として発達障害を捉えている．

　この違いは1つにはわが国での発達障害者支援法の成立には既存の制度の間にできた空隙を埋める意図があったのに対して，米国では1975年に制定された「ハンディキャップのあるすべての子どもに対する公教育の保障」に関する公法など，各障害を包括して公教育を保障するという考え方が受け継がれているという日米の社会背景の違いがあるものと思われる．わが国の臨床の現場でも実際には，知的障害あるいは身体障害まで含めて発達障害と扱われることも多い．

　精神医学の分野では，2013年に米国精神医学会の精神疾患の診断と統計のためのマニュアル第5版（DSM-5）において，発達障害（neurodevelopmental disorders）の改訂が予定されている．なかでも自閉症やAsperger症候群など広汎性発達障害については，自閉症スペクトラム障害（autism spectrum disorder）と名称変更が予定されており，定義や概念に大きな転換が図られている．また，現行のDSM-ⅣではADHDと診断する場合，広汎性発達障害を除外する規定が設けられているが，それぞれの発達障害は互いに重複することが広く知られるようになり，DSM-5ではこの規定がなくなることが検討されている．

❷ 原因

　発達障害の原因は，かなりの部分が生物学的要因，特に脳に関係する定型発達との機能的違いによって説明されるであろうと考えられている．双生児研究などから，遺伝的要因

の関与についても指摘され，分子遺伝学的解析が盛んに行われているが，原因を決定的に説明できるほどのものはまだない．現在のところ，単一の遺伝子異常で説明されるものではなく，複数の遺伝子(多因子遺伝)やその他の生物学的要因が複雑に折り重なった，heterogeneousあるいはエピジェネティックなものであろうと考えられている．

❸ 発達障害への介入

　発達障害の人に対する心理・社会的介入は，リハの考え方になじむところが大きい．その意味において，リハ科医師が発達障害の分野に参画することは大いに意味があることである．個々の状態と支援ニーズを適切に評価し，機能の獲得に偏らず生活機能の改善と二次障害の予防を目指す．ある特定の療法のみをうたうのは，真には効果的でないか反治療的な危険さえある．狭義の「障害」にとらわれず，人が心理・社会的にどのように成長していくかについて「発達」という軸をもつことで，発達障害概念の混乱の渦に巻き込まれずに意味のある支援を実践していくことが可能となる．

評価・技法

　発達障害は非常に幅が広く個々のニーズも異なるものであり，評価や治療はバラエティーに富んでいる．発達障害の人に対する心理・社会的治療は，ある特定の技法で解決され得るものではなく，複数の分野にまたがった種々のアプローチをとおして年月をかけて行うものであり，介入または支援と呼ぶことが多い．

　評価と介入は，問題志向型診療記録(POMR)の考え方に基づき行う．すなわち，基礎データ(情報の収集)，問題リスト(情報の整理)，初期計画(計画立案)，経過記録(計画の実施)の循環作業である．評価は適切な介入を行うための仮説に過ぎず，常に見直しが必要である．自分なりに評価の軸をもっておくことは必要であるが，その一方でその軸にとらわれず常に自由な発想をもつ余地を残しておくこともまた重要である．介入はチームで協同して行うべきものであるから，評価とその見直しもチームで共有しておく必要がある．

1) 評価

❶ 多面的な情報の収集

　評価に必要な情報は，本人に関するもの以外に，家族や養育者に関する情報，学校や職場など環境に関する情報は必須である．また，情報の入手は多方面から行われるべきである．診察室での本人や家族からの聴き取りだけでなく，母子手帳や本人のかいた絵，文章，テスト，あるいは家庭での様子をビデオで持ってきてもらうことなども有用である．たとえば，「小学1年生の子で落ち着きがない」という母親の主訴があった場合，診察室での行動観察のみならず，家庭や学校での様子について聴き取りを行う．その際，家庭での様子については主訴を挙げた母親だけでなく父親などそれ以外の家族からもできるだけ直接話を聴く．学校の様子については教師(在籍クラスの担任だけでなく関与している教師全て)と親(たとえば参観での様子やクラスメートからの証言をとおして情報を得ている場合がある)から聴取するなど工夫が必要である．このようにして，診察室での直接的観察と聴き取りから得られる実際の生活場面での情報から仮説を立てていく．得られた情報間で説明のつかない矛盾があった場合，情報の信頼性を検証するとともにそこに介入のポイントがないか探る．

❷ 情報の聴取法

　情報の聴取は，系統的に行う．アイデンティティーとして，氏名，年齢，性別，国籍，言語，居住地などを聴取する．生活の拠点(家庭，幼稚園・保育所，学校，職場など)や誰と生活しているか(家族以外に親の実家との交流など)については，聴取の仕方によって特に情報の質に差が出やすくある程度の熟練を要する．

　主訴は，あくまでも本人からの聴取が基本

ではあるが，年齢や状態などによって臨機応変に対応することが求められる．

聴取の仕方も，質問紙を用いるなど工夫を要する．家族からの聴取も重要である．時に本人と家族との間での主訴の不一致こそが介入のポイントとなることもあり，あえて別々に聴取したほうがよいこともある．また，本人や家族の主訴のなかに関係機関の主訴が含まれる場合がある（たとえば，学校の先生や職場の上司などが医療機関に行って欲しいと願っているなど）．このような場合，相談に来た本人や家族が実はそのことを認識できていない場合もあり注意を要する．時に，本人や家族に対する精神医学的評価が，主訴の背景を探るうえで役に立つことがある．

現病歴は，一般的に発達経過あるいは個人生活史を含み聴取，記載することが多い．相談に至った経過，症状（発達，行動，対人関係，生活の状態など）の推移，相談歴や治療経過を聴取する．個人生活史には，母体の妊娠・出産歴，生育環境や親子関係，生活歴〔睡眠，ADLや日常生活関連動作（APDL）〕，学校や職場など集団活動や友人関係などが含まれる．既往歴は，主に精神医学的既往歴と身体疾患既往歴に分類される．家族歴は，精神・神経学的既往歴，遺伝性疾患の有無の他に，家族や関連する人の情報（年齢，出身地，実家との関係，学歴や職歴，経済状態，家族内力動など）も含むと解釈できる．

❸ 医学的検査

医学的検査は，臨床場面において発達障害の診断や評価に直結するものは必ずしも多くない．血液検査や画像検査はルーティンに行われるものではなく，病歴や身体所見からある特定の疾患が疑われた場合に行うべきものである．これらの精密な検査によってその患者本人の医学的原因または特定の治療法が解明されることは比較的まれであるといってよく，検査前に本人または家族にそれをあらかじめ説明したうえで検査を行う必要がある．その一方で，身体合併症の評価のために医学的検査を用いることはある．特に脳波検査は，てんかんの合併を探るうえで日常診療のなかで比較的よく用いられる．

❹ 心理学的検査

発達を評価する心理学的検査は，田中-Binet式知能検査，Wechsler式知能検査など知能を全般的に評価する検査の他に，プランニングや認知処理過程を評価するのに鋭敏なK-ABC（Kaufman assessment battery for children）やDN-CAS（Das-Naglieri cognitive assessment system），姿勢や運動を含めて発達を評価する新版K式発達検査，遠城寺式発達検査や津守・稲毛式乳幼児精神発達質問紙などの質問紙法などが代表的である．それに加えて，ITPA（Illinois test of psycholinguistic abilities）などの言語発達に関連する検査，視覚認知や感覚運動面に関する発達評価などがある．なお，言語発達の問題がある場合，聴力検査を行ったほうがよい場合がある．

検査を行う際には，その目的や内容について本人や家族に対して十分な説明を行う必要がある．検査者は検査内容や手続きを十分理解し，検査者による違いを最小限にする努力が必要である．あらかじめ検査に伴う負担を考慮し，検査中でも受検者に過度の負担がかかったと思われる場合には検査を中断する．また，検査をとおして対人関係，負荷がかかったときの心理機制，検査の場面とそうでない自由場面での態度の違いなど，定性的な評価も重要であり記載しておく．

2）技法

発達障害の人に対する心理・社会的介入は，複数の分野にまたがった種々のアプローチを通して年月をかけて行う．

❶ 環境調整

どのライフステージであれ，家庭や幼稚園・保育所，学校，職場など生活する場における環境調整は重要である．適切な環境は，発達の土壌となるものであり，生活の安定につながるものである．発達障害の不適応行動

は本人の特性に合わない環境下にて起こることが少なくなく，環境を調整することで問題とされていた行動が劇的に改善することも珍しくない．環境調整とは，本人の要求を全て受容するものではなく，周囲からの要求を本人に受け入れさせるためのものでもない．本人が環境との相互作用において社会的に適応するうえで必要な枠組みを与えるものである．たとえば，自閉症の介入でよく用いられる「構造化」という考え方は，本人を環境のなかに押し込めるものではなく，本人の自律的な行動を生み出し，それによって本人の価値観や尊厳を保ちつつ社会に適応した生活を実現するためのものである．この考え方は，自閉症以外の発達障害でも通じるところがあるので，実践のなかでよく研鑽を積んでおくべきである．

❷ その他の技法

介入には，その他，実にさまざまなものが実践されている．有名なものとしては，応用行動分析(applied behavior analysis；ABA)，集団あるいは個別形式の療育，感覚統合療法，ペアレント・トレーニング，ソーシャル・スキル・トレーニングなどがある．

文部科学省が提唱している特別支援教育は，発達障害が特別支援学校や特別支援学級のみならず通常学級にも相当数在籍していることを念頭に置いたものであり，教育と医療とが機能的な連携を取ることによって，コミュニティーにおける真に有効な心理・社会的介入が実現され得る．

リハビリテーションの考え方

❶ 「生活機能の獲得」と「質的異常の予防」

発達障害に対する介入は，2つの軸で展開する必要がある．すなわち発達の遅れに対して「生活機能の獲得」を目指すと同時に，発達のゆがみに対しては「質的異常の予防」を目標とする．このとき「生活機能の獲得」のみが重視されると，ある機能が獲得された結果，今度はその機能が異常な形で発揮されることがあるので注意を要する．たとえば，1人で電車に乗ることができるようになると，誰にも行き先を告げずに遠くまで乗って行ってしまい，後で大騒ぎになるなどである．

発達障害に対する介入は，機能を単に獲得させるだけでは不十分であり，社会的に必要なスキルを生活場面において適切に発揮することを身につけさせなくてはならない．前述の例でいえば，出かける際に行き先と何時に帰宅するかを家族に告げてから出かけるよう習慣をつけるなどである．まず支援者に求められることは，将来の状態を適切な評価に基づいて予測することである．といっても，長期的な将来の状態の予測は非常に難しい．特に知的な遅れを伴わない発達障害では，発達のゆがみや特異な興味のもち方を背景にして，ある機能の獲得が他に比べて予想以上に早いこともある．また，言語能力の高さなどに惑わされて，支援が必要ないほど十分な機能を獲得しているものと周囲が勘違いしてしまうことがあり注意を要する．診察や心理評価などから得られる情報だけでなく，家庭や学校など普段の生活場面から得られる情報も統合することで初めて，適切な評価をすることが可能となる．

❷ 家族への支援

小児期，特に幼児期から発達障害を早期発見・早期介入する際，本人に対する介入だけでなく，家族に対する支援は欠くことのできない重要な位置を占める．子どもの発達にとって家族は最も大きな影響を与える存在であるがゆえに，家族自身が子どもの特性を理解し，共同療育者(co-therapist)として育児をすることが求められる．そのためには漫然と家族の相談に乗るのではなく，家族が必要な知識や技能を具体的な生活上の内容を題材にして習得していけるよう支援していくことが重要である．家族が子どもの障害の特性を無理なく理解するプロセスとして，子どもが何かができないことに直面するときよりもむしろ，子育てでうまくいったときの体験をとおしてのほうがかえって理解が進むことが

ある.

　家族に対する支援には少なからずカウンセリングの要素が求められる．支援者は，家族に対する共感的態度を基礎におきながら具体的な子育ての助言をしていくことを心がけなければならない．家族自身の生活環境や心理状態に目を配る必要もある．子どもへの直接的な介入よりも家族への支援が優先される場合もあり，保健・福祉と緊密に連携をとる．家族が子育てに対する自信を失っている場合，子育てのなかで成功体験を積むことは支援の重要な柱となる．

　診察室では，家族をコミュニティーとのつながりをもつ社会的存在として常に捉える必要がある．特に，家族が育児で悩んでいたり抑うつ状態で心理的視野狭窄に陥っているとき，家族のなかで孤立していたり社会との接点が断たれているような場合が多々あり，このような場合チーム内で情報を共有しつつ必要に応じて連携をとっていくことが肝要である．

❸ 発達障害とICF

　発達障害の支援は，ライフステージに合わせて，保健・医療・教育・福祉・司法などそれぞれの分野から総合的に勘案し組み立てていく．世界保健機関の総会が2001年に採択した国際生活機能分類(international classification of functioning, disability and health；ICF)について，上田敏はその基本的特徴を，①生命・生活・人生を包括する「生活機能」，②プラスを重視，③相互作用モデル，④環境因子と個人因子，⑤疾患・変調から健康状態へ，⑥「できる活動」(「能力」)と「している活動」(「実行状況」)，の6つにまとめた．これらは発達障害の本人とその家族に対する支援を考えるうえでも重要な示唆を含む．

　発達障害の支援は，本人のプラスの面を生かし，心身ともに健康的な状態を維持し，個性を尊重して本人に適した社会参加を目指すことが目標となる．そのためには，個々の支援ニーズを評価したうえで適したサービスを提供することが必要となる．面接時にインフォームド・コンセント(IC)ないしは，家族と治療者とがコミュニケーションを取りながら双方向的に方針を決定していくSDM(shared decision making)を意識しておくことは重要である．これらの手続きあるいは考え方をとおして，家族自身が子育てにある程度の自信をもち子育て全般において方針を自己決定していけるようになることが，重要なリハの目標となる．

自閉症

今井美保　横浜市西部地域療育センター・センター長

疾患の特性

　自閉症は，神経生物学的基盤に基づく生来性の発達障害であり，以下の3つが基本症状とされている．①社会的相互交渉と②コミュニケーションの質的異常，および③想像力の障害とそれに伴う同一性保持やこだわり行動，反復的な活動と興味の偏りである．生物学的な次元での原因はいまだ不明だが，何らかの遺伝的素因の関与が想定されている．有病率は1,000人に約1〜2人，その半分以上が知的障害を伴わない高機能自閉症とされている．明らかな性差が存在し，男児は女児の約3〜5倍ほど多い．典型例から個人差まで連続しているとされ，幅広く自閉症スペクトラム障害(autism spectrum disorders；ASD)と捉えられるようになってきた．非定型例まで含めたASDの有病率は，100人に1人以上と推定されている．

障害の特性

❶ 社会的相互交渉の質的異常

　幼児期は，待つ・順番を守るなどの社会的ルールに従うこと，同世代の仲間関係を築くことが難しい．他者の意図や感情を理解したり共感したりするのが困難で，ひとり遊びや一方的関わりが多い．対人関係のもち方によって，孤立型・受動型・積極奇異型の3タ

イプに分けられることもある．

❷ コミュニケーションの質的異常

　ジョイントアテンション行動や言葉の遅れ，会話の難しさがある．幼児期にはクレーンやおうむ返しがみられることも多い．あいまいな指示の理解や，自分の気持ちを表現することも苦手である．

❸ 想像力の障害

　特定のモノや手順，ルールなどへの固執，特定のモノに偏った強い興味を示す．遊びや行動は反復的・パターン的になりがちである．変化への抵抗，同一性保持を示す．

　上記3領域の基本症状の他に，多動や落ち着きのなさ，感覚異常（聴覚過敏，触覚過敏，痛覚鈍麻，味覚異常など），睡眠障害，不注意症状などがみられる場合もある．一方で，視覚的情報処理や記憶力は優れていることが多い．

　経過のなかで，症状の現れ方は1人ひとり異なり，成長によっても変化していく．状態像は，自閉症本来の発達特性に加え，環境との相互作用による心理的影響や教育・学習による変化も大きい．

評価・技法

　自閉症の診断のための客観的な生物学的指標はいまだない．「行動」の直接観察に加え，養育者や保育者からの聞き取り情報を総合して，上記3つの基本症状の有無を臨床診断する．そして，1人ひとりの教育ニーズを把握するためには，臨床診断に加えて，さまざまな神経・心理学的視点からのアセスメントが必要である．

❶ 心理検査

　標準化された知能検査（田中-Binet式やWechsler式）や発達検査（新版K式）によって，発達の遅れや凸凹を評価する．必要に応じて，思考や認知スタイルを評価する検査を実施する．標準化されたもの（K-ABCやDN-CASなど）と，標準化されていないものも含む．

❷ 直接行動観察

　評価場面の様子や活動への取り組みを通じて，コミュニケーション態度，緊張や不安の程度，衝動性やストレス耐性，注意の持続などを評価する．枠組みや構造がある場面と無構造な自由場面，個別場面と集団場面のそれぞれを評価できることが望ましい．たとえば，個別かつ構造化場面での評価にPEP-Rは有用なツールの1つである．

❸ 保護者からの聞き取りによる情報収集

　興味・関心の対象，得意なこと・苦手なこと，物や人との関わり方，家庭での過ごし方，身辺自立について，幼稚園・保育園・学校での過ごし方など，養育者から情報収集する．

リハビリテーション処方

　自閉症の子どもに必要なことは，特性に合わせた環境調整と教育的支援である．保護者が，子どもに適した育児指針を手に入れ，適切な教育環境を主体的に選択・自己決定していけるよう支援したい．そして将来的には，本人も含めて自閉症の特性とうまく付き合っていけるようになることが，支援の目標である．よって，子ども本人への療育（教育）と保護者支援を，常に"両輪"と位置づけて支援を組み立てていく必要がある．

　まず，支援の中心となるべきは特別支援教育である．医療の役割は，適切なアセスメントに基づく医学的臨床診断とそれによって保護者に子育ての指針を示し，ライフサイクルに沿った発達課題を見極めること，そして必要に応じて薬物療法や機関連携のキーとなることである．

1) 適切な環境設定と特性を踏まえた環境調整

　過去の経験や知識から想像力を働かせて先を予測し，臨機応変に振る舞うことが難しい自閉症の子どもは，新しいことへの戸惑いと不安，変化への抵抗，失敗することや否定されることへの強い抵抗と回避を示す．多くの定型発達児にとっては当たり前にわかるはず

の"社会的手掛かり"を見落としやすいがゆえに，とりわけ幼児期の子ども集団において適応的な行動をすることが非常に難しい．子どもによっては，集団からの逸脱行動，パニック，極度の分離不安や行き渋りといった形で，内的混乱や不安を表現する．無理強いや強制・叱責などで抑え込むのではなく，なるべく不安を軽減し混乱なく安心して過ごせる環境調整を優先したい．

　幼児期は，大人との基本的な信頼関係を土台として，安全で安心できる環境で無理なく経験を広げていけるとよい．大人の肯定的関与のある生活場面において成功体験が積み重ねられることが重要である．

　学齢期後半になると，適切な環境で教育的支援がうまくいけば，パニックなどが減り他者とコミュニケーションに関心を示す児も多い．同世代の子ども集団のなかで，いじめなどの迫害体験から守り，自己肯定感を保ち，適正な価値観の形成，能力に応じた自己理解を促していきたい．

2) 特性に配慮した教育的関わり

　子どもの適した環境において，コミュニケーション意欲やスキル，社会的な振る舞いをする意欲とスキルを育てていく．そのためには，適切な課題設定と見えないものを構造化し，わかりやすくする工夫が必要である．肯定的かつ共感的に接することで，情緒の安定と自己肯定感を育てることにつながる．

❶ 課題への配慮

　能力や特性に見合った課題を設定することが重要である．また，興味・関心のある課題を選択できればモチベーションも高まる．そのうえで課題を分析し，スモールステップで成功体験を積み重ねることができるよう工夫する．課題の工程を単純化し，上から下へ・左から右へと課題をシステム化するとわかりやすい．

❷ 空間や時間の構造化

　活動と場所を対応させ，わかりやすい環境をつくる．混乱してパニックを起こす子どもには，クールダウンのための場所の確保，刺激駆動性や不注意のある子どもに対しては，刺激の整理（不必要なものは隠す）も重要である．

　「何を，どのように，いつまで，どれだけ」といったスケジュールや順序を明確に示し，初めと終わり，終わったらどうなるのかを示す．そして生活や活動の流れはできるだけ一定にして繰り返すこと，変更が生じた際には事前に伝えることが重要である．

❸ 情報への配慮

　子どもの認知特性と理解レベルに合わせて，見えない情報はできる限り視覚化（実物・写真・絵・シンボル・文字）して提示する．社会的ルールも暗黙にせず，スローガンのように言語化し，文字とイラストで視覚化すると効果的である．禁止や否定ではなく，「～しよう」「～したほうがよい」と肯定的な文言がよい．社会的文脈や状況の振り返りには，吹き出し付きのイラスト（コミック会話）を活用したり，初めての経験における振る舞いを教える際にシナリオを書く（ソーシャルストーリー）など，さまざまな工夫が考案されている．状況や言葉掛けの工夫（はっきりと明確に，具体的に，適度な音量で）も大切である．

3) 保護者支援

　初めて専門機関を訪れる保護者は，大きな不安を抱えており，なおかつ，そこに至るプロセスで傷ついていることも多い．診断告知に際しては，保護者の認識や心理状態に十分配慮したうえで，適切な時期に「正しい情報」（知識）を提供することが重要である．その際，それまでの育て方が原因ではないこと，短期的および長期的見通し，診断することの意義も含めて，計画的に，責任をもって伝えるべきである．また，特性をもちつつ成長していくであろうこと，今後の教育や関わりは重要であることもしっかり伝える．

　自閉症の診断を共有することによって，子どもの行動には必ず理由や目的が存在するこ

と，それが一般的なメカニズムとは異なるかもしれないことを保護者と共有し，「行動を見る視点」を書き換えることがスタートである．表面的な問題行動の背景にある「理由・目的・動機」に目を向け，「今できること」「今すべきこと」を整理し，「今はしなくてもいいこと」や「時間が経てば解決すること」を見極め，先送りすることも重要である．適切な課題設定をするうえで，発達障害の特性理解がヒントや手掛かりを与えるものになる．

最後に，自閉症の親は，最も身近で子どもに影響を与え得る「共同療育者としての役割」に加えて，「わが子の障害ゆえに苦悩する存在」という，二重の側面を有することを忘れてはならない．同じ悩みや共通の体験をもつ仲間（保護者）と，同じ時間と空間を共有し対等な立場で話し合い聞き合うピアカウンセリング，あるいは同じ障害のある子どもを育てた経験の長い先輩の保護者（メンター）の経験談を聞くことは，違った意味で双方にとって意義深い．親同士が互いに励まし合えるような出会いの場や交流の場をつくることも保護者支援の重要な要素である．

4) 薬物療法

自閉症に対する原因療法はないが，症状を和らげるための対症療法として薬物療法が有用なことがある．幼児期には，睡眠障害に対して処方することは多い．また，激しい自傷・他害といった問題行動，衝動性や攻撃性，強い不安などに対して精神安定剤の処方が有用な例もある．

禁忌・留意点

- 発語を促す言語訓練や未熟な発音の修正や訓練は，保護者からのニーズは高い．しかし，コミュニケーションの受信姿勢が未熟な段階では，逆に拒否や回避の手段を誤学習させたり自信喪失につながるリスクがあり，慎重にすべきである．
- 不適切な行動に対する頭ごなしの叱責や体罰，教科学習の結果（成績）の良しあしに偏った教育は逆効果である．
- 聴覚過敏などの感覚異常に対して，慣れによる克服を強いることも逆効果である．感覚異常は成長に伴い自然に改善する場合や，変動しながら軽減する可能性もあり，回避できるものは回避する方法を教えながら，長い目で見守っていくべきことを支援者に丁寧に伝えていくのがよい．

Asperger 症候群

本田秀夫　山梨県立こころの発達総合支援センター・所長

障害の特性

Asperger 症候群は，対人交流の質的異常，コミュニケーションの質的異常，および著しく限局した興味と行動のパターンを特徴とする一連の自閉症スペクトラム障害（ICD-10 および DSM-IV では「広汎性発達障害」）のうち，言語の発達に遅れがないタイプを指す．流暢な言語表出がみられ，通常は知的に標準レベルである．典型的な自閉症に比べると対人関係が良好に見えるが，かといって社会適応が良好とは限らない．冗談や皮肉を真に受けてしまい，発言が一方的であるために，対人関係を維持することが難しい．これらの特徴は，言葉や行動の裏に暗黙裏に存在する他者の意図の理解が困難であることと関係があると考えられる．また，独自に決めた規則や偏った興味に固執し過ぎて融通が利かない．診断に必須の特徴ではないが，粗大運動または微細運動の不器用さがみられる場合がある．また，何らかの感覚の過敏あるいは鈍麻がみられる場合がある．

Asperger 症候群の人は，複雑で微妙な対人関係を要求される社会集団に属することが多い．しかし，周囲の対人関係を本人が理解しにくく，心理的に孤立し，いじめの対象になることがある．特性への気づきが遅いほど，そのリスクは高まる．学齢期以降に初めて診断されるケースでは，いじめ被害や不登

校などの二次的な問題，あるいは不安障害や気分障害などの併存障害のほうが主たる問題となることが多い．

評価・技法

慣れた臨床家であれば幼児期から診断可能である．早ければ1歳半健診で早期発見できる場合も少なくない．この時期では，前言語的コミュニケーション(呼名への反応，合同注意など)，象徴機能(みたて遊びなど)の発達が他の領域の発達に比して遅れることなどによって早期発見が可能である．しかし，家庭内の限られた対人関係のみでは特徴が明らかとなりにくく，幼稚園や保育所などに入り，同世代の複数の子どもたちとの集団活動に参加して初めてその特徴が目立つという場合も多い．診断や評価の際には，個別の面接場面だけでなく，なるべく集団場面の行動を観察することが望ましい．発達障害児の支援を専門に行う地域療育センターなどで集団療育を受けている場合，そこでの対人行動の記録が診断・評価に役立つ．その他，間接情報でもよいので幼稚園，保育所，学校などの集団場面における行動特徴の情報をなるべく多く収集する．

家族に関する評価も必須である．個々の家族成員に関する精神医学的評価と家族内の力動に関する評価を行い，支援計画のなかでの家族機能の位置づけについて検討する．

リハビリテーション処方

❶ 発達リハビリテーション

療育や特別支援教育などの教育的な手法によって具体的な社会生活スキルを獲得させる．獲得可能なスキルは年齢，知能水準，興味の対象などと関係するため，心理学的評価に基づく個別支援計画を随時作成する．これと並行して，家族を始めとする周囲の人々がこの障害について理解を深めるための啓発も行う．「他人の意図がわからず特定の事柄に固執しやすい」という特性を理解し，あいまいさを極力排した生活環境の構造化がなされるよう，家族や地域の社会資源との連携を図る．

❷ 本人へのカウンセリング

学齢期以降は，本人に対するカウンセリングが必要となる．自己の精神病理に対する洞察を本人に求めるよりも，具体的な問題解決法を教えるほうが有効である．

❸ 薬物療法

薬物療法は，著しい興奮，攻撃性，衝動性などの行動上の問題などがある場合に，それらを標的として対症的に行われる．二次障害や併存障害がある場合には，それらに対する薬物療法を行う．

▶著しい興奮，攻撃性，衝動性
(処方例) リスパダール　0.3～2 mg(分1～2)

▶入眠困難，中途覚醒
(処方例) ヒルナミン　4～25 mg(分1　就寝前)

▶抑うつ，不安
(処方例) デプロメール　25～50 mg(分1～2)

注意欠如多動性障害

原　郁子　横浜市総合リハビリテーションセンター・発達支援部長

障害の特性

注意欠如多動性障害(attention deficit hyperactivity disorder；ADHD)は「不注意」「多動性」「衝動性」を特徴とする行動の障害であり，発達障害の1つである．有病率は学齢期の子どもで3～5%といわれ，男女比は3～5：1と男子に多くみられる．ADHDの生物学的基盤には，脳の形態的異常やドパミン神経の機能異常が指摘されている．とりわけ，実行機能の異常と報酬系の機能異常(報酬が与えられるのを待つことができない)の存在が示唆される．実行機能とは，何かをしようと決めたときに，状況を把握し，それを実行するために順序立った計画を立て，その目的を達成するように行動し，さらにその結果をみながら行動を修正する，といった一連の働

きをいう．

ADHDの行動特性である「不注意」とは，必要な所に注意が「向けられない」「持続できない」「（外からの刺激で）それやすい」ことである．「多動」とは，「1つの場所にじっとしていられない」「何かをしているときにも不必要な身体の動きをしている」などであり，「衝動性」とは「思い立ったらよく考えずに行動をしてしまう」「外からの刺激に対して反射的に反応する」などである．

評価・技法

ADHDの診断基準には，米国精神医学会による精神疾患の診断・統計マニュアル第4版（DSM-IV）が用いられる．DSM-IVでは，「不注意」または「多動性-衝動性」のそれぞれ9症状のうち6項目以上を満たし，その症状のいくつかが7歳未満に存在し，学校や家庭など少なくとも2つ以上の状況で存在すること，また，その症状により社会的，学業的，または社会的機能に著しい障害を認めることと定義されている．診断を行うためには，これらの症状が子どもの発達段階に対して不釣り合いであるかどうかの判断が求められる．たとえば，3，4歳の子どもが順番を待てないことはADHDでなくてもよくみられることであるが，就学前後になっても順番が待てない，じっと座っていられないといった行動がみられるときには発達水準に相応しない行動と判断される．また，ADHDの症状をもっていても，日常生活が障害されていなければADHDとは診断されない．ADHDの評価に際しては，診察場面の行動だけではなく，集団場面での行動特徴や詳細な生育歴，ADHD評価スケールといった質問紙や心理検査，CPT（continuous performance test）などの行動学的検査などを考慮し，総合的に行う．ADHDと診断した後は，診断にとどまらず，その子どもの特性と問題行動の関係を整理し，どのような配慮や支援が必要かを考えなくてはいけない．

リハビリテーション処方

米国小児科学会ADHD治療ガイドラインでは「ADHDの中核症状は，家庭や学校，社会での児童の多面的な機能を低下させる．治療のゴールは機能を最大化することである」と述べられており，さらに「児童が示す主要な症状とその症状から生じる特定の機能不全をターゲットとする」とされている．そのためには，周囲の人々がその特徴に気がつき理解することが必要である．そのうえでADHDの治療として次に述べる心理社会的治療法と薬物療法を検討する．

1）心理社会的治療法

❶ 環境調整

・集中しやすいように刺激の少ない環境を用意する．
・その子がやり遂げられる課題内容と量を設定する．
・手順を示すなど視覚的に働きかけるなど．

❷ 行動療法

目標を決めて，子どもが望ましい行動をとった場合に，それをスタンプやシールで評価するなど．

❸ ペアレント・トレーニング

保護者が子どもの行動を観察，分析し，行動変容理論に基づき，「望ましい行動」を増やし「望ましくない行動」を減らすことのできるようグループで学習する．

2）薬物療法

▶メチルフェニデート塩酸塩（コンサータ®）：中枢神経刺激薬と呼ばれる薬剤であり，ドパミン神経系を介して実行機能障害と報酬系機能障害を改善するとされている．通常，小児では初回18mgを1日1回朝から開始し，維持量として1回18〜45mgを1日1回朝に服用する．効果発現は早く，効果もはっきりとしている．しかし，強い不安・緊張，うつ病，チックをもつ場合は禁忌であり，主な副作用には食欲不振，体重減少，不眠などがある．

▶アトモキセチン塩酸塩（ストラテラ®）：選

択的ノルアドレナリン再取り込み阻害薬で，前頭前野におけるノルアドレナリンとドパミン濃度を上昇させることで，実行機能を活性化する．十分な効果発現までに6～8週間かかる．主な副作用には投与初期の頭痛，消化器症状，傾眠などがある．1日2回服用する．

- 6歳以上18歳未満：1日0.5 mg/kgより開始．漸増し1日1.2～1.8 mg/kgで維持する(最大1日量は1.8 mg/kgまたは120 mgのいずれか少ない量)．
- 18歳以上：1日40 mgより開始．漸増し，1日80～120 mgで維持する．

留意点

ADHDはその行動特徴から，両親や学校の先生から怒られて育ち，自己評価が低くなりがちである．そこから，不安や抑うつ症状が生じたり，逆に反社会的行為がみられることもある．

ADHDの治療を行ううえでは，子どもがself-esteem(自己尊重感)をもって成長できるようになることを常に念頭に置く必要がある．

学習障害

小林潤一郎　明治学院大学心理学部教授

障害の特性

読み，書き，計算といった学習能力は，学校での教科学習に不可欠であり，社会生活を営むうえでなくてはならないものである．知的発達が正常であるにもかかわらず，学習能力の発達が特異的に障害されるものを学習障害という．国際疾病分類(ICD-10)では，学習能力の特異的発達障害として，特異的読字障害，特異的綴字(書字)障害，特異的算数能力障害に分類される．2013年に出版予定の米国精神医学会による精神疾患の診断・統計マニュアル第5版(DSM-5)では，学習障害の診断分類が改訂される見込みである．

学習障害の中核をなすのは発達性読字障害であり，発達性ディスレクシアとも呼ばれる．その基本障害は，見た文字を対応する音に変換することの困難であり，文字を正確に流暢に読む能力の発達が障害される．背景には音韻認識の問題があると考えられている．読みの問題には，読字の問題と読解の問題があるが，後者は発達性読字障害には含めない．学習障害があると，学習活動全般が滞り，新たな知識を得る機会を失ってしまう．このような状態は学童期の子どもにとって深刻であり，放置すれば，学習意欲の低下，不登校などの問題を生じやすい．

評価・技法

学校の成績表，テスト，ノートなどから，子どもの学習状況を把握する．読みの困難を訴えている場合は，子どもに簡単な文章を音読させ，読みの正確さと流暢さを観察する．このとき，習っている教科書などの身近な文章ではなく，初めて目にする文章を読ませるとよい．読字能力の評価には，厚生労働省の「特異的発達障害の臨床診断と治療指針作成に関する研究チーム」が実践ガイドラインに示した，読み検査課題(単音，単語，単文の音読)が有用である．この他，知能検査(WISC-IV，田中-Binet式知能検査Vなど)，フロスティッグ視知覚発達検査などを行う．学習障害を単独に評価するツールは開発されておらず，これらの結果から総合的に判断する．

リハビリテーション処方

学習障害のリハは，読み書きの指導に終始せず，学習しようとした内容に到達するためのスキルや手段を習得し，学習を継続することを目標とする．どのようにしたら学習に参加できるか，その方法を検討することが重要である．

学童初期には，平仮名46文字を正確に読む練習をする．話し言葉として知っているキーワードから文字を連想したり，文字の形態を話し言葉で説明したりして，1文字ずつ

文字と音の対応を指導する．読字の前提となる音韻認識の発達が不十分な場合は，しりとり，逆さ言葉などを通じて，言葉がいくつかの音からなるという認識を育てる．文字が読めるようになったら，単語のまとまりを覚えて，語彙を増やす．語彙が増えることで文章中の単語を見抜けるようになる．しかし，ゆっくりと正確に読めるようになっても，実用的な速さで読むのは難しいため，学年の進行に伴い，パソコン，読み上げソフトの活用など代替手段の獲得を進める．注意欠如多動性障害を合併している場合には，学習に集中しやすいよう，メチルフェニデート塩酸塩（コンサータ®），アトモキセチン塩酸塩（ストラテラ®）の処方を検討する．また，本の読み聞かせ，物づくり，社会見学などの機会を通じて，新しい世界や知識に触れる楽しみを伝えるよう心がける．

読み書きを通じた学習は学校教育の根幹をなしており，学校との連携が不可欠である．学校では特別支援教育が推進されており，学習障害の子どもは，通級による指導を受けることができる．学校によっては，週に何時間か，国語，算数などの授業を個別に受けたり，授業時に学習支援員による補助を受けたりすることもできる．子どもが意欲的に学習に取り組めるよう，こうした支援の積極的な活用を図る．また，大学入試センター試験において，学習障害のある受験生は，試験時間の延長などの特別措置を受けられる．入学後も，多くの大学で彼らを支援する仕組みが広がっている．学習障害があっても学習を継続できる環境の整備と，支援を利用する力の育成が求められる．

禁忌・留意点

学習障害は就学後に気づかれるが，小学低学年のうちは教師も保護者も学業不振に寛容で，読み書きに困難があっても過小評価されやすい．学習障害が疑われる場合には，学習意欲が低下しないよう小学1年生のうちに支援を開始できるよう努めたい．学校と連携する際には，医療機関での指導を学校での指導にいかに活用してもらい，学校での指導の成果を医療機関での指導にいかに反映させるかが重要となる．通級指導教室や学習支援員の利用については，各学校の特別支援教育コーディネーター，教育委員会の就学支援担当，特別支援担当に相談するとよい．また，大学入試センター試験で特別措置を受けるには，医師の診断と高等学校で行った具体的な支援を報告する必要があるので留意したい．

精神障害

精神障害

野中 猛　日本福祉大学・研究フェロー

障害の特性

❶ 精神疾患と精神障害

「精神病(psychosis)」は一般の疾患概念ではない．精神神経科が対象とする疾患は，国際疾病分類(ICD-10)では「精神および行動の障害」と総称される．わが国の精神保健福祉法では，「精神障害者」は「精神疾患を有する者をいう」と，精神疾患(mental disorder)で規定されている．しかし，リハの対象は「精神の障害(mental disability)」である．つまり，精神疾患が現在もしくは過去にあったとしても，「障害」を残していない場合はリハの対象ではない．

世界保健機関(WHO)による総括報告では，精神疾患の生涯有病率は全人口の25%に上る．精神疾患だからリハが必要という考

え方には無理があろう．リハという支援を必要とする者は，多く見積もって人口の5％と考えられる．ちなみに，わが国における多くの企業で，全従業員の約1％が長期療養をしていると推測されるが，その多くは精神疾患によると思われる．特に気分障害とアルコール症が注目される．近年，気分障害のリハは，産業精神保健の領域を焦点にして展開している．

20世紀初頭のKraepelin Eは，統合失調症，躁うつ病，てんかんの3疾患について，原因がわからないという意味で「内因性」精神病に位置づけ，Schneider Kは精神疾患全般を対象に精神病と呼んだ．わが国では，旧ドイツ精神医学の疾患分類が長く基準とされてきたため，なおも誤解が残っている．必ずしも精神病が重篤ではないし，疾患名を理由にリハの対象とするわけでもない．それでも実際には，医療もリハでも，最大多数の対象は統合失調症をもつ者である．

なお，てんかんの治療と生活支援は，小児科や神経内科などで行われており，特殊な精神症状が加わる場合に精神神経科が利用され，限られた機関でてんかんのリハが行われている．

現在では，重篤な精神疾患であっても，発症そのものを予防し，あるいは発症したら可能な限り早く治療を開始することによって，予後を良好にする早期支援活動が実践されている．こうした活動によると，早期の段階で統合失調症と気分障害（躁うつ病）の区別がつきにくいことから，改めて単一精神病の可能性が論じられている．この精神病早期支援活動は，最早期のリハ（生活支援）といえる．

❷ 精神障害の構造

精神障害の場合も国際生活機能分類(international classification of functioning, disability and health ; ICF)を適用することができる．「健康条件の変調」である疾病はいわゆる精神症状を呈し，向精神薬を中心にした医学的治療の対象である．

「心身機能と構造の制限」である機能障害は，精神症状の消退後も長期あるいは終生続く認知行動機能の障害である．情報を入力し，照合して，行動として出力する過程の一部が障害として残る．脳卒中と同様に，疾患名は同一でも，残された機能障害は1人ひとりで異なる．部分的に非定型抗精神病薬が有効であり，改善を刺激する認知リハが試みられている．

「活動の制限」である能力障害は，いわゆる生活障害であるが，精神障害など目に見えない障害の場合は，ADLではなく手段的日常生活活動(IADL)に現れる．たとえば，入浴動作はできても，入浴しないために清潔さを保てないとか，買い物ができても，ひと月の金銭管理ができないといった現象である．その原因として，入院状態を長く続けたいわゆる廃用症候群と，社会的技能を学ぶべき青年期から成人前期に長期の療養を強いられたため必要な技能を学習できなかったという，2つのハンディが想定される．疾患が安定してから生活技能を学び直すことが可能であろう．しかし，認知行動障害が学習機能を制限するため，学習や指導に工夫を要する．

「参加の制約」である社会的不利は，精神障害の場合にことさら強い社会的偏見にさらされる．制度的にも障害領域間格差はなおも大きい．わが国では，1987年の精神保健法改正まで，「精神障害者の社会復帰」は法的に認められていなかったため，リハ活動の発展も先進諸国から比べて相当に遅れた．障害者基本法制定で他の障害と法的に並んだものの，施策上も平等に扱われるのは2005年成立の障害者自立支援法を待たなければならなかった．実際の社会資源整備状況はなおも格差が大きい．本書におけるページ割りもその実態を象徴する．

さらに深刻な問題は，精神障害者自身が社会的偏見を取り込んで，できるはずのことまでできないとする「内なる偏見」である．学習された無力感や絶望感が課題となる．リハ

は，こうした内なる偏見に挑戦し，自分の人生に対する責任を取り戻す利用者本人の営みである．こうした人生の意義を再発見する過程は，近年「リカバリー（回復）」と称されてリハや精神保健政策の目標となっている．

リハビリテーションの考え方
❶ 精神障害リハの構成要素

現代の精神障害リハを構成する要素を示す．これらの要素が地域社会のなかでバランスよく発展し，しかも統合される必要がある．なお，時に「精神科リハビリテーション」と称されるが，生活支援は医療だけで完結するものではない．内科リハビリテーションとはいわないように，対象となる障害を冠した「精神障害リハビリテーション」が正しい呼称であろう．

・精神疾患は脳の病気であるため，適切な生物学的治療を試みることが前提である．質の高い医療機関が必要である．精神疾患の発症の機序は，〈脆弱性-ストレス-対処モデル〉として整理されている．遺伝子や周産期障害に基づく脳神経系の脆弱性に，生活上のさまざまなストレスが加わって発症あるいは再発するが，対処技能，周囲の支援に加えて，維持量の抗精神病薬を服用していると，ある程度防御できると考えられている．

・障害をもつ者自身がリハ活動の主人公である．利用者自身が自分の人生に自信と責任を回復するために，可能な限り情報を本人と共有し，一方でセルフヘルプ活動を支援する．

・リハには希望と生活目標が不可欠である．できないから訓練するのではなく，自分が求める生活を実現するためにトレーニングする．精神障害の場合もリハとは，目標を定めて，期間を限定した活動である．

・家族は支援チームの一員であり，同時に支援を必要とする存在である．精神障害をめぐる知識と技能を家族が心得ていることが，再発を防止する要因であると証明されている．家族には最新の情報を提供し続ける必要がある．一方で，家族自身が疲弊して希望を失いがちとなるので，家族を支援する仕組みを工夫すべきである．家族心理教育の提供や家族会活動の支援を意味する．

・専門職には，専門的な知識と，それを実現する技術と，地域生活支援などの価値観とで構成される能力が求められる．わが国もようやく精神障害者の地域生活支援を実際に目指すことが可能となった．精神科病院のなかで職種が固定した役割を果たしていた従来の状態から，アウトリーチを伴うケアマネジメント，多職種によるチームワーク，当事者と情報を共有するパートナーシップなど新たな能力が求められている．

・当事者と専門職を取り巻く社会環境を整備することも重要な要素である．当事者を取り巻く支援のネットワークを整備するのはケアマネジメントであり，当事者のセルフヘルプ活動，専門職のチームワークやネットワークを展開する．こうした活動から自治体への提言，国の法制度整備へと循環していくことが求められる．

❷ 実践化

精神疾患の治療において，向精神薬による治療法が有効であるというエビデンスは個々の疾患ごとにほぼ確立している．たとえば，統合失調症に対する最新の非定型抗精神病薬は副作用も少なく，陽性症状ばかりか認知行動機能の一部まで改善することが知られている．最近治療が開始された場合では，1種類の薬剤を1日に1回服用しているだけの事例も増えてきた．

こうした薬物の改良を経ても，精神障害の全てが消失しないことが明らかとなった現在では，かえって心理社会的アプローチが注目されている．すでに複数のプログラムは繰り返されたメタ分析研究で中程度の効果量を示している．すなわち，認知行動療法，家族心

理教育，援助付き就労支援，疾病管理とリカバリー，包括的地域生活支援(assertive community treatment；ACT)などのプログラムである．

先進諸国においても，臨床場面ではエビデンスのある心理社会的プログラムが実際には提供されない現象がある．こうした現象の原因を解明し，実際にサービスを提供する過程を促進しようというのが実践化研究であり，2000年代初期にアメリカ合衆国ではEBP実践プロジェクトが展開した．ガイドラインや研修だけでは不足があり，スタッフが必要な技能を身につけ，利用者の声など周囲から圧迫を加える必要があるとされた．

そこで用いられたガイドブックについて，日本精神障害者リハビリテーション学会が翻訳刊行し，技術研修を提供している．わが国においても，診療報酬の対象とすることに加えて，実践的技術指導を必要としているであろう．

統合失調症

野中 猛　日本福祉大学・研究フェロー

疾患の特性

精神科疾患のなかでも中核的な課題である．一般に，生涯有病率0.8%で，思春期から成人前期に発症し，複数のパターンで経過し，一定の障害を残す場合や再発を繰り返す場合などがあり，おそらく複数の疾患群であろうとされている．精神科病院入院者の最大多数を占め，社会復帰政策の主たる対象でもある．

陽性症状と称される精神症状は，幻覚や妄想，興奮や緊張で，脳神経系におけるドパミンやセロトニンなどを介する神経伝達機構の機能的な異常と考えられている．少なくとも抗精神病薬が陽性症状を抑えるのに有効である．急性期に自分の異常さを捉え難い場合があり，前頭前野の障害が指摘されている．

陰性症状について，以前は無為，自閉，意欲低下，感情鈍麻などと表現されたが，今日の病像ではさほど目立たなくなった．一部には認知行動障害が残遺する．必ずしも人格崩壊には至らないし，そうみえるとすれば，疾病の自然経過とは別の要因であろう．

疾患の発生機序は，〈脆弱性-ストレス-対処—レジリエンス・モデル〉で考えられている．脳神経系の脆弱性は，遺伝子の要素と周産期の障害として追究されている．

近年の疫学研究や早期支援活動の経験から，病初期に社会を巻き込んだ介入が薬理的な効果と同等であり，国や文化によって長期経過が不均衡である事実は，これまでの悲観的な精神病理学的仮説が正しいものではないことを示している．疾病自身の自然経過はかなり良好で，その半数は受診もせずに一生を全うしているし，医療を受けた者の大まかに2/3は長期的に社会生活を回復している．薬物療法に加えて，複数の心理社会的支援を重ねることで予後が良好となる．

障害の特性

国際生活機能分類(international classification of functioning, disability and health；ICF)を用いて他の障害と比較することが可能である．疾病部分である幻聴や妄想に対して，非定型抗精神病薬が開発されており，副作用も少なく，改善度も高い．一方で，薬物療法だけで症状を治めることの不利も認識され，心理社会的アプローチが併用されている．そこで，「医療と福祉を同時に必要とする障害」あるいは「医学的治療を継続しながらリハする障害」の特徴がますます強調されている．

残遺症状となる機能障害は認知行動障害である．情報を入力し，照合し，行動として出力する認知行動の過程のうち一部分が障害される．疾患名は同じでも残遺する障害は異なる．入力過程のフィルター障害，出力過程のメモリー障害などは多くの場合に出現する．そうした神経心理学的な問題が，集中力など

事物処理，気配りなど社会的認知，現実離れといった，自己や社会に対する多様な機能障害へとつながっている．

原則的に回復が可能な活動の制限である能力障害は，長期入院による廃用症候群の問題と，社会的技能を身につけるべき青年期を療養に専念せざるを得なかった問題と捉えると，症状が安定した段階で再学習可能であろう．統合失調症という疾患に基づく障害と，療養生活に伴う障害の，両者を見分けながら対策を考えるべきである．

「内なる偏見」の影響が大きく，支援を受けながら社会的機能を果たし，自信を取り戻すことによって，薬物療法では改善しなかった幻聴が消失する現象はまれなことではない．

評価・技法

精神症状の評価には簡易精神症状評価尺度（brief psychiatric rating scale；BPRS）や陽性陰性評価尺度（positive and negative syndrome scale；PANSS）が用いられる．精神症状と社会機能をあわせて簡便に評価する際に機能の全体的評定尺度（global assessment of functioning；GAF）が多用される．社会生活機能は，国際的には社会生活機能尺度（social functioning scale；SFS）が広く用いられ，わが国の文化に応じた精神障害者社会生活評価尺度（life assessment scale for the mentally ill；LASMI）などが開発されている．認知機能では統合失調症認知機能簡易評価尺度（brief assessment of cognition in schizophrenia；BACS）が比較的短時間で実施できる．

近年では，専門職の客観的な評価ばかりでなく，サービス利用当事者や家族の満足度を重視する傾向にある．リカバリーの思想は，病や障害が消えてなくならなくても，自分の人生の意味を再発見することであり，結果よりも過程を重視する．さらに，そうしたリカバリーを促進する環境（機関や専門職）か否かを問いかける視点も現れている．リカバリーに関する尺度も複数が開発され，日本語版も利用可能である．

リハビリテーション処方

疾患の経過に応じて，リハも3相に分けて論じられる．近年は発症前の予防的介入活動が加わるので4相になる．

❶ 第1相

第1相は，急性期に生じた脳神経系の機能障害を安定させることが目標となる．急性極期が治まると，臨界期を経て疲弊抑うつの時期に入る．過剰睡眠や肥満になることも多い．時間的な目安は，急性期発症から数えて数週間〜数カ月の単位であろう．主に医療機関の慢性期病棟や精神科デイケアにおいて，生活リズムを回復しながらも不活発に過ごす．この間には家族に対する心理教育を提供しておくべきである．

❷ 第2相

第2相は，能力の改善が目標となる．その前半は，暇や飽きる感じが戻ってきた頃に始まる．スポーツやゲーム，料理や家事など，集団で楽しみながら基礎的な活動を回復していく．この時期以降は病院と離れたリハ機関が理想的である．生活に当たり前な言動が疾患に基づくものと職員に誤解されると，社会的行動を抑制する結果，依存性を増し無力感に陥ってしまう．

第2相後半では，次第に現実を受け止められるようになり，具体的な就労や復学が目標となる．職業リハや一人暮らしのための訓練などはこの段階で行われる．脳に負荷をかけることができるまでには時間を要し，多くは発症から数年単位の期間を必要とする．集団活動から個別的支援関係に移るし，現実が突きつけられることもあって，再発や自殺に注意を要する時期でもある．近年の早期支援活動では，社会的発達を阻害しないように，可能な限り早い復学や就労を検討する．

就労支援は，訓練を重ねてから就労する従来のやり方ではなく，ジョブコーチなどの支援を前提に，先に就労して現場で訓練する「援助付き就労」の戦略がわが国でも中心となっている．居住サービスについても同様

で，自立の程度に合わせて住居形態をステップアップする従来のやり方では，先が詰まったり，現在の住居に慣れてしまうことで，一人暮らしの実現に至らない．最初から望む住居形態において支援する戦略が「援助付き居住」である．復学や子育ての際にも同様の戦略が用いられる．

❸ 第3相

第3相は，一定レベルの生活に達した後，日常的なケアや相談に乗る生活支援の活動である．その人が陥りやすいストレスや再発徴候に注目しながら，最終的にはセルフケア能力向上を目指す．この段階では，福祉機関あるいは社会一般の公的資源，インフォーマルな関係が支援の中心となる．就労，復学，結婚，出産など，同時に複数の支援を必要とする場合に，期限を設定した目標志向的なケアマネジメントを加える．

近年では当事者スタッフ（プロシューマー）が注目されている．疾病や障害から回復した者が同じ状況にある人々の支援に加わる活動は，新たな利用者がサービスに対する信頼感を高め，当事者スタッフはさらに回復を強化することができる．米国の多くの州において，一定の研修を受けた当事者スタッフが行ったサービスに対して，支払い機構が報酬を認定するようになった．

ボストン大学で開発されたリハ過程の考え方は次のとおりである．本人の希望を中心に生活目標を設定する．それを実現するために本人の機能を査定し，技能開発計画を立てる．技能教育は新たな技能を学習することだが，技能プログラミングはすでに身についている技能を応用する．一方で，生活目標を実現する環境の資源を査定し，資源開発計画を立てる．新たな資源をつくるだけでなく，既存の資源を修正し，調整することが含まれる．つまり，目的志向的なケアマネジメントの実践と言い換えることができる．

リカバリー支援の立場からは，無力感に打ちひしがれて希望をなくしている利用者に対して，半歩前で希望を示し続ける構えが専門職にとって大切である．リカバリーとは，自らの人生に対する責任を取り戻す営みでもあるが，その過程を伴走してくれる者を欠くことができない．

▎禁忌・留意点▎

第1相では，家族も職員も，周囲が回復をつい急ぎ過ぎて，再発を引き起こしがちとなる．あるいは，初回エピソードは回復しやすいために，半年程度で治療を中断してしまうが，2度目からの再発は回復が遅れることが多い．現在では発症後2～3年の服薬継続が推奨されている．

第2相前半の非生産的な「遊び」活動には重要な意義があるので，誤解しないようにしたい．第2相後半である具体的な社会復帰を始めるタイミングを計ることが要点である．早すぎると再発を起こすし，逆に保護的環境で何年も抱えてしまうとしたら，リハ活動とはいえない．

第3相では，人間として当たり前の生活や言動に対して，精神障害者であることを理由に，障害や再発と誤解して過剰な保護をしてしまう場合がある．医療関係者は介入を可能な限り控えめにして，ごく普通の社会関係を育てるようにしたい．

うつ病

野中　猛　日本福祉大学・研究フェロー

▎疾患の特性▎

国際疾病分類（ICD-10）では気分（感情）障害と総称される．リハとして注目すべきは，双極性感情障害（いわゆる躁うつ病）と反復性うつ病性障害（中核的なうつ病）であろう．米国精神医学会精神疾患の診断・統計マニュアル第4版（DSM-Ⅳ）では気分障害と総称され，双極性障害（Ⅰ型，Ⅱ型など）とうつ病性障害（大うつ病，気分変調性障害など）に分けられている．中核的な大うつ病の生涯有病率

は人口の6.5%であるが，さまざまな抑うつを広くとると20%に近づく．家族の発症までも含めると，うつ病と無縁のまま一生を終える人はほとんどいない．

ひと昔前まで単純なうつ病は，発生率は高くても容易に治る疾患として，若年発症の躁うつ病を除くと，リハの対象ではなかった．近年になって受療者数が急増し100万人の大台に上った．1998年から増加したわが国の自殺数の背景要因の1つにうつ病の存在が指摘されている．また，近年のうつ病治療の概況によると，休養だけでは治りにくく，慢性化，難治化する例が多くなった．治療の目標は症状軽減だけでは済まずに，生活の回復が求められている．こうした現象の背景には産業現場や社会生活の変化が想定されており，疾患そのものが変貌しているわけでない．しかし専門職側の注目度は明らかに変わっており，気分障害に関する知見は急速に増加している．

うつ病の基本症状は，「気分が落ちて，興味が湧いてこない」し，「おっくうで，やる気が出ない」という気分や意欲の障害である．身体症状が必発で，最多で出現するのは睡眠障害（典型的には早朝覚醒型）であり，倦怠感，食欲不振，体重減少（あるいは増加），性欲減退などが続く．悲観が募ると心気妄想，罪業妄想，貧困妄想などに至る．希死念慮は全例にあると考えて，早くから話題にしておく．

発症機序は〈脆弱性-ストレス-対処—レジリエンス・モデル〉で捉えられる．うつ状態は，神経伝達機構のセロトニンやノルアドレナリンの問題と考えられており，実際に選択的セロトニン再取り込み阻害薬（SSRI）などの抗うつ薬で症状が改善する．

米国精神保健研究所の予後調査では，半年後の再発率は50%で，2年後の慢性化率は19%，5年間の再発率は63%，自殺企図15%（うち既遂11%）であり，決して「軽い」疾患ではない．

また，高齢になるとうつ病の発生率が10%程度に高まり，脳病変をもっている場合には40%に至る事実に注意したい．脳卒中におけるリハの阻害因子となるが，うつ病と見なされずに，安易に人格上の理由として放置されるならば問題である．

▌障害の特性▐

個体側の条件として，まず病前性格が挙げられる．典型的な人々は「几帳面，精力的，熱中性，協調的など」であり，社会環境に過剰に適応しようという価値基準をもっている．しかし，現代の社会はこの価値に応えようとはしていない．以前は執着気質と呼ばれて特徴とされたが，近年では逃避型とか現代型の出現で，病前性格は必ずしも典型的ではない．

また，次のような認知のゆがみが強いといわれている．すなわち，「白黒をつけないと気が済まない（二分割思考）」「自分の関心事を大きく捉え，合わない部分は小さく捉える（選択的抽出）」「悪い出来事を自分のせいに感じる（自己関連づけ）」「証拠が少ないのに物事を推測して判断する（恣意的推論）」といった傾向である．

慢性化することで生活行動が狭くなり，ますます閉鎖的な思考に陥ってしまう．そうした失敗でさらに絶望感を増すという悪循環に至る．最も身近な人による支援が重要となる．

社会環境側の条件として，終身雇用体制から市場競争原理への移行，成果主義と人員削減という社会動向が，うつ病の発症を増やし，治りにくさに影響していると思われる．うつ病の存在意義は，過剰な疲労に対して生体が自然に休養を取っている状態と理解できるが，現代社会はそれすらも許そうとしない．

▌評価・技法▐

自記式ではZungの自己評価式抑うつ尺度（self-rating depression scale；SDS）やBeckのうつ病自己評価尺度（Beck depression inventory；BDI）という評価尺度が定番である．外来診療などではHamiltonうつ症状評価尺度（Hamilton rating scale for depression；HAM-D）が使われているが，重症度判定や客観性に限界があり，訓練を受けた者が行う構造化面接によるGRID-HAMDが開発されている．疫学調査には疫学用うつ病評価尺度（center for epidemiologic studies depression scale；CES-D）が主として活用されている．一般医との情報交換には，簡易構造化面接法（mini-international neuropsychiatric inter-view；MINI）が検討されている．

客観的な指標が多数研究されているが，有力なものに近赤外線トポグラフィー（near-infrared spectroscopy；NIRS）がある．特定の課題を解いている間に頭皮から脳血流を測定して，その増減パターンを観察する方法である．

リハビリテーション処方

❶ 急性期

急性期の治療方針は第一に休養であるが，軽症の場合には完全休養ではなくてペースを落とすことを意味する．第二に抗うつ薬であり，バランスを崩した脳神経の調整に不可欠である．現在は第四世代の抗うつ薬が主に処方され，一般に半年～1年間は継続すべきである．急性期には抗不安薬を追加する．第三に支持的な精神療法で，先の見とおしに関する説明や復職などの保障が要点となる．第四にストレスを低減する環境調整である．この際に家族の疾病理解やピアグループとの交流が要点となる．

❷ 活動回復期

活動回復期は，退屈を感じて動き出したくなるときが始まりであり，好きなスポーツなどが適切である．復職準備期では，一時的に不安や緊張が高まる．慣れた仕事に類似した活動や通勤を試すことは有効である．職場に「試し出勤（リハビリ出勤）」ができる制度があることが望ましい．厚生労働省による「職場復帰支援の手引き」が提言されている．復職後は無理しない生き方が目標となる．

再発を繰り返す場合や慢性化した場合に，リハへと導入する．1つは認知療法である．例として「思考記録表（井上）」では，その日の出来事に対して，不快であればその感情を記し，どのように考えたのか（自動思考）を描き，一方で冷静に考えればどのように理解できるのか（合理的反応）と修正し，実際にはどうしたのか（言動）を記録し，治療者と語り合う．

近年では精神科デイケアの形式による「リワークプログラム」が普及している．休養だけでなく，積極的な適応技能を身につけることが目標となる．導入時には，規則正しい生活リズムを整え，復職への動機づけを確認する．プログラムは主に集団に慣れることを前提に，うつ病の疾病教育，アサーション訓練，ストレスマネジメント，求職理由を内省するためのレポートと議論，キャリアに関する相談などが行われる．一方で達成感や有能感をとり戻し，他方でこれまでの対人関係パターンを見直す．

最終的には，社会の価値基準から少し距離をおいて，やや低空飛行を目標に，習慣化された行動を組み入れ，日常生活を再建することを目指す．

❸ 社会環境側の課題

社会環境側の課題について，特に産業精神保健の立場では厚生労働省が「4つのケア」を提言している．すなわち，①セルフケア（気づき，相談など），②ラインによるケア（上司による職場環境の改善など），③事業所内産業保健スタッフによるケア（産業医，保健看護師など），④事業外資源によるケア〔専門機関，EAP（従業員支援プログラム）など〕である．企業における人的資源管理のシステム整備が求められている．医療機関自身がハイリスクな場であると同時に，産業精神保健に関する対策が最も遅れている現場の1つである．

禁忌・留意点

　急性期の問題では，気分障害を専門としない医師による不適切な薬物療法が目立っている．たとえば双極性II型は，躁状態が短期なため単極性うつ病と誤診しやすいが，有効な薬物は互いに異なる．また，過剰に長期的な休養が安易に指示されたことで，結果的に職を失ってしまう場合も多い．慎重な病型把握と重症度に合わせた休養形態を見定めるべきであろう．

　活動回復期と見間違うのは焦燥による行動である．そのまま失敗を重ねることで希死念慮を強めてしまうことがある．それ以前から同居する家族への心理教育をしておきたい．

　近年の事例では単なる休養だけでは社会適応が回復しない．薬物療法に加えて，認知行動機能，セルフケア能力，対人関係技能などに焦点を当てた支援が求められている．また，実際の産業現場は決して恵まれているわけではないので，現職復帰だけを目標にするのも危険であろう．事業所内ケアに携わる人々との情報交換が重要となる．

重度・重複障害

重症心身障害児

朝貝芳美　信濃医療福祉センター・所長

疾患の特性

　重症心身障害児（重症児と略す）とは，1967年に重症児施設が法制化されたときに「重度の知的障害および重度の肢体不自由が重複している児童」とされ，医学的な定義ではない．目安として身体障害者手帳等級1～2級でIQ 35以下とされている．大島の分類区分1～4がよく用いられており，運動機能では「寝たきり」から「座れる」まで範囲が広い．1歳までに頸定し，3～4歳までに座位が可能となれば，支持歩行が可能となる例もあり，乳幼児期には重症児であっても，訓練により重症児の範疇から外れる例もみられる．米国精神障害学会では，知的障害のIQ程度分類を廃止し，支援の程度による分類を提唱している．

　多くは重複障害や合併症を有しており，感染症や痙攣発作などで重篤になりやすい．視覚障害，聴覚障害，呼吸障害，摂食・嚥下障害，痙攣，四肢・体幹の変形拘縮，脊柱側弯，股関節脱臼などがみられる．

　発生頻度は出生1,000当たり1とされているが，幼児期までに死亡する例もあり，6歳ごろには有病率は減少する．近年，周産期，新生児期医療の進歩により，重症児の生命予後は大幅に改善されており，わが国の出生率は減少しているが重症児は増加傾向にある．

障害の特性

　運動機能や知的発達が期待できるレベルから，生命維持管理が中心になる超重症児と呼ばれるレベルまで障害の程度はさまざまである．子どもの脳は発達することを念頭に対応する必要があり，MRI画像のみでは子どもの能力を判断できない場合もある．

　超重症児，準超重症児に当てはまる児は，運動や言語発達に限界がある．このような重症児のリハ処方は，全身状態を改善・維持して，発達を促すことになる．痙攣のコントロール，喉頭気管分離術，気管切開，胃瘻などにより全身状態が改善し，体力がついてくる児もみられる．自発運動がなく，睡眠覚醒の区別も十分でない最も重症な例にとって，日常生活のなかには不快な刺激が多いため，できるだけ快反応を引き出すことが大切になる．そのための聴覚，視覚，嗅覚，触り揺らすなどの刺激量を調整し，変形・拘縮を防止

するためにいろいろな姿勢をとらせることが必要となる．

評価・技法
❶ 評価
重症児の発達を客観的に評価することは難しい．重症度分類(gross motor function classification system；GMFCS)，GMFM (gross motor function measure)，津守・稲毛式乳幼児発達検査，新版K式発達検査などを用いている．嚥下造影(videofluorography；VF)など合併症に対する評価も重要となる．

❷ 技法
特別な技法はないが，痙縮抑制と姿勢管理は重要で，現状の能力を少し超えた運動レベルのチャレンジ，具体的には頚定していなくても，腹臥位，座位や立位姿勢をとらせるなども積極的に行っている．

母子入院は，母親に育児，子どもの扱い方を指導し，集中的に訓練することで子どもの機能を向上し，日常でできることを増やし家庭療育に結びつける．NICU後の在宅生活支援などがある．保護者にとって，子どもの変化が実感でき，訓練室で行ったことを病棟で実践することで，家庭でできることが広がる．母親・子ども同士，療育スタッフとの交流や情報交換が家庭療育に役立つ．

リハビリテーション処方
1) 時期別のリハ処方
❶ 乳児期
全身状態の維持・改善，睡眠・覚醒リズムの確立，摂食・嚥下の評価指導，合併症の治療，母親(家庭)支援，日常の扱い方を含めた育児指導，産科医療補償制度への申請．

❷ 幼児期
乳児期の処方に加えて，通所，療育，身体障害者手帳や産科医療補償制度への申請，日常姿勢の検討，内服，ボツリヌス治療や手術的筋緊張のコントロール．補装具の検討，変形・拘縮増悪防止，骨脆弱性骨折の防止．家庭療育に結びつけるために，母子入院や通院訓練頻度を増やすことで，1段階機能レベルを上げる．快反応を広げる，興味の範囲を広げる，頚定向上のために腹臥位や座位，立位姿勢を工夫する．下肢の自動性，支持性向上の目的で座面付き歩行器の練習．支持歩行能力の向上が困難であっても，介助立位能力の向上を目的とする．介助立位が向上すれば，移乗などの介護負担が軽減する．

❸ 学童期
幼児期に獲得した機能の維持向上を目的とする．骨成長期には骨脆弱性骨折の危険が高まり，注意が必要となる．介助立位可能な例は機能を維持する．変形拘縮防止のためにも立位台立位は継続していく．快反応や興味の範囲は年齢が高くなっても向上するため，適切な刺激と介入は継続する．

2) 障害別のリハ処方
❶ 麻痺性股関節脱臼
痙縮には左右差がみられ，痙縮の強い側の骨盤は挙上し，同側の股関節に脱臼がみられることが多く，windblown deformityへと変形は増悪していく．脱臼の原因はmuscle imbalanceであり腸腰筋，股内転筋，ハムストリングなどが関連している．運動機能が重症なほど脱臼は生じやすい．

脱臼により座位バランスの悪化，下肢変形拘縮の増悪(股内転拘縮)，片側例では下肢短縮による立位バランスの悪化，疼痛などがみられる．しかし，脱臼があっても疼痛のない例もある．

治療は，AHI (acetabular head index) 50%未満となったら速やかに下肢軟部組織解離手術を実施するが，手術適応には全身状態を考慮する必要がある．股関節痛に対しては，閉鎖神経フェノールブロック，ボツリヌス治療，下肢軟部組織解離手術などの痙縮治療が有効な場合が多い．

リハ処方はいろいろな姿勢をとらせて，下肢変形拘縮や骨盤傾斜増悪防止と股・膝関節可動域(ROM)の維持が重要となり，日常生活指導で股関節屈曲内転内旋拘縮やwindblown deformity予防のために，臥位での下

肢マットの工夫や夜間抱き枕の使用などを工夫して姿勢を保持する．下肢・体幹支持性の向上，挙上骨盤の引き下げストレッチ，股関節外転，伸展，膝関節伸展などのストレッチや拮抗筋の筋力強化による muscle imbalance の改善，具体的には，股関節開排の目的で胡座ストレッチ，股関節伸展の目的で腹臥位，膝関節伸展ストレッチなどを毎日実施する．股関節の可動域を維持するために内旋ストレッチを行うこともある．股関節周囲筋，体幹筋の痙縮抑制治療の検討も必要になる．

❷ 麻痺性脊柱側弯

片側股関節脱臼や骨盤傾斜が先行し，座位レベル以下の重症例にみられることが多い．

15 歳までに Cobb 角 40°（臥位）を超えると，最終的に 60°以上になることが多く，50°以上では骨成熟後も経年的に進行することが多い．骨盤傾斜が座位バランスを悪化させ，側弯が 60°以上に進行すると呼吸機能の低下を招く．装具療法は座位バランスの改善に用いられるが，側弯進行の防止はできないとされている．進行を遅延させる可能性については結論が出ていない．

リハ処方としてはいろいろな姿勢をとらせる．立位姿勢により脊柱側弯の悪化をきたすという意見もあるが，長時間同一姿勢をとることが問題であり，姿勢のバリエーションを増やすために，適切な立位，座位姿勢も重要である．片側の骨盤挙上と脊柱側弯が生じると，骨盤挙上側の腰部筋が短縮している場合が多いので，ストレッチで短縮筋を引き伸ばし，骨盤挙上側を引き下げる．腰部短縮筋や股関節周囲筋へのボツリヌス治療なども併用する．

脊柱側弯凹側の傍脊柱筋の筋緊張が亢進していると思われがちであるが，筋緊張の分布は複雑であり凸側，凹側両方の傍脊柱筋に緊張がみられたり，姿勢によっても筋緊張に変化がみられる．また，痙性麻痺であっても体幹筋は低緊張の場合もある．姿勢を変えて体幹筋の多極表面筋電図を検査することも必要な場合がある．類似の脊柱側弯であっても，体幹筋の筋活動には違いがみられる．

3) 痙縮の治療
❶ ボツリヌス治療の目的

全身状態，合併症の軽減，QOL の改善がみられる例もある．異常な筋緊張を抑制することで姿勢をとらせやすくなり，介護しやすくなる．

❷ ボツリヌス治療の利点と欠点
〔利点〕

▶ **機能訓練向上の補助的手段**：痙縮抑制により拮抗筋が活動しやすくなり，機能訓練により機能が改善する例もある．注射の効果は一時的でも機能改善のきっかけとなる．

▶ **疼痛軽減**：筋緊張と疼痛増悪の悪循環を断ち切ることで疼痛が軽減する．

▶ **全身状態の改善**：呼吸，胃食道逆流，誤嚥性肺炎の軽減，表情が和む，体温上昇の軽減などがみられる例もある．

▶ **他部位の痙縮抑制**：下肢痙縮の抑制により，上肢痙縮も抑制されることがある．

〔欠点〕

▶ **機能低下**：痙縮を利用した動作，活動では筋力の弱さが現れる（たとえば，下肢の支持性低下，首下がり，嚥下障害など）．

▶ **痙縮シフト**：もぐらたたき現象や他の部位の緊張が高まる例もまれにみられる．

▶ **その他**：痙縮治療としては選択的脊髄後根切断術，バクロフェン髄腔内持続注入などが行われており，治療の選択肢は増えている．

4) リハ処方のポイント
❶ 日常の姿勢

姿勢を保つことや変えることができない重症児の四肢・体幹の変形拘縮は，日常でとれる姿勢のバリエーションが少ないほど増悪しやすい．小児期に本人が好む姿勢での時間が長くなると他の姿勢を嫌がり，同じ姿勢しかとれなくなって変形拘縮が増悪するため，特に在宅や施設長期入所例で注意が必要となる．

背臥位では舌根沈下や下顎の後退により気道狭窄が起こりやすいため，後頚部伸展や側臥位，腹臥位，前傾座位などの姿勢を検討する．側臥位は一般的にリラックスでき，脊柱側弯凸側を下にすることで短縮した体幹のストレッチ効果も期待される．呼吸リズムの安定，SpO_2値や分時換気量の改善，排痰の促進，精神的な安定のために姿勢保持装置を使用した腹部を圧迫しない腹臥位も検討する．腹臥位は脊柱の伸展が得やすく換気の改善も期待できるが，胸郭の運動制限の強い場合は適応できない場合もある．分泌物の排出，舌根沈下の予防，嚥下障害への対応のために，体幹前傾・後傾姿勢や側臥位姿勢を検討する．胃と十二指腸では排泄促進のための側臥位姿勢が左右異なることもあり，消化管造影が参考になる．

❷ **注意点**

よい姿勢であっても同一姿勢は変形拘縮を増悪する．床上の自力移動や立位台立位は重要で，家屋改造で室内を車椅子で移動できるようにすると，床上の自力移動をしなくなり能力が低下する．夜間装具も有用であるが，睡眠を妨げる場合もある．

❸ **具体的なリハ処方**

生活リズム・体調の維持，合併症への対応，変形拘縮の防止(特に悪循環に陥らない対応)，呼吸・摂食・快反応・意思表示・コミュニケーションの向上，介助を受けやすい状態の維持など．

❹ **著しい変形拘縮発生の悪循環**

体調を崩す，変形拘縮による疼痛など，安静を余儀なくされると四肢・体幹の変形拘縮(windblown deformityや脊柱側弯など)が増悪する．特に骨成長期に痙性筋・腱の成長がついていけない時期には増悪しやすい．

❺ **立位台による立位の重要性**

変形・拘縮が最も増悪するのは仰臥位で寝かせきりにしておくことであり，可能であれば積極的に立位姿勢もとらせる．

▶**意義**：頚部，体幹，下肢支持性の向上，立位バランスの獲得，視野拡大，視知覚機能の発達，上肢機能の発達によりリーチ範囲の拡大，横隔膜の下降による胸郭の拡大，下肢，体幹支持性の維持，下肢変形拘縮の防止，骨脆弱性の防止，下肢筋のポンプ作用による下肢循環障害の防止などが期待できる．

▶**継続するための注意点**：病気，骨折，疼痛，変形拘縮の増悪などで，継続を中断せざるを得ない場合がある．その時はできるだけ問題を早く解決し，中断は短期間とする必要がある．中断が長期化すれば，変形拘縮，廃用性筋萎縮が増悪し立位台立位の再開は困難となる．

5) **二次障害**

成長による変形拘縮の増悪により，嚥下障害の増悪や頚部の過度の伸展，屈曲は嚥下を妨げ，誤嚥を悪化させるだけでなく，咽頭，喉頭，気管などの変形を生じる．胸郭の扁平化や脊柱側弯による脊柱のねじれが加わるとさらに換気障害が悪化する．気管切開例では，気管内肉芽や気管腕頭動脈瘻の発生要因ともなり注意が必要となる．腰椎部での側弯により，消化管の圧迫や腸の血流を妨げ，腸閉塞を生じることもある．

6) **骨脆弱性骨折**

重症児の骨脆弱性骨折頻度は約1%/6年といわれ，原因不明，介護・訓練中にわずかな外力や児自身の痙攣でも骨折が生じる．骨折しやすいことを，保護者に知らせておくことが重要であり，対応によっては医療事故として扱われる恐れもある．危険因子として，寝かせきり，薬物(抗痙攣薬)，低栄養，日光不足，ホルモン障害などが挙げられており，骨折の危険性はあってもリハが重要で，寝かせきりになればさらに骨折しやすくなることを説明する必要がある．重症児の骨代謝は個々に違いがあり，経年的にも変化するため治療方針決定には，骨成長や低栄養に関連するIGF-1(insulin-like growth factor-1)，ビタミンKの指標となるucOC(undercarboxylated osteocalcin)，ビタミンD，骨代謝マー

カーの経年的検査は重要である．

❶ 骨折の症状
　骨折があっても発見が困難なことも多く，機嫌の悪さ，通常嫌がらない介護を嫌がる（おむつ交換），腫脹や四肢の変形，異常に動かしやすい，動かすと音がするなどに注意する必要がある．

❷ 骨折しやすい部位
　骨折しやすい部位は大腿骨骨幹部や顆上部などで，抱き上げたとき，大腿骨にてこの作用で力が集中する横骨折やおむつ交換や更衣のとき，大腿骨はねじれに弱く螺旋骨折が生じる．臥位から座位姿勢に起こすときに，股関節拘縮があると大腿骨に螺旋骨折を生じやすいため注意が必要となる．

❸ 骨折予防
▶食事：蛋白質，カルシウム，ビタミンDの豊富な食べ物
▶薬物療法：ビタミンK，ビタミンD製剤の投与時は高カルシウム血症に注意
▶日光浴
▶姿勢の変換，自・他動運動，可能な範囲での立位

|留意点|
　いろいろな症状がわかりにくく，疾患や外傷の診断治療が遅れる場合がある．明らかな原因はなくても骨脆弱性骨折を生じることがあり，原因不明の突然死もみられる．

|その他|

❶ 重症児とのコミュニケーション
　コミュニケーションを広げていくことが重要な課題となる．日常，愛情をもって接して，目を合わせ，声かけをし，そして触れるなどの感覚的刺激に対して，児の表情や全身の反応に注意し，声かけに対して声の方向に目を向けるなど，気づきのサインを見逃さないようにする．前庭，固有感覚，触覚，聴覚，視覚刺激の量と質，種類を調節し，気づきのサインがみられたらその刺激を広げていく．刺激の量と質の調整に関しては触れるという刺激でも，強い刺激になり筋緊張を高めてしまうこともあるが，逆に軽く圧迫して触れるとリラックスできる場合もある．声かけの前から表情が変わるなど，その刺激に期待する反応がみられれば，コミュニケーションを広げていくことができる．声かけや音楽など期待反応のみられる場面を広げていき，気づきや期待反応がみられていることを保護者と共有することも大切である．

❷ リハのあり方
　重症児といっても障害の程度はさまざまであり，乳幼児期には粗大運動の向上が期待できる子どもも含まれており，機能の予後予測に基づいた保護者へのインフォームドコンセントの重要性が増している．短期目標，長期目標を立て，選択可能なリハプログラムを準備し，子どものもっている能力を最大限発揮させる必要があり，予後予測のないまま漫然と頻度の少ない通院訓練を継続して機能獲得の時期を逸することがないように，きめ細かなリハ処方，評価，指導が要求される．

　重症児が地域で生活できるように支援することも重要であり，地域支援ネットワークの構築と内容の充実が急務となっている．

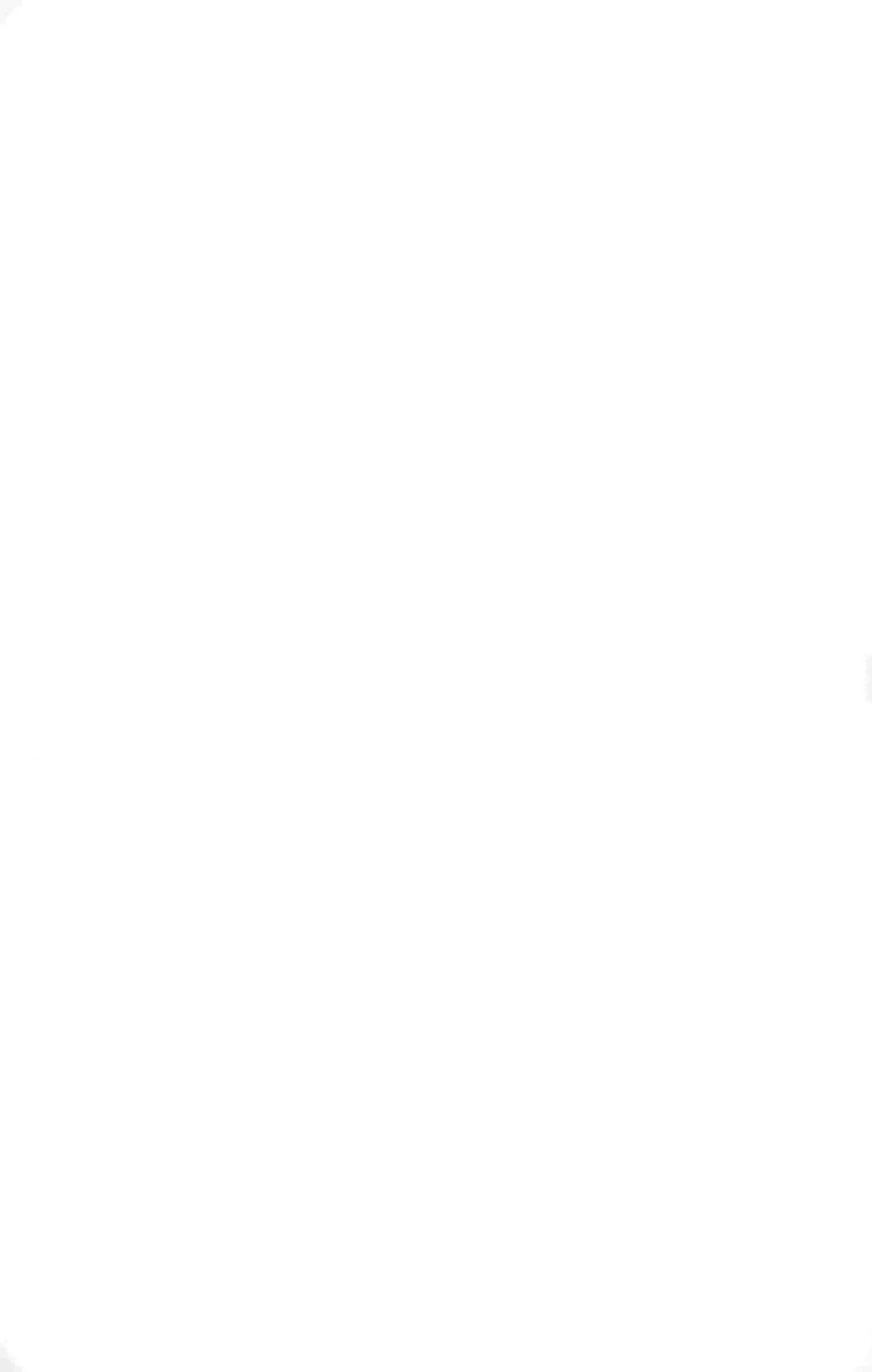

II 評価法編

意識障害

意識障害

前野 崇　国立精神・神経医療研究センター病院・身体リハビリテーション科

評価のポイント

意識は精神活動が行われるうえで基礎となる機能である．その本質が何であるかは哲学的な側面もあるが，医学的には覚醒や気づき，短期記憶，注意に関わっている機能であり，中枢神経では脳幹網様体賦活系・視床・視床下部の障害，大脳半球の広範な障害によって異常をきたす．

意識が低下すると運動，知覚，記憶，認知などいずれの中枢神経機能も低下するため，患者に対しては意識障害の有無を確認する必要がある．また意識は循環・呼吸器系，肝機能・腎機能など内部障害に影響される．

救急の現場などで明らかに全身状態が悪い場合は救急処置を優先する．バイタル・サイン(血圧，脈拍，体温，呼吸数)，チアノーゼがないか，外傷がないかを調べる．

次いで原因検索としては意識障害を起こした現場の状況(たとえば服薬や低体温ではないか)が重要である．

意識障害を起こす原因は多数あり，Carpenterの分類によれば表1の疾患を鑑別する．これに加えて電解質異常(低ナトリウム・高ナトリウム血症，高カルシウム血症)，炭酸ガスナルコーシスも頻度の高い内部障害である．

意識障害以前の既往や病歴，過去に似たような意識障害を起こしたかを本人または家族・ケア従事者に確認すると原因を絞り込めることが多い．問診で確認できることを表2に示す．

また軽度の意識障害は，他の機能低下すなわち認知症・抑うつ・精神疾患との鑑別が難しいことがある．特にリハ領域では，認知症や知的障害の療養患者で機能の悪さに隠れて意識障害を発症していることがある．

意識障害が疑われる場合，意識障害の原因になるような内部障害，服薬，栄養状態を確認する．その場の問診や神経心理検査で判別しづらい場合は，日～週で時間変化するか(日暮れ時徴候など)も確認が必要である．

意識障害の特殊な状態としては表3のものがある．

代表的な評価ツール

❶血清学的検査

血中の電解質，血糖，アンモニア，カルシウム，アルブミン，血液尿素窒素，クレアチニン，ALT/AST，ビリルビン，アルカリホスファターゼ，マグネシウム，リン酸濃度を計測する．

表1　Carpenterの分類

- A：急性アルコール中毒
- E：内分泌(甲状腺・副腎機能異常，下垂体機能低下など)
- I：インスリン(低血糖・高血糖)
- O：低酸素血症
- U：尿毒症(高アンモニア血症)
- T：外傷，体温異常(低体温，熱中症)
- I：感染症(髄膜炎，脳炎，敗血症)
- P：精神疾患(てんかん，亜昏迷状態など)
- S：失神，脳卒中

表2　問診で確認できる意識障害

1) 覚醒のレベル：その場で開眼しているか，刺激の少ない病室などで閉眼しているか
2) 注意の集中度：問いかけへの答え方，表情，視線などで注意が維持できているかを確認する．注意が転導(それる)しやすいかをみる
3) 周囲の状況の領識：見当識が保たれているか

表3 意識障害の特殊な状態

1) せん妄：軽度の意識障害に，錯覚・幻覚・精神運動興奮が加わった状態
    - 夜間せん妄：脳血管障害
    - 振戦せん妄：慢性アルコール依存症
2) もうろう状態：全体的な判断力に欠けた状態，後で思い出せない
    - 側頭葉てんかんなど
3) 無動性無言：脳幹網様体賦活系などの障害．眼球の追随運動のみがある
4) 失外套症候群：大脳半球の広範な障害
5) 植物状態：植物機能だけが残っている状態
6) 閉じこめ症候群：意識は清明であるが，動けず，話せない
    - 大脳脚・橋腹側の両側性の障害

表4 脳波と意識障害

軽度の意識障害
- 正常な α 波：ヒステリー
- α 波の徐波化
- 間欠性徐波の出現

中等度の意識障害
- 持続性多形性徐波の出現：脳腫瘍（特に転移性脳腫瘍）
- 三相波（肝性脳症など代謝性疾患）

高度の意識障害
- 周期性パターン（SSPE・Creutzfeldt Jakob 病・ヘルペス脳炎）
- α 昏睡：脳幹障害
- 低振幅持続性徐波：大脳の広範な病変
- burst suppression：無酸素脳症，代謝性脳症，薬物中毒
- 電気的脳無活動（ECI）：脳死
- てんかん重積状態：てんかん性異常波

向精神薬，抗てんかん薬の薬物血中濃度を測定する．

❷ 脳波

脳細胞の電気的活動を頭表から計測する．意識障害においては重度になるごとに徐波化する傾向がある（表4）．

脳幹障害を診断するためには聴性脳幹反応（auditory brain-stem response）など事象関連電位も用いる．

判別の難しい意識障害に対しては，一昼夜のポリグラフを測定する．

表5 Glasgow coma scale

開眼機能（Eye opening）「E」
- 4点：自発的に，または普通の呼びかけで開眼
- 3点：強く呼びかけると開眼
- 2点：痛み刺激で開眼
- 1点：痛み刺激でも開眼しない

言語機能（Verbal response）「V」
- 5点：見当識が保たれている
- 4点：会話は成立するが見当識が混乱
- 3点：発語はみられるが会話は成立しない
- 2点：意味のない発声
- 1点：発語みられず

運動機能（Motor response）「M」
- 6点：命令に従って四肢を動かす
- 5点：痛み刺激に対して手で払いのける
- 4点：指への痛み刺激に対して四肢を引っ込める
- 3点：痛み刺激に対して緩徐な屈曲運動
- 2点：痛み刺激に対して緩徐な伸展運動
- 1点：運動みられず

表記法はそれぞれの点数を併記して E4V2M5 とするか，合計点を書く．

表6 Japan coma scale

Ⅰ．覚醒している
　0　意識清明
　1（Ⅰ-1）見当識は保たれているが意識清明ではない
　2（Ⅰ-2）見当識障害がある
　3（Ⅰ-3）自分の名前・生年月日が言えない
Ⅱ．刺激に応じて一時的に覚醒する
　10（Ⅱ-10）普通の呼びかけで開眼する
　20（Ⅱ-20）大声で呼びかけたり，強く揺るなどで開眼する
　30（Ⅱ-30）痛み刺激を加えつつ，呼びかけを続けると辛うじて開眼する
Ⅲ．刺激しても覚醒しない
　100（Ⅲ-100）痛みに対して払いのけるなどの動作をする
　200（Ⅲ-200）痛み刺激で手足を動かしたり，顔をしかめたりする
　300（Ⅲ-300）痛み刺激に対し全く反応しない

❸ 頭部 X 線 CT

意識障害のある患者はほぼ全例適応となる．テント上の器質的障害を評価する．

❹ PET，SPECT

脳血流量や代謝量から，脳細胞の活動度を評価する．

表7 Emergency coma scale

【一桁】覚醒しているかどうか観察する.
STEP1　自発的な開眼・発語・運動を確認する（一桁かどうか）.
　言葉による呼びかけや痛み刺激を加えず，自発的な開眼・発語・運動が1つでも確認されれば覚醒状態である.
　覚醒状態であればSTEP2に進む.
　覚醒状態でなければ2を省略し3に進む.
STEP2　見当識を確認する（1か2かの区別）.
　時・人・場所がわかるかどうか尋ねる.
　　見当識が保たれていれば→ECSは1である.
　　見当識に障害があるか発語がない場合は→ECSは2である.

【二桁】刺激による覚醒の状態を観察する.
STEP3　言葉による呼びかけで反応を観察する.
　大きな声で「もしもし　わかりますか」「どうしましたか」と呼びかける．呼びかけに合わせて体を揺さぶってもよい．
　　言葉による呼びかけで覚醒すれば→ECSは10である.
　　言葉も出るが間違いが多い場合もこのレベルとする.
　　言葉による呼びかけで覚醒しなければSTEP4に進む.
STEP4　痛み刺激を加えて覚醒の状態を観察する.
　付き添いなどがいれば「痛み刺激により覚醒の状態を判定します」と同意をとる.
　体幹部に外傷のない場合は胸骨部を手拳で圧迫する.
　四肢の爪部を鈍的に圧迫してもよい.
　必ず痛み刺激に加えて呼びかけを繰り返す.
　　痛み刺激を加えて覚醒すれば→ECS 20である.
　　痛み刺激で覚醒しなければSTEP5に進む.

【三桁】刺激しても覚醒しない状態.
STEP5　痛み刺激に対する反応を観察してECS判定を行う.
　STEP4の痛み刺激で下記の状態を手早く判定する．この意識レベルでは呼吸抑制を伴ったり循環動態が不安定な場合があるので迅速な対応をとる.
　痛み刺激に対して
　　疼痛部位に四肢を持っていく，払いのける→ECSは100Lである.
　　引っ込める（脇を開けて）または顔をしかめる→ECSは100Wである.
　　屈曲する→ECSは200Fである.
　　伸展する→ECSは200Eである.
　　動きが全くない→ECSは300である.

❺ 髄液検査

髄膜炎（発熱・頭痛・髄膜刺激症状など）が疑われ，うっ血乳頭がないときに行う．必ずしも緊急性はない．

❻ 評価スケール

意識障害には傾眠（刺激がないと眠る），昏迷（強い刺激を与えると，振り払おうとし，辛うじて開眼する），半昏睡（強い痛み刺激に対して逃避反応がみられる），昏睡（強い痛み刺激にも全く反応しない）などの用語があるが主観的な表現である．

一方救急の現場でよく用いられるものにGlasgow coma scale（GCS）（**表5**），日本ではJapan coma scale（JCS）（**表6**）がある．GCSは海外でも用いられるが計数がやや煩雑である．JCSは救急の場合に迅速に記録できる利点があるが分類が覚醒度に偏り，評価者による結果のばらつきがある．

最近はJCSを改良し，異常肢位・硬直の有無を分類に含めたemergency coma scale（ECS）（**表7**）も提唱されている．

❼ 特殊な意識障害（せん妄など）の評価

▶**せん妄の診断基準**：せん妄の診断基準〔米国精神医学会精神疾患の診断・統計マニュアル第 4 版(DSM-IV)〕は次のとおりである．

- 注意集中，維持，転導する能力の低下を伴う意識の障害(すなわち環境認識における清明度の低下)：質問に対して集中できない，前の質問に対して同じ答えをする，質問していても覚醒が保てずすぐウトウトしてしまう．
- 認知の変化(記憶欠損，失見当識，言語の障害など)，またはすでに先行し，確定され，または進行中の認知症ではうまく説明されない知覚障害の出現：最近の記憶があいまいである，新しいことをすぐに忘れてしまう，時間と場所に関する見当識を失っている，錯覚(壁のシミを見て「虫がいる」と言う)，幻覚(人がいない場所に「人がいる」と言う)の存在，しばしば幻覚を現実のものと確信し，不安・興奮の原因となる．
- その障害は短期間のうちに出現し(通常数時間〜数日)，1 日のうちで変動する傾向がある：午前中おとなしく協調的であった人が，夜には点滴を抜いたり，ベッドから頻回に降りようとしたりする．
- 病歴，身体診察，臨床検査所見から，その障害が一般身体疾患の直接的な生理学的結果により引き起こされたという証拠がある：背景に原因となる身体状態や薬剤の使用などがある．

▶**せん妄の評価スケール**：せん妄の評価には高齢者や緩和ケアの分野で用いられるスケールがあり，delirium rating scale-revised-98 などが知られている．ニーチャム混乱・錯乱状態スケール(NEECHAM confusion scale)は日本語版があり，せん妄以外の急性混乱・錯乱状態までを幅広く対象としている．看護師がスクリーニングを行うにはせん妄スクリーニング・ツール(delirium screening tool)が簡便で，病棟など現場で統合失調症や認知症との鑑別に用いることができる．また ICU では ICU 症候群など特徴的な意識障害をきたすことがあるため鎮静度評価に Ramsay 鎮静スケール，せん妄評価に CAM-ICU(confusion assessment method for the ICU)を用い，攻撃性・鎮静度を測る RASS(the Richmond agitation and sedation scale)を併用する．

高次脳機能障害

知能

石合純夫　札幌医科大学教授・リハビリテーション医学講座

評価のポイント

知能を明確に定義することは難しいが，Wechsler(1944)は，「合目的的に行動し，合理的に思考し，効率的に環境を処理する個人の総体的能力である」と定義し，さらに，知能を個々の具体的な能力の集合体として捉えた(日本版 WAIS-Ⅲ理論マニュアル，日本文化科学社，2006)．記憶検査が新しい対象を覚えて後で思い出す能力を測るのに対し，知能検査は獲得された知識，判断力，思考能力，認知的処理能力などを測る．また，条件設定に応じて，複数の選択肢を思い浮かべ，1 つとは限らない解決法のなかから柔軟に判断/行動を決定し，また，状況変化に応じて切り替える能力を調べる遂行機能検査とも異なる．

WAIS-Ⅲに代表される知能検査は，適応前に，実施してよい状態かどうかを判断する必要がある．まず，課題に集中できない程度

の注意障害，たとえばせん妄があるときは実施できない．また，大半が言語性指示で実施するので，左半球損傷で失語症がある場合も大抵は適応とならない．ただし，指示が理解できる場合に動作性検査のみを実施して知能を推定できる場合がある．一方，右半球損傷で半側空間無視がある場合，動作性検査は無視の影響を強く受けるため，知能を反映しない．そこで，言語性検査のみを実施することがある．

表1　IQ の記述的分類

IQ	分類
130 以上	特に高い
120〜129	高い
110〜119	平均の上
90〜109	平均
80〜89	平均の下
70〜79	境界線
69 以下	特に低い

代表的な評価ツール

❶ Wechsler 成人知能検査法〔Wechsler Adult Intelligence Scale（WAIS）〕

このシリーズは，現在，わが国ではWAIS-Ⅲまで出版されている．WAIS-Ⅲでは，16〜89歳の者の知能指数（IQ）を測定できる．WAIS-ⅢのIQは被検者の属する年齢群において，平均100，標準偏差15の測定基準に尺度化されている．これに基づき，測定値について統計学的な判断を行う他，表1に示したWAIS-Ⅲの記述的分類に当てはめることもできる．検査全体から求める全検査IQの他，言語性に解答する言語性検査から算出される言語性IQと動作性に反応する動作性検査から算出される動作性IQも求められる．なお，WAIS-Ⅲからは，群指数として「言語理解（VC）」「知覚統合（PO）」「作動記憶（WM）」「処理速度（PS）」が求められるようになっている（表2）．13の下位検査全てを実施すると群指数まで算出できるが，IQのみの算出であれば11の下位検査の実施により可能である．

知能指数は「総合的」指標であり，異なる能力を測定する下位検査成績のまとめである．各下位検査の粗点は，年齢群ごとの評価点（平均10，標準偏差3）に換算され，IQと群指数算出のもととなっている．検査結果の読み方としては，前述のIQによる判定にとどまらず，下位検査評価点のプロフィールにも注目したい．リハにおいては，障害された側面と保存された側面の両方からアプローチすることが鉄則であり，下位検査プロフィールは対象者の得手不得手を知る大きな手がかりとなる．各下位検査の意義を理解するために，ぜひ一度は検者としてWAIS-Ⅲを自分で実施してみて，内容を把握しておきたい．言語性の下位検査のうち，「知識」と「単語」はすでに習得した知識または意味記憶を問う．「数唱」は言われた数字の列をそのまま（順唱），あるいは逆順序で（逆唱）言う課題である．これができたときには，注意と即時記憶（ワーキングメモリー）がおおむね保たれていると考えられるが，できないときはどちらの障害かについて，他の課題成績と遂行の様子から判断しなくてはならない．また，失語が軽度であっても数唱は障害されやすい．「算数」は，計算を含む文章で表現された問題を聞いて処理しなければならず，内容を記憶にとどめつつ計算にもち込むワーキングメモリーの要素も含んでいる．「類似」は，2つの単語の類似点を問う課題であり，適切さの程度が異なる複数の解答候補のなかからどれを選んで答えるかという意味で，遂行機能をみている部分もある．動作性の下位検査についてはマニュアルを参照してほしいが，大半に時間制限があるのが特徴である．時間制限でできないときは，認知面と運動面のいずれの速度の問題であるかを検討する必要がある．

今日では，記憶能力と比較する必要がない場合はWAIS-Ⅲを用いるのが一般的と思われる．しかし，同じシリーズのウエクスラー記憶検査としては，わが国ではWMS-Rま

知能

表2　WAIS-Ⅲの下位検査とIQ，群指数との関係

	下位検査	言語性IQ	動作性IQ	言語理解	知覚統合	作動記憶	処理速度
1	絵画完成		○		○		
2	単語	○		○			
3	符号		○				○
4	類似	○		○			
5	積木模様		○		○		
6	算数	○				○	
7	行列推理		○		○		
8	数唱	○				○	
9	知識	○		○			
10	絵画配列		○				
11	理解	○					
12	記号探し		(a)				○
13	語音整列	(b)				○	
14	組合せ		(c)				

(a) 符号が正しく実施できなかったとき，その代替としてIQ算出に利用できる．
(b) 数唱が正しく実施できなかったとき，その代替としてIQ算出に利用できる．
(c) 実施できなかった動作性検査の代替としてIQ算出に利用できる．

でしか出版されていない．そのため，知能と記憶を対比したいときにWAIS-RとWMS-Rを組み合わせて使うこともある．

❷ WISC-Ⅲ(-Ⅳ)知能検査法（日本文化科学社）

5～16歳の子どもに用いることができるWechslerのシリーズの知能検査である．WISC-Ⅲまでは，言語性，動作性，全検査のIQが産出された．しかし，WISC-Ⅳからは言語性と動作性の二分法がなくなり，全検査IQと4つの指標得点〔言語理解指標（VCI），知覚推理指標（PRI），ワーキングメモリー指標（WMI），処理速度指標（PSI）〕が算出される．WAISでも以前から，動作性検査といっても「絵画配列」と「符号」は失語症の影響を受けやすいといわれており，言語性と動作性を対比することは難しいことが指摘されていた．しかし，患者家族など検査に詳しくない相手に結果を説明する場合に，言語性と動作性の二分法はわかりやすかったので，少々不便になったという印象も否めない．

❸ 田中ビネー知能検査Ⅴ（田研出版）

知的発達状況，知能発達の遅速や偏りを評価して，今後の療育や指導に役立てるために用いられる．Wechslerのシリーズが偏差知能指数（deviation intelligence quotient；DIQ）を採用しているのに対して，「精神年齢÷生活年齢×100」の公式で求められるIQを採用している．2～13歳の子どもの場合は，精神年齢（MA）とIQが算出される．発達障害については，IQと精神年齢の遅れ（生活年齢との差）を客観的資料として得ることができる．精神遅滞の程度としては，IQに関するDSM-Ⅳ-TRまたはICD-10の基準がある．なお，14歳以上の被検者では精神年齢を算出せず，DIQを知能の指標とする．

その他の評価法

総合的な知能を測定するのではなく，限られた側面から知能を推定することも行われる．評価のポイントでも述べたように，失語症や半側空間無視といった障害の内容に応じ

て，これらの検査も適応を考えて利用するとよい．

❶ 限られた側面から知能を推定する方法

▶**レーヴン色彩マトリックステスト**：レーヴン色彩マトリックステスト(Raven's Colored Progressive Matrices；RCPM)は，WAB失語症検査の一部としても採り入れられており，言語性課題や言語性指示を含む課題の実施が難しい場合の知能評価に用いられる．さまざまな模様の一部に穴が開いて白くなっており，下に並んだ6つの図形(輪郭の形は同じ)から，白い部分を埋める正しい模様のものを選んでもらう課題である．セットA，A_B，Bのそれぞれに12問あり，合計36問を実施する．正常値は，45～49歳と50～80歳代までの平均と標準偏差が求められている．

▶**コース立方体組み合わせテスト**：コース立方体組み合わせテスト(三京房)は，WAISの「積木」と類似した視空間性構成課題である．3色に塗り分けられた立方体(赤，白，青，黄の4つ面と斜めに半分ずつ青と黄，赤と白の2色に塗られている2つの面からなる)を組み合わせて，表面が手本と同じ模様になるように組み合わせる．言語能力の発達が遅れた児童の知能検査として導入されたため，「精神年齢÷生活年齢×100」の公式で求められるIQを採用している．60歳以上の高齢者にも適応できるが，その場合には，得られた知能指数を各年齢群の平均と標準偏差に照らして判定する必要がある．

❷ 病前の知能を推定する方法

▶**National Adult Reading Test (NART)**：NARTは，認知症によって知的機能が低下した者の罹患前の知能を推定する目的で作成された．その後，失語や失読が生じないような脳損傷の患者の病前(受傷前)の知能推定にも応用されている．

▶**Japanese Adult Reading Test (JART)**：わが国では，NARTの日本版であるJARTが出版されている．不規則単語の音読が認知症患者においても保持されやすいことを利用して病前の知能を推定する．JARTでは，「案山子」のような漢字熟語を採用している．適応年齢は高齢者である．RCPMとコース立方体組み合わせテストが視空間性，構成的課題であるのに対して，JARTは読みの言語性課題である点が特徴である．

注意障害

石合純夫 札幌医科大学教授・リハビリテーション医学講座

▎評価のポイント▕

　注意(attention)は，言語，記憶，思考を始めとする種々の高次脳機能を有効に働かせるために不可欠な神経機能である．一度に，また一定時間内に意識に上る形で処理できる容量には限りがある．そのため，適切な事象に意識を集中し，持続し，必要に応じて移動することが求められ，その能力を「注意」と表現する．注意の諸側面を臨床的に明確に区別して評価することは難しいが，用語の整理を掲げておきたい．

▶**Alerting**：待機・警戒し機敏に反応する状態を維持する注意機能であり，持続性注意またはヴィジランスに相当する．

▶**Orienting**：複数の感覚情報に対する指向性・選択性である．空間的側面は，空間性注意に相当する．

▶**Executive control**：複数の属性または要素をもつ刺激に対して，抗争する反応パターンのうち，要求されているものを選択し遂行する機能である．

　その他，2つ以上の課題を並行して処理する機能を注意の分配機能と呼ぶことがある．

　Executive controlと注意の分配機能は，情報の一時的貯蔵と注意の振り分けに関わる実行機能の両者を統合したワーキングメモリーの概念で考えることもできる．臨床では，次に述べるような注意検査による評価に

基づいて，どの側面の障害が主体であるかの見当をつけ，評価結果をリハに生かすことになる．

代表的な評価ツール

重度の注意障害の代表はせん妄であり，簡単な会話や状況理解にも集中できない注意の障害に軽い意識障害が加わった状態が，しばしば変動するものを指す．せん妄では，見当識を含むあらゆる認知機能が障害され得るが，検査で評価するのではなくDSM-IV-TRなどの診断基準に基づいて診断する．ここでは，より注意障害が前景に立つと考えられる場合の評価について述べる．一側性の空間性注意の障害である半側空間無視については別項目を参照されたい．

❶ 数唱と視覚性記憶範囲

いまひとつボーッとした状態として注意障害があるかを判定する場合に，数唱や視覚性記憶範囲〔WAIS-III（数唱のみ）またはウエクスラー記憶検査WMS-Rの下位検査に含まれる〕を実施する．これらが良好な成績であれば注意集中力が大体よいといえる．ただし，数唱や視覚性記憶範囲は即時記憶（心理学的には短期記憶）の検査としても捉えられ，成績不良のときには，注意障害であるのか即時記憶障害であるのか，他の課題遂行や行動の場面を観察して判断する必要がある．なお，数唱は言語性能力に依存する部分が大きいので，左半球損傷例で失語がある場合には適用できない．

❷ Serial 7s

「100から7を繰り返し引いてください．引き算した結果から，さらに7を引くことを繰り返します」と指示して，たとえばMini-Mental State Examination（MMSE）では5回繰り返す．途中で引き算の式を手助けしたり，引く数が7であったことを告げたりしてはならず，ただ，「繰り返し（引い）てください」という．これができた場合には注意が良好といえるが，できないときには失演算など，他の側面の障害の可能性も考える必要が

ある．なお，上の位から借りてくる，引き算した結果を覚えておくというように一時的に記憶にとどめて他の処理をするという意味で，ワーキングメモリーの要素も含まれる．

❸ WMS-Rの注意/集中力指標

WMS-Rには「精神統制」として，20から1まで逆唱する，五十音をできるだけ速く言う，1から始めて2つおきにどのくらい速く数えられるかという課題が含まれている．これに前述の数唱と視覚性記憶範囲の成績を加えて，注意/集中力指標が算出される．

❹ 標準注意検査法

標準注意検査法（Clinical Assessment for Attention；CAT，新興医学出版社）は総合的な注意評価のテストバッテリーであり，全て実施してプロフィールをみる他，必要に応じて下位検査を選んで実施してもよい．CATの課題と評価される注意機能について表に整理した．

数唱と視覚性スパンは❶で述べた数唱と視覚性記憶範囲と同様の課題である．

抹消・検出検査のうち，視覚性抹消課題は，ターゲットを探索する視覚性の選択性注意ないしは空間性注意の課題である．聴覚性検出課題は，CDプレーヤーから再生される「ト」「ゴ」「ド」「ポ」「コ」の語音のうち「ト」だけに反応する課題であり，聴覚性の選択的注意課題と位置づけられている．

Symbol Digit Modalities Test（SDMT）は，9つの記号と数字が記載された対応表をもとに，記号に対応する数字を記入していく検査で，WAIS-IIIの符号問題に類似している．表に記したような幅広い注意側面と関与しており，時間制限もあるので認知処理速度の観点から捉えることもできる．

記憶更新検査は，連続的に読み上げられる数系列のうち，末尾3つないし4つを復唱する検査である．注意検査ともいえるが，即時記憶やワーキングメモリーの負荷が高い．

Paced Auditory Serial Addition Test（PASAT）は，CDで連続的に提示される1桁の

表 標準注意検査法(CAT)の課題と評価される注意機能

1. スパン(単純な注意の範囲や強度)-短期記憶
    1) 数唱:順唱,逆唱
    2) 視覚性スパン:同順序,逆順序
2. 選択的注意
    1) 視覚性入力:視覚性抹消課題
    2) 聴覚性入力:聴覚性検出課題
3. 注意の分配能力や変換能力,または,注意の制御能力.ワーキングメモリーの中央実行系,葛藤条件の監視機能
    1) Symbol Digit Modalities Test(SDMT)
    2) 記憶更新検査
    3) Paced Auditory Serial Addition Test(PASAT)
    4) Position Stroop Test(上中下検査)
4. 持続性注意
   Continuous Performance Test(CPT)

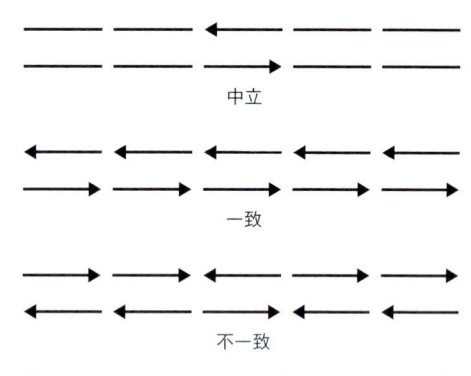

図 Attention Network Test(ANT)の標的(中央の矢印)と周囲の関係

中央の標的の矢印と周囲の関係に関する3つの条件を示す.

数字について,前後の数字を順次暗算で足していく課題である.注意の分配とワーキングメモリーの要素が含まれ,かなり負荷が高い.

Position Stroop Test(上中下検査)は,3つの位置,すなわち上(段),中(段),下(段)にランダムに配置された上,中,下という漢字の位置を口頭で答える課題である.漢字を読みたくなるのを抑制するところが重要である.より一般的なStroopテストは,色名の単語(赤,青,緑,黄など)をその単語の意味する色とは別の色で,多数,無作為に印刷した検査用紙を用い,単語を読むのではなく印刷した色を呼称していく課題である.これらは,一般的に注意を引きつける刺激・情報への反応傾向を抑制しつつ,比較的難しい処理を持続して行う「集中力」,あるいは,「葛藤条件の監視機能」を調べており,遂行機能検査に位置づけることもある.

Continuous Performance Test(CPT)のうち,数字の⑦のみがランダムな間隔で80回提示され,できるだけ速く反応する反応時間課題は,alertingの側面に重点を置いた持続性注意課題である.X課題は,視覚性に提示される①～⑨のうち⑦のみにできるだけ早く反応する選択的注意の側面があるが,刺激が400回繰り返し提示されるため,持続性注意の要素が大きい.AX課題は,同様に①～⑨がランダムな順番で提示され,③の次に⑦が出現した場合にのみできるだけ速く反応することが要求され,選択的注意の負荷がより高い.

その他の評価法

・Attention Network Test(ANT)

評価のポイントで述べた注意のalerting, orienting, executive controlという3つの機能について,パソコン上で検査する.刺激は,中央の標的となる矢印の左右に2つずつ「―」または矢印を配置したもの(図)で,中央の矢印の向きが右向きか左向きかをキー押しで反応する.標的の矢印と周囲の関係は,周囲が方向を示さない「―」の「中立」,中央の矢印と同方向の矢印の「一致」,中央の矢印と反対向き矢印の「不一致」の3条件となる.標的が固視点の上または下に現れるか,その前に現れる手がかりの影響がどの程度あるか,周囲の影響がどの程度あるかによってorienting, alerting, executive controlの側面を測定しようと意図している.脳損傷による注意障害患者への臨床応用も可能である.軽微な

頭部外傷でも executive control の障害が生じやすいという報告がある．

記憶障害

豊倉　穣　東海大学大磯病院教授・リハビリテーション科

評価のポイント

記憶とは保存された体験が再生，再現されることであり，①種々の感覚モダリティーを経た情報の入力，コード化，登録（記銘）→②情報の貯蔵（把持，保存）→③検索，取り出し（想起，再生，再現）のプロセスを有する．このどのプロセスに機能不全があっても記憶障害を呈する．

記憶には多くの分類があり，その内容によって陳述記憶（宣言的記憶，顕在記憶）と非陳述記憶（潜在記憶）に分けられる．陳述記憶は意識に想起され，その内容をイメージ化したり，言葉で表現できるものである．エピソード記憶と意味記憶に分けられる．エピソード記憶は特定の時間，場所で経験した個人的体験（自伝的記憶）あるいは事件などの一般社会的出来事の記憶である．意味記憶は事実や概念，単語の意味などいわゆる知識のことで，時間，場所など入力されたときの情報は消失している．非陳述記憶は情報の再生が意識に上らず行為として表現されるものを指す．一般的に記憶障害とはエピソード記憶の障害を指す．通常，意味記憶や非陳述記憶は障害されない．本項ではエピソード記憶の障害について述べる．

受傷，発症時刻との関係から前向健忘，逆向健忘が分けられる．前者は発症時以降の記憶が抜け落ちる状態で新しい物事を覚えることができない．逆向健忘は発症よりさかのぼっての記憶が引き出せないことで，欠落した記憶の期間はさまざまである．再生するまでの記憶情報の保持時間から，臨床的に即時記憶（干渉を挟まない直後），近時記憶（数分～数日後），遠隔記憶（それ以降）の3つに分ける．また，後ですべき用件など未来に向けての記憶を展望記憶という．

記憶障害の診断には日常生活上の問題を把握することが重要であり，これに検査成績を加味する．しばしば異なる検査で成績が乖離したり，机上テストは正常でも実生活上の問題が見受けられたりする．したがって，総合的な視点からの診断が肝要である．また検査場面では語想起障害が具現化しやすく，言語障害患者の場合（一見，良好な機能を有していると思われても）言語性課題が見かけ上低成績となることがあるので慎重に解釈する．

代表的な評価ツール

下記1），2）の2検査は世界的にも普及した代表格で，日本版として標準化されている．信頼性，妥当性の検討もされている．成人を対象としたエピソード記憶（前向健忘）の評価手段で，記憶モダリティーとして言語性記憶，視覚性記憶，保持時間として即時～近時記憶の検査である．

1）改訂版 Wechsler 記憶尺度（WMS-R）

❶目的，特徴

改訂版 Wechsler 記憶尺度（日本版，2001年）（Wechsler memory scale-revised；WMS-R）は，検査場面で記銘させた情報量をチェックする机上検査である．言語的記憶，視覚的記憶に加え注意・集中力の評価も含まれている．16～74歳の範囲で標準化された指標が算出され，同年代の健常者平均100点，1標準偏差15点となる．通常の検査時間は45～60分である．

❷検査内容

13個の課題項目を有するが，記憶した情報を直後および遅延再生（約30分後）する課題が4つ（後述）あり，見当識，一般知識に関する「情報と見当識」は指標の算出には用いられないので，実質の下位検査は8種類となる．2つの言語性記憶課題（「論理的記憶」「言語性対連合」），3つの視覚性記憶課題（「図形の記憶」「視覚性対連合」「視覚性再生」）の粗点

合計から，言語性記憶，視覚性記憶および両者を合わせた一般的記憶の3つの指標が得られる．

　物語を聞いて内容を記憶する「論理的記憶」，対語（有関係，無関係4対語ずつ）を学習する「言語性対連合」，対になっている色と抽象画の組み合わせを記憶し，提示された抽象画からペアの色を回答する「視覚性対連合」，丸，四角，直線，曲線で構成された線画を記憶し，描画する「視覚性再生」の4課題は直後の再生（前述の指標に関与）と遅延再生を行う．遅延再生は別に粗点を合計し指標を算出する．

　その他に数唱，視覚性記憶範囲（2～8個の四角形をポイントする順番を覚えて，再現）など注意，集中力に関する課題が3つある．

❸ 使用にあたっての留意点
- 前述のとおり4課題は直後再生の後に干渉を挟んで遅延再生させるので，検査はいったん始めたら最後までやりとおす．
- 状況に応じて「情報と見当識」および遅延再生の4課題を省くこともできる（短縮版）．
- 記憶の定量化が図られる反面，非日常的学習能力の評価点なので必ずしも実生活上の障害を的確に反映しない難点がある．
- 5つの指標はいずれも教育年数の影響を受けるので，同じ一般的指標であっても教育年数が異なる被検者同士でその意味づけは異なる．たとえば教育年数が12年未満，12年，12年を超える健常者の場合，一般的記憶指標の平均は95.8，100.5，105.6と最大約10の開きがある．
- 短期間の繰り返し施行による学習効果があり得る．

2) Rivermead 行動記憶検査（RBMT）
❶ 目的，特徴
　Rivermead 行動記憶検査（日本版，2002年）(the Rivermead behavioural memory test；RBMT)は日常記憶に関する検査で一般の社会生活を題材にした内容が多く，より実生活の障害を反映しやすい．下位検査（大きく9個）ごとの標準プロフィール点（0～2点），スクリーニング点（0，1点）から合計点（各24，12点満点）を計算する．その点数を39歳以下，40～59歳，60歳以上の3年代群に分けて判定する．それぞれにカットオフ値が設定されており，記憶障害を疑う判断基準となる．並行検査が4種類用意されているので施行ごとに課題内容を変えられ，学習効果を防げる．施行時間は30分程度である．

❷ 検査内容
　WMS-Rと同様，言語的，視覚的情報を記憶して後に思い出す課題も含まれるが，その題材は無意味図形や抽象画ではなく顔写真や物品，動物など実生活に即したものとなっている．検者との約束や用件を後で実行してもらう展望記憶の課題もある．物語，道順の記憶など3課題では直後および遅延再生をチェックする．

　以下に示す9種の下位検査がある．
▶**姓名**：顔写真の姓名を記憶．
▶**持ち物**：患者の持ち物を1つ借り，見えない所に隠す．検査終了時に返却を要求させる．
▶**約束**：20分後にタイマーが鳴ったとき，「今度はいつ来ればいいでしょうか？」と検者に訪ねるよう被検者に指示しておく．実際の反応を評価．
▶**絵**：10枚の絵カードを見せて覚えさせ，後で再認．
▶**物語**：短い物語を聞かせて，直後再生と遅延再生させる．
▶**顔写真**：5枚の顔写真の再認．
▶**道順**：部屋のなかに一定の道順を決め，検者が実際に歩いた直後と遅延後に患者にたどってもらう．
▶**用件**：前項の課題のなかで決められた用件を直後，遅延後に実行してもらう．
▶**見当識**：日にち，場所，生まれた年など10項目を尋ね，日付以外の9項目の回答を採点．

❸ 使用にあたっての留意点
- 「物語」の採点基準にややあいまいなところがある．
- 行為や動作で回答するものもあり，運動障害には配慮が必要である．
- スクリーニング点は健常範囲か否かを大まかに知る指標となる．詳細な経過観察には標準プロフィール点を用いる．
- WMS-Rの判定と乖離することも少なくない．異なる記憶障害の側面を相補的に評価できるという意味でも両検査の実施が望ましい．

3) 生活健忘チェックリスト（RBMTに付属）

RBMTに含まれるメモリーチェックリストの日本語版である．日常生活の健忘症状13項目の質問紙で，最近1カ月の出現頻度（全くない：1点～常にある：4点）で点数をつける．合計点（13～52点）を評価するが，先の3年代群における健常者の点数も示されている．介護者の評価を加えることで患者の病識低下をチェックできる．

その他の評価法
- 三宅式記銘力検査
- ベントン視覚記銘検査（Benton visual retention test）
- レイの複雑図形検査（Rey-Osterrieth complex figure test）
- レイ聴覚性言語学習検査（Ray's auditory verbal learning test）

半側空間無視

石合純夫　札幌医科大学教授・リハビリテーション医学講座

評価のポイント

半側空間無視（以下，無視）は，主に大脳半球の脳血管障害後に，病巣と反対側の刺激に対して，発見して報告したり，反応したり，その方向を向いたりすることが障害される病態である．ほとんどが右半球の脳血管障害後に左無視として起こる．無視は視線や頭部を動かしてよい条件で現れる症状であり，あらゆる生活場面で問題が生じ得る．頻度としては，リハの必要性がある右半球脳血管障害患者の約4割に無視が認められる．したがって，右半球の脳血管障害では，常に無視を伴う可能性を考えた評価が必要である．無視の検査課題は患者ごとに得手不得手があり，診断には複数の課題の実施が必要である．また，机上検査と日常生活場面で無視の程度が異なる場合もあり，両者の観察が欠かせない．評価の1つでも無視の所見があれば，無視ありとしてよい．一方，無視が「ない」と言い切ることは難しく，特に自動車運転を希望する場合には慎重な評価が必要である．

代表的な評価ツール

❶ BIT行動性無視検査日本版（BIT）

代表的な無視検査法をまとめたものがBITの通常検査（図）である．行動検査についてはBITの検査セットとマニュアルを参照されたい．

▶線分抹消試験：検査用紙の線がある範囲を示し，中央の4本（採点対象外）のうち2本に印を付けてみせてから，全ての線に印を付けるよう指示する．BITでは採点対象の36本中2本見落とせば異常となる．重度の無視では右側の1～2列にしか印を付けられず，軽度例では左下に見落としが生じやすい．

▶文字抹消試験：平仮名文字列の範囲を示した後，検査用紙の下部に印刷された「え」と「つ」に印を付けてみせ，全ての「え」と「つ」に印を付けるように指示する．標的40個のうち6個見落とせば異常である．

▶星印抹消試験：星と平仮名が印刷された範囲をまず示す．ついで，検査用紙下部の矢印の上方で，星の大小の区別を示してから，小さいほうの2つの星に印を付けて示したうえ，小さい星の全てに印を付けるように指示する．標的54個中3個見落とせば異常とする．見落としは，軽度例では線分抹消試験と同様に左下に生じやすい．

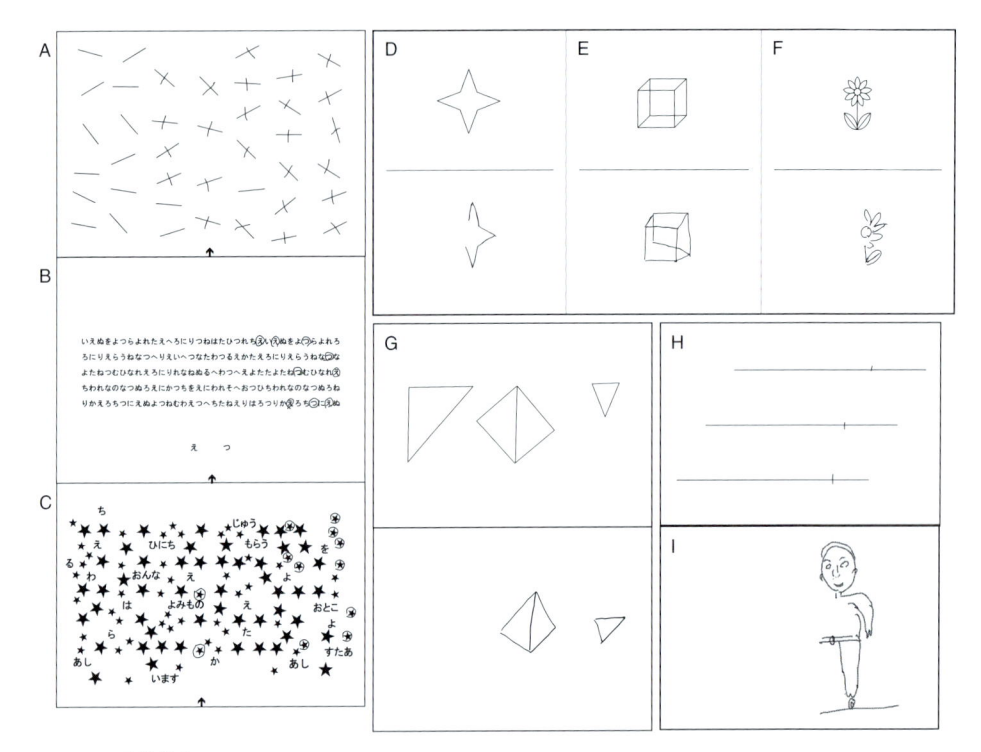

図　BIT 通常検査
A：線分抹消試験，B：文字抹消試験，C：星印抹消試験，D：模写試験・星，E：同・立方体，F：同・花，G：同・図形，H：線分二等分試験，I：描画試験・人(時計と蝶は省略).

▶模写試験：BITでは，星，立方体，花，図形の4種類を用いる．模写は結果の左右差に注目して評価する．左側部分の脱落が典型的な無視の所見である．左右のバランスに注目して，正しく描けたか否かを各々1点か0点で採点する．図形の模写は，左右に並んだ3つの図形からなる手本を示し，その下の紙に描き写してもらう．典型的な描き落としは左側の図形に生じるが，左側が描けているのに，中央の図形の左半分を描き落とす場合もある．

▶線分二等分試験：A4判の紙に204 mmの線分が右上，中央，左下の3本印刷された用紙を用いる．BITの採点法における正常範囲は，真の中点から12.75 mm以内であり，1本の線分当たり3点を与える．この範囲を超え，25.5 mm以内の場合2点，さらに38.25 mm以内の場合1点を与え，それを超える偏位は0点とする．合計最高得点は9点となり，7点以下を異常とする．

▶描画試験：時計，人，蝶の絵をマニュアルの教示に従って描いてもらう．時計については，右側の時刻はほぼ正しく配置されているが左側の時刻が脱落する場合が無視の所見といえる．描画は，左右のバランスの観点で，正しく描けた場合を1点とする．

▶BIT通常検査における診断：通常検査の合計得点は146点である．6つの下位検査の合計が131点以下を異常とする．全般性注意障害が目立つ例でなければ，131点以下で無視

表　Catherine Bergego Scale 日本語版（CBS-J）

1. 左側の整容を忘れる
2. 左側の着衣困難
3. 左側にある料理を食べ忘れる
4. 左側の歯を磨き忘れる
5. 左側への注視が困難
6. 左上下肢への認識が困難[※1]
7. 左側への聴覚注意が困難[※2]
8. 移動時の左側への衝突
9. 左側空間見当識が困難[※3]
10. 左側の身のまわりのものを探せない

※1：左上下肢を正しい位置に配置せず放置する症状や必要なときに使わない症状．
※2：左側からの音や話しかけに注意を向けられない症状．
※3：既知の場所やリハビリテーション訓練室で左側への道を見つけられない症状．

評価者の「観察」，患者の「自己評価」，両得点の差を「（半側空間無視に対する）病態失認」とする．各項目得点：0：困難なし，1：時々あり，2：明らかにあり，3：左側の探求ができない．

〔大島浩子，村嶋幸代，高橋龍太郎，他：半側空間無視（Neglect）を有する脳卒中患者の生活障害評価尺度―the Catherine Bergego Scale（CBS）日本語版の作成とその検討．日本看護科学会誌 25：90-95, 2005 の CBS-J に注釈を加えた〕

が確実といえる．132点以上の場合，下位検査の1つでもカットオフ点以下のものがあれば，無視の存在を疑って検査結果と行動面を精査する必要がある．

❷ CBS（Catherine Bergego Scale）日本語版

無視患者の生活障害を観察して評価するスケールである．評価者の「観察」に加えて患者の「自己評価」も行う点が特徴であり，両得点の差を「（半側空間無視に対する）病態失認」とする（表）．

■その他の評価法

❶ 急性期やベッドサイドでの評価

ベッド上臥位で頭部が右回旋したり，眼位が右方を向いたりしているときに無視を疑う．また，眼前に5本の指を提示して数えさせて見落とすか，左側から手を差し伸ばして握手ができるかを調べる．30cmくらいのひもを水平に提示して真ん中をつまむように指示するひも二等分も便利である．

❷ 全般性注意障害，性急さ，病態無関心の評価

全般性注意障害や性急さは無視の表現を増悪させる．慢性期の無視患者は片麻痺を否認はしないが，それに伴う動作障害を軽く判断する病態無関心を伴う．病態無関心があると，移乗が自立していない場合でも，できると思っていることが少なくなく，無視の影響に加えて転倒リスクが高まる．

前頭葉障害

豊倉　穣　東海大学大磯病院教授・リハビリテーション科

■評価のポイント

前頭葉は人間が円満で効率的な社会生活を送るうえで重要かつ多彩な情報処理機能を担う．高次脳機能に深く関連する前頭葉は大きく背外側部（主に8，9，46野），眼窩部（主に10，11野），内側部（24，32野を中心に6，8，9，10野の腹内側部を含む）の3領域に分けられる．前頭前野背外側部の損傷によって遂行機能（問題解決を含む目標達成プロセスの実践能力）障害，保続（反応抑制の障害），概念の柔軟な転換障害，流暢性の障害，作動記憶や展望記憶（将来に予定されている行動の記憶）の障害，注意障害（注意が他にそれる，同時に2つのことを処理できない），無関心，意欲の低下などを呈す．眼窩部損傷では人格変化（気まぐれ，下品，易興奮性など）を中心とした精神症状を呈す．社会的な道徳観念に基づいた情動や行為の制御ができず対人関係を損ないやすい．具体的には反社会的行動，浪費癖，性的異常，薬物依存，ギャンブル依存など多くの行動異常がみられる．内側面，特に前部帯状回の損傷は無関心，自発性低下をきたす．

前頭葉損傷による症状は捉えどころが難しく，判断に苦慮することもあるが評価の基本

は行動観察と各種の机上検査である．入院生活や診察室での様子だけでは問題把握が不十分なことが多い．家人や職場からの情報が重要である．机上検査は多種多様で各検査の位置づけをよく把握して結果を解釈する．

代表的な評価ツール

前頭葉障害で出現する個々の問題に焦点を当てた各種の臨床検査・評価方法が用いられる．複数の下位検査を有し，前頭葉障害を総合的に点数化するキットもある．ここではすでに出版されている，あるいはインターネットに公開されているなど簡単に入手できるものを紹介する．

1) 遂行機能障害症候群の行動評価（BADS）

遂行機能障害症候群の行動評価（behavioural assessment of the dysexecutive syndrome；BADS）は，1996年にWilsonらによって開発された検査バッテリーで，日常生活場面に即した遂行機能評価である．目標の設定から，計画の立案，実行，修正に関する多彩な問題解決能力を包括的に評価できる．日本語訳されたBADS日本版には日本人の基準値が設けられている．6つの下位検査（後述の1～6）を有し，それぞれ0～4のプロフィール得点を算出する（最高で24点）．これを40歳以下，41～65歳，65～87歳の3群別で年齢補正した標準化得点に換算し，「障害あり」「境界域」「平均下」「平均」「平均上」「優秀」「極めて優秀」として判定する．信頼性，妥当性も検討されている．

❶ 規則変換カード検査

絵札を抜いた21枚のトランプを順次見せ，赤，黒のカードにそれぞれ「はい」「いいえ」と答えてもらう（第1試行）．次に今見ているカードの色が前と同じなら「はい」，違うなら「いいえ」と答える（第2試行）．規則変換に柔軟に対応する能力や前のカードの色を記憶する能力が求められる．

❷ 行為計画検査

決められた制約に従いながら眼前に置かれた筒のなかのコルクを取り出すという問題解決課題である．実際に水，針金，筒状容器，ビーカーなどいくつかの物品を操作する．

❸ 鍵探し検査

10cm四方の四角形を真ん中に描き，その下方5cmの所に小さな丸印を記したA4紙を用いる．この正方形が大きな原野であり，そのどこかに鍵を落としたと仮定する．被検者にはどのように歩いて鍵を探すか，その経路を線で描いてもらう．どこに鍵があっても確実に探し出せるような道筋が必要である．

❹ 時間判断検査

「やかんのお湯が沸騰するまでの時間」「犬の寿命」など日常的なことについて，かかる時間を問う．常識的な推論に関する課題である．

❺ 動物園地図検査

広場，ゾウ舎，ワニ園，サル山など12のゾーンとそれらを結ぶ道が描かれた動物園の地図を題材に，ルールに従って決められた6カ所を巡るルートを記す．計画の立案能力や規則が破られたときの自己修正機能が評価される．

❻ 修正6要素検査

ルールに従って10分以内に「口述」作業，「絵の呼称」作業，「計算問題」の3種類6課題を行う．課題を全て終了させることは不可能であり，被検者自身が時間配分を考えねばならない．自己の行動を計画，組織化，監視できるかが評価される．展望記憶とも関連するといわれている．

2) 遂行機能障害質問表（DEX）

遂行機能障害質問表（the dysexecutive questionnaire；DEX）は，BADSの検査キットに含まれている質問表で，「気分の変化，人格変化」「動機づけの変化」「行動の変化」「認知の変化」の4領域に着目した20項目が含まれる．遂行機能障害と関連して生じることが多い前頭葉損傷患者の認知行動障害のチェックに有用である．各項目の出現頻度で0（まったくない）～4（ほとんどいつも）点の点数を付与する．「本人用」と「家族・介護者用」

3) 前頭葉機能検査（FAB）

　前頭葉機能検査（Frontal assessment battery；FAB）は前頭葉機能障害のスクリーニング検査である．①概念化（「バナナとオレンジはどこが似ているか？」など類似性を問う），②知的柔軟性（「か」で始まる単語を挙げる語の流暢性），③行動プログラム〔ルリアの系列動作：fist（拳）-edge（手刀）-palm（手のひら）の繰り返し〕，④反応の選択〔「検者のタッピング1(2)回に続いて被検者は2(1)回タッピングする」という葛藤指示に対する敏感さ〕，⑤GO/NO-GO（「検者のタッピング1回に続いて被検者は2回タッピング，検者が2回タッピングしたら被検者は何もしない」という抑制行動の制御），⑥自主性（「被検者の手掌に触れた検者の手を握らない」指示を与え，外部刺激に対する被影響性をチェック）の6検査を有する．回答や反応によって0～3点の評価点をつけ，合計点（18点満点）を算出する．

4) 標準注意検査法（CAT）

　標準注意検査法（clinical assessment for attention；CAT）は，日本高次脳機能障害学会が作成した注意障害の検査バッテリーであるが，7つある下位検査のうち，前頭葉機能に深く関連する検査を以下に示す．20～70歳代までの年代群別に健常者の成績，カットオフ値が設定されている．信頼性，妥当性も吟味されている．

❶ 記憶更新検査（memory updating test）

　口頭で提示された数字列（3～10桁）の末尾3ないし4桁の数字のみを復唱する作動記憶の検査である．

❷ paced auditory serial addition task（PASAT）

　1桁の数字が順次提示されるので，連続する2数字の足し算（暗算）を行う．作動記憶を要し難易度が高い．

❸ 上中下検査（position stroop test）

　「上」「中」「下」の3語が「高い」「中間」「低い」位置にランダムに配列された課題シートを見ながら，語が配置されている位置（高さ）を回答する．語の意味（読み）と位置が一致しない〔たとえば「上」の文字が位置的には中（下）段に配置〕場合，語の意味が葛藤条件となる．

5) 仮名ひろいテスト

　仮名ひろいテストは，短時間で簡便に実施できる選択的抹消課題で前頭葉機能に関連した注意の評価とされる．無意味仮名文字綴りや物語文のなかから平仮名に○をつける．後者では文意を把握しながら行う．制限時間は2分間でそれぞれ60，61個の標的がある．粗点から標準化された評価点が算出できる．年代別のカットオフ値，感度，特異度が報告されている．

その他の評価法

- ギャンブリング課題
- トレイルメイキングテスト
- ウィスコンシンカード分類検査
- ストゥループテスト
- ロンドン塔
- ハノイの塔
- ティンカートイテスト
- 標準意欲評価法（Clinical Assessment for Spontaneity；CAS）

中枢神経系運動障害

運動麻痺

原　寛美　相澤病院脳卒中脳神経センター・リハビリテーション科統括医長

評価のポイント

中枢性運動麻痺は, 意識障害などが認められる急性期から, そして亜急性期, 回復期, さらに慢性期における回復段階まで, 経時的に質的にさらに量的にも多様な変化を経ていく. また大脳皮質運動野 cortical map の分布を反映する上肢, 手指, 下肢の3部位の評価が個別に必要となる. 最大の cortical map に支配されている手指機能に対しては上肢下肢部位に比してより多くの評価法が開発されている.

一方で今日までに明らかにされている中枢性運動麻痺の回復のメカニズム(表1)により, 発症からの時間的な回復の変化を反映する評価法がステージに応じて求められる. 3カ月までは残存皮質脊髄路の興奮性に依拠する回復であり, 急性期から分離運動の随意性の回復が観察される. 次は発症から平均3カ月がピークとされる皮質間のネットワークの興奮性に依拠する回復の時期であり, たとえば新しい運動パターンの獲得が認められる. 6カ月以後のシナプス伝達の効率化に依拠する回復の時期では巧緻性やスピードの向上が認められることになる. そのような中枢性運動麻痺の回復の可塑性を反映する質的な改善を的確に測定可能となる評価法を発症後の時期を意識して複合的に使用していくことが求められる.

リハ上の運動機能の評価法として求められるポイントは, 随意運動の回復という中枢性運動機能障害を的確に評価すること, ハビリテーションのプログラムの選択に役立つこと, リハ治療効果をその前後で評価できること, さらにその後の回復可能性を予測できること, そして他の評価法との妥当性が高いことである.

代表的な評価ツール(表2)

❶ Fugl-Meyer assessment

国際的に汎用されていて, 多くの介入研究で採用されている脳卒中機能障害の評価法としては Fugl-Meyer assessment (Fugl-Meyer 脳卒中後感覚運動機能回復度評価法)である. 上肢運動機能(手指機能を含む), 下肢運動機能, バランス, 感覚, 関節可動域(ROM)・疼痛の5つの評価項目からなる. 上肢は, A:肩/肘/前腕の評価36点, B:手関節10点, C:手14点, D:巧緻性/スピードの6点, 計66点からなる. 下肢はA:股/膝/足の評価28点, B:協調性/スピードの6点の計34点からなる. 意識障害を認めない急性期のステージから慢性期にかけて使用可能な評価法である. 評価結果を俯瞰することで, 回復度合いを部位別に評価することができ, その分析によりリハ上の治療プログラムを立てることに役立つ.

❷ Brunnstrom stage, 12段階片麻痺評価法

わが国で汎用されている評価法として, Brunnstrom stage と, 12段階片麻痺評価法がある. いずれも上肢, 手指, 下肢の3部位を評価の対象としている. 前者は運動麻痺の回復は, 弛緩性麻痺(Ⅰ)から連合反応(Ⅱ)と共同運動(Ⅲ)へと進み, そして分離運動(ⅣからⅤ)へと回復, さらに巧緻性とスピードの獲得(Ⅵ)へと段階的に回復するという仮説をもとにⅠからⅥまでのステージで評価される. しかし連合反応や共同運動を経ないで回復するケースも多くあることに留意して使用すべきである. 後者は Brunnstrom stage を発展させて上田らにより標準化された0～12

表1 中枢性運動麻痺の回復メカニズム（Swayne OB ら，2008）

脳卒中発症からの時期	回復メカニズム
急性期，発症から3カ月まで	残存している皮質脊髄路の興奮性（corticospinal excitability）に依拠する回復
3カ月をピーク，6カ月まで	皮質間のネットワークの興奮性（intracortical excitability）に依拠する回復
6カ月以後も持続	リハにより惹起されるシナプス伝達の効率化（training-induced synaptic strengthening）に依拠する回復

表2 中枢性運動麻痺の代表的評価法

評価法	特徴
Fugl-Meyer assessment（Fugl-Meyer 脳卒中後感覚運動機能回復度評価法）	国際的に最も汎用されている脳卒中機能障害の評価法．①上肢運動機能 66 点，②下肢運動機能 34 点，③バランス 14 点，④感覚 24 点，⑤関節可動域・疼痛 88 点からなる
Brunnstrom stage	中枢性運動麻痺の回復を，連合運動，共同運動，分離運動，スピード性までのⅠからⅥまで，上肢，手指，下肢の3部位を評価．わが国で汎用されているが詳細な評価には限界があること，また順序尺度であることにも留意が必要
12 段階片麻痺評価法	Brunnstrom stage をもとに上田らにより 0（完全麻痺）から 12（スピードテストで健側の 1.5 倍以下までの改善）までの細分化された評価法
Wolf motor function test	国際的に汎用されている上肢機能評価法．15 項目の動作を遂行できる総時間 performance time と，その達成能力 functional ability scale（最良スコア 75）でもって評価する
Action research arm test（ARAT）	国際的に汎用されている上肢機能評価法．ブロックの把持，筒状の把握，つまみ動作，粗大動作の4つの動作項目を評価する
簡易上肢機能評価（simple test for evaluating hand function；STEF）	わが国で標準化された上肢機能テスト，最良スコアは 100 点．10 のサブテストからなり上肢手指機能の詳細な評価が可能．重度麻痺には適用できない．年齢別に標準化されている
10 秒テスト	分離運動が認められる軽度麻痺例の上肢手指機能の巧緻性評価法．指折りテスト，回内外テスト，手指屈曲位でのタッピングテストの3種類，10 秒間の回数を計測する

までのグレード評価法である．特に手指機能は Brunnstrom stage での評価には限界があったが，12 段階片麻痺評価法はその点を克服している．9つのサブテストの結果を用いて手指の分離運動の評価を可能としていることが特徴である．

❸ wolf motor function test, action research arm test（ARAT）

上肢手指麻痺のより詳細な回復評価は，前述した3つの評価法では限界があり，よりいっそう緻密な評価法が求められている．その目的のために国際的に使用されている評価法としては，Wolf motor function test と Action research arm test（ARAT）がある．いずれもタスクに対するパフォーマンスを評価しており，数値データとして結果は表示される．Wolf motor function test では 15 項目の動作を遂行できる総時間 performance time と，その達成能力 functional ability scale（最良スコア 75）でもって評価する，介入研究の評価法としての妥当性・信頼性を有していることが特性でもある．Wolf motor function test は日本語版が作成されており妥当性・信頼性の検証がされている．Action research arm test は諸外国における多くの介入研究で使用されているが，日本語版は現時点では作

❹ 簡易上肢機能評価(STEF)

簡易上肢機能評価(simple test for evaluating hand function；STEF)は，わが国において開発されスコアは年齢別に標準化された上肢機能検査法である．原因疾患は中枢性運動麻痺のみならず，他の疾患における機能評価としても使用されている．ボール，コイン，ピン，布などの専用の検査用具を使用して，そのピンチ動作と運搬能力の時間を測定する．健側と患側の双方で評価する．治療前後の評価法として有用性が高い．

❺ 10秒テスト(脳卒中片麻痺手指機能評価用)

上肢手指の分離運動が認められる軽度麻痺例の上肢手指機能評価法として適用される．10秒間に指折りテスト，回内外テスト，手指屈曲位でのタッピングテストの3種類をそれぞれ可能な限り素早く実施させて，その回数を実測する．特殊な検査用具を使用しないで簡便に手指機能の巧緻性の評価が可能なのが特徴であり，介入研究前後での評価法としても有用な評価法である．

|その他の評価法|

❶ 上肢手指機能

▶MAL(motor activity log)：患側上肢で14項目の動作を日常生活上でどの程度使用しているか，さらにその動作の質を患者の主観的評価としてスコア化する．リハの介入後にMALのスコアが向上することを評価する．

▶Frenchay 上肢機能検査(Frenchay arm test)：5つの動作項目の遂行が可能か否か評価する．

❷ 下肢機能・歩行能力

歩行速度，10m歩行時間，10m最大歩行時間，6分間歩行距離，timed up-&-go test，歩行分析による下肢機能評価などが挙げられる．

筋緊張異常(痙縮・固縮)

原　寛美　相澤病院脳卒中脳神経センター・リハビリテーション科統括医長

|評価のポイント|

今日，上下肢痙縮に対する治療方法として，ボツリヌス毒素A型の臨床応用が保険適用(2010年10月より)となり，その治療法は痙縮治療のグレードAとして強く支持されている(脳卒中治療ガイドライン2009)ため，痙縮の評価は極めて重要となっている．

まず筋緊張の亢進とは，安静時において筋を他動的に伸張させたときに生じる抵抗の増大であり，神経生理学的には痙縮と固縮の2つの病態がある．痙縮(spasticity)は相動性(phasic)として，伸張速度に比例して増大する筋緊張亢進状態と定義され，多くは深部腱反射亢進を伴う．一方固縮(rigidity)は持続性(tonic)であり伸張の大きさに比例した抵抗を呈し，深部腱反射の亢進は目立たないとされる．しかし臨床的には中枢性運動麻痺においてまず深部腱反射の亢進(痙縮)から始まり，その後慢性期には固縮の要素も加わり，麻痺肢における痙性固縮(rigidospasticity)として2つの病態が相乗して認められるようになる．本項ではその点をふまえつつ，中枢性運動麻痺における筋緊張亢進状態を痙縮として記載する．

他動的伸展に対する筋の抵抗を左右する要因としては，末梢性の要因としての骨格筋・腱それに他の軟部組織における粘・弾性と短縮，関節の可動性があり，それに神経性の要因として筋伸張反射がある．前者においては脳卒中や頭部外傷を発症してからの四肢の不動化(immobilization)の時期において罹患筋の短縮が進み，痙縮と筋の過活動へとその後伸展するとされる．そのために短縮位での不動化への早期リハの介入が，痙縮予防につながる可能性が指摘されている．そのために痙縮診断においては，発症以後の病歴の経過と

表1 痙縮のキーとなる評価方法(英国ボツリヌス治療ガイドライン)

評価方法	例
身体的計測(機能形態障害レベルでの一般的評価)	関節可動域(関節角度計での計測) 身体計測(両側膝関節の間隔など) スパズムの頻度
症状の評価スケール	Visual analogue scale(VAS)にて痙縮による痛みを0〜10までの数字で評価など
目標達成度	治療により達成された目標の記録,あるいはGoal attainment scaling(GAS)による評価
標準化された評価スケール	機能形態障害のスケール:例,modified Ashworth scaleやTardieu scale 他動的機能:例,介護負担感のスケール能動的機能:例,Fugl-Meyer assessmentなどの各種の運動機能評価スケール

表2 ボツリヌス治療による痙縮治療目標達成の評価

項目	具体的な評価項目
症候の改善	こわばり,疼痛,屈曲スパズム,変形,伸展スパズムの頻度,屈曲スパズムの頻度,クローヌス,疲労,など
受動的目標	関節可動域の拡大,患肢の衛生,着衣動作の自立,食事動作の自立,皮膚状態の改善,補装具装着動作,など
能動的目標	患者の立てる目標評価 上肢:リリースと物品の移動,握り,リーチ,など 下肢:歩行,階段を上る,など

して,罹患筋の不動化の期間と程度,それにリハの介入に関しての病歴聴取が重要となる.

英国におけるボツリヌス治療ガイドライン(2009)では,表1に示すように4つの次元での評価方法が提案されている.身体評価としての関節可動域(ROM),痙縮による疼痛,治療による目標達成,それに標準化された痙縮評価法の使用など,複合的な評価が必要とされている.

さらにボツリヌス治療実施時における痙縮改善による治療目標達成の評価法例としても,3つの側面での評価項目が提案されている(Esquenaziら,2012)(表2).痙縮改善による症候の改善,ROMの改善,患肢の衛生面の改善,ADL側面の自立の拡大,さらに上肢と下肢の運動機能改善によるタスク評価を含んでいる.痙縮改善の基準としてやはり単一の評価項目ではなく,複合的な評価項目の導入が推奨されているといえる.

代表的な評価ツール

❶ MAS(modified Ashworth scale)

痙縮の臨床的評価法としては,modified Ashworth scale(MAS)が最も一般的に使用されている(表3).オリジナルのAshworth scaleは多発性硬化症患者の評価法として開発され,その後に評価項目として1+のグレード項目が追加されてmodified Ashworth scaleとされた.運動麻痺肢の痙縮には感度が高いとされているが,肘関節以外の部位における妥当性には関しては高くないともされる.

❷ Tardieu scale

もう1つの評価法としてTardieu scaleの有用性が指摘されている(表4).脳性麻痺の小児の評価法として開発されたが,脳卒中後

表3 Modified Ashworth Scale (MAS) (Bohannon & Smith, 1987)

Grade	定義
0	筋緊張の亢進がない
1	軽度の筋緊張亢進があり，引っ掛かりと消失，あるいは，可動域の終末でわずかな抵抗がある
1+	軽度の筋緊張亢進があり，明らかな引っ掛かりと引き続く抵抗が可動域の1/2以内にある
2	さらに亢進した筋緊張が可動域のほぼ全域にあるが，他動運動はよく保たれる
3	著明な筋緊張亢進があり，他動運動は困難である
4	四肢は固く，他動では動かない

表4 Tardieu scale

Grade	定義
0	他動運動全域で抵抗がない
1	他動運動全域でわずかな抵抗があるが，ある正確な関節角度において明らかな引っ掛かりはない
2	ある正確な関節角度において明らかな引っ掛かりがあり，他動運動は妨げられる
3	ある正確な関節角度において10秒以下の弱いクローヌスが認められる
4	ある正確な関節角度において10秒以上の強いクローヌスが認められる

痙縮に対する評価法としてMASよりも信頼性が高いことが明らかにされている．しかし他動的伸展の速度と計測する関節の角度に依存することから，評価技術面での信頼性(reliability)の側面には難があるともされる．

その他の評価法

その他の臨床的評価法として，spasm frequency scale, tone assessment scaleがある．

痙縮に対する電気生理学的評価法として H反射の測定がある．MASとTardieu scaleが定性的あるいは半定量的評価であるために，H反射が痙縮の定量的評価法として期待されたが，H波の閾値やサイズは個体差が大きいために，H反射でもって痙縮の重症度の評価は困難と今日ではされている．しかし個別症例における痙縮の経時的変化や薬物効果判定としての指標として用いることが可能である．

中枢神経系感覚障害

中枢神経系感覚障害

原　寛美　相澤病院脳卒中脳神経センター・リハビリテーション科統括医長

評価のポイント

感覚障害は運動障害とともに中枢神経障害による症状として重要な評価項目となる．しかし運動障害とは異なり，客観的な評価ではなく，患者の主観に依拠した定性的評価であることが特徴である．そのために，①対象患者には意識障害がないこと，②検査法を理解できる認知機能を有していること，③患者の協力が得られること，④検査方法を説明して理解が得られること，⑤患者に疲労がなく検査に集中できる体調と環境であること，など

表1 感覚の分類・モダリティーと検査方法

分類	モダリティー	検査方法例
表在感覚	触覚	柔らかい毛筆か紙で触れ，触れたら直ちに「はい」と答えさせる
	痛覚	定量的知覚計や安全ピンを用いて刺激，痛みを感じたら「痛い」と述べさせてその部位を指示させる．例；定量的知覚計10g加重で痛みを感じれば正常
	温度覚	温度計，あるいは温水(40～45℃)と冷水(10℃)を用いて3秒前後の刺激に対して「温かい」か「冷たい」かを答えさせる．例；0℃と50℃がわかれば正常
深部感覚	運動・位置覚	閉眼にて患側肢を他動的に動かし，その位置を述べさせる，あるいは健側肢にて模倣させる
	関節定位覚	母指さがしテスト．閉眼にて患側母指を他動的に動かして，患側肢の母指と示指でつかむ指示を与える
	振動覚	音叉を骨突出部にあて振動が消えたことを告げてもらう．後索障害を反映する
識別覚(複合感覚)	二点識別覚	ディスクリミネータを使用し同時に加えた2つの刺激の識別を評価する．静的二点識別覚検査と動的二点識別覚検査がある．二点であると識別する最短距離を測定
	皮膚書字試験	数字や○，×などを皮膚に書き答えさせる
	立体覚	物品を患側手に握らせて，名前を想起させる．頭頂葉障害診断に重要
	二点同時刺激識別感覚	左右同時刺激を実施，頭頂葉病変では一側の刺激が無視される，消去現象 extinction phenomenon と表現される

表2 Fugl-Meyer assessment(1975)における感覚系評価方法

感覚評価		合計24点
a. 触覚4カ所	0～8点 0：感覚脱失 1：感覚鈍麻/異常 2：正常	検査部位 腕/手掌/脚/足底
b. 位置覚8カ所	0～16点 0：感覚脱失 1：左右差あるが3/4はわかる 2：左右差なし	検査部位 肩/肘/手関節/手指/股/膝/足関節/足趾

が求められる．

表1には中枢神経系障害において評価される感覚の分類とモダリティーをまとめた．痛覚と温度覚，それに一次性触覚は脊髄視床路を経由している．一方，識別性触覚と深部感覚は後索内側毛帯路を経由している．2つの感覚経路の評価が必要となる．

全ての感覚モダリティーの検査の実施に時間的に制約がある場合には，触覚と温度覚，母指さがしテストでの関節定位覚，動的二点識別覚などを優先して評価することが提案されている．

運動障害評価と異なり，感覚障害評価法として標準化されている評価法，さらに定量化

表3　運動・位置覚検査，判定基準（Sensory Rehabilitation 研究会，岩崎・澤）

判定基準	麻痺側肢を動かしてどちかに動いているか言ってもらう（運動覚）．どのような形になっているか模倣してもらう（位置覚）． 小振り：正常 ROM の 1/5 大振り：正常 ROM の 1/2 （例，母指 2/5，手関節 2/5，肘関節 4/5 のように記載する）
5	小振りで非麻痺側と同等の早さで正確に答えられる
4	小振りで非麻痺側よりやや不正確だが 4/5 正答する
3	小振りで 1/5～3/5 正答，大振りで 1/5～4/5 正答する
2	小振りがわからない．大振りで 1/5～4/5 正答するか，大振りで動いていることはわかる
1	大振りでも動いていることはわからない

表4　関節定位覚検査（母指さがしテスト），判定基準（Sensory Rehabilitation 研究会，岩崎・澤）

判定基準	
1度	数 cm ずれるか，直ちに矯正して目標に達する
2度	数 cm 以上ずれ，固定肢の母指周辺を探り，運動肢が固定肢の一部に触れるとそこを伝うように母指に到達する
3度	10 cm 以上ずれ，運動肢は空間を探り，容易に目的の固定肢には到達しない

された評価法は現在までに存在しない．しかし定量的知覚計や温覚計，ディスクリミネータなどを用いての，半定量的な感覚評価法が開発されてきている．

中枢神経系障害に対する運動・感覚の総合的評価法として汎用されている Fugl-Meyer assessment（1975）における感覚系の評価が，仮間隔尺度でのスコアでもって判定される数値化された評価法として挙げられる．

代表的な評価ツール

❶ Fugl-Meyer assessment（1975）における感覚系評価

Fugl-Meyer assessment は，①運動とバランス，②感覚，③他動的関節可動域（ROM）/関節痛の 3 領域の障害を対象として評価法全体では総計 0 点から 226 点までのスコアとして評価される．感覚障害の評価としては，表2に示すように，触覚 4 カ所と位置覚 8 カ所を対象としており，各部位 0 点（脱失）から 2 点（正常）の評価を実施して，総計 24 点でスコア化する．脊髄視床路と後索内側毛帯路の障害を簡便かつ的確に評価できる利点を有している．

その他の評価法

Sensory Rehabilitation 研究会の岩崎・澤による感覚モダリティー別の評価・判定法のいくつかが提案されている．その一例として，運動・位置覚検査として表3に示す評価法が，また表4には関節定位覚検査である「母指さがしテスト」の判定法が提案されており，臨床場面では使用されている．

その他，ディスクリミネータを用いた動的二点識別覚検査（moving two-point discrimination test；M2PD）と静的二点識別覚検査（two-point discrimination test；2PD）が，2 点を判別できる最短距離を測定することで，間隔尺度を用いた評価法として使用されている．

末梢神経障害

末梢神経障害

長谷公隆 関西医科大学附属枚方病院診療教授・リハビリテーション科

評価のポイント

末梢神経障害のリハ治療は，その障害像と機能予後に基づいて治療を計画・展開する必要がある．

末梢神経障害は，神経障害の分布によって，単一神経が障害される単神経障害（mononeuropathy），複数の神経が障害される多発性単神経障害（mononeuropathy multiplex），左右対称性に四肢の末梢神経が障害される多発性神経障害（polyneuropathy）に大別される．単神経障害は圧迫や外傷による場合が多く，末梢神経損傷の臨床的病型は，ニューラプラキシア（neurapraxia），軸索切断（axonotmesis），神経断裂（neurotmesis）の3型に分けられる（Seddonの分類）．

軸索が障害されていないニューラプラキシアの機能予後は良好だが，軸索変性に至ると神経再生には時間を要し，完全麻痺では損傷部位から効果器までの距離が長いほど機能回復は望めなくなる．一方，不全麻痺では，残存する神経からの発芽によって運動単位の大きさを3〜4倍に拡大でき，80％に相当する機能損失の代償が可能である．しかし，生存神経が20％以下になると発芽に基づく機能代償は困難であり，また，重度脱神経筋に対する運動負荷は発芽による神経再生を阻害すること，慢性期脱神経筋への過剰な負荷が運動単位の脱落を助長することから，軸索変性による神経損傷の程度を評価することがリハにおける運動負荷の強度や補装具による保護などの治療計画に必須となる．

全身性の末梢神経障害は，症候学的に運動ニューロパチー，感覚ニューロパチー，混合型ニューロパチーに分けられる．内分泌代謝疾患，感染症，肝腎疾患，血液疾患，膠原病や栄養障害，中毒・薬剤性，腫瘍随伴症候群，遺伝性など，各病態においてどのような末梢神経障害の症候をきたすかを念頭において評価する必要がある．特に，運動障害をきたすGuillain-Barré症候群，慢性炎症性脱髄性神経炎や遺伝性ニューロパチーなどの症候学的特徴や機能予後の評価ならびに治療の管理において，神経伝導検査および針筋電図検査は重要な役割を果たす．

代表的な評価ツール

❶ 神経学的評価

▶**運動・感覚機能および疼痛の評価**：末梢神経障害による運動麻痺の程度は，徒手筋力検査（MMT）で評価されるが，腱固定効果やはね返り運動，代償運動などで誤った評価をしないようにする必要がある．

全身性ニューロパチーでは，複数の筋力を0〜5の6段階で評価し，その平均値を算出して総合的に評価するMRC（medical research council）sumが用いられる．握力計や筋力測定機器を用いることで定量的評価が可能となる．

手指の感覚評価は重要であり，Semmes-Weinsteinモノフィラメントによる静的触覚，音叉を用いた振動覚，二点識別覚によって触覚の閾値や局在，密度を評価する．

痛覚検査は，10gの痛覚刺激が加えられる痛覚計を用いて実施し，温度覚検査は，10℃，0℃，50℃，60℃を設定できる温覚計を用いて検査する．安全ピンや鍵などの日常物品10個を移動する時間を開眼および閉眼条件で実施させるモバーグのピックアップ検査は，材質や物体の識別検査とともに日常での手の実用度を評価する課題であり，感覚障

害では開眼と閉眼で患肢での移動時間に差が認められ，運動機能に問題があれば開眼で患肢と健肢の移動時間に差が大きくなる．

末梢神経障害による疼痛の評価には，視覚的評価スケール(visual analogue scale)，表情評価スケールなどが用いられるが，皮膚を電気刺激して感覚閾値を定量的に計測する電流知覚閾値検査は，感覚障害と痛覚過敏の両側面の評価に利用できる．

▶**総合的評価尺度**：感覚，運動，自律神経機能を評価するニューロパチー症候スコア(neuropathy symptom score)や感覚，運動，腱反射を評価する神経機能障害スコア(neurologic impairment score)は，ニューロパチーの総合的評価尺度として信頼性，妥当性が検証されているが，ニューロパチーに特徴的な遠位部の症候が的確に捉えられるように，脳神経や近位筋群の項目が削除され，腓腹神経の感覚神経電位と腓骨神経の複合筋誘発電位の振幅値を加えて，各項目を0～4の5段階で評価する総合ニューロパチースコア(total neuropathy score)の有用性が報告されている．

❷ 電気生理学的評価

末梢神経障害の病態を明らかにするには筋電図検査による電気生理学的評価が必要である．

臨床筋電図検査は，皮膚上から運動および感覚神経を電気刺激して誘発された複合筋活動電位(compound muscle action potential；CMAP)および感覚神経誘発電位(sensory nerve action potential；SNAP)を解析する神経伝導検査，F波などを解析する後期応答検査，針電極によって安静時の自発電位や随意収縮時の運動単位活動電位の異常を同定する針筋電図検査で構成される．筋電図検査は身体所見と検査所見に基づいて組み立てられ，その病態が特定の疾患に合致することを検証する形で実施される．

▶**神経伝導検査・後期応答検査**：神経伝導検査で誘発されたCMAPやSNAPの特性は，潜時，振幅，持続時間で表され，その波形解析によって神経障害の部位や病態が評価される．

一部の神経線維に脱髄があり，神経伝導に時間を要する伝導遅延に陥っていれば，障害部位の近位部での刺激で誘発されたCMAPの潜時および持続時間が延長する．障害部位において神経伝導が遮断されると，筋力低下や感覚障害などの臨床症状が現れる．遠位部刺激のCMAP振幅に比べて近位部刺激での振幅が持続時間延長を伴うことなく低下していれば，脱髄による伝導ブロック(神経遮断；neurapraxia)あるいは初期(損傷後数日以内)の軸索切断もしくは神経断裂の可能性がある．後二者では，Waller変性が進むと誘発電位が得られなくなるので，発症後1週以降の神経伝導検査における遠位部刺激でのCMAP振幅低下によってneurapraxiaとの鑑別が可能である．末梢神経病変による筋力低下は，CMAP振幅と密接に相関する．感覚障害がある神経支配領域のSNAP振幅が低下していれば，後根神経節より遠位での末梢神経障害が示唆される．自己免疫疾患では血液神経関門が欠如する最末端か神経根部で脱髄が生じやすいので，指先部で計測する正中神経SNAPは異常を呈するのに対して，より近位部の神経伝導を計測する橈骨神経や腓腹神経のSNAPに異常が同定されにくいのは，病態を反映した所見である．

F波は，α運動神経の最大上電気刺激によって逆行性に上行したインパルスが脊髄前角運動細胞を興奮させ，α運動神経を再び順行性に伝搬してきた誘発電位であり，広範な病変分布を呈する糖尿病性多発ニューロパチーの診断やGuillain-Barré症候群の病初期における神経根部での脱髄の同定に有用である．

▶**針筋電図検査**：針筋電図検査における線維自発電位および陽性鋭波は，脱神経による筋線維膜の易刺激性によって，末梢神経損傷では受傷の1～2週間後に同定される安静時自

発電位であり，一般に脱神経電位と呼ばれる．脱神経電位は，軸索変性が活発に進行している際に多数出現し，その分布によって末梢神経障害における軸索変性の広がりを同定できる．随意収縮時における神経原性変化の特徴は，運動単位数の減少である．神経再支配が進むと1つの運動単位に属する筋線維数が増えて，運動単位は多相性，高振幅となる．弱収縮時に動員される運動単位数は正常よりもむしろ少なく（遅延動員），強収縮で十分な干渉が起こらないのが脱神経筋の特徴である．一般に，急性の神経損傷では，運動単位が50％以下になると臨床的に筋力低下として同定されるが，慢性の機転で神経が障害された場合には，発芽に基づく神経再生によって1つの運動単位が発揮する筋張力が大きくなるので，筋力低下を自覚したときにはすでに運動単位が著しく脱落している．外傷や圧迫による急性発症の機転で運動麻痺をきたし，針筋電図検査で安静時の脱神経電位が同定されても，随意収縮時において運動単位数が保たれていることが確認できれば，神経再支配による機能回復が期待できる．

❸ 運動負荷量設定における評価

運動障害をきたす末梢神経障害のリハでは，過剰な運動負荷が神経再生を遅延させる可能性があり，さらには運動単位の脱落を助長する場合があることに注意して実施しなくてはならない．運動負荷による神経再生遅延や過用性筋力低下は，重度の脱神経筋で起こりやすいことから，筋力の評価に加えて神経伝導検査によるCMAP振幅値や針筋電図検査での安静時自発電位および随意収縮時における干渉波などの評価が，運動負荷量の設定に役立つ．運動負荷量が過剰でないかを評価するには，運動負荷後における筋肉痛の客観的評価や握力，筋力測定器での定量的な筋力の変化，脱髄性ニューロパチーではF波潜時が過負荷の監視項目として利用できる．

その他の評価法

❶ 日本手外科学会による上肢機能評価法

日本手外科学会によって作成されたDASH（disabilities of the arm, shoulder and hand）は，1週間の上肢の使用状況を38項目について質問票で評価する上肢機能評価法であり，質問項目を19項目に減らしたQuick DASHについても，末梢神経障害による上肢機能評価法として信頼性・妥当性が検証されている．また，日本手外科学会は，疼痛，異常感覚，しびれ，筋力低下，夜間症状など11項目の症状重症度（symptom severity scale）と，書字，ボタン掛け，本の把持など8項目の機能状態（functional status scale）をそれぞれ0〜5の6段階で評価する手根管症候群に特異的な自記式質問票（CTS instrument）を作成し，信頼性，妥当性を検証している．

❷ 全身性ニューロパチーの評価法

糖尿病性多発ニューロパチーの簡易診断基準には，両側性の足趾および足底のしびれ，疼痛あるいは異常感覚の存在，アキレス腱反射の低下あるいは消失，両側内果の振動覚低下が含まれるが，感覚障害が主症状となる本疾患のニューロパチー総合的症候スコア（neuropathy total symptom score）-6質問票は，疼痛，アロディニア，灼熱痛，電撃痛，しびれ，刺感覚の項目について症状の持続と強度を4段階に分けて点数化する評価尺度で，信頼性，妥当性が検証されている．

運動ニューロパチーのリハ治療における日常生活活動評価には，FIMやバーセル指数（BI）が用いられる．Guillain-Barré症候群の能力尺度には，走行の可否，5m歩行の程度，人工呼吸の必要性などに応じて，0〜6の7段階で評価するHughesのfスコアが用いられる他，同様の尺度であるGuillain-Barré症候群スコアやmodified Rankin scaleが適用される．Charcot-Marie-Tooth（CMT）ニューロパチースコアは，総合ニューロパチースコアでの自律神経機能や反

射の項目を削除し，上肢と下肢についての運動機能および筋力をそれぞれ評価するとともに，尺骨神経のCMAP，SNAPを計測するように改変したもので，縦断的な機能評価尺度としての有用性が示されている．本評価法の床効果と天井効果を減らすようにCMTニューロパチースコア第2版として改訂されており，縦断的検証が進められている．

全身性ニューロパチーで合併する自律神経障害は，心電図におけるR-R間隔，発汗検査，立位負荷試験，バルサルバ試験や交感神経皮膚反射などの自律神経機能検査によって評価される．

❸ 抗がん剤治療に伴う末梢神経障害の評価

がん治療での末梢神経障害の臨床的評価には，末梢神経症状の発現期間(7日間)の長さと機能障害の有無によって段階づけするDebiopharm社神経症状-感覚性毒素基準(DEB-NTC)や日常生活への支障の程度によって評価するNCI有害事象共通用語基準(NCI-CTCAE)が適用されている．

筋障害

筋障害

長谷公隆　関西医科大学附属枚方病院診療教授・リハビリテーション科

評価のポイント

筋原性疾患における筋力低下は，通常，肩甲帯や骨盤帯などの近位筋群に対称性にみられ，頚部・体幹では屈筋群が侵されやすい．進行性の筋力低下を呈する筋ジストロフィー症では，病態を的確に捉えて，その病期に応じた自立度をできるだけ長期間にわたって保つことができるように，症状の進行を踏まえた障害予防と自立度の向上を図る必要がある．国際筋炎アセスメント臨床試験(IMAC)協会は，医師および患者・家族による筋炎の総合的疾患活動度，徒手筋力検査(MMT)による筋力，健康評価質問票(health assessment questionnaire；HAQ)による生活の質，筋逸脱酵素，骨格筋外症状の6領域について評価することを推奨している．

呼吸筋障害による肺胞低換気，嚥下障害による誤嚥性肺炎，心筋障害による心不全などが合併するため，リハ治療の計画においては心肺機能，嚥下機能の評価を怠らないようにする必要がある．

代表的な評価ツール

❶ 筋力(の評価)

筋力の評価は，筋ジストロフィー症における病期や筋炎の活動性ならびに治療効果の判定などを行ううえで必要不可欠である．筋疾患では近位筋優位に障害されることから，MMTや筋力計測器によって，股関節周囲筋や肩関節筋群などの最大筋力が評価される．全身の筋力の総合的評価には，複数の筋力の平均を算出するMRC(medical research council) sumなどが適用される．筋力評価においては代償運動などに注意を要する．

筋炎では，筋力評価の感度を高めるために，Kendall 10 point MMTが用いられ，評価者間信頼性が確認されている．Duchenne型筋ジストロフィーでは小児が対象となるため，筋力評価における級内相関係数はMMTよりも筋力計測器による評価のほうが高いとされる．筋ジストロフィー症での骨格筋CTによる脂肪化の分布や，筋炎でのMRIによるT2強調脂肪抑制画像は，筋疾患の診断だけでなく，筋病変の分布や筋炎の活動性評価に有用である．

❷ 臨床的病期（の評価）

　筋ジストロフィー症における病期を臨床的に判断するうえで移動能力に関する評価は大切であり，階段昇降，立ち上がり動作，歩行，車椅子，座位保持の能力に応じて8段階に分ける Swinyard の分類や厚生省（現，厚生労働省）による機能障害度分類が用いられる．10 m 歩行速度や6分間歩行テスト，立ち上がり時間計測（Gowers テスト）は，身体移動能力の定量的評価法として用いられる．上肢機能については，上肢を移動させる運動能力を，利き手による 500 g 以上の重量の前方直上への挙上（ステージ1）から，机上における手の運動のみでの水平前方移動（ステージ9）までの9段階に分類した松家の上肢運動機能障害度分類に加えて，環境制御装置の操作に用いるスイッチなどの評価を行うために，優位な手でコピー用紙をひっくり返す（ステージ10）から，手指が全く動かない（ステージ13）の4段階を加えた分類が報告されている．

❸ 呼吸機能（の評価）

　Duchenne 型筋ジストロフィーでの呼吸不全の主要な病態は肺胞低換気であり，スパイロメトリによる肺機能検査や，咳の最大流速（peak cough flow；PCF），動脈血酸素飽和度（SaO_2），呼気終末 PCO_2 を定期的に検査する必要がある．自覚症状として起床時の頭痛，倦怠感，食欲低下，発声力の低下，痰の喀出力の低下，他覚症状として呼吸補助筋の使用，舟漕ぎ様呼吸，浅く速い呼吸，会話中の頻回の息継ぎ，最大発声時間の低下，食事時間の延長などを評価する．夜間早朝の特に REM 睡眠期には，呼吸補助筋の筋緊張低下によって低換気が助長されて低酸素血症をきたしやすいので，ポリソムノグラフィ検査が有用となる．筋炎においても呼吸筋の筋力低下による肺胞低換気，分泌物貯留がみられる他，間質性肺炎の合併は重大な予後不良因子である．

❹ 脊柱変形（の評価）

　Duchenne 型筋ジストロフィーでは，体幹筋群の筋力低下によって側弯を発症すると進行していくリスクが高く，肺機能低下を招くことからも，脊柱変形の定期的な評価が必須である．車椅子での生活となると側弯をきたすリスクが高まるので，歩行が困難となったら6カ月ごとに脊柱 X 線を確認する．側弯は胸腰椎移行部で発症する場合が多く，腰椎移行部あるいは腰椎部に後弯を有する例で後側弯をきたす場合が多い（unstable pathway）のに対して，前弯位が保持された例では著しい脊柱変形に至りにくい（stable pathway）とされている．

❺ 嚥下機能（の評価）

　筋ジストロフィー症では，顎関節可動域制限，口腔周囲筋の筋力低下による口唇閉鎖不全，咀嚼困難，咳嗽力低下などによる嚥下障害に加えて，脊柱変形や頚部可動域制限，頚部脊柱筋や骨盤周囲筋の筋力低下によって摂食のための体位保持が困難になるため，嚥下機能検査を含めた総合的評価が必要である．筋炎患者でみられる嚥下障害は筋力低下の程度に相関せず，単独の症状としての評価を要する．口内乾燥，むせ，食塊の逆流がみられ，臨床所見がみられなくても嚥下造影検査にて咽頭残留，舌根の後方運動障害，喉頭挙上の低下，輪状咽頭筋機能不全などが同定される．

❻ 心機能（の評価）

　筋ジストロフィー症では心筋障害が進行すると，左室壁運動の低下，心拡大を呈するため，心不全の予防と治療のために定期的な血漿 BNP 値，心エコー検査が行われる．筋炎においても，心筋障害による心不全や不整脈，まれに心膜炎を認め，心病変は予後不良因子として注意を要する．

❼ 筋疾患の病勢・病態（の評価）

　筋炎のリハでは，運動負荷量を設定するために病勢を捉えることが重要であり，CK（creatine kinase）やアスパラギン酸アミノ基

転移酵素（AST），乳酸脱水素酵素（LDH），アルドラーゼなどの筋原性酵素と CRP 値などの炎症所見を参考とする．CK 値は臨床症状に先行して変動するために，運動や生活指導の目安となる．

針筋電図検査における筋原性変化は，多発性筋炎/皮膚筋炎の診断における基準項目の1つであると同時に，病勢の評価やステロイドミオパチーとの鑑別に有用である．安静時には，限局性壊死による筋断裂および終末神経枝の障害によって，線維自発電位・陽性鋭波が同定され，診断においては，三角筋，上腕二頭筋や大腿四頭筋などの四肢近位筋や傍脊柱筋などの体幹筋での検索が必要である．

針電極の刺入時には，奇異高頻度放電，偽ミオトニー放電がみられ，随意収縮時には，短持続，低振幅，多相性ないし偽多相性運動単位電位の増加と早期リクルートメントを呈する．安静時自発電位の存在は病勢を反映し，その消退は病状改善の初期徴候である一方，安静時自発電位の再出現は再燃を示唆する．筋炎患者がステロイド治療中に筋力低下が増悪した際に，その原因が原病の悪化であるか，ステロイドミオパチーであるかを鑑別するには，安静時自発電位の有無を検索する．慢性期においては，筋の再生や神経再支配によって，持続の長い高振幅で多相性の運動単位電位が出現する．

その他の評価法

反復立ち上がりや一定距離の歩行に要する時間は，日常の活動度の指標として有用である．生活機能・QOL の評価には HAQ，SF(short form)-36 などが用いられている．

海外での筋ジストロフィー症の臨床試験における上肢機能および下肢機能の病期の評価には，Brooke scale（6 段階評価），Vignos scale（10 段階評価）が用いられてきたが，障害の全体像を捉える目的で，移動領域，ADL 領域，上肢機能領域，機能障害領域の各項目を 4 段階で評価する筋ジストロフィー機能評価法（muscular dystrophy functional rating scale；MDFRS）が考案されている．North star ambulatory assessment は，立位，歩行，立ち上がり，段差昇降に加えて，片足立ち，踵立ち，ジャンプ，片足でのホップ動作などを加えた 17 項目について，自立，修正自立，要介助の 3 段階で評価する方法で，歩行可能な Duchenne 型筋ジストロフィーの機能評価法として信頼性，妥当性が検証されている．10 項目の筋持久力と握力，ベッド上起居動作，最大呼気流量について点数化（最高点 64）した FI（functional index）は，内的妥当性が検証されているが，評価に 30～60 分を要し，天井効果がみられることから，肩関節屈曲・外転，段差昇降などの 7 項目に減らした FI-2 が考案されている．

骨障害

骨障害

小林龍生　防衛医科大学校病院准教授/リハビリテーション部長

評価のポイント

骨障害には骨折や腫瘍のほか骨粗鬆症が挙げられ，超高齢社会が危惧されているわが国では，高齢者の増加に伴い骨粗鬆症の診断・治療の重要性が増している．

代表的な評価ツール

❶ 骨密度

骨の障害と思われた場合，最初に調べられる検査が X 線検査であり，まずは骨折や腫瘍の有無が調べられる．骨粗鬆症も以前は X 線検査での評価が行われていたが現在で

表1　血清骨吸収マーカーと基準値

血清骨吸収マーカー	基準値
酒石酸抵抗性酸ホスファターゼ(TRACP-5b)	120〜420 mU/dL
Ⅰ型コラーゲン架橋 N-テロペプチド(NTX)	7.5〜16.5 nmolBCE/L
Ⅰ型コラーゲン架橋 C-テロペプチド(CTX)	0.100〜0.653 ng/mL

表3　血清骨形成マーカーと基準値

血清骨形成マーカー	基準値
骨型アルカリホスファターゼ(BAP)	7.9〜29.0 U/L
低カルボキシル化オステオカルシン(ucOC)	4.5 ng/mL (カットオフ値)
Ⅰ型プロコラーゲン-N-プロペプチド(P1NP)	14.9〜68.8 μg/L

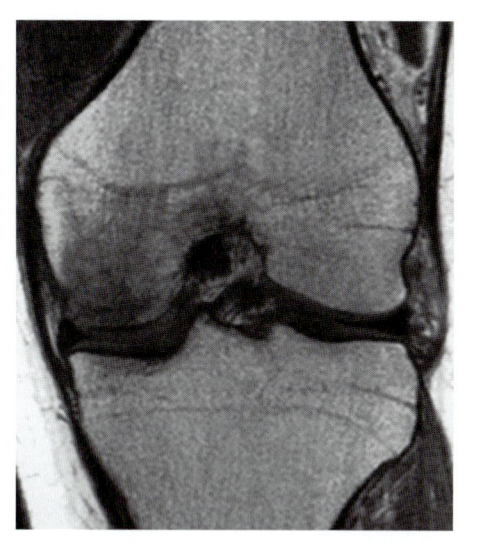

表2　尿中骨吸収マーカーと基準値

尿中骨吸収マーカー	基準値
Ⅰ型コラーゲン架橋 N-テロペプチド(NTX)	9.3〜54.3 nmolBCE/nmol・Cr
Ⅰ型コラーゲン架橋 C-テロペプチド(CTX)	40.3〜301.4 μg/nmol・Cr
デオキシピリジノリン(DPD)	2.8〜7.6 nmol/nmol・Cr

図　一過性骨萎縮
一過性骨萎縮のMRI．T1強調画像で大腿骨内顆に低輝度に浮腫が描出されており外傷歴がないことから一過性骨萎縮が疑われた．

は骨塩定量，なかでも二重エネルギーX線吸収法(dual-energy X-ray absorptiometry；DXA)を用いた検査が一般的である．

骨塩定量は『骨粗鬆症の予防と治療ガイドライン2011年版』の診断基準および投薬開始基準にも組み込まれている．

ガイドラインでは脆弱性骨折があれば骨粗鬆症の診断は決定し，脆弱性骨折がなければ骨密度が若年成人平均値(young adult mean；YAM)の80%以上が正常，70〜80%が骨量減少，70%未満が骨粗鬆症と診断される．

また投薬開始基準については脊椎か大腿骨頸部の脆弱性骨折があれば開始し，その他の部位の脆弱性骨折がある場合に骨密度がYAMの80%以下で開始，脆弱性骨折がない場合で骨密度がYAMの80〜70%では大腿骨近位部骨折の家族歴があるか骨折リスク評価ツール(fracture risk assessment tool；FRAX)が15%以上であれば開始，家族歴がなくFRAXも15%未満ではYAMの70%未満で開始される．FRAXとはWHOの骨折リスク評価ツールでありインターネットのhttp://www.shef.ac.uk/FRAXでアクセスすると年齢，体重，身長，骨折の既往，家族の骨折の既往，喫煙歴，ステロイド使用歴，二次性骨粗鬆症の有無，アルコール摂取量について入力するだけで今後10年間での骨折発生確率が得られるものである．

❷ 骨代謝マーカー

骨組織の評価に骨代謝マーカーも利用され，骨粗鬆症の投薬が開始された後の薬効判定に用いられている．

同じくガイドラインに挙げられている血清骨吸収マーカーおよび基準値を表1に，尿中

骨吸収マーカーを表2に，血清骨形成マーカーを表3に示す．

❸ 骨質

骨強度は骨密度だけでなく骨質によっても規定されることがわかってきた．骨質として注目されているのがコラーゲン間の架橋形成で加齢や長期高血糖により悪玉架橋が増加することにより骨強度が低下し，代表的な悪玉架橋であるペントシジンの尿中，血中濃度測定，ペントシジン増加と関係が深いホモシステイン血中濃度を骨質評価の指標とすることが斎藤，丸毛により提唱されており，今後の臨床応用が期待される．

その他の評価法

MRI による画像診断は特にわが国では普及が目覚ましく日常診療での有力な診断手段となっている．骨組織の評価でも X 線検査では描出困難または判読困難な転位のない骨折や，X 線検査に現れる前の骨壊死，外傷後の骨挫傷，疼痛の原因となる一過性骨萎縮（図）などの病変が T1 強調画像で低輝度像として検出できる．

関節障害

関節障害

小林龍生 防衛医科大学校病院准教授/リハビリテーション部長

評価のポイント

関節を構成する主な組織は骨組織と軟骨組織および関節を安定化する靱帯組織である．

代表的な評価ツール

❶ 弛緩性と不安定性

関節の安定性には弛緩性（laxity）と不安定性（instability）の2つの要素がある．Laxity は正常関節にも存在する遊びの部分であり，instability は靱帯損傷などによる病的な関節の緩みである．

Laxity に関しては Carter Wilkinson の joint laxity の評価が有名であり，表1に示した5項目で評価する．一方 instability は関節支持組織の破綻によるものであり，代表的な徒手検査としては反復性肩関節脱臼に対する anterior apprehension test，膝関節前十字靱帯損傷による静的な前方不安定性を調べる Lachman test や動的な回旋不安定性を調べる pivot shift test などがある．Lachman test に関しては定量的な計測機器が開発されてい

表1 Carter Wilkinson の joint laxity の評価

1. 手関節背屈が手指が前腕と平行になるまで可能か
2. 手関節掌屈で拇指先が前腕まで達するか
3. 肘が過伸展するか
4. 膝が反張するか
5. 足関節が過背屈するか

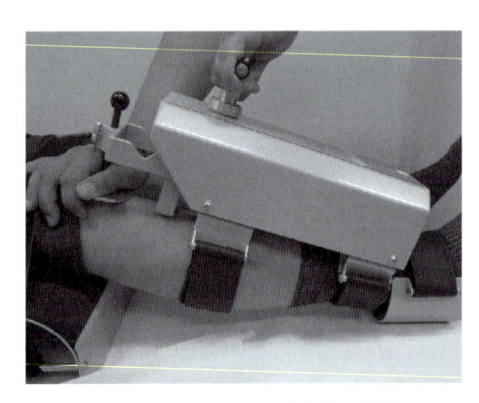

図1 Kneelax による前方不安定性の計測
Lachman test 肢位で下腿骨の前方への移動を膝蓋骨上の板に対する脛骨粗面上の板の前方移動距離で定量的に検出する．

表2 Kellgren Lawrence の評価

Grade	状態
0	正常
1	わずかな骨棘
2	小さな骨棘，関節裂隙狭小化ほとんどなし
3	中等度の骨棘，関節裂隙狭小化あり　骨硬化，変形あり
4	高等度の骨棘，関節裂隙狭小化著明，骨硬化高度，変形著明

表3 関節の変化の評価（Larsen の評価）

Grade	状態
0	正常
1	関節周囲組織の腫脹か関節付近の骨萎縮，わずかな関節裂隙狭小化のいずれかがある
2	小関節では小さなびらんがあり，大きな関節では関節裂隙の狭小化がある
3	びらんと関節裂隙の狭小化がある
4	本来の関節面が部分的に残存する
5	本来の関節面が消失する

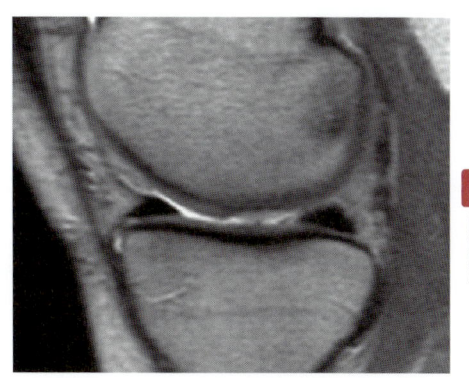

図2　MRI による軽微な軟骨病変の描出
単純 X 線像では変形性変化のない膝の大腿骨内顆の軟骨であるが荷重部に全層ではないが軟骨欠損があることが読影できる．

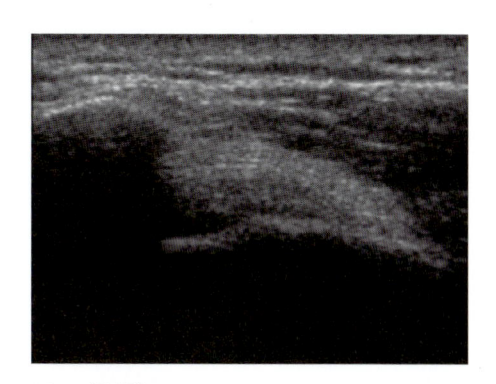

図3　超音波
肩関節の腱板部のエコー像で左側に肩峰があり，その下の腱板が上腕骨頭に付着しているところが描出されている．

る（図1）．

❷X 線検査

関節に対する X 線検査では関節裂隙の狭小化の有無で関節軟骨の菲薄化を評価し，骨棘形成や軟骨下骨の骨硬化の有無で変形性変化を評価する．変形性変化に対しては Kellgren Lawrence の評価が国際的に用いられる（表2）．

リウマチによる進行度については X 線所見の Steinbrocker の病期分類を用いるが，関節の変化には Larsen の評価が用いられる（表3）．

❸MRI 検査

関節の主な機能は軟骨組織の低摩擦とショック吸収であり，軟骨組織を直接描出できる MRI 検査は有用な方法である．MRI の機能向上により，表面の微細な変化の検出もできるようになった（図2）．さらに MRI 技術の進歩により軟骨が摩耗する以前の質的変化が dGEMRIC や T2 mapping の手法により可能になってきている．

その他の評価法

超音波エコーによる検査技術は MRI と並び急速に進歩がみられた領域である．MRI が大きな設備を要し，検査に時間がかかるのに対して，超音波エコー検査は診察室で気軽に検査でき，即座に結果が得られ，関節を動かしながら所見が得られることから関節の病

態評価として普及するようになった(**図3**).

骨組織同様軟骨組織に対するマーカーも調査研究が行われてきた.関節炎マーカーとしてマトリックスメタロプロテアーゼ,インターロイキンや COMP(cartilage oligomeric matrix protein),破壊マーカーとしてコンドロイチン硫酸やケラタン硫酸などのアグリカン由来マーカー,合成マーカーとしてⅡ型コラーゲン合成マーカーであるコンドロカルシンなどが検討されてきており,臨床に実用できるマーカーの確立が期待される.

視覚障害

視覚障害

仲泊 聡　国立障害者リハビリテーションセンター病院・第二診療部長

評価のポイント

視覚障害は,視力障害と視野障害で個別に評価され認定される.これは,それぞれが別の生活障害のもとになっているからである.視力障害から生じる生活障害は,主に文字認知や顔認知を主とする対象認知の障害である.また,視野障害からのものは,空間位置の把握困難から生じる移動や行動の障害である.

そのため,視覚障害の評価法としては,矯正視力検査と量的視野検査が行われている.

代表的な評価ツール

❶ 矯正視力検査

矯正視力検査は,眼前に適したレンズを置き,判別可能な最小の視標がどれほどであるかを判定する.視力は,視線方向からくる光によってもたらされる映像が,網膜の中心窩でどう捉えられているかに大きく依存する.5m 先の視標の 1.5 mm の隙間がわかると視力 1.0 と表記する.これは,その大きさの目になす角度が 1 分(60 分の 1°)であり,視力が最小視角(分)の逆数で表されることから,そう計算される.

しかし,視覚障害者のなかには,中心窩が傷害され,その周辺の網膜で見なければならない者もあり,同じ視力値であっても,中心窩での値とそれ以外の場所を使用しての値では,その不自由さに違いを生じる.それは,眼球運動系が,ものを見ようと視線を向けるとおのずと中心窩に視線方向からの映像を映すように制御されているからである.この視線制御は,中心窩が傷害されてもそう簡単に別の位置が使われるようになるものではない.したがって,中心窩障害で周辺でないとよく見えない者にとって,視線を工夫することで一時的に比較的よい視力値は得られても,それを日常生活で常に使用することは困難となる.

❷ 量的視野検査

矯正視力が網膜の最高感度部分の,しかも形態知覚の特性を示しているのに対し,視野は周辺までの明るさの増分閾値の分布を示す.今日頻用される視野計には,Goldmann 視野計と Humphrey 視野計がある.

▶**Goldmann 視野検査**:Goldmann 視野検査は,背景輝度 31.5 asb,視線を中心とした半径 90°の大きな視野ドーム上に 1,000 asb までのさまざまな強さの円形の光斑を重ねて表示する.この光斑は,低感度領域から高感度領域に向かって移動させて提示されるため,この検査は動的量的視野検査とも呼ばれる.被検者がボタン押しで見えたことを報告し,その光斑がわかるぎりぎりの位置を記録し,等感度曲線を求める.手動検査のため,検者間での結果に差を生じやすい.

▶**Humphrey 視野検査**：Humphrey 視野検査では，Goldmann 視野検査と同等の背景輝度に 10,000 asb までの光がコンピュータ制御で提示される．この視野検査では，30-2 というプログラムが常用される．これは，半径 30°以内に，垂直・水平子午線上を除く格子上の交点，76 点に視標を提示するようなプログラムである．そして，視標の明るさを細かく上下することにより，ぎりぎりでわかる明るさを割り出す仕組みになっている．したがって，視標に動きは感じられず，この検査は，静的量的視野検査と呼ばれている．コンピュータ制御で行うため，検者間での結果に差は生じないが，被検者の状況に合わせることは困難であり，視覚障害者では検査時間が長引くことが少なくない．

聴覚・平衡機能障害

聴覚機能

田内 光 臨床福祉専門学校臨床敬心クリニック・院長

評価のポイント

聴覚の評価には純音を用い音の聞こえ始めの音の強さを調べる検査（閾値検査）とことばの聞き取り具合を調べる語音検査がある．実際のコミュニケーション能力を調べるためには語音聴力検査のほうが役立つ．また音やことばを提示する方法としてレシーバを用いて左右別の聴覚を測る方法と，スピーカより音を出し測定する音場検査がある．レシーバを用いる検査は左右別の聴覚を知ることができるのが利点である．スピーカによる音場検査はレシーバをつけるのが難しい乳幼児に用いたり，補聴器の効果を判定する補聴器適合検査や人工内耳の効果判定などに用いられたりする．

聴力検査による評価は身体障害者に該当するかも重要なポイントである．なぜなら聴覚障害の身体障害に認定されると，補聴器費の支給を受けることができるからである．聴覚障害の身体障害は両耳の聴力レベルが 70 dB 以上，または良聴耳の聴力レベルが 50 dB 以上で悪聴耳の聴力レベルが 90 dB 以上で認定される．また語音聴力検査の結果が両耳ともに最高語音明瞭度が 50% 以下で認定できる．

代表的な評価ツール

聴覚の検査法には多くのものがある．ここでは代表的なものに限って説明する．

❶ 純音聴力検査

純音聴力検査はオージオメータという聴力を測定する機器を用いて防音室にて行う．オージオメータは JIS 規格にてその機能などが規定されており，検査周波数や最高出力などが決められている．検査では純音という周波数が一定の音をその強さを変えて提示し，その人の聞こえる最小可聴閾値を 5 dB ステップで求めその人の聴力レベルとする．125，250，500，1,000，2,000，4,000，8,000 ヘルツ（Hz）の 7 つの周波数にて最小可聴閾値を求める．この周波数帯で検査をするのは，言葉のもつ周波数がこの範囲に分布するからである．正常聴力を 0 dB とし，数値が大きくなるほど聞こえが悪くなる．その人の聴力の程度を表すのには平均聴力レベルで表す．平均聴力レベルには 4 分法と 6 分法があり，一般的には 4 分法を用いる場合が多い．6 分法は労働災害の障害認定に用いられる．4 分法による平均聴力レベルは 500 Hz の閾値を A，1,000 Hz の閾値を B，2,000 Hz の閾値を C とすると $(A+2B+C)/4$ で求められる．

平均聴力レベルにて難聴の程度を表すと，25〜50 dB 未満が軽度難聴で小さい声だと会話が聞きづらくなり，50〜70 dB 未満が中等度難聴で普通の声の会話が非常に聞きづらくなる．70〜90 dB 未満は高度難聴で会話音は大声でないと聞こえず，街中の騒音もほとんど聞こえなくなる．90 dB 以上が重度難聴で，世の中の音はほとんどが聞こえず，情報はほとんど入らない状態となる．

❷ 語音聴力検査

語音聴力検査で代表的な検査は語音明瞭度（弁別能）検査である．これはオージオメータに CD カセットを接続し「あ」とか「か」などの単音節語音をレシーバにて左右別に聞かせ何％聞き取れるかを検査する方法である．語音検査用 CD は日本聴覚医学会より規格化された音源が頒布されている．語表には 50 語ないしは 20 語のものがあり，一定の音圧で与えてその正答率を測り，さまざまな強さにて検査し最高の正答率をもって最高語音明瞭度とする．伝音難聴では最高語音明瞭度は 100％あるが，感音難聴ではさまざまな程度で悪化する．最高語音明瞭度が 70％以上であれば，補聴器の効果はまずまず得られるとされている．

❸ 乳幼児期の聴覚検査法

乳幼児期の聴覚検査法としては，聴性行動反応検査（behavioral observation audiometry；BOA），条件詮索反応聴力検査（conditioned orientation response audiometry；COR），遊戯聴力検査（play audiometry）などがある．いずれも音を聞かせてどの程度の聴力閾値かを測定する方法である．ただ幼児の聴覚機能は発達段階にある時期であり，正確な聴力閾値を表していない場合もある．

▶聴性行動反応検査：主として楽器を用いて音を聞かせ，Moro 反射や瞬目反射など乳児の無条件反射を利用して聞こえ具合を調べる方法で，生後 6 カ月程度までの乳児に用いる．

▶条件詮索反応聴力検査：2 つのスピーカよりウォーブルトーン（震音）を出し，音の出る方向を向いたら玩具を光らせるなどの視覚刺激の報酬を与え，音が出ていればそちらを向くと玩具が見られるという条件づけを行い，強さを変えて検査する方法である．生後 6 カ月から 2 歳くらいまでの乳幼児に用いられる．

▶遊戯聴力検査：ヘッドホンから音を出し左右別の聴力閾値が測定できる点では純音聴力検査と同様である．ただ聞こえたらボタンを押すといった操作を強化づけして玩具を用いて検査する方法である．2〜6 歳くらいの幼児が適応となる．ピープショウ検査（peep-show test）は遊戯聴力検査のなかに含まれるが，音をスピーカから出し聞こえたらボタンを押しのぞき窓からのぞくと中の玩具が見られるという操作を用いた検査法で 2〜3 歳程度までの幼児に用いられる．

❹ 他覚的聴覚検査法

他覚的な聴覚の検査法として代表的なものに聴性脳幹反応（auditory brainstem response；ABR）検査がある．これは前記の幼児聴力検査や純音聴力検査が，聞こえたときの幼児の反応を捉えたり，聞こえた点でボタンを押してもらったりなど被検者の反応により測定するのであるが，ABR 検査は聴神経以降の微細な神経反応を測定する他覚的な検査法である点が聴力閾値検査と異なっている．そのため幼児聴力検査の正確性をみるための補助診断や，詐病の検査法として用いられている．検査中は身体を動かさないようにする必要があり，小児では睡眠薬投与による検査が必要である．

その他の評価法

語音聴力検査には語音聴取閾値検査（speech recognition threshold；SRT）がある．これは「2」や「3」などの 1 桁数字を用いる検査法である．使用する語表は単音節語音と同様に，日本聴覚医学会より CD として頒布されている．使用する語表は 1 列が 6 個の数字で構成されており，合計 6 列の数字語表を使用

する．1列目の語表の1語目は十分に聞こえる音の強さで与え，2語目より10 dBステップで強さを弱くして全6語を聞かせる．2列目以降の語表も1列目と同じ強さで各語強さを減じて与えて正答率をみていく．そして全6列を終了した時点で50％正答率を得る音の強さをSRTとする検査法である．このSRTは平均聴力レベルと一致するといわれ，心因性難聴や詐病の診断に参考として用いられる．

その他の語音聴力検査には単語了解度検査，短文了解度検査，質問文了解度検査などがあるが，評価の基準が決められておらず広くは行われていない．

他覚的聴覚検査には蝸電図検査，耳音響放射検査(otoacoustic emissions；OAE)，聴性定常反応検査(auditory steady-state response；ASSR)などが行われている．

平衡機能

田内 光　臨床福祉専門学校臨床敬心クリニック・院長

評価のポイント

人間は日常生活において，さまざまな動作を静的な場合はもちろんのこと，動的な場合にもその体位が崩れないように保って動作するという機能が備わっている．このような機能を平衡機能といい，これには末梢からの種々の刺激が関与し，①網膜よりの求心性刺激(視覚系)，②迷路からの刺激(前庭系)，③眼筋，頸筋，体躯や下肢の筋や関節などからの刺激(深部知覚系)の3系が関係している．平衡機能の評価はこの3系のどこに障害があるか，またその程度を評価するのであるが，そのうち前庭系を主体とした評価法の代表的なものが平衡機能検査法である．

平衡機能検査には，立ち直り・偏倚検査，異常自発眼運動検査，迷路刺激検査(回転，温度，電気眼振検査)，視運動刺激検査(視運動性眼振検査，指標追跡運動検査)がある．これらの検査を組み合わせることにより，平衡障害が末梢性か中枢性かの診断が行える．

身体障害者福祉法による平衡機能障害は四肢体幹の麻痺などの器質的疾患がないにもかかわらず歩行などに支障をきたす平衡機能障害に認定される．平衡機能障害には「平衡機能の極めて著しい障害」3級と「平衡機能の著しい障害」5級がある．「極めて著しい障害」とは閉眼にて起立不能，または開眼で直線を歩行中10 m以内に転倒もしくは著しくよろめいて歩行を中断してしまう場合とされている．また，「著しい障害」とは，閉眼で直線を歩行中10 m以内に転倒または著しくよろめいて歩行を中断してしまう場合とされている．上記の平衡機能検査のうち偏倚検査の1つである歩行検査にて認定を行う．

代表的な評価ツール

❶ 立ち直り反射検査

人間には常に重力に抗して頭や体幹を正しい位置にしようとする反射的な姿勢調整の反応がある．この反応の障害をみるのが立ち直り反射検査である．これには起立検査，斜面台検査，重心動揺計検査がある．最もよく用いられる検査は起立検査である．

起立検査は一般的な検査で，日常診療でも多く使われる検査法である．両脚起立検査，Mann検査，単脚起立検査があり，この順番で行うのが一般的である．両脚起立検査は両足をそろえ，正面を見させて30秒起立させ身体動揺の有無などを開眼時および閉眼時で観察する検査である．Mann検査は起立の状態で一側の足先を他側の踵に接触させ，両足先を正面に向け両足を伸ばして起立させ30秒間観察して身体動揺の有無などを開眼時および閉眼時で観察する検査である．この検査では右足先および左足先の両方で行う．単脚起立検査は姿勢を正しくして単脚で起立させ，反対側の足はほぼ直角に曲げ30秒間片足で起立させ身体動揺を観察する方法である．この検査も開眼時と閉眼時，そして右足

立ちと左足立ちで検査する．

これらの検査は順に接地部分が狭くなるため，両脚起立，Mann，単脚起立の順に難しくなる．障害が重いほど最初の検査で異常が出るため，以後の検査は行わなくてよいとされている．末梢迷路障害か中枢性平衡障害かの大まかな診断が可能である．

❷ 偏倚検査

平衡機能に障害が起こると姿勢を保ったり運動したりするときに一方向への偏り，すなわち偏倚現象が生ずる．これを検査するのが偏倚検査であり，上肢の偏倚をみる指示検査，遮眼書字検査そして下肢の偏倚をみる足踏み検査，歩行検査がある．足踏み検査が多く用いられる．

足踏み検査は半径 0.5 m および 1 m の床に描いた同心円の中心に被検者を起立させ，その場で両上肢を水平に前方に挙上させ，普通の歩く速度にて遮眼にてその場で 100 歩足踏みをさせる．そして体幹の回転角度，移行距離，移行角度を測り判定する方法である．91°以上の回転および移行角度，1 m 以上の移行距離を異常と判定する．

歩行検査は 6 m の直線上を最初は開眼にて前進そして後退をさせ，次いで閉眼にて同様の検査を行い，その差をみて平衡障害の状態を評価する方法である．前進にて 1 m 以上，後退で 1.5 m 以上の偏倚を異常と判定する．身体障害者福祉法による平衡障害の認定にはこの歩行検査の変法を用い，10 m の前進歩行のみにて判定する．

❸ 自発性異常眼球運動検査

自発眼振や異常眼球運動を観察することにより，末梢性迷路障害か中枢性障害かの鑑別ができる．この検査は注視条件下と非注視条件下とに行われ，注視下では指標を左右上下に置き指標を注視させ眼振の有無を観察する．非注視下の場合にはフレンツェル眼鏡を使用し，眼球を拡大して観察する．頭位眼振検査と頭位変換眼振検査を行う．また眼振は電気眼振計にて計測するとよい．電気眼振計にてその波形を分析することにより，末梢迷路障害か中枢性障害か診断することができる．

❹ 温度刺激眼振検査

温度刺激眼振検査は外耳道に体温と異なった温度の水を注入し，それによって誘発される眼振を観察することにより，平衡障害の状態を知る方法である．注水する水の温度は 30℃ と 47℃ を使用するが氷水（約 4℃）を使用することもある．一般的には非注視下で行われフレンツェル眼鏡下ないしは暗室内や閉眼下に眼振方向や持続時間を計測し評価する．電気眼振計にて波形を記録すると判定しやすい．

❺ 指標追跡検査（eye tracking test ; ETT）

指標を水平方向に正弦波状にゆっくり動かし，これを注視追跡させて眼球運動の異常を記録し，平衡障害を診断する方法である．中枢性平衡障害があるとスムーズな追跡ができなくなる．この検査も電気眼振計にて波形を観察すると判定しやすい．

その他の評価法

立ち直り反射検査としては，上記の起立検査以外には斜面台検査，重心動揺計検査がある．斜面台検査では斜面台に被検者を直立させ，水平から徐々に角度をつけ転倒するまでの角度を計測する検査である．また重心動揺計検査は重心動揺計を用いて 1 分間その重心の変動を記録するものである．ともに開眼時および閉眼時で記録する．

偏倚検査としての指示検査は両上肢を上方に垂直に上げて徐々に水平に向けて降ろし，その位置にある検者の示指を指さしさせる方法で，どの程度偏倚するかを観察する方法である．まずは開眼で行い，その後閉眼にて同様に行う．10 cm 以上偏倚すれば異常とする．遮眼書字検査は被検者の正面に置いた白紙に縦に 4，5 文字を書かせ，その偏倚および文字のくずれなどを判定する方法である．

迷路刺激検査としての回転検査は頭部を回転させることにより生じる半規管刺激による

眼振を観察することにより平衡障害の状態を診断する方法で，回転装置を用いて回転刺激を与え生じた眼振をフレンツェル眼鏡下に観察したり，電気眼振計にて記録したりして評価する．

視運動性眼振検査は指標を追視する際に生じる視運動性眼振(optokinetic nystagmus；OKN)を調べることによりその障害部位を診断する方法である．回転する縦の線状を追視させ生じる眼振を電気眼振計により記録し判定する．

音声・言語機能障害

音声・言語機能障害

佐々木信幸　東京都立墨東病院・リハビリテーション科医長
安保雅博　東京慈恵会医科大学リハビリテーション医学講座教授・診療部長

評価のポイント

言語は国や地域によって異なるためEBMの蓄積も困難であり，この分野のリハはかなり遅れている．特に構音障害については世界的に標準化できるような評価法の作成は不可能であり，国内に限ってもスタンダードと呼べるような評価法はいまだ存在しない．

失語症・構音障害ともに評価のほとんどは定性的，あるいは順序尺度に基づく半定量的なものであるため，障害像を捉えることはできてもその変化を正確に把握することは困難である．そのため特に転院など施設をまたがってリハが継続される場合には，前施設における評価結果をそのまま流用することは推奨されない．基本的には転院された場合にはその施設での初回評価をやり直すべきであろう．

❶ 失語症の評価のポイント

高次脳機能障害全般に共通することだが，失語症を単独の認知機能障害と捉えるべきではない．あくまでも総合的認知活動の一側面として考える必要がある．そのためにも解剖学的機能局在の理解が重要であり，失語症状に影響すると考えられる他の認知機能についても評価して適した賦活・訓練をしなければならない．失語症の検査によっては構成や記憶，空間認識など他の認知機能も要求されることにも注意が必要である．

患者との自由会話のなかで失語症に気がつく場合も多いが，特にWernicke失語を代表とする流暢型失語の場合には，患者が全ての問いに「Yes」で答えてしまい一見すると会話が成立する場合がある．失語が疑われる場合には患者に答えが逆になるような質問を問い直す工夫をしたほうがよい(「頭が痛いですか？」→「頭は痛くないですか？」など)．

また聴理解がある程度保たれる症例は非常に多く，単純な短い問いに対しては正答できても複雑にすると理解が著しく低下する場合がある．筆者がよく行うのは，①要素的な運動指示(眼を閉じて)，②目的をもった運動指示(じゃんけんのチョキをして)，③目的に方向性を追加(左手で右の耳を触って)，④段階的な運動指示(左手で右の耳を触ってから左の膝を2回叩いて)など，徐々に難易度を増していく方法である．当然これらの質問には失行や保続，左右失認，作動記憶障害などの要素も混入しているためそれを踏まえて得られた反応を解釈する．たとえば，段階④の質問で右の耳を触って終わる場合と耳を触らず左の膝を叩くだけの場合では，作動記憶の中央遂行系モデルにおける音韻性ループで，入ってくる情報が容量超過すると保持しなくなるのか，保持可能な情報を短いスパンで書

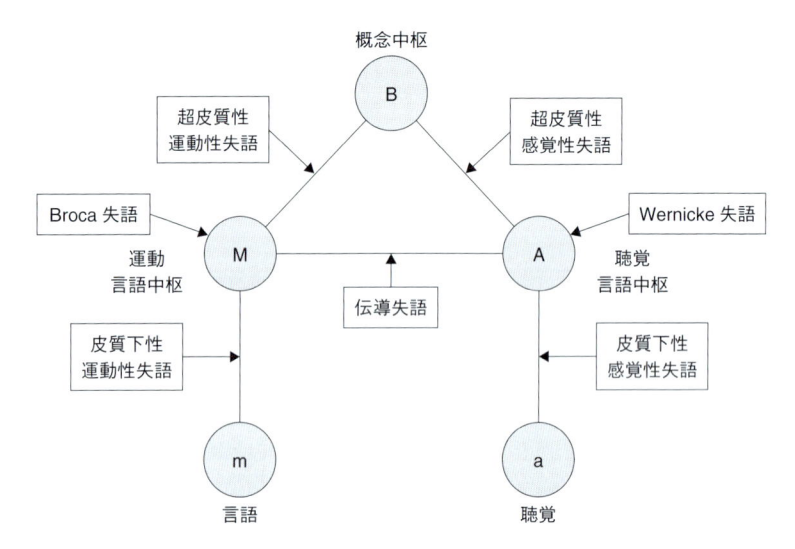

図1 Wernicke-Lichtheim の失語図式

き換えてしまうため後半しか残らないのかという記憶能力の差があるのかもしれない．

　文字言語の評価においては日本語に特徴的な注意点がある．日本語は数種の文字体系を組み合わせて使用する複雑な言語であり，特に漢字には1文字で意味をもつシンボリックなものも多い．「山・川」などの象形文字のように表すものの形から由来した漢字はもちろんのこと，「一・二・三」といった指事文字もそれを学習したときから文字のもつ意味と深く関連づけて記憶しているはずである．また「愛・青」なども文字を見た瞬間にイメージが湧くであろう．そのため，読字の障害は仮名よりも漢字で軽度の場合が多いことに留意しなければならない．これらはアルファベットを中心にした英語圏にはない文化であるため，日本語の失語症研究は特に難しいといえよう．

　古典的失語症分類を理解するうえで Wernicke-Lichtheim の失語図式（図1）はとても便利なためよく利用されているが，これは神経認知生理学的に正確ではないうえに，時に解剖学的機能局在の理解に誤解を生じやすい．Wernicke 野損傷で Wernicke 失語が出現し Broca 野損傷で Broca 失語が生じるなどという誤解は医療者間でも蔓延している．筆者は機能局在面から言語的活動を図2のように理解している．これも大雑把で不正確ではあるが，他の認知機能との連携や，効率的な情報循環が理解しやすい．

　CT や MRI などの脳画像所見はもちろん評価のための重要な情報である．特に皮質下病変の場合には脳血流シンチグラムの施行も望ましい．遠隔効果による皮質血流低下程度でも認知・精神機能は影響を受けることは多数報告されている．また研究レベルの評価では機能的 MRI（functional MRI；fMRI）を代表とする機能的脳画像検査はよく用いられている．

❷ 構音障害の評価のポイント

　まずは何が原因でどのようなタイプの構音障害を生じているかの評価を行う．構音器官の形態異常による器質性構音障害の場合は画像検査や生理検査を含めた解剖学的評価が必要になるし，構音器官やそれに関わる運動や認知に異常がない機能性構音障害の場合は幼

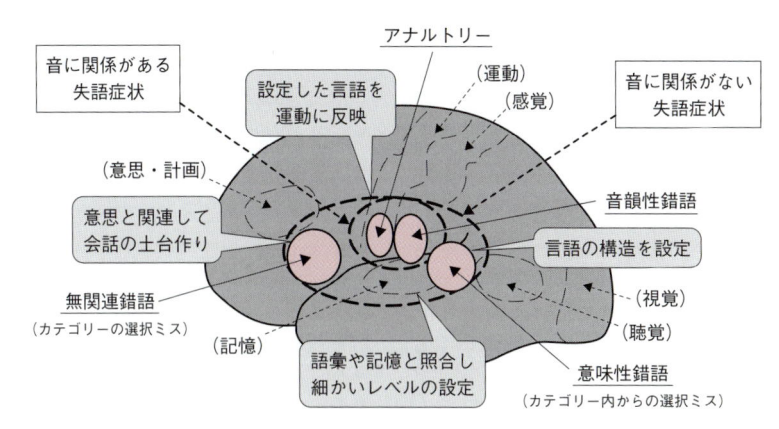

図2　失語症状と他の認知機能との関係性

少期の情報聴取も重要である．

一般的にリハの対象となりやすい構音器官の運動障害に伴う運動障害性構音障害はその原因により弛緩性・痙性・失調性・運動低下性・運動過多性・混合性の6つに分類される．これらの原因と実際に臨床で聴取される患者の構音異常の質との間に妥当な関連性を見いだすことが評価の第一歩となる．そしてその後の訓練を組み立てるうえでも異常性の量的評価を行うことが望ましい．患者とのコミュニケーションを続けるうちに検者にとっても慣れが生じてしまいがちなため，評価法はなるべく客観的で点数化可能なものが望ましい．

代表的な評価ツール

❶ 失語症の評価ツール

わが国で広く使用されている失語症評価法として標準失語症検査（standard language test of aphasia；SLTA）と WAB（Western aphasia battery），TT（token test），CADL（communicative abilities of daily living）などが有名である．

▶標準失語症検査（SLTA）：SLTA はわが国において80％以上で用いられている最も代表的な失語症評価であり，失語症のタイプや重症度を聞く，話す，読む，書く，計算の上位項目およびその下位項目全26種類のテストにより評価するものである．SLTA の成績とコミュニケーション能力との間には高い相関が報告されている．各テストは6段階評価により点数化され，各項目の基礎点数が視覚的にわかりやすく折れ線グラフのように表示される（図3）．日本高次脳機能障害学会（旧，日本失語症学会）のホームページ（http://www.higherbrain.gr.jp/）からダウンロードできる Excel ファイルでは，5回分のSLTA の結果を同時に表示することができるため，症状変化や訓練効果を視覚的に捉えるのに有用である．なお補助テスト（SLTA-ST）では SLTA のみでは把握しきれない症状，特に実用的なコミュニケーション能力を評価可能である．SLTA は失語症の病態やその変化を捉えやすいためリハ計画を立てるうえで有益な検査ではあるが，検査に長時間を要することが欠点である．

▶WAB：カナダで考案された失語症検査であり多数の言語の修正版が作成されている．失行や半側空間無視などの非言語性認知も評価に含んでいるところが特徴的である（表1）．この検査の画期的な点は統計的手法を用いた失語症分類方法であり，自発話，話し言葉の理解，復唱，呼称，読み，書字，行為，

標準失語症検査プロフィール（A）

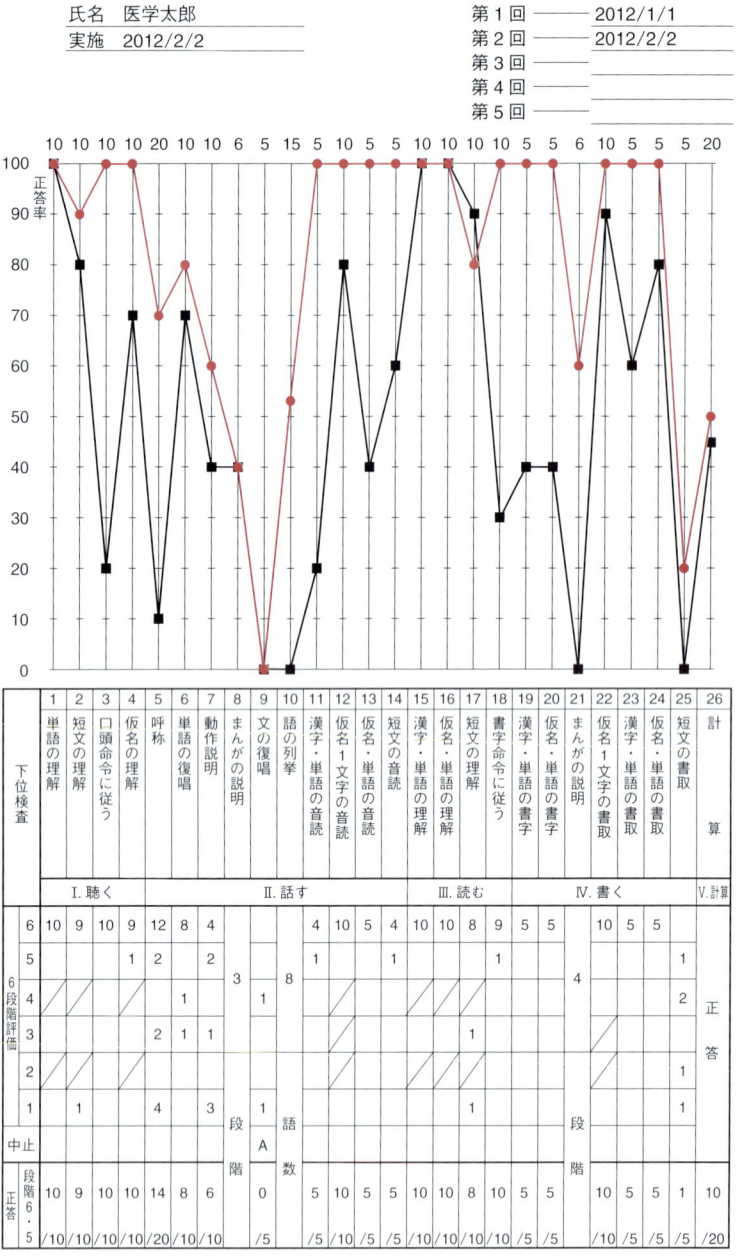

氏名　医学太郎
実施　2012/2/2

第1回 ── 2012/1/1
第2回 ── 2012/2/2
第3回 ──
第4回 ──
第5回 ──

	1	2	3	4	5	6	7	8	9	10	11	12	13	14	15	16	17	18	19	20	21	22	23	24	25	26
下位検査	単語の理解	短文の理解	口頭命令に従う	仮名の理解	呼称	単語の復唱	動作説明	まんがの説明	文の復唱	語の列挙	漢字・単語の音読	仮名1文字の音読	仮名・単語の音読	短文の音読	漢字・単語の理解	仮名・単語の理解	短文の理解	書字命令に従う	漢字・単語の書字	仮名・単語の書字	まんがの説明	漢字1文字の書取	漢字・単語の書取	仮名・単語の書取	短文の書取	計算
	I. 聴く				II. 話す										III. 読む				IV. 書く							V. 計算

6段階評価
6	10	9	10	9	12	8	4			4	10	5	4	10	10	8	9	5	5		10	5	5		
5					1	2			2		1		1				1							1	
4						1	3	8												4			2	正
3							2	1							1									答
2																							1	
1	1		4	3			1	語														1	
中止					段階			A										段階					
段階6・5正答	10	9	10	9	14	8	6		0	5	10	5	5	10	10	8	10	5	5		10	5	5	1	10
	/10	/10	/10	/10	/20	/10	/10		/5	/5	/10	/5	/5	/10	/10	/10	/10	/5	/5		/10	/5	/5	/5	/20

註　10.「語の列挙」は 15 語を 100% とした

図3　標準失語症検査（SLTA）の結果

表1 日本語版 WAB 失語症検査

下位検査	検査項目	配点
Ⅰ. 自発話	A. 情報の内容	10
	B. 流暢性	10
Ⅱ. 話し言葉の理解	A. "はい""いいえ"で答える問題	60
	B. 単語の聴覚的認知	60
	C. 継時的命令	80
Ⅲ. 復唱		100
Ⅳ. 呼称	A. 物品呼称	60
	B. 語想起	20
	C. 文章完成	10
	D. 会話での応答	10
Ⅴ. 読み	A. 文章の理解	40
	B. 文字による命令文	20
	C. 漢字単語と物品の対応	3
	仮名単語と物品の対応	3
	D. 漢字単語と絵の対応	3
	仮名単語と絵の対応	3
	E. 絵と漢字単語の対応	3
	絵と仮名単語の対応	3
	F. 話し言葉の単語と仮名単語の対応	2
	話し言葉の単語と漢字単語の対応	2
	G. 文字の弁別	6
	H. 漢字の構造を聞いて話を認知する	6
	I. 漢字の構造を言う	6
Ⅵ. 書字	A. 指示に従って書く	6
	B. 書字による表現	32
	C. 書き取り	10
	D. 漢字単語の書き取り	6
	仮名単語の書き取り	6
	E. 五十音	12.5
	数	10
	F. 文字を聞いて書く	2.5
	数を聞いて書く	5
	G. 写字	10
Ⅶ. 行為		60
Ⅷ. 構成行為・視空間行為・計算	A. 描画	30
	B. 積木問題	9
	C. 計算	24
	D. レーヴン色彩マトリクス検査	37

構成行為・視空間行為・計算の8つの下位検査得点をクラスター分析することで失語症のタイプをいわゆる古典的失語症分類に振り分けることができる．ただしWAB日本語版の場合，この方法で分類できるのは全失語，Broca失語，Wernicke失語，健忘失語の4つになる．実はWAB自体がBDAE(Boston diagnostic aphasia examination)の修正短縮版であり，検査に時間があまりかからない点が利点である．さらにWAB日本語版においてはスクリーニング検査に使用可能な短縮版も存在する．

▶TT：SLTA，WABが総合的失語症検査であるのに対し，TTは聴覚的理解による失語症のスクリーニングテストもしくは掘り下げ検査という位置づけである．赤・青・黄・黒・白の丸・四角の板(トークン)を口頭指示に従って操作する課題であり，遂行に構成能力や記憶力も要求される．新日本語版TTでは標準化がなされ，6回の施行のうち5回は実物のトークンの代わりにトークンをすでに並べてある図版を指し示す方法になっている．並べる手間が減った分，施行に10分程度しか要さない．

▶CADL：CADLはより実用的なコミュニケーション能力の評価法である．失語症評価法の多くが症状の詳細を評価していくのに対し，この検査ではimpairmentレベルの症状をあまり問わない．たとえ音声言語は重度障害のままでも，身ぶり手ぶりや言語を用いない行動で求められる課題を遂行できれば正答となる．日常生活においては狭義の失語症状とコミュニケーション能力に乖離を認めることはしばしば経験されるため，特にimpairmentの改善がプラトーになった後の評価，退院に向けた評価などに有用である．

❷ 構音障害の評価ツール

前述したように代表的と呼べる構音障害の評価ツールは存在しない．一般的には，①問診やコミュニケーション態度の観察を行い，②会話明瞭度や異常度など話し言葉の検査，個々の器官の形態や要素運動・呼吸や嚥下との協調運動など発声発語器官の検査，下顎・口輪筋・軟口蓋・咽頭・吸啜など反射の検査，顔面口腔内の知覚の検査，必要に応じて失行の検査を行い，③構音の異常がない場合は失語症や器質性吃音などの鑑別診断を行い，④構音の異常がある場合は発声発語器官の運動障害を筋緊張異常，筋萎縮や反射，反復運動，固縮，不随意運動などの観点から分類する，と系統的な評価を行う．

そのような系統的検査で点数化が可能なものとして標準ディサースリア検査(assessment of motor speech for dysarthria；AMSD)がある．これは同じく1994年から系統的検査として広く使用されてきた旭式発話メカニズム検査(Asahi speech mechanism test；ASMT)の10年間の蓄積データをもとに感度・特異度を検討，標準化され，2004年に新たに生まれ変わった改良版である．本検査は被検者の病状や環境などの情報を記録する「Ⅰ．一般的情報」，実際の発話状況を大まかに捉える「Ⅱ．発話の検査」，より細かい発声発語に関わる要素を調べる「Ⅲ．発声発語器官検査」から構成される．特にⅢ．発声発語器官検査は時間も手間もかかる詳細な検査であり，1．呼吸機能，2．発声機能，3．鼻咽腔閉鎖機能，4．口腔構音機能，5．補助検査の5大項目で構成され，補助検査以外の4大項目に属する29小項目は全て0〜3の4段階でプロフィール表に記録される(**表2**)．施行に時間は要するものの，この表から被検者の問題点が理解しやすく，そのまま訓練につなげやすい．

AMSDのCD-ROMバージョンでは被検者の音声データも記録できるため経過や治療効果を判定しやすいし，年代別の平均的な音声のサンプルとの比較も簡単にできるため施設間での点数のばらつきが生じにくいと考えられる．

表2 標準ディサースリア検査(AMSD)の発声発語器官検査のプロフィール

大項目		小項目		0	1	2	3
1. 呼吸機能		①	呼吸数/1分				
		②	最長呼気持続時間				
		③	呼気圧・持続時間				
2. 発声機能		④	最長発声持続時間				
		⑤	/a/の交互反復				
3. 鼻咽腔閉鎖機能		⑥	/a/発声時の視診				
		⑦	ブローイング時の鼻漏出				
		⑧	/a/発声時の鼻漏出				
4. 口腔構音機能	a. 運動範囲	⑨	舌の突出				
		⑩	舌の右移動				
		⑪	舌の左移動				
		⑫	前舌の挙上				
		⑬	奥舌の挙上				
		⑭	口唇の閉鎖				
		⑮	口唇を引く				
		⑯	口唇の突出				
		⑰	下顎の下制				
		⑱	下顎の挙上				
	b. 交互反復運動での速度	⑲	舌の突出-後退				
		⑳	舌の左右移動				
		㉑	下顎の挙上-下制				
		㉒	/pa/の交互反復				
		㉓	/ta/の交互反復				
		㉔	/ka/の交互反復				
	c. 筋力	㉕	下顎の下制				
		㉖	下顎の挙上				
		㉗	舌の突出				
		㉘	舌面の挙上				
		㉙	口唇の閉鎖				

その他の評価法

❶ 失語症
- SALA 失語症検査(Sophia analysis of language in aphasia)
- 失語症語彙検査(a test of lexical processing in aphasia;TLPA)
- FAST(Frenchay aphasia screening test):欧州で主流の評価法.日本語版なし.

❷ 構音障害
- SLTA-ST 第1章「発声発語器官および構音の検査」
- 構音・プロソディーおよび構音器官の検査法
- 運動障害性(麻痺性)構音障害 dysarthria の検査法—第1次案

咀嚼・嚥下機能障害

咀嚼・嚥下機能障害

藤谷順子　国立国際医療研究センター・リハビリテーション科医長

評価のポイント

咀嚼・嚥下障害の評価にあたっては，状態や重症度を評価するだけでなく，①どのような病態でその現象が生じているか，②予後の見通し，③当面どうやって栄養摂取を行うか，④どのような訓練や代償方法の適応になるか，⑤再評価時期，あるいは別の精査の適応，について考慮しながら評価する．また，咀嚼・嚥下障害(およびそれによる食事の制限)は，本人・家族には重要なことであるとともに，さまざまな関係者がその治療に関わっている．他科医師が主治医である症例のコンサルテーションを受けることも多い．したがって，前記の①〜⑤について，伝わる用語を選んで説明・報告し，協力を得ていくことが重要である．

代表的な評価ツール
❶ 全般的重症度

全般的重症度を示すものとしては，わが国では，才藤らの開発した摂食・嚥下障害臨床的重症度分類(dysphagia severity scale；DSS)(**表1**)や，藤島の分類(グレード)(**表2**)が用いられている．海外文献では，FOIS (functional oral intake scale for dysphagia in stroke patients)(**表3**)が近年は多く用いられている．いずれも，誤嚥のリスクと摂食量，咀嚼・嚥下可能な食形態の要素を勘案した総合評価である〔しばしば現在の摂食状況をグレードで表す(すなわち，本来は食べられるのに禁食になっている場合には重症となる)ことが行われているが，藤島は現在の摂食状況については「レベル」を提唱しており，「グ

表1　摂食・嚥下障害臨床的重症度分類(dysphagia severity scale；DSS)

誤嚥なし
7. 正常範囲
6. 軽度問題〜食物形態の工夫が必要
5. 口腔問題〜準備期・口腔期の咀嚼障害

誤嚥あり
4. 機会誤嚥〜ときどき誤嚥あり
3. 水分誤嚥〜サラサラの液体では誤嚥する
2. 食物誤嚥〜個体でも誤嚥することがある
1. 唾液誤嚥〜唾液すらも誤嚥する

〔才藤栄一：平成11年度厚生科学研究費補助金(長寿科学総合研究事業)「摂食・嚥下障害の治療・対応に関する統合的研究」総括研究報告書．1-18, 1999 より〕

表2　摂食・嚥下能力のグレード

Ⅰ．重症 経口不可	1	嚥下困難または不能，嚥下訓練適応なし
	2	基礎的嚥下訓練のみの適応あり
	3	条件が整えば誤嚥が減り，摂食訓練が可能
Ⅱ．中等症 経口と補助栄養	4	楽しみとしての摂食は可能
	5	一部(1〜2食)経口摂取
	6	3食経口摂食プラス補助栄養
Ⅲ．軽症 経口のみ	7	嚥下食で，3食とも経口摂取
	8	特別に嚥下しにくい食品を除き，3食経口摂取
	9	常食の経口摂取可能，臨床的観察と指導要する
Ⅳ．正常	10	正常の摂食嚥下能力

(藤島一郎：脳卒中の摂食・嚥下障害．第2版，医歯薬出版，1998 より)

レード」はあくまでも摂食・嚥下能力を示している〕．したがって，その症例の摂食・嚥下能力がどの程度であるのかを，さまざまな評価方法を駆使して判断した結果の重症度といえよう．

表3 FOIS (functional oral intake scale for dysphagia in stroke patients)

Level 1	Nothing by mouth.
Level 2	Tube dependent with minimal attempts of food or liquid.
Level 3	Tube dependent with consistent oral intake of food or liquid.
Level 4	Total oral diet of a single consistency.
Level 5	Total oral diet with multiple consistencies, but requiring special preparation or compensations.
Level 6	Total oral diet with multiple consistencies without special preparation, but with specific food limitations.
Level 7	Total oral diet with no restrictions.

(Crary MA, Mann GD, Groher ME : Initial psychometric assessment of a functional oral intake scale for dysphagia in stroke patients. Arch Phys Med Rehabil 86 : 1516-1520, 2005 より)

❷ 問診票

　経口摂取している症例に対し，嚥下障害があるかどうかを判断する問診票としては，大熊らが開発した問診票(表4)がある．健常者および嚥下障害のない脳血管障害症例および，嚥下障害があるが経口摂取をしている症例を対象に検討され，特異度90.1%，敏感度92%，偽陽性率9.9%，偽陰性率8%であったと報告されている．

❸ ベッドサイド評価・スクリーニングテスト

　脳卒中の急性期ベッドサイドでは，脳卒中の再発・悪化がない，意識レベルが1桁，全身状態が安定，嚥下反射を認めるという条件がまず前提条件として挙げられる．急性期の脳卒中の嚥下障害は一過性のものも多く，全症例に嚥下造影や内視鏡検査を行わずともよい．Hinchey らは，15病院の2,532症例の急性期脳卒中症例のデータを検討し，嚥下障害スクリーニングプロトコールを有している6施設の症例の肺炎発症率は2.4%で，プロトコールを有しない施設の5.4%より有意に低かったと報告し，スクリーニングテストをする仕組みがあるかどうかが重要と述べている．

　ベッドサイドの検査としては，できるだけ連続して唾液嚥下をしてもらい，30秒間に3回以上を正常とする空嚥下の評価(repetitive saliva swallowing test ; RSST)，水の嚥下の評価(改訂水飲みテスト：modified water swallow test ; MWST)(表5)，ゼリーなどのテストフードの評価(表6)などがある．空嚥下の評価は安全・簡便で，嚥下障害の有無のためのスクリーニングとしては優れているが，比較的難易度が高く，理解不可能な高齢認知症症例があること，および，RSST が正常範囲に入らなくてもゼリーなどの経口摂取の可能な症例のあることから，脳卒中急性期の経口摂取の開始の可否のテストとしては適切ではない．MWST が，病棟でも訓練室でも実施が容易で，また誤嚥しても少量の水であることから頻用されている〔欧米の water swallow test は，やや多量の水を続けて飲んでもらって評価するテストが多く，むしろ正常かどうか(予備力の有無を)判断する目的である．それに比べて，MWST は，嚥下造影のない環境で経口摂取を検討する場合の評価法という視点から開発されたものである〕．しかし，水 thin liquid で誤嚥しても，ゼリーやとろみ水 thick liquid では誤嚥しない症例も嚥下障害症例には多いことから，MWST で誤嚥(またはその疑い)症例では，さらに，フードテストやとろみ水でのテストを行って経口摂取の可能性を探るべきである．またこれらのテストで経口摂取の可否を判断する場合には，できるだけ誤嚥しにくいような姿勢をとり，あらかじめ口腔内刺激や舌・口唇の体操をするなど best swallow を得る努力も必要である．

　ベッドサイドの評価では，不顕性誤嚥および，食道入口部の開大不良，咽頭残留の評価が困難であることを銘記しておく．不顕性誤嚥の場合，誤嚥を外表観察から検出すること

表4 摂食・嚥下障害の問診票

氏名 _____　　　　　　　　年齢　　　歳　男・女

嚥下の状態（食べ物の飲み込み，食べ物を口から運んで胃まで運ぶこと）について，いくつかの質問をいたします．いずれも大切な症状ですので，よく読んで，A，B，Cのいずれかに○を付けてください．
この2，3年の嚥下の状態についてお答え下さい．

		A	B	C
1.	肺炎と診断されたことがありますか？	よくある	一度だけ	なし
2.	やせてきましたか？	明らかに	わずかに	なし
3.	物が飲みにくいと感じることがありますか？	よくある	ときどき	なし
4.	食事中にむせることがありますか？	よくある	ときどき	なし
5.	お茶を飲むときにむせることがありますか？	よくある	ときどき	なし
6.	食事中や食後，それ以外の時にのどがゴロゴロ（痰が絡んだ感じ）することがありますか？	よくある	ときどき	なし
7.	のどに食べ物が残る感じがすることがありますか？	よくある	ときどき	なし
8.	食べるのが遅くなりましたか？	たいへん	わずかに	なし
9.	硬いものが食べにくくなりましたか？	たいへん	わずかに	なし
10.	口から食べ物がこぼれることがありますか？	たいへん	わずかに	なし
11.	口の中に食べ物が残ることがありますか？	よくある	ときどき	なし
12.	食物や酸っぱい液が胃からのどに戻ってくることはありますか？	よくある	ときどき	なし
13.	胸に食べ物が残ったり，つまった感じがすることがありますか？	よくある	ときどき	なし
14.	夜，咳で寝られなかったり目覚めることがありますか？	よくある	ときどき	なし
15.	声がかすれてきましたか？	たいへん	わずかに	なし

計：A. ___/15　B. ___/15　C. ___/15

問診基準：A．実際に日常生活に支障がある　　B．気になる程度　　C．症状なし
判定：A．に一つでも回答があったもの→嚥下障害あり
　　　B．のみにいくつでも回答あり→嚥下障害疑い

（大熊るり，藤島一郎，小島千枝子，他：摂食・嚥下障害スクリーニングのための質問紙の開発．日本摂食・嚥下リハビリテーション学会雑誌6：3-8, 2002 より）

表5 MWST（改訂水飲みテスト）

- 冷水3mLを嚥下させる（口腔前庭に入れる）．
  1) 嚥下なし
  2) 嚥下あり，むせないが呼吸変化あり
  3) 嚥下あり，むせるか湿性嗄声あり
  4) 嚥下あり，上記症状なし，追加嚥下2回不能
  5) 嚥下あり，追加嚥下2回が30秒以内に可能[*1]
- 1回目の評価が4)以上なら合計3回[*2]評価し，最も悪い嚥下を評価する．

*1：RSSTをここで行うことになっている．
*2：反復することで，残留した症例での誤嚥の見落としの回避を図っている．

表6 フードテスト

- プリン・粥・液状食品ティースプーン1杯（4g程度）の嚥下の後，開口してもらう．
  判定不能：口から出す，指示に従えないなど
  1) 嚥下なし
  2) 嚥下あり，むせのない誤嚥の疑い
  3) 嚥下あり，むせありまたは残留
  4) 嚥下あり，残留あっても追加嚥下でクリア可能
  5) 嚥下あり，残留もなし

口腔内残留は，出現機序としては誤嚥と同じではないが，嚥下障害のある例では両者が出現することが多いので価値が高い．

が困難である．嚥下前後の発声の確認（湿性嗄声に変化したら喉頭流入や誤嚥を疑う），および，頸部聴診を併用して感度を高める他，経口摂取後に痰が増えたかどうかなどの臨床的な観察が必要である．

❹ 食事場面を含めた観察

先に挙げたスクリーニングテストだけでなく，食事場面の観察や，口腔咽頭機能・発声機能・呼吸機能，栄養状態，口腔内の状態なども，病態の把握や対応策の検討のためには重要である．日本摂食・嚥下リハ学会医療検討委員会では，表形式の摂食・嚥下障害の評価（簡易版）を発表している（ただしこの評価表自体は，医師の指示を受けて摂食機能療法を行うスタッフのレベルを想定したものであり，医師として処方をする立場であれば，症例によってより詳細な項目も必要となろう）．

❺ 嚥下造影検査と嚥下内視鏡検査

嚥下造影検査（videofluorography；VF）と嚥下内視鏡検査（videoendoscopy；VE）は，いずれも嚥下機能の検査方法として広く用いられている．両者とも，手順，説明と承諾用紙の例，所見の記載表について，日本摂食・嚥下リハ学会がPDFで提供している．いずれも，安全に嚥下が可能と思われる食物形態と姿勢についても考慮して実施する．

❻ QOL評価表

健康関連QOL評価には，包括的な評価（SF-36）などと疾患特異的な評価があり，嚥下障害に対する疾患特異的QOL尺度としては，SWAL-QOL，SWAL-CAREがMcHoneyらによって開発され，和田が日本語版の有用性を示している．SWAL-QOLは10項目からなる症状関連QOLで，SWAL-CAREは受けたケアに対する満足度を評価するものである．

心臓機能障害

心臓機能障害

小山照幸　東京都健康長寿医療センター・リハビリテーション科医長

評価のポイント

リハは廃用予防という意味も含めて，急性期から介入することが望ましく，入院時の検査が済み，初期治療方針が決定したところで，治療に影響のない範囲で開始する．リハを行うにあたり，胸痛，呼吸苦などの自覚症状，下肢浮腫，チアノーゼ，胸部聴診所見などの他覚所見および血圧，脈拍，心拍数，呼吸数，体温，経皮的酸素飽和度などの各種生体情報から心肺機能の状態を推測し，詳細な心機能評価の必要性を判断する．

安静時の心機能評価法には，心エコー，心臓核医学（心筋シンチ），CT，MRI，冠動脈造影検査，心室造影法，および右心カテーテル検査（血行動態検査）などがある．安静度は段階的に緩められ，自覚症状，他覚所見，生体情報を確認しながら徐々に負荷量を増加させ，活動範囲を広げていく．左室収縮機能の指標である左室駆出率と運動耐容能との相関は低く，左室駆出率が低い低心機能症例でも，回復期運動療法により運動耐容能は改善する．安定期に至ってはどれくらいの運動能力あるいは予備力があるかを知っておくべきであり，心肺運動耐容能の評価を行う．

代表的な評価ツール

1) 心エコー

❶ 目的

リアルタイムの心機能を評価する．近年の平均寿命の延長による高齢化に伴い，自覚症

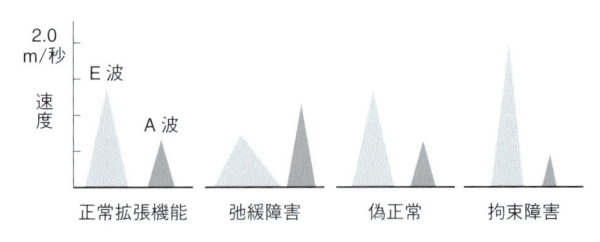

図1 左室流入血流波形による拡張障害の評価

状のない心疾患を合併した症例が増加しており，リハ実施に際しては心機能評価を行っておくべきである．

❷ 特徴

大がかりな装置を必要とせず，ベッドサイドでも必要に応じて迅速かつ非侵襲的に反復して検査ができる．しかし検査施行者の技術により得られる画質は精細さが異なり，診断が左右されることがある．

❸ 有効性

心エコー装置は聴診器の次に活用されており，機器の精度が向上しており，各指標により心機能を客観的に評価でき，経過を追うことができる．

❹ 評価項目

▶**心臓の形態的評価**：左室壁運動の異常から支配冠動脈とその部位を推定することが可能であり，局所の壁運動低下は左室収縮能の低下を反映する．陳旧性心筋梗塞では壁の菲薄化，エコー輝度の増加，心室瘤の形成など心筋組織性状の変化もわかり，梗塞部対側の壁運動異常は多枝病変の存在が疑われる．ドプラ法では，弁逆流・弁狭窄の程度を評価できる．

▶**左室収縮機能**：左室容積ならびに左室駆出率（ejection fraction；EF）（基準値：55～88%）は左室内径の計測または断層心エコー法による計測から推定式を用いて計算される．左室内径は僧帽弁先端から腱索のレベルの短軸径で左室拡張末期内径および収縮末期内径を計測する．左室容積は心尖部四腔像，二腔像の2断面を用いたディスク法（modified Simpson法）で計測し，駆出率を算出するのが推奨されている．また左室内径の変化率から収縮機能を評価する指標として，左室内径短縮率（fractional shortening；FS）（基準値：30～50%）と左室短軸径と駆出時間から算出する平均左室内円周短縮速度（mean ventricular circumferential fiber shortening；mean Vcf）（基準値：0.8～1.6周/秒）がある．

▶**左室拡張機能**：左室の機能評価においては収縮機能のみならず，拡張機能の評価も重要である．左室収縮機能が保持された左室拡張機能障害のみの心不全が40～50%認められる．左室拡張末期圧は左室の前負荷の指標として重要である．パルスドプラ法による左室流入血流速波形，肺静脈血流速波形，組織ドプラ法による僧帽弁輪部運動速度波形の解析から左室拡張能障害の評価ができる．

左室流入血流速波形は，拡張早期血流速波（E波）と心房収縮期血流速波（A波）の2峰性であり，通常はE波がA波より高い（E/A≧1）（図1）．左室拡張能障害をきたすとE波の減高，A波の増高，E/Aの低下（E/A<1），E波の減速時間（DT）と等容弛緩時間（IRT）の延長がみられる（軽度拡張障害）．さらに左房圧が上昇し拡張障害が進むと再びE波が増高し，A波が減高する（E/A>1，偽正常化パターン）．DT，IRTは延長から短縮に転じ偽正常化する（中等度拡張障害）．そして極型としてE波は高く，A波はいっそう減高して（E/A>2），DT，IRTは正常よりさらに短縮し，拘束障害パターンとなる（高度

拡張障害). 正常と偽正常化の鑑別は, 左室収縮不全例(左室駆出率＜50%)では拡張機能が正常な例は存在しないので, 一見正常パターンに見える E/A≧1 は偽正常化であり, 左房圧が上昇していると判断する. また左室収縮能が保持された左室拡張機能障害のみによる心不全例では, 左室流入速波形が正常か偽正常化かの鑑別は, E/A パターンからだけではできない.

組織ドプラ法を用いて記録した僧帽弁輪部運動速度波形は, 左室全体の長軸方向の収縮と拡張能を示している. 拡張期には拡張早期波(E′波)と心房収縮期波(A′波)の2峰性の波が記録され, 左室流入血流速波形の E 波と E′波の比(E/E′)は正常では8以下で, E/E′＞15 は左房圧の上昇を疑う.

拡張期僧帽弁輪後退速度(e′波と a′波): E/e′ は肺動脈楔入圧(PCWP)と正相関し, E/e′≦8 は PCWP が正常, E/e′≧15 は PCWP が上昇と判断する. e′/a′＞1 が正常である.

右室収縮能の評価は三尖弁輪の収縮期心尖部方向への移動距離(基準15 mm 以上), あるいは心尖部四腔像の面積変化率(基準32〜60%)が右室駆出率と相関する. 三尖弁逆流があれば, 連続波ドプラ法により三尖弁逆流の最大血流速度(V)から簡易 Bernoulli 式を用いて, 収縮期右室-右房圧較差(mmHg)＝$4V^2$ から求められる. 推定肺動脈圧は, 肺動脈弁狭窄がなければ右室収縮期圧は肺動脈収縮期血圧にほぼ等しく, 右房圧を10 mmHg と仮定すると, 右室圧(肺動脈圧)＝$4V^2+10$(mmHg)で算出できる. 下大静脈径が1.5 cm 以下で, 50%以上の呼吸性変動があれば右房圧は0〜5 mmHg と正常であるが, 下大静脈径が1.5 cm 以上で呼吸性変動が50%以下であれば右房圧は10 mmHg 以上あると推定する. 脱水状態であれば, 下大静脈は虚脱している.

▶総合的心機能: 左室の収縮機能と拡張機能を完全に分けて評価することは難しく, その総和の機能ということで収縮・拡張の時間を用いた Tei index がある.

Tei index ＝(等容収縮時間＋等容弛緩時間)/駆出時間

収縮機能が低下すると, 等容収縮時間(isovolumic contraction time; ICT)は延長し, 駆出時間(ejection time; ET)は短縮する. また拡張機能が低下すると, 等容弛緩時間(isovolumic relaxation time; IRT)は延長する. ICT, IRT および ET はともに心拍数依存性であるが, ICT/ET と IRT/ET は心拍数非依存性であり, それぞれ収縮能と拡張能を鋭敏に反映すると考えられる. Tei index は ICT/ET と IRT/ET の総和であるため, 左心機能だけでなく, 右心機能の評価にも有用な総合的心機能指標である. 基準値は 0.39±0.05 であり, 収縮機能が低下しても, 拡張機能が低下してもその値は大きくなる.

2) 心肺運動負荷試験(Cardiopulmonary exercise test; CPX, CPET)

トレッドミルや自転車エルゴメータなどの負荷装置を用いて運動負荷を行い, 心電図, 血圧および連続呼気ガス分析装置による呼気中の酸素濃度・二酸化炭素濃度・換気量をリアルタイムに計測し, 嫌気性代謝閾値(anaerobic threshold; AT), 最高酸素摂取量などの呼吸, 循環, 代謝諸指標を測定する(図2).

❶ 目的
労作時息切れや動悸などの鑑別診断, 各種心疾患・心不全の重症度ならびに治療効果判定, 運動療法・心臓リハの運動処方作成に必要な諸指標の獲得である.

❷ 対象・適応
運動耐容能の評価, 運動制限のある患者の鑑別診断, 心血管疾患患者の評価(心不全患者の運動耐容能や予後の評価, 心臓移植の適応評価), 呼吸器疾患患者の評価

❸ 特徴
肺循環を含めた循環器系全体の機能の総合的かつ定量的評価法である.

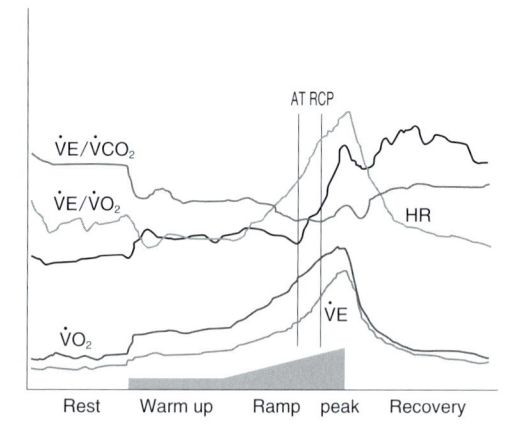

図2 ランプ負荷中の$\dot{V}O_2$, $\dot{V}E$, $\dot{V}E/\dot{V}O_2$, $\dot{V}E/\dot{V}CO_2$, HRの変化

❹ 有効性

　至適運動量を設定することができ、運動療法を継続することにより、安全で効率的に運動耐容能を高めることができる.

❺ 方法

　通常、自転車エルゴメータを用いて、毎分10〜20ワットで運動強度を増加(Ramp負荷)させ、同時にbreath-by-breath法で呼気ガス分析を行い、酸素摂取量($\dot{V}O_2$)、二酸化炭素排出量($\dot{V}CO_2$)、分時換気量($\dot{V}E$)を測定する. これらの測定値からガス交換比($R = \dot{V}CO_2/\dot{V}O_2$), $\dot{V}E/\dot{V}O_2$, $\dot{V}E/\dot{V}CO_2$を求め、Wassermanの定義に従ってATを求め、さらに$\dot{V}O_2$max(またはpeak $\dot{V}O_2$)および$\Delta\dot{V}O_2/\Delta WR$などを測定する. このpeak $\dot{V}O_2$とAT時の$\dot{V}O_2$により、定量的かつ客観的に運動耐容能の評価を行う.

❻ 評価項目

▶**安静時酸素摂取量**：早朝臥床安静時の酸素摂取量を基礎代謝量と呼び、生命維持のための最低のエネルギー代謝量である. 40歳、体重70kgの白人男性の座位での酸素摂取量である3.5mL/分/kgを1METと定義し、各種労作に対するエネルギー所要量の単位として用いられている.

▶$\Delta\dot{V}O_2/\Delta WR$：末梢の運動筋への酸素輸送の増加の程度を示している. 10〜20ワット/分のRamp負荷では10〜11mL/分/ワットである. 運動筋での酸素消費量の増加に見合うだけの酸素摂取量が増加しないと低値をとり、運動中の心筋虚血や心不全の重症度を示す.

▶**AT**：運動初期は、グルコースは解糖系でピルビン酸となり、酸素供給を伴ってTCAサイクルを介してATPを産生する(有気的代謝). しかし運動強度が強くなるとピルビン酸の分解がTCAサイクルだけでは賄えず、ピルビン酸が乳酸となり、乳酸が重炭酸イオンで緩衝され、CO_2を生じる嫌気性代謝が加わる. この嫌気性代謝が加わる直前の運動強度をATと定義している. ATは持続的な運動が可能な運動強度であり、身体活動能力の指標として、また生命予後の指標として重要である. 測定時差があるため、運動処方ではAT前1分の運動量を処方する.

▶**呼吸性代償開始点(RC point)**：運動強度がATを超えてさらに強くなると、乳酸に対する緩衝が不十分となり、換気を亢進することによる代償が始まり、この点をRC pointという. $\dot{V}E/\dot{V}CO_2$は上昇に転じ、$\dot{V}E/\dot{V}O_2$は

さらに急峻に増加する．$\dot{V}E/\dot{V}CO_2$ slope の傾きは増加，$PETCO_2$ は減少し始める．

▶ **RC point の呼気終末二酸化炭素分圧（$PETCO_2$）**：呼気終末二酸化炭素分圧（$PETCO_2$）は呼気の最後に排出される肺胞の呼気中の CO_2 分圧である．肺胞の呼気は肺動脈の $PaCO_2$ とほぼ等しく，動脈血中の CO_2 濃度が反映される．

▶ **$\dot{V}E$ vs. $\dot{V}CO_2$ slope（$\dot{V}E/\dot{V}CO_2$ slope）**：分時換気量と CO_2 排出量の関係を示しており，運動中の $\dot{V}CO_2$ に対する $\dot{V}E$ の増加の割合である．心不全における運動中の rapid shallow breathing の程度と関連し，労作時息切れなどの心不全に特徴的な症状をよく反映し，生命予後と密接に関係している．基準値はおよそ 34 以下とされており，加齢とともに上昇し，男性より女性で高値を示す．また心不全が重症になるほど高値を示し，傾きが大きい症例ほど生命予後は不良である．

▶ **二酸化炭素排出量に対する換気等量（$\dot{V}E/\dot{V}CO_2$）**：$\dot{V}E/\dot{V}CO_2$ は一定の二酸化炭素を排出する際に必要な分時換気量であり，換気効率（二酸化炭素排泄効率）である．RC point で最低値をとり，それ以降は上昇する．基準値は 28 以下である．

▶ **酸素摂取量に対する換気等量（$\dot{V}E/\dot{V}O_2$）**：$\dot{V}E/\dot{V}O_2$ は一定の酸素を摂取するのに必要な分時換気量であり，換気効率（酸素摂取効率）である．運動開始後，死腔換気量の減少に伴い次第に減少し，AT で最低値となる．これは AT 以降では CO_2 産生増加により，$\dot{V}E$ が亢進し，$\dot{V}O_2$ の増加を上回るためである．

▶ **peak $\dot{V}O_2$（最高酸素摂取量）**：Maximal $\dot{V}O_2$（最大酸素摂取量）は運動強度の増加にもかかわらず $\dot{V}O_2$ の増加がみられなくなった時点の $\dot{V}O_2$ と定義されるが，有疾患患者ではその測定は困難である．そこで，検査で得られた $\dot{V}O_2$ の最高値を peak $\dot{V}O_2$ とし，最大心拍出量と最大動静脈酸素含有量較差の積で表され，中枢のポンプ機能と末梢の酸素利用能の両者により決定される．しかし検者または被検者の主観で検査が終了されるため，客観性に欠ける欠点があるが，心疾患の重症度と相関し，予後判定の指標として有用である．特に重症心不全患者の予後をよく反映する．

その他の評価法

❶ 機能的評価法

心臓核医学（心筋シンチ），冠動脈 CT，心臓 MRI，冠動脈造影検査，心室造影法，および右心カテーテル検査（血行動態検査）

❷ 運動耐容能評価

6 分間歩行負荷試験，トレッドミル負荷心電図検査，自転車エルゴメータ負荷心電図検査

呼吸機能障害

呼吸機能障害

染矢富士子　金沢大学教授・医薬保健研究域保健学系

評価のポイント

呼吸器疾患の場合，患者と対座するだけでわかるポイントもあるので，基本的な情報として捉える．頻呼吸，あえぎ呼吸，起座呼吸，頻回な咳，ウエットボイスを始め，呼吸パターンが胸式であるか腹式であるかなどが治療の糸口となる．次の段階として聴診やモニター，酸素の必要性の有無が挙げられ，場合によっては呼吸器の設定モードによっても呼吸状態の把握ができる．呼吸器に関連した多くの評価ツールのなかで，慢性閉塞性肺疾患に関連したものが目立つが，これは多くの

疾患のなかでも治療ガイドラインが早く確立した点にある．これらのツールを利用して，薬剤や手術療法，リハ治療の効果判定だけでなく，生命予後についても多くの研究がなされている．

代表的な評価ツール

❶ 息切れ分類

日常生活での呼吸困難の評価として，古くよりHugh-JonesのⅠ～Ⅴ度の分類が利用されており，活動量と労作の関連で示されてきた．この分類を発展させたMRC (medical research council) 息切れスケールがあり，Grade 1～5に分類している (表1)．内容的にHugh-Jonesの分類とMRCスケールはほぼ対応し，病状の重症化の目安となる．また，呼吸器リハの算定基準としてMRCのGrade 2が採用されており，近年の学術論文でもMRCスケールによる研究が世界的主流となっている．さらに，修正を加えたMMRCはMRCのGrade 1～5を0～4に移行したものであるが，内容は変わらない．これらとは別に活動中の自覚的運動強度の評価法として，modified Borg's scale (10段階スケール) (表2) あるいはVAS (visual analogue scale) がある．こちらは，運動負荷前後での変化を捉えるためによく利用され，定量的な比較が可能である．

❷ 肺機能検査（スパイロメトリ，フローボリューム曲線）

基本的に％肺活量と1秒率より，換気障害を閉塞性（1秒率70％未満），拘束性（％肺活量80％未満），混合性（両者の障害が合併）に分類する．ここでの1秒率は努力肺活量を基準に1秒量の百分率で示しているが，1秒量を予測値に対する％で示すと慢性閉塞性肺疾患の重症度の指標となる．このような数値の他に，呼気流量を肺気量に沿って示した曲線をフローボリューム曲線といい，換気障害の様子がパターン化されるために視覚的に捉えることができる（図）．また，1秒量は痰の喀出力の目安となるため，術前の値が低い

表1 MRC息切れスケール（COPD診断と治療のためのガイドラインより）

重症度	基準徴候
Grade 1	強い労作で息切れを感じる
Grade 2	平地を急ぎ足で移動する，または緩やかな坂を歩いて登るときに息切れを感じる
Grade 3	平地歩行でも同年齢の人より歩くのが遅い，または自分のペースで平地歩行していても息継ぎのため休む
Grade 4	約100ヤード（91.4 m）歩行したあと息継ぎのため休む，または数分間，平地歩行したあと息継ぎのため休む
Grade 5	息切れがひどくて外出ができない，または衣服の脱着でも息切れがする

Gradeの1～5を0～4に移行するとMMRCとなる．

表2 modified Borg's scale（10段階スケール）

重症度	基準徴候
0	全く感じない
0.5	わずかに弱く感じる
1	とても弱い
2	弱い
3	中ぐらい
4	いくぶん強い
5	強い
7	とても強い
10	非常に強く限界である

場合，術前後の指導が必要になる可能性が高い．

肺拡散能は一酸化炭素を利用して評価し，肺胞と毛細血管との間の透過性の障害あるいは肺血流量の障害があると低下する．肺による換気量が保たれていても肺拡散能が障害されると低酸素血症の原因となり，間質性肺疾患では問題となるパラメーターである．

❸ 動脈血液ガス分析（酸素飽和度）

動脈血液ガス分析はpH，酸素分圧，炭酸ガス分圧が正確に測定でき情報量も多い．このため，低酸素血症の有無だけでなく血液中の炭酸ガスの貯留の有無も判別できる．酸素

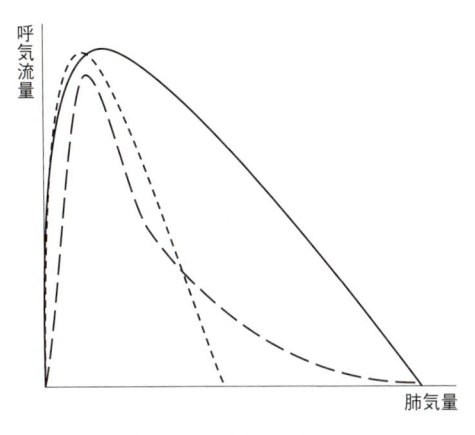

図　フローボリューム曲線のパターン
実線は正常で呼気流量（フロー）は直線的に減少し，肺気量（ボリューム）も十分である．長い破線は閉塞性換気障害であり，呼気流量の急速な減少のため曲線が下に凸になる．短い破線は拘束性換気障害で，呼気流量は直線的に減少するが肺気量は少ない．

分圧が 60 Torr 以下は呼吸不全，炭酸ガス分圧が 45 Torr 以上は炭酸ガスの貯留を示唆する．炭酸ガスが高値を示している場合，CO_2 ナルコーシスを回避するため酸素投与だけでなく換気量の増大を図る処置が必要となる．しかし，動脈血の採取は安静時に限られることが多く，術後や疾患の急性期で動脈ラインが確保されているときは頻回に測定可能であるが，臨時で採血する方法は患者にとっても負担が多い．

この欠点をカバーするものとして経皮的モニターがあり，パルスオキシメータは活動時であっても経皮的酸素飽和度を非侵襲的に測定できる．安価で小型化されたパルスオキシメータが複数のメーカーから市販されており，患者が個人購入するなど広く使用されている．また，リハ分野では呼吸機能障害者の評価や治療中の必須アイテムとなっている．おおむね，下限値を 85～90％ に設定して管理することが多い．センサーは指先に装着するため，患者によっては末梢循環が悪いと値が不正確となることがあるが，そのような状況でも利用できる前額面センサーも市販されている．

炭酸ガスについては耳垂センサーによる経皮的モニターはあるが，高額でありあまり普及していない．ただし，慢性呼吸不全のある患者の炭酸ガス貯留を検出するには便利であり，呼吸器の設定や非侵襲的補助換気（non-invasive assisted ventilation ; NPPV）の導入の目安となる．これとは別に呼気終末炭酸ガス濃度を検出するカプノメータがあり，小型化されたものも市販されている．しかし，測定にあたりさまざまな影響を受けやすいため，データの解釈に慎重さを要求されることがある．

❹ 胸部 X 線・胸部 CT スキャン

画像所見は，肺炎，腫瘍，無気肺，胸水，間質病変，肺気腫，気胸などの検出に有用である．特に胸部 CT スキャンではその部位や大きさが視覚的に捉えやすく，経過の把握にも利用できる．リハ分野での例として，画像で肺炎の部位を特定し，聴診で確認することで，体位ドレナージや排痰が効率よく行えるようになることが挙げられる．近年高齢者に多い背側部の肺炎に対しては，腹臥位の指導が導入されるようになってきた．

❺ 6 分間歩行テスト

呼吸器の分野での体力の評価は，6 分間歩行テストが主流となっている．これは 30 m の直線区間を往復させて 6 分間歩行できる距離を測定するだけの簡単なものであり，特別な機器を必要としない．連続して歩行できない場合，途中で休憩を入れてもよい．得られた距離を 10 倍すると 1 時間の距離になるため，歩行スピードを時速でイメージできる．また，1998 年に Enright らは，性別，年齢，身長，体重を用いた標準式を発表しており（表 3），患者の体力を標準値の ％ で示すことができる．このテストの結果と最大酸素摂取量との間に相関があることも知られている．慢性閉塞性肺疾患では，呼吸器リハの体力への効果判定として数十 m の距離延長（発

表3 6分間歩行距離の予測式(Enrightら，1998)

■男性
6分間歩行距離
＝7.57×身長cm－5.02×年齢－1.76×体重kg
－309m
※下限は153mとする

■女性
6分間歩行距離
＝2.11×身長cm－2.29×体重kg－5.78×年齢
＋667m
※下限は139mとする

対象は40～80歳

表者により25～70m)をもって改善したとされる．さらに，歩行距離は余命の基準として利用されることもある．

❻ QOL

呼吸器リハの利点は息切れの軽減，体力の向上，QOLの改善として示される．QOLの評価はMOS Short-Form 36-Item Health Survey(SF-36)が疾患を選ばずに幅広く使用されており，呼吸器疾患でも利用できる．しかし，疾患特異性に欠けるため感度がやや悪いことも否めない．そこで，喘息と慢性閉塞性肺疾患ではSGRQ(St George's respiratory questionnaire)，慢性呼吸器疾患ではCRQ(chronic respiratory disease questionnaire)があり呼吸器症状を重視した内容となっており海外ではよく利用されている．

SGRQには3つの構成要素があり，これまでの呼吸器症状，調査時点での呼吸器に関連した活動量および社会生活への影響を尋ねる．点数には重みづけがされていて，合計点を百分率で表しスコアとしており，スコアが低いほどよい．健常者ではスコアがおおむね1桁の数値になる．SGRQの総合スコアと1秒量の予測値に対する％の間には負の相関があることがわかっている．CRQには息切れ，疲労，情動，活力の4つのカテゴリーがあり，修正を加えたLikertスケールを使用し7ポイントでスコアをつける．合計スコア

が高いほどよい．SGRQ，CRQにはいずれも日本語版があるが著作権がついており，使用許可が必要である．

❼ 基礎代謝量・BMI(body mass index)

基礎代謝量は生命維持に必要な消費エネルギー量であり，酸素摂取量と呼吸商から算出され，早朝空腹時に測定する．基準値は性別，年齢，身長，体重にて計算できるようになっているが，慢性閉塞性肺疾患では呼吸筋に必要とされるエネルギーが多いため基礎代謝量が基準値よりも増加する．そこで，栄養管理で十分なエネルギーを補給しないとるいそうをきたすことがある．BMI(＝体重kg/身長m^2)の減少は呼吸器リハの阻害因子となり，代謝性ストレス，炎症性サイトカインの上昇のため運動療法による体力の向上が得難い．また，基礎代謝量も改善が困難となる．このことを考慮して考えられたのがBODE indexであり，慢性閉塞性肺疾患の診断後余命を予測する．これは，BMI(B)，気道閉塞(O)としての1秒量予測値の％，息切れ(D)としてのMMRCスケール，運動(E)としての6分間歩行距離の4つの頭文字で示された指標である(表4)．4項目を合計すると0～10ポイントになり，2004年にCelliらによってポイントに応じた生存曲線が示され，1秒量単独での予測よりもよいとされる．

その他の評価法

❶ ピークフローメータ

気管支喘息のような変動する閉塞性換気障害をもつ場合，努力性に呼出した気量を測定し，状態を把握するために用いる．安価で携帯できる機器であり，患者が自己管理のために利用することもできる．

❷ 肺動脈圧

肺高血圧症の指標である．心臓カテーテル法あるいは心臓ドップラーエコーによる推定値にて示される．肺高血圧症治療ガイドラインでは，一般には安静臥位での平均肺動脈圧が25mmHgを超える場合に肺高血圧症と診断される．特発性，二次性の肺高血圧症とも

表4 BODE Index

	ポイント			
	0	1	2	3
1秒量(%予測値)	≧65	50～64	36～49	≦35
6分間歩行距離	≧350	250～349	150～249	≦149
MMRC	0～1	2	3	4
BMI	>21	≦21		

に，運動療法により体力向上，QOL向上が得られる．

❸ 肺シンチグラム

放射性同位元素を使用し，ガスの肺内分布画像を得る肺換気シンチグラムと，血栓などによる肺動脈血流障害を検出するための肺血流シンチグラムがある．

❹ 気管支内視鏡

気管内の状態を直視下に観察できる．同時に細胞診も可能である．

❺ アプノモニター(簡易睡眠時呼吸検知装置)

睡眠時無呼吸症候群の簡易検査に用いられる．疑いがあるときはポリソムノグラフィの検査を受ける．

排尿・排便障害

排尿・排便障害

大田哲生　旭川医科大学病院教授・リハビリテーション科

評価のポイント

リハ医が日常遭遇する排尿障害は脳卒中や脊髄損傷患者の神経因性膀胱が多いため，その評価を中心に述べる．

❶ 排尿障害

まず，大切なのは排尿パターンを正確に記録することである．1日の排尿回数，失禁の回数，空振りの回数，尿意および残尿感の有無，飲水量を3日程度記録する．可能であれば1日のうちで複数回，1回尿量および残尿量を測定すると，より障害のパターンを分析しやすい．脊髄損傷患者で自己導尿を行っている場合は，毎日，導尿時間，導尿量，飲水時間および飲水量を自分で記録してもらうとよい．失敗してしまった場合，尿意がなく排出されてしまっているのと，尿意があるものの間に合わなかった場合では対応が異なるので注意を要する．これらの排尿障害は国際禁制学会(international continence society；ICS)の神経因性膀胱の分類を用いるとわかりやすい．ICSの分類では，尿意を「正常」「過敏」「鈍化」「なし」に分け，膀胱機能を蓄尿時「正常」「過活動」，排尿時「正常」「低収縮」「無収縮」に分け，尿道機能を蓄尿時「正常」「不全」，排尿時「正常」「閉塞」「過活動」「器質的」に分類している．

尿意があるものの1回尿量が少なく，残尿を認めない場合は，膀胱機能の蓄尿時過活動と評価される．頻尿で1回尿量が少なく残尿を認める場合は，膀胱機能の蓄尿時過活動と排尿筋括約筋協調不全(detrusor sphincter dyssynergia；DSD)の合併か，膀胱機能の蓄尿時は正常であるが，排尿時低収縮の状態が

考えられ，正確に病態を判断するためには尿流動態検査(urodynamics)の実施が必要となる．

頻尿を呈する場合，尿路感染症を起こしていることがあるので，尿検査は必ず行っておく．

❷ 排便障害

排便障害の代表的なものは便秘である．一般的に排便が3日以上ない場合を指す．便秘は抗コリン薬などの薬剤の副作用や大腸がんなどによる器質性のものによる続発性便秘と大腸の蠕動運動低下や直腸機能異常による特発性便秘に分けられる．特発性便秘は腸管の蠕動運動低下による弛緩性便秘や，下部大腸が痙攣性の収縮を行う痙攣性便秘，直腸反射が減弱した直腸便秘に分けられる．

食事量や食物繊維の摂取不足，運動不足，腹筋力の低下などにより腸管への機械的刺激が不足すると弛緩性便秘になり，精神的ストレスや自律神経失調は痙攣性便秘を引き起こす．また，多忙，環境の変化，疼痛などのため便意が繰り返し抑制されたり，下剤や浣腸を使い過ぎると直腸便秘となる．原因となりそうな要素を検討することが重要である．

もう1つの排便障害に便失禁がある．肛門括約筋の機能低下が原因となるが，分娩や肛門手術が原因となる外傷性括約筋不全か，特に誘因がない特発性括約筋不全かを評価する．加齢による骨盤底筋群の筋力低下が原因となることもある．

代表的な評価ツール

1) 排尿障害

❶ 残尿測定

機器がなくてもカテーテルを尿道から挿入することによって残尿量を測定できるが，逆行性の操作は尿路感染症を生じる可能性がある．最近では超音波断層装置による測定が便利である．これは膀胱の縦・横・奥行きを測定して残尿量を計算により導き出す．膀胱を球形と仮定して計算するため実測値とは異なることもある．超音波装置を下腹部に当てるだけで残尿量を自動計算してくれる簡便な装置も開発されている．残尿測定は排尿直後に行うことが重要である．

❷ 尿流動態検査(urodynamics)

排尿機能を動的に捉える検査を総称してurodynamicsと呼ぶ．尿流測定(uroflowmetry)，膀胱内圧測定(cystometry)，外尿道括約筋筋電図検査などが日常的に施行される．

Urodynamicsの目的は蓄尿機能と排尿機能を正確に客観的に捉えることにある．蓄尿機能としては，①適切な尿意を感じることができるか，②尿がたまるにつれて膀胱が弛緩するかどうか，③尿道を締めて尿漏れを起こさないか，④十分な尿量をためられるかを確認する．排尿機能としては，①膀胱が適切に収縮するか，②膀胱の収縮に合わせて尿道が弛緩するか，③下部尿路の閉塞がないか，④残尿がないかを確認する．

▶尿流測定(uroflowmetry)：排出障害の有無と程度を評価する．排尿を我慢してもらい，膀胱に十分量の尿をためてから専用の便器に排尿してもらう．尿流測定では膀胱排尿筋の収縮の強さと下部尿路閉塞の程度がわかる．排尿の勢い，排尿量，排尿にかかった時間などが計測される．以下のパラメーターがある．

- 最大尿流率(mL/秒)：排尿の勢いが最もよいときの値で15 mL/秒以上が正常である．
- 平均尿流率(mL/秒)：尿流率の平均．
- 排尿量(mL)：検査時に排尿した量．
- 排尿時間(秒)：排尿にかかった時間．

さらに尿流カーブの波形で排尿障害のパターンを判定する．横軸を排尿時間，縦軸を尿流率とした場合，正常では釣鐘状の波形を示す．前立腺肥大などの下部尿路閉塞では排尿時間の延長，尿流率の低下がみられ，腹圧排尿パターンでは排尿が途切れ途切れで，小さな山が複数並んだ波形を呈する．排尿量が150 mL以上でないと検査結果の評価が困難になる．

▶膀胱内圧測定(cystometry)・外尿道括約筋筋電図検査：下部尿路における蓄尿機能と排尿機能を評価する．このとき，表面筋電図による括約筋筋電図も同時に記録する．測定に際し，膀胱内にカテーテルを留置する．膀胱内圧測定は膀胱内に生理食塩水や二酸化炭素をゆっくり注入し，その際の膀胱内圧の変化や尿意の有無を記録する．尿意は最初にトイレに行きたいと感じた初発尿意(first desire to void；FDV)を記録した後，尿意を我慢してもらい，次に通常トイレに行くであろう時期を記録する．その後，さらに尿意を我慢してもらい，蓄尿の限界となった時点を教えてもらって各膀胱容量を記録する．次に，そのまま排尿を促し膀胱内圧の変化を評価する．このとき同時に外尿道括約筋の筋電図の変化を記録する．この一連の検査で得られるパラメーターは以下のとおりである．

〔蓄尿期〕
- 尿意：FDVの他に，通常であればトイレに行っていると考えられる時期の尿意を示す通常尿意(normal desire to void)，強い尿意(strong desire to void；SDV)あるいは最大尿意(maximum desire to void；MDV)があり，SDVあるいはMDV時の膀胱容量はMCC (maximum cystometric capacity)と呼ぶ．
- 膀胱コンプライアンス(bladder compliance)：膀胱壁の伸びやすさの指標．膀胱容量/膀胱内圧(mL/cmH_2O)で表し，コンプライアンスが高いと柔らかくて伸びやすい膀胱であることを示し，コンプライアンスが低いと膀胱が小さく硬いことを示す．

〔排尿期〕
- 膀胱内圧(bladder pressure)：最大膀胱内圧，尿流開始時の圧である開口時圧(opening pressure)がある．

蓄尿時に生じる排尿筋の不随意の収縮は無抑制性収縮と呼ばれ，排尿筋が過活動(detrusor overactivity；DO)であることを示す．膀胱内圧測定の際に膀胱に注入するものとして，気体と液体がある．本来膀胱には尿(液体)が貯留するため，液体を用いるほうが生理学的に理にかなっている．この場合，生理食塩水を用いて評価を行う．水温が冷たいと反射的に不随意収縮が引き起こされるために体温程度に温めてから測定を開始する．自然な膀胱への充満速度は1〜2 mL/分であるが，検査時間も考慮し通常は10〜15 mL/分程度の速度で注入する．100 mL/分以上の速い速度で注入すると，急激な膀胱壁伸展が誘発刺激となり，反射的な膀胱収縮が起こるおそれがある．その結果，最大容量の低下やコンプライアンスの低下として誤って評価されることとなる．液体使用の短所は，不随意な膀胱内圧上昇などの際に，尿道カテーテルと尿道の隙間から液体が漏れ出て，衣服や検査台を汚染してしまうリスクがあることである．気体を用いることの長所は，この汚染が起こりにくいことである．また，液体より高速(50〜100 mL/分)で注入可能なため，検査を早く実施することができる．しかし，膀胱に対する気体充満の刺激は非生理的であり，普段の膀胱の反応を反映しているかという点に疑問が残り，さらに気体は圧縮で縮むということも頭に入れて評価する必要がある．さらに，気体は目に見えないため，カテーテル周囲からの漏れを見逃し，膀胱容量を過大評価するおそれもある．

検査実施に際しては，静かな環境が必要となる．音に反応して反射的に膀胱が収縮することがあるため，不必要に患者に話しかけないようにする．しかし，無症状の者でも検査上不随意収縮が起きることがあり，あくまでも症状と検査結果を照らし合わせて判断することが重要となる．脳卒中や脊髄損傷における頻尿・失禁を呈する患者では，蓄尿期に意図しない膀胱収縮(uninhibited contraction)が起こり，急激な膀胱内圧の上昇を伴うことがある．

検査機器がなくても，膀胱カテーテルと生理食塩水のボトルを点滴セットでつなぎ，

ゆっくりと点滴で生理食塩水を滴下し，50 mL 滴下するごとに滴下が止まる位置までボトルを下げ，恥骨上から点滴ボトルの水面の高さを測定することで膀胱内圧（cmH_2O）を記録することは可能である．ベッドサイドでも簡単に行える手法でありながら多くの情報をもたらしてくれる．1点注意したいのは，前述したように，膀胱の不随意収縮が生じてカテーテル脇からの漏れがあった場合に，ベッド周囲を汚染することのないように準備しておくことが必要となる．

容量や内圧の基準値は絶対的なものはなく，最大容量の基準値は大人では約 500 mL，小児では 30 mL＋30 mL×年齢などの容量が用いられる．コンプライアンスのよい膀胱では蓄尿期の内圧は 10 cmH_2O 前後で推移する．排尿時の膀胱内圧は健常成人では 100 cmH_2O 前後である．通常検査は臥位で施行するが，臥位だとうまく排尿できない者もいる．この場合は座位または立位をとり排尿してもらうこともある．

外尿道括約筋は通常蓄尿時に収縮し，排尿時に弛緩する．これが正常に行われているか否かを，筋電図を用いて確認するために外尿道括約筋筋電図を測定する．針電極を肛門周囲から外尿道括約筋に直接挿入して評価するのが正確であるが，痛みを伴うため，通常は表面電極を肛門周囲に貼って筋電図を測定する．この際，肛門周囲に付着物などがあると電位をきれいに記録できないため，酒精綿などで皮膚抵抗をしっかり落としてから電極を装着する．正常では膀胱充満とともに電位が増強し，排尿時には電位が低下．排尿が終わると再度元の電位に戻る．排尿時に外尿道括約筋筋電図の電位低下がないと排尿筋・括約筋協調不全（detrusor sphincter dyssynergia；DSD）と判断される．

2）排便障害

排便障害では器質性の便秘が考えられる場合は，注腸 X 線検査や大腸内視鏡検査が行われる．機能性の便秘が疑われる場合は，X 線マーカーを服用して継時的に腹部 X 線写真を撮り，大腸の通過時間を調べたり，バリウムで排便時の直腸の形態や動きを調べる排便造影検査が施行される．

便失禁で肛門括約筋の機能低下が考えられる場合は，肛門内圧を代用して肛門括約筋の筋力を測定する肛門内圧検査を施行する．また，超音波を使用して肛門括約筋の形状を評価する方法もある．

その他の評価法

❶ V-UDS

生理食塩水に造影剤を混ぜて X 線透視下で膀胱内圧検査を行うことを V-UDS（video-urodynamics）と呼ぶ．造影剤を用いているため膀胱の形態を同時に観察することが可能となる．膀胱変形や肉柱形成の有無，憩室の有無などが捉えられ，さらに膀胱尿管逆流（vesicoureteral reflux；VUR）の有無も判断できる．また，外尿道括約筋の弛緩の程度が形態学的に評価可能である．

❷ 排泄性尿路造影

排泄性尿路造影（excretory urography）は腎臓から膀胱までの尿路を形態学的に評価するために用いる．腎盂，腎杯，尿管の拡大の有無が確認できる．V-UDS などで VUR が捉えられなくても，腎盂，腎杯，尿管の拡大を認めれば，VUR の存在あるいは既往を考慮する必要がある．尿管は途切れ途切れで写っているのが正常で，全長にわたって描出されている場合は明らかな異常である．脊髄損傷患者の場合，高圧排尿になっている可能性が高いため，半年に1回は点滴静注腎盂造影法（drip infusion pyelography；DIP）や膀胱造影を施行して，膀胱変形の有無や VUR の有無を確認する必要がある．

造影剤使用の留意点

造影剤を使用した検査を行うことでより多くの情報が得られるが，造影剤の使用に際しては患者に十分な説明を行い，同意を得ることが必要である．特に心疾患や気管支喘息の患者は副作用が出現しやすく，腎機能の低下

した患者では腎機能が悪化するおそれがあるため注意を要する．1時間以内に現れる嘔気，嘔吐，蕁麻疹などの即時性副作用に気をつけるのはもちろんであるが，特に気をつけなければならないのは遅発性副作用である．これは検査終了後数時間から数日後に生じる可能性があるため患者にしっかり説明を行ったり，入院患者では病棟に観察を指示することが必要となる．遅発性副作用の症状には血圧低下，皮膚瘙痒，蕁麻疹，嘔気，めまいなどがある．

検査終了後は水分摂取を心がけたり，場合によっては点滴による負荷も考慮して造影剤排泄を促すようにする．

精神・心理障害

精神的健康度

浦上裕子　国立障害者リハビリテーションセンター病院・第一診療部医長

「健康(health)とは，単に疾病(disease)や病弱(infirmity：虚弱)ではないというだけにとどまらず，身体的，精神的，社会的に安寧(well-being)の状態をいう」(WHOの定義)

身体や精神に障害を生じても，人間としての活動を低下することなく心身機能の向上を図り，参加を維持することで心身の健康が維持されれば，日々の生活は満ち足りたものになる．目標達成への活動を行うことができることが「健康」である．言い換えれば，人間としての活動が低下することによって個人の尊厳を喪失することが，健康の損失である．リハとは，人間としての尊厳の喪失からの「復権」を目標とするものである．

リハの過程では，障害を認識して受容していくなかで，参加の制約やさまざまな環境要因によって，精神的健康度が損なわれその結果，「日常生活の不満，悩み，苦労，ストレス」が生じる．ストレスによる健康障害が，アルコール依存などの行動障害，うつ病などの精神疾患や，過敏性大腸炎などの心身症を引き起こす可能性がある．

精神的健康度を適切に評価し介入することで，ストレスによる健康障害の予防や早期発見につながるだけではなく，生活の質を高め，満足度の高い豊かな生活を送ることができるようになる．

評価のポイント

❶ 目的

日常生活のなかで，「精神的健康度」だけを取り出して評価することは少ない．しかし，ストレス状態におかれた場合，自分自身や周囲が，ストレスやその原因に気づくことがなく，さらにストレスを増強させてしまうような悪循環になる場合がある．

そこで精神的健康度の低いストレス状態から精神疾患に至らないための予防や精神的健康を増進するなどのストレス問題への対策，環境調整が必要となる．早期に発見し，適切な対策を立てるために，臨床の場面では，精神的健康度を客観的に測定する質問紙が活用されている．

❷ 対象

精神的健康度は，健常者，障害者ともに同じように測定することができる．リハの分野において「精神的健康度」を評価する対象となるのは，①家族や介護者の介護によるストレス状態，②障害をもつ患者の社会生活のなかにおける心理的不適応反応などの早期発見と予防である．

代表的な評価ツール

Goldberg DPによって提唱された，精神的健康度を測定するGHQ-60(general health

表 一般健康調査票（General Health Questionnaire ; GHQ）12項目版

1. 何かをするときいつもより集中して	できた	いつもと変わらなかった
	できなかった	全くできなかった
2. 心配事があって，よく眠れないようなことは	全くなかった	あまりなかった
	あった	たびたびあった
3. いつもより自分のしていることに生きがいを感じることは	あった	たびたびあった
	あまりなかった	全くなかった
4. いつもより容易に物事を決めることが	できた	いつもと変わらなかった
	できなかった	全くできなかった
5. いつもよりストレスを感じたことが	全くなかった	あまりなかった
	あった	たびたびあった
6. 問題を解決できなくて困ったことが	全くなかった	あまりなかった
	あった	たびたびあった
7. いつもより日常生活を楽しく送ることが	できた	いつもと変わらなかった
	あった	全くできなかった
8. 問題があったときに，いつもより積極的に解決しようとすることが	できた	いつもと変わらなかった
	できなかった	全くできなかった
9. いつもより気が重くて憂うつになることは	全くなかった	あまりなかった
	あった	たびたびあった
10. 自信を失ったことは	全くなかった	あまりなかった
	あった	たびたびあった
11. 自分は役に立たない人間だと考えたことは	全くなかった	あまりなかった
	あった	たびたびあった
12. 一般的にみて幸せだと感じたことは	あった	たびたびあった
	あまりなかった	全くなかった

questionnaire）は，非器質性，非精神病性精神障害，神経症状の発見や把握，うつや不安緊張などを伴った疾患などのスクリーニングテストであり，保健・健康科学・産業医学の分野では広く活用されている．これは調査の前後の時点における精神健康状態を評価するツールであり，精神的不健康者をスクリーニングすることだけを目的とするものではない．なぜならば精神的健康度は，ストレス状態とそれに対する反応度であり，おかれている状況によって変化するものだからである．

GHQ質問紙60項目では，回答選択した項目の得点を合計して精神的健康度を判定する．このなかから「神経症症状とその関連症状」（minor psychiatric complaints）である4つの症状（A）身体的症状，（B）不安と不眠，（C）社会的活動障害，（D）うつ傾向と，深い相関関係にある7項目を選択し，28項目を抜き出したものがGHQ-28である．

臨床の場面では，リハや業務の合間を利用して健康調査を実施することが多いため，簡便で試行時間が短く，患者の精神心理的調査への抵抗感が少ないもの，かつ信頼度が高いものが望ましい．GHQ-60の短縮版である日本語版GHQ-28（以下GHQ-28）とGHQ-12が広く用いられている．GHQ-60，28項目版は版権が設定されており有償である（日本文化科学社が版権をもち販売されている）．

GHQ-28は，それぞれの質問に対して，「全くなかった」「あまりなかった」(以上が0点)，「あった」「たびたびあった」(以上が1点)の回答選択肢が構成されており，該当する項目の得点の総合得点(0～28点)が低いほど精神的に健康であることを示している．下位尺度項目の区分(臨界)点となるのは，5/6点であり，6点以上は精神的健康度が低いと解釈できる．(A)，(B)で4/7以上，(C)，(D)で3/7以上であれば中等度以上の症状，(A)，(B)で2/7～3/7，(C)，(D)で1/7～2/7であれば，軽度の症状があると臨床的に評価できる．

　GHQ-28の基準関連妥当性と構成概念妥当性および信頼性としてのα係数は，GHQ全項目0.88，下位尺度の身体的症状0.78，不安と不眠0.76，社会的活動障害0.63～0.70，うつ状態0.80～0.85であると報告されている．

　GHQ-12は，GHQの最小項目数の短縮版であるが，60項目版と同程度の判別能力があり，「不安・抑うつ」と「活動障害」の2因子構造で高い信頼性と妥当性，ストレス指標としての妥当性を有している．GHQ-12の回答は4件法であり，高得点であるほど健康度が低い(表)．判定法は，項目ごとに上段の回答には0点，下段の回答には1点を与え，合計得点を計算する．4あるいは5点以上の者を「陽性」とした場合，気分・不安障害のスクリーニングにおいて感度73～82%，特異度60～90%と報告されている．

　精神的健康は生活習慣，特に①運動・食事，②喫煙，③飲酒，④ソーシャルサポートと密接に関連する．精神的健康度が低い場合，生活が不規則，長時間労働，暴飲暴食，栄養バランスを考慮しない，多忙，趣味がなく相談相手がいないなどの要因を見直すことが必要となる．

その他の評価法

　精神的健康尺度を，より積極的な自己実現の観点から評価する方法SEAS(self-actualization scale)や対人関係における周囲と調和した自己主張能力(アサーション)から評価する方法がある．アサーション尺度とは，ある自己主張状況における行動頻度(自己主張をどの程度行うか)と不快感(自己主張行動をとると考えたときに感じる不快の程度)を評価するものであり，行動頻度が高く，その行動の際に不快感が少ないほどアサーティブ(適切な自己主張ができ，それが周囲の人間関係の調和を崩さない)であると定義される．攻撃的自己主張は少ないほうが望ましい．

不安

浦上裕子　国立障害者リハビリテーションセンター病院・第一診療部医長

　不安や心配は，日々のストレスに対して通常に起こる反応である．われわれは，生活のさまざまな局面，特に未知のことや新規なことに対しては心配するが，これは全く正常な反応である．しかし，この不安を制御できなくなった場合には，強い苦痛が出現し，社会生活や職業において機能する能力が障害されてしまう．精神の障害のなかで，不安感情に適切に治療介入することが，症状や障害の改善にもつながるため不安感情の占める意義は重要である．

　全般性不安障害(generalized anxiety disorder；GAD)となると，ほとんどの時間，極端な不安と心配を感じ，コントロールすることが難しくなる．不安と関連した身体症状(胃腸の苦痛や倦怠感)で頭の中がいっぱいになり，自分の健康を過度に心配するようになる．

　不安からパニック発作(強い不快感，恐怖を感じる，他とは明確に区別できるエピソード・動悸，息切れ，窒息感，胸痛など)を生じることは，しばしば臨床の場合で経験される．しかしそれが高じると繰り返し起こる予期せぬパニック発作からなるパニック障害という臨床疾患に至る．不安とうつはしばしば

表 STAI（State-Trait Anxiety Inventory）

Form X-1（状態不安）	Form X-2（特性不安）
1. 気が落ち着いている	21. 気分がよい
2. 安心している	22. 疲れやすい
3. 緊張している	23. 泣きたい気持ちになる
4. くよくよしている	24. 他の人のように幸せだったらと思う
5. 気楽だ	25. すぐに心が決まらずチャンスを失いやすい
6. 気が動転している	26. 心が休まっている
7. 何か悪いことが起きないか心配だ	27. 落ち着いて冷静で慌てない
8. 心が安まっている	28. 問題が後から後から出てきてどうしようもない
9. 何か気がかりだ	29. つまらないことを心配しすぎる
10. 気持ちがよい	30. 幸せな気持ちになる
11. 自信がある	31. 物事を難しく考えてしまう
12. 神経質になっている	32. 自信がないと感じる
13. 気が落ち着かずじっとしていられない	33. 安心している
14. 気がピンと張り詰めている	34. 危険や困難を避けて通ろうとする
15. くつろいだ気持ちだ	35. 憂うつな気分になる
16. 満ち足りた気持ちだ	36. 満ち足りた気分になる
17. 心配がある	37. つまらないことで頭がいっぱいになる
18. 非常に興奮して身体が震えるような感じがする	38. 何か失敗するとがっかりしてそのことが頭を離れない
19. 何かうれしい気分だ	39. 焦らず物事を着実に運ぶ
20. 気分がよい	40. 気になっていることを考え出すと緊張したり動揺する

混在し，パニック障害の50％がいずれかの時期にうつ病を発症する．不安は，強迫性障害（obsessive-compulsive disorder；OCD）の中心的特徴でもあり，強迫観念（反復性の指図的な思考，感情，衝動）に伴う苦痛を緩和するために反復的な常同行動（繰り返し手洗いをするなど）がとられる．

恐怖症（phobia）とは，特定の対象や状況への曝露または予期によって引き起こされる過度の不合理な恐れである．自分の恐れが過度であるとわかっていてもそれでもその対象や環境への曝露を避けようとする．そのような回避行動と，回避が失敗したときに生じる不安は，正常な機能に重大な混乱をもたらすものである．

心的外傷後ストレス障害（posttraumatic stress disorder；PTSD）は重篤な精神的外傷を経験することで生じる．心的外傷とは，個人の存在のための対処行動機構を圧倒するような不可避な出来事である．心的外傷は侵入的想起によって再体験され，強い不安や苦痛を伴うものである．

| 評価のポイント |
❶ 目的

不安による身体症状やパニック発作が頻回に出現する場合，病歴，診察から臨床症状を評価し，診断基準とあわせて考えることで，正常な不安か病的な不安であるかを，区別できる場合もある．

しかし現代は不確実な，ストレスの多い時代である．外部からの心理的ストレスに対して認知的評価が起こり，情動が起こる．そのストレスが有害なものと判断したとき短時間に誘発される不安状態を状態不安（state anxiety)，人格ともいうべきその人が本来もっている不安を特性不安(trait anxiety)という．不安を検査バッテリーを用いて量的・質的に客観的に定量化することは，抗不安薬による薬物療法の介入や心理療法の必要性や効果を判定するうえで役立つ．

❷ 対象

身体症状の訴えが多い場合，ストレスを処理しきれない場合など，不安がその根底にあると疑われた場合に，質問紙を用いて定量的な評価を行う．

代表的な評価ツール

❶ 日本語版 STAI 状態・特性不安検査

日本語版 STAI(state-trait anxiety inventory)状態・特性不安検査は，状態不安(緊張と懸念という主観的ではあるが，意識的に認知できる感情および自律神経系の活動の高まり)と特性不安(不安に反応する傾向の個人差)を同時に評価することができる．刻々と変化する不安状態と不安になりやすい性格傾向を分けて評価することは重要である．不安傾向の強い人がその時点で必ずしも強い不安をもっているとは限らないからである．

回答用紙は①Form X-1(状態不安 20 項目)と②Form X-2(特性不安 20 項目)からなる．①は，「今現在の気持ちに最もあてはまる欄の 1 カ所に○印をつけてください」と教示する．時間制限はないが，普通 5～7 分くらいで記入できる．「気が落ち着いている」「安心している」「緊張している」などの設問である．

次に裏返して，②「普段の気持ちに最もよくあてはまる欄の 1 カ所に○印をつけてください」と教示する．「気分がよい」「疲れやすい」「泣きたい気持ちになる」といった設問である．

①では「今現在の気持ち」，②では「普段の気持ち」を回答するように念を押すことが大切である．10～15 分で施行でき，採点も簡便であることから，臨床で利用するのに有益な評価法である．対象は中学生以上一般成人，高齢者まで実施できる(表)．

判定は 4 評価点の合計を，それぞれ特性不安と状態不安で求める．

5 段階評価で，I(非常に低い)から V(非常に高い)まで分けられている．健常者では，特性不安が低くても，ストレス状況下で非常に高い状態不安を示す場合がある．不安障害の患者では，特性不安，状態不安ともに高い値を示す場合が多い．状態不安の尺度が下がることで薬物療法の効果を判定することもできる．

STAI は米国の原版の標準化において十分な信頼性，妥当性をもつ一般用，あるいは臨床用の不安検査である．状態不安尺度の信頼性，妥当性ともに高く，特性不安尺度は，次に述べる顕在性不安検査(MAS)との相関係数は 0.75 である．

❷ 日本語版 MMPI 顕在性不安検査(Manifest Anxiety Scale ; MAS)

Taylor JA が不安の程度を測定する目的で，MMPI(Minnesota multiphasic personality inventory)の 550 の質問項目から，項目分析，因子分析，直感的手法などを用いて 50 項目を選んだものであり，MAS 日本語版がある．

MAS は状態不安ではなく，特性不安を査定するものである．この検査により不安の程度が高いことがわかれば，さらにそれがどんな不安か，何によって生じるのかという考察や診断を行い，不安を減じるための方法を検討することができる．

この不安検査は妥当性，信頼性ともに高いものである．

MAS 不安尺度が高得点の場合，①身体的訴えが多い，②いつも興奮し，落ち着かない感じをもっている，③集中力に欠ける，④自信を欠く，⑤他人の反応に過敏であるなどと解釈できる．一方で MAS 低得点の場合は，ストレス状態であっても，平静で混乱せずにいられ，情緒的に安まらない感じをもつ傾向がないことを示す．複雑な学習場面でも高得

点者よりは遂行度はよいと思われる．

その他の評価法

その他，不安を定量的に測定する方法には，CAS 不安診断検査，パーソナリティー検査のなかの尺度，Maudsley 人格検査（Maudsley personality inventory；MPI）の N 尺度を用いることができる．

うつ

浦上裕子　国立障害者リハビリテーションセンター病院・第一診療部医長

うつ病は，しばしば見過ごされるものの，注意すれば診断は難しくはない．しかし，しばしば重症で，反復再燃することが多く時間はかかるが治癒率は高い．

DSM-Ⅳ-TR 診断によるうつの分類は**表1**のとおりである．大うつ病は，特に反復する場合，これらのなかで最も重症である．

大うつ病エピソードの診断基準は**表2**の症状のうち少なくとも5つが2週間存在することである．これらの症状により，著しい苦痛または機能の障害を生じるものである．

評価のポイント

うつ病性障害は，上記診断基準に基づいた診察・主訴・病歴聴取・臨床検査から，診断することができる．医師は面接により患者の症状を聞くと同時に，行動観察から，患者の焦燥感，エネルギー水準，集中力，絶望感などを評価することができる．

脳損傷後（脳血管性障害・頭部外傷など）のうつ状態は，非器質性うつ病性障害とは臨床症状の現れ方が若干異なる．自覚症状が少なく，抑うつ症状に本人も家族も気がつかず，最初の徴候はリハの進行が思うように進まないということで気づかされることが多い．

右半球損傷で生じる抑揚のない声や情動表出の欠如は，うつ状態とは無関係である．情動の平坦化はうつ状態ではなく，抑うつ症状の訴えと情動の表出は必ずしも一致しない場合があることにも注意が必要である．脳損傷後のうつ状態は，高次脳機能障害（記憶・注意・遂行機能障害など）の回復と関連することがある．高次脳機能障害に対して適切なリハを行うことで，環境に順応できるようになり，うつ状態が軽減する場合もある．

代表的な評価ツール

リハの現場では医師や心理職が専門的な面接を行う時間には制約がある．そのためリハの実際の現場やベッドサイドでは，簡便に抑うつ気分を定量化することができる検査バッテリーを用いてうつのスクリーニングを行う．異常がみられたときには，専門的な介入が必要になる．日本語版 SDS（self-rating depression scale）と，POMS（profile of mood states），Beck うつ病検査尺度（Beck depression inventory）がしばしば用いられている．

❶ 日本語版 SDS

20項目で4段階評価，所要時間は約2〜3分である．50〜60点以上でうつ状態である

表1　DSM-Ⅳ-TR によるうつの分類

・大うつ病性障害（単一エピソード）
・大うつ病性障害（反復性）
・気分変調性障害
・うつ病性障害（特定不能）
・抑うつ気分を伴う気分障害
・一般身体疾患に伴う気分障害
・物質誘発性気分障害

表2　大うつ病エピソードの診断基準

・抑うつ気分
・疲労感，エネルギー喪失
・喜びまたは興味の喪失（快感消失）
・無価値感，罪悪感
・著しい体重（食欲）減少あるいは増加
・集中力の減退
・不眠または睡眠過多
・反復される病的思考または自殺念慮
・焦燥または遅延

上記の症状のうち，少なくとも5つが2週間存在すること．

表3 日本語版 SDS (Self-rating Depression Scale)

	ないかたまに	ときどき	かなりの間	ほとんどいつも
1. 気分が沈んで憂うつだ	1	2	3	4
2. 朝がたは一番気分がよい	4	3	2	1
3. 泣いたり泣きたくなる	1	2	3	4
4. 夜よく眠れない	1	2	3	4
5. 食欲は普通だ	4	3	2	1
6. まだ性欲がある(異性に対する関心がある)	4	3	2	1
7. 痩せてきたことに気がつく	1	2	3	4
8. 便秘している	1	2	3	4
9. 普段よりも動悸がする	1	2	3	4
10. 何となく疲れる	1	2	3	4
11. 気持ちはいつもさっぱりしている	4	3	2	1
12. いつもと変わりなく仕事をやれる	4	3	2	1
13. 落ち着かずじっとしていられない	1	2	3	4
14. 将来に希望がある	4	3	2	1
15. いつもよりいらいらする	1	2	3	4
16. たやすく決断できる	4	3	2	1
17. 役に立つ,働ける人間だと思う	4	3	2	1
18. 生活はかなり充実している	4	3	2	1
19. 自分が死んだほうが他の者は楽に暮らせると思う	1	2	3	4
20. 日頃していることに満足している	4	3	2	1

と判定している(表3).簡便なうつのスクリーニングとして用いることができる.

❷ 日本語版 POMS

人間の情動を気分や感情,情緒といった主観的側面からアプローチすることを目的に,米国で開発が進められた.日本語訳の信頼性・妥当性の検証が行われ,1994年に初版が完成した.

質問紙法による気分プロフィール検査である.15歳以上を対象とし,65問の設問があり,過去1週間の気分状態を6つの尺度「T-A(緊張-不安)」「D(抑うつ-落ち込み)」「A-H(怒り-敵意)」「V(活気)」「F(疲労)」「C(混乱)」で測定する.「全くなかった」から「非常に多くあった」の5段階で回答する.回答は10分程度,自己採点に5分程度かかる.質問が30項目の短縮版もある.

うつ状態のときには,緊張-不安,抑うつ,怒り尺度が高くなり,活気が低下する.疲労尺度も高まり,混乱も強くなるプロフィールパターンを示す.この検査は,そのときの患者の気分状態を簡易かつ鋭敏に評価することができる.結果をフィードバックすることで患者が自分の気分状態に気づきメンタルヘルスの向上のためにも利用することができる.

❸ Beck うつ病検査尺度

患者が容易に理解でき,5分で完成できる21項目の自己評価式質問表である.採点と解釈は単純でうつ病のスクリーニングとして用いることができる.

| その他の評価法 |

構造化した面接が必要な Hamilton うつ病評価尺度(Hamilton depression rating scale)がある.

パーソナリティー

浦上裕子　国立障害者リハビリテーションセンター病院・第一診療部医長

誰もがその人固有の人格スタイルをもち，自己と他者の知覚の仕方，ストレスへの反応として用いる対処機構，文化的・家族的背景や自分の経験から引き出された価値観がその人を特徴づける．

人格の発達は生涯続くが，ほとんどの特性は青年期早期までに形成される．人格の特性は，危機的状況の間は（たとえば急性身体疾患など）第三者への要求・依存が高まることがあるが，状況が過ぎれば，従前の対人関係や機能に戻る．

これに対して人格障害とは，一貫した不適応的状態を示し，それが社会的人間関係や職業など複数の領域に悪影響を及ぼす．人格障害の人は義務や役割，ストレス要因に処していくうえで常に問題をかかえており，しかも，自分の問題の原因を理解し，行動パターンを変えることが困難である．周囲もその対応に苦慮する．その人の属する文化から期待されるものより著しく偏った内的体験および行動の持続的様式，この様式は以下の領域の2つ（またはそれ以上）の領域に現れる．DSM-Ⅳ-TR（diagnostic and statistical manuals-Ⅳ-text revision）における人格障害の3群を示す（**表1**）．

脳に器質的な要因（脳腫瘍，脳外傷，脳梗塞など）が加わることによっても，人格変化を生じる．DSM-Ⅳ-TRのなかでは一般身体疾患によるパーソナリティーの変化のなかに分類され，主要な特徴によって病型が分類されている．特に，前頭葉，側頭葉の障害でみられ，衝動性，攻撃性，情動不安定などが目立つ場合が多い（**表2**）．

ICD-10 精神および行動の障害—臨床記述と診断ガイドラインのなかでは，F0 症状性を含む器質性精神障害のなかの F07 脳損傷，脳機能不全および身体疾患によるパーソナリティーおよび行動の障害に分類される．

人格障害者が直面する多くの問題の最終的解決には，新しい対処機構とよりよい社会技能が必要になる．これは精神療法的プロセスを経て初めて到達することができる．

評価のポイント

人格障害の診断は，詳細な病歴聴取，身体的診察，神経的診察に加えて，補助的診断として，臨床検査（血液生化学・尿）と，脳画像（X線CT, MRI）を用いて内部疾患や脳器質的疾患の有無を検索し，心理テスト（MMPIなど）を用いて性格傾向を定量化することにより，統合的に行うものである．器質性人格障害の場合は，記憶・注意障害などの高次脳機能障害の評価も同時に行い，これらが行動

表1　DSM-Ⅳ-TR パーソナリティー障害

群	人格障害	特徴
A	妄想性	奇妙・風変わり
	統合失調症質	
	統合失調症型	
B	反社会性	不安定，予測できず好ましくない
	境界性	衝動的
	演技性	演技的・移り気
	自己愛性	不安や恐怖心が強い
C	回避性	
	依存性	
	強迫性	

パーソナリティー障害．

表2　DSM-Ⅳ-TR 器質性人格障害

不安定型	情動不安定が主要な特徴
脱抑制型	衝動制御の不良，性的無分別など
攻撃型	攻撃的行動
無欲型	無気力・無関心
妄想型	疑い深さと妄想様観念
その他	いずれでもない

一般身体疾患（脳損傷）によるパーソナリティー変化．

表3 MMPIの尺度

妥当性尺度	臨床尺度	追加尺度
? 尺度 無回答 L 尺度 故意 F 尺度 逸脱 K 尺度 防衛的	Hs(心気症) Pt(精神衰弱) D(抑うつ) Sc(統合失調症) Hy(ヒステリー) Ma(軽躁病) Pd(精神病質的偏奇) Si(社会的内向) Mf(男性性・女性性) Pa(パラノイア)	A(不安)　　　　　Dy(依存性)　　Mt(大学不適応) R(抑圧)　　　　　Do(支配性)　　MAC(アルコール症) MAS(顕在性不安)　Re(社会的責任)　O-H(敵意の過剰統制) Es(自我強度)　　　Pr(偏見)　　　As(アレキシサイミア) 　 Lb(腰痛)　　　　　St(社会的地位) Ca(頭頂葉・前頭葉損傷) Cn(統制)

妥当性尺度・臨床尺度・追加尺度からなる．

表4 Y-Gテストの12尺度

	情緒面		行動面
D	抑うつ性	Ag	攻撃的
C	気分の変化	G	非活動的
I	劣等感	R	のんきさ
N	神経質	T	思考的内面
O	客観性	A	服従的
Co	協調性	S	社会的内向

に及ぼす影響について評価・介入することも重要である．たとえば，記憶障害があるために自分のとった行動を思い出せず，先を見とおして行動をとることができないために，衝動的であるようにみえる場合もある．記憶障害へアプローチ(代償手段の導入など)することにより，順序立てて行動ができるようになり，その結果，衝動的とみえていた行動も目立たなくなる場合がある．

代表的な評価ツール

性格を評価する検査バッテリーには，質問紙による評価と投影法による評価がある．これらの検査は性格特性の評価を主たる目的とする補助的なものであり，検査だけでは人格障害の診断はできないことに注意が必要である．

1) 質問紙による評価

❶ MMPI (Minnesota multiphasic personality inventory)

MMPIは，550項目，10尺度からなる．I型は略式で383項目からなる．設問数が多く，採点もやや煩雑であるため，スクリーニングとして毎日の臨床に使うことは難しい．性格の偏りが行動や社会適応の障害になっていることが考えられる症例に対しては，10の臨床尺度と12の追加尺度(表3)の特徴を評価することが，性格特性を評価するうえで役に立つ場合もある．

❷ Y-G法(矢田部-Guilford性格検査)

Y-G法は120項目，12尺度からなり，性格テストのなかでは，MMPIと比べて簡便であることから，臨床分野でよく使用されている．信頼性もある．市販の検査用紙に「はい」「いいえ」「？」のいずれかの回答に印をつける．小学生から一般まで各年齢に合ったものがある．A〜Dまでの型判定ができ，プロフィール表では12尺度それぞれの因子の強弱がわかり，被検者の性格傾向がわかる(表4)．情緒と行動面をみることができ，行動特性(熟慮型・順応型・衝動型・果断型)が分けられる．

2) 投影法による評価

患者の心的内界を外界に投影したものを評価するテストとして，Rorschachテスト，文章完成法(sentence completion test; SCT)，P-Fスタディ，描画テスト(バウムテスト)などがある．

日常生活活動

日常生活活動

根本明宜　横浜市立大学附属病院・医療情報部長

評価のポイント

日常生活活動はADL(activities of daily living)と略語が用語として定着している．ADLは「1人の人間が独立して生活するために行う基本的なしかも各人ともに共通に毎日繰り返される一連の身体的動作群」と日本リハビリテーション医学会評価基準委員会が1976年に定義している．その際に評価を行う環境の影響，身体運動機能の評価が主であるが，精神活動や意思交換能力などについても評価することを補足している．WHOが定めた国際生活機能分類(international classification of functioning；ICF)での活動(activity)はより広い概念で，課題や行為の個人による遂行を意味し，活動の範囲は身辺動作のみにとどまらず，家庭生活や社会生活全般にわたる活動である．ADLはそのうちの生活するために必要な最小限の身辺の活動である，起居移動，セルフケア，コミュニケーションに限られる．

ADLの評価としては上記の概念を評価項目に含み，信頼性，妥当性が明確にされ，量的に扱うことが可能なことが望ましい．また，ADLは基本的な評価項目であり，定期的に評価を行って比較可能なことも求められ，評価に時間がかからないこと，評価の再現性があることが求められる．

これまでに多数のADL評価法が考案されたが，長年の淘汰を経て，現在ではBarthel indexと機能的自立度評価法(functional independence measure；FIM)の2つが主に用いられている．FIMについては版権があり治験を含む商用利用については許諾が必要であるが，各項目の尺度が7段階になっており，Barthel indexよりも変化を捉えやすいこと，天井効果が出にくいことなどで有利である．米国で医療効果の評価に用いられた実績もあり，1日当たりの改善率といった数値的な評価も可能になっており，論文などではBarthel indexよりもFIMのほうがよく用いられている．

評価の際に注意すべきこととして評価の目的を明確にして，目的に適した評価法を選択する．評価の目的は，評価時点での病態把握，リハ計画の立案のため，繰り返し評価することでリハ効果などの判定，他職種，他施設に対する情報提供，身障診断，年金診断，介護保険など社会保障の資料とするため，他施設間での臨床研究のためなどである．また，能力としてここまで可能であるという「できる(can do)ADL」か，日常生活のなかで行っている「している(do do)ADL」のどちらを評価するかを目的に応じて選択する．

代表的な評価ツール

❶ Barthel index

MahoneyとBarthelによって発表された評価法で原法は表1のように10項目からなる．評価者は患者の能力を「自立」「要介助」のいずれか，あるいはいずれかでもないかを判定し，規定の点数を足して100点満点で評価する．Grangerにより，更衣，移乗に関する項目の分割，装具装着の項目の追加で15項目になった変法が用いられることもある．いずれも「できるADL」の評価を行うが，英国で用いられているCollinとWadeによる変法では「しているADL」を評価することとしている点は注意を要する．

ADLの基本的な項目を含み簡潔であることから，広く使われており，FIMが普及するまではADL評価の代表であった．現在で

表1　Barthel index（原法）

項目	要介助	自立
1. 食事（食べ物を切ってもらう場合は介助ありとする）	5	10
2. 車椅子からベッドおよびベッドから車椅子への移動（ベッド上での起き上がりも含む）	5〜10	15
3. 整容（洗顔，整髪，ひげそり，歯磨き）	0	5
4. トイレの出入り（衣服の処理，排泄後の清拭，水流し）	5	10
5. 洗体	0	5
6. 平地歩行（歩行が困難な場合は，車椅子駆動） ＊歩行困難時のみ採点	10 ＊0	15 ＊5
7. 階段昇降	5	10
8. 更衣（靴のひも結び，ファスナーやボタンをしめることを含む）	5	10
9. 排便コントロール（便失禁）	5	10
10. 排尿コントロール（尿失禁）	5	10

（Mahoney FI, Barthel DW：Functional evaluation：the Barthel index. Md State Med J 14：61-65, 1965 より）

も臨床現場では簡便さのため広く用いられている．しかし，簡便である反面，細かな差異を捉えることが難しく，天井効果が出やすい．そのため，リハ効果の判定，研究的な使用という目的ではFIMにADL評価の主役の座を明け渡している．

❷ FIM

FIM（表2）は，米国リハ医学会とリハ医学アカデミーが共同して企画し，Grangerを中心として1986年に発表された評価法である．リハ医療費の支払い適正化のための障害評価として開発され，医学的リハのための統一データベースの主要部分としての生活機能評価となっている．統一データベース事業にはわが国からも慶應義塾大学リハ医学教室が参画し，FIMの日本版の版権，FIM講習会事務局などを担っている．

FIMは量的評価が当初より目的になっており，「できる/できない」の主観でなく，「介助を要しているか/いないか，どの程度要しているか」という観点で「しているADL」の評価となっている．7段階は順序尺度であるが，間隔尺度に準じた扱いが行えることが示されており，18〜126点の総得点算出も行われている．身体項目得点（13項目），認知項目得点（5項目）を別個に算出することも行われている．最もバイアスが少ないという報告もあり，標準的なADL評価法として広く用いられている．

精度を上げるためには講習会の受講が勧められ，各所で講習会が実施されている．また，治験を含む商用利用には版権の問題があるが，学問的な使用については認められている状況である．

その他の評価法

❶ Klein and Bell の評価

動作を分解して分析を行うADLの評価として最初のものである．

❷ Katz ADL index

洗体，更衣，トイレ使用，移乗，排泄自制，食事の6つの基本的機能に発達的/加齢的順序があることを想定し，順序列のどこにあるかで機能水準をA（全ての項目で自立）〜G（全介助）の7段階で定めた．

❸ Kenny self-care evaluation（the Sister Kenny institute self-care evaluation）

ベッド，移乗，移動，更衣，衛生（排尿・排便を含む），食事の6つのカテゴリーを設け，それぞれに2〜5つの「動作」を置いて，介助量により0（完全依存）〜4（自立）の得点を与え，動作得点のカテゴリー平均とその総和をセルフケア総得点とした．改称時に改訂され「腸と膀胱」が独立し7カテゴリーになり，動作の下にさらに3〜7の小動作を配置した．

❹ WeeFIM

成人におけるADL評価としてFIMが最もよく用いられているが，小児の評価には難点があるため，子どものための機能的自立度

表2 FIM の評価項目と採点基準

評価項目

評価項目		内容(要点のみ抜粋)
セルフケア	食事	そしゃく，嚥下を含めた食事動作
	整容	口腔ケア，整髪，手洗い，洗顔など
	清拭	風呂，シャワーなどで首から下(背中以外)を洗う
	更衣・上半身	腰より上の更衣および義肢装具の装着
	更衣・下半身	腰より下の更衣および義肢装具の装着
	トイレ動作	衣服の着脱，排泄後の清潔，生理用具の使用
排泄コントロール	排尿管理	排尿の管理，器具や薬剤の使用を含む
	排便管理	排便の管理，器具や薬剤の使用を含む
移乗	ベッド・椅子・車椅子	それぞれの間の移乗，起立動作を含む
	トイレ	便器へ(から)の移乗
	浴槽・シャワー	浴槽，シャワー室へ(から)の移乗
移動	歩行・車椅子	屋内での歩行，または車椅子移動
	階段	12～14段の階段昇降
コミュニケーション	理解	聴覚または視覚によるコミュニケーションの理解
	表出	言語的または非言語的表現
社会的認知	社会的交流	他患，スタッフなどとの交流，社会的状況への順応
	問題解決	日常生活上での問題解決，適切な決断能力
	記憶	日常生活に必要な情報の記憶

採点基準

運動項目	介助者不要	7：完全自立	
		6：修正自立	時間がかかる，補助具の使用，安全性の配慮
	介助者必要	5：監視・準備	監視，指示，促し，準備
		4：最小介助	75％以上自分で行う
		3：中等度解除	50％以上，75％未満自分で行う
		2：最大解除	25％以上，50％未満自分で行う
		1：全介助	25％未満しか自分で行わない
認知項目		5：監視・準備	90％以上自分で行う
		4：最小介助	75％以上，90％未満自分で行う
		(その他は運動と同じ)	

〔千野直一(編著)，里宇明元，園田 茂，道免和久(著)：脳卒中患者の機能評価—SIAS と FIM の実際．シュプリンガー・フェアラーク東京，1997 より〕

評価法として開発され用いられている．

❺ MDS-HC 2.0 (minimum data set-home care 2.0)

ADL を評価してケアプランの作成まで構造的に可能で，在宅から施設まで高齢者の評価に適するとされ，介護保険制度において用いられている．

日常生活関連動作

日常生活関連動作

根本明宜　横浜市立大学附属病院・医療情報部長

評価のポイント

日常生活関連動作(activities parallel to daily living；APDL)は，ほぼ同意で手段的ADL (instrumental ADL；IADL)，広域ADL，拡大ADLと呼ばれることもある．能力障害を評価するうえでADLが身辺動作に範囲を限られて規定されたことにより，周囲の拡大した生活活動について評価する必要が生じAPDLの概念が形成された．

生活活動を広く捉える考え方は1969年のLawtonらによるIADL評価が最初で，後に日本リハビリテーション医学会が示した生活関連動作もほぼ同様の内容を含んでいる．ADLの範囲を身辺動作に限定し，広義のADLとしての応用動作(交通機関の利用，家事動作など)をAPDLとした．前職業的あるいは職業的動作能力はAPDLとは別に考えている．

その後，2001年にWHOが定めた国際生活機能分類(international classification of functioning；ICF)では障害に伴う能力障害でなく，健康状態および健康関連状態という概念から，「生活機能と障害」の構成要素として，「活動と参加(activities and participation)」の概念が定められた．「活動と参加」は表1の9章で構成される．第4章に交通機関を利用しての移動も含まれ，第6章の家庭生活の部分はAPDLと重なる部分である．狭義のADLが第3，4，5章の一部で，第8章には学業，就業なども含まれAPDLよりも広い概念となっている．APDLを評価する際に全ての活動を含むことは困難であり，それぞれの評価法ではいろいろな活動の種目が

表1　ICFの「活動と参加」の構成

第1章：学習と知識の応用
第2章：一般的な課題と要求
第3章：コミュニケーション
第4章：運動・移動
第5章：セルフケア
第6章：家庭生活
第7章：対人関係
第8章：主要な生活領域
第9章：コミュニティーライフ・社会生活・市民生活

〔障害者福祉研究会(編)：国際生活機能分類(ICF)—国際障害分類改定版．中央法規，2002より改変〕

切り取られている．ICFとの関連を意識することはAPDL評価の位置づけを理解する一助になる．

APDLを評価する際には評価の目的は重要で，機能の評価，リハの効果や維持の程度の確認，他職種・他施設への情報提供，社会保障のための資料作成，リハの臨床研究といった目的に合わせて，評価項目に評価したい活動が含まれているか，評価法の妥当性や信頼性，量的な扱いが可能かといった観点から，適切な評価法を選択する．また，「できるADL」と「しているADL」と同様に，実行状況にあたる「現在の状態」，本人の「能力」にあたる「潜在的能力」のどちらを評価しているかを意識する必要がある．

代表的な評価ツール

❶ LawtonらのIADLスケール(表2)

最初にIADLの概念を提唱したグループの評価票であり，APDLの概念を的確に捉えており，現在でも用いられている．

❷ Frenchay activities index(表3)

当初は脳卒中のアウトカム評価として開発されたが，家事や仕事，余暇活動についての評価を含み，欧州，豪州などで広く使われ，日本語を含む7カ国語に翻訳され，脳卒中以

表2 Lawton らの IADL スケール

項目	得点
A. 電話の使用	
1. 自分から積極的に電話をかける	1
2. 知っている2, 3の番号へかける	1
3. 電話を受けるが,自分からはかけない	1
4. 電話を全く使用しない	0
B. 買い物	
1. 全ての買い物を一人で行う	1
2. 小さな買い物は一人で行う	0
3. 全ての買い物に付き添いを要する	0
4. 買い物は全くできない	0
C. 食事の支度	
1. 献立,調理,配膳を適切に一人で行う	1
2. 材料があれば適切に調理を行う	0
3. 調理済み食品を温めて配膳する,または調理するが栄養的配慮が不十分	0
4. 調理,配膳を他者にしてもらう必要がある	0
D. 家屋維持	
1. 自分で家屋を維持する,または重度作業のみ,ときどき援助を要する	1
2. 皿洗い,ベッドメーキング程度の軽い作業を行う	1
3. 軽い作業を行うが十分な清潔さを維持できない	1
4. 全ての家屋維持作業に援助を要する	1
5. 家屋管理作業には全く関わらない	0
E. 洗濯	
1. 自分の洗濯は自分で行う	1
2. 靴下程度の小さなものは自分で洗う	1
3. 全て他人にしてもらう	0
F. 外出時の移動	
1. 一人で公共交通機関を利用する,または自動車を運転する	1
2. タクシーを利用し,他の公共交通手段を利用しない	1
3. 介護人または道連れがいるときに公共交通機関を利用する	1
4. 介護人付きでのタクシーまたは自動車の利用に限られる	0
G. 服薬	
1. 適正量,適正時間の服薬を責任もって行う	1
2. 前もって分包して与えられれば正しく服薬する	0
3. 自分の服薬の責任を取れない	0
H. 家計管理	
1. 家計管理を自立して行う	1
2. 日用品の購入はするが,銀行関連,大きなものの購入に関しては援助を要する	1
3. 貨幣を扱うことができない	0

〔鎌倉矩子:ADL の評価.伊藤利之,他(編):ADL とその周辺―評価・指導・介護の実際.p.36,医学書院,1994 より改変〕

表3 Frenchay activities index

直近3カ月で

活動	評価
1. 食事の準備	0:していない, 1:週1回未満, 2:週1～2回程度, 3:ほとんど毎日
2. 食事の後片づけ	
3. 衣服の洗濯	0:していない, 1:1, 2回, 2:3～12回, 3:週1回以上
4. 軽い家事仕事	
5. 力を要する家事仕事	
6. 買い物	
7. 社交活動	
8. 15分以上の屋外歩行	
9. 趣味活動	
10. 車の運転やバスの利用	

直近6カ月で

活動	評価
11. 旅行やドライブ	0:していない, 1:1, 2回, 2:3～12回, 3:週1回以上
12. 庭仕事	0:していない, 1:少し, 2:中等度, 3:必要なことは全て
13. 家や車の手入れ	
14. 読書	0:読まない, 1:6カ月で1冊, 2:2週に1冊以下, 3:2週に1冊以上
15. 有給の仕事	0:していない, 1:週10時間以上, 2:週10～30時間, 3:週30時間以上

(Holbrook M, Skilbeck CE : An activities index for use with stroke patients. Age Ageing 12 : 166-170, 1983 より翻訳改変)

外の疾患にも適用され,国による文化の違いを吸収するため日本人を含め各国の標準値も発表されている.

その他の評価法

❶ 労研式活動能力指標

日本で1986年に地域の高齢者の生活能力を評価する目的に作成された.Lawton らの

IADL の概念を含み，手段的自立，知的能動性，社会的役割に関する 13 問を含む．引退後の高齢者を対象としており，仕事や就労に関する項目が含まれない．

❷ **CHART（the Craig handicap assessment and reporting technique）**

障害者の社会的不利の測定を目的に作成されたが，リハのアウトカム評価にも使えるとされている．身体的自立，移動，作業・仕事，社会的統合，経済的自立の 5 群 27 問で作成され，その後認知に関する質問群が加わり 31 + 1 項目からなっている．日本語版も作成されている．

❸ **CIQ（community integration questionnaire）**

頭部外傷など認知に関する項目を含む社会的不利の測定のために作成された．家庭的統合，社会的統合，生産活動への統合に関する 15 項目の質問で実態を尋ねる評価法である．

❹ **PODCI（pediatric outcomes data collection instrument）**

小児から思春期の幅広い年代における身体障害児の活動を評価することを目的に 1994 年に北米小児整形外科学会と Shriners Hospital で開発され 55 項目からなる．

❺ **PEDI（pediatric evaluation of disability inventory）**

6 カ月〜8 歳の小児の能力障害を評価する目的で 1990 年に Feldman らが開発し 197 項目からなる．セルフケア，移動，社会的機能の領域に分かれ，実行状況を評価する．社会的機能の領域に APDL の評価を含む．

体力

体力

伊佐地隆　帝京大学准教授・リハビリテーション科

評価のポイント

❶ 体力の定義の確認

一般社会で体力は，疲れにくい，長い時間の作業ができる，力仕事がたくさんできるなどという概念で使われることが多く，スタミナ，パワーなどの単語も同類である．

運動生理学では，体力は筋力や持久力などの要素に分解され，それらは分類されて整理されている．そのなかには内分泌・免疫機能などの防衛的体力や，精神的な要素も含まれる．このうちリハにおいて「体力の低下」「耐久力」などと使われる体力の共通概念は，行動的要素である行動体力と捉えるのが一般的であろう．

行動体力には，機能的な要素としての筋力，敏捷性，平衡性・協応性，持久性，柔軟性と，形態的な要素としての身長，体重などが含まれるが，ここでは機能的行動体力を「体力」とする．

❷ 評価に際して考慮すべきこと

体力の要素（例：筋力）を測定するときには，身体の動き＝身体運動（手を握る）を介して表現されたものを，さまざまな手法（握力計）で数値化する（○ kg）．身体運動を立体構造的に考えると，最終的な表現としての筋・骨格（運動器）系の出力を神経系が調節し，呼吸循環系で持続した結果が数値として表れるが，身体運動はさらに内分泌代謝・免疫系の環境調節をもとに安定の度合いが決まり，精神心理系の要因で増幅または低減するので，体力の要素の測定は，厳密には要素の多くが統合された結果をみていることになる．

このことはリハが対象とする身体や精神に疾病や障害がある場合，いっそう注意しなければならない．動く部分を使ってできる身体運動での評価になるので，これに影響するも

表1　フィールドテストの優位性

1. 可能な運動であれば全ての被測定者に同じ条件で施行できる．
2. 同時に複数被測定者の測定もできる．
3. 測定のための特別な設備を要さない．
4. 測定者に多くの専門的な知識を要さない．
5. 必ず結果が出る．

表2　新体力テストでの年齢別テスト種目

年齢	種目
6〜11歳	①握力 ②上体起こし ③長座位体前屈 ④反復横とび ⑤20mシャトルラン（往復持久走） ⑥50m走 ⑦立ち幅とび ⑧ソフトボール投げ
12〜19歳	①〜⑧＋持久走
20〜64歳	①〜⑤，⑦＋急歩
65〜79歳	まずADL表で評価し，テスト項目実施のスクリーニングに関する判定基準により，その実施の可否を検討してから選択実施する． ①〜③＋開眼片足立ち，10m障害物歩行，6分間歩行

のを整理すると以下3群のようになる．

①四肢体幹の障害を有する運動障害群（主として肢体障害），②運動負荷に対する障害としての運動負荷リスク群（主として内部障害），③運動の発動に関する障害としての発動障害群（主として精神障害）．

さらに①の運動障害群は，ⅰ）完全に健常部分だけで運動可能な群（脊髄損傷対麻痺，切断など），ⅱ）健常な部分と障害ある部分両方を使って運動する群（脳血管障害片麻痺の歩行，頚髄損傷の上肢運動など），ⅲ）健常部分がなく障害部分だけで運動せざるを得ない群（多発関節疾患，多くの脳性麻痺，神経変性疾患など）の3群に分けられる．

すなわちリハにおける体力評価は，常に障害に影響され，さまざまな制約を受けつつ得られる結果の評価になる．

❸ 評価指標の選び方

▶**分析的に評価する場合**：機能的行動体力の要素の一つひとつをそれぞれの測定方法で測定しその値で評価する．

▶**総合的に評価する場合**：
- 上記の分析的評価のいくつかを組み合わせてつくるいわゆる「体力テスト」で総合的に評価する．
- 持久性＝全身持久力を体力の代表要素として，この指標を体力の代表値として採用する．全身持久力は，体力の各要素が全て最大限に働いた状態で得られるパフォーマンスを表したものであり，体力を代表するものとみる．

代表的な評価ツール

1）フィールドテスト（現地試験）

巻き尺，ストップウォッチ，握力計程度の器具だけで，一般の運動療法室，体育館や運動場で測定できる種目をいう．信頼性の観点で学術的な研究の指標としては軽視されがちであるが，優位性として表1に示すものが挙げられる．

❶ 分析的評価

▶**筋力**：握力（握力計），肩腕力（肩腕力計），ダイナモメータでの測定，徒手筋力テスト

▶**敏捷性**：反復横とび，リピートターン，落下棒反応，50m走，10m歩行時間，車椅子20m走

▶**平衡性**：片足立ち時間，ファンクショナルリーチ，（Timed up-&-go test）

▶**持久性**：時間歩行または（車椅子）走（12分，6分，5分，3分），20mシャトルラン，往復歩

▶**柔軟性**：上体起こし，立位体前屈，長座位体前屈，関節可動域（ROM）測定

測定室レベルのデータとの関係づけをした

指標で，かつ多数のデータで標準化されたものであれば研究用データとしても有用性はある．歴史的には1960年代，12分間走と最大酸素摂取量の相関からフィールドテストの有効性が示されたのが最初である．その後1980年代に20mシャトルランテストが考案された．リハにおいて有疾病者，障害者でも測定できるように工夫され，走行を歩行や車椅子走に変えたり，12分間歩行との相関から6分間，5分間歩行などに短縮したりしている．

❷ 総合的評価

前項の持久性の測定値を体力の総合的指標とする．

▶**体力テスト**：フィールドテストの種目をいくつか組み合わせてつくられる．

最も一般的な体力テストは，文部科学省「新体力テスト」で，体力・運動能力調査から国民の体位の変化，スポーツ医・科学の進歩，高齢化の進展などを踏まえ，それまでのテストを全面的に見直して，1999年度に導入制定された．年齢別（6〜11歳，12〜19歳，20〜64歳，65〜79歳）に規定されている（表2）．標準化され，それぞれが10段階で点数化でき，総合点が得られる．20mシャトルランから最大酸素摂取量が推定できる表が付録されている．

2）測定室での評価

▶**長所**：生理学的な理論の裏づけがある．測定方法の妥当性と再現性がある．

▶**短所**：特別な機器が必要である．習熟した測定者が必要である．うまく結果が得られないことがある．

❶ 分析的評価

▶**筋力**：等速度運動機器
▶**平衡性**：重心動揺計
▶**持久性**：次項で解説する．

❷ 総合的評価

全身持久力の代表的指標である最大酸素摂取量（$\dot{V}O_2\max$）を総合的指標と見なす．これは呼気ガス分析装置を用いた運動負荷試験で測定される．測定機器はメーカーにより各種ある．1呼吸ごとの成分を分析できるbreath by breath法の機器が主流である．

▶**運動負荷様式**：

・一般健常者に用いられる様式
　・トレッドミル：歩行・走行・ジョギング
　・エルゴメータ：座位・立位・臥位
　・踏み台昇降
・障害者の場合の様式
　・トレッドミル：歩行
　・エルゴメータ：上肢・下肢
　・車椅子エルゴメータ・車椅子トレッドミル
　・リカンベント運動
　・踏み台昇降
　・起立運動
・その他：起き上がり，片側下肢運動

▶**測定方法とプロトコール**：

〔直接法〕

最大負荷をかけた最終のプラトー現象が発現したときの酸素摂取量を測定するもの．

・固定負荷法：10分間程度の一定負荷で疲労困憊に達する適当な負荷強度をかける．
・漸増負荷法*
　連続法：休みなく負荷が増加していくもの．
　　・多段階負荷法：各負荷段階の時間がある程度長い定常状態をもたせる方法．
　　・ランプ負荷法：ほぼ連続的に負荷強度を上げていく方法．
　間欠法：次の段階の負荷の前に休息を入れるもの．
　*トレッドミルの場合，スピードと傾斜を変化させる．エルゴメータの場合，回転スピードと抵抗を変化させる．

〔間接法〕

前述の運動障害群や運動負荷リスク群では，最大酸素摂取量を得るまでの負荷がかけられない場合が多く，最大下負荷で測定した値が最大酸素摂取量と相関することからその代用とする方法．

- 最大酸素摂取量の外挿法による推定：最大下の負荷で心拍数と酸素摂取量を3〜4点プロットしたうえで回帰直線を引き，年齢別予測最大心拍数(220－年齢)により外挿して推定した最大酸素摂取量．最大下作業時の酸素摂取量や心拍数が仕事量の増加に従ってほぼ直線的に増加すること，同一年齢のHRmaxが一定であるという仮説に基づく．
- 最高酸素摂取量($\dot{V}O_2$ peak)：運動負荷の中止基準を設定したときの，その時点の酸素摂取量．
- その他の代用指標
  - 無酸素閾値(anaerobic threshold；AT)：漸増負荷法で運動負荷を行ったときに，酸素摂取量が直線的に上昇しているのに対し，あるところから二酸化炭素排出量と換気量が急上昇する点の酸素摂取量．
  - 換気性閾値(ventilatory threshold；VT)：換気量が急上昇する点．
- 乳酸閾値(lactate threshold；LT)：持続採血により乳酸値が急上昇する点．
- その他：心拍酸素係数，酸素負債，血圧・心拍二重積の屈曲点(DPBP)，酸素摂取効率勾配(oxygen uptake efficiency slope；OUES)など．

　研究で使われる測定値は，運動負荷試験による酸素摂取量が標準となっている．しかし，運動負荷様式や測定プロトコールの違いによって，同じ被測定者でも少しずつ異なる値を示すので注意を要する．被測定者が健常者の場合でも運動様式，測定プロトコールは測定者によって少しずつ異なるが，被測定者が障害者の場合はさらに個別化する．そのため障害者の体力評価には，標準値や評価基準がないことが問題点となっている．そのなかでも脳卒中や脊髄損傷車椅子を対象とした評価基準は，いくつかの施設や団体から出されているので参考にしたい．

QOL

QOL

小林宏高　横浜市障害者更生相談所

評価のポイント

❶ QOL測定の目的

　古くから医療の成果や帰結として死亡率が下がること，疾患や外傷が早く治ること，副作用が少ないことなどが考えられ，死亡率，治療期間，副作用の発現頻度などが，成果を表す指標として考えられてきた．医学の進歩に伴い症状や外傷の程度が重度でも救命される人が増え，そして，神経難病や慢性疾患を抱えた状態で長期にわたり生活を送る人が増加している．リハ医学が対象としているのは，まさにこのような疾患により障害を有した状態で家庭および社会生活を送っている患者である．これらの患者においては，5年生存率や治癒率といった治療の効果だけでなく，より豊かな生活を送ること，すなわちより質の高い生活が求められる．そのため，医療の成果を示す指標として「QOL」という考え方が発展してきた．

　QOLには，経済状態，信条，宗教など健康とは直接関係のない領域も含まれるため，医療に関連して影響を受ける領域を「健康関連QOL(health related QOL)」と呼んでいる．健康関連QOLを構成する要素としては，身体機能，心の健康，社会生活機能，仕事や家事などの日常役割機能を基本的要素とし，睡眠，食事，痛み，活力，全般的な健康感なども重要な要素である．医学的な研究や医療評

価では，健康関連QOLの評価指標が用いられることがほとんどで，以下の記載でQOLとは健康関連QOLのことを指す．

QOLの測定は，各疾患の治療結果・帰結（アウトカム），費用対効果の検討，患者の心理的・社会的状態，健康度などを明らかにする目的で行われている．QOL測定の最大の特徴は，患者の視点に立って行われることにある．そして，患者が環境のなかで生きている存在として，環境要素を考慮して測定されることにある．元来，疾患のみに注目するのではなく，患者の身体機能の障害，ADLの自立，さらにその人の生活環境や価値観などを含め全人的なアプローチを行っているリハにおいて，QOLの評価はリハの効果を表す指標として非常に重要である．

❷ QOL尺度利用時の留意点

QOLが高い状態とは，身体的，精神的，社会的に十分満足できる生活，あるいは価値観を十分に満たすことができる豊かな生活と表現することができるが，客観的に測定するためには経済状態，交友関係，職場や家庭での役割といった客観的生活条件がどのような状況にあるか(客観的QOL)という側面と満足感，幸福感，不安などの主観的側面(主観的QOL)の両者が影響する．

豊かな生活の意味は人それぞれに異なり，QOLを絶対値として評価することは基本的に困難である．各QOL尺度を用いる場合にも，その評価得点の高低は相対的であって，得点から複数の個人のQOLレベルを単純に比べることはできない．すなわち，1つのQOL尺度においてA氏のほうがB氏より得点が高いからといって，A氏がより豊かな生活を送っていると単純に判断することはできない．個人間の比較には限界があり，治療のアウトカム研究における群間比較などに用いることが有効と考えられる．また，あらゆる目的に利用できる万能な尺度は存在しないため，個々の研究や調査に応じて適切な評価尺度を選定することが求められる．

代表的な評価ツール

1) 包括的尺度と疾患特異的尺度

QOL尺度は，測定の対象により，包括的尺度と疾患特異的尺度の大きく2つに分類することができる．包括的尺度は，その測定対象を特定の疾患をもつ患者に限定しないQOL尺度である．疾患特異的尺度は，それぞれの疾患において特異的なQOLを測定するものである．

❶ 包括的尺度

包括的尺度は，特定の疾患をもつ患者に対象を限定せず，一般的な健康状態を測定する尺度であるため，患者だけでなく健常者も対象として利用できることが大きな特徴である．すなわち，患者も健常者も対象にできることで健康度を連続的に捉えることも可能である．また，患者と健常者を比較することで，QOLに影響を及ぼすさまざまな要因を分析する手段として用いることもできる．包括的尺度の代表的なものとしては①SF-36（medical outcome 36-items short form 36），②WHOQOL，③SIP（sickness impact profile），④EuroQol（EQ-5D）などが挙げられる．包括的尺度には，選考に基づく尺度とプロファイル型尺度がある．選考に基づく尺度では，健康度を0～1までの点数として，一次元で表現する．一方，プロファイル型尺度ではQOLに含まれるさまざまな領域ごとに評価項目が設定され，多次元で表現されるものである．上記のなかで①～③はプロファイル型尺度，④は選好に基づく尺度である．

❷ 疾患特異的尺度

疾患が異なれば，影響を受けるQOLの領域も違ってくる．たとえば，関節リウマチでは関節の炎症に伴う症状(疼痛，関節の腫脹・変形)，ADLの自立度，家庭内役割の制限，慢性的な疼痛や機能障害による気分の変化などを評価する必要がある．また，ALSでは身体機能(運動機能，嚥下機能)，日常生活の自立度，コミュニケーション能力，障害が与える心理的な影響などを評価する必要が

ある. すなわち, それぞれの疾患の特異性を考慮して評価する必要があり, その目的で開発されたのが疾患特異的尺度である. その代表的なものとしては arthritis impact measurement scales (AIMS2), amyotrophic lateral sclerosis assessment questionnaire (ALSAQ-40), western Ontario and McMaster universities osteoarthritis index (WOMAC) などがある.

2) 代表的な尺度
❶ SF-36
1980年代に米国で糖尿病, 高血圧, 心疾患などの慢性疾患を有する外来患者を対象として「MOS (medical outcomes study)」という縦断的な観察研究が行われた. 死亡率, 罹患率, 合併症の発症率, 医療費の消費などのアウトカム指標に加えて, QOLを主要なアウトカムとして用いた. この研究で用いられた「MOS質問票(ロングフォーム)」という尺度が原型となって, SF-36が開発された. MOS質問票では100以上の質問項目があったが, 尺度の特性を失わない範囲で36項目まで減らし, ほぼ5～10分で回答できるように作成されたものがSF-36である. SF-36は精神面と身体面という二因子構造をもつプロファイル型尺度として分類される. ①身体的健康, ②心の健康, ③日常役割機能(身体), ④日常役割機能(精神), ⑤身体の痛み, ⑥全体的健康感, ⑦活力, ⑧社会生活機能の8つの下位尺度, 計36の質問項目からなる. 下位尺度ごとに項目の再コード化や欠損値処理を行い, 素点を算出する. 得られた素点を0～100の範囲の尺度に変換する. 得点が高いほどQOLが高いことを示す.

❷ EuroQol (EQ-5D)
EQ-5Dは健康度を主観的に評価する間隔尺度である. ①移動の程度, ②身の回りの管理, ③普段の活動(仕事, 勉強, 家事, 家族, 余暇活動など), ④痛み/不快感, ⑤不安/ふさぎ込みの5つの質問からなる. 各質問を3段階で評価し, 「想像できる最もよい健康状態」「いくらか問題がある状態」「想像できる最も悪い状態」と規定している. たとえば「移動の程度」では最もよい状態から順に「私は歩き回るのに問題はない」「私は歩き回るのにいくらか問題がある」「私はベッド(床)の上に寝たきりである」というように規定されている. 5つの質問全てに「最もよい状態」を選ぶと「11111」, 全ての質問に「最も悪い状態」を選ぶと「33333」になり, この2つの状態の間には3の5乗, 243通りの健康状態を表現することができる. さらに「意識不明」と「死亡」を加えた245通りの健康状態を, 死亡を0, 完全な健康を1とした間隔尺度上に表された効用値に換算することもできる.

3) その他の評価方法(表)
❶ WHOQOL
健康状態を主観的に評価する包括的尺度でプロファイル型尺度. 障害者だけでなく, 広く疫学調査に利用されている. 身体的領域, 心理的領域, 社会的関係, 環境の4領域, 24の質問項目からなる. この24の質問に加えて「QOLの評価」と「健康状態の評価」を含めた26の質問から構成されている.

❷ sickness impact profile (SIP)
疾病による個人の活動変化を評価する包括的尺度で, 独立次元(睡眠・休息, 食事, 仕事, 家事, レクリエーションと娯楽), 身体的健康(歩行, 移動, 整容・動作), 精神的健康(社会との関わり, 注意集中行動, 情動的行動, コミュニケーション)の3領域, 12グループで計136項目からなる.

❸ AIMS2
関節リウマチなど関節疾患に特異的な尺度. 移動能, 歩行能, 手指機能, 上肢機能, 身の回り, 家事のスコアを平均した値は身体機能面QOL, 社交および支援のスコアの平均値は社会生活面QOL, 痛みのスコアは痛みのQOL, 仕事のスコアは仕事のQOL, 精神的緊張, 気分のスコアの平均値は精神・気分のQOLとして計算され, 5領域, 12グループからなり, 合計79の質問から成り

表 代表的な健康関連QOL尺度

	名称	分類/主な対象	内容
包括的尺度	SF-36	プロファイル型尺度	①身体的健康，②心の健康，③日常役割機能（身体），④日常役割機能（精神），⑤身体の痛み，⑥全体的健康感，⑦活力，⑧社会生活機能の8つの下位尺度，計36の質問項目．
	WHOQOL		身体的領域，心理的領域，社会的関係，環境の4領域，24の質問に加えて「QOLの評価」と「健康状態の評価」を含めた26の質問．
	SIP		独立次元（睡眠・休息，食事，仕事，家事，レクリエーションと娯楽），身体的健康（歩行，移動，整容・動作），精神的健康（社会との関わり，注意集中行動，情動的行動，コミュニケーション）の3領域，計136項目．
	EuroQol	選考に基づく尺度	①移動の程度，②身の回りの管理，③普段の活動，④痛み/不快感，⑤不安/ふさぎ込みの5つの質問．
疾患特異的尺度	AIMS2	関節リウマチ	身体機能面（移動能，歩行能，手指機能，上肢機能，身の回り，家事），社会生活面（社交，支援），痛み，仕事，精神・気分のQOL（精神的緊張，気分）を含めた57の質問に健康満足度，疾患関連度，自覚的健康度などを加えた合計79の質問．
	PEQ	下肢切断	①義肢に関する質問，②感覚に関する質問，③社会的・情動的観点，④移動能力，⑤生活における満足，⑥義肢に問題があるときのADL能力，⑦義足の重要性の計84項目．
	WOMAC	変形性股関節症	疼痛，こわばり，機能の3領域，合計24の質問．
	JOQOL	骨粗鬆症	①痛み，②ADL，③娯楽・社会的活動，④総合的健康度，⑤姿勢・体型，⑥転倒・心理的要素，⑦総括の7領域，合計39の質問．
	ALSAQ-40	ALS	身体活動性，ADL自立度，摂食嚥下，コミュニケーション，感情機能の5領域で合計40の質問からなる．
	PAID	糖尿病	糖尿病による症状，合併症および治療が心理，社会面に与える影響を20の質問項目により評価．
	QOL-ACD	がん	活動性，身体状況，精神・心理状態，社会性など健康関連QOLの主な領域を含む22の質問．
	EORTC QLQ		身体，役割，認知，心理および社会的といった5つの機能スケール，症状に関する質問，生活全般に関わる質問からなる30の主要項目〔Core questionnaire 30(C30)〕とがんの種類に応じた多数のモジュールがある．

立っている．

❹ PEQ

下肢切断者を対象とした疾患特異的尺度．①義肢に関する質問，②感覚に関する質問，③義足使用における社会的・情動的観点，④移動能力，⑤生活における満足，⑥義肢に問題があるときのADL能力，⑦義足の重要性の計84項目からなる．それぞれの質問について VAS（visual analogue scale）を用いて評価する．

❺ WOMAC

変形性股関節症・膝関節症に特異的な評価尺度．疼痛5項目，こわばり2項目，機能17項目の3グループ，計24項目からなる．

❻ 日本骨代謝学会骨粗鬆症患者QOL評価質問表（Japanese osteoporosis quality of life questionnaire : JOQOL）

骨粗鬆症患者を対象とした疾患特異的尺度．脊椎椎体圧迫骨折の日常生活，心理への影響を測定可能．①痛み，②ADL，③娯

楽・社会的活動，④総合的健康度，⑤姿勢・体型，⑥転倒・心理的要素，⑦総括の7領域，合計39の質問から成り立っている．

❼ ALSAQ-40

ALS患者を対象とした疾患特異的尺度．身体活動性，ADL自立度，摂食嚥下，コミュニケーション，感情機能の5領域で合計40の質問からなる．

❽ 糖尿病問題領域質問表 (problem area in diabetes survey：PAID)

糖尿病患者を対象とした疾患特異的尺度．糖尿病による症状，合併症および治療が心理，社会面に与える影響を評価している．全部で20の質問項目からなる．

❾ がん薬物療法における QOL 調査票 (quality of life questionnaire for cancer patients treated with anticancer drugs：QOL-ACD)

がん患者を対象とした疾患特異的尺度．活動性，身体状況，精神・心理状態，社会性など健康関連QOLの主な領域を網羅した22の質問から成り立っている．わが国の文化や習慣を考慮して開発された．

❿ European organization for research and treatment of cancer quality of life questionnaire (EORTC QLQ)

がん患者を対象とした疾患特異的尺度．身体，役割，認知，心理および社会的といった5つの機能スケールに加えて，症状に関する質問（食欲，嘔気，疼痛など），生活全般に関わる質問から構成された30項目の主要な質問票〔Core questionnaire 30 (C30)〕とがんの種類に応じた多数のモジュールが開発されている．

発達障害

運動系発達障害

北原 佶　鳥取県立総合療育センター・療育支援シニアディレクター

評価のポイント
❶ 疾患診断

疾患診断により運動障害の予後が決まるため疾患の正確な診断は不可欠である．運動障害を呈する小児のリハを進めるとき，図のような疾患特異的な運動発達あるいは退行の経過を考慮する必要がある．現時点のリハ医療では，残念ながら，この疾患経過を大きく変更することはできないので，疾患特有の経過に対応したリハを実施することになる．

図の①では運動発達を含めた全体的な発達の促進を行う．②では急性期の機能低下を最小限にとどめ，回復期は①と同様に進める．③では初期は発達の促進，退行期は運動機能退行の遅延と得意な機能の維持・強化が求められる．病状の寛解・増悪のため発達や退行を繰り返しながら緩徐に発達していく④のタイプでは，寛解期には発達促進を増悪期には退行を最小限にとどめて全体的な発達を促進させる．寛解・増悪を繰り返しながら徐々に退行する⑤のタイプでは，寛解期には発達促進，増悪期には機能低下を最小限にすることを目指しながら全体的な退行を遅らせる．

❷ 発達レベルの評価

運動障害が主体の子どもであってもリハを進めるうえで認知，社会性，言語領域の発達状況の評価は重要である．また運動系の発達障害が主な子どもでも，認知，社会性，言語などの領域の発達の遅れを伴いやすい．その

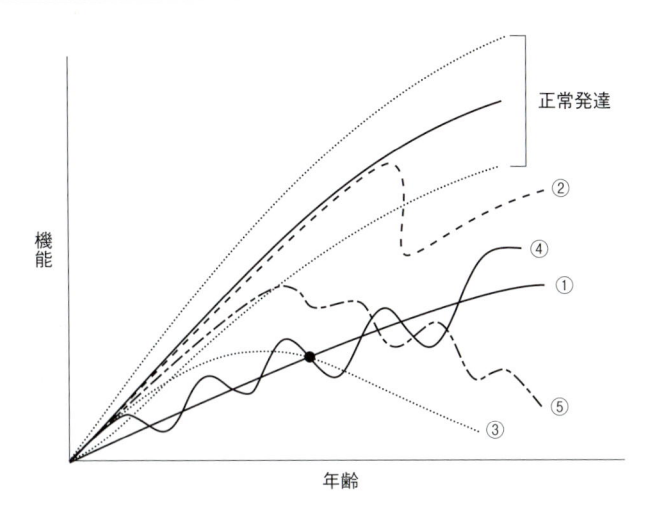

図　疾患の自然経過
①脳性麻痺・二分脊椎，②頭部外傷・脳血管障害，③先天性代謝異常症・筋ジストロフィー，④難治性てんかん，⑤多発性硬化症・ミトコンドリア病．●：検査上は，機能の測定値が同一でも，①では発達経過中，③では退行経過中．また④では寛解・増悪経過中の一時点を示していることになり，その後の経過は異なる．

ために子どもの全体的な発達レベルを評価する発達検査が重要になる．領域ごとの発達レベルから子どもの全体的な発達のプロフィールが得られ，最も進んでいる機能，最も遅れている機能を把握することができる．最も遅れている機能の改善，ないしは促進をリハの目標にしたとしても，そこに直接介入するアプローチは多くの場合，子どもからの拒絶に遭い有効な効果を得られない．子ども，特に乳幼児では，最も進んでいる機能の促進と組み合わせたリハプログラム，アプローチが求められる．

❸ 移動運動の予後予測

子どもの運動障害では，歩行の可否は大きな関心事である．二分脊椎では脊髄の障害の部位によって独歩の有無，杖，車椅子の必要性がほぼ予測可能である．脳性麻痺では，これまで原始反射の有無，麻痺の分布や麻痺型などにより歩行の予後を予測してきたが，年齢ごとの座位・移動運動発達レベルの評価から歩行や移動運動の予後予測の精度が高くなってきた．

❹ 粗大運動発達の評価

健常児を対象とした粗大運動発達評価法は多くあるが，脳性麻痺のように運動発達がゆっくりとした子どもの発達評価を評価する共通尺度がなかった．そのため各施設が独自の評価法を用いていたが，わが国でも近年より適切な評価法が共有して用いられるようになってきている．

❺ 上肢の機能

上肢の運動麻痺が軽い，ないしはないにもかかわらず上肢の操作活動が困難な子どもは少なくない．小児の上肢機能は，粗大運動よりも視知覚，認知，運動企画機能などの発達に大きく影響を受けやすい．そのため小児では上肢機能を単独に測定するよりも「目と手の協調運動」として評価されることが多い．ただ目と手の協調運動というと視覚器，視知覚，認知，運動企画・構成，脊髄，筋・骨格

そして手の動きという情報伝達を踏まえての手操作の評価となる．そのため測定結果の解釈には慎重さが要求され，いくつかのツールの測定結果を統合して評価することが必要である．

なお，重症心身障害児では，コミュニケーション機器，電動車椅子操作のためにスイッチ操作の機能評価が重要となる．手指・手・前腕・下肢・顎・頭などどこの身体部位が最も確実にスイッチのオン・オフができるかを評価する．

❻ ADL

子どものリハの大きな目標として遊び，移動，コミュニケーションなど子どもとしての役割遂行やADLの遂行がある．しかし，これらは機能障害のみから判断できない．発達検査結果の一部をADLの評価として応用することは可能であっても個々のADLの自立度評価の代替にするには不十分である．それゆえADLを細かく把握する評価法が必要となる．なお，ADLの個々の項目が可能か否かは年齢や運動機能障害の重症度によって大きく異なるので，年齢を考慮した全体的発達レベル，および脳性麻痺であればGMFCS（gross motor function classification system）などを加味して評価することが留意される．

❼ 呼吸・摂食嚥下機能

重症心身障害児といわれる一群の子どもたちでは，呼吸機能，摂食嚥下機能の評価は重要であるが，これらの機能を適切に評価する尺度は少ない．

代表的な評価ツール

❶ 発達評価

▶遠城寺式・乳幼児分析的発達検査法：運動（粗大運動・手の発達），社会性（基本的習慣・対人関係），言語（発語・言語理解）に分けて測定できる．適用は0〜4歳8カ月相当の発達年齢．身近な簡便な発達評価法として外来診療のなかでも医師が容易に測定でき，子どもの発達の全体的なプロフィールを得やすい．

表　GMFCSの移動運動レベル

レベル	移動運動
Ⅰ	制限なしに歩く
Ⅱ	歩行補助具なしに歩く
Ⅲ	歩行補助具を使って歩く
Ⅳ	自力移動が制限
Ⅴ	電動車椅子や環境制御装置を使っても自力移動が非常に制限されている

▶新版K式発達検査法：より詳しい発達評価法としては新版K式がある．検査項目は姿勢・運動，認知・適応，言語・社会の3領域に分けられている．適応は0〜15歳相当の発達年齢．

▶その他：同じように領域別の発達検査として津守式乳幼児精神発達検査，日本版Miller幼児発達検査，日本版Denver式発達スクリーニング検査などがある．

❷ 脳性麻痺の移動運動の予後予測

GMFCSでは，最終の移動運動レベルを次の5段階に分けている（表）．

2歳まで，2〜4歳，4〜6歳，6〜12歳の各年齢での運動発達レベルから6歳以降に到達する最終の移動運動レベルを予測する．2歳以降では6歳以降の移動運動レベルの予測確率が高くなっている．GMFCSは予測的尺度であるが，脳性麻痺の運動障害の重症度を分ける判別的尺度としても利用されている．GMFCSは国際的に広く用いられてきている．

❸ 粗大運動評価

▶SMTCP（simple motor test for cerebral palsy）：SMTCPは，わが国で開発された粗大運動能力の評価的尺度である．脳性麻痺の運動発達経過を測定するには運動年齢検査表よりも変化に敏感で，また，母親の介助による課題遂行の可否も測定できる特徴があり，母親の介助スキルの向上も測定できる．項目が比較的少なく簡便に実施しやすいためわが国の療育施設では広く普及している．

▶GMFM（gross motor function measure）：脳性麻痺の粗大運動能力の現時点の状態像や経時的変化を捉えるのに，また，治療的介入の効果判定をみるのに適した評価法とされる．運動課題88項目からなり4段階に分けてスコアをつける．評価には時間と熟練を要するが，国際的にも脳性麻痺の粗大運動の評価法として広く用いられてきている．

▶運動年齢検査表（motor age test 下肢）：4～72カ月までの粗大運動の発達年齢を測定する尺度である．Johnsonの考案したこの運動年齢検査表は，健常児や麻痺のない運動発達遅滞児の測定にはよいが，脳性麻痺のように運動発達が緩徐な場合には発達の小さな変化を捉えにくく，発達経過や治療効果を判定するには反応性が乏しい．GMFM，SMTCPが導入される前までは，わが国では，この検査表が脳性麻痺の評価に広く用いられていた．

❹ 上肢機能評価

▶運動年齢検査表（motor age test 上肢）：4～72カ月までの上肢の運動発達年齢を測定する尺度である．正常児や麻痺のない運動発達遅滞児の測定に適しているが，運動障害のある児を評価する尺度としても広く用いられている．ただ上肢の運動機能障害が重症例では，下肢の検査表と同じく発達変化やリハ効果を評価するのに反応性が乏しい．

▶フロスティッグ視知覚発達検査：視覚と運動の協応，図形と素地，形の恒常性，空間における位置，空間関係の5領域の測定から目と手の協調運動を評価する．測定結果から課題達成の困難さの背景は視知覚系，運動企画・構成系，運動麻痺の何が優位に作用しているかを判別する評価法としても用いられている．適応は4～8歳相当の発達年齢．

▶WPPSI，WISC知能診断検査：言語性機能と上肢の動作性機能とを別々に評価する目的でWISC系知能検査は有用である．言語性IQは高く，動作性IQが低く，両者の値に乖離が大きいときには，視知覚系の弁別機能障害を除外できれば，運動企画・構成系の障害による上肢操作性の悪さを評価しやすい．

❺ 日常生活動作評価

▶子どものための機能的自立度評価法：WeeFIM（functional independence measure for children）は成人用のFIMをもとに6カ月から7歳程度の子どもの日常生活活動状態を評価するための尺度である．特に2～5歳相当の機能レベルの子どもの評価に適しているとされる．セルフケア・排泄コントロール・移乗・移動に関する13項目，コミュニケーション・社会的認知に関する5項目からなり，自立度と介護度を測定している．妥当性，信頼性は検証されており，わが国での標準化データもある．実施時間は15～20分程度で可能であり経過観察用尺度としては実用的である．

▶子どもの能力低下評価法（pediatric evaluation of disability inventory；PEDI）：日常生活上の課題を行うのに必要な技能とADLの遂行に対する介護者の介助程度や環境的調整の様式・程度を測定する．測定項目はセルフケア領域，移動領域，社会的機能領域の3領域に分類，217項目で構成されている．生後6カ月から7歳半相当の機能レベルが測定対象である．WeeFIMに比して1～3歳相当の機能レベルの変化を捉えやすい特徴がある．妥当性，信頼性の検証はされているが，わが国の標準化データは発表されていない．実施時間が長くなるため頻回な測定は困難があるが，他の評価法と併用することでPEDIの特徴が生かされる．

▶基本的ADL評価法（JASPER・ADL Ver. 3.2）：わが国の生活習慣や環境を考慮したADLの評価法である．脳性麻痺を中心とした障害児用に作られ，3～12歳相当のADLレベルの変化に反応性が高いとされる．項目は食事・排泄・更衣・整容・入浴・移動の6領域に分け，また，自立度と介助度の2つの面から評価する構造になっている．妥当性，信頼性の検証はされており，基準妥当性は

WeeFIMと高い相関を得ているが，標準化が十分されていない．

❻ 呼吸・摂食嚥下機能評価

JASPER摂食嚥下呼吸機能評価表(「障害児の包括的評価法マニュアル」)は誤嚥の可能性を検出するのを目的とした判別尺度である．測定値から誤嚥なし，軽度誤嚥，重度誤嚥の3段階に分類し，食事中の姿勢，摂食食物の形状の工夫への手掛かりを示唆している．信頼性・妥当性の検証はされている．またビデオ嚥下造影検査(videofluorography；VF)評価記載票，呼吸機能記載票も付加されている．わが国の肢体不自由児施設の医師が中心になってつくったものである．

精神系発達障害

清水康夫　横浜市総合リハビリテーションセンター・副センター長/横浜市北部地域療育センター・センター長

▍評価のポイント ▍

❶ 定義

発達障害という包括的な診断概念が精神医学のなかに正式に登場したのは，米国精神医学会(American psychiatric association；APA)が出版した『精神障害の診断と統計のためのマニュアル第3版』，DSM-Ⅲ(diagnostic and statistical manual of mental disorders, 3rd edition；1980)においてであった．どのようなタイプの精神障害として同定すべきかを巡る長い論争があった自閉症に対して，既知のいずれのタイプの精神障害をも選ばず新たに発達障害という診断カテゴリーを設定し，これに自閉症を帰属させることによって議論に決着をみたのであった．

このとき同じく米国の心理・教育分野で大きな話題になっていた学習障害を自閉症と並置して発達障害の下位カテゴリーとし，それぞれ前者を特異的(specific)発達障害，後者を広汎性(pervasive)発達障害と規定した．しかしDSM-Ⅲの多軸診断系において広汎性発達障害が第一軸に置かれたのに対して，特異的発達障害は第一軸ではなくパーソナリティー障害とともに第二軸に置かれた．すなわち精神医学の対象として，広汎性発達障害は第一義的であるとされたのに対して，特異的発達障害はやや距離がおかれたのである．このようなDSM-Ⅲにおける発達障害の下位カテゴリーに対する扱い方の違いをみれば，発達障害という新しい診断カテゴリーには，自閉症の本態に対する基本的な考え方を転換しようとするAPAの強い主張が含まれていたと理解される．

一方，わが国で2005年に施行された発達障害者支援法では，自閉症・Asperger症候群，注意欠如多動性障害，学習障害を中心とし，これに言語の障害，協調運動の障害，さらにはその他の心理的発達の障害ならびに行動および情緒の障害を加えた一群の障害を発達障害と総称する．この法律が，従来の法律では福祉や教育の対象として必ずしも明示されてこなかった障害群に対し，行政施策の根拠を与えた意義は大きい．

先に挙げた米国精神医学会のDSMは，現在では国際的な標準マニュアルとなっており，近くその第5版(DSM-5)が出版されることになっている．その草案によれば第5版における発達障害概念は現行の第4版テキスト改訂版(DSM-Ⅳ-TR)から大きく広がり，小児期に生じる精神障害でその原因を脳の発達に一次的に求められる多くの種類を包含するようになる．

すなわちDSM-5では，神経発達障害(neurodevelopmental disorders)と総称されるカテゴリーのなかに，それぞれ知的発達障害(intellectual developmental disorders)，コミュニケーション障害(communication disorders)，自閉症スペクトラム障害，注意欠如多動性障害，特殊学習障害，発達性運動障害(developmental motor coordination disorder)，常同的運動障害(stereotyped movement disorder)，トレ障害(Tourette's disorder），その他の障害がおかれる．名称も，精神遅滞が知的発達障害へ，広汎性発達障害が自閉症スペクトラム障害へと変更される．

❷ 診断

発達障害の診断ガイドラインには，国際的な診断マニュアルである ICD-10 もしくは DSM-Ⅳ-TR が標準的に用いられている．発達障害のそれぞれは障害に特異的な行動特性で定義され，その特性に由来する行動症候を同定することによって診断される．つまり発達障害の診断はいずれも症候診断である．たとえば小児自閉症（または自閉性障害）の行動特性とは，社会的相互交渉やコミュニケーションの質的障害および興味・関心の極端な狭まりなどであり，その行動特性に関連して，視線共有や身ぶりの乏しさ，意味のない手順や行動パターンへのこだわりなどの行動症候が出現する．

診断に特徴的な症候の情報源には，本人の行動を観察した直接情報と養育者，教師，保育者などの本人をよく知る人から聴取した間接情報とがあり，どちらも重要である．実際の臨床場面では医師が本人の行動を直接に観察できる時間や観察条件が限られているため，しばしば養育者や教師や保育者からの情報に診断の比重がかかる．診断により高い客観性をもたせるには，ICD-10 や DSM-Ⅳ-TR の診断基準を用いて個々の行動症候をチェックし，その結果を一定の手続きにより基準に合致するか否かで診断することになる．行動観察の直接情報による診断方法，養育者などからの間接情報による診断方法，それぞれについて障害ごとに専用ツールが開発されている．

障害の特性に合致した観察所見や養育者などからの情報を診断に結びつけるには，その障害概念を十分に理解しておくことが前提となる．診断マニュアルには行動症候が列挙され，またそれらのチェック結果の処理の仕方が明記されているため，診断者は単純に1つひとつの行動症候に視野を狭めてその有無をチェックしさえすれば自動的に障害の診断ができる，と誤解されることがある．しかし個々の行動症候のチェックには，その障害の全体像が正しく理解されていないとチェック項目に対する判断を誤る危険がある．診断基準の意義は，その障害を正しく理解した診断者・研究者の間で診断結果の再現性を高く保つための，いわば保証書や鑑定書のような役割であることに留意されたい．

❸ 行動症候の評価

行動症候の評価には客観性と再現性が求められる．それを保証する手法として，個々の行動症候の有無や強度をチェックできる評価尺度（rating scale）が有用である．それぞれの評価尺度には，特定の障害に対する診断，治療効果判定，集団スクリーニングなどの主たる目的がおかれている．

評価尺度は海外で作成されたものを日本語に翻訳して使われることが多いが，わが国で開発されたものもある．前者には，自閉症スペクトラム障害（autism spectrum disorders；ASD）に対する小児自閉症評定尺度東京版（CARS-TV），注意欠如多動性障害（attention deficit/hyperactivity disorder；ADHD）に対する Conners 3 日本語版（コナーズ）などがあり，後者には PARS などがある．

▌代表的な評価ツール▌

以下，発達障害の中心である自閉症スペクトラム障害，注意欠如多動性障害，学習障害を選んで，それらの診断やスクリーニングおよび支援ニーズに関する代表的な評価尺度を紹介する．

1）自閉症スペクトラム障害（ASD）の診断

❶ 小児自閉症評定尺度（childhood autism rating scale；CARS）

小児自閉症の診断のためのツール．Schopler らが TEACCH プログラムの一環で開発した行動観察尺度．自閉症の症状は 15 項目からなり，それぞれの項目について 1 点（年齢相応）から 4 点（重度の異常）まで 0.5 点間隔の 7 段階評価をし，総得点が 30 点以上の

場合に自閉症の診断となる．

15項目はそれぞれ，人との関係，模倣，感情，身体の使用，人間でない対象に対する関係，変化への適応，視覚的反応性，聴覚的反応性，近接受容器での反応性，不安反応，言語的コミュニケーション，非言語的コミュニケーション，活動性の水準，知的機能，全般的な印象である．

CARSは，高機能例への感度がやや低くなること，対象年齢の上限があいまいであることなどの弱点はあるが，開発された当時は高機能例が臨床の対象となることが少なかったこと，自閉症の症例の多くは子どもであったことなどの時代的背景がある．CARSは，行政的対応とリンクして登場した自閉症診断尺度として，歴史的にも意義がある．

CARSの日本語版はCARS-TV（CARS-Tokyo Version）としてKuritaらにより翻訳され，その妥当性と信頼性が報告されている．

TEACCHプログラムでは，CARSで診断されたケースに対して個別教育計画（individualized education program；IEP）を実施するための検査としてPEP-3（psychoeducational profile：3rd edition）がある．模倣，知覚，微細運動，粗大運動，目と手の協応，言語理解，言語表出の7つの領域それぞれにおける発達水準を評価する．評価では，ある課題の解決が不十分な状態を「芽生え反応」と呼んで指導の重点とされる．発達尺度に加えて病理尺度（感覚の過敏さなど）も置かれている．PEP-3は，「自閉児・発達障害児教育診断検査：心理教育プロフィール」として日本語版がある．

❷ **自閉症診断面接改訂版（autism diagnostic interview-revised；ADI-R）**

親との半構造化した面接により小児自閉症，ASDを診断する，主として研究用の診断ツール．Lordらが開発．

DSM-ⅣあるいはICD-10の内容に沿って，対人的相互反応，コミュニケーション，限定的/反復的/常同的行動の診断に関する3つの領域を含む5つの質問セッションがあり，質問数は計93項目．93項目のうち42項目を3段階（0～2）で評価．ASDを規定する3つの領域のいずれもがカットオフ値を超えれば小児自閉症と診断．精神年齢が18カ月以上であれば適用でき，対象年齢は広い．

中村らによる承認された翻訳があるものの，ADI-Rは版権上の制約が厳しく，わが国での使用は限られる．

❸ **自閉症診断観察スケジュール包括版（autism diagnostic observation schedule-generic；ADOS-G）**

半構造化した場面で行動を直接観察することにより小児自閉症，ASDを診断するツール．しばしば上記のADI-Rと対にして研究のなかで診断に用いられるが，観察対象の発達課題を直接把握できるため，支援プランに向けた臨床活用もできる．Lordらが開発．

対象の年齢と言語機能レベルに応じて4つのモジュールがあり，幼児から成人までを対象にできる．各行動項目は0から2または3（最も異常）で評価され，コミュニケーション，対人それぞれの領域とそれらの総点とがカットオフ値を超えたときに，小児自閉症あるいはASDの診断となる．

ADOSはADI-Rと同じく版権の問題がある．

❹ **DISCO（diagnostic interview for social and communication disorders）**

対人的な相互交渉・コミュニケーション・想像力および反復行動，その他の自閉症に生じ得るあらゆる問題を，乳児期から現在までに至る間，詳細に把握するための半構造化した面接スケジュール．診断とともに個別ニーズを求めることができる．Wingらが開発．

❺ **SRS（social responsiveness scale）**

広汎性発達障害（≒ASD）における対人相互交渉などに関する行動特徴を評価する65項目からなる質問紙．質問項目は，対人的気づき，対人認知，対人コミュニケーション，

対人的動機づけ，自閉的常同症の5つに分類される．Constantinoらが開発．神尾らの訳がある．

❻ AQ（autism-spectrum quotient）

一般成人にも存在する自閉症の行動特徴を定量的に評価する性格傾向尺度であり，同時に高機能ASDのスクリーニングにも用いることのできる自記式の質問紙．Baron-Cohenらが開発．質問項目は50あり，栗田らによる翻訳および短縮版がある．

❼ ASQ（autism screening questionnaire）

ADI-Rをもとにして自閉症などのスクリーニングを目的とした40項目からなる質問紙．4歳以上を対象とする．Berumentらが開発．

❽ ASSQ（high-functioning autism spectrum screening questionnaire）

知的な遅れのないASDのスクリーニングを目的とした27項目からなる質問紙．学齢児を対象とする．Ehlersらが開発．

❾ PARS（pervasive developmental disorders autism society Japan rating scale）

栗田らが開発した広汎性発達障害の支援ニーズを評価するための尺度．保護者面接を通じて，対人，コミュニケーション，こだわり，常同行動，困難性，過敏性の各領域にわたる計57項目で構成される．PARSには短縮版（幼児期，児童期，思春期のそれぞれ12項目）がある．

2）ASDの早期スクリーニング

近年，ASDは，就学前に早期発見され早期介入を受けることが多くなった．わが国では，クリニック・病院，保健センター，保育所・幼稚園などでASDが早期発見されている．以下は海外で開発されたASDの早期スクリーニング用チェックリストのいくつかである．

❶ CHAT（checklist for autism in toddlers）

18カ月で小児自閉症を早期スクリーニングするためのツール．Baron-Cohenらが開発．自閉症で出現しにくい初期のコミュニケーションと認知・言語の発達に関する行動マーカーをあらかじめ設定しておき，それらの有無を保護者への質問（9項目）と子どもの行動観察（5項目）によってチェックし判定する．行動マーカーとしては，模倣あそび，象徴あそび，叙述的指さし，視線モニタリング，応答の指さしなどが設定されている．

これを簡便化して臨床への応用を促進するため，チェック項目に対して子どもの行動観察はせずに保護者への質問（23項目）に置き換える方式がRobinsらによって工夫され（modified checklist for autism in toddlers；M-CHAT），神尾らの翻訳版（乳幼児期自閉症チェックリスト修正版）がある．

Allison, Baron-Cohenらによって，CHATを保護者への25項目の質問紙形式に修正し，より臨床に用いやすい版としたQ-CHAT（quantitative checklist for autism in toddlers）が出されている．

❷ その他の早期スクリーニング尺度

▶STAT（screening tool for autism in two-year-olds）：2歳児に対する自閉症の早期スクリーニングのための行動観察尺度．遊び，コミュニケーション，動作模倣などの対人コミュニケーションに関する12項目からなる．

▶SCATA（social communication assessment for toddlers with autism）：1～2歳の幼児と見知らぬ大人との構造化されたやり取りを通じて，初期の非言語的コミュニケーションを，その形式，機能，役割，複雑度から多角的に評価する．

▶AOSI（autism observation scale for infants）：18カ月以前の乳幼児との半構造化したやり取り遊びのなかで，視線合致，視線追跡，対人的微笑，対人的関心などの行動マーカーを調べる．これらの欠損が自閉症の早期徴候となる．

3）注意欠如多動性障害（ADHD）

ADHDの診断・評価は，ADHDの行動特徴に加えて，家庭・学校・職場・その他の社会的場面における生活機能の問題を把握する

ことである．ADHD 症状の大小がそのまま生活機能の問題の軽重とは限らないため，それぞれの次元で評価する必要がある．

❶ ADHD 症状

▶Conners 3〔Conners 3 日本語版（コナーズ）〕：ADHD の診断・評価のための評価尺度．ADHD の行動特徴とその周辺症状の評価に関して，保護者用（Conners 3-P），教師用（Conners 3-T），本人用（Conners 3-SR）のそれぞれが用意されている．本人用は 8〜18 歳に適用．完全版は，保護者用 110 項目，教師用 115 項目，本人用 99 項目と項目数が多いが，それぞれを 41 項目に要約した簡易版もある．ADHD に関連した反抗挑戦性障害，行為障害についても検討できる．Conners が開発．田中による翻訳版がある．

▶診断・対応のための ADHD 評価スケール（ADHD rating scale IV；ADHD-RS-IV：DSM-IV の ADHD 診断項目である不注意，多動・衝動の 18 症状をそれぞれ 4 件法で評価し，ADHD を診断するための尺度．DuPaul らが開発．

家庭版と学校版があり，それぞれについて年齢帯と性による区分ごとにカットオフ値が設定されている．坂本による翻訳版がある．

❷ 生活機能

ADHD の診断・評価には ADHD 特有の症状だけでなく，行動全般を評価し，生活機能レベルを把握することが必要となる．

CBCL（child behavior checklist）は，保護者の記入によって，子どもの問題行動（problem scale）と社会的能力（social competence scale）を評価する尺度．Achenbach らが開発．子どもの年齢によって，1.5〜5 歳版と 6〜18 歳版とがある．教師用（TRF；teacher report forms），11 歳以上の適用の自己評価版（YSR；youth self-report）もある．

4) 学習障害（LD）

LD（learning disorders, learning disabilities）は，医学概念というよりも元来は教育概念であり，学校教育のなかで判定され，特別支援教育の対象として取り出し指導，通級指導教室などの場で対応されることが多い．しかし学校は教諭という単一職種で指導体制が組まれているため，LD に対するより専門的な評価や治療については医師，言語聴覚士，心理士，OT などの職種に委ねられることもある．そのような場合，医療と学校教育との密接な連携が組めれば理想的であろう．

ASD や ADHD のような行動的症候群では，すでに述べたように，海外の先進的な評価尺度をそのまま翻訳してわが国に導入できることが少なくない．しかし LD の場合，国による言語や教育制度の違いなどが大きいため，LD の診断・評価に海外の評価尺度をそのままわが国で利用できるとは限らない．LD の教育や臨床のためには，わが国独自に開発された尺度が必須となる．

❶ LD 判断のための調査票（learning disabilities inventory-revised；LDI-R）

「聞く，話す，読む，書く，計算する，推論する，英語，数学」の 8 領域における基礎的学力（英語と数学は中学生のみ適用）と「行動，社会性」の 2 領域における行動・社会性の計 10 領域が評価対象．子どもを実際に指導し，学習状況を熟知した指導者・専門家が領域下の各項目を 4 段階で評価する．小学 1 年から中学 3 年までの適用．上野らが開発．

| 留意点 |

発達障害とは，いくつもの障害の総称である．個々の発達障害は単独で存在するよりも，他の種類の発達障害と併存することが少なくない．たとえば，あるケースを ADHD と診断・評価するとき，同時にそのケースに ASD や LD の要素があるかもしれないとの前提で診察や検査計画を進めることが重要である．診断・評価が一面的になることを避け，障害を多面的に把握しようとする視点は，発達障害臨床の基本である．

III 技法編

運動療法

筋力増強訓練

川手信行 昭和大学保健医療学部准教授・リハビリテーション医学
水間正澄 昭和大学教授・リハビリテーション医学講座

筋力とは，生理学的には筋収縮の際に生じる筋張力のことであり，筋の断面積と活動する筋線維数に比例して大きくなる．臨床的には，最大努力下で関節を随意的に動かしたときに生じる力のことで，筋収縮によって生じた関節の周りのトルクを意味する．

筋力増強訓練の最大の目的は，より大きな抵抗に抗することができる筋力を発生できるようにすることであり，筋力の大きさや筋収縮の様式などによって訓練方法は異なる．

筋力増強訓練を効率よく行うためには，ある一定以上の筋力を発生させ，それを一定時間以上継続する必要がある（過負荷の原則），筋収縮の様式や訓練方法，回数などによって訓練の効果が異なる（特異性の原則），訓練が継続されている場合には筋力は維持・向上するが，中止されると効果は徐々に喪失する（可逆性の原則）という原則がある．これらの原則を十分に考慮し，訓練プログラムを立てる必要がある．

代表的な技法

1) 筋力に応じた訓練方法

筋力増強訓練は，患者の筋力に応じて訓練方法を変える必要がある．筋力評価には，Danielsらの開発した徒手筋力検査（MMT）が用いられ，MMTによって訓練方法を変化させる必要がある．

❶ 他動的運動を利用した筋力増強訓練

MMT[0]の場合は筋収縮が生じないため他動的筋力増強訓練や電気刺激による筋収縮を行う必要がある．ただし，単なる他動運動

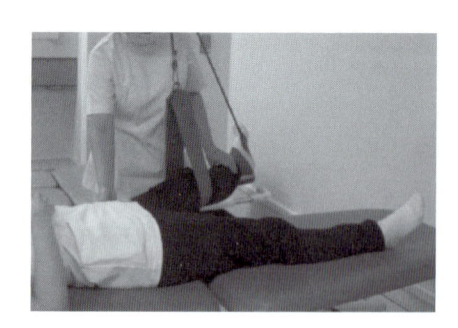

図1　スリング療法（股関節外転筋群・内転筋群）

ではなく，患者が運動する意図をもち，筋を収縮することに意識を集中して行うことが重要である．

❷ 介助自動運動を利用した筋力増強訓練

MMT[1]の場合は，筋収縮があるが関節運動が生じない．また，MMT[2]の場合は重力に抗しての関節運動ができない．したがって，筋収縮とともに関節の運動を介助する介助自動運動が用いられる．MMT[2]で，重力を除いた場合には自動運動が可能であるので，スリング療法（図1）などを用いて重力を除いた状態で自動運動を行う方法もある．

❸ 抵抗運動を利用した筋力増強訓練

MMT[3]以上になると重力に抗して関節運動が可能となるため抵抗運動が可能となる（MMT[3]では，重力が抵抗の負荷量になる）．MMT[4]以上では筋収縮の様式の違いによって，以下のような抵抗運動が可能となる．

2) 筋収縮の様式の違いによる訓練方法

❶ 等尺性筋収縮による筋力増強訓練

等尺性筋収縮は，筋長が変化しない筋収縮であり，臨床的には筋は収縮しているが関節は動かない筋の収縮様式である．等尺性筋収縮を用いた筋力増強訓練は，徒手的に加えた

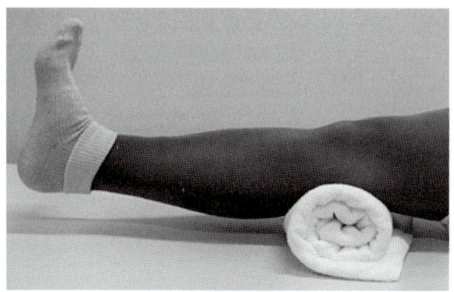

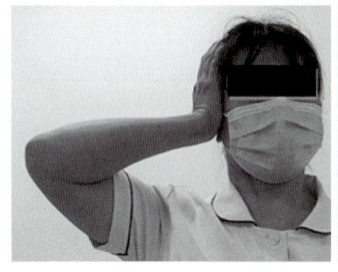

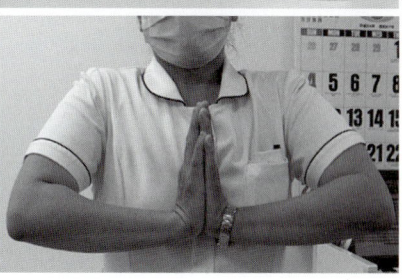

図2　筋セッティング訓練
右上：大腿四頭筋，前脛骨筋の訓練．左：頚部筋群の訓練．右下：大胸筋の訓練．

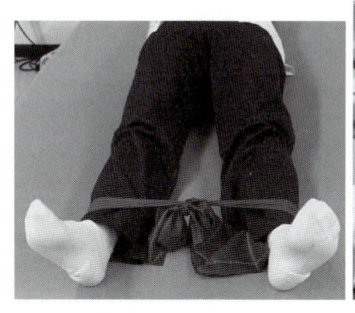

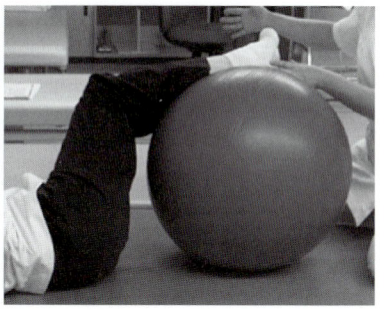

図3　ゴムやボールを用いた訓練

力に抗してその関節角度を保つ方法，重りを保持したり動かない対象物を押したりする方法，関節を動かさないで筋収縮を行う方法（図2）などが行われる．古くは1日1回5～6秒間，最大筋力の2/3以上の等尺性筋収縮を週に5～6回行うHettingerとMüllerらの方法が知られている．現在は，対象者の状態や強化筋によって，関節角度や負荷量の大きさ，収縮持続時間を調整して行う．

利点として特別な機器を必要としないため短時間に簡単に訓練が可能である点，関節運動を伴わないので関節痛のある対象者やギプス固定中の対象者にも行うことができる点などが挙げられる．一方，運動が単調であるため訓練に慣れが生じ，モチベーションが低下するため，長期間の訓練に適さないなどの他，末梢血管抵抗の増大，怒責によって胸腔内圧が上昇し，静脈還流を阻害するなど循環

器系に負担がかかるため心疾患を有している対象者には注意を要するなどの短所がある．

❷ 等張性筋収縮による筋力増強訓練

等張性筋収縮は，筋の張力は一定で筋長が変化していく筋収縮であり，関節運動が生じる．遠心性と求心性に分けられ，前者は筋収縮しているが徐々に筋長が伸びていく収縮である．後者は筋収縮とともに筋長が短縮する収縮である．遠心性筋収縮は筋力増強を得られやすい筋収縮で，健常者の筋力増強には適しているが，疾病や外傷後や高齢者には，筋損傷を起こしやすいため適さない．リハ領域の患者には主に求心性筋収縮を用いる場合が多い．古典的な訓練方法としてDeLorme & Watkins法やOxford法が知られている．DeLorme & Watkins法は，漸増性抵抗運動であり，関節の全可動域を10回繰り返すことが可能な運動強度10 RM（repetition maximum）を決定し，10 RMの50％の負荷を10回，10 RMの75％を10回，10 RMの100％を10回，これを1セットとし，セット間に2～4分の休息を入れて，3セット繰り返す．10 RMは1週間ごとに再測定し負荷量を変えていく．一方，Oxford法は漸減性抵抗運動であり，10 RMの100％の負荷を10回，10 RMの75％を10回，10 RMの50％を10回，と1セットの負荷量を減少させていく方法である．最近では，10 RMの測定が困難な場合や対象者の状況に合わせて，1 RMを基準にするなど負荷量や1セットの回数の増減なども考慮されている．また，ゴムやボールなどを利用した抵抗運動訓練もよく行われる（図3）．

関節運動を伴うため，変形性関節症などで痛み・腫脹などの症状がある場合や反復性肩関節脱臼で脱臼肢位での訓練などは避けるべきである．

❸ 等速運動性筋収縮による筋力増強訓練

等速運動性筋収縮は関節運動速度を一定にした際の筋収縮であり，その訓練を行う場合には，等速運動用機器が必要である．対象者に合わせて，60～120°/秒の速度設定を行い，負荷量も調整して訓練が可能である．しかし，機器のセッティングに時間を要したり，高価な機器のため施設内での台数が限られる．

持久力訓練

川手信行　昭和大学保健医療学部准教授・リハビリテーション医学
水間正澄　昭和大学教授・リハビリテーション医学講座

持久力とは，筋収縮による運動や動作によって生じる一定強度の作業をどのくらい長く持続できるかという能力である．単に個々の筋力を高める筋力増強訓練のみではADLの向上に結びつかない場合もあり，リハ分野において持久力の向上はADLの向上や社会復帰を目指すにあたっても重要である．持久力には，ある運動を持続する筋持久力と歩行やランニングなどのような身体運動によって行われる全身持久力に大きく分けられる．また，前者は筋の持続的な収縮を保持する静的筋持久力と筋の反復的収縮を持続する動的筋持久力に分けることができる．

| 代表的な技法 |

❶ 持久力増強訓練

▶筋持久力増強訓練：原則として，目的とする筋に低負荷の抵抗を，高頻度で加えることで行われる．いわゆる抵抗運動（レジスタンス運動）として行われる場合が多い．負荷量としては最大筋力の60％以下が望ましく，最大筋力の20～30％で最も効果が得られるといわれている．

負荷としてよく用いられる方法に，重錘バンドやゴムチューブなどの機器を利用する方法や脚上げ・スクワットなどの動作を反復して行う方法があるが，特別な機器もなく容易に行うことが可能である半面，厳密な負荷量の設定が困難である．またスクワットなどの場合，関節痛の発生などに十分に注意しなけ

表1 心拍数の指標

1：予備心拍数（HRR）法（Karvonen）
目標至適HR＝［{最大心拍数（HRmax）－安静時心拍数（HRrest）}×％強度］＋HRrest
％強度：身体機能低下している人では40～49％，一般の人では60～80％
2：％HRmax（zero to peak）法
最大心拍数（HRmax）の何％を目標にするもの．
＊最大心拍数：測定が困難の場合が多く推定値（220－年齢）を用いる場合が多い．

表2 自覚的運動強度（RPEスケール）

RPEスケール	
6	
7	非常に楽である
8	
9	かなり楽である
10	
11	楽である
12	
13	ややきつい
14	
15	きつい
16	
17	かなりきつい
18	
19	非常にきつい
20	

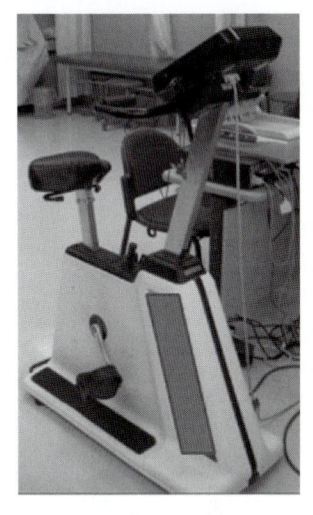

図1 エルゴメータ

ればならない．

近年，筋トレーニングマシンの普及によって，これを用いる訓練方法も行われている．負荷量の設定は詳細かつ容易に行うことが可能であるが，機器が高価であったり，訓練を行える筋が限定されるなどの問題もある．しかし，筋トレーニングマシンの負荷量を軽減して繰り返して運動を行うことによって，抵抗運動（レジスタンス運動）と有酸素運動を組み合わせることにより全身持久力の向上が図れるともいわれており，2型糖尿病患者，低～中等度リスクの心疾患患者，高齢者などで効果が報告されている．1セットの回数，セット数などの頻度や運動時間は，対象者によって適切な設定をする必要がある．その目安になるのが，心拍数（表1）や自覚的運動強度（rating of perceived exertion；RPE）（表2）である．後者はβ遮断薬などの服薬によって，予測最大心拍数の推定が不可能な場合でも利用できる．

❷ 全身持久力増強訓練

全身の大筋群を利用して運動するエルゴメータ，トレッドミルなどの機器を利用した方法やボール蹴りや輪投げなどのゲームや創作的作業，歩行・起立訓練などのADLを利用した方法がある．エルゴメータ（図1），トレッドミル（図2）は，運動負荷試験にも用いられ，呼気ガス分析装置などと併用することで厳密な運動負荷量の設定が可能である．そ

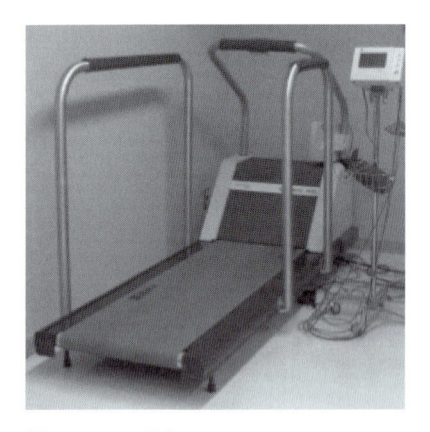

図2　トレッドミル

れ以外のゲームや創作的作業，ADLを利用した方法は，対象者の興味の持続，モチベーションの向上につながるが，厳密な運動負荷量の設定は困難である．エルゴメータ，トレッドミルでは，運動負荷試験下での呼気ガス分析によって，最大酸素摂取量（%$\dot{V}O_2$ max）の測定が可能な場合には，無酸素性作業閾値（AT）付近の運動強度の50〜85%内での運動強度を設定し行う．測定が不可能な場合には，表1のKarvonen法から得られた心拍数を目安に行う．訓練の持続時間は，対象者によっても違いがあるが，一般的に最大酸素摂取量の60〜70%の訓練強度で15〜30分といわれている．訓練頻度についても対象者によっても違いがあるが，週に3〜4回程度行うのが望ましいといわれている．

実際の訓練にあたっては，メディカルチェックを欠かさずに行い，訓練の前後にはウォーミングアップ，クーリングダウンを十分に行い，無理をせず低い負荷量から十分に時間をかけて徐々に負荷量を上げていくことが必要である．訓練が過度になると翌日まで疲労を残し，日常活動量の低下，食欲不振，不眠などの身体症状を呈する場合があり，そのような場合は運動強度を軽減するなどの対処が必要である．

関節可動域（ROM）訓練

川手信行　昭和大学保健医療学部准教授・リハビリテーション医学
水間正澄　昭和大学教授・リハビリテーション医学講座

関節の動く範囲を関節可動域（ROM）といい，定まった姿勢における基本軸と移動軸のなす角度で表現され，各関節によって参考可動域が表示されている（日本整形外科学会・日本リハビリテーション医学会制定関節可動域測定法）．ROMが低下した場合をROM制限といっており，その原因として拘縮（contracture）と強直（ankylosis）がある．前者は，骨・軟骨を除く関節構成体（関節包，靱帯，筋，腱，皮下組織，皮膚など）の組織の短縮によって生じ，後者は骨・軟骨の病変によって骨性，軟骨性，線維性に関節が結合することによって生じ，後者は徒手的な治療法では改善は期待できない．したがって，ROM訓練を行う場合，ROM制限がどちらの要因で生じているのか鑑別する必要がある．また，拘縮の場合でも，いったん生じた拘縮を改善させるよりも，拘縮を生じないように予防したほうがはるかに容易であり，拘縮を生じないようにROMを維持させることは，早期リハにおいて極めて重要である．

代表的な技法
1）ROMの維持（拘縮予防）
❶ 自動的ROM訓練

患者自身の力で関節を動かす方法であり，筋収縮を伴うため筋力維持も同時に行うことができるとともに，相反抑制作用によって拮抗筋の弛緩が得られやすいため可動域の向上にもつながる方法である．

❷ 徒手的他動的ROM訓練

意識障害がある場合や麻痺によって患者が関節を自ら動かすことのできない場合に行われる方法で，徒手的にROM訓練を行う方法である．ROMの維持・拘縮の予防のためには1日に午前・午後の2セット，1セットに

関節可動域(ROM)訓練

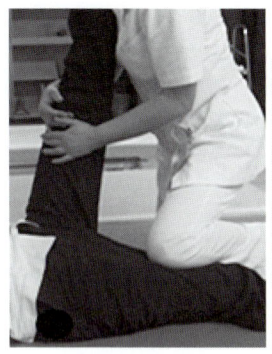

股関節屈曲と伸展　　　足関節伸展

図1　徒手的 ROM 訓練

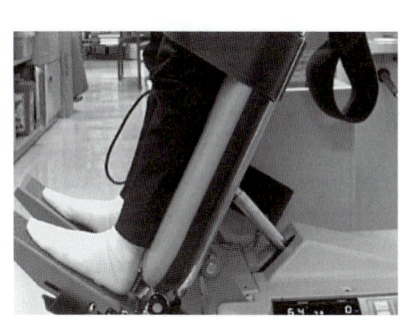

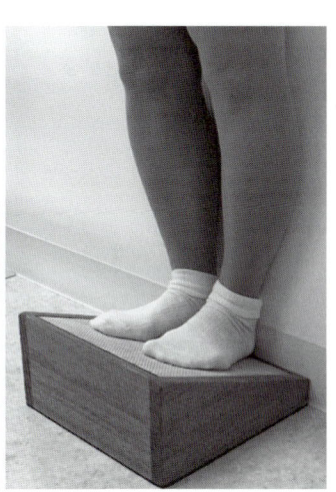

図2　機器を用いた持続伸張法
左：起立台．右：斜台．

各関節で可能な可動域を全可動域にわたってゆっくりと最低3回ずつ行う．

❸ **機器による他動的 ROM 訓練**

持続的他動運動(訓練)装置(continuous passive motion；CPM)を用いて，自動的に他動的 ROM 訓練を繰り返し行う方法である．

2) **ROM の改善(拘縮治療)**
❶ **伸張運動(ストレッチング：stretching)**

伸張訓練とは短縮した軟部組織を伸ばし ROM を増大させる治療手技である．患者が自らの力で行う自動的伸張訓練と他動的伸張訓練に大きく分けられる．さらに後者は徒手的伸張訓練と機器などを用いて行う持続伸張法に分類される．

▶**自動的伸張訓練**：対象者の筋力が正常の場

合に行われ，筋の等張性収縮を伸張力として用いる方法である．

▶**徒手的他動的伸張法**(図1)：療法士や対象者自身の徒手的な力を用いて行う方法である．徒手で行うため運動の方向は正確に行うことができるが，矯正力や固定力に劣る．

▶**持続伸張法**：起立台や斜台(図2)，重錘などの機器を用いて伸張を行う方法である．機器を用いるため固定力や矯正力は強く，下肢の関節などの大関節や拘縮の強い場合に行われる．1日1回20分程度の訓練が必要である．

❷ **動的装具**

ゴムやバネによる弾性を用いた装具(MP関節屈曲補助装具：ナックルベンダーなど)，ターンバックルなどを用いた装具によって伸張を行う方法である．

❸ **Casting 法**

ギプスキャストを用いて徐々にROMを改善させていく方法である．3日程度の頻度で少しずつ可動域を拡大させ改善させた肢位でギプスを巻き替えていく方法である．

3) **注意点と禁忌**

ROM訓練に際しては，温熱療法や低周波などの物理療法やリラクセーションの併用によって，疼痛の閾値を上げ，筋の弛緩や結合組織の柔軟性の向上が図れる．また，徒手的に行う場合は，運動させる関節の中枢をしっかり固定し，末梢側を保持しながら，ゆっくりと開始し，訓練中のROM運動の抵抗感に注意を払いながら行う．疼痛が翌日まで続く場合は訓練強度が大きすぎる可能性があり，強度の検討を要する．また，炎症や浮腫のある場合や重度の骨粗鬆症がある場合には軟部組織の損傷や骨折を起こしやすいため十分に注意して行う必要がある．訓練強度が著しく強い場合や暴虐的な訓練は，結合組織の損傷や出血をきたし，異所性骨化を生じる可能性があるため絶対に行ってはならない．特に小児の肘関節や麻痺側関節を行う場合には十分に注意して行い，疼痛の持続や腫脹，熱感がみられた場合には訓練を中止し，異所性骨化の有無について精査すべきである．その他，化膿性関節炎，深部静脈血栓症，新鮮骨折，関節拘縮が体重の支持性などに有利に働いている場合など，ROM訓練は禁忌である．

巧緻性訓練

中島英樹 東京都保健医療公社豊島病院・リハビリテーション科医長

巧緻性とは，特に手指の動作における協調性，器用さを意味し，スムーズな運動パターンをいう．巧緻性の低下は運動系，関節の動き，感覚系のどれが障害されても生じる．一般的に運動コントロールと巧緻性の獲得には，中枢神経系と末梢の器官の間の遠心性と求心性の経路が傷害されていないことが重要である．特に感覚系からのフィードバックは大切であり，位置覚，触覚，圧覚などの存在が正確な運動を遂行するうえで大切な要素となる．正確な固有感覚が存在しない場合には，他の経路を用いてのフィードバック(たとえば視覚や聴覚系)が訓練に用いられる．

巧緻性に対する訓練は，それにより正確なエングラム(engram)が形成され，脳内にパターンが記録蓄積されるまで行う．正確なエングラムが形成されるためには好ましくない運動の抑制と正確な運動の十分な繰り返しが必要である．

巧緻性訓練の実際

訓練にはさまざまなものがあるが，共通する点としては以下のものがある．

・簡単な動作から複雑な動作(ゆっくりとした動作から速い動作)へと進めていく．
・少ない筋肉(または関節運動)の参加する運動から，多くの筋肉(または関節運動)の参加する運動へと進めていく．
・抵抗の少ない運動から，習熟するに従い，抵抗の多い運動へと進めていく．
・近位側から遠位側へとコントロールを行

う．
- 正しいパターンの繰り返しを行う．
- 疲労や運動時の痛みが伴わないようにする．

代表的な技法

❶ 機能的作業療法
機能的作業療法では，運動系，関節の動き，感覚系の問題などにより生じた巧緻性の低下に対し，作業種目を通じて，それらの因子を複合的・同時的に訓練することで，その向上を図る．具体的な作業を以下に示す．
- ペグボード：ペグの差し替え動作を繰り返し行うことによって，協働筋・拮抗筋の協調性を高め，関節可動域（ROM）の拡大，感覚系と手との協調性を高め，巧緻性の向上を図る．
- 重錘負荷や緊縛帯装着での作業
- 輪かけ，ひも結び作業
- 革細工，機織りなど

❷ CI 療法（constraint-induced movement therapy）
Wolf らにより提唱された，非麻痺側上肢を拘束して麻痺手で対象物の操作を増やす拘束運動療法である．CI 療法の効果機序としては，麻痺肢を繰り返し使うことにより生じる，麻痺肢の学習性不使用（learned non use）の解消と，脳の可塑性（use-dependent plasticity）が主に挙げられている．「脳卒中治療ガイドライン 2009」で CI 療法は上肢機能障害に対する治療として適応を選べば勧められる（グレード B）とされている．

▶ 適応基準
- 麻痺側上肢機能：手関節随意背屈が 20° 以上，かつⅠ～Ⅲ指の MP 関節随意伸展が 10° 以上可能であること．肩関節亜脱臼や肩手症候群がないこと．肩・肘関節にわずかでも随意性があること．
- 高次脳機能：MMSE（mini mental state examination）が 20 点以上．著明な高次脳機能障害（失語，失認，失行）がないこと．
- その他：訓練の支障となる重大な合併症や障害がないこと．

▶ 方法
- 健側肢の拘束：三角巾，市販のアームスリング，指間を縫い合わせた軍手などを使用し，訓練時間のみ拘束する（4～5 時間/日）．健側肢を拘束することで，強制的に麻痺肢を使う必要に迫られることは，麻痺肢からの感覚入力を増加させ，病巣半球における活動の相対的な促進につながると考えられている．
- 課題（shaping 項目）：皮質の再形成には，量や頻度よりも質・内容，課題志向的な動作が重要とされる．よって，課題は動作の課題志向性と日常性を意識したものを選んで行う．対象者にとって達成可能だが，やや難しい項目を選び，そのなかで設定を変えたり複数の項目を組み合わせたりする方法が単純な反復よりも有効と考えられている．

▶ リスク管理：CI 療法はその特性上，心身ともにストレスがかかりやすい．よって，血圧上昇，呼吸困難感の増大，胃潰瘍・脳梗塞再発のリスクの有無などについて適宜チェックする必要がある．

❸ 神経生理学的アプローチ〔ファシリテーション（神経筋促通）テクニック〕
脳卒中や脳性麻痺などの中枢神経性疾患の身体障害を回復，軽減させる理学療法（運動療法）の手段として提案され発展してきた．巧緻性の獲得というよりは，運動制御改善の手技として利用される．代表的なアプローチとして以下のものがある．

▶ PNF 法：PNF（proprioceptive neuromuscular facilitation）は，固有感覚刺激による神経筋促通法で，Kabat により考案され，Knott と Voss によって広められた．固有感覚系が随意運動では重要な役割をしているとし，中枢性損傷において閾値以下の刺激を十分加えることで，多くのニューロンの活動を助けるという考えに基づき，筋感覚や前庭器などに刺激を加える．

〔主な方法〕
- 抵抗：抵抗を加えることは随意収縮における筋の応答を増加させる効果がある．ROM の全てに及んで抵抗運動を行っていく．
- 伸展：抵抗運動に際しては，筋長を伸ばした位置で抵抗を加えるほうが有効である．
- 集合運動パターン（mass movement pattern）：四肢全体の抵抗に対する集合運動パターンを用いることが筋力の回復に有効とした．基本的な運動パターンとして，対角・螺旋方向集合運動パターンを重視している．
- 反射：伸張反射の他にも，姿勢反射，立ち直り反射も利用される．
- 拮抗筋の転換（reversal of antagonist）：動作に先行する拮抗筋の活動は促通効果があり，反復して行うと，より効果がみられる．具体的な手技としては，rhythmic stabilization（拮抗筋の間で，最大抵抗に対して等尺性収縮を交互に行わせる）などがある．

▶ **Brunnstrom 法**：脳血管障害の麻痺の回復過程をⅠ～Ⅵの 6 段階に分類し，初期には回復過程に生ずる緊張性頚反射や緊張性迷路反射などの共同運動，連合運動を利用し，運動を高め，分離した随意運動を誘発する方法である．

▶ **Bobath 法**：異常運動を抑制し正常運動を促進する治療法である．脳血管障害では，上位中枢からの抑制の解放により下位（脊髄以下）に筋トーヌスの変化と異常共同運動が出現する．これらを抑制するために，一定の姿勢をとらせたり，立ち直り反射や平衡反応を利用することで正常な運動の獲得を促す．

▶ **Rood 法**：種々の知覚刺激を与えて随意運動を引き出す治療法．目的とする筋肉の皮膚を氷や手で刺激する．

❹ 新しいファシリテーションテクニック（促通反復療法：川平法）
　上記に挙げたファシリテーションテクニックは，「脳卒中治療ガイドライン 2004」では「行ってもよいが，伝統的なリハビリテーションより有効であるという科学的根拠はない」とされている．問題点として，麻痺の程度に合わせた運動誘発法の工夫が少ないこと，反復回数が不十分なこと，手指に関しては個々の指の運動を促通する手技が少ないことなどがある．川平は，効果的に片麻痺を改善させるには，①患者が意図した運動を実現する運動下行路に大脳皮質から興奮を伝え，試行錯誤なしにその運動が実現できること（errorless learning），②患者が意図した運動を選択的に繰り返し実現できることが重要と考え，促通反復療法（川平法）を提唱した．これは促通手技によって随意運動を実現し，それを反復することによって随意運動を実現するために必要な神経路を再建/強化することを目的とした神経路強化的運動療法である．これまで治療の難しかった片麻痺上肢，特に手指の麻痺の改善促進のために開発され，注目を浴びている．

リラクセーション訓練

中島英樹　東京都保健医療公社豊島病院・リハビリテーション科医長

　リラクセーション訓練は，神経筋疾患の訓練のみならず，呼吸・循環器系の訓練やその他の訓練の導入にも広く用いられている．リラクセーションが不安や緊張の改善をもたらし，その結果訓練効果が高まるとされている．
　E. Jacobson（1929）による漸進的弛緩法や筋電図バイオフィードバックを用いたリラクセーション法が有名である．

代表的な技法

❶ 漸進的弛緩法
　無意識のうちに生じた神経・筋肉系の緊張を意識的に弛緩させることによりリラックスする方法．1 つの筋群から他の筋群へと，意

識的に筋緊張と弛緩とを繰り返し練習して，次第に全身を弛緩させていく．以下にその概要を示す．
- 静かなあまり明るくない部屋で患者に楽な姿勢をとらせる．
- きっちりとした衣服は緩める．
- 仰臥位では頭の下と膝下に枕を置く．
- ゆっくりとした腹式呼吸の練習を行う．
- 呼吸運動は臥位→座位→立位で行う．
- 筋収縮の訓練では各関節の運動（屈曲，伸展など）を行わせ，筋肉の収縮と弛緩を感じとらせ筋収縮を認識させる．
- 筋収縮はまず強い随意収縮の後の弛緩から始め，収縮を徐々に弱め，筋収縮と弛緩による筋活動の抑制を行わせ，最後には完全にリラックスさせる．

❷ 弛緩体操 (H. Kleinsorge, G. Klumbies)

筋緊張が強く，力を抜くことがどうしてもできないものに行う．特に頸部，肩，胸，背部の筋に多く，体操に先立ち，温熱などを併用することもある．背臥位，椅子座位，立位，歩行位，四つばい位とそれぞれの姿勢で筋緊張と弛緩を繰り返す．多くは呼吸運動と組み合わせられ，吸気時に収縮，呼気時に弛緩させる．

❸ 筋電図バイオフィードバック療法

麻痺筋の促通，廃用筋の筋力増強，痙性筋の抑制，および全身や個々の筋のリラクセーションを筋選択的に効果的に行うことができる．

筋電図バイオフィードバックのための最低限の機器にはアンプ，積分器，メーターなどの表示器，スピーカー，感度調節つまみが組み込まれている．

表面筋電の生波形はそのまま表示してもわかりにくいので，整流後に疑似積分した値を表示している．この値は筋力とよく相関している．

電極は筋腹とその腱に置くことが多いが，電極間距離を大きくしすぎると，離れた筋からの筋電が混入する (cross talk)．通常は，cross talk が小さくなるようにセッティングするが，筋のリラクセーション目的では，むしろ広い範囲の筋電を捉えるために，電極間距離を長くとるなどする．筋活動に比例するフィードバック音は筋活動を抑制する場合は不快な音にするとよい．

筋電計を介在させて安静筋電位を低下させるバイオフィードバック法は漸進的弛緩法よりも筋電位減少効果が優れているとされている．

〔リラクセーション目的での筋電図バイオフィードバック療法の実際〕

▶片麻痺：一般に発症後早期の中等〜軽度片麻痺がよい候補で，陳旧例になると軽症麻痺のみしか訓練対象になり得ない．また，意欲や知能の低下例，感覚性失語症（訓練の理解が困難），固有感覚障害（運動学習が困難）は，バイオフィードバック訓練には適さない．

- 下垂足（足関節底屈筋の痙縮による）：片麻痺者の歩行改善を目的に前脛骨筋と腓腹筋に筋電図バイオフィードバックする．前脛骨筋の筋電図バイオフィードバックは歩行訓練開始前に座位より導入し，音でフィードバックする．腓腹筋の筋電図バイオフィードバックは，歩行にて，まず立脚前期のみに足関節底屈筋をリラックスさせ，次に立脚後期のみに足関節底屈筋の活動を高めるようにする．これにより，遊脚期に前脛骨筋の収縮と腓腹筋の弛緩を促すことで，歩行速度，遊脚期足関節背屈角度などが改善したという報告がある．
- 肘や手関節背屈，手指伸展：屈筋群の痙縮による同時収縮が肘・手関節背屈，手指伸展を阻害していることが多く，2チャンネル使用可能な機器を用いて，屈筋を弛緩させながら伸筋収縮を起こさせて訓練する．

▶痙性斜頸：緊張している側の胸鎖乳突筋や僧帽筋上部のリラクセーションと弛緩側の収縮を促す筋電図バイオフィードバックがなされる．

❹ 呼吸器リハにおけるリラクセーション

重症 COPD などの日常的に呼吸困難が強い患者では，頸部や肩甲帯の呼吸補助筋が過度に動員されて過緊張となっている場合が多い．さらに筋の柔軟性低下，胸郭可動性の低下や圧痛などは，より呼吸困難を増悪させる原因となる．リラクセーションは，これらの筋の緩和を目的として行うものである．マッサージやストレッチ，安楽なポジショニング，呼吸介助手技などの各手技がある．

▶マッサージ・ストレッチ：過緊張となっている吸気補助筋（胸鎖乳突筋，斜角筋，大胸筋，僧帽筋，菱形筋，後頸筋，脊柱起立筋，腰方形筋など）に対し，マッサージやストレッチを行う．

▶呼吸介助法：患者の胸郭に手を当てて，呼吸パターンを確認し，胸郭の弾性を利用し，呼気相に合わせて胸郭に介助を加える．胸郭の運動方向に逆らわず行うため，患者が違和感や圧迫感，疼痛を覚えることなく，安静換気以上の深呼気が行え，次の吸気で吸気量も増加させることができる．また呼吸補助によって胸郭の可動性，柔軟性を維持・改善させ，さらに呼気を介助することで，呼気努力にかかるエネルギーを軽減させることができ，吸気も楽になる．

治療体操

菊地尚久　横浜市立大学学術院医学群准教授・リハビリテーション科

■腰痛症
| 代表的な技法 |
❶ Williams 体操
▶目的：
1. 椎間孔・椎間関節を拡大し，神経根圧迫を減少させる．
2. 緊張した股関節屈筋と脊柱筋を伸張し，腰椎前弯を減少させる．
3. 腹筋群と殿筋群を強化し，腰椎前弯を減少させる．
4. 腰仙関節の拘縮を除去する．

▶主な対象：腰痛症

▶特徴：腹筋・大殿筋の強化とハムストリングスのストレッチを中心とした治療体操．腹筋強化，大殿筋，ハムストリングスの強化，背筋のストレッチ，大殿筋，ハムストリングスのストレッチからなる．腰背筋，腸腰筋，ストレッチ，下腿三頭筋を伸張することで筋，靱帯，関節包などのリラクセーションとストレッチを行い，さらに筋力増強を行う．また腰椎前弯を減少させるために脊柱の屈曲運動を重視している．

▶有効性：腰仙筋群，腹筋群，下肢筋群のバランスを整えることにより椎間関節が原因の腰痛，体を反らしたときに生じる腰痛に対して有効である．

▶禁忌：骨粗鬆症，脊椎圧迫骨折，脊髄腫瘍，脊髄炎．

❷ McKenzie 体操
▶目的：腰痛症を起こす病因として，座位姿勢，腰椎伸展制限，腰椎屈曲位の3つの素因を挙げ，この3つの素因に共通している脊柱前屈姿勢に着目した．この脊柱前屈姿勢は姿勢性ストレスを生み，軟部組織の機械的変形を起こすとしている．この姿勢を矯正する方向の運動を行う目的で行われる．

▶対象：椎間板ヘルニアを含む椎間板障害による腰痛，姿勢不良や椎間関節機能障害による慢性腰痛症．

▶特徴：以前からある Williams 体操に代表される腰痛体操では腰部のストレッチを行う屈曲方向のエクササイズは奨励されるが，関節に負荷のかかる伸展方向の運動はむしろ禁忌とされていた．これに対して McKenzie 体操では腰椎の伸展方向の可動性を回復させ，より負荷の少ない生理的に正しい姿勢をとれるように訓練する運動が特徴である．

▶有効性：
1. 後屈で痛みが出る椎間板性腰痛であり，後屈運動で改善する．

2. 前屈で痛みの出るのは椎間関節性腰痛であり，前屈運動で改善する．
3. 腰椎の自然な前弯を回復することにより腰痛を治癒させる．

▶禁忌：骨粗鬆症，脊椎圧迫骨折，脊髄腫瘍，脊髄炎．

|その他の技法|
1. Cailliet体操
2. Pheasant体操

■失調症
|代表的な技法|
❶ Frenkel体操

▶目的：脊髄癆など主に固有受容感覚の障害による失調症を対象として考案された訓練法．規則正しい反復訓練として，小脳性の失調症も適応となる．

▶主な対象：失調症，脊髄小脳変性症，脊髄癆など．

▶特徴：単純な運動から徐々に複雑な運動へと進め，特に体幹，下肢の運動は重力の影響の少ない背臥位から座位，立位へと姿勢を変えて行われる．また原則として，難易度の低い広い範囲の速い運動から難易度の高い狭い範囲の緩徐な運動へと進める．固有受容感覚が脱失している場合は視覚による代償訓練となるが，習熟するに従い，最終的に閉眼でも行えるようにする．

▶有効性：小脳性失調が原因で，歩行不安定がある場合の有効性について証明されている．歩行可能な軽度の失調症に有効であるとされている．

▶禁忌：特になし．

■五十肩
|代表的な技法|
❶ Codman体操

▶目的：棘上筋に負担をかけないように挙上位での運動を可能とし，上肢自体の重さや重錘などの重さにより肩関節周囲組織への牽引を加え，関節包に伸張性を加える．烏口肩峰アーチ下での上腕骨大結節のスムーズな運動を可能とする．この運動を行うことで肩関節周囲組織の痛みやそれに伴うROM制限などの機能改善を図ることができる．振り子体操やアイロン体操についてもほぼ同様の治療体操である．

▶主な対象：肩関節周囲炎，凍結肩，いわゆる五十肩．

▶特徴：
1. 鼠径部の高さのテーブルに，疼痛が誘発されない程度の角度で少し前屈位になる．
2. 健側上肢をテーブルについて支えにする．
3. 患側の手で，1kg程度のダンベルを持ち，肩を脱力する．
4. 「前後」「左右」「円を描く」運動を，それぞれ10往復を1回とし，最初は1日1回．慣れてきたら，徐々に回数を増やし，また，前屈の傾斜も深くする．

あまり痛みがひどいときは，手に何も持たずに行う．「動かす」のではなく，「振る」という感覚で行う．腕の力・肩の筋肉を使わず，体幹を揺らし，その振動で腕を動かす．

▶有効性：温熱療法後に行うとさらに効果がある．

▶禁忌：無理して体操したり，引っ張ったりすると，かえって拘縮，疼痛を悪化させる原因となる．

|その他の技法|
1. 棒体操

■外反母趾
|代表的な技法|
❶ Homan体操

▶目的：外反母趾の原因の1つとして足指周辺筋力が弱いということがある．そのため，外反母趾の予防として，あるいは外反母趾改善の方法として，母趾外転筋の筋力強化を行うことを目的とした体操方法である．

▶主な対象：外反母趾．

▶特徴：幅の広いゴムバンドを両方の母趾にかける．股関節をやや外転させて位置に座り，両踵部の内側を合わせ，ゴムバンドを両方の足の親指にかける．踵を合わせたまま支

点にして，足先を外側に開く．ゴムバンドが伸びて，親指を内側に引っ張るので指は内反し，矯正位に近づく．5〜10秒この位置を保った後に足を戻し，ゴムバンドを緩める．これを1クール30回，1日3クール行う．
▶**有効性**：外反母趾の予防策，改善策として有効な治療体操である．
▶**禁忌**：特になし．

■側弯症

| 代表的な技法 |

❶ Klapp体操

▶**目的**：人間が四つ這いになると背筋のリラクセーションが得られやすいことに注目した．つまりモビライゼーションを行うことを目指した体操方法である．
▶**主な対象**：特発性側弯症．
▶**特徴**：C型の弯曲では四つ這いの頭を凸側に向け，凸側の下肢と凹側の上肢を一歩前へ出すと矯正力が作用する．周囲上で凸側を内側に向けて這うと常に強制力が作用することになる．
▶**有効性**：側弯症の改善策として有効な治療体操であるが，体操のみでは効果は不十分とされている．
▶**禁忌**：特になし．

脊椎マニピュレーション

菊地尚久　横浜市立大学学術院医学群准教授・リハビリテーション科

| 代表的な技法 |

❶ 目的

マニピュレーションは関節の徒手的他動伸張運動による治療と定義される．脊椎マニピュレーションは神経根症状のない急性腰痛の患者に対して，疼痛緩和目的で行われる徒手的治療の1つである．

❷ 特徴

手技の施行者としてわが国ではカイロプラクティックのトレーニングを受けた者が行うことが多い．

対象となる疾患には非神経根性の椎間板障害，椎間関節症，脊椎分離症，脊椎すべり症などがある．

マニピュレーション後に非神経根性の腰痛が坐骨神経痛や馬尾神経症状などの神経徴候をきたすこともあるため，施行前には医師が身体所見をとり，腰椎部の単純X線検査やMRIによる画像所見，筋電図，神経伝導速度などの電気生理学的所見の結果を合わせて病態の把握を行い，適応を判定する必要がある．

腰椎は肋骨で周囲から固定されている胸椎よりも可動性は大きいが，その可動範囲は左右に1対ずつある椎間関節によって規定される．すなわち前後屈方向の可動範囲は大きく，椎間関節の下関節面が前屈の際には上方へ動き，後屈では下方へ動く．マニピュレーションはこの椎間関節および椎体と椎間板との間をなす椎体関節を中心に行われる手技である．

古典的な手技では，腰痛は脊椎のわずかな亜脱臼により生じるという理論に基づき（現在ではこの理論はMRIの画像により否定されている），生理的な限界である骨運動学的可動域を超えた傍生理学的可動域で，徒手的な可動を行い，椎間関節の矯正を行うとしている．近年はその限界とされる可動域まで動かすことで，小さな癒着を剝離し，関節の遊びを拡大することを目標とし，関節運動学的な制限を矯正することが，適正な姿勢の維持，疼痛軽減につながるとされている．実際の手技はthrustと呼ばれる小さい振幅で，素早い動きである．周囲の筋・靱帯が最も弛緩し，関節面が開きやすい状態，安静時の緩みの位置で行うことが重要である．

❸ 手技

実際の手技を以下に示す．
1) 仰臥位，安静にて行う．左右差があれば疼痛側の下肢から，股関節，膝関節を他動的に，最終可動域までゆっくり屈曲させ，疼

痛に応じて繰り返す．
2) 両膝を抱える体位をとり，thrust による屈曲マニピュレーションを行う．
3) 疼痛側を上方として側臥位をとり，目標とする椎間の棘突起を下方に，その直下の棘突起を上方に圧迫し，回旋マニピュレーションを行う．

❹ 作用機序

疼痛減弱の作用機序に関しては，マニピュレーションにより，椎間関節での関節可動域（ROM）拡大がどのような作用により除痛に寄与するかは明らかにされていないが，以下の4つの効果発現機序が考えられている．

▶ **神経反射的効果**：椎間関節の周囲には感覚神経が豊富にあり，マニピュレーションによる神経反射的効果が期待できる．素早い動きによる関節の運動，圧の変化により，関節受容器が刺激され，同時に周囲の筋組織内の固有受容器も刺激される．この情報が触覚や疼痛の伝達を担う伝導速度の速い，大径の有髄線維を介して，腰痛の原因である鈍い疼痛を担う小径の神経線維よりも早く脊髄へ伝えられる．これにより脊髄後角内でのシナプス前抑制として痛覚に対して抑制的に働くというゲートコントロール理論である．さらに疼痛の軽減により筋の緊張がとれるため，二次的な効果としてのリラクセーションももたらすこととなる．

▶ **滑膜への作用**：腰痛のある椎間関節は，局所の炎症による滑膜肥大や不動による滑液量の減少，関節包を形成する結合織の癒着や脂肪変性により，関節強度が低下し，易損傷性を招くとされている．椎間関節は滑膜を介した関節であるため，マニピュレーションにより滑膜の可動性が増大し，微小な損傷部位への栄養供給が図られ，回復が促されると考えられる．また関節内での滑膜ヒダの局所的な絞扼があり，これがマニピュレーションによるとの考え方もある．

▶ **周囲組織の二次的な ROM 増大**：マニピュレーションは，手技上は関節包へのアプローチを目標とするが，同時に周囲の筋肉・腱・靱帯・軟部組織にもストレッチ効果があるため，関節の固定，不動による組織のコンプライアンス低下を改善すると考えられている．ただし，急性腰痛に対してストレッチによる明らかな効果を示した報告はないため，他の効果との相互作用であると考えられる．また徒手的治療により，心理的な安心感が得られ，プラセボとしての効果も考えられる．

▶ **陰圧による効果**：マニピュレーションにより椎体間に陰圧が発生するため，逸脱したヘルニアの一部が引き戻されるとする意見もあるが，力学的には無理があり，臨床で用いられる手技では解剖学的開大はほとんどないと考えられる．

わが国ではマニピュレーションは保険医療の対象外であり，その有効性が示されてきたとはいえ，医師の治療効果に対する認知度は低い．しかし手技の確立したものが行う治療としては有効であると思われる．

❺ 有効性

1995年の米国 AHCPR の急性腰痛診療ガイドラインで，control study が取り上げられ，発症後1ヵ月以内に治療を開始すれば，他の治療法と比較して回復を早める効果があるとされた．一方，慢性腰痛に対しては明らかなエビデンスは示されていない．したがって発症後いつまでをマニピュレーションの適応がある時期とするかについて明確なガイドラインは示されていない．

メタアナリシス分析では急性・慢性腰痛の両者でプラセボの徒手療法に対して短期的な効果は認めているが，理学療法や腰痛教室と比較して，有意な結果は得られなかった．

❻ 禁忌

脊椎が不安定で可動性が大きい場合，局所の炎症が強い場合，出血傾向，受傷直後，急性期の椎間板ヘルニア（逸脱部が増悪するリスクが高いため）．

その他の技法

❶ 関節モビライゼーション

関節モビライゼーションは関節機能の異常により生じる痛みや不快感，ROM 制限を改善するための手技である．関節包内の運動制限がこれらの症状の原因と考え，関節副運動（accessory movement）と関節の遊び（joint play）を改善するために行う．

症状が痛みや不快感である場合には，振動法（oscillation）で 1～2 Hz 程度の振動を繰り返すか，持続伸張法でグレード 1～2 を 10 秒間程度維持する．関節の硬さ（関節包内運動制限）が主症状の場合には，振動法で 2～3 Hz を 1～2 分繰り返すか，持続伸張法で 10 秒間を 1 クールとして 4 秒，6 秒ずつで交互に強さを変えてこれを繰り返す．

❷ McKenzie 法

反復運動検査を用いて理学的所見を導き，この結果をもとに良い反応を引き出せる運動方向を見つけ出し，その方向への反復運動または持続的姿勢保持を行わせることで疼痛を緩和し，機能を改善させていく方法である．

❸ AKA 療法

AKA（arthrokinematic approach）とは関節運動学に基づき，関節の遊び，関節面の滑り，回転，回旋などの関節包内運動の異常を治療する方法．代表的な治療手技としては，仙腸関節を中心とした関節の機能障害を徒手的に治療する．

物理療法

電気療法

大串　幹　熊本大学医学部附属病院・リハビリテーション部

電気療法とは，治療や疼痛軽減，麻痺肢の補助・機能向上などの目的で生体に通電することである．他の物理療法と同様にリハ医療にとって重要なものであり，技術的進歩によりさまざまな刺激制御が可能な機器が商業的に次々と開発され，臨床現場で広く用いられている．しかしながら，その効果についてのエビデンスが十分示されていないということから，リハ科医が積極的に利用しているとはいえない状況があった．近年，他の痙縮治療や神経促通手技との併用の有効性が示されてきている．

電気による刺激は通常 10～20 kHz より低い周波数，一般的には 100 Hz 以下の低周波が用いられ，低周波療法と呼ばれる．電気刺激パラメーターには出力波形の種類の他，周波数（1/波長），pulse 幅（持続時間），pulse 間隔（休止時間），立ち上がり時間・減衰時間，強度（電流・電圧）などがある．出力波形としては矩形波が多い．生体順応 adaptation を回避するため，刺激強度，持続時間，休止間隔の漸増・漸減，pulse を同じ周波数で連続させるトレインや限定的な連続 pulse にするといった変調を行うことが多い．

代表的な技法

電気刺激の利用としては，治療的（therapeutic）なものと機能的（functional）なものに大きく分けられる．治療的電気刺激療法とは電気刺激を治療手段とするものの総称であり，治療目的，刺激方法により分類される．運動機能障害に対する電気刺激としては神経・筋電気刺激（neuromuscular electrical stimulation；NMES），鎮痛を目的とした電気刺激療法としては経皮的（末梢神経）電気神経刺激（transcutaneous electrical nerve stimulation；TENS）および干渉波電気刺激（interferential current stimulation；IFCS）などが

あり，リハ領域において筋力増強や疼痛の軽減，血流の改善，浮腫の軽減，創傷治癒の促進などを目的に用いられている．機能的電気刺激療法（functional electrical stimulation；FES）とは，麻痺筋や末梢神経を電気刺激によりコントロールし，機能的な動きを生じさせる方法である．

1）治療的電気刺激療法（TES）

❶ 神経・筋電気刺激（NMES）

▶**末梢神経損傷の際の脱神経筋刺激**：神経が回復するまでの期間の筋萎縮を可及的に予防するという目的で広く用いられている．脱神経筋の筋萎縮を遅らせることは可能だが，神経再支配の促進はなく，逆に軸索終末の発芽を阻害するともいわれており，その効果については異論も多い．腓骨神経麻痺でしばしば用いられる．効果発現の機序としては，残存している正常筋の収縮による筋力増強効果だけでなく，タイプⅡ筋線維をタイプⅠに変化させる，継続治療がタイプⅡ筋線維の活動を増やすことで筋持久力が向上するなど筋線維タイプや収縮特性の変化が考えられているが，筋再教育手技としての促通効果も重要とされている．

完全な脱神経で筋萎縮を遅らせるためには，強さ時間曲線から考えても，十分なテタヌスを生じる程度の強い刺激強度でかつ刺激時間も長くなければならない．パルス幅100ミリ秒以上の矩形波で周波数は30 Hz 以下とする．電極位置は筋の両端に貼付し，双極刺激で刺激強度を耐え得る最大量まで上げる．脱神経筋は筋疲労しやすいため，休止時間は長くする必要がある．おおむね1日3回以上行う必要があるとされている．治療にあたっては，筋力測定，神経伝導速度，クロナキシー（強さ時間曲線），筋電図などの評価を適宜行い，神経回復や随意性向上が確認できれば，適宜バイオフィードバック療法へ移行する．

▶**廃用性筋力低下や筋萎縮**：長期臥床や術後の固定期間における廃用性筋力低下の治療や関節術後に速やかに十分な筋力が得られない場合，脊髄損傷でのFES導入前の訓練，ボツリヌス療法や経頭蓋的電気刺激による痙縮治療後の筋力訓練・筋再教育などに用いられる．TESによる筋力維持効果は随意運動による筋力維持には及ばないため，随意収縮を伴う筋力訓練と併用したほうが効果的である．

刺激電極を目的の筋の運動点付近に貼付する．刺激時間が長いほど筋収縮は大きいが，1ミリ秒以上では疼痛刺激を誘発するため，脱神経筋の場合と異なり，通常は0.1〜0.5ミリ秒程度の短パルス幅の矩形波で有効収縮が可能である．周波数は低ければ単収縮 twitch が癒合せず収縮力が不安定となり，高ければテタヌスとなり収縮力は強く安定するが，40〜50 Hz 以上では筋疲労を生じやすいため，臨床的には20〜30 Hz で行われる．刺激強度は皮膚のインピーダンス，皮下脂肪の厚さなどで異なるが，一般的に耐え得る最大強度で行う．治療回数が多くなると刺激順応が生じるため，毎回調整する必要がある．

長期臥床などで生じた廃用性筋萎縮・筋力低下では筋疲労を生じやすく，電気療法の適応，刺激条件には十分な配慮が必要である．1回の刺激時間は5〜10秒で10〜60秒は休止時間をとり，1回の治療時間は20分程度，週に3〜5回程度がよい．

▶**正常筋に対する電気刺激**：五輪選手が競技パフォーマンス向上のための筋力トレーニング手段として電気刺激を用いることが周知されると，アスリートの筋力トレーニング手段として広く用いられるようになった．近年，商業レベルでも健康増進機器として電気刺激装置が一般に普及し，効果として基礎代謝向上による脂肪燃焼効果，ダイエット効果などもうたわれているが，それらは筋力増強・筋量増加効果によるものである．

刺激条件は廃用性筋萎縮・筋力低下へ対する方法に準じて設定するが，同様に電気刺激単独での筋力増強より随意運動併用でのト

レーニングがより効果的であるとされる．

筋疲労を考慮して1回の治療時間は20分程度，1日2〜5回，治療期間は1〜3カ月を目安とする．過負荷にならないように留意すれば，頻回実施のほうが効果的であるが，頻回の治療は電極の劣化が早期に起こり，皮膚との接触不良から電流密度が上がり，熱傷を起こすこともあるので注意が必要である．

▶痙縮抑制：痙性筋への電気刺激により，痙縮が抑制されることが知られている．機序としては，主動筋のタイプIa線維刺激→拮抗筋の相反抑制やGolgi腱器官からのタイプIb線維興奮による抑制などの神経機構と痙性筋の筋疲労などが考えられているが，TENSに類似した機序もあるとされる．刺激条件は0.2〜0.5ミリ秒短パルス幅の矩形波で，周波数は20 Hzから開始し収縮をみながら100 Hz間での範囲で増やし，治療時間は20分程度とする．刺激強度はテタヌスを生じさせる場合や閾値付近や閾値下刺激などさまざまである．

▶末梢循環改善・浮腫改善：低周波刺激による断続的筋収縮によるポンプ作用や代謝の増加により，刺激筋の血流が増え，循環が改善することで，浮腫治療に用いられる．刺激強度は最大収縮の10%程度，血流を保つために周波数は5 Hz以下とする．術後の深部静脈血栓・塞栓の予防として電気刺激を用いる場合は，下腿三頭筋を0.2 Hz程度の緩徐な波で，50ミリ秒程度のパルス幅で足関節底屈を生じる強さで刺激するとよい．

❷ 経皮的(末梢神経)電気神経刺激(TENS)

TENSの電気的除痛効果は，ゲートコントロールセオリーや一次ニューロンレベルでのAδ線維の選択的抑制(高頻度TENS)，エンドルフィンなどの内因性除痛物質産生を促しての除痛効果(低頻度TENS)などで説明されているが機序には未解決の部分も多い．現在市販されている装置は，周波数では0.5〜250 Hz，持続時間では50〜300マイクロ秒から選択することで，一定周波数刺激や高頻度と低頻度混合刺激などのモード設定ができる．通常急性痛ではAδ線維の選択的抑制を目的に100 Hz以上(持続時間60〜80マイクロ秒)の高頻度刺激が選択され，慢性痛では1〜20 Hz(持続時間200〜250マイクロ秒)の低頻度刺激が用いられる．電極は，疼痛部位を挟むか，疼痛に関与すると思われる末梢神経に沿った部位とするが，トリガー部位でも効果を示すことがあるため，効果をみながら部位を決める．電極間距離は浅層由来の疼痛には疼痛部位を挟むように短く置き，深層由来の疼痛には電極間距離を長くする．

適応は急性期から慢性期まで多岐に及ぶが，術後疼痛，外傷後，外傷性末梢神経損傷，関節リウマチ，変形性関節症，脊髄損傷，幻肢痛，ヘルペス後神経痛，外傷性神経腫，がん性疼痛，分娩後，視床痛，複雑性局所疼痛症候群(CRPS type Ⅰ & Ⅱ)による痛みなどがある．

禁忌は心疾患(特にペースメーカ埋め込み後)，発熱などの消耗性疾患，高度な感覚障害，意思疎通困難，適応部位の皮膚疾患・開放創，妊婦などである．

❸ 干渉波電気刺激(IFCS)

電気抵抗の少ない中周波数(1,000〜10,000 Hz)で，周波数や位相の異なる電流を組み合わせて深部組織に及ぶ干渉電流を流す治療法である．皮膚刺激が少ないため深部まで刺激を加えることができる．電極はカップ型で吸引装置を介して皮膚に吸着させるが，治療部位により，2極法(電極2個で挟む方法)，4極法(2個一組を交差して設置する方法)が選ばれる．適応・禁忌はTENSと同じである．

2) 機能的電気刺激療法(FES/FNS)

❶ FESの特徴

麻痺筋や末梢神経への電気刺激を制御することで機能的な動作を再建する方法である．閉ループ型(フィードバックあり)，開ループ型(フィードバックなし)があり，前者は単独での制御は誤差補完が難しく視覚や不全麻痺筋の増強などのサポートが必要とされてい

る．後者は刺激を目的の動作に合わせてパターン化するものであるが，他の動作への応用が困難なこと，筋収縮力の変動が生じると以前のパターンが使えなくなるなどの課題がある．刺激周波数は，長時間でも疲労の生じにくい 20 Hz 前後が用いられる．

❷ 装置

刺激パラメーターを設定するコントローラーと刺激装置，刺激電極が基本システムであり開ループではセンサー，閉ループではスイッチが必要となる．電極は表面電極を用いるものと，埋め込み型電極を用いるものがある．前者は簡便であるが詳細な制御は困難であり，後者は小さな筋や深部へも適応できるため多関節運動の制御が可能であるが，電極埋め込み手術が必要となる．

❸ 目的・適応

頚髄損傷，胸髄損傷，脳血管障害による片麻痺など，効果器である筋肉が脱神経に陥っていない上位運動ニューロンの障害が適応であり，末梢神経損傷のように電気刺激をしても十分な筋収縮が誘発できない場合は適応外である．また痙縮，不随意運動，廃用性筋萎縮，拘縮などには考慮が必要である．臨床的には，片麻痺者尖足歩行の矯正，対麻痺者の歩行再建，四肢麻痺でのリーチ・把持動作再建の他，神経因性膀胱や横隔膜ペーシングなどが試みられている．真に実用レベルには至っていないが，今後のリハ医療の中心的技術として，発展が期待されている．

牽引療法

大串　幹　熊本大学医学部附属病院・リハビリテーション部

牽引療法 (traction therapy) とは，「牽引」つまり，身体のある部位に牽引力を加える治療法である．リハ分野の物理療法としては，頚椎・腰椎疾患に対して脊椎介達牽引 (spinal traction) が汎用されており，本項では主にこれについて記載する．整形外科保存療法である骨折の矯正や局所安静などを目的とする直達牽引（長管骨に Kirschner 鋼線を刺入して末梢へ牽引など）・介達牽引（スピードトラック：皮膚の上からスポンジシートや弾力包帯を用いる方法など）も広義の牽引療法に含まれる．**表1**のように牽引療法はいくつかの観点から分類され，項目を治療目的に応じて組み合わせる．牽引療法は臨床で頻用される物理療法として一般的なものであるが，単独で施行されることは少なく，その独自効果については議論のあるところである．

代表的な技法

❶ 牽引療法の種類

頚椎・腰椎介達牽引療法は徒手や自重，滑車を介した重錘，機械装置などが力源として用いられるが，臨床では電動式牽引装置を用いた方法が一般的である．徒手牽引は，医師により診断的治療手技として，主に頚椎由来と思われる症状に対し牽引の効果をみる目的で用いられ，徒手療法として療法士により行われることもある．機械装置による牽引の設定条件としては牽引力，牽引角度・牽引方向，牽引時の肢位・姿勢，牽引時間と持続か間欠か，牽引頻度・期間・回数などである．

▶**頚椎介達牽引**（cervical traction）：通常座位で行われる．頚椎牽引用のつり革（Glisson 係蹄）を前部は下顎部，後部は後頭結節に当て，頚部軽度屈曲位で左右対称になるように装着する．装着の際は，眼鏡は外し皮膚の保護や衛生上を考慮して装具と皮膚の間にガーゼなどを挟むとよい．症状の改善のためには牽引療法単独に固執せず，温熱療法，寒冷療法，超音波，低出力レーザーなどその他の物理療法を牽引直前に併用実施することで，筋の緊張低下を促し牽引効果を高めることができ，温熱療法が牽引中に併用できる装置もある．以下に牽引の設定条件について記載する．

牽引力は強いほど効果が得られるわけではなく，はじめは弱い力から開始し徐々に適当

表1 牽引療法の分類

1) 骨の直接牽引の有無	直達牽引(direct traction), 介達牽引(indirect traction)
2) 牽引の持続性によって	持続牽引, 間欠牽引
3) 牽引部位によって	四肢牽引, 脊椎牽引 spinal traction(頚椎・腰椎)
4) 治療時の体位・牽引方向によって	水平牽引, 斜面牽引, 垂直牽引
5) 牽引力源によって	重錘牽引, 自重牽引, 動的牽引, 徒手牽引

な牽引力へと増やしていく.間欠牽引では,頭部の重さを考慮し,一般には体重の1/10程度から開始し,疼痛や感覚障害の軽減や心地よさを目安に牽引力を増やす(7〜20kg).一方持続牽引は3〜5kgの弱い範囲で行うが,頭部の免荷が目的の場合には頭部重量が体重の約7%であるためそれ以上の牽引力が必要である.

牽引角度・方向については,座位でも背臥位でも治療対象部位によって屈曲角度を調整する(上位頚椎であれば0〜15°,中位頚椎は15〜30°,下位頚椎は30〜40°,上位胸椎は45〜60°).これにより頚椎の生理的前弯が取り除かれ,椎体間に均等に力がかかり,安全かつ効率的に治療できる.逆に伸展位での牽引は前弯を増強し,椎間関節に圧力・剪断力がかかり椎間孔を狭め症状悪化の危険性がある.

牽引時の肢位は,頚椎介達牽引では,持続牽引は背臥位で,間欠牽引は座位で行われることが多い.背臥位はリラクセーションが得られやすく,牽引角度の維持が容易で長時間の牽引ができ,少ない牽引力でも効果が得られやすい.一方座位は,摩擦による牽引力の減弱がなく間欠牽引が可能で短時間で効果が得られる.

持続か間欠かで牽引時間は異なる.持続牽引が整形外科的療法としてベッド上で患部の安静・固定や変形の矯正などの目的で行われるときは,主治医が治療時間を指示し,症状に応じて牽引時間が調整される.外来で軟部組織の伸張のための物理療法として行うときは最低15分以上が必要とされている.間欠牽引においては牽引(持続時間)-弛緩(休止時間)の牽引サイクルが繰り返されるが,目的に応じて調整される.持続時間が長いと軟部組織の伸張や椎間関節の減圧効果は高くなるが,疼痛増悪のリスクが高まるため,過度の牽引力は避ける.逆に短時間では強い力での牽引が可能となり,椎間孔拡大や椎間板の髄核復位が期待されるが,力の立ち上がりが急であると伸張反射を誘発し疼痛を生じることがある.一般的に持続時間10〜15秒-休止時間5〜10秒のサイクルで治療時間15〜30分程度が有効とされている.

牽引頻度については,1週間に1度程度の実施では,治療効果を得ることは困難であり,少なくとも1日おき,できれば連日実施し,3週間・15回程度の実施で効果を判定する.

▶**腰椎介達牽引(lumbar traction)**:腰椎介達牽引の牽引力は,下半身の重さ,床面との摩擦力および腰椎の筋緊張以上の力が必要である.通常間欠牽引で10〜20kg(体重の1/4)程度から開始し,約1/3から最大20〜40kg(体重の1/2)の範囲で患者の症状に応じて牽引力を増やしていくのが妥当とされている.持続牽引では,5〜10kgの範囲で行う.

牽引角度・方向,肢位・姿勢の設定では,腰椎牽引は背臥位で行われるが,背臥位では腸腰筋が伸張され,健常者でも腰椎前弯が増強する.腰椎介達牽引においても,頚椎牽引と同じように椎間を離開させる牽引力を安全かつ効果的に加えるため,骨盤後傾を促し腰椎の前弯を減じるための工夫として装置自体にクッションや足台が付属しており,セミファウラー肢位,膝立て臥位の他,下腿を台上に乗せる姿勢などが設定可能である.股関

節屈曲角度を増すことで腰椎前弯の減少と，傍脊柱筋を含めて軟部組織の伸展が可能となる．特に椎間関節へ牽引力をかける場合は，治療部位がL3/4周辺では75～90°，L4/5周辺では60～75°，L5/S1周辺では45～60°にそれぞれ股関節を屈曲させる．骨盤ベルトはストラップにかかる牽引ベクトルが骨盤の前方・後方回旋の運動軸より下方（背中側）を通るように骨盤の後方または側方に装着する．牽引角度は20～30°がよいとされる．逆に骨盤帯を前方に装着し，牽引角度を強くすると腰椎前弯が増強するので注意が必要である．

持続か間欠かは治療目的で使い分ける．持続牽引は，腰椎椎間板ヘルニアなどの急性期で，安静・固定の目的で病室のベッド上で行われる整形外科的手技である．牽引力は一側5kg，両側で10kg，30分～1時間に休憩時間を入れる程度から開始し，徐々に時間を延長する．間欠牽引は軟部組織に伸展-弛緩を繰り返すことでマッサージ効果が生じ，循環の改善も期待される．牽引10秒-休止10秒程度のサイクルで行うとよい．

牽引頻度については，頚椎牽引と同様で連日実施が望ましく，10～15回程度の実施で効果を判定する．

❷ 牽引療法の目的

骨折や脱臼の整復，整復位の保持・安静，脊椎疾患においては椎間や傍脊柱軟部組織の伸張による変形矯正やアライメント改善による除痛などを期待して用いられている．

❸ 牽引療法の対象・適応

牽引療法は牽引により症状の原因が除かれることが期待できる疾患・病態・症状である根治および対症療法として行われる．

頚椎牽引の対象の疾患は，頚椎症性神経根症，頚椎椎間板ヘルニア，頚椎椎間板変性症，後縦靱帯骨化症，頚肩腕症候群，頚椎捻挫の急性期以降，椎間関節症などであり，症状としては，項部～肩・肩甲間部，上腕の筋痛・こわばり感，放散痛，肩凝り，眼精疲労，頭痛などである．

腰椎牽引の対象疾患は，腰椎椎間板ヘルニア，腰椎椎間板変性症，変形性腰椎症，急性腰痛症の急性期以降，症状としては，腰痛・坐骨神経痛，腰部のこわばりなどである．

❹ 牽引療法の特徴（他の技法との違いや使用上の留意点）

牽引療法は物理療法として広く一般的に臨床現場で実施されている．頚椎や腰椎由来の疼痛性疾患に対するその他の物理療法としては，温熱療法（ホットパック），寒冷療法，電気刺激療法（干渉波，SSPなど），光線療法（低出力レーザー）などがある．これらは対症的意味合いが強いが，牽引療法は疼痛の原因となる病変に一定の力を直接治療部位にかけることができ，根治的な意味合いを有する．近年はリクライニングチェア型の安楽な牽引装置も発売されており，治療だけでなく心地よさにも視点が置かれるようになっている．効果を得るためにはある程度の負荷が必要であるが，安易に増やすと，一時的には疼痛やしびれの増強，めまい感などさらに慢性的には吊り革による顔面神経麻痺，顎関節症といった副作用が生じることがある．また牽引型の胸郭出口症候群では上肢のしびれ・疼痛など頚椎疾患と症状は似ているが，病態が異なるため，牽引により症状増悪をきたすことが多い．特に交通外傷を契機として発症した場合など頚椎捻挫後遺症として牽引療法が処方されることがあり留意しておく必要がある．

❺ 牽引療法の有効性

治療の機序としては，脊椎の長軸方向に牽引力を加えることによる効果（表2）とされている．

一般的効果としては，頚椎牽引中にMRIをとりヘルニア退縮を確認した報告や1回～少数回の頚椎牽引後に劇的に上肢の放散痛が消失した例もある．また，間欠牽引では，頚部軟部組織へのマッサージ的効果によると思われる頚部筋血流改善の報告もある．

腰椎への牽引効果は，Cyriaxが椎間板膨

表2　牽引療法の効果
- 椎間関節周囲軟部組織の伸張
- 椎間板・椎間関節の変形・変位の矯正
- 椎間関節の離開
- 椎間孔の拡大
- 椎間板内圧の陰圧化と椎体前後靱帯の伸張による膨隆髄核の復位化
- 攣縮筋の弛緩マッサージ的効果による循環改善・促進

治療の機序としては，脊椎の長軸方向に牽引力を加えることによる効果とされている．
〔伊藤直榮：牽引療法．細田多穗，柳澤健（編）：理学療法ハンドブック，改訂第2版．pp.1197-1205，協同医書出版社，1991，矢吹省司，菊地臣一，添田幸英，他：腰痛症に対する理学療法―理論と実際．日本腰痛学会雑誌 11：97-101, 2005 より〕

隆による腰痛・下肢痛に牽引療法が効果的であると勧めたことから普及した．Ibrahim らは胸郭ハーネスを使用した吊り下げ牽引（重力牽引）中の腰椎のX線撮影で，全腰椎間で前方より後方の離開が大きく，腰仙角が増大したと報告している．

物理療法としての局所効果は客観的に示されているが，臨床長期成績において他の理学療法との比較で有意に改善することは証明されていない．

❻ 牽引療法の禁忌
禁忌となる病態や症状としては，関節構成体の破綻（骨折・脱臼），関節不安定性，脊椎の感染・化膿性疾患，不随意運動，悪性腫瘍，開放創のあるものなど，また禁忌となる疾患としては，頸椎では関節リウマチによる脊椎不安定，頭蓋頸椎移行部奇形など，腰椎では脊椎分離症，脊椎炎（脊椎カリエス，化膿性脊椎炎），腰椎圧迫骨折などであり，共通するものとしては，脊椎悪性腫瘍（原発性・転移性），骨粗鬆症そして牽引により動脈閉塞やプラーク血栓の遊離が生じる可能性のある頸動脈・椎骨動脈の狭窄や動脈瘤，腹部大動脈瘤などが挙げられる．

水治療法

室生　祥　東京厚生年金病院・リハビリテーション科部長

｜水の物理作用｜
❶ 浮力
水中では押しのけた水の重さに等しい力が浮力として重力と反対方向に働く．水の密度は 1.00 で人体の平均密度は 0.97 なので，体の 97% を水に浸すと身体にかかる重力と浮力が釣り合う．

浮力により水中では容易に免荷が得られ，運動器疾患の訓練に応用される．

❷ 粘性と渦による抵抗
水中の運動に対しては水の粘性による抵抗が生じる．その大きさは動く速度に比例する．また運動すると体のすぐ後ろに渦を生じ，運動方向と反対の方向に体を引っ張る力を生じる．

これらの抵抗力は水中での筋力増強訓練に応用される．動かす速度によって負荷の大きさを調節することができる．一方動きが速すぎると負荷が過大となり関節への負担が大きくなって浮力による免荷のメリットが損なわれる．

❸ 熱の伝達
水は空気に比べて 25 倍熱を伝えやすい．水中にある身体の部分の皮膚毛細血管で温められた（冷やされた）血液が静脈を経て全身に伝播し深部体温が上昇（下降）する．20 分の全身浴で体温が 0.3℃ 上昇する．

❹ 静水圧
深さ 1 cm 当たり 0.73 mmHg，水深 120 cm で約 88 mmHg の静水圧がかかる．これは末梢の静脈圧（10〜20 mmHg，最大 30 mmHg）やリンパ管圧よりはるかに大きく，四肢の浮腫の改善に応用される．

｜水の生理作用｜
❶ 心血管系
静水圧により末梢の静脈血，リンパ液は静

表1　免荷の程度(%)

水に浸かる部分	股関節	下腿
首まで	91	93
胸まで(体幹の上1/3，手は上げる)	58	63
体幹中央	49	56
臍まで(体幹の下1/3，手は上げる)	40	48
股	23	23

脈系に移動し静脈還流が増し中心静脈圧は上昇する．首まで水に浸かった場合，右房は拡張し通常 $-2\sim-4$ mmHg の右房圧は，14〜17 mmHg に上昇する．通常 5 mmHg の肺動脈圧は上昇して 22 mmHg に達する．1回拍出量が 35% 増え，心拍数が 71/分から 100/分に上昇することによって心拍出量は約 30% 増える．これらの変化は水温が上昇すると増大する．

交感神経活動が低下するため血管収縮作用が減弱し，首まで水に浸かった場合全身の末梢血管抵抗は 30%・17 mmHg から 12 mmHg に低下する(水温 33〜36℃ の neutral temperature)．すなわち，全身温浴では末梢血管抵抗の低下による降圧作用は心拍出量の増加による昇圧を上回り結果として血圧は下がる．また運動負荷による収縮期血圧上昇の程度は，陸上に比べて水中では小さくなる．

❷ 心肺機能

水中走行(53 m/分)による酸素消費量は，陸上での同じスピード走行に比べて 3 倍になる．逆に考えれば，同一代謝量を得るための運動速度は水中では陸上の場合の 1/3 から半分でよい．

❸ 呼吸器

水中では水圧による胸郭への圧迫と，腹腔への圧迫による横隔膜の上昇により肺容量と肺活量が減少する．四肢・腹腔の血液が肺の血管床に移動することにより肺胞のガス交換能は若干低下する．これらの作用により首まで水に浸かった場合，1回換気量 1 L 当たりに要する仕事量は 60% 増加する．

❹ 運動器への影響

上述のように水中では浮力により骨関節への免荷が得られる．水に浸かる身体の体積が大きいほど得られる免荷の程度も大きい．遠位部ほど静止立脚時の免荷率は高い(表1)．

水中では交感神経活動が低下するため血管収縮作用が減弱し筋血流量が増える．首まで水に浸かると安静時の筋血流量は 2 倍になり，washout は 130% になる．すなわち水中では筋肉への酸素供給と代謝産物の運び出しが増加し，疲労回復が促進される．

代表的な技法

❶ 全身浴

▶設備

- ハバード・タンク：仰臥位になって上下肢の外転運動が簡単に行える大きさがあり，療法士が浴槽の外から患者の近くに寄れるように中央がくびれたヒョウタン型をしている．気泡発生装置，渦流発生装置，リフトなどが付属する．
- プール：歩行などを行う幅の狭いものや水泳なども行う大きなものがある．利用者が水中に入るためのリフトや階段，水中で体幹を下から支える plinth(壁から張り出した板)，水中で身体を支える水中手すりなどが付属する．

▶温度：温熱効果を期待する場合は 37〜40℃ に設定する(表2)．冬は高め(37〜40℃)，夏は低め(32〜37℃)にする場合もある．1回の入浴時間は 20 分程度，30 分までとする．

多発性硬化症では体温を上昇させる温熱療

表2 水温の効果

水温	効果
33〜36℃　neutral temperature	鎮静
36〜38℃　不感温度	38℃以下では深部体温の上昇は不十分
39〜41℃　中温浴	深部体温の上昇は十分
42℃〜	血小板活性化

表3 水中自動運動における浮力の利用の仕方

浮力の利用の仕方	適応となる筋力(MMT)	運動の種類
浮力による介助 buoyancy assisted	3未満	自動介助運動 Active assistive exercise
浮力による支持 buoyancy supported	3または3以上	自動運動 Active exercise
浮力に逆らう buoyancy resisted	3以上	自動抵抗運動 Active resistive exercise
水上への挙上 Lifting up through surface		自動抵抗運動 Active resistive exercise

表4 心血管系に負担のかからない入浴法

1. 水温：39〜41℃．42℃以上，34℃以下は不可．
2. 時間：40〜41℃の場合で10分を限度．
3. 深さ：胸下までの半身浴や半座位での入浴が心負荷は小さい．
4. 入浴時の労作：更衣や浴槽の出入りはゆっくり．
5. その他
   ・出浴後の起立性低血圧に注意する．
   ・入浴後にコップ1〜2杯の水分を摂取する．
   ・冬季は浴槽内との温度差を小さくするため浴室，脱衣所を事前に暖めておく．

法は禁忌であるが，水温を25〜28℃に設定すれば深部体温の上昇を防ぎながら運動を行うことができる．

❷ 浮力の利用

▶他動運動，自動運動：自動運動の場合，筋力に応じて利用する(表3)．速く動かすと負荷が増す．水中抵抗を調整する器具として水カキや足ヒレがある．

▶免荷：水中では浮力を利用して体を支えられるので関節リウマチ，変形性膝・股関節症人工関節形成術後，下肢の外傷後の立位・歩行訓練に適応される．免荷の程度は前述の表を参照．

▶持久力訓練：水中では血圧上昇を抑えながら運動強度を上げられる．心拍数と最大酸素摂取量の関係は陸上の運度と同じなので，心拍数をモニターしながら運動強度が最大酸素摂取量の50〜80%になるように設定し20〜30分，週2〜3回行うよう処方する．動作は歩行でも体操でも構わない．

▶呼吸機能訓練：呼吸器への負荷を利用して肺気腫や頚髄損傷による四肢麻痺者の呼吸訓練を行うことができる．

▶温泉：源泉において25℃以上のものを温泉という．含有塩類が皮膚表面の脂質，蛋白質と薄い被膜をつくり，出浴後の熱放散を防

ぎ温熱効果の持続時間が延長する．

炭酸泉浴では二酸化炭素が微小循環を改善させ疲労時に上昇した血中尿酸値を有意に低下させることが報告されている．

温泉は心疾患患者には不適切とされてきたが，一定の注意を守れば高血圧や慢性心不全に対して血圧効果，心身のリラックス，深部体温の上昇をもたらす治療として用いることができる（表4）．

❸ 部分浴
▶渦流浴：渦の出せる小型の浴槽を用いて一側の上肢または下肢の部分浴を行う．水温は温熱効果を期待して37〜40℃に設定する．拘縮に対する関節可動域（ROM）訓練の前処置として行うことが多い．

▶交代浴：患部を温水と冷水に交互に浸し，自律神経を刺激する．38〜40℃の温浴と13〜16℃の冷浴を交互に行う．通常，最初に10分ほど温浴を行った後，1〜4分の冷浴と4〜6分の温浴を交互に4回繰り返す．浮腫の場合は冷浴で終了するようにする．関節リウマチや複合性局所疼痛症候群 type Ⅰ（complex regional pain syndrome Ⅰ）に対して用いられる．

❹ その他
圧注浴，灌流浴，気泡浴などがある．

温熱療法

室生 祥　東京厚生年金病院・リハビリテーション科部長

分類
生体内深達度と熱の伝達の仕方とによって表のように分類される．

作用と適応
❶ 温熱療法の作用
・関節包，瘢痕組織などのコラーゲン線維の伸展性を高める．45℃に温めると中手指節関節の固さは20%減少する．
・疼痛閾値を上昇させ鎮痛作用をもたらす．
・γ神経線維活動を抑制し筋緊張を低下させる．
・細動脈と毛細血管拡張により局所血流が増加する．
・炎症賦活作用：慢性炎症に対して炎症を賦活し組織修復を早める．
・組織代謝亢進作用．
・皮膚血流の増大，腹部臓器への血流低下による胃酸分泌低下，消化管蠕動低下，子宮平滑筋弛緩，腎血流と糸球体濾過量の低下．

❷ 温熱療法の一般的な適応
疼痛，筋痙縮，拘縮，緊張性筋痛症，充血，代謝亢進状態，血腫の吸収，滑液包炎，腱滑膜炎，線維炎，線維筋痛症，表在性静脈血栓，反射性血管拡張，膠原病性血管疾患．

留意点
至適な生理反応を得るために温度43〜45℃，曝露時間30分を目安とする．43℃以下では効果発現に時間を要し，45℃以上では熱傷を起こす．

対象とする疾患，目的，適用部位の広さ，大きさ，形状などによって使用器具，適用の仕方が決められる．

禁忌
❶ 感覚障害と意識障害
熱傷の危険が高い．やむを得ず適応する場合は局所を頻回に観察しながら行う．

❷ 循環障害
血流による熱の拡散が妨げられて熱傷になりやすい．温熱で局所の代謝が亢進するにもかかわらず血流不足のため相対的虚血，壊死に陥る危険性がある．

❸ 急性炎症，外傷急性期
温熱によって炎症が助長される．

❹ 出血性障害
温熱による血管拡張により創傷部は止血しにくくなる．

❺ 悪性腫瘍
腫瘍の成長を促し，転移の危険性が増大するとされる．

表 温熱療法の分類

生体内深達度	熱伝達の仕方	代表的技法
表在加熱	伝達熱	ホットパック ホットタオル パラフィン浴 ペロイド(泥)浴
	対流熱	水治療 熱気浴
	輻射熱	赤外線
深達加熱	変換熱	超音波 超短波ジアテルミー マイクロ波(極超短波)ジアテルミー

❻ 適用禁忌部位

脳実質, 性腺, 子宮, 胎児, 成長期骨端部など.

代表的な技法

1) 表在加熱

❶ ホットパック

▶装備：シリカゲルなどの吸湿性物質を木綿袋などに入れてパック状にし, これを80℃前後の恒温槽につけておく.

▶使用法：乾熱を適用する場合はパックをビニールでくるんだうえにタオルを4～8枚巻く.

湿熱を用いる場合はパックの水分を切って直接タオルを8～12枚巻く. 熱傷を起こさないように水分が皮膚に直接触れないように注意する. 温度は20分ほど治療域に保たれ, 30分前後から低下する.

パックは必ず患部の上にあてる. 患部の下に敷いて用いてはならない.

▶適応：頚部・腰部椎間板症, 変形性膝関節症, 腱鞘炎など疼痛性疾患に広く用いられる. 関節拘縮に対する関節可動域(ROM)訓練, 痙性運動麻痺の自動介助運動などの訓練の前処置にも用いられる.

▶その他：簡便でコストが安く, 維持管理が容易で耐用年数が長い. 自宅で個人的に使えるよう電子レンジで温める製品もある.

❷ パラフィン

▶装備：パラフィンの温度は50～55℃だが熱伝導率が水の0.42倍と小さいので生体に直接触れても熱の伝導は緩徐で熱傷にはならない.

▶使用法：熱したパラフィンを患部に塗布するか, パラフィンの浴槽に患部を浸す(浴浸法).

浴浸法では患部を2～3秒浸し浴槽から取り出すという動作を繰り返してパラフィンの多層の被膜をつくり保温効果を高める.

▶適応：拘縮した手指や手関節を効率よく均等に温めるのに適している.

2) 深達加熱

❶ 超音波

▶装備：物理療法用として0.8～3 MHzの周波数が用いられる. 組織への浸透力は組織の性状によって異なる. 0.87 MHzの超音波の50%が筋肉中で数cm, 脂肪組織で7～8 cm浸透する. 骨では1 mm以下である. 浸透力は周波数が高くなるほど低下する. 臨床的には3 MHzは手や顎関節など皮膚から1 cm程度の深さの組織, 1 MHzは1～5 cmの深い組織に対して用いられる.

超音波のエネルギーは軟部組織の境界面で吸収され熱に変わり, 局所の温度を5℃上昇させる. 深部の金属に対する過剰の温度集中はなく適応可能である.

▶**使用法**：治療は超音波用のクリームを患部に塗り，アプリケータを直接あてて 1〜2 cm/秒の速さでゆっくり円を描くように動かしながら行う（ストローク）．1 回の治療は 5〜10分，面積にして 100 cm² 程度である．足部や足関節など形態が不規則な部位には脱気した水を満たした容器に患部を沈め，水中で 0.5〜3 cm の距離にアプリケータを保つ．

▶**注意**：強度は W/cm² で表し温熱効果には 1.0〜2.5 W/cm² を必要とするが，組織内空洞形成を防ぐために強度を 2.0 W/cm² 以下にとどめ，ストロークを確実に行う．

　低強度の 0.5〜1.0 W/cm² では非温熱効果として結合織のマッサージ効果や微小循環改善効果，細胞膜透過性亢進効果などがある．

▶**適応**：アキレス腱短縮による足関節背屈制限，肩関節周囲炎，股関節拘縮などに対する効果が期待される．超音波は股関節の関節内温度を 8〜10℃ 上昇させられる唯一の方法である．

　コラーゲン線維の伸張性は温度の上昇に伴って増加するので，ストレッチングの前処置として行う．

▶**その他**：非温熱効果をもたらすよりさらに低強度の超音波（たとえば 30 mW/cm²・1.5 MHz）が骨折治癒を促進させることが報告され，遷延治癒と偽関節を適応に専用機器が臨床応用されている．

❷ **超短波ジアメトリー**

　超短波 30〜300 MHz の電磁波を意味する．物理療法では 27.12 MHz が用いられる．付属器具が大きく部位によっては皮膚との間に 0.5〜5 cm のスペーサーをおく必要があるなど，臨床では敬遠されている．10〜30 分，患者の主観的な暖かさを確認しながら使う．

❸ **マイクロ波（極超短波）ジアメトリー**

　マイクロ波（極超短波）は 300 MHz〜3 GHz の電磁波を意味する．わが国では 2,456 MHz が医療用マイクロ波として用いられている．アプリケータを皮膚から約 10 cm 離し，約 20 分照射する．深達度は 2〜3 cm である．

　超短波ジアメトリーとマイクロ波（極超短波）ジアメトリー共通の特異な適応禁忌として，ペースメーカ，人工関節など生体内金属，眼球などがある．

寒冷療法

室生 祥　東京厚生年金病院・リハビリテーション科部長

種類

❶ **アイスパック**

❷ **アイスマッサージ**

　氷の破片や塊，水を満たして凍らせた容器，寒冷刺激器などで患部をこする．7〜10分で無痛が得られるが，ほとんどの患者は同時に冷感，灼熱感，疼痛，しびれなどを訴える．

❸ **コールドスプレー**

　局所冷却スプレーや液体窒素スプレーにより皮膚温は直ちに 20℃ まで下がる．局所の皮膚麻酔や"spray-and-stretch"法に用いられる．

作用と適応

❶ **寒冷療法の作用**

　氷を皮膚に当てると皮膚温は直ちに低下してその後約 10 分かけてゆっくりと 12〜13℃ の均衡点に達する．皮下組織の温度変化はもっと遅く約 10 分で 3〜5℃ ほど低下する．筋肉内の温度低下はわずかで 10 分経っても 1℃ 以下である．もっと強力な冷却材で 20 分から 3 時間前腕を冷やすと筋肉内温度は 6〜16℃ 低下する．

　一過性の冷却では，熱交換の結果深部組織は直接冷却されている表在組織よりも温度が上がる．15℃ 前後の冷却刺激によってまず血管収縮が起こり，次に血管平滑筋の麻痺によって血管拡張が起こる．

　膝を氷でくるむと，5 分以内に血管収縮が顕著となりその結果 25 分後には軟部組織や骨の血流が 20〜30% 減少する．

表面冷却は，代謝活性を低下させ，筋緊張を落とし，痙縮を抑制する．消化管運動を亢進させる．神経伝導を低下させ，その結果鎮痛効果をもたらす．これらにより以下のような効果がもたらされる．

- 末梢血管収縮とこれによる浮腫の進展抑制．
- 酵素活性低下による代謝抑制と組織破壊抑制．
- γ神経活動低下を介した筋紡錘活動低下による痙縮抑制．
- 内因性モルヒネ様物質の疼痛抑制系の関与による疼痛閾値上昇．
- 皮膚受容器の寒冷刺激で誘発される筋緊張亢進．

❷ 寒冷療法の一般的な適応

運動器外傷急性期の浮腫，出血，鎮痛．
疼痛，皮膚感覚の低下，痙性，筋再教育の補助，局所または全身の代謝活動の抑制．

|留意点|

寒冷刺激は不快な刺激であり，治療を始める前にこれを用いる理由を患者に十分に説明しておくことが大切である．

|禁忌|

❶ 感覚障害と意識障害

温冷覚が低下していたり，意識障害のため反応のない場合寒冷療法は行わない．

❷ 虚血，循環障害

寒冷刺激による直接間接の血管収縮によって心疾患や虚血のある四肢，Raynaud病が悪化する可能性がある．

❸ 寒冷刺激に対する反応

寒冷刺激に対する低耐性，寒冷刺激に対する重篤な反応，寒冷蕁麻疹．

❹ 体温調節障害

|代表的な技法|

❶ 外傷(打撲，捻挫，骨折)

安静(rest)，冷却(ice)，圧迫(compression)，挙上(elevation)はRICE療法として運動器外傷の応急処置として知られる．足関節捻挫は受傷直後から10分ごとに20分間または1時間半ごとに30分間，受傷後6〜24時間冷却する．

❷ 火傷の急性期

アイスパックは10〜20分で患部を速やかに冷やす．熱による組織傷害と酵素活動による化学的な組織傷害を抑制する．疼痛閾値を上昇させ疼痛を軽減する．

❸ 関節手術後療法
❹ 関節炎，関節リウマチ
❺ 疼痛による筋緊張
❻ 上位ニューロン障害による痙縮

痙縮筋を10〜20分間強力に冷やすと緊張が低下し，運動の随意性が改善する．訓練としての有用性は冷却にかかる時間による．

多発性硬化症において全身を冷却すると疲労が減少し，バランスが改善し，筋力が増加する場合がある．

❼ 流涎

顎下腺，耳下腺を冷やしながら10〜15秒マッサージを行う．1日3回食前に5〜10分，2〜3週間続けて行うと唾液の産生が減って流涎が減少する．

❽ 嚥下反射の惹起

嚥下反射誘発部位である軟口蓋，舌根部，咽頭後壁などを凍った綿棒に少量の水をつけて軽く2, 3回刺激した直後に空嚥下をさせると円滑で強力な嚥下反射が誘発されやすくなる(喉のアイスマッサージ)．間接嚥下訓練として有効な訓練法の1つである．訓練食を用いた摂食訓練の準備運動としても有用である．

作業療法

身体障害

高橋秀寿　埼玉医科大学国際医療センター教授・運動・呼吸リハビリテーション科

　作業療法は，患者が必要とする，または目標とする機能を作業を通して獲得し，障害の程度を和らげるために行われるものである．そのカバーする範囲は広く，機能的な作業療法，ADLと日常生活関連動作(APDL)訓練などを中心に，職業前評価と職業訓練，支持的作業療法，認知行為の改善まで，ADLの自立にとどまらず，社会的・心理的適応能力の改善まで及ぶ．作業療法という言葉は本来は仕事という意味合いが強い．しかし，この仕事は職業に限局されるものではなく，広く仕事に付随する運動や遊びの意味も含まれる．その流れは作業療法に筋力や可動域の改善を目的とした機能的作業療法，レクリエーション療法が含まれるもととなっている．

代表的な技法

❶ 機能的作業療法

　理学療法と同じ目的で，関節可動域(ROM)，筋力，協調性，持久性の獲得などが行われるが，単純な動作の繰り返しではなく，患者が興味をもって能動的に参加できる作業項目を選ぶ．後述する脳血管障害片麻痺者で利き手の麻痺の場合の訓練がこれに入る．

❷ ADL訓練とAPDL訓練

　ADLの項目と評価にはさまざまなものがあるが，一般に用いられるものとしてBarthel indexやFIMなどがある．またAPDLには，調理，洗濯，交通機関の利用などの応用動作が含まれる．日常生活動作の自立のためには，動作そのものを繰り返し行うことはもちろんであるが，機能的作業療法で動作に必要な筋力やROMの改善などを図る必要がある．また，装具の作製，家屋改造の指導などを行うことも重要である．

　作業療法の特徴的なものとして自助具の作製がある．自助具は，失われた機能に対し永久的にあるいは可逆的障害に対しては一時的に作製され使用される．各疾患の筋力，ROM，巧緻性，痙縮の程度，知覚障害などを評価して，ADLのどの部分をサポートするかで自助具の内容が決められる．軽量で外観が良く，操作や構造が簡単なものが好んで用いられる．いきなり自助具を与えることは障害を顕在化させることになり，患者の心理状態を十分に考慮して使用目的を十分に理解させた後に与える必要がある．

❸ 職業前評価と職業訓練

　就業能力に関する評価および訓練は，職業的リハの領域で行われる．医学的リハの範疇に入る作業療法では職業的リハとの橋渡し的役割がある．職業前評価は，身体的能力，広義の知的能力(IQ，問題解決能力)，作業能力，生活関連動作(公共の乗り物の利用，電話の利用)などで示される各種能力で評価される．

　作業能力の評価は標準化されたモダプツ(MODAPTS)法や一般標準職業適性検査法などによって，あるいは実際の作業ポストやセットされた場面での実習によって評価される．職業前評価は，評価によって指摘された問題点の調整を目的に行われる．

❹ 支持的作業療法

　支持的作業療法には，心理的と身体的の2つの側面がある．前者にはゲームやパズル，刺繍などの他，レクリエーションの要素のある気晴らし的作業療法が含まれる．過度のストレスを生じないことや身体的の禁忌を考慮して処方される．理学療法は作業療法に比べダ

イナミックな動きを伴うものが多く，患者に身体的負担がかかるため，訓練拒否や消極的参加となる場合がある．この場合にはまず，支持的作業療法から始めて，反応の改善をみて理学療法を始めることがある．また，うつ状態が強い患者の場合にはあらかじめ作業療法を先行させた後に理学療法を行うという工夫をすると訓練に対する受け入れが良好となる場合がある．

各種疾患に対する作業療法

基本的にはあらゆる疾患に対し作業療法は適応となるが，以下，代表的疾患に対する作業療法について述べる．

1）脳血管障害

❶ 機能訓練

麻痺側の機能障害の改善のみならず，非麻痺側の機能を高め，ADLの改善などの能力低下へのアプローチ，在宅復帰のための家屋改造の指導や職業前評価・訓練などの社会的不利軽減のアプローチが作業療法として行われる．

非麻痺側上肢への機能を高めるために革細工，油絵，モザイク，木工などが行われる．麻痺側が利き手の場合は利き手交換訓練が行われる．

❷ ファシリテーションテクニック

患側への直接的なアプローチとしてはBrunnstrom法やPNF（proprioceptive neuromuscular facilitation）法などのファシリテーションテクニックがある．実際の作業では，サンディングにより，対称性緊張性頸反射を利用した患側上肢の促通を行うことで，結果として非麻痺側の同名筋の収縮が麻痺筋の収縮を促通することになる．最初は傾斜を低くした抵抗の少ない状態で行い，麻痺が回復し収縮力が増すにつれて傾斜を高くして抵抗を増やしていく．麻痺の改善が認められ，分離運動ができてきたら，両手動作による患側の能動的参加を促すための組みひも，織物，木工などを行う．

❸ 麻痺の程度によるプログラム作成

発症からの時間的経過と麻痺の程度により実用手，補助手，廃用手の判断が必要となる．

実用手と判断された場合には，初めはゆっくりだが徐々に速くかつ正確に作業が遂行できるようなプログラムをつくり，繰り返し実行させる．

補助手の場合には物を押さえ，物をつかむ訓練が中心になる．拘縮予防および治療は，療法士として協力して早期より行われなければならない．特に作業療法では，肩関節の可動域の制限は疼痛や肩手症候群の原因になり，随意運動が回復しても機能獲得の障害になる場合が多い．患者自ら行う作業のなかにROMの改善・維持の要素の入ったものが選ばれる．麻痺の回復初期（弛緩期）や近位筋の筋緊張が低い症例の場合，上肢では肩関節に亜脱臼が起こりやすい．アーム・スリングの使用に関しては，弛緩期に亜脱臼を放置すると関節包が上肢の重量のため伸張し，随意収縮が戻ってきても亜脱臼が改善しにくくなる．そのため可及的な整復位の保持と1日数回の肩関節の他動的訓練が必要となる．

❹ 装具療法

手および手関節の保持装具としては，伸展拘縮予防のコックアップ・スプリントや拘縮予防のパンケーキ・スプリントがある．前者には皮膚接触による前腕掌側の屈筋群トーンの高まりを防ぐ目的でつくられた背側から支えるスプリントと，掌側から支えるスプリントがある．しかし，その効果の差に関しては意見の一致をみない．麻痺部の感覚機能の改善には，材質の異なる布や形の異なる材料を用いた皮膚感覚刺激の訓練や，聴覚や視覚などの他の感覚を用いたフィードバック訓練が行われる．

❺ 高次脳機能へのアプローチ

半側無視や空間関係の障害には，患側から刺激を加え，平面・立体図形の模写や生活場面での患側に注意を払う訓練などが行われ

る．また，着衣失行には更衣のパターン順に番号をつけ，色の目印などの手がかりを与えると効果的である．観念失行や観念運動失行の訓練には，一連の課題を細分化し繰り返し学習させる方法がとられる．

❻ ADL・家事動作訓練

ADL および家事動作訓練としては，利き手交換や両手動作訓練で得られた機能を ADL 動作に応用できる．できるだけ実際に近い場面設定で行う．機能障害が著しいときは各種自助具（片麻痺用）が工夫される．退院が近くなり，実際に調理，洗濯，掃除などの家事動作訓練が必要な場合は在宅場面を想定しての訓練が行われる．最後に職業前訓練としては，金工，木工，製図，トレースなど残存機能に基づいて訓練項目が選ばれる．また知的機能の評価や職業適性検査もあわせて行われる．

2）脊髄損傷

評価のなかでは，特に麻痺のレベル（残存筋の筋力）が到達可能な ADL 動作を知るうえで大切である．頸髄損傷では，一髄節異なるだけで獲得できる ADL にも差が出てくる．その他痙縮や感覚障害の程度，拘縮などの機能障害の有無，排尿，排便障害を含めた ADL のレベルも評価されなければならない．対麻痺の場合には，車椅子を用いれば ADL は自立する可能性が高い．

頸髄損傷では著しい合併症による阻害因子がなければ髄節に応じた ADL を獲得するための訓練を行う．

道具による機能向上には上肢装具（BFO，長・短対立装具），自助具などが用いられる．手指や上肢機能の改善のための腱移行術が行われる場合もある．頸髄の各髄節を細分化した Zancolli の四肢麻痺上肢機能分類は，上肢の機能再建を考慮するうえで有用である．作業療法ではこれらの外科的治療に対し，術前・術後の評価・訓練が行われる．自動車での運転は屋外活動には重要な動作で，C7 レベル以下では移乗動作の訓練や改造した手動コントロールの自動車での運転が行われる．

家屋改造は，車椅子での生活を容易にするためや，介助者の負担を軽減するために行われる．主な改造場所はトイレ，浴室，洗面所，食堂，台所，玄関などである．家屋改造は屋内ばかりでなく，車庫や玄関からの出入りなど外出の際の移動しやすさも配慮する．屋内では段差を解消し，廊下の幅は 80 cm 以上，コーナーは 90 cm 以上とする．また回転のスペースは 150 cm が必要である．ドアは引き戸で，床は車椅子の移動に耐える耐久性のある材質，寝具はベッドを使用し，便器は車椅子と同じ高さとする．また浴室は洗い場と浴槽に段差のないのが望ましい．高位頸髄損傷者には環境制御装置，リフター，ホイストなどが用いられる．

最後に，心理的問題は，脊髄損傷に限らず，重度の身体障害者にみられる，否認，抑うつ，攻撃性，適応などの心理過程には支持的な作業療法が行われる．

知的障害（認知症）

高橋秀寿　埼玉医科大学国際医療センター教授・運動・呼吸リハビリテーション科

医療従事者や介護者は，当然のことであるが，患者が認知症であっても，患者の人格を尊重しなければならない．見下げた態度で接するのは論外であるが，あまりにも患者を子ども扱いすることも，かえって患者を傷つけることになる．

次に患者が問題行動を起こしたときも叱ってはいけない．また，間違った言動の繰り返しや作話に対しても話をじっくり聞き，それを受け入れる態度を示すべきである．また，患者の話や動作の速さに合わせて，ゆっくりと対応すべきである．そして，時間がかかっても，残された機能を最大限に発揮できるような環境をつくるべきである．会話のなかでも，情報伝達はできるだけ簡潔に行い，必要

な単語を耳元ではっきり伝えるのがよい．

代表的な技法

❶ 廃用症候群の予防

リハ治療において認知症患者を対象とする場合，片麻痺や運動失調を合併している場合が多い．また，認知症の末期には，寝たきりの状態となる廃用症候群を合併することが多い．たとえば，認知症による抑うつ状態から食欲不振になり，栄養障害が起こり，さらに尿失禁や便失禁が合併して，会陰部が不潔となり，褥瘡を起こしやすくなる．また，片麻痺だけでなく，自発性低下による運動不足から廃用性筋萎縮や関節拘縮を生じ，ますます離床が困難となる．したがって，認知症の早期より，食事，整容，入浴などの日常生活動作の習慣を規則正しく送れるような，環境設定，介護者指導が，作業療法の介入の初歩となる．

❷ 現実見当識療法（リアリティーオリエンテーション）

失見当識の認知症患者に対しては，最近起こった生活上の基本情報を患者に繰り返し伝達し，正しい回答が得られるように促す．たとえば，部屋を訪問する際に挨拶して，相手の名前，自分の名前を言って呼びかけを行ったり，カレンダーに日常の出来事の時間，予定を記載して，常に注意を促すなど，簡単な課題から繰り返し行う．

❸ 回想法

情緒の安定を目的とした心理療法の1つに回想法がある．これはいわゆる思い出話をグループ訓練に積極的に採り入れた方法である．認知症患者は近時記憶の喪失によってアイデンティティーを見失いがちである．これに対して，比較的保たれている古い記憶をグループのなかで述べ合うことは，心理的孤独からくる情緒不安を改善する効果が期待される．

❹ 音楽療法

音楽療法とは，「音楽のもつ生理的・心理的・社会的働きを，心身の障害の回復，機能の維持改善，生活の質の向上に向けて，意図的，計画的に活用して行われる治療的，教育的技法である」と定義されている．

音楽療法で使われる音楽や音楽活動は，対象となる人のニーズや能力に応じて提供される．認知症患者のグループでは，なじみの曲を歌ったり演奏することで，音楽をきっかけとしたコミュニケーションが促進されたり，その人らしさが引き出されることによって，生活の質の向上が期待される．

❺ 園芸療法

土をつくり，種をまき，育て，収穫し，食べ，保存する．一連の園芸活動のなかには，私たちの暮らしに欠かせないさまざまな生活要素や運動機能が含まれている．また，うれしい，きれい，懐かしい，悲しい，静まる，おいしい，よい香り，いい手触りなど，五感に訴えるものが多く含まれている．作業療法の1つとして，園芸療法とは，こうした園芸活動がもつ特性を，高齢者や障害者，認知症患者などの人々の心や身体のリハ，社会復帰，生きる力の回復などに役立てていこうとする療法である．目的は，適度な運動を伴う作業（運動不足の解消，筋力の低下の予防），仲間との会話を促す共同作業（社会性の維持），収穫の楽しみのある，将来を期待する作業（生きがい），収穫物の利用（販売，料理，他）を伴う作業（生活能力の維持，自己評価）などである．

❻ APT（attention process training）

認知症における注意障害に対しては，APTが用いられている．ソールベルグらが開発したAPTは，注意機能を，注意の持続，干渉刺激からの目的刺激を選別する能力，課題の標的を途中で変更可能にする柔軟性，多くの課題に同時に反応できる能力，の4つの特性に分け，それに対応した方法（数字を抹消する課題，妨害シートで覆った図形の抹消課題など）で注意の改善を目指す練習法である．わが国に適合するよう修正した方法が作成され，用いられている．

❼ 適応訓練

適応訓練とは，一定の動作に限って繰り返し訓練し，学習させるものであり，不適応行動の減少と歩行などの身体活動の増加などを目的としている．認知症患者に対しては，整容動作や入浴などの基本的な日常生活動作を繰り返し行うことで，知覚的フィードバックを行い，治療効果が期待される．

❽ 代償方略

認知症の記憶障害では，記憶力自体の改善が望めないが，その代償方略として，記憶補助の目的で，メモリーノートなどの手帳が使用される．また，生活環境の整備，たとえば，低いベッドを使ったり，証明を明るくしたり，敷居の段差を解消したり，要所に手すりを設置するなどして，認知能力には変化がなくても自立度を向上させることができる．さらに，認知症の社会的交流を活発にするには，25～40人の大集団よりも，むしろ6～8人の小グループでの会話のほうが望ましい．さらに目につくところに，カレンダーや予定表を掲示するのも有効である．

精神障害

高橋秀寿　埼玉医科大学国際医療センター教授・運動・呼吸リハビリテーション科

精神障害者の作業療法は，患者の社会生活機能回復を目的に，陶芸，パソコン，革細工，手工芸，園芸，木工などの作業をとおして，自発性や，意欲を高めるための治療法である．また，医師の指導ではなく，指示のもとで行われる．精神障害者の作業療法は，個別あるいは他の人たちとの関わりや具体的・現実的な作業活動（遊び，創作的なものから日常生活に関連するものまで）を利用し，精神機能の向上，対人関係能力の改善，作業能力の改善などを図り，その人にとってのよりよい生活が送れるように指導，援助を行う．

対象疾患は統合失調症，双極性障害，うつ病，神経症圏の障害，摂食障害，パーソナリティー障害，Asperger症候群，注意欠陥/多動性障害などである．これらの患者は，社会生活での対人コミュニケーションの問題から，閉じこもりがちな生活に陥りやすい．それにより遊びや趣味時間をもてなくなってしまうことで，生活全体が平板になってしまう．症状や治療が長期化しやすく，体力もさまざまな日常生活能力も低下していく．精神障害での作業療法では，こうした問題を改善させるだけでなく，興味や関心の幅を広げる．そして，作業活動をとおして社会とのつながりを取り戻していく．

精神障害者の作業療法の具体的な目的は以下のとおりである．

❶ 症状安定に向けての援助

作業を通じて気分転換，欲求充足を行い，情動の不安定さや思考，行動のまとまりのなさを調整するとともに，健康な機能を促進する．

❷ 対人関係の改善

患者の心の葛藤を理解し，治療者との関係をもとに，他者とよりよく交流していけるような体験の場をつくる．

❸ 基本的な日常生活への援助

病気のために不規則になった生活の修正を図り，必要な生活技術の獲得を目指す．

❹ 社会生活への援助

主体的な生活を目指し，よりよい社会生活が営めるよう援助を行う．

精神障害に対する作業療法の原則を表に示す．

代表的な技法

❶ 統合失調症の作業療法

統合失調症の特徴は，幻覚，妄想を主症状として，自我の脆弱さや認知機能の障害などが日常生活や社会参加を困難にしている．また，再燃，再発を繰り返す．

作業療法は，本人の健康な部分に働きかけ，生活の適応に向けた援助が中心になる．急性期の要安静状態を脱してしばらくは，

表　精神障害に対する作業療法の基本原則

状態		形態	目的	主な内容
急性期	要安静期	入院	救命・安静	(原則として作業療法などの活動は行わない)
	亜急性期		症状の軽減 二次的障害の防止	作業依存による自己内外の刺激の明確化・行為の具現化・衝動の発散，身体との関係の回復
回復期	前期		現実への移行援助 心身機能の回復	他者と場所を共有．楽しむ体験．基本的生活リズム・基礎体力・身辺処理能力の回復
	後期	通院	自立と適応の援助	具体的な活動による生活技能習得．環境調整．社会的資源利用の援助．就労準備など
維持(療養)期		地域(入院)	再燃・再発の防止 生活機能の維持	生活の自己管理に向けた相談指導．就労援助．余暇利用．環境調整．適切な危機介入など
緩和期		入院	生活(人生)の質の維持 看取りと癒やし	小さな楽しみ．良質な休息．回想の機会

＊各期は時系列的なものではなく，状態を示す．

わずかな刺激で不安定になり，混乱を招き，活動性低下が起こり，反応がない状態，すなわち，亜急性期が認められる．この時期は，好きな音楽の鑑賞などを利用しながら，安心を与える援助者としてのOTと患者間の人間関係をまず構築する．

その後，少し関係ができると，OTに対する要求が増える一方，愛情と憎しみという相反する感情を表出するようになる．この時期には，OTはこの感情を受け止めながら，また一方で一定の距離感を保ちながら，一貫した関わりを保つことにより，患者に安心感を与える．

回復期になったら，基本的な生活リズムを整え，OTと一緒に，具体的な活動を通じて周囲に受け入れられる体験をアレンジする．この場合，失敗体験ではなく，成功体験を積み重ねるように工夫していく．さらに，精神的に安定してきたら，社会参加の一歩として，ゴミ出し，薬の管理，金銭管理，生活保護や年金などの制度の利用，食生活の工夫などを指導する．

最後に，症状の安定してきた維持期には，外来患者の場合には，地域社会におけるグループホームやホームヘルプ，ショートステイ，などの暮らしを支える制度の利用や，作業所や授産施設など就労の機会を得られるように，患者本人に適切な環境設定，労働条件を考慮して，指導を行う．

❷躁うつ病の作業療法

躁状態と抑うつ状態の２つが交互に繰り返される双極性障害と，抑うつ状態を繰り返す単極性障害がある．躁うつ病の治療は，躁病相，うつ病相ともに薬物療法と精神療法が主体である．適切な薬物療法で回復することが多く，従来は作業療法での関わりは少ない疾患であった．しかし，マイペースでの仕事や生活が困難になった現代社会では，症状が慢性化する傾向が増え，作業療法の関わりも増えてきた．

▶発症早期：作業課題を与えても，躁状態ではまとまりがなく興味が拡散して，混乱を招くおそれがある．一方，抑うつ状態では，自発性がなく，作業が失敗して自己卑下してしまい，逆効果になる．したがって，原則としてこの時期には作業療法は行わない．比較的症状が安定し，亜急性期になれば，作業課題の選択は短時間に結果の出やすい，比較的簡単な手順のものから導入する．

▶回復期前期：躁状態では本人の能力を肯定し，能力範囲の作業課題で達成感を経験させることが重要である．うつ状態では大変な急

性期を乗り越えたことを評価し，比較的なじみの薄い課題から導入することで，以前との比較を避けるようにすることが望ましい．これによって自信を取り戻せるように指導する．
▶回復期後期：症状が改善し，自らを振り返る余裕が生まれる．この時期になったら，生活習慣を変えたり，新しいレクリエーションを導入したりして，無理のない範囲で楽しみを増やしていく．そして，徐々に援助を減らし，日常生活での自立度を高め，社会復帰への援助を行う．

言語療法

言語療法

小林健太郎　東京慈恵会医科大学・リハビリテーション医学講座
安保雅博　東京慈恵会医科大学リハビリテーション医学講座教授・診療部長

　言語聴覚士法により，「言語聴覚士（ST）」とは，厚生労働大臣の免許を受けて，言語聴覚士の名称を用いて，音声機能，言語機能または聴覚に障害のある者についてその機能の維持向上を図るため，言語訓練その他の訓練，これに必要な検査および助言，指導その他の援助を行うことを業とする者をいう．このSTが行う言語訓練が言語療法であり，成人や小児の言語・認知や発声・発語，聴覚など対象は多岐にわたる．本項では一般臨床医がみる機会が多い構音障害（特にdysarthria）と失語症に関する言語療法について言及していく．

■ 構音障害
代表的な技法
　構音障害とは，「スピーチ生成のプロセス障害」と定義されている．スピーチは呼吸→発声→共鳴，構音という過程によって生成される．狭義の構音障害とは，スピーチ生成の最終プロセスである構音の障害ではあるが，明確に分類することはできないため，全過程における障害を総称して構音障害と考えていく．構音障害に対する言語療法は呼吸→発声→共鳴，構音プロセスのおのおのについて対応したアプローチが行われている．構音障害は機能性構音障害，器質性構音障害，運動障害性構音障害の3種類に分けられる．臨床場面では中枢から末梢に至る神経・筋系の病変による構音器官の運動障害である運動障害性構音障害を診察することが多いと考えられ，以下は運動障害性構音障害（dysarthria）の言語療法について解説していく．
❶ 呼気調整へのアプローチ
▶腹式呼吸指導：ファウラー位やセミファウラー位など患者の楽な姿勢をとる．患者の胸部と腹部にそれぞれ手を置いて呼吸をさせる．吸気時に胸部よりも腹部が膨らむように指導する．さらに腹部に重錘を置いて負荷をかける方法もある．
▶呼吸介助法：胸郭の可動性や柔軟性が低下している症例に行う訓練である．患者の胸郭に手を当てて，呼気相に合わせて胸郭の運動方向に他動的な介助を加える．体幹や骨盤の前後屈運動を利用する方法もある．低流量の呼気持続を行うとともに，中途休止も含めることで呼気強弱のコントロールも訓練することができる．
❷ 発声へのアプローチ
▶プッシング・プリング訓練：声帯の緊張が不十分で声門閉鎖不全がある患者に対して，声帯の内転を促すことで声門閉鎖を強化する訓練である．具体的には，両手で壁を強く押しながら「エイッ」や「ア」と発声させたり，椅子座位で座面を持ち上げるようにしながら発

声させたり，身体の前で両手をつなぎ，肘を外に引きながら発声させたりする．高血圧や心疾患がある患者には負荷がかかるため注意を要する．また強い内転を繰り返すと声帯を痛めることもあるため，訓練導入後，嗄声が生じた場合は中止する．
▶リラクセーション：声帯が過緊張状態で努力性嗄声が認められる患者に対して行う訓練である．頸部ストレッチや有声音誘導(ため息など)によるリラクセーションにより声帯を弛緩させることができる．

❸ 共鳴へのアプローチ
▶ブローイング訓練：軟口蓋挙上不全により鼻咽腔閉鎖が不十分で開鼻声が認められる症例に行う訓練である．コップに水を入れ，ストローでできるだけ長く吹かせる．軟口蓋麻痺が重度の場合は鼻をつまむとよい．簡単な場合はストローを太いものや長いものに替えると負荷を加えることができる．口唇閉鎖不良によりストローをくわえられない，指示理解不良により吹かずに水を飲んでしまうといった場合は，細く裂いたティッシュを静かに吹かせてもよい．

❹ 構音へのアプローチ
▶構音訓練：まず各構音器官の粗大運動訓練として，口唇の開閉，下顎の挙上，舌の上下左右前後運動を保持も含めて行う．次に構音動作を獲得するために，母音や子音における構音器官の開始位置保持や動きの訓練を行う．具体的には，口唇の閉鎖による口唇音，舌縁全体と硬口蓋の歯列との接触による舌尖音，舌全体と硬口蓋との接触による舌尖硬口蓋音，奥舌と軟口蓋との接触による奥舌軟口蓋音などがある．構音は構音位置だけでなく，構音構造と有声・無声によっても分類されているため，おのおのへの訓練が必要となる(図1)．最後に音の生成を目的として，単音節から無意味音節，有意味音節，文へ訓練をプロソディーにも注意して進めていく．

■失語症
代表的な技法

失語症とは「大脳損傷によって生じる後天的な言語機能障害」と定義され，「話す」「聞く」「書く」「読む」のモダリティー全てに影響が及ぶとされている．脳機能画像の発展により，言語システムについての研究は進んでいるがいまだ明らかになっておらず，失語症の言語治療技法は理論仮説にとどまっている．今回は失語症治療の考え方を言語機能へのアプローチとコミュニケーションへのアプローチに大きく分けて解説していく．

❶ 言語機能へのアプローチ
▶刺激法：刺激法は Wepman によって提唱され，Schuell によって発展した治療法である．Wepman は患者の訓練意欲が高い言語領域を対象に，訓練意欲が高い材料を用いて，言語システムを刺激することによって再統合が促通されると述べている．Schuell は Wepman の訓練意欲の高い刺激を繰り返すことにより阻害されていた言語システムが促通されるという考え方に基づき，より具体的で系統立った訓練法を確立した．

Schuell の治療原則において根幹をなすのが①「強力な聴覚刺激の使用」である．これは言語獲得過程において聴覚刺激が基盤となっていることに由来する．聴覚刺激単独で不十分な場合は，文字や絵など他の刺激を併用することが推奨されている．具体的には文字も書かれた絵カードを提示しながら，その言葉を繰り返し言って聞かせることで，患者は集中して聞いているだけで復唱できるようになる．②「適切な言語刺激の使用」では，患者個々の症状に合わせて正反応が引き出せる程度の刺激が適切なレベルであるとしている．しかし，最近は正反応が引き出せなくても，誤りを自己修正，ヒントによる正答，不完全な正反応が引き出せるレベルであればよいと考えられている．③「感覚刺激の反復使用」では，1回の提示だけでは正反応が得られない刺激でも，繰り返すことにより有効になると

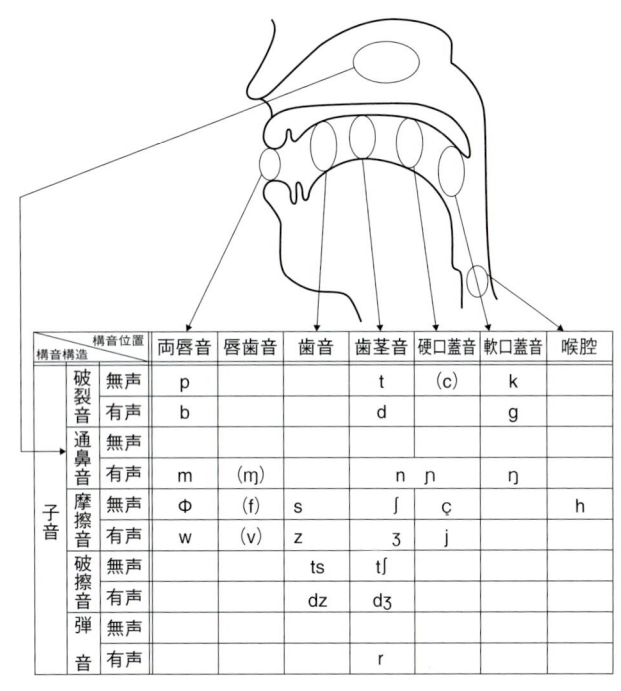

図1 日本語の構音

構音構造		構音位置	両唇音	唇歯音	歯音	歯茎音	硬口蓋音	軟口蓋音	喉腔
子音	破裂音	無声	p			t	(c)	k	
		有声	b			d		g	
	通鼻音	無声							
		有声	m	(m̥)		n	ɲ	ŋ	
	摩擦音	無声	Φ	(f)	s	ʃ	ç		h
		有声	w	(v)	z	ʒ	j		
	破擦音	無声			ts	tʃ			
		有声			dz	dʒ			
	弾音	無声							
		有声				r			

している．④「反応を生起させる刺激の使用」では，患者が注意を集中して適切に反応するような刺激が言語システム全体を働かせて回復につながるとしている．⑤「強制や矯正を受けない反応の生起」では，誤反応を生じた場合は矯正をするのではなく，より適切な刺激を工夫することが重要であるといわれている．⑥「最大限の反応の生起」では，刺激によって多くの正反応を得るようにすることを推奨している．他にも，改善が認められたら積極的にフィードバックをすること，課題は平易で親密度の高い内容から多くの材料を使って刺激をすることも推奨している．Schuellは刺激法の適応を全失語以外の患者としている．

▶**遮断除去法**：遮断除去法はWeiglによって提唱された方法である．失語症患者において「話す」「聞く」「書く」「読む」のモダリティー全てに機能低下が及ぶとされているが，おのおのの重症度にはばらつきがある．この方法ではほぼ能力が残存する言語様式を，たとえば呼称で「語」を引き出すために「前刺激」として利用し，課題の前に与えておくと，能力低下が認められる言語様式（モダリティー）の回路の遮断を除去してその語の使用が可能となり，正反応が生じたという結果に基づいている．前刺激とする言語機能がほとんど残存していることを必要としており，複数の前刺激を連鎖的に使用することができれば遮断除去の効果は持続するとしている．具体的には，文字単語の音読と語の模写が残存しているある混合型失語患者に対して，語を模写して音読させるという前刺激を与えた後に呼称を促して改善を図る．刺激を加えて促通を得るという意味において刺激法と通じるところがあるが，刺激法が聴覚刺激の使用を根幹として

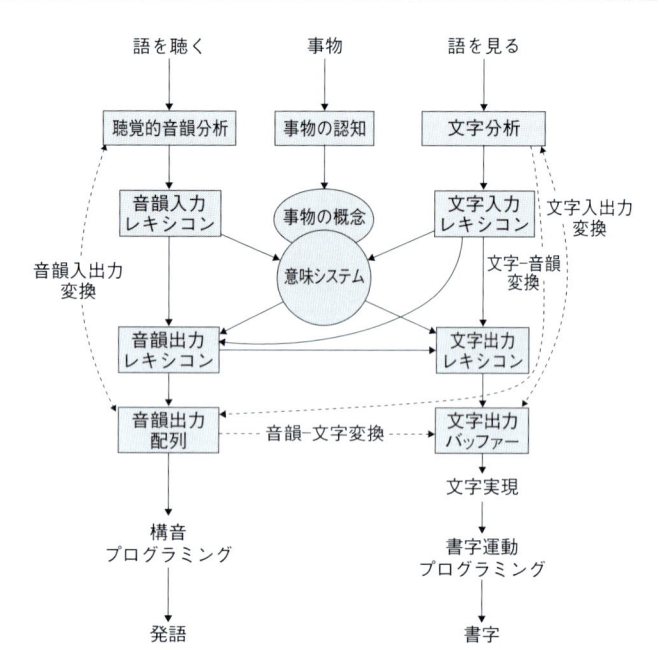

```
         語を聴く        事物         語を見る
            ↓            ↓            ↓
      ┌─────────┐  ┌─────────┐  ┌─────────┐
      │聴覚的音韻分析│  │事物の認知 │  │ 文字分析  │
      └─────────┘  └─────────┘  └─────────┘
            ↓            ↓            ↓
      ┌─────────┐   ╱─────╲    ┌─────────┐
      │ 音韻入力 │  ( 事物の概念 )   │ 文字入力 │ 文字入出
      │ レキシコン│   ╲─────╱    │ レキシコン│ 変換
      └─────────┘   ╱─────╲    └─────────┘
   音韻入出力      ( 意味システム )         │
    変換           ╲─────╱        文字-音韻
            ↓                       │変換
      ┌─────────┐              ┌─────────┐
      │ 音韻出力 │◄─────────────│ 文字出力 │
      │ レキシコン│              │ レキシコン│
      └─────────┘              └─────────┘
            ↓                       ↓
      ┌─────────┐              ┌─────────┐
      │ 音韻出力 │···音韻-文字変換···│ 文字出力 │
      │  配列   │              │ バッファー│
      └─────────┘              └─────────┘
            ↓                       ↓文字実現
          構音                    書字運動
        プログラミング              プログラミング
            ↓                       ↓
           発語                     書字
```

図2 単語の情報処理モデル（Whitworthら，2005）

いるのに対して，遮断除去法は保たれている言語機能であればよいという点で異なっている．

▶**機能再編成法**：機能再編成法はLuriaによって提唱された方法である．代表的な再編成方法は，言語の獲得過程では全く利用しなかった言語システム以外の外的手段を用いる手法である．具体的には，発語失行患者に対して目標とする音の構音時の口腔器官の模式図や口型を鏡でみせるといった視覚的手段を利用する．また，失文法の患者に対して，主語や述語，目的語，助詞を○□△☆に割り振り，文内の位置に順番に並べることで，語を当てはめて文を構成していく．機能再編成法の適応には患者の高度な意識づけが必要とされる．刺激法や遮断除去法が失語症を言語機能自体の障害ではなくアクセスが困難になると考えているのに対して，機能再編成法では言語機能自体が損傷を受けていると考えている点が異なっている．

▶**認知神経心理学的手法**：失語症に対する認知神経心理学的なアプローチは近年，注目を浴びている．大脳機能レベルで認知機能を探求していく古典的な立場に対して，認知神経心理学的アプローチでは言語情報処理モデルを仮定したうえで患者の言語症状を検討し，矛盾が生じればモデルの修正を加えていくという考え方である．図2にWhitworthらが示した言語情報処理モデルを示す．意味システムを中心に聴理解・表出に関わる音韻情報の入出力と書字・読字に関わる文字情報の入出力が想定されており，それぞれの構成要素は連絡経路で結ばれている．言語症状は構成要素自体の減弱や消失，連絡経路の障害で説明される．認知神経心理学的アプローチは，言語構造やその障害のされ方についての議論が中心で，具体的な訓練技法は言及していない．

▶**全体構造法**：全体構造法は道関，米本によって提唱された方法であり，音声言語から

開始して自国語に固有のコミュニケーション過程から自然な言語体系の習得を目指すことを基本としている．具体的な方法として，繰り返して唱えることによって，自国語のプロソディーにのっとった話し言葉を，本来の形で効果的に体験させる「となえうた」や知覚を統合して言語機能に結びつける「身体リズム運動」，刺激を対比したり，隠したりすることで知覚しやすくさせる「不連続刺激」を用いている．人間を知覚の統合体と考えている点が特異的といえる．

▶経頭蓋磁気刺激と集中的言語聴覚療法の併用：経頭蓋磁気刺激（transcranial magnetic stimulation；TMS）と集中的言語聴覚療法の併用は角田，安保によって提唱された治療プロトコールである．言語課題によって賦活が確認された部位の対側大脳に低頻度 repetitive transcranial magnetic stimulation（rTMS）を適用し，刺激側大脳から言語機能代償部位へ向かう大脳半球間抑制を減じた状態にする．さらに集中的言語聴覚療法を併用することで，言語症状の改善を促進させる方法で，客観的な言語機能評価の改善が報告されている．

❷ コミュニケーション能力へのアプローチ

▶PACE：PACE とは promoting aphasic's communicative effectiveness の略称で，Davis と Wilcox によって提唱された方法であ

表1　PACE の治療原則

1. 新しい情報の交換
2. 会話における対等な役割
3. コミュニケーション手段の自由な選択
4. 情報伝達の成功度に基づいたフィードバック

り，治療原則がある（**表1**）．「新しい情報の交換」「会話における対等な役割」では，患者とセラピストがお互いに知らない情報を扱うことで，より実際のコミュニケーションに近い状況を作り出すことができる．「コミュニケーション手段の自由な選択」では，意味が伝わることを重視し，手段は言語だけでなく文字やジェスチャーなど残存能力と代償手段を積極的に用いていく．「情報伝達の成功度に基づいたフィードバック」では，受け手として患者の表出に対する理解度や患者の能力に適切な表出方法をフィードバックしていくことが必要である．具体的には，物品などのカードを裏返しにして用意し，患者とセラピストが交互にカードを引いて，そのカードの内容を言語だけでなく文字やジェスチャーなど残存能力と代償手段を用いて伝達する．答え合わせをしながら，どう伝わったかフィードバックしていく．

その他の技法

- 代償ストラテジーの獲得アプローチ
- グループ訓練

心理的アプローチ

認知リハビリテーション

橋本圭司　国立成育医療研究センター・リハビリテーション科医長

代表的な技法

認知リハ（cognitive rehabilitation）の主な対象は，器質性脳損傷（脳血管障害，外傷性脳損傷，脳炎，脳腫瘍，低酸素脳症など）により認知機能が損なわれた患者である．また近年では，小児の発達障害にまでその対象の範囲が広がっている．

そして，認知リハは，損なわれた機能の回復を目指して行われる機能回復認知リハ（restorative cognitive rehabilitation）と内部的あるいは外部的な補助器具を含む代償的認知リ

ハ(compensatory cognitive rehabilitation)とに分けられる．

❶ 基本的な戦略

各プログラムに共通する方法として，現状では認知障害が必ずしも完治しないことから，次の4つの方法を示し包括的な戦略を勧めている．

1)認知障害に対する改善(狭義の認知リハ)
2)代償手段の獲得
3)障害の認識を高める
4)環境調整(家族へのアプローチを含む)

1)は高次脳機能障害者のもつ注意障害，記憶障害といった特定の認知障害に対する訓練法であり，狭義の認知リハ(機能回復認知リハ)にあたる．2)～4)は上述の代償的認知リハに相当する．それぞれ別個に存在するのではなく，お互いは関連している．

❷ 新聞抹消課題

新聞の記事(500字程度の短いエッセーのようなもの)のコピーを使用する(**図1**)．記事のなかから「の」と「が」という文字を探して蛍光ペンでチェックしていき，その時間を計る．見落としなくチェックすることで注意・集中力を高める訓練である．

❸ コンピュータを利用した脳トレーニング

Owenらは，18～60歳の健康な1万1430人を3つのグループに分け，英国で販売しているコンピュータゲームをもとにした脳トレーニング(脳トレ)を1日10分，週3日以上，6週間続けてもらい効果を調べた．最初のグループは積み木崩しなどを使った論理的思考力や問題解決能力を高めるゲーム，もう1つのグループはジグソーパズルなどを使った短期記憶や視空間認知力を高めるゲームをした．残り1つは，脳トレとは無関係のゲームを行った．その結果，脳トレを続けたグループでは，ゲームの成績は向上したが，論理的思考力や短期記憶を調べた認知テストの成績はほとんど向上せず，3グループ間で差がなかった．これらの結果から，コンピュータを利用した脳トレは，健康な人の思考力や記憶などの認知機能を高める効果は期待できないと結論づけている．

一方で，Jaeggiらは，9歳前後の小学生62名をまず2グループに分け，一方のグループ(実験群)には「脳トレ」としていわゆる「n-back」ワーキングメモリー課題を4～6週間にわたって毎日15分(毎週5回)やってもらい，もう一方のグループ(対照群)には「勉強課題」として一般教養や語彙のテストを同じ頻度でやってもらった．また，実験の前と直後，そして実験から3カ月後の3回に分けて複数の指標に基づく流動性知性の知能検査を行った．3群に分けて詳細な解析を行った結果，強学習群では残り2群(弱学習群&対照群)に対して統計的有意に流動性知性の(実

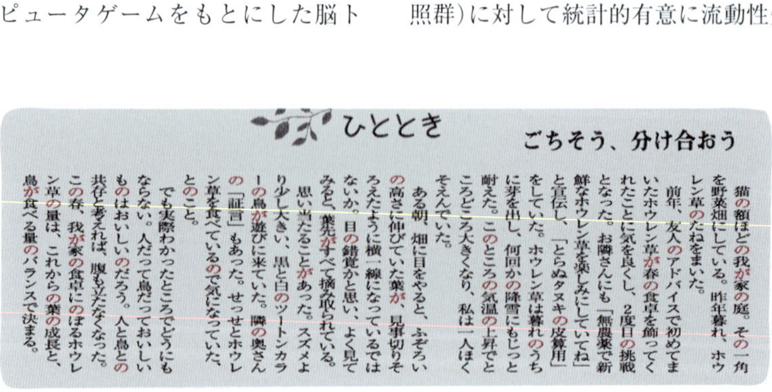

ひととき
ごちそう、分け合おう

猫の額ほどの我が家の庭。その一角を野菜畑にしている。昨年暮れ、ホウレン草のたねをまいた。

前年、友人のアドバイスで初めてまいたホウレン草が春の食卓を飾ってくれたことに気を良くし、2度目の挑戦となった。お隣さんにも「無農薬で新鮮なホウレン草を楽しみにしていてね」と宣伝し、「とらぬタヌキの皮算用」をしていた。ホウレン草は暮れのうちに芽を出し、何回かの降雪にもじっと耐えた。このところの気温の上昇でところどころ大きくなり、私は一人ほくそえんでいた。

ある朝、畑に目をやると、ふぞろいの高さに伸びていた葉が、見事切りそろえたように横一線になっているではないか。目の錯覚かと思い、よく見てみると、葉先がすべて摘み取られている。

思い当たることがあった。スズメより少し大きい、黒と白のツートンカラーの鳥が遊びに来ていた。隣の奥さんの「証言」もあった。せっせとホウレン草を食べているので気になっていた、とのこと。

でも実際わかったところでどうにもならない。人だって鳥だっておいしいものはおいしいのだろう。人と鳥との共存と考えれば、腹も立たなくなった。この春、我が家の食卓にのぼるホウレン草の量は、これからの葉の成長と、鳥が食べる量のバランスで決まる。

図1　新聞抹消課題
(2008年3月19日付朝日新聞東京本社朝刊「ひととき」欄掲載，千葉県・伊藤由紀子氏の投稿を引用)

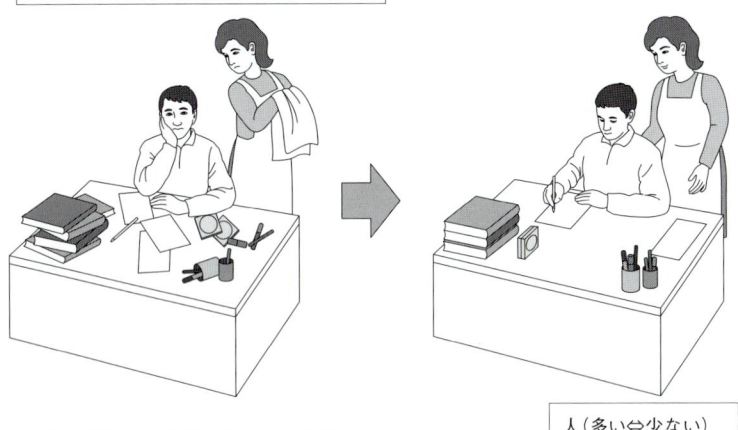

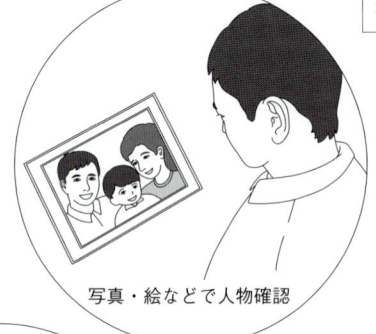

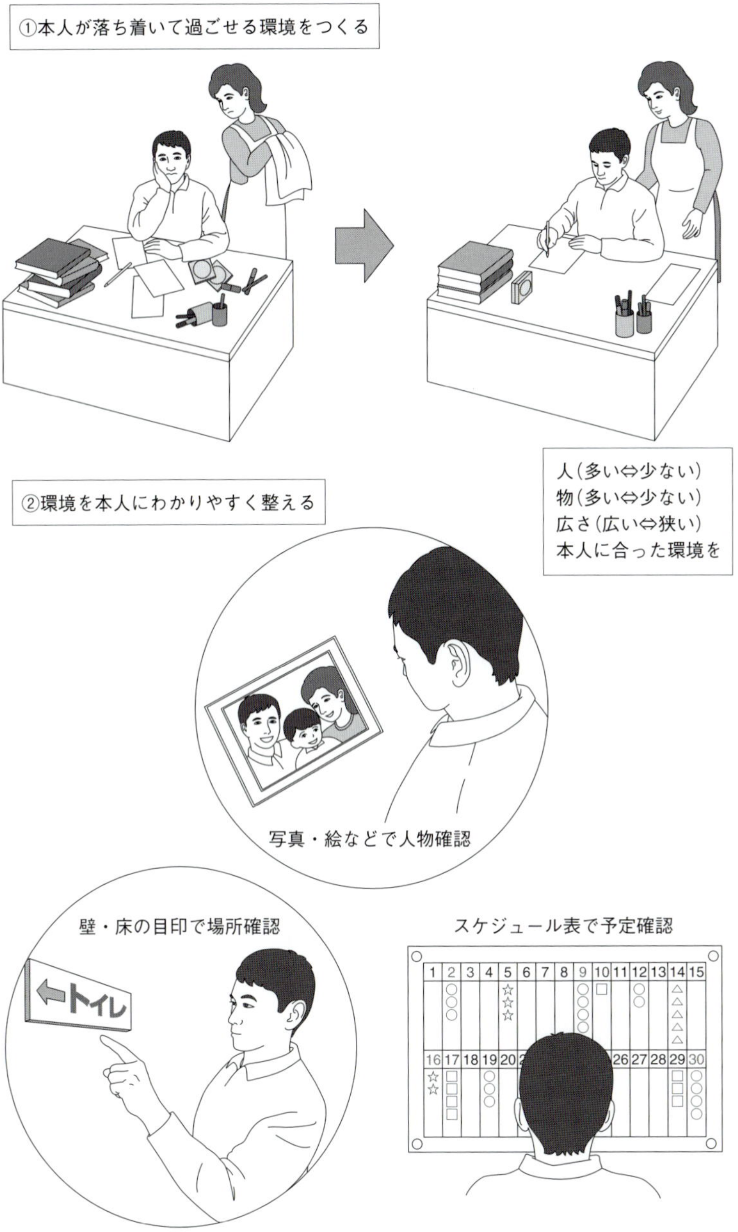

認知リハビリテーション | 561

①本人が落ち着いて過ごせる環境をつくる

人（多い⇔少ない）
物（多い⇔少ない）
広さ（広い⇔狭い）
本人に合った環境を

②環境を本人にわかりやすく整える

写真・絵などで人物確認

壁・床の目印で場所確認

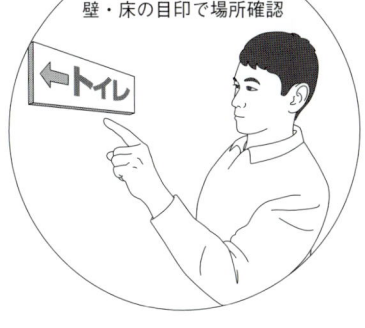

スケジュール表で予定確認

図2 環境調整

心理的アプローチ

験直後の)伸び幅が大きかった．すなわち，ワーキングメモリー課題のスコアがよくなった子どもほど，流動性知性も向上したということを示している．

脳トレのうちのいくつかは，実際にワーキングメモリーの改善に寄与している可能性がある．一方で大切なことは，脳トレのソフトのみを実践すればそれでよいということではなく，それを用いていかに日常生活や社会生活の改善につなげるかであることは，いうまでもない．

❹ 環境調整

患者の認知機能は環境によってその能力の発揮の度合いが異なる可能性があり，患者にとって部屋の広さや明るさ刺激の量などを調節する(図2)．

▍その他の技法 ▍

・キャンセレーション課題
・視覚探索課題
・数唱課題
・会話ノート活用訓練
・ジェスチャー訓練
・学習ドリル

認知行動療法

橋本圭司 国立成育医療研究センター・リハビリテーション科医長

▍代表的な技法 ▍

認知行動療法は，米国の精神科医 Aaron T. Beck によって創始された．認知行動療法は，患者の苦痛の原因になっているゆがめられた不適切な思考を発見し，検証し，修正することを目指すものである．

認知行動療法の定義の1つに，「情動(気分や感情)，行動(振る舞いや態度)，認知(物事の捉え方，考え方)の問題に焦点を当て，技法としてこれまで実証的にその効果が確認されている行動的技法，認知的技法を効果的に組み合わせて用いることによって問題の解決を図ろうとする治療アプローチ」という定義がある．この定義にあるように，情緒，行動および認知の問題に多角的にアプローチできる点で，リハの分野でも活用しやすいと考えられる．

❶ 行動のアセスメント

行動をアセスメントする場合，行動の頻度，比率，持続時間などを測定することとなる．行動観察の方法としては，インターバル記録法がある．ターゲットとなる観察時間を等間隔のインターバルに分けて，各インターバル時間内に標的行動が生起したかどうか記録する方法である．たとえば，リハ中の逸脱行動をターゲットとして，リハ中に，30秒間のインターバルを設け10分間観察し，インターバル中に逸脱行動が1回でもみられたらチェックをし(部分インターバル)，記録をするのである．また，ターゲットとなる行動が起こりやすい時間や場所を定めて行動観察する時間サンプリング法などもある．

❷ 認知のアセスメント

認知行動療法における認知的概念には，さまざまなものがある．たとえば，自己効力感，外傷後認知，不合理な信念である．これらの認知アセスメントとして用いやすい方法には，質問紙法がある．質問紙を用いない場合でも，特定の考え方について，その考え方への確信度を数値評定してもらうことも考えられる．たとえば，VAS (visual analog scale)による気分・体調(physical condition)などがそれである．

❸ 行動変容法

行動変容法とは，主にオペラント条件づけを用いて対象者の行動パターンを変え，新しい行動を形成したり，不適応行動を改善したりする技法である．オペラント条件づけとは，ある環境条件のもとで，ある自発的な行動が生じた場合，その行動に続いて生じた環境の変化にメリットがあれば，次に同じ環境条件のもとで，同じ行動が生じる確率が増大し，デメリットがあれば減少するという学習

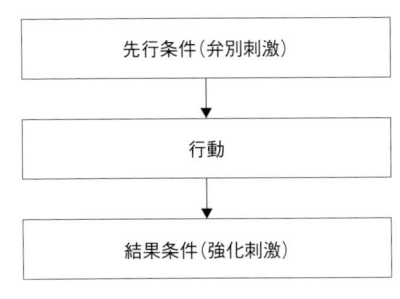

```
先行条件(弁別刺激)
     ↓
    行動
     ↓
結果条件(強化刺激)
```

図1 オペラント条件づけ

である(図1).

行動変容法では,行動を引き起こす環境条件(刺激という)と行動に伴うメリット(強化子,または強化刺激という)を操作することで,行動を変えようとする.常に適切な行動を増やす発想をする.不適応行動の減少を目標とする場合でも他の適応行動を増やすことで間接的に不適応行動が減るように計画する.手続きとしては,どの行動を変容させるか,標的行動を決め,その行動についての刺激と,再発性を左右する強化子の関係について仮説を立てる.これを行動分析という.行動分析に従って,標的行動の手がかりとなる刺激を整備し,強化子を捜査するプログラムを作成する.プログラム実行中は,標的行動のレベル(頻度,強さ,持続時間など)を記録し,有効性をチェックしながら進める.有効でないならば,プログラムの変更や行動分析の再実施を行う.

リハにおける行動変容の実際

症例は37歳男性,低酸素脳症後の認知・情緒・行動障害に伴う介護困難を認めた.認知・情緒・行動障害による問題点として,①大声・奇声を上げる,つばを吐く,介助者の腕や手に噛みつくなど介護を困難とする問題行動,②言語指示が理解されず,発語なく意思疎通不能,③注意・集中力低下により,同じ場所にとどまることや作業の継続不能,④日常生活や健康管理に全介助が必要などが挙げられた.

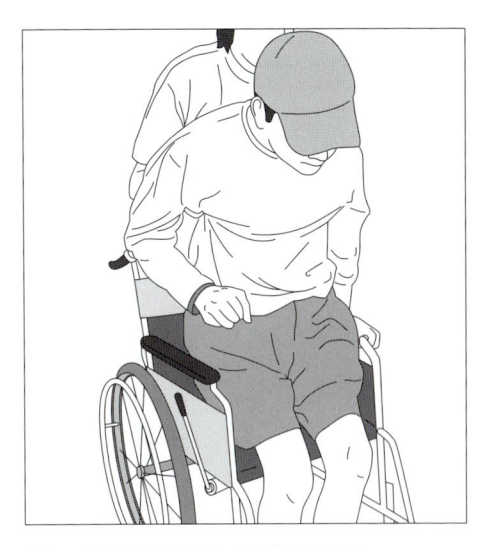

図2 背後から手添えで誘導する場面

問題行動を増強させている因子として,①顔に触る,②尻に触る,③左下肢に触る,④視線を合わせる,⑤無理に動作を強いる,⑥1対1で対応するなどが挙げられた.そこで対応としては,①顔や尻に触らない,②本人の視野に入らないよう背後から手添えで誘導する(図2),③訓練や介助時には,2人以上で対応するなどを決めた.こういった事柄の検討を行うカンファレンスは主治医の判断で随時行い,患者に関する情報と対応法は,チームメンバー以外の関係スタッフおよび患者の妻に速やかに伝えた.こうして患者に接する人々が入院期間中に一貫した対応をするようにした.

5カ月後,各種問題行動の頻度が減少し,家族の介護量も軽減された.その具体的な判断根拠として,①入院当初,看護記録に最低1日1回以上の頻度で記録されていたつば吐き,噛みつきなどの問題行動は退院前1カ月間にはその記録がほとんどなくなっていたこと,②入院後1カ月間は言語指示が入らない,あるいは注意・集中力の持続の困難が原因で,訓練時間途中で訓練中止となることが

表　GAF の評価点（プログラム　前→後）

症例	訓練生	家族	スタッフの平均
1	60→70	60→70	58.3→71.7
2	60→80	60→80	55.3→66.3
3	55→70	50→70	57→68.5
4	51→61	60→80	57→67
5	70→70	62→65	53.3→65.8

通院リハにおける認知の変化

　2004 年 10 月から 2005 年 2 月に，東京医科歯科大学難治疾患研究所神経外傷心理研究部門において行われた「脳外傷当事者・家族ボランティア支援プログラム」に参加した脳損傷者 5 名のプログラム前後における心理的・社会的・職業的機能を GAF（global assessment of functioning）（健康と病気の間を 0〜100 の数字で評価する方法）によって評価した結果を表に示す．訓練生，家族，スタッフの全てにおいて，GAF の評価点が上がっていた．このことは，患者自身の，およびそれを取り巻く家族，スタッフの当事者に対する能力評価が上がったことを示している．

　頻回であったが，退院前 1 カ月間では，そのようなことはほとんどなくなっていたこと，③入院時には 4 人がかりで行わなければならなかった更衣，入浴，おむつ換えを妻 1 人の介助で行うことが可能となったことなどが挙げられた．

ADL 訓練

起居・移乗

越智文雄　自衛隊中央病院・診療技術部長

　起居動作はベッドや床で寝返り，起き上がり，座位，立位をとることであり，リハ開始初期から実施される基本的な動作訓練である．移乗はベッドから車椅子，車椅子からトイレなどへの乗り移りであり，ADL 自立に欠かせない訓練である．ここでは脳卒中片麻痺者と脊髄損傷者を例にベッドからの起居動作およびベッドと車椅子間の移乗について，代表的な方法を述べる．

■脳卒中片麻痺

| 代表的な技法 |

　片麻痺者の起居動作は寝返り，起き上がり，座位という動作を一連の流れとして指導する．

❶ 寝返り

　通常，背臥位から側臥位になる．患側を下にすると患側の肩を損傷することがあるので，背臥位から健側が下になるように健側に寝返る．健側への寝返りでは，まず患側上肢がベッド上に残らないように，健側手で患側手を胸の上にもってくる．次に健側脚を患側脚の下へ差し込み，頭を持ち上げて頸部を健側へ回旋させ，続いて体幹を回旋させ，健側を下にした側臥位となる．ベッドで寝返る場合は健側手でベッド柵を把持して行う．

❷ 起き上がり

　起き上がりは健側方向への寝返りに引き続き行われる．患側脚の下に健側脚を入れ，患側脚を持ち上げ，下腿をベッドサイドから降ろす．健側の肘をつき，頭を前方に屈曲させながら上半身を起こし，次に肘を伸展させ端座位となる．健側手でベッド柵を持ちながら行ってもよい．半側空間無視など高次脳機能障害があると，患側上肢を無視する傾向があるため，動作中患側上肢の位置に注意し，肩の損傷を防止する．

❸ 移乗

　ベッドでの端座位から立ち上がり，車椅子

に乗り移る．ベッドは頭部にベッド柵があるとよい．車椅子はベッドの健側頭部に30°程度の角度で斜めに置く．フットレストが上がり，ブレーキがかかっていることを確認する．

ベッドの健側に両足を完全に床につけて座る．ベッド柵を健側手で持ったまま立ち上がり，完全に立ち上がった後，車椅子の遠いほうのアームレストに健側手を持ち替え，健側下肢を軸にして，患側を後方に回転させるように体を回旋させる．完全に殿部が車椅子の正面に向いてからゆっくり座る．この際大切なことは一つひとつの動作を確実に行った後に次の動作に移ることであり，立位で一度静止することが重要である．立位バランスが不良なときは，車椅子の遠いほうのアームレストを健側手で持って立ち上がる場合もある．

車椅子からベッドに移乗するときは，車椅子をベッド健側の下肢側に斜めにつける．健側手でアームレストを押して立ち上がり，ベッド柵に持ち替え，ベッドから車椅子のときと同じ要領で健側下肢を軸として体を回転させベッドに座る．立ち上がる際に，健側手でベッド柵を持って立ち上がる場合もある．体を回転させ座るとき殿部がベッドから離れ過ぎないように注意する．

その他の技法

片麻痺者の移乗は上記のように患側方向への回転（患側を後ろに引く）が原則であるが，患側下肢を前に踏み出せる場合は，健側方向への回転（患側を前に出す）も可能である．ベッドから車椅子への移乗の際に，車椅子をベッド健側下肢側に斜めに置き，健側手でベッド柵を持って立ち上がり，手を逆手に持ち替えた後，患側下肢を一歩前に踏み出しながら，殿部を回転させ，車椅子に座る．この場合，ベッドから車椅子への移乗と車椅子からベッドへの移乗で車椅子の位置を変える必要がない．

■脊髄損傷
代表的な技法

脊髄損傷者では寝返り，起き上がり，移乗とも，その方法が損傷高位により変わる．ここではC7以下の頸髄損傷と対麻痺で行われる方法を代表的な技法として述べる．

❶ 寝返り

C7以下の損傷では寝返る方向の上肢を90°以上外転しておき，その腋窩部に頭部を差し込むようにし，もう一方の上肢で肩甲帯を持ち上げるようにして側臥位となる．

❷ 起き上がり

C7以下の損傷では，背臥位で両肘をついて肩を伸展させ上半身を起こした後，片方ずつ肘を伸展させながら上半身を十分起こし長座位となる．長座位から端座位となる場合は，長座位を片手で支持しながら，他方の上肢で下肢を持ち上げて側方へ移し，下腿をベッドサイドから垂らす．

❸ 移乗

C7以下の損傷で上肢の筋力が十分保たれていて，プッシュアップで十分に殿部を挙上することができる場合，側方移乗が可能である．

車椅子は着脱式もしくはデスク型のアームサポートとし，車椅子は若干の角度をつけてベッドに横づけする．ベッドから車椅子に移る場合，端座位から片方の手で車椅子の遠いほうのアームサポートを持ち，プッシュアップで殿部を持ち上げ車椅子に殿部を移す．車椅子からベッドに移乗するときは上記の逆で，ベッドから遠いほうのアームサポートとベッドに両手をついて殿部を持ち上げベッド上に殿部を移動させる．

その他の技法

❶ 寝返り

C6頸髄損傷の寝返りは，両上肢を大きく左右に振って慣性の力で肩甲帯，骨盤帯を回旋させる．ベッド上ではベッド柵やスリングに寝返る側の前腕を引っ掛け，肘の屈曲を利用して側臥位となる．

❷ **起き上がり**

起き上がりは側臥位から，体幹前屈位となり，両上肢をうまく使って，上半身を起こしていく．あるいは背臥位からベッド上に吊るした吊りひもに前腕を引っかけ肘の屈曲を利用して起き上がる．C5頚髄損傷は通常要介助であるが，ひも，ベッド柵などの使用により可能な場合もある．

❸ **移乗**

プッシュアップで殿部の挙上が不十分な場合は，長座位のままベッド上をプッシュアップで移動し，後方から車椅子へ乗り移る．車椅子はフットサポートをスイングアウト式とし，フットサポートを外側に開いてベッドに直角につける．ベッドの高さは車椅子の座面と同じ高さにする．長座位のままプッシュアップで殿部を車椅子のほうに移動し，後方から両手で車椅子の両側のアームサポートを持ち，上体を持ち上げ車椅子の座面に殿部をのせる．車椅子からベッドへの移乗では，車椅子をベッドに近づけ両足をベッドの上にのせ，フットサポートを外側に開き，ベッドの縁に車椅子を直角につける．両手で車椅子の両側のアームサポートを持ち，上体を持ち上げ殿部を前方に移動する．

歩行訓練

越智文雄 自衛隊中央病院・診療技術部長

歩行訓練は運動療法の代表的な訓練で，歩行障害をきたす種々の疾患に対して行われる．歩行障害をきたす代表的な疾患・症状としては，脳卒中片麻痺，失調症，Parkinson病などがある．

代表的な技法

1) 脳卒中片麻痺

❶ **平地歩行訓練**

脳卒中片麻痺では麻痺や痙縮の程度にもよるが，次のような異常歩行を呈する．

発症初期には麻痺は弛緩性であり，下肢の近位，遠位ともに筋力が弱い場合が多い．このため患側立脚期に下肢の支持性が不十分で膝折れを伴う．一方，患側遊脚期には，患側脚の振り出しが不十分で，なおかつ下垂足のため足の離床ができない．発症から時間が経つと痙縮が強くなり，麻痺は近位から回復する．患側立脚期の下肢の支持性は改善し，膝折れがなくなるが，足関節は内反尖足となり，足の前外側から接地し踵が床につかない．患側遊脚期には下肢の振り出しは可能となるが，膝が伸展位のままで固定し尖足もあるため，麻痺側下肢が相対的に長く，つま先の引きずりや，分回し歩行がみられる．

脳卒中片麻痺に対する歩行訓練は，麻痺や痙縮の程度により，長下肢装具や短下肢装具を装着して実施する．脳卒中急性期における装具はできるだけ早期から歩行訓練を行うための治療用装具であり，患側下肢の支持性低下に対する機能補助のために使用し，麻痺の回復とともに変更する．立位で患側大腿四頭筋に収縮がみられず，膝折れがみられるものには長下肢装具を使用し，膝折れはないものの足の背屈ができず，下垂足や尖足がみられる患者に対しては短下肢装具を使用する．筆者らは麻痺側立脚期に大腿四頭筋の筋収縮を促通するため，長下肢装具の膝継手をダイヤルロックとし，膝15°屈曲位固定で歩行訓練を行っている．発症初期に長下肢装具を使用しても，麻痺が回復し膝折れがみられなくなれば，短下肢装具に変更する．短下肢装具には金属支柱付短下肢装具と靴べら式装具に代表されるプラスチック装具がある．内反尖足が強い場合や感覚障害が重度の場合は，金属支柱付短下肢装具を用いる．内反尖足に対してはTストラップも併用する．

健側手で手すりを把持して立位が保持できるようになれば，歩行訓練を開始する．歩行訓練は平行棒内歩行から開始する場合が多い．歩行訓練は当初3動作そろい型の歩行を行う．すなわち，健側手で平行棒を把持し，健側手，患側足，健側足の順で手足を出し，

健側足は患側足にそろえる．患側下肢の振り出しが不十分なときは介助する．平行棒内歩行が介助なしで可能となれば，杖歩行に移行する．片麻痺者における杖の役割は，患側下肢の支持性の低下を補い，側方安定性を確保することにある．杖には四脚杖，ロフストランド杖，T字杖があるが，杖歩行開始時は，安定がよい四脚杖から開始する場合が多い．患側下肢への荷重が増加し，歩行バランスが改善すれば，ロフストランド杖もしくはT字杖歩行に変更する．歩行バランスの改善とともに，杖と患側足を同時に出して，健側足を患側足にそろえる2動作そろい型，次に，杖と患側足を同時に出して，健側足を患側足より前に接地する2動作型に移行する．2動作型となると歩行速度が速くなる．

❷ 階段歩行訓練

片麻痺者の階段歩行訓練は，健側手で手すりを持ち，階段を上るときは健側足を先に上段に接地し，次に患側足を健側足にそろえる形で行う．下りるときは患側足を先に下段に下ろし，健側足をそろえる．T字杖で階段昇降する場合は，健側足を上段にのせた後，杖を上段に置き，患側足を引き上げる．

2) 失調症

小脳や脳幹部の出血や梗塞，あるいは小脳の変性疾患では失調症状が出現する．失調歩行は両足の間隔（歩隔）が広く，歩幅や歩調がばらつき，円滑性が低下，左右によろめき歩行バランスが悪い．足の叩きつけ（踵打ち歩行），反張膝がみられる．

歩行訓練は失調の重症度にもよるが，平行棒内歩行から開始する．両手で平行棒を把持し，手を前に出し，患側足を前に出し，次に健側足を患側足の位置まで出してそろえる3動作そろい型歩行を行う．失調症では上肢に振戦がみられるものの，両手で歩行器が把持できる場合が多い．平行棒内歩行が可能となれば，歩行器歩行を行う．歩行器歩行訓練開始時には，前に車輪がついて，後ろにストッパーがついた歩行器が用いられる．このタイプの歩行器は，手で押しながら歩行するが，歩行器が前方に行き過ぎるとストッパーがかかるので，足の出が悪く歩行器が前に行き過ぎる傾向があるものには有効である．立位が安定し歩行器を両手で持ち上げられるようになれば，車輪のない歩行器（ピックアップウォーカー）を使用する．歩行器を両手で持ち上げ，前方に出すと平行棒内と同じく，患側足，健側足の順で足を出し，健側足は患側足にそろえる．両手に失調がみられると杖の使用が困難であるが，失調が片側性の場合は，健側手で杖を使用し歩行訓練が可能である．このような場合には，歩行器歩行が安定すれば，片麻痺者の歩行訓練と同様，健側手のみでロフストランド杖，もしくはT字杖を持って，3動作そろい型，2動作そろい型，2動作前型へと進めていく．

歩行訓練に際しては，失調のある下肢の足関節部に500〜800gの重錘を負荷すると，足の接地位置が安定する．また，両下肢から骨盤帯まで弾性包帯を巻くと，筋紡錘からの求心性入力が増加することにより歩行時の失調症状が軽減する．足関節部への重錘負荷の効果がある場合には，靴の重さを重くする重量靴を作製する．足関節の動きを制限する短下肢装具が有効な場合もある．

3) Parkinson病

Parkinson病の歩行障害の特徴は，上肢の振りが減少し，股関節，膝関節は屈曲位で前傾姿勢となり，歩幅が狭くなることである（小刻み歩行）．進行とともに，歩き始めになかなか足が出ないすくみ足がみられ，歩いているうちに速度が速くなる突進現象や方向転換の障害が出現する．

歩行訓練として，すくみ足に対しては，歩行開始の号令や足を1歩後ろに引いてから高くあげて前に踏み出すことが行われる．またメトロノームを使用して一定のリズムで歩いたり，一定の間隔で床に目印の線を書いて歩かせると，足が出やすくなる．

その他の技法
❶ 対麻痺者の歩行訓練
中位以下の胸髄損傷や腰髄損傷による完全対麻痺で，歩行の意欲があるものには，両側長下肢装具を装着して歩行訓練を行う．平行棒内歩行から始め，歩行器歩行，両側松葉杖あるいはロフストランド杖歩行と進める．手と足の出し方には，2点歩行，小振り歩行，大振り歩行がある．完全対麻痺では歩行が可能となっても，歩行速度が遅く実用的ではない場合が多い．

❷ 部分免荷トレッドミル訓練
近年，脳卒中片麻痺者や，対麻痺者に対して，身体を吊り上げ30～40％免荷し，トレッドミル上を歩行させる部分免荷トレッドミル訓練が行われる．麻痺が重度で，平行棒内歩行に介助が必要な状態でも訓練が実施でき，歩行パターンを反復的に訓練できる利点がある．

補装具

補装具

樫本 修　宮城県リハビリテーション支援センター・所長

補装具の処方
補装具を処方することはリハ治療技術の一つである．医師，リハ専門職，義肢装具士，その他コメディカルが情報を共有し，対象者の障害状況，生活環境を理解したうえで適切な補装具を選択，処方し，適合，フォローアップまで責任をもって関わるチームアプローチとして捉えることが重要である．補装具の基本構造，処方適応の理解はもちろんのこと，その前提として，補装具支給制度，意見書・処方箋を書く場合の留意点を熟知する必要がある．ここではリハ診療のなかで関わる機会が多い障害者総合支援法（旧障害者自立支援法）の補装具（以下，補装具）の処方指針を中心に解説する．

補装具処方前の基礎知識
❶ 補装具と治療用装具の関係
補装具とは，障害者の生活や就労の能率向上を目的に処方し，「更生用装具」ともいわれ長期にわたって使用するものである．「治療用装具」は医療保険など各種社会保険制度あるいは労働者災害補償保険制度の治療段階で作製し，疾病，外傷の治療経過において有期限で使用される．治療用装具が治療効果を求められるのに対し，補装具は障害の軽減，生活，就労の場での使用効果が求められる．

制度の利用には優先性〔損害賠償制度＞労働者災害補償保険制度＞社会保険制度＞介護保険制度＞社会福祉制度（障害者総合支援法，難病患者等居宅生活支援事業など）＞公的扶助制度〕があり，それぞれの制度で対象となる種目も異なり，処方にあたってどの制度が利用可能であるか注意すべきである．対象者が生活保護受給者で治療用装具を処方する場合は，社会保険制度の医療扶助で扱い，障害者総合支援法より優先される．

❷ 身体障害者手帳の必要性
補装具処方には身体障害者手帳（以下身障手帳）の取得が前提となる．認定された障害の軽減，失われた機能を代替し，自立と社会参加を支援する目的で使用されるものが補装具である．したがって，認定障害部位と補装具の果たす機能，効果は一致している必要がある．

❸ 処方する種目に応じた対応
義肢，装具の処方にあたり，まず，治療用装具か更生用装具かを考える．車椅子，電動

車椅子，座位保持装置，歩行器，意思伝達装置などは治療用装具の対象にはならない．治療用装具の使用歴がなく初めて作製する場合に，治療的要素がある場合には医療保険などで，生活上必要なものの範疇としか考えられなければ障害者総合支援法で対応する．車椅子，電動車椅子，歩行器，歩行補助杖など障害者総合支援法で扱うことができる種目であっても対象者が介護保険制度を利用できる場合は介護保険でのレンタルを優先する．医学的な理由でオーダーメイドでの作製が必要な場合は障害者総合支援法での対応となる．ただし，原則として入院治療中の場合は支給対象にならず，退院の見込みがある場合に可能となり，今後想定される生活スタイルに応じて処方内容を決定する．

❹ 更生相談所の判定と補装具意見書の役割

治療用装具の場合，主治医の診断書・意見書が各種保険機関で審査されるのに対し，医師が作成した補装具意見書は身体障害者更生相談所（以下，更生相談所）での判定資料，市区町村での支給決定の根拠に利用される．補装具の場合，対象者の年齢，種目によって判定形式が変わる．

▶**対象者が障害者(18歳以上)の場合**：義肢，装具，座位保持装置，電動車椅子は更生相談所が利用者を直接診察する直接判定が推奨され，意見書の必要がないこともある．ただし，自治体によっては意見書の情報で更生相談所による文書判定で処理することもある．オーダーメイド車椅子，補聴器，重度障害者用意思伝達装置は文書判定で扱われ，意見書の責任が大きくなる．その他の種目であるレディメイド車椅子，歩行器，義眼，眼鏡，歩行補助杖（1本杖を除く）は市区町村判断での支給決定が可能である．意見書を求められた場合は，更生相談所のチェックもないため，意見書がさらに重要な支給決定根拠となる．

▶**対象者が障害児(18歳未満)の場合**：更生相談所が判定に関与せず，意見書に基づき市区町村判断で支給決定される（自治体によっては更生相談所が判定することもある）．指定自立支援医療機関（育成医療）の医師に意見書作成の資格が与えられ，支給決定には意見書が非常に大きな力をもつ．

❺ 特例補装具

補装具の種目，名称，型式，基本構造，上限額などは厚生労働省告示「補装具の種目，購入または修理に要する費用の額の算定等に関する基準」（以下，基準）において定められており，わが国の全ての補装具公的支給制度の基準となっている．

基準に当てはまらない補装具を「基準外補装具」というが障害者総合支援法では「特例補装具」と呼ぶ．特例補装具とは「身体障害者・児の現症，生活環境その他真にやむを得ない事情により，告示に定められた補装具の種目に該当するものであって，別表に定める名称，型式，基本構造などによることができない補装具」である．最近では，基準にない付属品や基準額を超える製品，部品を「特例扱い」として認めることがある．たとえば，基準額を超える外国製の多機能な電動車椅子，筋電電動義手は特例補装具の扱いとなる．認められるためには，この製品，部品でなければならない医学的根拠や理由を意見書に詳しく書くことが要点である．

義肢

樫本　修　宮城県リハビリテーション支援センター・所長

義肢処方のタイミング

切断後の装着訓練の段階で仮義肢（訓練用）を処方する．訓練初期には数回にわたり，ソケット適合調整や再作製が必要となることが多い．断端も成熟し，生活，就労のなかで使用する段階で本義肢（常用，作業用）を処方する．身障手帳は切断術後に早めに申請し，障害者総合支援法での作製となる．

義肢意見書作成・処方の留意点

傷病名，切断原因，切断術期日は必ず記載する．断端の成熟度，今後の断端周径変化の見込み，皮膚の状況，関節拘縮，断端筋力，幻肢，疼痛の有無など医療情報を書く．市区町村福祉担当者に対して細かい医療情報は不要なこともあるが，医師やリハ専門職のいる更生相談所にとっては非常に重要な情報となる．

義足の場合は歩行能力，義手の場合は日常生活動作能力の情報は欠かせない．生活スタイルや職業は，ソケットの種類，継手のパーツ選択の理解に関わるので必ず記載する．特に，高機能・高額な膝継手や足部が必要な場合は，どうしてそのパーツを処方したか，医学的根拠，理由を明記する．

義手

1）義手の分類

基準による義手の分類には上肢の解剖学的な切断レベルでの分類と機能・型式による分類がある（表1）．また，殻構造と骨格構造の2分類に分けられる．処方は殻構造が多い．処方する場合の正式名称もこれらの分類に従い記載する．

2）義手の処方

❶ 装飾用義手

装飾手袋（コスメチックグラブ）を手先具とし，機能面でなく外観を重視した義手である．皮下静脈，爪などもリアルに再現され，皮膚の色や大きさが選択できる．健側を採型してオーダーメイドで作製することも可能であるが，公費負担では対応できず自己負担となる．装飾用といっても，手掌部を回転式にし，手指に芯を入れて物を押さえるなど補助手としての機能をもたせることも可能である．

新規の上肢切断例の9割近くに処方されている義手は装飾用義手である．断端の創治癒が得られると能動式義手の装着・使用訓練がなされずに退院し，医療保険で義手を作製したことがないまま障害者総合支援法での作製に至る例もある．次に示す能動式義手が外見上の理由で敬遠されること，片側上肢切断では健側に問題がなければADL上の支障が少ないこと，パソコンでのデスクワークなど一上肢で対応できる仕事が増えた社会背景も装飾用義手が優先される原因となっている．その結果，能動式義手を訓練できる施設や能動式義手に詳しい医師やリハ専門職が減ってきているのが現状である．

❷ 能動式義手

能動式義手は上肢帯の動きを力源としてハーネス，ケーブルを通して手先具のフック，能動ハンドに伝える仕組みになっている．使いこなすとADLの自立だけではなく，両手が必要な就労場面や家事動作でも有用である．手継手を迅速交換式とし，手先具を能動フックと能動ハンドで使い分けして装飾面を補うことも可能である．片側上腕切断，前腕切断者にはもちろんのこと両上肢切断者にも適応がある．

❸ 筋電電動義手

筋電電動義手は，把持力が強いこと，肩を挙上した肢位でもつまみ動作が可能であることなど能動式義手では困難な動作や把持力を要する就労場面で威力を発揮する．支給制度上，障害者総合支援法，労災法において基準にないため，特例補装具，特別種目として扱

表1 義手の分類

■切断レベルによる分類および対応可能な構造

- ・肩義手　　殻構造，骨格構造（装飾用のみ）
- ・上腕義手　殻構造，骨格構造（装飾用のみ）
- ・肘義手　　殻構造
- ・前腕義手　殻構造，骨格構造（装飾用のみ）
- ・手義手　　殻構造
- ・手部義手　殻構造
- ・手指義手　殻構造

■機能・型式分類

- ・装飾用義手
- ・作業用義手
- ・能動式義手
- ・筋電電動義手

われる．

　障害者総合支援法で作製してから，訓練をすることは認められないので，デモ機(仮義手)での訓練は医療保険で行い，十分に使用可能であることが確認されてから障害者総合支援法での申請をしてもらうことが前提となる．特に，使用が定着するためには，支給後も経験と知識をもった医師，義肢装具士，OT，リハエンジニアなどのスタッフがいる専門施設が定期的に経過観察をすることが重要である．また，故障時の迅速な対応が可能であることも必要である．「訓練，処方，適合，フォロー，メンテナンスができる専門相談機関が地域にあること」が支給の必須条件となる．

義足

1) 義足の分類

　基準による義足の分類は下肢の解剖学的な切断レベルで行う．また，殻構造と骨格構造の2分類があり，機能・型式分類として日常生活で使用する常用，就労時に使用する作業用という分類もある．ソケットの構造・機能に応じてカナディアン式，差込式，吸着式，ライナー式，PTB(patellar tendon bearing)式などと呼称する(表2)．処方する場合の正式名称もこれらの分類に従い記載する．

2) 義足の処方

❶ 大腿義足

　大腿義足の処方をする場合，断端長，皮膚の状況，断端痛，幻肢痛の有無，股関節の可動域，筋力など断端評価を行う．義足歩行で重要なのは股関節の伸展，外転筋力と健側肢の機能である．切断者の活動度，生活，就労のニーズを把握し，適切なソケット，膝継手，足部を選択する．

▶ソケット処方の考え方：ソケットは断端と義足をつなぐ役割をもち，懸垂性，安定性が求められる．断端皮膚の状況，装着の容易さ，活動度，自己管理能力などに配慮して処方する．

　ソケットの形状は，横径が長く坐骨支持部

表2　義足の分類

■切断レベルによる分類および対応可能な構造
・股義足　　殻構造，骨格構造(カナディアン式)
・大腿義足　殻構造，骨格構造(差込式，吸着式，ライナー式)
・膝義足　　殻構造，骨格構造
・下腿義足　殻構造，骨格構造(PTB式，PTS式，KBM式，ライナー式，長断端用)
・果義足　　殻構造
・足根中足義足　殻構造
・足指義足　殻構造
■機能・型式分類
・常用
・作業用

を有する四辺形ソケットと前後長が長い坐骨収納式ソケットが一般的である．坐骨収納式ソケットは大腿骨軸が生理的な肢位となり，股関節外転筋力の効率が四辺形ソケットより優れている．トータルコンタクトで荷重支持をする．

　ソケットの懸垂性，安定性という点で吸着式が一般的であるが，装着には上肢機能に問題がないこと，自己管理できる能力の有無を確認しておくことが重要である．最近ではインターフェースにシリコンライナーを用いたソケットも普及してきている．シリコンライナーとソケットの接合にはライナー底部のピンのネジ山をアダプタでロックするもの，紐でロックするもの，ソケット側壁にベルトで固定するものなどがある．

　装着の容易さから坐骨支持部を有する差込式ソケットを高齢者や低活動者に処方することがある．懸垂性に難があり，シレジアバンド，股ベルト，横吊帯などを併用する．

▶膝継手処方の考え方：断端の機能，活動度，生活・就労状況，使用環境などを考慮して膝継手を処方する．さまざまな機能の膝継手が開発されており，膝折れ防止を目的とした立脚相の安定性と歩行速度に応じた遊脚相の足部の振り出しなどの制御の必要度に応じて継手を選択する．価格もさまざまであり，

補装具費支給制度は公費負担で賄うことから，使いこなせない不必要な高額パーツを処方しないように注意すべきである．

大腿義足では立脚相で膝折れが生じないようにすることが一番重要である．大腿義足歩行において踵接地時から立脚相中期前までは体重荷重線が膝継手軸の後方を通り，膝折れ方向にモーメントが働くため切断者が股関節を伸展させて随意的に膝の安定性を保つことを随意制御という．随意制御が困難な切断者にはソケット，膝継手，足部の相対的な位置，角度などアライメントの調整で膝折れを生じないように調整する．継手も荷重ブレーキ膝継手，多軸膝継手（リンク式膝継手）など機械的に膝の安定性を増す不随意制御の継手を処方する．また，イールディング（荷重すると油圧シリンダーの抵抗でゆっくりと膝が屈曲していく）やバウンシング（立脚相初期に膝継手を軽度屈曲させ，それ以上は曲がらない）機構を備えた膝継手では立脚相で膝が軽度屈曲した動的安定性が得られ，坂道を下る，階段を交互に下りることが可能となる．

遊脚相の制御は，固定膝，バネ式，機械的摩擦，空圧・油圧シリンダーでの流体制御，さらにコンピュータ制御などさまざまな機構をもつ継手がある．活動性，生活・就労状況，使用環境に合った機能を選択する．

▶代表的な膝継手の機能，特徴と適応例

- 単軸膝ロック式：立位をとるとき，膝を完全伸展すると自動的に固定され，座るときには手動で解除するものが一般的である．歩行時には膝がロックされるので膝折れの心配をすることなく切断肢へ安心して荷重できるのが利点である．歩行はいわゆる棒足となる．立位の多い仕事や歩行の機会が少なく安全性を重視する事例が適応となる．
- 単軸膝荷重ブレーキ式：いわゆる安全膝というもので荷重がかかると継手軸が上下から挟まれて摩擦により膝折れを生じさせない構造である．踵接地時に膝折れが生じないが歩行スピードに応じて義足の振り出しが調整できないのが欠点である．荷重ブレーキ機構に遊脚相はスプリング，空圧，油圧制御機構を併せもつ製品もある．
- 単軸膝遊動式：立脚相は随意制御し，遊脚相はスプリング，空圧，油圧制御機構で制御するものである．切断者の生活様式で最も頻度の多い歩行スピードに合わせて継手の屈伸抵抗を調整する．補装具費の基準表では後に示すコンピュータ制御膝の単軸の機種もこの範疇に分類される．就労や生活環境で坂道を下る，階段を交互に下りる必要がある場合は，イールディング機構がある継手を選択する．処方すれば誰でも使えるものではなく，イールディングをうまく使いこなすには歩行訓練が必要である．
- 多軸膝遊動式：リンク式膝継手といわれ，膝継手完全伸展位から屈曲していく際の瞬間回転中心が継手軸より上方にあるので立脚相初期に弱い力で随意制御できるのが利点である．バウンシング機構がある膝継手では立脚初期の膝継手軽度屈曲時の瞬間回転中心が上後方に移動するので，つま先に荷重するまでは膝折れが絶対起きない機械的な安定性が得られる．立脚相から遊脚相への移行が単軸よりスムーズで足部と床のクリアランスも大きくなる．断端屈伸筋力の弱い高齢者などにも適応がある．また座位時に継手の出っ張りが小さいので膝離断や大腿長断端例にも適応がある．
- コンピュータ制御膝：就労，生活のなかでさまざまな歩行速度で歩く必要性が高い人に対して遊脚相の制御をコンピュータ制御する膝継手である．義足調整時に対象者のさまざまな歩行速度に対応した空圧，油圧シリンダー弁の開大度を記憶させ，歩行速度に合わせて随時変更するシステムである．立脚相の制御は単軸による随意制御，多軸による機械的制御のものがある．また，最近では立脚相の制御もコンピュータで行える製品も開発されている．対象者と

してはコンピュータでの遊脚相の制御がどうしても必要なうえに，立脚相の不安を取り除き，確実に膝折れを防止することが必要な場合に限られる．就労，生活上，活動性を求められかつ健側下肢の支持性に問題がある症例などにも適応となる．

▶足部処方の考え方：切断者の体重，性別，年齢，活動度，使用環境，処方する膝継手などを考慮して選択する．膝継手をロック式にする場合は，踵接地時の衝撃吸収の観点からSACH足部を処方することが多い．最近ではエネルギー蓄積足部の低活動者用で軽量な物が選択される．不整地歩行の機会が多い場合は，多軸足部やエネルギー蓄積足部のカーボン板が内外でスプリットされたタイプのものなどを処方する．日本人の生活様式に合わせて踵の差高調整できるものや底屈できる正座用足部もある．

▶代表的な足部の機能，特徴と適応例
- 単軸足部：足関節の底背屈の動きが可能となり，後方のバンパーの硬さで底屈を前方のバンパーの硬さで背屈を制動する．処方では単軸足継手のパーツを併せて処方する．
- 多軸足部：足関節の底背屈の動きに内外反，回旋機能が加わったものである．就労や生活様式で不整地歩行の機会が多い場合に適応となる．処方では多軸足継手のパーツを併せて処方する場合と足部と継手が一体となったもの，後述するエネルギー蓄積足部で多軸の機能を併せもつものもある．
- SACH足部：軸を有する足継手のない足部でSACHとはsolid ankle cushion heelの略である．踵部のクッションがたわむことで踵接地時の衝撃を吸収する．軽量な物が多く，高齢者に向いている．次に述べるエネルギー蓄積足部も補装具費の基準表ではこの範疇に分類される．
- エネルギー蓄積足部：足部のなかのカーボン繊維製の板バネなどが立脚中期から踵離れまでの荷重時に変形してエネルギーとして蓄積され，踵離れからつま先離れまでの間に変化が戻る力がエネルギーとして放出され蹴り出し，推進力の効果を発揮する足部の総称である．さまざまな強度，効率のものが選択可能で低活動者，高齢者から高活動者，スポーツ活動まで多様な歩行能力に対応できる．

❷ 下腿義足

義肢で処方する機会が一番多いのは下腿義足である．断端長，皮膚の状況，断端痛，幻肢痛の有無，膝関節の拘縮の有無，屈伸筋力など断端評価を行う．切断者の活動度，生活，就労のニーズを把握し，適切なソケット，足継手，足部を選択する．

▶ソケット処方の考え方：ソケットは断端と義足をつなぐ役割をもち，懸垂性，安定性が求められる．断端皮膚の状況，装着の容易さ，活動度，自己管理能力などに配慮して処方する．

- 差込式ソケット：PTB式ソケットが登場する前は一般的に広く使われていた．このソケットを使い慣れた高齢者には現在でも再支給として処方することがある．両側支柱で付属させる大腿コルセットでも体重を支持するので安定性と懸垂性が得られる．PTB式やライナー式が装着できない短断端例や自己管理が難しい高齢者に適応がある．
- PTB式ソケット：現在，広く普及しているソケットである．膝蓋腱部とそのカウンターとして膝窩部で押さえて体重支持することを基本とし，脛骨前面の両側，下腿側面など荷重に耐えられる部分にも分散する．ケースごとの断端の皮膚状況に応じて荷重を受ける部分と除圧が必要な部分を義肢装具士に指示する．懸垂はPTBカフベルトで行う．
- TSB式ソケット：TSBとはtotal surface bearingの略で断端全体を体重支持面とする方法である．インターフェースにシリコンライナーを使用するものが広く普及し，

断端の皮膚トラブル例，血行障害例の第一選択とされる．安定性に優れ，歩行中のピストン運動も少ない．フィット感もよく装着時の重量感も軽い．活動性の高い方はもちろん，シリコンライナーの装着方法（ロールオン），衛生管理ができれば高齢者にも向いている．非接触面がないために血流の循環がよく，浮腫軽減にもつながる．シリコンライナーを断端の成熟を促すためにドレッシングとして利用することもある．

- その他のソケット：PTS 式，KBM 式といわれ大腿骨果部を包み込む形状で，PTB 式より側方安定性，懸垂性が優れているが，装着のしやすさ，膝屈曲時の安定性や装着感が PTB 式より劣る．

❸ その他の義足

▶股義足：股離断例，転子下切断例に処方する．両側腸骨稜を覆って安定性をもたせたカナダ式のソケットが一般的である．膝の安定性を保つ股関節伸展筋も失われているため，アライメントによる膝の安定性確保が重要である．

▶足根中足義足：Lisfranc 関節離断，Chopart 関節離断，中足骨切断など足部切断例に処方する．足部，踵での体重支持は可能である．Chopart 関節離断では残存筋の不均衡により内反・尖足変形を生じやすい．

装具

樫本　修　宮城県リハビリテーション支援センター・所長

装具処方の目的と分類

装具処方の目的は変形の矯正，関節の固定，麻痺に対する関節運動の制御である．その結果，四肢，体幹の支持性が得られ運動効率が向上する．疾病，外傷，成長過程での治療，変形・拘縮予防の夜間使用（ナイト・スプリント）が目的となることもある．装具は装着する部位によって上肢装具，下肢装具，靴型装具，体幹装具に分類される．

装具意見書作成・処方の留意点

傷病名，麻痺や関節の状態，疼痛の有無，皮膚の状態や除圧の必要性など，装具の名称と必要性に関係する医療情報を記載する．処方頻度の高い短下肢装具を例にとると，足継手の種類（固定，遊動，プラスチック），ヒールの補正（ウェッジ・ヒール，フレア・ヒールなど），補高（敷き革式，靴の補高），内張り（下腿部，足部），完成用部品（足継手制御式（制限付），制御式（補助付，一方向・二方向）など，それぞれの必要性につき，その理由，医学的根拠を明記する．

上肢装具

❶ 上肢装具の分類

基準にのっとり上肢装具を処方するうえで知っておくべき名称を表 1 に示す．解剖学的部位による分類と機能による分類からなる．処方する場合の正式名称もこれらの分類に従い記載する．

❷ 補装具としての上肢装具

上肢装具は手術後，外傷後，末梢神経障害，脳卒中回復期，関節リウマチなどに対して医療保険などで作製する治療用装具として処方されることが多い．身障手帳取得のタイミングにも影響されるが障害者総合支援法による補装具としての作製は比較的少ない．たとえば脳性麻痺例の痙性手関節屈曲や腕神経損傷例に対して手背屈装具を装着して生活のなかで上肢機能を補完する目的がある場合は障害者総合支援法での作製となる．頚髄損傷，筋萎縮性側索硬化症など，上肢の弛緩性麻痺に対して B.F.O. いわゆるポータブルスプリングバランサーを処方するときも生活機能の向上が目標であり，障害者総合支援法での作製となる．

下肢装具

❶ 下肢装具の分類

基準にのっとり下肢装具を処方するうえで知っておくべき名称を表 2 に示す．解剖学的

表1 上肢装具の種類
- 肩装具
- 肘装具
- 手背屈装具
- 長対立装具
- 短対立装具
- 把持装具
- MP屈曲装具(ナックルベンダー)
- MP伸展装具(逆ナックルベンダー)
- 指装具(指用ナックルベンダーおよび指用逆ナックルベンダー)
- B.F.O.(食事動作補助器)

表2 下肢装具の種類
- 股装具
- 先天股脱装具
- 内反足装具
- 長下肢装具
- 膝装具
- 短下肢装具
- ツイスター
- 足底装具

部位による分類と機能による分類からなる．処方する場合の正式名称もこれらの分類に従い記載する．

また，支持部の性状により両側支柱(両側に金属支柱，半月をもつ)，硬性(採型してモールドされたもの)，軟性と記載する．

❷ 補装具としての下肢装具

股関節脱臼，先天性内反足の治療，脳卒中回復期の長下肢装具，疼痛緩和目的の足底装具などは医療保険などで治療用装具として処方されることが多い．障害者総合支援法で補装具として最も処方する機会が多い下肢装具は短下肢装具である．痙性麻痺では脳卒中片麻痺の内反，尖足変形の矯正，痙直型脳性麻痺の内反，尖足変形の矯正が適応となることが多い．弛緩性麻痺では末梢神経障害，二分脊椎など馬尾神経障害による下垂足や足部変形に対して処方する．また，ポリオによる下肢弛緩性麻痺例のうち大腿四頭筋低下例に は長下肢装具を処方する機会が多いが，軽量化に配慮する必要がある．

❸ 短下肢装具

▶**処方の適応と考え方**：短下肢装具(ankle foot orthosis；AFO)は下腿部より足底に及ぶ支持性，構造をもち，足関節の動きを制御する必要がある例に処方する．代表的な疾患は脳卒中片麻痺で，痙性麻痺による内反，尖足の矯正，制御を行い，歩行能力の向上，支持性の獲得，移乗介助量軽減などを目的とする．痙性が強くなく，変形・拘縮がない症例には支持部が短く可撓性のあるプラスチック継手を用いた既製品や小型油圧ダンパーで底屈制動機能のある継手などを選択することもある．

痙性が強く，支持性を高め足関節の制御を十分に行う必要がある症例には，支持部を採型モールドで作製する．足継手を固定，遊動，プラスチックのいずれにするかは膝のコントロール機能，歩行能力，生活スタイルに応じてケース・バイ・ケースである．一般的には膝の随意性があり立脚相で膝折れの心配がないケースは足継手を遊動にしたほうが立ち上がりやすく，歩容，使用感が向上する．膝を伸展位ロックして支持性を獲得せざるを得ないケースには固定ないし可撓性を少なくしたプラスチック継手(シューホーン型)を処方する．立脚相における下腿軸の前傾を制限しすぎることがかえって反張膝の出現を助長することがあるので注意を要する．マジックバンドを追加しても支持部に踵が納まらないような事例は支持部を底屈にして補高で立脚相における下腿軸のアライメントを調整するか敷き革式補高で調整することもある．最終的にダイナミックアライメントを確認して，下腿軸の傾きや内外方向への膝のシフト，膝のコントロール状況に応じて補高，ソール・ウェッジ，フレア・ヒールの追加処方を行う．

外を歩く機会が多く，内反，尖足の矯正力をもたせつつ装具の重量に対応できる事例に

は両側支柱で継手を制御式(補助付)とし，足部を靴型装具にする(Klenzak式足継手付き短下肢装具)こともある．内反矯正力を増す必要がある場合はTストラップを追加処方する．

　脳性麻痺，ポリオ例には残存機能を生かすことに注意を払わなければならない．過度な制限，制御でこれまでの歩行パターン，ボディイメージを変えてしまうと歩行能力がかえって低下し，使えないこともある．外反扁平足の矯正を目的としたアライメントや内側アーチの処方，適切な内張り，緩衝材による骨突出部や胼胝の除圧などが必要となる事例が多い．

　弛緩性麻痺，下垂足例には軟性装具で対応できる場合もある．支持部が短く可撓性のあるプラスチック継手を用いた既製品や小型油圧ダンパーで底屈制動機能のある継手などを選択することもある．

▶足継手の種類と処方目的：
- 固定式：関節固定，不安定性の制御を目的に処方する．足継手としての完成用部品はなく，支持部を金属支柱で補強する．
- 遊動式：動作を完全に制限せず残存機能を生かす目的で処方する．関節可動域(ROM)の制限を付ける場合と，機能を補助する場合がある．
  - 制御式(制限付)：可動範囲を調整できる．
  - 制御式(補助付)：バネ，ゴム，樹脂の弾性などで動作を補助する．補助する方向(屈曲，伸展)で1方向，2方向がある．小型油圧ダンパーで底屈制動機能のある継手も分類としてはこの1方向に入る．樹脂，カーボン繊維板バネ(後方支柱)などの素材の弾性を生かして可動域を確保し，背屈補助や底屈制動効果をもたせるものもある．
- プラスチック継手：熱可塑性樹脂の支持部のトリミングによって可撓性をもたせたものが一般的で，熱可塑性樹脂を成型したヒンジ継手もこれに含まれる．

❹ 長下肢装具
▶処方の適応と考え方：長下肢装具(knee ankle foot orthosis；KAFO)は大腿部より足底に及ぶ支持性，構造をもち，膝関節と足関節の動きを制御する必要がある例に処方する．脳卒中急性期例の弛緩性麻痺，ポリオ，馬尾障害例など足関節に加え膝関節の支持性が不十分なケースが適応となる．脳卒中例の場合は，回復に合わせ長下肢装具を分離して短下肢装具に流用することも多い．また，初めから短下肢装具を処方し，備品のマジック固定膝装具を併用して一時的に長下肢装具の目的を果たすこともある．ポリオ例に対しては軽量化と支持性の向上を目的に，カーボン樹脂製の長下肢装具が開発されているが，障害者総合支援法で処方する場合はチェック装具代，材料費などの経費を差額自己負担か特例補装具として扱う．

▶膝継手の種類と処方目的：
- 遊動式
  - 普通型：単軸ヒンジの通常のもの．膝屈伸方向の動作を制限する必要がない例，膝折れの心配のない例に処方する．
  - オフセット式：継手軸中心が支柱線より後方にあることで膝伸展荷重時の安定性を図る目的で処方する．
  - 制限型：金具の噛み合わせで伸展制限を付けられ，金具の削り具合で角度が調整できる簡単な構造である．屈伸方向の可動範囲を残しながらも，膝折れの心配がなく伸展制限をつける必要がある例に処方する．
- ロック式：膝関節を必要な角度で完全に固定，解除を行う必要がある例に処方する．
  - 輪止め式，ストッパー付き輪止め式：下腿支柱と大腿支柱をリング状の金具で随時徒手でロック・解除する構造．シンプルな構造で処方頻度は高い．
  - スイスロック式：内外側のロック・解除のバーをループでつないだ構造．徒手で

のロック・解除が困難な事例では椅子の角にループを引っ掛けて行うことができる．
- 横引き式：ロックの解除を大腿部横のワイヤーで行う構造．
- ステップロック：ロック解除は徒手で行うが，立ち上がるときに段階式に膝の屈曲角度に応じてロックがかかる構造．
- ダイヤルロック：円盤状の継手部でネジの位置で可動域制限の範囲が変更できる．リハの過程で制限する膝屈曲角度が変化する事例が適応となる．
- 多軸膝遊動式・固定式：生体の膝関節運動（回転・転がり運動）に少しでも近づくように開発された．

❺ その他の下肢装具

▶膝装具：大腿部から下腿部に及ぶ支持性，構造をもち，膝関節の動きを制御する必要がある例に処方する．膝関節靱帯損傷による動揺関節の安定性向上，反張膝矯正，変形性膝関節症，関節リウマチの不安定性，疼痛改善などを目的に処方する．安定性を重視するには採型して支持部を強固に作製（硬性）し，簡便さ，軽量化を目的にする場合は軟性装具を処方する．靱帯損傷用には既製品やセミオーダーの高額な製品もあり，医療保険などでの治療用装具として処方され，障害者総合支援法で対応することはまれである．

▶足底装具：外反扁平足，踵骨骨折後の足部変形に対するアーチの確保，変形性膝関節症に対する膝への負荷軽減（楔状足底板），関節リウマチ，有痛性胼胝例の疼痛対策などを目的に処方する．屋内で使用する足底装具として作製する場合と足底挿板療法の靴のインソールとして処方する場合がある．生活のなかで使用する装具として障害者総合支援法で作製することもあるが，頻度としては医療保険などによる治療用装具として扱うことが多い．

▶免荷装具：下肢にかかる負荷を減少させる目的で処方する．骨折術後，関節固定術後の骨癒合が得られるまでの一時的使用，大腿骨頭無腐性壊死，偽関節など免荷を長期的に要する例が適応である．多くは医療保険などによる治療用装具として処方する．

▶対麻痺用下肢装具：脊髄損傷のL1あるいはL2残存以上の損傷例で歩行獲得を目的に処方（RGO，HGOなど）されるが，実用的には車椅子で対応されることが多く，障害者総合支援法での処方もほとんどない．

■ 靴型装具

靴の形状，構造を基本とする．内反足，外反扁平足，外反母趾，関節リウマチ，二分脊椎，糖尿病例などに対し，足部・足趾の変形矯正，足部の保護，除痛，胼胝・潰瘍部位の免荷などの結果，安定した足底接地が図られ立位，歩行機能を補完する目的で処方する．足関節の運動を制御する必要や安定性の向上を目的に側革の高さによって長靴，半長靴，チャッカ靴，短靴に分類される．

▶長靴：側革の高さがおおむね下腿の2/3までかかる靴．

▶半長靴：側革の高さが果を覆う靴．

▶チャッカ靴：側革の高さが果部までの靴．

▶短靴：側革の高さが果部より低い靴．

基本的には，採型して疾病，障害状況に合わせて個別に作製する．補高（靴の補高，敷き革式補高），月型の延長，トゥボックスの補強，ヒールの補正〔ウェッジ・ヒール，カットオフ・ヒール，サッチ・ヒール，トーマスヒール（Thomas heel），逆トーマスヒール，フレア・ヒールなど〕，足底の補正（ソール・ウェッジ，メタタルザル・バー，ロッカー・バーなど）を必要に応じて処方する．

最近ではさまざまな既製品の整形靴が販売されており，インソール部分を個別に作製し，靴本体は既製品を利用することもある．痛みや皮膚が治るまでなど治療目的で一時的な使用であれば医療保険など，生活のなかで長期に使用する目的であれば障害者総合支援法での作製となる．

表3 体幹装具の種類

- 頚椎装具：肩甲骨から頭蓋に及ぶものを基本とするが実際は下顎〜頚椎下部に及ぶものが多い
- 胸椎装具：骨盤から胸背部に及ぶもの
- 腰椎装具：骨盤から腰部に及ぶもの
- 仙腸装具：骨盤を含むもの
- 側弯矯正装具：側弯症の矯正に用いるもの

体幹装具

❶ 体幹装具の分類

基準にのっとり体幹装具を処方するうえで知っておくべき名称を表3に示す．装着部位と機能による分類からなり，処方する場合の正式名称もこれらの分類に従い記載する．

また，支持部の性状により金属枠，硬性（採型してモールドされたもの），軟性と記載する．

❷ 補装具としての体幹装具

脊椎外傷，脊椎手術後の安静・固定，脊柱側弯症矯正，疼痛対策など治療を目的とした体幹装具が医療保険などで治療用装具として処方され，リハ治療の対象となることはほとんどない．側弯矯正装具は自立支援医療（育成医療）の適応となる．治療用装具として処方頻度が最も多いのは腰痛症に対する軟性腰椎装具（ダーメンコルセット）で，主な目的は腹筋の機能を助け腹圧の上昇による腰部保護である．障害者総合支援法での体幹装具作製はまれで，筋ジストロフィー，脳性麻痺例の座位姿勢保持目的で処方することがある．

歩行補助杖

樫本　修　宮城県リハビリテーション支援センター・所長

歩行補助杖のうち手のみで保持するものを杖（cane，ケイン），手以外に上肢の他の部分でも支えるものをクラッチ（crutch）という．歩行補助杖を外傷や手術後の一時的な使用ではなく，生活用として支給する場合，一本杖は日常生活用具，その他は補装具として扱われる．更生相談所の判定は不要で，市区町村で支給の可否を判断する．

処方にあたっては対象例の起立支持性，歩行の安定性，上肢機能などを考慮する．杖先をつま先の前方15 cm，外側15 cmに接地した場合に，肘が20〜30°屈曲して握りがおおよそ大転子の高さとなるのが杖先から握り位置までの適切な長さである．

歩行補助杖の種類と特徴

❶ ケイン（cane）

▶一本杖：手による一点支持であり，免荷よりも歩行時の安定性確保を目的に処方する．さまざまな握りのデザインがあるが杖を握れる手の機能を有することを確認する．高齢者，脳卒中片麻痺者の歩行の安定化を目的に，握りの形状がT字形をしたT字杖が処方されるのが一般的である．支柱が金属製で長さ調整が可能なアジャスタブルなものが普及している．また，杖先ゴムの材質や形状を工夫して地面への接地面積を大きくして滑りにくくなっているものもある．

▶多点杖：多点杖〔quad（quadripod）cane, tripod cane〕は手による1点支持であるが，脚部が3〜4点となり底面積を拡大することで一本杖より安定性を増したものである．さらに安定性があるものとして支柱部分をフレーム状の構造にしたもの（hemiwalker, walk-cane, side stepper cane）もある．

❷ 松葉杖（axillary crutch）

腋窩と手で保持するクラッチの代表で最も多く使われている．免荷と支持性の拡大が得られる．骨折後や下肢の免荷を必要とする疾患の治療段階，生活のなかで支持性を確保する目的などで処方される．腋窩で荷重を受けるものではなく，握りから腋窩までの長さは，杖先をつま先の前方15 cm，外側15 cmに接地した場合に腋窩の下に2〜3横指の間隙ができるようにする．

❸ ロフストランド・クラッチ

　手と前腕で支持する構造で，免荷と支持性を目的に処方する．松葉杖と異なり，腋窩への負担を心配する必要がない．身体との固定性にも優れ，脳性麻痺例，運動失調例，上肢筋力低下例に用いられることが多い．

❹ 前腕支持クラッチ

　肘から前腕を水平な支持面にのせて調整した握りを把持し，手と肘を加えた前腕で支持する構造で，プラットホーム杖とも呼ばれる．関節リウマチなど手掌，手関節での荷重支持が困難な事例が処方適応である．

❺ その他：盲人安全杖

　歩行補助杖ではないが，補装具の種目として盲人安全杖（白杖，黄杖）がある．前方の障害物や路面を杖先（石突）で触察して視覚障害者（全盲，ロービジョン）が歩行補助に使用する．普通用，携帯用の支持性のない細いものが一般的であるが，高齢者や下肢障害の合併など歩行にも支障がある視覚障害者用に身体支持併用として支持性のあるものも処方可能である．

車椅子

高岡　徹　横浜市総合リハビリテーションセンター・医療部長

　車椅子は一般市民が最も見慣れた福祉用具の一つであるが，その選択や使用方法の指導は必ずしも適切に行われていない．

主な対象・使用目的

　歩行困難な人の移動手段として，自力あるいは介助により使用する．離床や座位保持を促すための道具としても利用することがある．

車椅子の作製

❶ フレームの選択

1) 自力駆動のための普通型とするか，専ら介助による移動を目的とした手押し型とするのかを考える．そのためには，使用者，使用目的，使用場面などの情報を十分に把握する必要がある．
2) 自力駆動を行う場合には，片手駆動型やレバー駆動型，手動リフト式普通型といった特殊な様式の必要性を確認する．
3) 姿勢変換機構を必要とする場合には，第1選択としてティルト式を念頭に置いて検討する．ティルト式は，背座角を一定に保ったままで姿勢変換ができるため，ポジショニングの保持を必要とする場合には適当である．

　一方，リクライニング式は，座位保持が困難でフラットに近い角度設定が必要な人か，逆に，座位保持能力は高いが休息のためにわずかなリクライニング機構が必要な人に使用する．また，介助・介護上の必要性（おむつ交換，臥位での移乗が必要，など）がある場合にも使用を検討する．普通型車椅子には，姿勢変換機構をつけることは少ない．

4) アームサポートの脱着や跳ね上げ，レッグサポートの脱着や開閉，といったフレーム調整の必要性は，主に移乗動作を行いやすくするために検討される．また，バックサポートの背折れ機構は，車載のときに有用である．

❷ 姿勢保持のための検討

　姿勢保持や除圧のために座面やバックサポートの形状，パッドやベルト類の追加・工夫などの必要性を検討する．

　除圧の目的では，フローテーションパッドやゲルとウレタンフォームを組み合わせたクッション，特殊な空気室構造のクッションなどを用いることが多い．一方，座位が不安定となる場合には特殊形状クッション（骨盤・大腿部サポート）や座位保持装置としての座面の作製を検討する．

　また，体幹が不安定な際には，バックサポートを背もたれ張り調整式にする，体側パッドを取りつける，座位保持装置としてモールドタイプの体幹支持を作製する，と

いった対応を検討する．

ベルトについては，骨盤の前方への滑りに対する腰ベルトや体幹の安定のための胸ベルト，下肢の伸展を抑える下腿ベルトなどの必要性を考える．

❸ その他付属品の検討

キャリパーブレーキやフットブレーキ，屋外用キャスター，泥よけ，スポークカバー，人工呼吸器搭載台，痰吸引器搭載台などの付属品を身体機能だけでなく，使用場面や使用目的に応じて追加する．

車椅子の適合チェック

完成時には適合チェックを行い，処方どおりの車椅子ができあがっているのかどうかを確認する．特に姿勢保持のための工夫が必要な場合には，仮合わせのチェックが必須である．

レンタル車椅子の選択

介護保険法によるレンタルの対象者であっても，レンタルでは対応困難な身体機能の場合には障害者総合支援法による給付が可能である．しかし，最近ではレンタル可能な車椅子の種類が増え，オーダーメイドで作製しなければならないのは，①サイズの問題，②座位保持装置の搭載，③操作性の問題，などの理由に限られる．

その他の給付制度の選択に関する問題は省略する．今以上に，モジュラータイプの車椅子が普及すれば，身体機能に適合させた車椅子のレンタルがさらに可能となるだろう．

電動車椅子

高岡　徹　横浜市総合リハビリテーションセンター・医療部長

電動車椅子は，法律上は歩行者として扱われ，特に運転免許を必要としない．したがって，高齢者でも比較的手軽に利用される傾向にあるが，安全性への配慮は欠かせない．

主な対象・使用目的

実用的な歩行が困難で車椅子を必要とするが，手動の車椅子のみでは実用的な移動が困難な人が使用する．片手片足駆動が可能な片麻痺者や両上肢での駆動が可能な対麻痺者などは，原則的には補装具制度での電動車椅子の対象とならない．しかし，他の身体状況や使用環境上の問題によって，手動の車椅子では日常生活や社会生活の遂行が困難な場合には，電動車椅子の対象となると考える．

電動車椅子の作製

❶ フレームの選択

1) 専ら電動操作による走行なのか，あるいは手動走行との兼用なのかを決定する．手動走行も併用する場合には簡易型電動車椅子〔以下，簡易型→2)〕，手動での走行は行わない，あるいは困難な場合は普通型電動車椅子〔以下，普通型→3)〕を処方する．

　ただし，最近は手動走行を全く行わない場合でも，簡易型を希望されることがある．そのメリットは折りたたみ可能で重量も比較的軽いため，収納スペースが小さく，自動車のトランクへの積載も可能であること，また身体状況に合わせてフレームをオーダーメイドで作製できること，などである．

　ちなみに，当センターにおいては，簡易型のほうが普通型よりも圧倒的に処方数が多い．

　いずれにせよ，使用者や使用目的，使用場面などの情報を十分に把握したうえで，電動車椅子のメリットとデメリットをはかりにかけながら選択する必要がある．

2) 簡易型には前記のようなメリットがあるが，バッテリー容量が小さいため，通常は普通型よりも連続走行距離が短い．そのため，予備のバッテリーを携帯しながら使用している利用者もいる．また，軽量である分，安定性に乏しいといわれる利用者もいる．

　簡易型には，切替式とアシスト式の2種類のタイプがある．切替式は手動と電動の操作をレバーによって切り替えることがで

きるものであり，たとえば，平地は手動，屋外の坂道では電動を利用するといった使い分けができる．一方，アシスト式は電動のみでの走行はできず，ハンドリムを自分で回すことによって，そこに加わる力を検出してアシストするものである．いわゆる電動アシスト式自転車のように，上り坂を楽に駆動できる可能性がある．しかし，アシスト式の処方件数は非常に少なく，簡易型のほとんどは切替式である．

3) 普通型には，速度が時速4.5 kmのものと6.0 kmのものがある．また，前輪駆動や後輪駆動などの駆動方式の違いがあり，走行性が異なる．リクライニング式やティルト式といった姿勢変換機構をもつものでは，ジョイスティックなどを用いて自力で姿勢を変換し，長時間の乗車が可能となる場合がある．

　特殊なタイプとして，電動リフト式普通型がある．これは座面が電動操作で昇降するもので，床面に降りて乗降したり，高い場所に上がる必要があったりする場合に検討する．

4) アームサポートの脱着などのフレーム調整を必要に応じて選択する．普通型はほぼ既製品であるが，パーツの選択やフレームの加工により調整が可能な場合もある．

❷ 姿勢保持のための検討（車椅子の項を参照）

座位保持装置を搭載する必要がある場合には，電動車椅子フレーム付き座位保持装置として処方する．

❸ 操作部の選択

ジョイスティックの操作を左右どちらの手で行うのか，あるいは足や下顎で行うのか，またジョイスティックの形状はどのようなものがよいのかなどを検討する．

| 操作能力評価 |

細かな仕様を決定する前に，電動車椅子の操作能力評価を実施する．動作的な評価だけでなく，道路交通法の順守や判断力などを，実際に試乗してもらいながら一定の書式に従って評価する．危険行動が修正できない場合には電動車椅子の処方は行えない．

座位保持装置

高岡　徹　横浜市総合リハビリテーションセンター・医療部長

| 主な対象・使用目的 |

　四肢・体幹の機能障害のため，日常生活あるいは作業時における姿勢を保持することが困難な障害児・者に対して，種々の工夫を行った装置である．「座位」保持装置とは呼ぶが，臥位や立位などを含めた「姿勢」保持装置として考えることができる．

　適切な姿勢保持により，座位耐久性の向上，上肢の作業性の向上，運動発達の促進，認知機能の改善，呼吸状態の改善，摂食動作の改善，変形の予防などの効果が期待できる．

| 評価 |

　姿勢保持能力，四肢体幹の随意運動能力，不随意運動の有無・程度，変形・拘縮，痙縮の程度，精神機能（知的能力含む），皮膚の状態，呼吸循環状態，合併症などを評価する．

　具体的な作製にあたっては，本人の機能面だけでなく，使用者（介助者），使用場所，使用目的を明確にする．屋内専用での使用なのか，屋外移動にも用いるのか，あるいは，安楽性と作業性のどちらを目的とするのかによって構造は全く異なるものとなる．

| 座位保持装置の構造と選択 |

　座位保持装置は，①身体を直接支持して姿勢を保持する支持部，②①を搭載する構造フレーム，③パッドやベルトなどの付属品，に大きく分けることができる．以下，それぞれの部分の選択について解説する．

❶ 支持部

　支持部は，頭・頚部，体幹部，骨盤・大腿部，下腿・足部，上肢の5カ所に分けられ

る．評価に基づき，対象者の身体のどの部分を支持しなければならないのかを決める．

支持部分の決定後は，どのような形状で作製するのかを検討する．座位保持装置では，通常，骨盤・大腿部と体幹部の支持が最も重要であり，平面形状型，モールド型，シート張り調節型の3種類の形状がある．

平面形状型は，それ自体の支持性は低く，種々のパッドと組み合わせる必要がある．比較的調整がしやすく，成長対応も可能なことが多い．折りたたみは困難である．

シート張り調節型は体幹部への使用がほとんどである．脊柱変形に対してパッドを併用しながら張り具合の調整を行う．しっかりとした固定ではなく，変形に合わせた緩やかな支持により安楽性を求める場合の利用が多い．

モールド型は採寸あるいは採形で作製し，身体に最もフィットしたものを作製できる．著明な変形や筋緊張亢進または低下のある場合に選択される．身体にフィットしすぎて遊びがなく随意運動を制限する，わずかなフィッティング不良により痛みを生じるといった作製・適合上の難しさを感じることがある．

❷ 構造フレーム

①木材や金属を用いたオーダーメイドのフレームをつくる，②完成用部品のなかにある構造フレームを選択する，③支持部搭載のための車椅子や電動車椅子をつくる，という3とおりの対応がある．使用場所や目的，支持部の種類やサイズ，完成までの期間などによって，構造フレームの選択は変わってくる．また，リクライニングやティルトといった姿勢変換機構の必要性も検討して，決定する．

❸ 付属品，その他

体幹パッドなどの種々のパッド類やベルト，テーブル，キャスターなどの付属品を必要に応じて付加する．また，支持部の高さや前後，角度の調整やパッドの脱着などの機構を取りつけることもできる．

|適合チェック|

安定した姿勢保持が可能か，目的とする生活面や作業面の効果が得られるか，といった点を仮合わせの状態でチェックし，調整を行う．構造フレームについても，サイズや使い勝手についてチェックする必要がある．

|車椅子との違い|

車椅子の範疇でも，張り調整やクッション類を利用して，ある程度の姿勢保持は可能である．一方，モールド型などの高い支持性が必要な場合には座位保持装置の扱いとなる．しかし，両者の作製目的や外観の差異は縮小しており，将来的には両者を同一の種目として扱ったほうがよいと考える．

重度障害者用意思伝達装置

高岡　徹　横浜市総合リハビリテーションセンター・医療部長

もともとは日常生活用具の一つであったが，2006年から補装具に移行し，身体障害者更生相談所における判定が必要となった．

|主な対象|

重度の両上下肢および言語機能障害があり，重度障害者用意思伝達装置によらなければ意思の伝達が困難な者という指針が示されている．自治体によっては，四肢体幹機能障害1・2級で音声言語障害3級の身体障害者手帳を所持する者と対象を明確にしている．しかし，手帳の等級で対象を制限することはあまり実際的でない．

「重度の障害」という規定はあいまいだが，会話や書字によるコミュニケーションが困難で，通常のパソコンや日常生活用具である携帯用会話補助装置などの操作も困難な状態，と考える．神経筋疾患や呼吸器を使用する頚髄損傷者で使用されることが多い．筋萎縮性側索硬化症のように急速な進行を呈する疾患の場合は，操作訓練の期間を含めて，早めに

判定・処方を行うことが適当である．

▌評価▐
前記のような適応に該当するか，機器の使用が可能な身体機能および精神機能があるか，機器の設置やメンテナンスをサポートする家族や支援者がいるか，何よりも本人に本機器の使用の希望や意欲があるかといった点を評価する．こうした評価には，医師を始めとするリハ専門職の関わりが必須である．また，処方の前に一定の試用期間を設け，実際の生活場面のなかで体験してもらうことも有用である．

▌機種の選択▐
❶ 本体
大きく分けて文字等走査入力方式と生体現象方式がある．両者とも既製品であるが，画面表示が切り替わる速さや入力感度などを，利用者に最適なものに調整する必要がある．

文字等走査入力方式は，意思伝達機能を有するソフトウェアを組み込んだ専用機器とスイッチなどから構成され，文字やシンボルを自ら選択しながらコミュニケーションを図る．

一方，生体現象方式は，検出装置と解析装置で構成され，脳波や脳の血液量などを利用して「はい・いいえ」を判定する．家族などが「はい・いいえ」で答えられる質問をして，コミュニケーションを図るものである．判定精度が低い場合があり，注意を要する．

実際に使用される機器は文字等走査入力方式がほとんどである．さまざまな機能を付加できるが，本当に使用できるのかを十分検討し，あれば便利という機能は付加しない．また，パソコンとして使用したいという希望もあるが，本機器はあくまで意思伝達を行う専用機器として交付されるものである．以下に文字等走査入力方式の種類と特徴を示す．

▶簡易なもの：操作が比較的簡易であるため，複雑な操作が苦手な人やモバイル使用を希望する場合に選択する．

▶環境制御機能が付加されたもの：テレビなどに対する命令を機器に送信することで，当該機器を自ら操作することができるソフトウェアが組み込まれたもの．いわゆるリモコンが組み込まれたようなものであり，1つの機器を操作できる「簡易なもの」と複数の機器を操作できる「高度なもの」の2種類がある．しかし，高度なものであっても，専用の環境制御装置のような数の機器は制御できない．

▶通信機能が付加されたもの：作成した文章などを，メールなどを用いて，遠隔地の家族や友人に伝達することができるソフトウェアが組み込まれている．これもコミュニケーションの1つという判断であろう．

❷ スイッチ
多くの種類が用意されている．そのなかから何を選択するのかという点に，専門職の能力が生かされる．正確な評価のもと，利用者が最も随意的に動かせる部位を見つけ，適切な入力方法を選択し，確実な設置を行う．当初は接点式が使いやすいが，病状の変化に伴い入力方法を変更していく必要がある．そのためのフォローアップ体制も重要である．

❸ その他の付属品
本体を固定するための固定台（アーム式またはテーブル置き式）やスイッチを固定する入力装置固定具，介護者などを呼ぶための呼び鈴は，必要に応じて選択する．どのような場所で，どのような姿勢で使用するのかによって，本体の位置を調整する必要がある．

和文索引

(ゴシック体は項目の見出しを示す)

あ

アイスパック 547
アイスマッサージ 547
アキレス腱断裂 234
アテトーゼ 56
アテトーゼ型脳性麻痺 50
アニマルセラピー 88
アブノモニター 487
アルコール性肝障害 139
アルコール性ニューロパチー 138
アロディニア 355
アンダーアーム装具(TLSO) 240
悪性腫瘍 328
悪性腫瘍(がん)周術期リハビリテーション 333
朝のこわばり 172
旭式発話メカニズム検査 474
圧迫骨折 239
圧迫療法,リンパ浮腫の 316
安静時酸素摂取量 482
安静時振戦 28

い

インセンティブ・スパイロメトリ(IS) 288
医療型児童発達支援センター 44,51
胃食道逆流 56
萎縮型加齢黄斑変性 379
異所性化骨 124
異所性骨化 113, 211, 369
移乗
——,脊髄損傷の 565
——,脳卒中片麻痺の 564
移動運動の予後予測 513
移動能力,二分脊椎患者の 103
意識障害の評価法 432
意思伝達装置 100
意味記憶 441
遺伝性難聴 389
息切れ分類 484
痛み,多発性硬化症の 37
一過性骨萎縮 462
一過性精神症状,頭部外傷の 63
一過性脳虚血発作 14
一過性不動化 148
一本杖 578
咽後膿瘍 318

う

ウィスコンシンカード分類検査 80
ウロダイナミクス検査 362
うつ
——,Parkinson病の 29
——の評価法 496
うつ病 422
植え込み型除細動器 165
運動系発達障害の評価法 512
運動亢進性 64
運動失調,脳幹梗塞の 18
運動障害
——,胸腰髄損傷の 123
——,脳性麻痺の 56
——,脳卒中の 3,9
運動ニューロン疾患 96
運動年齢検査表 515
運動麻痺の評価法 448
運動療法
——,Alzheimer病の 87
——,血管性認知症の 90
——,変形性股関節症の 192

え

エア・スタッキング 159
エネルギー蓄積足部 573
エピソード記憶 441
栄養管理
——,Alzheimer病の 86
——,血管性認知症の 90
栄養サポートチーム 113
疫学用うつ病評価尺度 424
延髄外側症候群 22
遠位部筋力低下,ALSの 98
遠隔記憶 441
遠隔機能障害 70
遠城寺式・乳幼児分析的発達検査法 514
鉛管様固縮 28
園芸療法 552
嚥下障害
——,ALSの 100
——,Parkinson病の 29
——,脳幹梗塞の 18
——,脳性麻痺の 56
——,脳卒中の 9
嚥下造影検査 479
嚥下内視鏡検査 479

お

オージオメータ 465
オペラント条件づけ 349,562
おじぎ運動 208
起き上がり
——,脊髄損傷の 565
——,脳卒中片麻痺の 564
凹足 139
凹足変形 130
応用行動分析 409
横紋筋融解 142
音楽療法 85, 87, 552
音声・言語機能障害の評価法 469
温度刺激眼振検査 468
温熱療法 545
——,顔面神経麻痺の 132
——,三叉神経痛の 354
——,変形性股関節症の 192

か

カテーテル治療,三叉神経痛の 354
カフアシスト 58
カルシウム代謝異常 297
ガス交換能の低下 284
ガラス様陰影 285
がん 328
がん関連倦怠感 332
がん告知 331
下位運動ニューロン徴候 96
下咽頭がん 318
下咽頭喉頭頸部食道摘出術 335
下肢
——の外傷性切断 249
——の脱臼・骨折 216
下肢ROM訓練,ALSの 98
下肢装具 574
下肢痛,脳性麻痺の 56
下肢閉塞性動脈硬化症 310
下垂足 139
下垂体機能低下症 64
下腿義足 573
下腿骨の脱臼・骨折 224
下腿切断 255
下部尿路症状 324
化学療法,がんの 329
可逆性の原則 522
加齢黄斑変性 378
仮名ひろいテスト 80, 447

(か～き)

仮面様顔貌　29
果部骨折，足関節の　225
過後弯　239
過敏性軽減　152
過負荷の原則　522
過用症候群　115
過用性筋力低下　152,154
渦流浴　545
介助自動運動を利用した筋力増強訓練　522
回想法　85,87,552
改訂水飲みテスト　477
改訂長谷川式簡易知能評価スケール（HDS-R）　6,65,84,362
改訂版 Wechsler 記憶尺度　441
改訂水飲みテスト　6
海綿状血管腫　10
開胸手術　287
開胸術後疼痛症候群　289
開放隅角緑内障　373
外言語化　72
外耳疾患　386
外傷後てんかん　64
外的補助手段　72
外尿道括約筋筋電図検査　489
概念の転換障害　80
鍵探し検査　446
角回動脈の梗塞　17
拡大・代替コミュニケーション　48,395
核黄疸　50
核・核下型膀胱　325
核上型膀胱　325
確認療法　87
学習障害　416,520
肩関節腱板損傷　230
肩関節疾患治療成績判定基準　189
肩関節周囲炎　188
肩関節脱臼　205
肩関節離断　244
肩手症候群　4,364
褐色細胞腫　297
活動　500
活動制限，脊髄疾患の　95
活動障害　87
合併症，くも膜下出血の　20
空嚥下の評価　477
殻構造，義手の　244
川平法　14,530
干渉波電気刺激　538
肝硬変　139
肝疾患　289
完全静脈栄養法　296
冠動脈硬化性粥腫（プラーク）の破綻　267
冠動脈バイパス術　272
患者教育
──，関節リウマチの　175
──，変形性股関節症の　191
間隔伸張法　87
間欠性跛行　310
間質性肺炎　284

寒冷療法　547
感覚再教育　152
感覚障害
──，胸腰髄損傷の　123
──，脊髄損傷の　109
──，脳卒中の　4
感覚神経活動電位　151
感覚神経誘発電位　151
感覚モダリティーの検査　453
感染
──に対する配慮，全身性熱傷の　344
──の合併，褥瘡と　368
関節・筋・腱病変，全身性硬化症の　184
関節・筋症状，全身性エリテマトーデスの　179
関節可動域（ROM）訓練　526
──，頸髄損傷急性期の　116
関節可動域の低下，多発性硬化症の　37
関節拘縮　357,360
──，筋疾患の　154
関節障害の評価法　462
関節保護法，関節リウマチの　175
関節モビリゼーション　536
関節リウマチ　169
環境調整
──，Alzheimer 病の　87
──，血管性認知症の　91
環境への不適応　70
簡易上肢機能テスト（STEF）　175
簡易上肢機能評価　450
簡易睡眠時呼吸検知装置　487
簡易精神症状評価尺度　421
観念運動失行　78
観念失行　78
眼位矯正　381
眼窩部損傷　80
眼球運動障害，脳幹梗塞の　18
眼瞼挙上運動，顔面神経麻痺の　132
眼底検査　375
眼発作　377
顔面肩甲上腕型筋ジストロフィー　162
顔面神経麻痺　131
顔面の熱傷　344

き

気管支内視鏡　487
記憶更新検査　447
記憶障害の評価法　441
記憶の座　69
記銘力障害　70
起居・移乗　564
起立性低血圧　112,358,361
既視感　64
基礎代謝量　486
基本的 ADL 評価法　515
規則変換カード検査　446

器質性疾患，排尿・排便障害の　327
機器による他動的 ROM 訓練　527
機能回復認知リハ　559
機能再編成法　558
機能障害，脊髄疾患の　94
機能的作業療法　529,549
機能的自立度評価法（functional independence measure；FIM）　6,500
機能的装具療法　224
機能的電気刺激療法　538
機能の全体的評定尺度　421
技法，脳卒中の　7
偽多発神経炎型 ALS　96
義肢　569
義手　570
──の分類　244
義足　571
吃音　397
吃音検査法　397
逆シャンペンボトル　139
急降下爆撃音　164
急性灰白髄炎　141
球麻痺，ALS の　100
球麻痺型 ALS　96
虚血，脳の　2
虚血性心疾患　260,263
胸腔鏡手術　287
胸水　272
胸髄損傷　112
胸髄の障害　93
恐怖症　494
強直　526
強直性脊椎炎　239
強直性脊椎骨増殖（肥厚）症　319
強迫性障害　494
強皮症　183,295
強皮症腎クリーゼ　184
橋出血　11
矯正視力検査　464
矯正眼鏡　381
局所性神経障害　136
局所性熱傷　344
局所性脳損傷　62
近位筋筋力低下，ALS の　98
近時記憶　441
筋萎縮　357,360
筋萎縮性側索硬化症　96
筋強直性ジストロフィー　163
筋緊張異常の評価法　450
筋痙縮に対する治療　44
筋減少症　186
筋持久力増強訓練　524
筋疾患　153
筋障害の評価法　458
筋電図バイオフィードバック療法　531
筋電動義手　570
筋の短縮　154
筋力増強訓練　522
──，頸髄損傷回復期の　118
筋力低下，多発性硬化症の　36

和文索引(き～さ) | 587

筋力の評価　506

く

くも膜下出血　20
　──の重症度　22
空間認知の障害，脳卒中の　9
屈曲姿勢　43
靴型装具　577
車椅子　579
　──，頚髄損傷回復期の　119

け

ケイン　578
外科手術療法，異所性骨化の　370
外科的療法，認知症の　85
経頭蓋磁気刺激法　14,95,559
経尿道的前立腺切除術　327
経皮経管冠状動脈形成術　260
経皮的冠動脈形成術　268
経皮的電気刺激　14,538
経皮的電気刺激法　348
経皮的膀胱瘻造設　117
経鼻的持続陽圧呼吸法　287
痙縮　56,113
　──,脳卒中の　4,9
　──の評価法　450
痙性麻痺，多発性硬化症の　36
痙直型脳性麻痺　43
携帯用会話補助装置　49
傾眠　434
頚肩部痛，脳性麻痺の　56
頚髄，脳性麻痺の　56
頚髄損傷　111,115
頚髄の障害　93
頚椎介達牽引　539
頚椎症性脊髄症　50
頚髄抑控　112
頚部・体幹機能障害，ALSの　99
頚部の熱傷　344
頚部リンパ節郭清術　335
鶏歩　139
血管原性切断　258
血管性認知症　83,90
血清アルカリホスファターゼ(ALP)値　370
血清学的検査，意識障害の　432
血清クレアチンホスホキナーゼ(CPK)値　370
血友病性関節症　181
見当識訓練　85
牽引療法　539
健康関連QOL　508
健忘失語　393
嫌気性代謝閾値　269,358
嫌気的呼吸代謝閾値　298
幻覚，Parkinson病の　29
言語機能障害
　──の先天疾患　396
　──の中途障害　392

言語障害特別支援学級　397
言語聴覚療法
　──,脳出血回復期の　14
　──,脳出血急性期の　13
言語療法　555
原発性アルドステロン症　297
原発性骨粗鬆症の診断基準　305
原発性脳腫瘍　24
現実見当識療法　87,552
現地試験　506
減衰現象　167

こ

コース立方体組み合わせテスト　438
コールドスプレー　547
コミュニケーション支援方法，ALSの　100
コンパートメント症候群　212,224
コンピュータ制御膝　572
子ども
　──のための機能的自立度評価法　515
　──の能力低下評価法　515
股関節脱臼　218
股関節脱臼・骨折　218
股関節痛，脳性麻痺の　55
股関節離断　252
股義足　574
呼吸・摂食嚥下機能　514
呼吸・摂食嚥下機能評価　516
呼吸介助法　532,555
呼吸器疾患　275
呼吸器疾病，全身性硬化症の　184
呼吸器リハにおけるリラクセーション　532
呼吸機能障害の評価法　483
呼吸筋麻痺型ALS　96
呼吸筋リハビリテーション，ALSの　101
呼吸困難　275
呼吸障害
　──,脊髄損傷の　109
　──,脳性麻痺の　56
呼吸性代償開始点(RC point)　482
呼吸不全，筋疾患の　154
呼吸リハの定義　276
固縮　
　──,Parkinson病の　28
　──の評価法　450
五十肩　188
誤嚥性肺炎　56
語音聴力検査　466
口腔がん　318
上月の腎臓体操　293
巧緻性訓練　528
広汎性左右対称性神経障害　136
行為計画検査　446
行動症候の評価　517
行動心理学的症候，認知症の　83

行動のアセスメント，認知行動療法の　562
行動変容法　562
光線療法　85,88
交代浴　545
　──,三叉神経痛の　354
交通外傷　340
交通性水頭症　60
抗がん剤療法　26
拘縮　526
厚生省特定疾患研究班重症度分類　97
厚生労働省職業適性テスト　175
後大脳動脈の皮質枝血栓症　17
後天性大動脈弁狭窄症　260
後方脱臼　218
後迷路疾患　388
後弯症　239
高血圧性脳出血　10
高次脳機能障害　68
　──,頭部外傷の　63
　──,脳卒中の　4
高尿酸血症　184
喉頭がん　318
喉頭全摘術　335
硬膜動静脈瘻　10
絞扼性ニューロパチー　144
構音訓練　556
構音障害　395
　──,ALSの　100
　──,脳卒中の　9
　──の評価　474
　──への言語療法　555
国際疾病分類　168
国際生活機能分類　168
国際尿禁制学会(international continence society ; ICS)の分類　324
骨格構造，義手の　244
骨折治療の三原則　204
骨折リスク評価ツール　461
骨端線損傷　209
骨萎縮　358,360
骨化性筋炎　211
骨形成不全症　242
骨質　462
骨障害の評価法　460
骨脆弱性骨折，重症心身障害児の　428
骨粗鬆症　305
骨代謝マーカー　461
骨頭圧潰　193
骨頭軟骨下骨折線像　193
骨盤後傾運動　200
骨盤骨折　228,340
骨密度　460
昏睡　434
昏迷　434
混合型脳性麻痺　54

さ

サイトメガロウイルス(CMV)　391

（さ〜し）

サイドシフト法　241
サイム切断　256
サドル状感覚消失　92
サルコペニア　186
左室拡張機能　480
左室収縮機能　480
作業療法
　——，関節リウマチの　177
　——，脳出血回復期の　13
　——，脳出血急性期の　13
作動記憶の障害　80
坐骨神経麻痺　219
座位保持装置　581
再発のリスク，脳卒中の　8
細隙脳室　62
細隙脳室症候群　62
細分化　72
最高酸素摂取量　483
最小関節裂隙幅　191
最大強制呼気量　157
最大酸素摂取量　507
最大尿流率　488
在宅静脈栄養法　296
在宅成分栄養経管栄養法　296
差込式ソケット　573
三角線維軟骨複合体　213
三叉神経痛　353
　——の治療　353
三次元関心領域定位テンプレート　84
三大合併症，糖尿病の　299
参加制約，脊髄疾患の　95
酸素摂取量に対する換気当量　483
酸素飽和度　484
残尿測定　488

し

ジストニア　56
している ADL　500
支持的作業療法　549
四肢循環障害　309
四肢の骨折　340
四肢麻痺　93
弛緩性（laxity）　462
弛緩体操　531
刺激の拡散　150
刺激法　556
肢節運動失行　78
肢帯型筋ジストロフィー　162
姿勢時振戦　28
姿勢反射障害，Parkinson 病の　29
指節骨骨折　215
指標追跡検査　468
恣意の推論　423
脂肪肝炎　289
視覚機能
　——の先天障害　379
　——の中途障害　371
視覚障害者更生訓練施設　377
視覚障害の評価法　464
視覚記憶範囲　439

視覚特別支援学校　381
視覚誘発電位　36
視床出血　10
視神経脊髄炎　26,35
視力・視野検査　375
自覚的運動強度，Borg 指数による
　　　　270
自己関連づけ　423
自己教示　72
自己教示法　72
自動症　64
自動の ROM 訓練　526
自動的伸張訓練　527
自発性異常眼球運動検査　468
自閉症　410
自閉症診断観察スケジュール包括版
　　　　518
自閉症診断面接改訂版　518
自閉症スペクトラム障害
　　　　403,406,410,413,517
自律神経過反射　112
自律神経障害
　——，Parkinson 病の　29
　——，胸腰髄損傷の　123
　——，脊髄損傷の　109
持久性の評価　506
持久力訓練　524
持続伸張法　528
持続的他動運動（訓練）装置　527
時間遅延法　87
時間判断検査　446
軸索切断　455
軸索断裂　128,148
失語症　393
　——，脳卒中の　9
　——の評価　469
　——への言語療法　556
失行症　77
失調症の歩行訓練　567
疾患修飾性抗リウマチ薬　171
疾患特異的尺度，QOL の　509
膝窩嚢胞　173
膝関節の脱臼・骨折　222
膝関節離断　254
膝前十字靱帯断裂　232
実行機能障害　70
社会生活機能尺度　421
社会的行動障害，高次脳機能障害の
　　　　74
社会的不利，脊髄疾患の　95
遮断除去法　557
尺側偏位　231
尺骨骨折　211
手関節掌屈テスト　145
手根管症候群　145
手指切断　249
手指の脱臼・骨折　215
手術，がんの　329
手術療法
　——，関節リウマチの　172
　——，変形性股関節症の　192

手段的 ADL　503
舟状骨骨折　213
周術期リハ
　——，頭頸部がん　334
　——，乳がん　334
　——，婦人科がん　334
周辺症状，認知症の　83
修正 6 要素検査　446
羞明　373
集中的言語聴覚療法　559
重症筋無力症　166
重症心身障害　399
重症心身障害児　425
重錘負荷　33
重度障害者用意思伝達装置　582
柔軟性の評価　506
出産・育児の問題，多発性硬化症の
　　　　38
純音聴力検査　465
初期股関節症　191
小字症　29
小腸 Crohn 病　294
小腸結核　295
小腸疾患　294
小児自閉症評定尺度　517
小児の頭部外傷　64
小脳梗塞　18
小脳出血　11
消化器機能　358
消化器機能低下　361
消化器病変，全身性硬化症の　184
障害者総合支援法　569
上位運動ニューロン徴候　96
上咽頭がん　318
上肢
　——の ROM 訓練，ALS の　98
　——の外傷性切断　243
　——の機能　513
　——の脱臼・骨折　204
上肢機能評価　515
上肢装具　574
上中下検査　447
上腸間膜動脈症候群　56
上腕骨外顆骨折　209
上腕骨顆上骨折　209
上腕骨骨折　207
上腕骨内顆骨折　209
上腕骨内側上顆骨折　209
上腕切断　245
条件詮索反応聴力検査　391,466
状態不安　494
情動回路の損傷　70
静脈性血管腫　10
食道がん　318
触知フィードバック，顔面神経麻痺の
　　　　132
職業訓練　549
職業前評価　549
褥瘡　113,358,366
　——，二分脊椎の　106
褥瘡治療　369

和文索引(し～そ) | 589

心エコー　479
心筋梗塞　267
心原性脳塞栓症　15
心疾患　260
心臓術後　271
心臓超音波検査　264
心臓の形態的評価　480
心臓リハの定義　262
心的外傷後ストレス障害　494
心嚢水貯留　272
心肺運動負荷試験　264, 268, 272, 358, 481
心肺機能　358
心肺機能低下　361
心肺症状, 全身性エリテマトーデスの　180
心拍応答不全　274
心拍出量　272
心病変, 全身性硬化症の　184
心不全　261
心理的アプローチ, 慢性疼痛の　349
心理的障害, 脊髄損傷の　109
身体疾患管理
　――, Alzheimer 病の　86
　――, 血管性認知症の　90
身体障害の作業療法　549
伸張運動　527
神経因性疾患　323
神経因性膀胱直腸障害, 胸腰髄損傷の　123
神経学的評価, 脳出血の　11
神経感染症による認知症　83
神経管閉鎖不全　101
神経機能障害, 多発性硬化症の　36
神経機能障害スコア　456
神経-筋再教育　152
神経筋促通テクニック　529
神経障害性疼痛　347
神経髄鞘麻痺　128
神経生理学的アプローチ　529
神経断裂　128, 148, 455
神経痛性筋萎縮症　151
振戦, Parkinson 病の　28
進行がん　335
進行期股関節症　191
進行性核上性麻痺　83
深達加熱　546
深部静脈血栓症　113, 358, 360
新生児聴覚スクリーニング(NHS)　390
新体力テスト　507
新版 K 式発達検査法　426, 514
新聞抹消課題　560
滲出性加齢黄斑変性　379
人工呼吸器　101
人工心肺　272
腎機能障害, 全身性エリテマトーデスの　179
腎疾患　291
腎病変, 全身性硬化症の　184

す

スキンケア, リンパ浮腫の　316
スタビライザー　105
ステロイドの合併症, 全身性エリテマトーデスの　180
ストゥループテスト　80
ストーマ　328
ストレッチング　527
スパイロメトリ　484
スワンネック変形　173, 231
頭蓋内出血　2
水頭症　20, 59
水痘・帯状疱疹ウイルス　354
遂行機能障害　70
　――に対するリハ　81
遂行機能障害質問表(DEX)　80, 446
遂行機能障害症候群の行動評価(BADS)　446
睡眠時無呼吸障害　286
睡眠障害, Parkinson 病の　29
睡眠ポリソムノグラフィ検査　287
髄液検査, 意識障害の　434
髄液排除試験　363
数唱　439

せ

せん妄　435
せん妄スクリーニング・ツール　435
生活健忘チェックリスト　443
生理的コスト指数　57
正常圧水頭症　362
　――の三徴　325
成人の脳性麻痺　55
声帯麻痺　289
制御関門理論　347
性障害, 脊髄損傷の　109
清潔間欠導尿法　117
精神系発達障害の評価法　516
精神障害　361, 417
　――の作業療法　553
精神障害者社会生活評価尺度　421
精神・心理的問題, がん患者の　331
精神遅滞　398
精神的健康度の評価法　491
精神面への配慮, 全身性熱傷の　343
咳の最大流速　459
脊髄円錐症候群　123
脊髄円錐の障害　92
脊髄空洞症　113
脊髄疾患　92
　――の原因疾患　94
脊髄小脳変性症　32
脊髄髄膜瘤　239
脊髄損傷　107, 340
　――の起居・移乗　565
脊柱側弯症　238
脊椎圧迫骨折　227
脊椎介達牽引　539

脊椎骨折　340
脊椎マニピュレーション　534
摂食・嚥下障害　318
　――, 筋疾患の　155
摂食・嚥下障害臨床的重症度分類　476
摂食クリニック　46
舌亜全摘術　334
舌接触補助床　335
舌突出嚥下練習　100
先天疾患, 言語機能障害の　396
先天障害, 視覚機能の　379
先天性後弯症　239
先天性切断　259
先天性難聴　389
先天性風疹症候群　391
潜在性二分脊椎　101
選択的後根切断術　41
選択的抽出　423
線分二等分試験　76, 444
線分抹消試験　76, 443
全色盲　382
全身持久力増強訓練　525
全身性エリテマトーデス　179
全身性硬化症　183, 295
全身性疾患　168
全身性熱傷　340
全身浴　543
全体構造法　558
全般性注意障害に対する直接訓練　71
全般性不安障害　493
前角障害　95
前股関節症　191
前脊髄動脈症候群　94, 123
前大脳動脈皮質枝の血栓症　16
前頭枝の梗塞　17
前頭側頭型変性症　83
前頭葉機能検査(FAB)　6, 80, 447
前頭葉障害　79
　――の評価法　445
前方脱臼　218
前方引き出しテスト　232
前腕支持クラッチ　579
前腕切断　247
前腕の骨折　211
前腕両骨骨折　211
漸進的筋弛緩訓練　356
漸進的弛緩法　530

そ

ソケット処方
　――, 下腿義足の　573
　――, 大腿義足の　571
組織プラスミノーゲン活性化因子(t-PA)　3, 16
粗大運動能力分類システム　40, 43
粗大運動発達の評価　513
粗大運動評価　514
双極性感情障害　422
早期退院支援　8

（そ～と）

装具　574
装具療法，関節リウマチの　177
装飾用義手　570
総合的心機能　481
総合ニューロパチースコア　456
躁うつ病の作業療法　554
足関節周辺の脱臼・骨折　225
足底装具　577
足部処方　573
足部切断　257
足部の変形　236
足根管症候群　147
足根中足義足　574
即時記憶　441
促通反復療法　7, 14, 530
側頭枝の梗塞　17
側弯症　238
──，脳性麻痺の　55
測定方法，体力の　507

た

タイムプレッシャーマネジメント　71
タバコ病　278
他覚的聴覚検査法　466
他動的運動を利用した筋力増強訓練　522
他人の手徴候　16
立ち直り反射検査　467
田中-Binet 式知能検査Ⅴ　41, 408, 437
多系統萎縮症　27
多軸膝遊動式　572
多軸足部　573
多点杖　578
多発外傷　64, 338
多発神経障害　136
多発性筋炎　165
多発性硬化症　35
多発性神経障害　455
多発性単神経障害　455
代謝・内分泌疾患　297
体位ドレナージ　58
体位変換
　──，頸髄損傷回復期の　119
　──，頸髄損傷急性期の　116
体温調節障害　112
体幹装具　578
体幹の脱臼・骨折　226
体性感覚誘発電位　36, 95, 151
体表面積　341
体力テスト　506, 507
体力の評価法　505
帯状硬化像　193
帯状疱疹後神経痛　355
大腿骨頭壊死　193, 220
大腿骨遠位部骨折　220
大腿骨頸部骨折　220
大腿骨幹部骨折　220
大腿骨の骨折　220
大腿義足　571
大腿切断　253

大脳巣症状　68
大脳皮質下出血　11
代償的認知リハ　559
代償方略　553
代用音声訓練　335
脱感作療法，三叉神経痛の　354
脱髄疾患　26
単軸膝荷重ブレーキ式　572
単軸膝遊動式　572
単軸膝ロック式　572
単軸足部　573
単神経障害　455
探索課題　76
短下肢装具　575
短靴　577
短症症候群　294
断綴性発語　395
弾性着衣　317

ち

チャッカ靴　577
知的障害　398
　──の作業療法　551
知的障害者更生相談所　402
知能の評価法　435
治療機会の窓　170
治療体操　532
治療的電気刺激療法　537
恥骨下脱臼　218
恥骨上脱臼　218
中咽頭がん　318
中耳疾患　386
中手骨骨折　215
中心静脈圧　272
中心性脊髄損傷　93
中心性脱臼　218
中枢神経系感覚障害の評価法　452
中枢神経症状，全身性エリテマトーデスの　180
中枢神経変性疾患　82
中足骨切断　257
中大脳動脈の皮質枝血栓症　17
中途障害
　──，言語機能障害の　392
　──，視覚機能の　371
　──，聴覚機能障害の　384
肘頭骨折　209
肘部管症候群　146
注意欠如多動性障害（ADHD）　414, 519
注意障害　70, 80
　──の評価法　438
長下肢装具　576
超音波による温熱療法　546
超短波ジアテルミー　547
超皮質性運動失語　393
超皮質性感覚失語　393
聴覚機能障害の中途障害　384
聴覚機能の評価法　465

聴覚検査法，乳幼児期の　466
聴覚特別支援学校　385
聴覚誘発電位　36
聴性行動反応検査　466
聴性脳幹反応　433
聴性脳幹反応（auditory brainstem response ; ABR）検査　391, 466
陳述記憶　441

つ

津守・稲毛式乳幼児発達検査　426
対麻痺　93
対麻痺者の歩行訓練　568
対麻痺用下肢装具　577
墜落　340
通過症候群　63
痛風　184
痛風腎　185
槌趾変形　173
包み込み療法　194
爪趾　173

て

テストフードの評価　477
テンシロン試験　167
デコンディショニング　276
できる ADL　500
手
　──の熱傷　344
　──の変形　231
手がかり消去法　87
手関節の骨折　213
手関節離断　248
低酸素性虚血性脳症　50, 54
抵抗運動を利用した筋力増強訓練　522
適応訓練　553
天蓋骨折　225
点滴静注腎盂造影法　490
展望記憶　441
　──の障害　80
転移性脳腫瘍　24
転子部骨折　220
伝導失語　393
伝導ブロック　149
電気療法　536
電動車椅子　580

と

トーキングエイド　100
トレイルメイキングテスト　80
ドパミン補充療法　28
徒手筋力検査（MMT）　123
徒手的他動の ROM 訓練　526
徒手的他動の伸張法　528
凍結肩　188
透析 CKD 患者に対する運動処方　292

和文索引（と～は）

疼痛
　——，脳卒中の　9
　——への対応，全身性熱傷の　343
疼痛性関節制動症　188
統合失調症　420
　——の作業療法　553
統合失調症認知機能簡易評価尺度　421
等尺性筋収縮による筋力増強訓練　522
等速動性筋収縮による筋力増強訓練　524
等張性筋収縮による筋力増強訓練　524
頭頸部がん周術期リハ　334
頭頂枝の梗塞　17
頭部X線CT，意識障害の　433
頭部外傷　62
　——，小児の　64
　——に伴う認知症　82
頭部外傷後神経症　64
頭部挙上訓練　100
糖原病　297
糖尿病　258,297,299
糖尿病性3大合併症　136
糖尿病性神経障害　136
糖尿病性ニューロパチー　136
糖尿病性白内障　300
糖尿病網膜症　372
橈骨近位端骨折　210
橈骨骨折　212
動作訓練，頸髄損傷回復期の　118
動的装具　528
動的肺過膨張　279
動物園地図検査　446
動物介在療法　85,88
動脈血液ガス分析　484
道具の強迫的使用　16
特異性の原則　522
特性不安　495
特性不安検査　495
特発性正常圧水頭症　362
特別支援学級　402
特例補装具　569
突進現象　29

な

内耳疾患　387
長靴　577
軟骨無形成症　239
難聴　385

に

ニーチャム混乱・錯乱状態スケール　435
ニューロパチー症候スコア　456
ニューロパチー総合的症候スコア（neuropathy total symptom score）-6質問票　457
二酸化炭素排出量に対する換気当量　483
二次障害，重症心身障害児の　428
二次性正常圧水頭症　362
二分割思考　423
二分脊椎　101
日本癌治療学会の基準　330
日本語版 MMPI 顕在性不安検査　495
日本語版 POMS　497
日本語版 SDS（self-rating depression scale）　496
日本語版 STAI（state-trait anxiety inventory）状態　495
日本整形外科学会股関節機能判定基準　191
日本整形外科学会変形性膝関節症治療成績判定基準　196
日本整形外科学会腰痛疾患質問票　199
日本版 Behavioural Assessment of the Dysexecutive Syndrome　80
日本版 Rivermead 行動記憶検査　84
日本版変形性膝関節症患者機能評価表　197
日常生活活動の評価法　500
日常生活関連動作の評価法　503
日常生活指導，変形性股関節症の　191
乳がん周術期リハ　334
尿意　489
尿中 PGE₂ 値　370
尿道カテーテル留置　117
尿流測定　488
尿流動態検査　488
尿路障害　113
認知機能障害
　——，Parkinson 病の　29
　——，多発性硬化症の　37
　——，頭部外傷の　63
認知行動療法　562
認知症　82
　——の作業療法　551
　——の治療　85
認知神経心理学的手法　558
認知のアセスメント，認知行動療法の　562
認知リハビリテーション　23,85,559
　——，Alzheimer 病の　87
　——，血管性認知症の　91

ね

寝返り
　——，脊髄損傷の　565
　——，脳卒中片麻痺の　564
熱傷深度の評価　341
粘液水腫　297

の

能動式義手　570
能力障害，脊髄疾患の　95

脳アミロイド血管障害　10
脳外傷　339
脳幹梗塞　18
脳血管障害に伴う認知症　82
脳血管攣縮　20
　——の予測　22
脳梗塞　14
脳実質内出血　10
脳室周囲白質軟化症　43,54
脳室-腹腔短絡術　60
脳出血　10
脳腫瘍　10,24
脳静脈閉塞症　10
脳神経損傷　64
脳性麻痺　38
　——，アテトーゼ型　50
　——，痙直型　43
　——，混合型　54
　——，成人の　55
脳性麻痺者の生命予後　55
脳塞栓症　18
脳卒中　2
　——の治療　3
　——の評価法　5
脳卒中高次脳機能スケール　6
脳卒中スケール（JSS）　5
脳卒中片麻痺
　——の起居・移乗　564
　——の歩行訓練　566
脳トレーニング，コンピュータを利用した　560
脳動静脈奇形　10
脳動脈瘤の破裂　20
脳の虚血　2
脳波，意識障害の　433
嚢胞性二分脊椎　101

は

ハノイの塔　80
ハンド型筋電義手　247
バウムテスト　499
バクロフェン持続髄腔内投与療法　27
バクロフェン髄腔内投与療法　41,96
バランス再獲得訓練　66
バンデージ法　316
パーソナリティの評価法　498
パニック発作　493
パラフィン　546
パルスオキシメータ　485
パンヌス　169
把握現象　16
長谷川式簡易知能評価スケール改訂版（HDS-R）　358
歯車様固縮　28
馬尾神経損傷　123
肺炎　113
肺機能検査　484
肺コンプライアンスの低下　284
肺シンチグラム　487
肺塞栓　113

(は〜ほ)

肺動脈圧　486
肺理学療法　58
背骨強化運動　200
排泄性尿路造影　490
排痰補助装置　159
排尿管理
　——，頚髄損傷回復期の　120
　——，頚髄損傷急性期の　117
排尿筋過活動　326
排尿筋・括約筋協調不全
　　　　　　　325, 487, 490
排尿筋尿道括約筋協調不全　120
排尿時間　488
排尿障害　324
　——，脊髄損傷の　109
　——の評価法　487
排尿量　488
排便管理
　——，頚髄損傷回復期の　120
　——，頚髄損傷急性期の　117
排便障害
　——，脊髄損傷の　109
　——の評価法　488
廃用症候群　357
　——の予防　552
鋏肢位　43
発汗障害　112
発声・構音障害，Parkinson病の　29
発達障害　406
発達性ディスレクシア　416
発達性読字障害　416
発達レベルの評価　512
発話明瞭度検査　395
発話明瞭度検査　395
針筋電図　95
針筋電図検査　456
反回神経麻痺　289
反射性交感神経性ジストロフィー
　　　　　　　　205, 364
反復性うつ病性障害　422
反復唾液嚥下試験　6
半月損傷　233
半月ロッキング　234
半昏睡　434
半側空間無視の評価法　443
半側無視　75
半長靴　577
瘢痕拘縮の予防　341

ひ

ヒッチ法　241
ピークフローメータ　486
ビープショウ検査　466
びまん性脳損傷　62
日暮れ時徴候　432
皮質下白質の血流低下　363
皮質小脳萎縮症　27
皮膚筋炎　165
皮膚障害，ストーマ周囲の　328

皮膚粘膜症状，全身性エリテマトーデスの　179
皮膚病変，全身性硬化症の　184
非アルコール性脂肪性肝疾患　289
非交通性水頭症　60
非侵襲的補助換気　485
非侵襲的陽圧換気法　101
非侵襲的陽圧人工換気　155
非ステロイド性抗炎症薬　171
非陳述記憶　441
非透析CKD患者に対する運動処方
　　　　　　　　293
非麻痺側拘束療法　14
非薬物療法，認知症の　85
非流暢型失語群　393
泌尿器機能　358
泌尿器機能低下　361
肥満症　302
被殻出血　10
疲労，多発性硬化症の　38
腓骨神経麻痺　224
微小血管減圧術　354
光干渉断層計検査　375
膝装具　577
膝継手処方，大腿義足の　571
肘関節脱臼　210
肘関節の脱臼・骨折　209
肘関節離断　246
肘の外偏角　209
表現促進現象　27
表在加熱　546
標準高次動作性検査（SPTA）　78
標準失語症検査（SLTA）　394, 571
標準注意検査法（CAT）　439, 447
標準ディサースリア検査　474
病的共同運動　131
描画試験　444, 499
敏捷性の評価　506

ふ

ファシリテーションテクニック　529
フィールドテスト　506
フットケア，糖尿病の　300
フルオレセイン蛍光眼底造影検査
　　　　　　　　375
フローボリューム曲線　484
フロスティッグ視知覚発達検査　515
ブローイング訓練　556
ブロック治療，三叉神経痛の　354
ブロック療法，慢性疼痛の　348
プッシング・プリング訓練　555
プリズム眼鏡　77
プロンボード　105
不安症状，認知症の　83
不安定性（instability）　462
不安の評価法　493
不整脈　272
浮力を利用した運動　544
婦人科がん周術期リハ　334
部分免荷トレッドミル訓練　568

腹式呼吸指導　555
複合筋活動電位　131, 456
複合性局所疼痛症候群
　　　　　　4, 150, 205, 364
藤島の分類　476
腹筋強化運動　200
物理療法
　——，関節リウマチの　175
　——，慢性疼痛の　348
文章完成法　499
分娩麻痺　152

へ

ヘリオトロープ疹　165
ヘルニアの形態　202
ヘルペス　354
平均尿流率　488
平衡機能の評価法　467
平衡性の評価　506
閉鎖孔脱臼　218
閉塞性血栓性血管炎　258, 313
閉塞性睡眠時無呼吸症候群　286
閉塞性動脈疾患　258, 261, 309
片側骨盤切断　251
変形性股関節症　190, 220
変形性疾患　186
変形性膝関節症　196
変形性脊椎症　199
変性疾患　26
偏倚検査　468
偏心視　374
弁膜症　260
胼胝　131

ほ

ホットパック　546
ボクサー骨折　215
ボタン穴変形　173, 231
ボツリヌス治療の利点と欠点　427
ボツリヌス毒素療法　41
ポケット形成，褥瘡の　369
ポジショニング，頚髄損傷急性期の
　　　　　　　　117
ポリオ　141
ポリオ後症候群　141
ポリオ後進行性筋萎縮症　141
歩行・移動能力の低下，多発性硬化症の　37
歩行訓練　566
歩行補助杖　578
保続　80
補装具　568
包括的呼吸リハ　276, 281
包括的尺度，QOLの　509
放射線療法
　——，異所性骨化の　370
　——，がんの　329
膀胱コンプライアンス　489
膀胱直腸障害　324

膀胱内圧　489
膀胱内圧測定　489
膀胱尿管逆流　490
星印抹消試験　443

ま

マイクロ波(極超短波)ジアメトリー　547
マッサージ，顔面神経麻痺の　132
麻痺，脳卒中の　3
麻痺肢の強制使用　7
麻痺性股関節脱臼　426
麻痺性脊柱側弯　427
末期がん患者への対応　333
末期股関節症　191
末梢神経障害　127
——，手袋靴下型の　300
——の評価法　455
末梢神経損傷　148
末梢動脈疾患　261
松葉杖　578
松葉杖麻痺　143
慢性腎臓病　291
慢性疼痛疾患　347
慢性閉塞性肺疾患　278

み

ミオパチー　153
ミニメンタルステート試験　6
ミラーフィードバック，顔面神経麻痺の　132
ミルウォーキー装具(CTLSO)　240
未熟児網膜症　381
水治療法　542
水の嚥下の評価　477
水飲みテスト　6

む

ムチランス関節炎　173
矛盾性運動　30
無関心，意欲の低下　80
無菌のカテーテル留置法　117
無菌的間欠導尿法　117
無喉頭発声訓練　335
無誤学習　72, 87
無動，Parkinson病の　28

め

メタボリックシンドローム　289

メンデルゾーン手技　100
免荷装具　577

も

モンテッソーリ法　87
もやもや病　10
文字抹消試験　443
模写試験　76, 444
盲人安全杖　579
網膜色素変性　374
網膜電図検査　375
目標管理訓練　72
問題解決訓練　73
問題志向型診療記録(POMR)　407

や

矢田部-Guilford検査　350, 499
薬物治療開始基準，骨粗鬆症の　305
薬物療法
——，Alzheimer病の　88
——，異所性骨化の　370
——，関節リウマチの　171
——，血管性認知症の　91
——，認知症の　85
——，慢性疼痛の　348

ゆ

有痛性感覚脱失　354
遊戯聴力検査　466

よ

予後予測，頭部外傷の　62
用手的リンパドレナージ　316
羊膜索症候群　259
陽性陰性評価尺度　421
腰仙髄損傷　112
腰仙髄の障害　93
腰椎介達牽引　540
腰椎椎間板ヘルニア　202
腰椎椎間板ヘルニア診療ガイドライン　203
腰痛症　349
腰痛症患者機能評価質問表　199
腰痛体操　200
腰殿部ストレッチ運動　200
腰部脊柱管狭窄症　201
腰部脊柱管狭窄症診断サポートツール　201
腰部変形性脊椎症　199

ら

ラクナ梗塞　18
ラテックスアレルギー　106

り

リアリティーリオリエンテーション　552
リラクセーション　556
リラクセーション訓練　530
リンパ浮腫　314
リンパ浮腫重症度分類　315
理学療法
——，関節リウマチの　176
——，脳出血回復期の　13
——，脳出血急性期の　13
梨状筋症候群　148
離乳期の支援，脳性麻痺の　46
流暢型失語群　393
流暢性の障害　80
良性発作性頭位眩暈の運動療法　66
量的視野検査　464
領域特異的な知識・行動の習得　71
緑内障　373

る・れ

ループス腎炎　179
レーヴン色彩マトリックステスト　438
レジスタンス運動　525
レジスタントレーニング　266, 270, 274
連続心拍出量　272

ろ

ロービジョンケア　373, 381
ロフストランド・クラッチ　579
ロボット療法　14
ロンドン塔　80
労研式活動能力指標　504
労作時息切れ　275
労力の節約　175

わ

腕神経叢麻痺　150

欧文索引

3 m timed up-&-go test　362
6 分間歩行テスト　459,485
9 の法則　341
10 秒テスト　450
12 グレード法　6
12 段階片麻痺評価法　448
$\Delta \dot{V}O_2/\Delta WR$　482

A

abbreviated injury scale (AIS)　338
activities parallel to daily living　503
activity　500
Adamkiewicz 動脈の障害　94
ADHD rating scale Ⅳ (ADHD-RS-Ⅳ)　520
ADL, 頚髄損傷回復期の　119
ADL 訓練　549
ADOS-G　518
AHI　191
AIMS2　174
AIS　338
AKA 療法　536
Alerting　438
alien hand sign　16
allodynia　355
ALS 機能評価 (ALSFRS-R)　97
Alzheimer 病　86
American spinal cord injury association　116
amyotrophic lateral sclerosis (ALS)　96
anaerobic threshold (AT)　269,358
Anderson–土肥の基準　14
anesthesia dolorosa　354
ankle foot orthosis (AFO)　575
ankylosis　526
anterior apprehension test　462
anterior circulation　20
anticipation　27
aortic stenosis (AS)　260
AOSI　519
AO 分類　218,221,223,224
APDL　503
APDL 訓練　549
applied behavior analysis (ABA)　409
apprehension test　206
APT　552
AQ　519
arteriosclerosis obliterans (ASO)　258,261,309

arthritis impact measurement scale 2　174
arthritis mutilans　173
arthrokinematic approach　536
Asahi speech mechanism test (ASMT)　474
ASIA　116,123
American spinal injury association (ASIA)　123
ASIA/ISCoS 分類表　108
Asperger 症候群　413
ASQ　519
assessment of motor speech for dysarthria (AMSD)　474
assisted active exercise　208
ASSQ　519
AT　269,358,482
attention deficit hyperactivity disorder (ADHD)　414
Attention Network Test (ANT)　440
attention process training　552
auditory brain-stem response (ABR)　391,433
auditory evoked potential (AEP)　36
augmentative and alternative communication (AAC)　49,395
autism diagnostic interview-revised (ADI-R)　518
autism diagnostic observation schedule-generic　518
autism observation scale for infants　519
autism screening questionnaire　519
autism spectrum disorders (ASD)　406,410
autism-spectrum quotient　519
automatism　64
axillary crutch　578
axonotmesis　128,148,455

B

BAD　3
BADS 遂行機能障害症候群の行動評価　80
Baker cyst　173
balanced forearm orthosis　98
Bankart lesion　205
Barthel index　6,116,500
Barton 骨折　213
Basedow 病　297

Beck depression inventory (BDI)　355,423,496
Becker 型筋ジストロフィー　161
Beck うつ病検査尺度　497
Beck のうつ病自己評価尺度　423
Beck 抑うつ評価尺度　355
behavioral and psychological symptoms of dementia (BPSD)　83
behavioral observation audiometry (BOA)　466
behavioural assessment of the dysexecutive syndrome　446
Behçet 病　377
Bell 麻痺　131
Bennett 骨折　215
BFO　98
bicaudal CVI　61
bifrontal cerebroventricular index (bifrontal CVI)　61
bilevel positive airway pressure　58
BiPAP　58
BIT 行動性無視検査日本版 (BIT)　443
bladder compliance　489
bladder pressure　489
BMI　486
body mass index (BMI)　486
Bobath 法　530
BODE index　280
body surface area (BSA)　341
Boehler 体操　227
Boehler 法　227
Borg 指数による自覚的運動強度　270
boutonniere deformity　173
Boyd 切断　257
Branch atheromatous disease　3
Brandt-Daroff 運動　66
breath by breath 法　507
brief assessment of cognition in schizophrenia (BACS)　421
brief psychiatric rating scale (BPRS)　421
Broca 失語　393
Brown-Séquard 症候群　94,123
Brunnstrom stage　448
Brunnstrom 法　530
%BSA　341
Buerger-Allen 体操　314
Buerger 病　258,313

C

CADL 474
CAM-ICU 435
cancer-related fatigue(CRF) 332
cane 578
cardiac output(CO) 272
cardiopulmonary exercise test(CPX) 272, 358, 481
carpal tunnel syndrome 145
Carpenterの分類 432
Casting法 528
Catterall 分類 194
Cawthorne-Cooksey 運動 66
CBCL 520
CBS(Catherine Bergego Scale)日本語版 445
CDAI 174
center for epidemiologic studies depression scale(CES-D) 424
central low-flow area 拡大 363
central venous pressure(CVP) 272
cervical traction 539
CE 角 191
Charcot-Marie-Tooth(CMT)ニューロパチースコア 457
Charcot-Marie-Tooth 病 **139**
CHART 116, 505
CHAT 519
checklist for autism in toddlers 519
Chedoke-McMaster stroke assessment 5
Child-Pugh 分類 289
child behavior checklist 520
childhood autism rating scale(CARS) 517
Chopart 関節離断 257
chronic kidney disease(CKD) 291
chronic obstructive pulmonary disease(COPD) 278
chronic respiratory disease questionnaire(CRQ) 486
chronotropic incompetence 274
CI療法 529
CIQ 142, 505
claw toe 173
clinical assessment for attention(CAT) 439, 447
clinical disease activity index 174
CMI 350
Codman 体操 533
cognitive rehabilitation 559
cold in hot 像, 骨頭の 193
Colles 骨折 213
community integration questionnaire(CIQ) 142, 505
compensatory cognitive rehabilitation 560
complex regional pain syndrome(CRPS) 4, 150, 364

compound muscle action potential(CMAP) 131, 456
conditioned orientation response audiometry(COR) 391, 466
conduction block 149
confusion assessment method for the ICU 435
Conners 3 520
Conners 3 日本語版 517
constraint-induced movement therapy 529
containment therapy 194
continuous cardiac output(CCO) 272
continuous passive motion(CPM) 527
Continuous Performance Test(CPT) 440
continuous positive airway pressure(CPAP) 287
contracture 526
Cornell medical index(CMI) 350
cortical cerebellar atrophy(CCA) 27
Craig handicap assessment and reporting technique 116
crescent sign 193
Croft's modification of K/L grade(Croft grade) 191
crouch posture 104
crouching posture 43
CRQ 486
crutch palsy 143
cubital tunnel syndrome 146
cuff exercise 207
current spread 150
Cushing 症候群 297
cystometry 489

D

DAS 174
Das-Naglieri cognitive assessment system(DN-CAS) 408
DASH 205
DASH JSSH 版 189
deep tissue injury 367
déjà-vu 64
delirium rating scale-revised-98 435
delirium screening tool 435
DeLorme & Watkins 法 524
DePalma の分類 182
dermatomyositis(DM) 165
DESH 363
DESIGN 367
detrusor sphincter dyssynergia(DSD) 325, 487, 490
diabetes mellitus(DM) 258
diagnostic and statistical manuals-IV-text revision 498
diagnostic interview for social and communication disorders 518
diaschisis 70

disabilities of the arm, shoulder, and hand 189, 205
DISCO 518
disease activity score 174
disease modifying anti-rheumatic drugs(DMARDs) 171
disproportionately enlarged subarachnoid-space hydrocephalus(DESH) 363
dive-bomber sound 164
DN-CAS 408
double-knee-to-chest 200
Down 症候群 **403**
drip infusion pyelography(DIP) 490
drop foot 139
DSM-III-R 84
DSM-IV-TR 84, 498
Duchenne 型筋ジストロフィー **155**
Duchenne 跛行 190
dynamic hyperinflation 279
dysexecutive questionnaire(DEX) 80
dyskinesia 28
dysphagia severity scale(DSS) 476
dystonia 28

E

early supported discharge(ESD) 8
easy Z-score imaging system 84
EDSS 35
electroneurography(ENoG) 131
emergency coma scale(ECS) 434
endoskeletal prosthesis 244
energy conservation 175
entrapment neuropathy 144
environmental status scale(ESS) 36
errorless learning 72, 87
ESS 36
EuroQol(EQ-5D) 509
Evans index 363
Evans 分類 220
excretory urography 490
Executive control 438
exoskeletal prosthesis 244
expanded disability status scale(EDSS) 35
extension block splint 216
eye tracking test(ETT) 468
eZIS 84

F

facioscapulohumeral muscular dystrophy(FSH 型) 162
FAMS 36
FAST 86
FES/FNS 538
FIM 6, 116, 500, 501
Fisher の分類 22
FITT の原則 283

FLACC　57
Fletcher, Hugh-Jones の分類　276
FOIS　476
Fontaine 分類　310
Forestier 病　319
fracture risk assessment tool(FRAX)　461
Frankel 分類　110, 116
Frenchay activities index　142, 503
Frenchay arm test　450
Frenchay 上肢機能検査　450
Frenkel 体操　33, 533
Frohse のアーケード　144
frontal assessment battery(FAB)　80, 447
frozen shoulder　188
Fugl-Meyer　5
Fugl-Meyer assessment　448, 454
functional assessment staging　86
functional brace　207, 224
functional independence measure(FIM)　6, 116, 500
functional independence measure for children(WeeFIM)　40, 515
functional oral intake scale for dysphagia in stroke patients　476

G

Galeazzi 骨折　212
Garden 分類　220
gastroesophageal reflux disease(GER)　56
gate control theory　347
general health questionnaire(GHQ-60)　491
generalized anxiety disorder(GAD)　493
George's respiratory Questionaire　285
GHQ-60　491
Glasgow coma scale(GCS)　434
global assessment of functioning(GAF)　421
global initiative for chronic obstructive lung disease　277
GMFCS　40, 43, 514
GMFM　40, 426, 515
goal management training(GMT)　72
GOLD　277
Goldmann 視野検査　375, 464
Gottron 徴候　165
gout　184
Gowers テスト　459
gross motor function classification system(GMFCS)　40, 43, 514
gross motor function measure(GMFM)　40, 426, 515
ground-glass opacity　285
Guillain-Barré 症候群　133
Guillain-Barré 症候群スコア　457
Gustilo 分類　224
Guyon 管症候群　146

H

Hamilton depression rating scale　497
Hamilton rating scale for depression(HAM-D)　424
Hamilton うつ病評価尺度(HAM-D)　358, 424, 497
hammer toe　173
hanging cast 法　207
HAQ　174
Harris hip score　191
Harvey-Masland 試験　167
HDS-R　84
health assessment questionnaire　174
health related QOL　508
hemophilic arthropathy　181
HHS　191
high-functioning autism spectrum screening questionnaire　519
Hill-Sachs lesion　205
Hoehn-Yahr 重症度分類　29
Hoffer 分類　102
Hohl 分類　221, 223
Homan 体操　533
home elemental enteral hyperalimentation(HEEH)　296
home parenteral nutrition(HPN)　296
Horner 徴候　151
Hugh-Jones の分類　484
Humphrey 視野検査　464
Hunt and Kosnik 分類　22
hypermotor　64

I

IADL スケール　503
ICD-10　84, 168
ICF　168
idiopathic NPH　362
IFCS　538
Illinois test of psycholinguistic abilities(ITPA)　408
implantable cardioverter defibrillator(ICD)　165
incapacity status scale(ISS)　36
injury severity score(ISS)　339
instrumental ADL(IADL)　503
international cooperative ataxia rating scale(ICARS)　33
intrathecal baclofen therapy(ITB)　27
Intrinsic plus 肢位　216
ITPA　408

J

Japan coma scale(JCS)　434
Japan low back pain evaluation questionnaire(JLEQ)　199
Japanese Adult Reading Test(JART)　438
Japanese Knee Osteoarthritis Measure(JKOM)　197
Japanese normal pressure hydrocephalus grading scale-revised　362
JASPER・ADL Ver.3.2　515
JNPHGS-R　362
JOA back pain evaluation questionnaire(JOABPEQ)　199
JOA hip score　191
JOA Knee Score　196
JOA score　189
JSS-H　6

K

K-ABC　408
Karnofsky performance scale(KPS)　331
Karnofsky 評価　25
Karvonen の式　265
Karvonen 法　526
Katz ADL index　501
Kaufman assessment battery for children(K-ABC)　408
Kellgren-Lawrence 分類　191, 197, 463
Kemp 徴候　350
Kenny self-care evaluation　501
Key muscles　110
Key sensory points　111
kinesie paradoxale　30
Klapp 体操　534
Klein and Bell の評価　501
Klumpke 麻痺　151
knee ankle foot orthosis(KAFO)　576
Kohs 立方体組み合わせテスト　6
KPS　331

L

L-dopa 製剤　28
Lachman テスト　232, 462
Larsen の評価　463
Lateral pillar 分類　194
Lauge-Hansen 分類　225
learning disabilities inventory-revised(LDI-R)　520
learning disorders, learning disabilities　520
LET　351
Lewy 小体型認知症　83
life assessment scale for the mentally ill(LASMI)　421
Likert スケール　486
limb-girdle muscular dystrophy(LG 型)　162
Lisfranc 関節離断　257
little leaguer's elbow　209
low-back pain exercise therapy study(LET)　351

lumbar traction　540

M

MAL　450
MAS　451
Manifest Anxiety Scale(MAS)　495
manual lymphatic drainage(MLD)
　　316
Maudsley personality inventory(MPI)
　　496
Maudsley 人格検査　496
maximum insufflation capacity(MIC)
　　157
McKenzie 体操　200,532
McKenzie 法　536
MDS-HC 2.0　502
mechanical insufflation-exsufflation
　(MI-E)　159
medical outcome 36-items short form
　36　　509
medical outcomes study(MOS)　510
memory aid　85
memory updating test　447
meralgia paresthetica　147
MHAQ　174
microvascular decompression　354
MIDCAB　272
mini-mental-state examination
　(MMSE)　65,84,358,362
minimal joint space(MJS)　191
minimally-invasive direct coronary
　artery bypass grafting　272
minimum data set-home care 2.0
　(MDS-HC 2.0)　502
Minnesota multiphasic personality
　inventory(MMPI)　350,495,499
MMPI　350,495,499
MMSE　65,84,358,362
modified Ashworth scale(MAS)
　　6,451
modified HAQ　174
modified Rankin scale　6,15,457
modified water swallow test(MWST)
　　477
mononeuritis multiplex　128
mononeuropathy　128,455
mononeuropathy multiplex　455
Monteggia 骨折　211
morning stiffness　172
Morton 病　148
MOS　510
MOS Short-Form 36-Item Health
　Survey　486
motor activity log(MAL)　450
motor age test 下肢　515
motor age test 上肢　515
motor neuron disease(MND)　96
MRC(medical research council) sum
　　455
MRC(medical research council)息切れ

スケール　285,484
mRS　15
MSQLI　36
MSQOL54　36
multiple sclerosis(MS)　35
multiple system atrophy(MSA)　27
myotonic dystrophy　163

N

National Adult Reading Test(NART)
　　438
National Cancer Institute — Common
　Terminology Criteria for Adverse
　Events v3.0；NCI-CTCAE v3.0　330
NCI 有害事象共通用語基準(NCI-
　CTCAE)　458
NEECHAM confusion scale　435
Neer 分類　207,221
neuralgic amyotrophy　151
neurapraxia　128,148,455
neurologic impairment score　456
neuromyelitis optica(NMO)　26,35
neuropathic pain　347
neuropathy symptom score　456
neurotmesis　128,148,455
NIH ストロークスケール　5
non-invasive assisted ventilation
　(NPPV)　485
non-invasive positive pressure ventila-
　tion(NIPPV)　101
non-steroidal anti-inflammatory drugs
　(NSAIDs)　171
nonalcoholic fatty liver disease
　(NAFLD)　289
nonalcoholic steatohepatitis(NASH)
　　289
noninvasive positive pressure ventila-
　tion(NPPV)　155
normal pressure hydrocephalus(NPH)
　　362
Norris Scale 改訂日本語版　97
numerical rating scale(NRS)　206
nutrition support team(NST)　113
NYHA 分類　261
N テスト　232

O

obsessive-compulsive disorder(OCD)
　　494
ODI　199
off-pump CABG(OPCAB)　272
on-off　28
Orienting　438
orthopaedic trauma association(OTA)
　分類　225
Oswestry low back pain disability
　questionnaire　199
over-shunting　24
overlapping finger　215

overwork weakness　152,154
Oxford 法　524

P

P-F スタディ　499
PACE　559
Paced Auditory Serial Addition Test
　(PASAT)　439,447
palatal augmentation prosthesis(PAP)
　　335
palliative performance scale(PPS)
　　331
Parkinson 病　28
────の歩行訓練　567
PARS　519
PDCA(plan-do-check-act)サイクル　7
peak cough flow(PCF)　459
peak V̇O₂　483
PEDI　40,505,515
pediatric evaluation of disability inven-
　tory(PEDI)　40,505,515
pediatric outcomes data collection
　instrument(PODCI)　505
pediatric pain profile　57
peepshow test　466
pelvic tilting　200
percutaneous coronary intervention
　(PCI)　268
percutaneous transluminal coronary
　angioplasty(PTCA)　260
performance status scale(PS)　331
periventricular leukomalacia(PVL)
　　43,54
Perthes 病　194
pervasive developmental disorders
　autism society Japan rating scale
　　519
PETCO₂　483
PET，意識障害の　433
phobia　494
physiological cost index(PCI)　57
Pipkin 分類　218
piriformis syndrome　148
Pirogoff 切断　257
pivot shift test　462
play audiometry　466
PNF 法　529
PODCI　505
polyneuropathy　128,455
position stroop test　440,447
positive and negative syndrome scale
　(PANSS)　421
post-herpetic neuralgia　355
post-polio syndrome(PPS)　141
post-thoracotomy pain syndrome　289
posterior circulation　20
posttraumatic stress disorder(PTSD)
　　494
postural tremor　28
PPS　331

P～T

profile of mood states　496
promoting aphasic's communicative effectiveness　559
prone trunk extension　200
proprioceptive neuromuscular facilitation　529
PS　331
psychosis　417
PTB 式ソケット　573

Q

Q-CHAT　519
QOL の評価法　**508**
quantitative checklist for autism in toddlers　519

R

Ramsay-Hunt 症候群　355
Ramsay 鎮静スケール　435
RASS　339, 435
Raven 色彩マトリックス検査（RCPM）　6, 438
Raynaud 現象　181, 183
RA の治療　171
RBMT　84
RC point の呼気終末二酸化炭素分圧　483
reality orientation　87
reality orientation therapy（ROT）　85
reciprocal gait orthosis　105
reconditioning　163
reflex sympathetic dystrophy（RSD）　364
reminiscence therapy（RT）　85
repetitive saliva swallowing test（RSST）　6, 477
repetitive transcranial magnetic stimulation　559
resting tremor　28
restorative cognitive rehabilitation　559
Rett 症候群　**404**
RGO　105
rheumatoid arthritis（RA）　169
Richmond agitation-sedation scale（RASS）　339, 435
Risser 徴候　240
Rivermead 行動記憶検査（RBMT）　73, 442
Robotic therapy　14
Romberg 徴候　33
ROM 訓練, 頸髄損傷回復期の　118
Rood 法　530
Rorschach テスト　499
rTMS　559

S

SACH 足部　573
saddle anesthesia　92
Salter-Harris 分類　204
scale for the assessment and rating of ataxia（SARA）　33
SCATA　519
Scheuermann 病　239
SCIM　116
screening tool for autism in two-year-olds　519
SDAI　174
secondary NPH　362
Seddon
── の神経病理学的分類　128
── の分類　455
self-actualization scale（SEAS）　493
self-rating depression scale（SDS）　423
sensory nerve action potential（SNAP）　151, 456
sentence completion test（SCT）　499
Serial 7s　439
SF-36　285, 486, 509
SGRQ　486
shaker exercise　100
Sharp 角　191
Shea の分類　367
Shy-Drager 症候群　35
SIAS　5
sickness impact profile（SIP）　509
Sillence 分類　242
simple motor test for cerebral palsy（SMTCP）　514
simple test for evaluating hand function（STEF）　450
simplified disease activity index　174
SIP　509
SLE disease activity index　180
SLEDAI　180
slit ventricle　62
slit ventricular syndrome　62
Smith 骨折　213
SMTCP　514
social communication assessment for toddlers with autism　519
social functioning scale（SFS）　421
social responsiveness scale　518
somatosensory evoked potential（SEP）　36, 95, 151
specific volume of interest analysis　85
SPECT, 意識障害の　433
spinal cord independence measure　116
spinal traction　539
spinocerebellar degeneration（SCD）　32
SRS　518
standard language test of aphasia（SLTA）　394
Stanmore Mobility Grade　251
STAT　519
state anxiety　494
Steinbrocker の病期分類　463
St George's respiratory questionnaire（SGRQ）　486
stoma　328
stooping　208
stretching　527
stroke care unit（SCU）　15
stroke impairment assessment set（SIAS）　5
stroke unit（SU）　15
Stulberg 分類　194
supine trunk raising　200
SVA　85
SWAL-CARE　479
SWAL-QOL　479
swan neck deformity　173
Swinyard の分類　459
Symbol Digit Modalities Test（SDMT）　439
synkinesis　131
systemic lupus erythematosus（SLE）　179
systemic sclerosis（SSc）　183

T

Tardieu scale　451
tarsal tunnel syndrome　147
TASC Ⅱ　310
Tei index　481
TENS　538
TES　537
the Craig handicap assessment and reporting technique（CHART）　505
the dysexecutive questionnaire　446
the Richmond agitation and sedation scale　435
the Rivermead behavioural memory test　442
the Sister Kenny institute self-care evaluation　501
Thompson squeeze test　235
Thompson と Epstein の分類　218
three-dimensional stereotaxic ROI template（3DSRT）　84
thromboangiitis obliterans（TAO）　258
Timed up-&-go test　197
Tinel 徴候　145
tip palmar distance　232
total neuropathy score　456
total parenteral nutrition（TPN）　296
TPD　232
traction therapy　539
trait anxiety　495
Trans-Atlantic Inter-Society Consensus Ⅱ　310
transcranial magnetic stimulation（TMS）　14, 95, 559
transcutaneous electrical nerve stimulation（TENS）　14, 348

transient ischemic attack(TIA) 14
transurethral resection of the prostate (TURP) 327
treat to target(T2T) 172
Trendelenburg 跛行 190
Trendelenburg 様の歩行 156
triangular fibrocartilage complex (TFCC) 213
TSB 式ソケット 573
TT 474
Tzanck 試験 355

U

unified Parkinson's disease rating scale (UPDRS) 30
urodynamics 488
uroflowmetry 488

V

V-P シャント術 61
V-UDS 490
validation 87
varicella-zoster virus(VZV) 354
VAS 197
$\dot{V}E$ vs. $\dot{V}CO_2$ slope 483
vesicoureteral reflux(VUR) 490
$\dot{V}E/\dot{V}CO_2$ 483
$\dot{V}E/\dot{V}CO_2$ slope 483
$\dot{V}E/\dot{V}O_2$ 483
VFQ-25 373

videoendoscopy(VE) 479
videofluorography(VF) 479
video-urodynamics(V-UDS) 490
visual analog scale(VAS) 197
visual evoked potential(VEP) 36
$\dot{V}O_2$ max 507
VOCA 49,395
voice output communication aid (VOCA) 49,395
Volkmann 拘縮 204
Volpicelli ambulatory status scale 251
Voxel-based specific regional analysis system for Alzheimer's disease 84
VSRAD 84

W

WAB 失語症検査 394,471
WAIS-Ⅲ 65,399,435
waiter's tip position 153
Waldenström 分類 194
walking index for spinal cord injury 116
Wallenberg 症候群 22
waning 167
wearing off 28
Wechsler intelligence scale for children 41
Wechsler memory scale-revised (WMS-R) 441
Wechsler 記憶検査改訂版 84
Wechsler 式知能検査 41,408

Wechsler 成人知能検査(WAIS) 65,436
WeeFIM 40,501,515
Wernicke-Lichtheim-Dejerine 分類 393
Wernicke-Lichtheim の失語図式 470
Wernicke 失語 17,393
Western Ontario and McMaster Universities Osteoarthritis Index 196
WFNS 分類 22
WHOQOL 509
Williams 型腰仙椎装具 202
Williams 体操 200,351,532
Willis 動脈輪閉塞症 10
windblown deformity 428
window of opportunity 170
WISC-Ⅲ(-Ⅳ)知能検査法 437
WISC-Ⅳ 41,399
WISCI 116
WMS-R 84,439,441
wolf motor function test, action research arm test(ARAT) 449
WOMAC 196
WPPSI 41,399
——,WISC 知能診断検査 515

Y・Z

Y-G 法 499
Zancolli 分類 111,116
Zung の自己評価式抑うつ尺度 423
Z 変形 173

ボツリヌス療法アトラス

著 ❖ Jost W.
監訳 ❖ 梶 龍兒
（徳島大学大学院教授・臨床神経科学）

唯一無二の
ボツリヌス療法
フルカラーアトラス

眼瞼痙攣、片側顔面痙攣、痙性斜頸、上肢・下肢痙縮等の治療として注目されるボツリヌス療法。本書はフルカラー写真・解剖図で全身へのボツリヌス毒素注射の手技を網羅した、唯一無二のアトラスを翻訳したもの。注射部位の神経解剖学的解説をはじめ、注射量、注射の実際、臨床上のポイントなどがまとめられている。神経内科、整形外科、脳外科、リハビリテーション科、麻酔科、小児科、眼科など幅広い分野の医師に送る貴重な1冊。

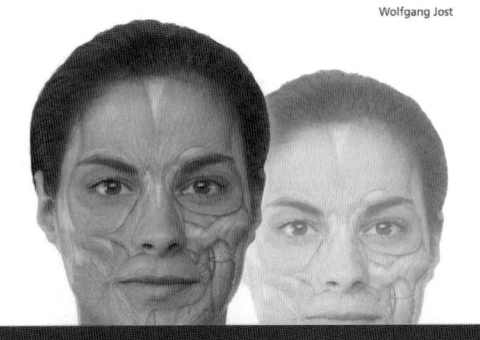

● A5 頁272 2012年 定価18,900円（本体18,000円＋税5%）[ISBN 978-4-260-01520-2]
消費税率変更の場合、上記定価は税率の差額分変更になります。

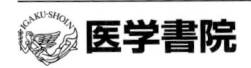

医学書院
〒113-8719 東京都文京区本郷1-28-23
[販売部]TEL：03-3817-5657 FAX：03-3815-7804
E-mail：sd@igaku-shoin.co.jp http://www.igaku-shoin.co.jp 振替：00170-9-96693

携帯サイトはこちら

わが国の摂食障害治療のスタンダードとなるガイドライン

摂食障害治療ガイドライン

監修 日本摂食障害学会
編集 「摂食障害治療ガイドライン」作成委員会

■ 本書の特徴

日本摂食障害学会の監修によるわが国の摂食障害治療のスタンダードとなるガイドライン。わが国で実際に行われている「診断から治療への流れ」を中心とした内容で、実際の臨床に導入しやすい。他の治療法との組み合わせ方を解説し、治療効果判定や転帰にも言及。参考文献はそれぞれエビデンスレベルを5段階で記載した。

- B5 頁320 2012年
- 定価4,200円（本体4,000円+税5%）
- [ISBN978-4-260-01443-4]
- 消費税率変更の場合、上記定価は税率の差額分変更になります。

■ 目次

A. はじめに
第1章 本ガイドラインについて
第2章 摂食障害について

B. 診断から治療導入へ
第3章 初診時の診断
第4章 初診時の見立てとケースフォーミュレーション

C. 治療導入から終結まで
第5章 治療選択の基準と手順
第6章 救急治療
第7章 さまざまな治療
第8章 入院治療
第9章 退院後の外来治療

第10章 小児の摂食障害の治療
第11章 再発
第12章 合併症や依存症への対応
第13章 リハビリテーション
第14章 家族への対応
第15章 チーム医療と各治療者の役割
第16章 地域医療ネットワーク

D. 治療効果判定、転帰、予防
第17章 治療効果判定
第18章 転帰
第19章 予防
第20章 医療行政

医学書院
〒113-8719 東京都文京区本郷1-28-23
[販売部] TEL：03-3817-5657　FAX：03-3815-7804
E-mail：sd@igaku-shoin.co.jp　http://www.igaku-shoin.co.jp　振替：00170-9-96693

携帯サイトはこちら

「脳損傷とはこういうことだったのか」
専門家が自ら経験してわかったこと

「話せない」と言えるまで
言語聴覚士を襲った高次脳機能障害

関 啓子 神戸大学大学院保健学研究科 客員教授

本書は、失語症など高次脳機能障害の専門家である著者が、心原性脳梗塞で倒れてから回復に向かうまでの自らの体験を、主治医、門下のスタッフらの協力のもとまとめたもの。発症当時から急性期病院での治療・経過、退院後の生活などが時系列でまとめられている。専門家ならではの、その知識に裏打ちされた"当事者体験"による科学的な分析を交えた筆致が注目される1冊。

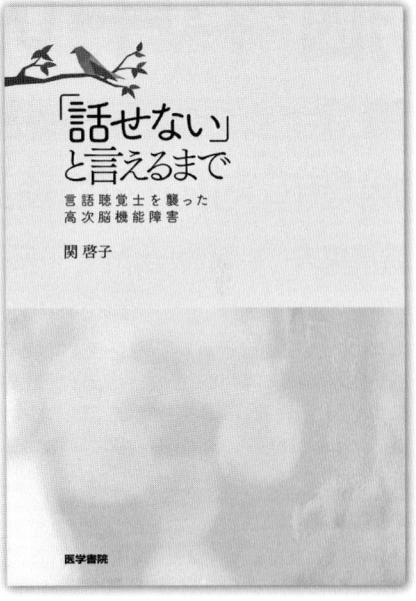

● A5 頁256 2013年 定価2,625円
(本体2,500円+税5%) [ISBN978-4-260-01515-8]
消費税変更の場合、上記定価は税率の差額分変更になります。

■目次

第1章 運命の日
- 1-1 救急外来にて
- 1-2 思い起こせば

第2章 急性期(2009年7月11日～8月5日)
- 2-1 入院後の経過
- 2-2 私から見た入院当初の医学的状況
- 2-3 病棟での生活
- 2-4 家族から見た私の経過
- 2-5 チーム名谷の活動
- 2-6 携帯メール
- 2-7 石合教授来神
- 2-8 花火大会の一日
- 2-9 転院

第3章 回復期(2009年8月5日～11月21日)
- 3-1 回復期とは
- 3-2 永生病院に到着
- 3-3 永生病院での入院生活
- 3-4 訓練経過
  - 3-4-1 第1期(8月5日～8月23日)
  - 3-4-2 第2期(8月24日～9月19日)
  - 3-4-3 第3期(9月19日～11月21日)

第4章 復職準備期(2009年11月22日～2010年5月6日)
- 4-1 この時期について
- 4-2 リハビリテーション
- 4-3 その他の出来事
- 4-4 対象者の生活を具体的に想像するということ
- 4-5 頭の中の算盤
- 4-6 自宅生活上の工夫

第5章 復職期(2010年5月6日～2011年3月31日)
- 5-1 引っ越し
- 5-2 復職
- 5-3 高専賃での生活
- 5-4 活動再開
- 5-5 生活の工夫
- 5-6 ラジオ出演
- 5-7 退職の決意
- 5-8 上肢のリハビリテーション
- 5-9 言語および高次脳機能障害の自主リハビリ
- 5-10 退職
- 5-11 私の脳梗塞を振り返って

●医学書院ホームページの本書詳細ページにて、実際の動画や音声を紹介しています。本書とあわせてご利用ください。

医学書院
〒113-8719 東京都文京区本郷1-28-23
[販売部] TEL：03-3817-5657 FAX：03-3815-7804
E-mail：sd@igaku-shoin.co.jp URL：www.igaku-shoin.co.jp 振替：00170-9-96893

携帯サイトはこちら

使用者にとって最適な下肢装具を選ぶための指針が満載

脳卒中の下肢装具

第2版

病態に対応した装具の選択法

渡邉英夫 佐賀医科大学名誉教授／社会保険大牟田天領病院リハビリテーションセンター所長

■本書の特徴

脳卒中に対する短下肢装具療法は一般的なものであるが、装具の種類が多く（約30種類）、かつ患者の病態もさまざまであるため、そのフィッティングは容易ではない。本書では、装具自体の機能分類だけでなく、使用する片麻痺者の身体機能をも加味し、個々の使用者の状態に適した装具の機能を紹介。使用頻度も考慮し、さらに見やすく、充実した内容に改訂された。

■目次

1. はじめに
2. 脳卒中に用いられる主な短下肢装具（AFO：ankle foot orthosis）
3. 脳卒中に用いられる主な足継手
4. 脳卒中のAFOの全国アンケート調査
 —回復期リハビリテーション病院で処方したAFOの種類
5. 脳卒中に用いられる下肢装具の種類
6. 脳卒中の下肢装具療法
7. 脳卒中早期の装具選定法
8. 脳卒中の下肢装具での歩行訓練について
9. 脳卒中のAFO選択について検討すべき事項
10. 脳卒中に用いられる主なAFO
11. 脳卒中の病態からのAFOの選択，処方
12. シューホーン型AFOの使い方
13. ダブルフレキシブルAFOの使い方
14. コンベンショナルAFOの使い方（調節式足継手付きAFOを含む）
15. 訓練室常備の装具の重要性
16. 脳卒中のAFO歩行で見られる問題点と対処法
17. 脳卒中片麻痺に合併しやすい障害への装具による対策
18. 運動学習のための下肢プラスチックモデル
19. AFOの適応に関して問題が生じた症例の紹介と解決法
20. 主な下肢装具の一覧（脳卒中に限らない）
21. 下肢装具の構成（継手と半月の正しい取り付け位置）
22. 脳卒中の長下肢装具（KAFO）
23. 脳卒中の骨盤帯長下肢装具（HKAFO）
24. 脳卒中の膝装具（KO）
25. すぐ装着できる下肢装具
26. AFOデザイン
27. 参考文献
28. 各AFOおよび足継手の機能

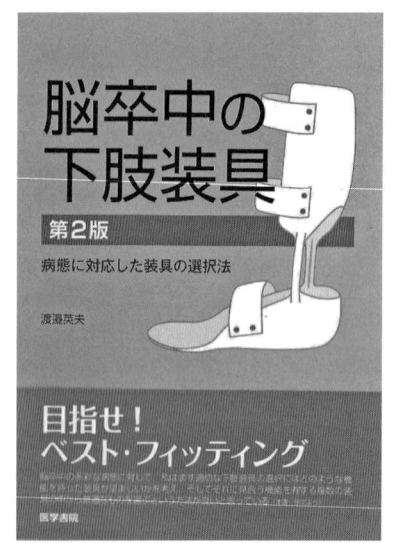

● A5 頁200 2012年
定価4,200円（本体4,000円＋税5％）
[ISBN978-4-260-01535-6]
消費税率変更の場合、上記定価は税率の差額分変更になります。

医学書院
〒113-8719 東京都文京区本郷1-28-23
[販売部] TEL：03-3817-5657 FAX：03-3815-7804
E-mail：sd@igaku-shoin.co.jp http://www.igaku-shoin.co.jp 振替：00170-9-96693

携帯サイトはこちら